W0060279

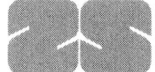

Dr. med. Christiane Northrup

Autorin des Bestsellers

FRAUENKÖRPER
FRAUENWEISHEIT

WECHSELJAHRE

*Selbstheilung, Veränderung und
Neuanfang in der
zweiten Lebenshälfte*

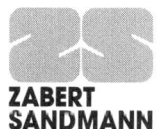

**ZABERT
SANDMANN**

2. Auflage 2003
Verlag Zabert Sandmann, München

Copyright © 2001 by Christiane Northrup, M. D.
Titel der amerikanischen Originalausgabe:
The wisdom of menopause
Bantam Books, New York, March 2001

Copyright © 2001 für die deutsche Ausgabe:
Verlag Zabert Sandmann, München

Lektorat: Sophie von Lenthe, Dr. Monika Niehaus,
Beate Bettenhausen
Umschlaggestaltung: ZERO, München; Georg Feigl
Titelfoto: The Image Bank
Portraitfoto Umschlagrückseite: Millicent Harvey
Zeichnungen: Altan Üze
Herstellung: Karin Mayer, Peter Karg-Cordes
Satz: sXe Grafik, Planegg
Druck und Bindung: GGP Media GmbH, Pößneck

ISBN 3-89883-012-8

Besuchen Sie uns auch im Internet unter der Adresse
www.zsverlag.de

*Dieses Buch ist den Frauen der
Babyboom-Generation
und ihrem Pioniergeist gewidmet*

Inhalt

Einleitung

Die Reise beginnt

In den ein oder zwei Jahren, bevor meine Periode schließlich hin und wieder unregelmäßig wurde, fühlte ich mich zunehmend gereizt, wenn ich bei meiner Arbeit unterbrochen wurde oder mit jemandem zusammenarbeiten musste, der nicht so in der gemeinsamen Aufgabe aufging, wie ich es tat. Rückblickend erkenne ich, dass ich in den Dreißigern nicht so irritiert war, wenn mich meine damals noch jüngeren Kinder beim Schreiben eines Artikels oder beim Telefonieren unterbrachen. Liebe und Sorge um ihr Wohlergehen überwanden allen Ärger oder Frust, den ich damals gefühlt haben mochte.

Als ich dann auf die Wechseljahre zuging, stellte ich fest, dass ich Ablenkungen – wie die Frage meiner 18-Jährigen: »Wann gibt's Abendessen?«, wenn sie deutlich sehen konnte, dass ich beschäftigt war – nicht länger ertragen konnte. Warum, fragte ich mich, war es stets meine Sache, den Herd anzustellen und mich um das Essen meiner Familie zu kümmern, selbst wenn ich gar nicht hungrig und in ein Projekt vertieft war? Warum konnte mein Mann nicht schon einmal mit den Vorbereitungen zum Abendessen beginnen? Warum schien meine Familie wie gelähmt, wenn es darum ging, eine Mahlzeit zuzubereiten? Warum warteten sie alle in der Küche, als seien sie nicht in der Lage, den Tisch zu decken oder sich ein Glas Wasser einzuschenken, bis ich den Raum betrat und durch meine bloße Anwesenheit verkündete: »Mutter ist hier. Nun bekommen wir etwas zu essen.«?

Dasselbe geschah, wenn es an der Zeit war, ins Auto zu steigen und in die Ferien zu fahren. Erst wenn ich nach der Türklinke griff, setzte sich meine Familie in Bewegung. Es war, als ob sie in meiner Gegenwart jegliche Eigeninitiative verlören und unfähig würden, eine Sache selbst in die Hände zu nehmen, sei es nun das Abendessen oder ein Familienausflug. Als die Kinder noch kleiner waren, akzeptierte ich dieses Verhalten jedoch meist gutmütig, weil es einen Teil meiner Rolle als Ehefrau und Mutter reflektierte. Und dadurch hielt ich es unbewusst aufrecht, wohl auch deshalb, weil es so gut tat, sich für unersetzlich zu halten.

Während meiner Wechseljahre verlor ich auf allen Ebenen die Geduld mit diesem Verhalten, sei es zu Hause oder im Berufsleben. Ich konnte einen Feuer speienden Vulkan in mir spüren, der jederzeit zum Ausbruch bereit war, und eine Stimme in mir grollen hören: »Es reicht! Ihr alle seid geschickte, leistungsfähige Menschen. Jeder hier weiß, wie man Auto fährt und Wasser kocht. Warum bin ich immer diejenige, die rundherum alles organisieren muss?« Mein Unwille wuchs, während ich vor mich hin murmelte: »Wäre ich ein Mann auf dem Höhepunkt seiner Schaffenskraft und im Zenit seiner Karriere, dann würde mich niemand ständig unterbrechen. Jeder würde sich fragen, wie er mir helfen kann, statt umgekehrt!«

Ich hätte damals nicht im Traum daran gedacht, dass diese kleinen Ausbrüche von Reizbarkeit wegen geringfügiger Familienangelegenheiten das erste schwache Anklopfen an der Pforte mit der Aufschrift »Weisheit der Wechseljahre« waren und mir signalisierten, einige meiner gewohnten Beziehungsmuster zu überdenken. Und ich ahnte auch nicht, dass mein Leben, wie es mir seit einem Vierteljahrhundert vertraut war, wenige Jahre später, als meine Periode tatsächlich unregelmäßig wurde und ich Hitzewallungen verspürte, auf der Schwelle zu einer tief greifenden Transformation stehen würde. Als sich meine zyklische Natur neu verkabelte, stellte ich alle meine wichtigen Beziehungen auf den Prüfstand und begann, unvollendete Angelegenheiten aus meiner Vergangenheit zu heilen, erlebte erstmals den plötzlichen Schmerz, den das leere Nest mit sich bringt, und baute eine völlig neue und aufregende Beziehung zu meiner Kreativität und meinem Beruf auf.

All die Veränderungen, die ich durchlebte, wurden von den komplexen und fein abgestimmten Veränderungen in Körper und Gehirn angetrieben, unterstützt und gefördert, die ein unverhoffter – aber unausweichlicher und oft überwältigender – Teil des klimakterischen Übergangs sind. Hinter dieser Transformation in der Lebensmitte steckt viel, viel mehr als Hormone, die verrückt spielen. Die Erforschung der physiologischen Veränderungen, die Frauen in den Wechseljahren erfahren, belegt, dass zusätzlich zu der Hormonverschiebung, die die fruchtbare Phase beendet, unser Körper – und insbesondere unser Nervensystem – ganz buchstäblich neu verkabelt wird. Unser Gehirn verändert sich einfach. Die Gedanken einer Frau, ihre Fähigkeit, sich zu konzentrieren, und die Menge an Brennstoff, die die intuitiven Zentren in den Scheitellappen ihres Gehirns speist – all dies wird von den neu verkabelten Schaltkreisen beeinflusst. Nachdem ich mit tausenden von Frauen gearbeitet habe, die durch diese Phase gegangen sind, und nachdem ich diese Phase selbst erlebt habe, kann ich mit großer Sicherheit sagen, dass die Wechseljahre ein aufregendes Entwicklungsstadium darstellen – ein Stadium, das bei bewusstem Erleben das große Versprechen birgt, unseren Körper, unseren Geist und unsere Seele auf tiefster Ebene zu verwandeln und zu heilen.

Als Frau, die sich heute in der Lebensmitte befindet, bin ich Teil einer wachsenden Bevölkerungsgruppe, die in den Vereinigten Staaten die beispiellose Zahl von vierzig Millionen Menschen umfasst. Diese Gruppe ist nicht länger unsichtbar und stumm, sondern eine Kraft, mit der zu rechnen ist: Wir sind gut ausgebildet, lautstark, auf medizinischem Gebiet wohl informiert und entschlossen, unsere Gesundheit in die eigenen Hände zu nehmen. Stellen Sie sich das einmal vor: vierzig Millionen Frauen, die alle gleichzeitig die Neuordnung ihrer neuronalen Schaltkreise erleben. Dank unserer schieren Anzahl wie auch dank unseres sozialen und ökonomischen Einflusses sind wir mächtig – und potenziell gefährlich für jede Institution, die auf dem Status quo aufbaut. Man kann mit Sicherheit davon ausgehen, dass sich die Welt mit uns verändern wird, ob sie nun will oder nicht. Und wahrscheinlich wird es eine Veränderung zum Besseren sein.

Es ist kein Zufall, dass die gegenwärtige Bewegung psychospiritueller Heilung weitgehend von Frauen in ihren Vierzigern, Fünfzigern und Sechzigern getragen wird. Wir wachen *en masse* auf und beginnen, der Welt eine dringend benötigte Botschaft von Gesundheit, Hoffnung und Heilung zu verkünden.

Meine persönliche Erfahrung hat mir gezeigt, dass das Lüften des hormonellen Schleiers – des monatlichen Zyklus der Fortpflanzungshormone, die unsere Aufmerksamkeit tendenziell auf die Bedürfnisse und Gefühle anderer konzentrieren – in den Wechseljahren ebenso befreiend wie auch verunsichernd sein kann. Der hohe Prozentsatz von Trennungen, Scheidungen und Berufswechseln in mittleren Lebensjahren bestätigt dies. Ich selbst hatte mir immer vorgestellt, zeit meines Lebens mit demselben Mann verheiratet zu sein und gemeinsam mit ihm alt zu werden. Dieses Ideal gehörte zu meinen bestgehegten und gepflegten Träumen. In der Lebensmitte musste ich wie tausende von anderen Frauen Abschied nehmen von meinen Vorstellungen, wie mein Leben verlaufen würde. Ich musste ganz unmittelbar die Wahrheit des alten

Sprichworts erfahren, wie schwer es ist, etwas zu verlieren, das man nie richtig besessen hat. Es heißt, alle Illusionen aufzugeben, und das ist sehr schwer. Aber für mich ging es dabei um mehr als um die Frage, wo und mit wem ich alt werden könnte. Es war eine Warnung, die aus der Tiefe meiner Seele kam und die lautete:»Wachse ... oder stirb.« Ich hatte die Wahl. Ich entschloss mich zu wachsen.

Die Lebensmitte: Kreativität und Zuhause neu definieren

Identität und Selbstwertgefühl erwachsen für die meisten Frauen aus unseren Verbindungen und Beziehungen. Das trifft für Frauen in hohen Positionen ebenso zu wie für Frauen, die sich dafür entschieden haben, nicht zu heiraten. Männer hingegen beziehen in der Regel einen Großteil ihrer Identität und ihres Selbstwertgefühls aus der Außenwelt – dem Job, dem Einkommen, den Leistungen, den Auszeichnungen. In beiden Geschlechtern kann sich dieses Muster in der Lebensmitte verändern.

Frauen beginnen in dieser Phase häufig, einen größeren Teil ihrer Energie auf die Welt außerhalb von Heim und Familie zu richten; sie erscheint ihnen plötzlich wie eine große, einladende, nicht angezapfte Quelle für kreativen Ausdruck und Selbstwert, die es zu erforschen gilt. Unterdessen fühlen sich Männer desselben Alters – die möglicherweise eine eigene Form von Menopause erleben – der Welt überdrüssig; sie sind bereit, sich aus dem Berufsleben zurückzuziehen und die Beine hochzulegen, froh, den Kämpfen am Arbeitsplatz zu entfliehen. Sie spüren vielleicht, dass sich ihre Prioritäten nach innen verlagern, in Richtung auf Heim, Herd und Familie.

Dieser Rollentausch ist nicht ohne Ironie: Der Mann versucht auf einmal, seinen »Strom« aus Beziehungen zu ziehen, während sich die Frau biologisch dazu angetrieben fühlt, die Außenwelt zu erforschen. Bei verheirateten Paaren führt das oft zu tief greifenden Rollenwechseln. In einer idealen Welt zieht sich der Mann aus dem Berufsleben zurück oder reduziert seine berufliche Belastung zumindest, managt den Haushalt und unterstützt die neuen Interessen seiner Frau emotional und praktisch. Sie ihrerseits geht in die Welt hinaus, um ein Unternehmen zu starten, eine Ausbildung zu machen oder zu tun, was immer ihr Herz ihr diktiert. Wenn ihre Beziehung anpassungsfähig und flexibel ist, werden sich beide in ihre neuen Rollen finden. Wenn nicht, dann wird er vielleicht eifersüchtig auf ihren Erfolg und ihre Unabhängigkeit reagieren und Druck auf sie ausüben, weiterhin für ihn zu sorgen, wie sie es immer getan hat. Er wird unter Umständen sogar körperlich krank, oft in Form einer Herzerkrankung und/oder eines krankhaft erhöhten Blutdrucks. Man muss dabei verstehen, dass dies kein willentlicher Akt ist; er reagiert einfach auf die Botschaften unserer einseitigen Kultur. Eine Frau findet sich dann häufig in einer schwierigen Position; sie muss wählen zwischen einer Rückkehr in die Rolle der Haushälterin, um ihren Mann auf Kosten ihrer eigenen Bedürfnisse zu hegen und zu pflegen, und der Verfolgung ihrer eigenen kreativen Passionen. Es ist eine alte Geschichte, die Frauen in vielen Kulturen sehr vertraut ist, nicht nur in unserer eigenen. Die Frau in den Wechseljahren, mythologisch als »altes Weib« bekannt, findet sich an einem Scheideweg des Lebens wieder, hin- und hergerissen zwischen dem alten Weg, den sie seit eh und je kennt, und einem neuen, von dem sie gerade erst zu träumen beginnt. Eine Stimme vom ursprünglichen Weg (in vielen Fälle die Stimme ihres Mannes) bittet sie, zu bleiben, wo sie ist – »Werde alt mit mir, das Beste kommt noch.« Aber von dem neuen Pfad ruft eine andere Stimme, bittet sie inständig, Aspekte ihrer selbst zu erforschen, die während der Jahre, in denen sie für andere sorgte und sich um deren Bedürfnisse kümmerte, brachlagen. Sie bereitet sich darauf vor, sich selbst neu zu gebären, und wie viele Frauen bereits wissen, kann der Geburtsprozess nicht ohne Folgen angehalten werden.

Es muss sich nicht unbedingt gegenseitig ausschließen, für andere zu sorgen und gleichzeitig unerforschte persönliche Passionen zu verfolgen, doch unsere Kultur vermittelt diesen Anschein, weil sie stets Ersteres auf Kosten von Letzterem unterstützt. Das ist einer der Gründe, der die Transformation in der Lebensmitte zu einer so großen Herausforderung macht – wie ich nur allzu gut aus eigener Erfahrung weiß.

Warum ich jetzt ein Buch über die Wechseljahre schreibe

Obwohl ich seit mehr als zwanzig Jahren mit Frauen in den Wechseljahren arbeite, habe ich mir geschworen, kein Buch über dieses Thema zu schreiben, bis ich selbst in diese Phase eingetreten bin. Ich wusste, dass ich durch die direkte Erfahrung dieses Umwandlungsprozesses etwas lernen würde, das ich nicht auf andere Weise erfahren konnte. Mein persönliches Verhältnis zu Schwangerschaft und Geburt hat sich beispielsweise durch die Ankunft meiner beiden Töchter vollständig gewandelt und vertieft. Dasselbe gilt für die Wandlung in den Wechseljahren und die Herausforderungen, die sie begleiten.

Für einige Menschen ist es überraschend, dass eine Ärztin etwas aus ihrem Privatleben enthüllt. Doch ich habe immer die Vorstellung vertreten, dass das, was ich als Frau, Ehefrau und Mutter vorzeigen kann, genauso wertvoll ist wie das, was ich als ausgebildete Medizinerin zu bieten habe – dass beide Erfahrungsebenen als Kommunikationsmittel gleichermaßen wichtig sind und die eine die andere verstärken kann. Tatsächlich finde ich die Vorstellung, mich in eine berufliche und eine familiäre Persönlichkeit zu spalten, schlichtweg inakzeptabel. Es ist unehrlich, und es schafft an beiden Fronten eine Kommunikationsschranke. Aus diesem Grund habe ich meine Patientinnen und Studentinnen während meiner ganzen beruflichen Karriere als Klinikerin, Chirurgin und Lehrerin bei Themen zur Frauengesundheit aus der Gesamtheit meiner Persönlichkeit und meiner Rollen angesprochen. Und da dies zu so viel Wärme und Akzeptanz seitens meiner Patientinnen und Leserinnen geführt hat, habe ich noch einmal den Mut gefunden, einige meiner aktuelleren Erfahrungen in diesem Buch mit ihnen zu teilen.

Die Kultur im Allgemeinen und der medizinische Beruf im Besonderen ermahnt uns Ärzte, persönliche Geschichten für uns zu behalten, besonders dann, wenn schwierige Gefühle wie Angst oder Wut beteiligt sind – angeblich, weil es unsere Autorität untergraben würde, allzu menschlich zu erscheinen. Doch ich habe im Lauf der Jahre herausgefunden, dass nichts bestimmte Dinge so effektiv illustriert oder für meine Patientinnen so hilfreich ist wie eine ehrliche persönliche Geschichte. Die Wahrheit über meine eigene Menschlichkeit und Verletzlichkeit zu erzählen ist auch für mich hilfreich. Das ist letztlich einer der Gründe, warum Zwölf-Schritte-Programme so gut funktionieren, wenn es darum geht, Menschen zu helfen, sich aus dem Griff von Sucht und Verleugnung zu befreien. Ehrliche Geschichten helfen, die Heilerin in uns zu wecken. Dadurch, dass ich die Freude und den Schmerz meines eigenen Übergangs mit meinen Leserinnen teile, möchte ich dazu beitragen, den Schub an kreativer Energie, den so viele von uns in der Lebensmitte erfahren, anschaulich zu machen und überdies zu entmystifizieren. Ich erzähle auch viele persönliche Geschichten von Patientinnen und Abonnentinnen meines Rundbriefs, deren Erfahrungen zeigen, wie die emotionalen Verschiebungen in den Wechseljahren, die zunächst unbequem oder sogar beängstigend erscheinen mögen, uns letztendlich helfen, die Arbeit zu tun, die uns auf unserer Reise erwartet.

Das Dilemma für mich und für Frauen überall auf der Welt ist, dass wir uns bei einer Selbstenthüllung oft schuldig fühlen, weil wir meinen, andere, insbesondere Familienmitglieder, zu verraten, wenn wir uns selbst und unseren Gefühlen gegenüber ehrlich sind. Ich versichere Ihnen, dass ich die hier abgedruckten Geschichten mit meiner Familie besprochen habe. Bei allen anderen Fallgeschichten habe ich die ausdrückliche Erlaubnis der Betroffenen eingeholt, mit Ausnahme derjenigen Episoden, bei denen ich so viele Details geändert habe, dass die Betroffenen nicht mehr zu identifizieren sind.

Einen neuen Pfad ausleuchten

Während des größten Teils der Menschheitsgeschichte starb die überwiegende Mehrheit aller Frauen vor den Wechseljahren; für diejenigen, die überlebten, kündigte das Klimakterium einen drohenden und unausweichlichen körperlichen Verfall an. Doch heute, da die Lebenserwartung einer Frau im Mittel zwischen 78 und 84 Jahren liegt, darf man erwarten, dass sie ihre Wechseljahre nicht nur um 30 bis 40 Jahre überlebt, sondern dabei auch dynamisch, clever und einflussreich ist. Die Wechseljahre, die Sie erleben werden, sind nicht die Wechseljahre Ihrer Mutter (oder Großmutter).

Frauen aus der Generation unserer Mütter, deren weibliche Rollenvorbilder häufig wie June Cleaver in *Leave it to Beaver* aussahen, hatten ein völlig anderes soziales und politisches Umfeld, in dem sich ihr Übergang abspielte. Über die Wechseljahre (wie auch über die Menstruation) wurde in der Öffentlichkeit nicht gesprochen. Heute ist das anders. Indem wir dieses Schweigen brechen, durchbrechen wir auch kulturelle Barrieren, sodass wir mit weit geöffneten Augen in diese neue Lebensphase eintreten können – gleichzeitig mit Millionen von anderen Frauen, die alle zur selben Zeit dieselbe Transformation erleben. Und wie Sie bald entdecken werden, arbeiten die Veränderungen, die bei Frauen in der Lebensmitte stattfinden, wie die Lokomotive eines Hochgeschwindigkeitszugs und treiben die Evolution unserer ganzen Gesellschaft rasch voran – und zwar an Orte, die noch in keinem Atlas zu finden sind. Ob Sie auf diesen schnell fahrenden Zug aufspringen oder beiseite treten und ihn vorbeifahren lassen, wird eine entscheidende Rolle dabei spielen, wie weit Sie kommen und wie Sie sich auf dem Weg fühlen werden.

Letzten Endes fand ich diese Reise erfrischend, aufregend und gesundheitsfördernd. Und damit stehe ich sicher nicht allein. Nach einer Gallup-Umfrage aus dem Jahre 1998, die auf dem Jahrestreffen der *North American Menopause Society* vorgestellt wurde, fühlen sich mehr als die Hälfte aller Nordamerikanerinnen zwischen 50 und 65 Jahren in diesem Stadium ihres Lebens am glücklichsten und ausgefülltesten. Verglichen mit der Zeit, als sie in ihren Zwanzigern, Dreißigern und Vierzigern waren, hatten sie das Gefühl, ihr Leben habe sich in vieler Hinsicht verbessert; das galt sowohl für ihr Familienleben als auch für ihre Interessen, ihre Freundschaften und ihre Beziehung zu ihren Mann oder Partner. Mit anderen Worten, die konventionelle Sicht der Wechseljahre als ein furchteinflößender Übergang, der »den Anfang vom Ende« ankündigt, könnte falscher kaum sein. Darum begleiten Sie mich und die Millionen anderer Frauen, die dasselbe vor uns erlebt haben und nach uns erleben werden, während wir uns verwandeln und unser Leben sowie letztlich auch unsere Kultur erweitern, und zwar dadurch, dass wir die Weisheit der Wechseljahre verstehen, anwenden und leben.

Erstes Kapitel

Die Wechseljahre stellen Ihr Leben auf den Prüfstand

*E*s ist kein Geheimnis, dass Beziehungskrisen eine häufige Begleiterscheinung der Wechseljahre sind. Normalerweise wird das hormonellen Veränderungen zugeschrieben, die in Zeiten des Übergangs im Körper der Frau stattfinden und für ein Durcheinander sorgen. Was meist verschwiegen oder nicht verstanden wird, ist, dass diese hormonell bedingten Veränderungen, da sie das Gehirn in Mitleidenschaft ziehen, den Blick einer Frau für Ungerechtigkeiten sowie unfaire Lastenverteilung schärfen und ihr eine Stimme verleihen, die darauf besteht, gehört zu werden. Mit anderen Worten, sie verleihen ihr eine Art Weisheit – und den Mut, sie zu formulieren. Wenn sich der die Fantasie vernebelnde Schleier, der von Fortpflanzungshormonen verursacht wird, zu lüften beginnt, werden das jugendliche Feuer und der jugendliche Geist einer Frau häufig neu entfacht, und lange unterdrückte Wünsche und kreativer Schwung drängen an die Oberfläche. Die mittleren Lebensjahre speisen solche Triebkräfte mit einer eruptiven Energie, die nach einem Ventil verlangt.

Wenn sie kein Ventil findet – wenn die Frau weiterhin schweigt, um zu Hause oder im Berufsleben den Frieden zu wahren, oder wenn sie sich selbst daran hindert, ihrem kreativen Drang zu folgen –, dann geschieht das, was passiert, wenn das Ventil eines Dampfdrucktopfes verstopft ist: Irgendetwas muss dann nachgeben. Sehr oft ist das, was nachgibt, die Gesundheit der Frau, und das Ergebnis ist eine der »großen drei« Krankheiten von Frauen in den Wechseljahren: Herzerkrankung, Depression und Brustkrebs (manchmal sogar in Kombination). Für diejenigen von uns, die sich dafür entscheiden, die Weisheit des Körpers anzunehmen und auszudrücken, was in uns steckt, ist es auf der anderen Seite ratsam, sich auf einige Turbulenzen gefasst zu machen, die lang während Beziehungen erschüttern können. Auch die Ehe ist dagegen nicht gefeit.

»Das gilt nicht für mich, mit meiner Ehe ist alles in Ordnung«

Jede Ehe, selbst eine sehr gute Ehe, muss sich verändern, um mit der hormonbedingten Neuverkabelung Schritt zu halten, die das weibliche Gehirn in den Jahren vor dem und während des Klimakteriums durchmacht. Nicht alle Ehen halten diesen Veränderungen stand. Meine eigene Ehe scheiterte daran, und niemand war überraschter davon als ich selbst. Wenn Sie bei dieser Vorstellung den Wunsch verspüren, Ihren Kopf in den Sand zu stecken, dann, glauben Sie mir, kann ich Sie durchaus verstehen. Aber es geht darum, sich selbst gegenüber ehrlich zu sein und Ihre emotionale und physische Gesundheit in der zweiten Hälfte Ihres Lebens – wahrscheinlich vierzig Jahre oder sogar mehr – zu schützen. Sich vorwärts zu arbeiten und einen kritischen Blick auf alle Aspekte Ihrer Beziehung (einschließlich einiger bisher unantastbarer Winkel Ihrer Ehe) zu werfen ist dann oft die einzige Möglichkeit, die auf lange Sicht in Ihrem eigenen besten Interesse funktioniert – physisch, psychisch und spirituell.

Was die körperliche Gesundheit angeht, so sprechen zum Beispiel viele Befunde dafür, dass sich die Zunahme lebensbedrohlicher Erkrankungen nach der Lebensmitte nicht allein aufs Altern zurückführen lässt. Zumindest teilweise resultieren solche Erkrankungen aus den Belastungen und ungelösten Beziehungsproblemen, die in der Zeit, während der sich eine Frau um die Kinder kümmert, unter der Oberfläche köcheln. In den Wechseljahren kommen sie hoch und kochen über, nur um dann im Namen der Aufrechterhaltung des Status quo unterdrückt zu werden. Aber nicht nur Ihre eigene Gesundheit, auch die Ihres Partners steht auf dem Spiel. In einer Beziehung auszuharren, die auf ein Paar von Mitte zwanzig zugeschnitten war, ohne die notwendigen Anpassungen an die Situation vorzunehmen, wie sie sich für Sie beide im mittleren Alter darstellt, ist für ihn ein ebenso großes Risiko wie für Sie selbst. Das soll nicht heißen, dass Ihre einzigen Optionen Scheidung oder Herzattacke sind. Um Ihre Beziehung in Einklang mit Ihrem neu verkabelten Gehirn zu bringen, müssen Sie und Ihr Partner vielmehr bereit sein, die nötige Zeit und Energie aufzubringen, alte Konflikte zu lösen und neue Regeln für die Jahre aufzustellen, die vor Ihnen beiden liegen. Wenn Sie das schaffen, dann wird Ihnen Ihre Beziehung helfen, in der zweiten Lebenshälfte zu wachsen und zu gedeihen. Wenn einer oder beide von Ihnen dies nicht kann oder will, dann können Gesundheit und Glück auf dem Spiel stehen, wenn Sie zusammenbleiben.

Sich auf den Wechsel vorbereiten

In der Lebensmitte steht uns mehr psychische Energie zur Verfügung als zu irgendeinem Zeitpunkt seit der Pubertät. Wir sollten uns um aktive Partnerschaft mit dieser organischen Energie bemühen und darauf vertrauen, dass sie uns hilft, die unbewussten und selbstzerstörerischen Überzeugungen aufzudecken, die uns daran hindern, das zu werden, was wir werden könnten. Dann werden wir feststellen, dass wir Zugang zu allem haben, was wir brauchen, um uns als gesündere, spannungsgeladenere Frauen neu zu erschaffen, bereit, freudig in die zweite Hälfte unseres Lebens einzutreten.

Dieser Transformationsprozess kann jedoch nur dann erfolgreich verlaufen, wenn wir auf zweierlei Weise aktiv werden: Erstens müssen wir willens sein, volle Verantwortung für unseren Anteil an Problemen in unserem Leben zu übernehmen. Es erfordert großen Mut, unseren eigenen Beitrag an all dem einzugestehen, was bei uns falsch gelaufen ist, und damit aufzuhören, uns nur als Opfer von jemandem oder etwas außerhalb unserer selbst zu sehen.

Schließlich erntet die Person in der Opferrolle gewöhnlich alle Sympathien und gilt als moralisch höher stehend, was verlockend ist; niemand von uns möchte die Rolle des Schurken im Stück spielen. Doch obwohl die Opferrolle auf kurze Sicht eine gute Wahl zu sein scheint, kann diese Position uns letztlich nicht helfen, uns zu verändern, zu heilen, zu wachsen und voranzukommen.

Die zweite Forderung für eine Umwandlung ist weit schwieriger zu erfüllen: Wir müssen bereit sein, den Schmerz des Verlustes zu spüren und um diejenigen Teile unseres Lebens zu trauern, die wir hinter uns lassen. Und dazu gehören auch unsere Fantasien darüber, wie anders unser Leben hätte verlaufen können, *wenn nur …* Sich einem solchen Verlust zu stellen ist selten einfach, und aus diesem Grund wehren sich so viele von uns gegen Veränderungen im Allgemeinen und in den mittleren Lebensjahren im Besonderen. Ein Teil von uns rationalisiert: »Warum unnötig Unruhe stiften? Ich habe die Hälfte meines Lebens hinter mir. Wäre es nicht einfacher, mit dem zufrieden zu sein, was ich habe, statt das Unbekannte zu riskieren?«

Das Ende einer wichtigen Beziehung oder einer bedeutenden Phase unseres Lebens – selbst einer, die uns unglücklich gemacht hat oder uns von Wachstum und Erfüllung abgehalten hat – ist wie ein Tod. Um darüber hinwegzukommen und weiterzugehen, müssen wir den Schmerz dieses Verlustes spüren und ausgiebig um das trauern, was hätte sein können und nun niemals sein wird.

Und dann müssen wir uns aufraffen und auf das Unbekannte zuge-
hen. Wenn wir uns den Unsicherheiten der Zukunft stellen, kommen in
den häufigsten Fällen unsere tiefsten Ängste an die Oberfläche. Während
meiner eigenen Lebensveränderungen in den Wechseljahren erfuhr ich
dies mit allen Konsequenzen am eigenen Leibe – sehr zu meiner eigenen
Überraschung.

Zu dem Zeitpunkt, als ich mich den Wechseljahren näherte, hatte ich
mit dutzenden von Frauen gearbeitet, die die reinigende Wirkung der
Lebensmitte erfahren hatten. Ich hatte sie begleitet und beraten, als ihre
Kinder das Haus verließen, ihre Eltern krank wurden, ihre Ehen schei-
terten, ihre Ehemänner erkrankten oder starben, sie selbst erkrankten,
ihr Berufsleben endete – kurz gesagt, während sie durch all die Stürme
und Krisen der mittleren Jahre gingen. Doch ich wäre niemals auf den
Gedanken gekommen, dass es eine Krise in meiner *eigenen* Ehe geben
könnte. Ich hatte mich stets irgendwie selbstzufrieden gefühlt, sicher in
meinem Glauben, dass ich mit dem Mann meiner Träume verheiratet
war, mit dem einen, mit dem ich zusammenbleiben würde, »bis dass der
Tod uns scheidet«.

Überschäumendes Glück und weiche Knie

Ich werde mich stets an das Glück erinnern, meinem Mann zu begegnen
und ihn zu heiraten, eine Entscheidung, die wir nur drei Monate nach
unserer ersten Begegnung trafen. Er war Assistenzarzt in der Chirurgie,
als ich in Dartmouth Medizin studierte. Er sah aus wie ein griechischer
Gott, und ich war von seiner Aufmerksamkeit tief geschmeichelt, denn
ich war mir keineswegs sicher, all das zu haben, was nötig ist, um einen
derart attraktiven Mann mit einem solchen Hintergrund aus altehrwür-
diger Universität und Country Club zu interessieren. Irgendetwas tief in
mir war von ihm über alle Vernunft hinaus berührt, über alles hinaus,
was ich jemals bei einem anderen Freund empfunden hatte. In den
ersten fünf Jahren unserer Ehe bekam ich weiche Knie, sobald ich ihn
sah. Es gab keine Macht auf Erden, die mir eine Heirat mit ihm hätte aus-
reden können. Ich erinnere mich, dass ich mir wünschte, meine Liebe
von der Spitze der Hochhäuser hinabzuschreien – ein Überschwang der
Gefühle, der sehr untypisch war für die stille, fleißige Abschlussrednerin
der Ellicottville Central School-Klasse von 1967.

Ihn drängte es jedoch weit weniger, seine Gefühle zur Schau zu stellen. In den Jahren, in denen wir beide unsere chirurgische Ausbildung
absolvierten, musste ich feststellen, dass sich mein Mann ungern im
beruflichen Umfeld zu unserer Beziehung bekannte und oft kalt und

abweisend erschien, wenn ich in diesem Rahmen versuchte, meine Zuneigung zu zeigen. Das verwunderte und verletzte mich, weil es mich immer mit Stolz erfüllte, ihn meinen Patienten vorzustellen, wenn wir einander außerhalb des Operationssaals trafen. Aber ich sagte mir, dass er mit genügend Liebe und Aufmerksamkeit von meiner Seite schon leichter ansprechbar und emotional zugänglicher werden würde.

Die Jahre der Kindererziehung: Der Versuch, Beruf und Familie in Einklang zu bringen

Das Leben meines Mannes veränderte sich nur wenig, als wir unsere beiden Töchter bekamen. Meines wurde jedoch zu einem Kampf – einem Kampf, den Millionen Frauen aus eigener Erfahrung kennen –, während ich versuchte, einen befriedigenden und effektiven Weg zu finden, meine Kinder zu betreuen, die Ärztin zu bleiben, die ich sein wollte, und gleichzeitig meinem Mann eine gute Ehefrau zu sein. Nichtsdestotrotz waren dies glückliche Jahre, denn wir beide liebten unsere Töchter von Anfang an heiß und innig und freuten uns an den vielen Aktivitäten, die wir mit ihnen teilten – die Wanderungen an den Wochenenden, die Familienferien, das einfache alltägliche Zusammenleben mit zwei wunderbaren, sich entwickelnden jungen Menschen.

Manchmal ärgerte mich das Ungleichgewicht zwischen dem, was ich zur Aufrechterhaltung unseres Familienlebens beitrug, und dem Beitrag meines Mannes. Einmal, als die Kinder noch klein waren, fragte ich ihn, ob er nicht etwas weniger arbeiten könne, damit ich nicht einen Teil meiner Praxis aufgeben müsste, an dem mir sehr viel lag: Babys auf die Welt zu bringen. Er antwortete: »Kennst du etwa einen orthopädischen Chirurgen, der Teilzeit arbeitet?«

Ich gab zu, dass ich keinen kannte, meinte aber, das könne nicht heißen, dass sich so etwas mit ein wenig Fantasie seinerseits nicht verwirklichen ließe. Es wurde jedoch nichts daraus. Ich war es, die wie so viele andere Frauen Meisterin darin wurde, von einer Rolle in die andere zu schlüpfen und meine eigenen Bedürfnisse denjenigen aller anderen Familienmitglieder unterzuordnen.

In den Anfangsjahren unseres Familienlebens wurde mir außerdem zunehmend bewusster, dass die Ungerechtigkeiten, die mich in meiner Ehe störten, die Ungerechtigkeiten in der Kultur um uns herum widerspiegelten. Ich sah viele Paare wie meinen Mann und mich – Paare, die ihr Eheleben sowohl finanziell wie auch ausbildungsmäßig auf gleicher Ebene begonnen hatten, sogar Menschen, die wie wir die gleiche Arbeit taten – und immer, sobald die Kinder kamen, war es die Frau, die Opfer brachte, was Freizeit, berufliches Fortkommen und persönliche Erfüllung anging.

Verändere dich selbst, verändere die Welt

Im Verlauf dieser oft sehr anstrengenden Jahre begann ich, einige der Ideen zu verwirklichen, die ich zum Thema Frauengesundheit entwickelt hatte – während ich gleichzeitig stets darauf achtete, darüber zu Hause nicht zu viel zu sprechen, weil ich wusste, dass sie von meinem Mann nicht begrüßt werden würden. Inspiriert von meinen eigenen Erfahrungen wie auch von denjenigen meiner Patientinnen und in der Überzeugung, dass meine Ideen das Leben von Menschen positiv verändern könnten, tat ich mich im Jahre 1985 mit drei anderen Frauen zusammen, um ein Gesundheitszentrum einzurichten, das wir »*Women to Women*« nannten. Die Idee eines Gesundheitszentrums, das von Frauen für Frauen geleitet wurde, war damals buchstäblich etwas noch nie da Gewesenes. Unser zentrales Anliegen war es, Frauen zu helfen, die Einheit von Geist, Körper und Seele zu erfahren, sie in die Lage zu versetzen, die Verbindung zwischen ihrer psychischen Gesundheit und ihrem physischen Wohlbefinden zu erkennen. Ich wollte Frauen einen sicheren Ort bieten, wo sie ihre persönliche Geschichte erzählen konnten, sodass sie neue, gesundheitsfördernde Wege entdecken konnten, ihr Leben zu leben.

Ich wusste, dass dies manchmal verlangen würde, den Status quo in Frage zu stellen, weil die Ungerechtigkeiten unserer Kultur oft körperlich wie geistig einen schrecklichen Preis von Frauen fordern. Doch als ich diese neue ganzheitliche Form der Medizin praktizierte, die für damalige Verhältnisse geradezu revolutionär war, erkannte ich, dass mir die Tatsache, ein normales, glückliches Familienleben zu führen wie auch einen Ehemann mit konventionellen medizinischen Ansichten zu haben, der in derselben Gemeinde praktizierte, eine Art Schutz bot. Sie ließ mich in einer Zeit, in der meine Ideen bestenfalls als unbewiesen, schlimmstenfalls als gefährlich angesehen wurden, als »ungefährlich« erscheinen.

Meine drei Partnerinnen bei *Women to Women* und ich erwarben ein altes viktorianisches Haus, das wir in ein Zentrum für unsere neue Gemeinschaftspraxis umwandeln konnten. Wir alle stimmten darin überein, unsere Ehemänner aus unserem neuen Unternehmen herauszuhalten, damit sie nicht unser enthusiastisches, aber nichtsdestoweniger noch zartes Vertrauen in uns als Geschäftsfrauen unterminierten.

In meinem Fall zumindest hieß das natürlich nicht notwendigerweise, dass ich keinen Wert auf die Unterstützung meines Mannes legte. Ich erinnere mich deutlich an einen Tag zu Beginn der Bau- und Renovierungsarbeiten. Zwei Bulldozer standen auf dem Rasen, überall wuselten Arbeiter herum, und das ursprüngliche Gebäude war niedergerissen worden. In diesem Augenblick wurde das ganze Projekt plötzlich real für mich, und ich erkannte, dass meine Kolleginnen und ich nun für alle anfallenden Kosten verantwortlich waren. Das war ein überwältigender Gedanke. Als ich an diesem Abend nach Hause kam, bat ich ganz untypisch für mich meinen Mann um moralische Unterstützung, um meine Befürchtungen zu zerstreuen. »Ich habe Angst«, gestand ich ihm. »Ich bin mir nicht sicher, ob ich das schaffe.« Und er antwortete: »Ich hasse es, wenn du so mutlos bist.« Ich erkannte rasch, dass ich eine Närrin gewesen war, von ihm irgendetwas zu erwarten.

Seine Reaktion auf meinen untypischen und riskanten Moment emotionaler Verletzlichkeit verstärkte lediglich den »Das-schaffe-ich-schon«-Stil, den ich in meiner Kindheit entwickelt hatte, einen Stoizismus, der in einem Haushalt, wo über emotionale Bedürfnisse die Stirn gerunzelt und uns gesagt wurde, wir sollten uns zusammenreißen und uns nichts anmerken lassen, eine schiere Notwendigkeit war. Ein anderer beliebter Ausspruch in meiner Familie war: »Frag nicht nach einer leichteren Aufgabe, frag nach einer schwereren«. Daher zog ich mich wie gewöhnlich an meinem eigenen Zopf aus dem Sumpf, zapfte meine inneren Ressourcen an und gab vor, keine Angst zu haben.

Wie sich bald herausstellte, war *Women to Women* ein großer Erfolg. Unsere Arbeit stieß bei unseren Patientinnen auf große Resonanz, und unsere Patientinnenkartei wuchs durch Mundpropaganda ständig. Aber so begeistert ich auch von dem, was ich tat, war, konnte ich meinen Mann doch niemals für irgendeine der Ideen über alternative Medizin interessieren, die den Kern meiner neuen klinischen Praxis bildeten. Wir hatten jedoch genügend andere gemeinsame Interessensgebiete, sodass ich nicht auf den Gedanken kam, dass seine Haltung meiner Arbeit gegenüber wirklich eine Rolle spiele. Tatsächlich war ich recht stolz auf mich, weil ich eine liebevolle Beziehung zu einem eingeschriebenen Mitglied der *American Medical Association* aufrechterhalten konnte.

Ich heirate meine Mutter

Zurückblickend sehe ich, dass ich, als ich meinen Mann heiratete, heimlich und weitgehend unbewusst ein Gelübde ablegte: Ich versprach, alles zu tun, was nötig war, damit diese Ehe funktioniert, und die Frau zu sein, die er sich meiner Meinung nach wünschte – solange ich gleichzeitig der Arbeit nachgehen konnte, die ich liebte. Ohne es zu merken, schuf ich mit meinem Mann ein Szenario, das viele Aspekte meiner unbewältigten Beziehung zu meiner Mutter enthielt, eine Tatsache, die mir erst ungefähr 22 Jahre später zu dämmern begann, als ich in die Wechseljahre kam.

Bis dahin spielte ich in meiner Ehe weiterhin die Rolle des Kindes von einst, das sich bemüht, zu gefallen und es allen recht zu machen, während mein Mann den Part meiner kühlen, emotional unzugänglichen Mutter übernahm. Als das ruhige, empfindsame Kind in einem Haushalt voller kontaktfreudiger, sportlicher Geschwister, die es liebten, jeden Augenblick des Lebens mit voller Geschwindigkeit Berge hinauf- und Skihänge hinunterzurasen, war ich immer der Typ gewesen, der gern verschwand und sich in eine ruhige Ecke zurückzog, wo ich Musik hören und Märchen lesen, träumerisch vor einem Feuer sitzen oder aufs Meer hinausblicken konnte. Meine Mutter, die viel mehr auf die anderen Mitglieder unserer großen, geschäftigen Familie eingestimmt war, schien immer zu beschäftigt, um mich wahrzunehmen. Und obwohl mein Vater meine strebsame Seite unterstützte, überließ er, wie die meisten Männer seiner Zeit, die aktive Kindererziehung meiner Mutter.

Da ich mich nach der Anerkennung meiner Mutter sehnte, versuchte ich, ihre Liebe zu gewinnen, indem ich ein braves Mädchen war. Daher arbeitete ich hart und lernte fleißig, machte niemals Ärger und verwandelte mich in Mutters kleine Helferin, kochte, machte sauber, bastelte Tischschmuck – alles, was mir in den Sinn kam, um meinen Wert zu beweisen. Da ich intuitiv erfasste, dass meine Mutter litt – wenn es auch noch viele Jahre dauern sollte, bis ich die Art ihres Schmerzes verstand –, versuchte ich, ihr Trost und Stütze zu sein, genauso wie ich später in meiner Ehe versuchen sollte, die Kindheitswunden meines Mannes zu heilen und ihm genug Liebe zu geben, um es ihm zu ermöglichen, seine frühkindlichen Ängste und Verletzungen zu überwinden.

In der Zwischenzeit suchte ich bei meinen Lehrern nach dem Beifall, den ich zu Hause nicht bekommen konnte. Meine Suche nach Anerkennung machte mich zu einer klassischen leistungsorientierten Schülerin, ein Muster, das sich durch meine gesamte medizinische Ausbildung bis in meine Ehe zog. Gerade so, wie ich mich meinen Lehrern zugewandt hatte, um die Unterstützung und die Anerkennung zu erhalten, die ich zu Hause nicht bekam, sollte ich mich eines Tages anderen Menschen als meinem Mann zuwenden, um meine emotionalen Bedürfnisse zu befriedigen. Aber bis ich den Prozess der Selbsterkenntnis begann, der in der Demontage meiner Ehe gipfelte, akzeptierte ich einfach die Tatsache, dass mich mein Mann ebenso wie meine Mutter nicht so sehen oder schätzen konnte, wie ich wirklich war. Tatsächlich erwartete ich das auch niemals von ihm. Ich ging davon aus, dass ich es im Grunde nicht wert sei, von einem derart besonderen Menschen geliebt zu werden. Hätte ich mich liebenswerter gefunden, hätte ich niemals jemanden wie meinen Mann geheiratet. Mehrere der jungen Männer, mit denen ich befreundet war, bevor ich ihn traf, bewunderten und schätzten mich tatsächlich. Aber wenn Ihre Arbeitshypothese ist, dass man sich Liebe verdienen muss – verdienen, indem man in seinem eigenen Leben besonders viel leistet und indem man einen anderen von seinem Schmerz heilt –, dann werden Sie sich zu einem Menschen hingezogen fühlen, in dem sich Ihre Überzeugungen spiegeln. Zwangsläufig waren die jungen Männer, die mich unterstützten, nicht diejenigen, die ich haben wollte. Ich wollte genau die Art emotionaler Unnahbarkeit, bei der ich mich am meisten zu Hause fühlte – und ich bekam sie.

In diesem Sinne war mein Mann ein echter Seelenverwandter, und ich kann ihm nicht die Schuld für das zuschieben, was zwischen uns ablief. Erst als ich meine Seele, mein tiefstes Inneres von Grund auf zu verändern vermochte, hörten wir auf, Lebensgefährten zu sein.

Auf der anderen Seite haben meine Mutter und ich uns durch die meisten unserer alten Konflikte hindurchgearbeitet und stehen uns heute näher als jemals zuvor.

Warum sich Ehen in der Lebensmitte verändern müssen

Wenn man sich die Dynamik einer typischen intimen Familienbeziehung in unserer Kultur anschaut, kann man mit einiger Sicherheit behaupten, dass die überwiegende Mehrheit der hegenden und pflegenden, der erziehenden und unterstützenden, der untergeordneten Rollen von Frauen übernommen werden, ebenso die meisten Selbstaufopferungen. Ja, es kommt inzwischen etwas häufiger vor, dass Frauen in Unternehmen, in Politik und Wissenschaft hohe Positionen einnehmen. Doch immer dann, wenn zum Wohl der Familie Konzessionen bei der Karriere gemacht werden müssen, ist es höchstwahrscheinlich die Frau, die Abstriche macht und zurücksteckt; aus diesem Grund kennt man im Angloamerikanischen den Begriff »*mommy track*«: Er steht für einen bestimmten Karrieretypus von Frauen, die Beruf und Familie unter einen Hut zu bringen versuchen, daher oft langsamer aufsteigen und nicht ganz für voll genommen werden.

Es stimmt, dass die Biologie einer Frau dazu tendiert, in den Jahren der Kindererziehung ihr familiäres Engagement auf Kosten anderer Interessen zu fördern. Aber ebenfalls richtig ist es, dass das Klima der geschlechtsspezifischen Ungerechtigkeit, das in unserer Kultur herrscht, diese Tendenz extrem ausbeutet. Das kann zu einer unglaublichen Woge von aufgestautem Groll führen, wenn sich der hormonelle Schleier lüftet und eine Frau plötzlich mit aller Klarheit sieht, was sich in ihrem Leben abgespielt hat.

Die emotionalen Veränderungen, die in den Jahren, die zum Klimakterium führen, und während des Klimakteriums selbst stattfinden, können sich wie ein Erdbeben anfühlen und erschreckend sein; das gilt besonders für diejenigen von uns, die gewohnt sind zu denken, wir hätten stets alles unter Kontrolle. Es ist *eine* Sache, einer Veränderung zu widerstehen, die von außen hervorgerufen wird. Ganz anders sieht es aus, wenn diese Veränderung von innen kommt und sich alles, an das Sie sich klammern, weil es in seiner Vertrautheit so tröstlich ist, einschließlich Ihrer ureigenen Identität, von innen nach außen stülpt. Es gibt nur zwei Möglichkeiten, derart abrupte, holprige Sprünge in den Wechseljahren zu vermeiden: Widersetzen Sie sich dem sozialen und kulturellen Diktat bereits in Ihren reproduktiven Jahren, sodass Sie, wenn Sie sich den Wechseljahren nähern, bereits viele der Veränderungen vorgenommen haben, die in der Lebensmitte gemacht werden müssen, oder widersetzen Sie sich der Weisheit Ihres Körpers in den Wechseljahren, und ignorieren Sie seinen Ruf nach Wahrheit und kreativer Verwirklichung. Der letztgenannte Weg kann schlimme Folgen für Ihre eigene Gesundheit wie auch für die Ihres Partners haben, ganz abgesehen von den Folgen für Ihre Beziehung, die dann auf etwas anderem als gegenseitigem Respekt und Liebe basieren würde.

Wie Ihr Gehirn für Beziehungen verkabelt ist

Nichts in unserem Leben kann uns physisch wie auch psychisch grundlegender beeinflussen als unsere Beziehung zu anderen. Die neuronalen Bahnen, die uns befähigen, ja geradezu antreiben, Beziehungen zu anderen menschlichen Wesen aufzubauen, werden in früher Kindheit in unserem Gehirn angelegt. Die Erfahrungen, die wir in dieser kritischen Phase machen, beeinflussen die Verschaltungen, die sich ausbilden und uns unser ganzes Leben lang begleiten. Wenn unsere Bedürfnisse als Kleinkind beispielsweise von einer liebevollen Bezugsperson erfüllt werden, die auf unser Weinen reagiert, indem sie uns zu essen gibt oder die

Windeln wechselt, uns streichelt oder uns schaukelt, wenn wir hungrig oder nass oder ängstlich sind, dann fühlen wir uns geborgen und entwickeln Vertrauen in die Außenwelt. Unsere körperlichen und emotionalen Bedürfnisse sind wahrgenommen worden, und unsere Beziehung zu einem anderen menschlichen Wesen dient uns als Bestätigung unseres Wertes. Und sicherlich unterstützt die Biochemie der Mutterschaft diesen Ablauf. Die Hormone, die bei einer gesunden, glücklichen, allseits unterstützten Mutter bei Geburt und Stillen freigesetzt werden, prädestinieren sie dazu, sich in ihr Baby zu verlieben und dem Kind das Gefühl zu vermitteln, bedingungslos geliebt und akzeptiert zu werden.

Manchmal haben Eltern jedoch diese Form bedingungsloser Liebe niemals selbst erfahren und können sie daher auch nicht weitergeben. Dann wird unser Weinen und Schreien vielleicht überhört oder, schlimmer noch, stößt auf Ablehnung oder Unwillen, und wir fühlen, dass die Welt kein sicherer Ort ist. Unsere Beziehungen zu anderen Menschen werden uns unsicher, sogar Angst einflößend erscheinen.

Die Gefühle, die wir als Kinder in Bezug auf uns selbst und andere entwickeln, werden in die Verschaltung unseres Gehirns eingeätzt, wo sie unser Leben lang Einfluss auf die Wahl unserer Partner und auf unsere Reaktionen ihnen gegenüber nehmen werden. Sie sind Teil unserer emotionalen Grundausstattung, lassen sich leicht abrufen und frei ausdrücken, manchmal sogar im Übermaß. Auf der anderen Seite verkümmern diejenigen Gefühle, die nicht durch frühe Erfahrungen verstärkt wurden, oft und sind dann für uns in vielen Fällen ohne großen Aufwand und Mühen – oder psychotherapeutische Hilfe – nicht mehr zugänglich.

Wie auch immer Sie Erfolg definieren, Ihre Fähigkeit, ein erfolgreiches Leben zu führen, hängt in hohem Maße davon ab, wie Ihre Beziehungen zu anderen Menschen aussehen. Wenn dieser Teil Ihres Lebens unbefriedigend ist, besteht Ihre einzige Möglichkeit, die alten Beziehungsverschaltungen, die Ihre gegenwärtigen Beziehungen prägen, neu zu verknüpfen, darin, diese freizulegen und zu begreifen, wie Ihr Gehirn in Ihrer Jugend verkabelt wurde. Wenn Sie erst einmal ein besseres Verständnis für die Umgebung gewonnen haben, in die Sie hineingeboren wurden und in der Sie aufgewachsen sind, kann es Ihnen gelingen, einige der Entscheidungen zu revidieren, die Sie gewöhnlich aufgrund dieser alten Verkabelung automatisch treffen, auch wenn so eine Sache niemals einfach ist.

Aber zu einer Veränderung kann es nur kommen, wenn Sie verstehen, was Sie eigentlich verändern wollen. Sie müssen sich fragen, warum Sie fühlen, wie Sie fühlen, warum Sie die Partner wählen, die Sie wählen, warum Sie so handeln, wie Sie handeln. Die Antwort liegt in jenen frühen Lebenserfahrungen, die als Architekten Ihrer neuronalen Verschaltungen dienten und heute noch in Ihren Nervenzellen präsent sind.

Während und nach der Pubertät fühlen wir uns fast zwangsläufig zu Geschlechtspartnern hingezogen, die uns ermöglichen, das, was in unserer Kindheit unvollendet geblieben ist, neu aufzugreifen und vielleicht zu einem guten Abschluss zu bringen. In unserer Kultur drücken wir in der romantischen Liebe unsere tiefsten Sehnsüchte aus. Wir sehen dann unsere emotionale Verschaltung wie unter einem Mikroskop. Mehr als jeder andere Aspekt unseres Lebens werfen unsere intimen Beziehungen Licht auf die alten Wunden, die noch immer auf Heilung warten.

In der Rückschau kann ich sehen, dass dies auf meine Gefühle für den Mann zutraf, der mein Ehemann wurde. Ich spielte mit ihm ein Familiendrama durch, das für mich noch immer nicht beendet war. Und wenn ich auch nicht für ihn sprechen kann, so glaube ich doch, dass ich für ihn aller Wahrscheinlichkeit nach einen ähnlichen Zweck erfüllte. Es bedurfte der hormonellen und entwicklungsbedingten Veränderungen des Klimateriums, damit ich erkennen konnte, dass die Rolle, die ich in meiner Ehe spielte, auf alten Überzeugungen über mich und meinen Wert basierte – Überzeugungen, die nicht länger meine eigenen und die obsolet geworden waren.

Wechseljahre als Rettung

Es mag in dem Augenblick nicht wie eine Rettung erscheinen, aber die Klarheit des Blicks und die zunehmende Unduldsamkeit Ungerechtigkeiten und ungleicher Lastenverteilung gegenüber, die die klimakterischen Veränderungen begleiten, sind ein Geschenk. Unsere Hormone geben uns Gelegenheit, ein und für alle Male zu sehen, was wir verändern müssen, um in der zweiten Hälfte unseres Lebens ehrlich, gesund und in vollen Zügen zu leben. Das ist der Zeitpunkt, an dem viele Frauen aufhören, das zu tun, was ich »alles herunterschlucken« nenne – ihre eigenen Bedürfnisse hintanzustellen, um diejenigen aller anderen zu befriedigen. Unsere Kultur erwartet von Frauen, andere an die erste Stelle zu setzen, und während ihrer reproduktiven Jahre tun die meisten von uns dies auch, unabhängig davon, was es uns kostet. Doch in der Lebensmitte erhalten wir die Chance, Veränderungen durchzusetzen, ein Leben zu schaffen, das darauf zugeschnitten ist, wer *wir* sind – oder, genauer gesagt, wer wir geworden sind.

Wenn sich eine Frau jedoch den Veränderungen, die sie in ihrem Leben vornehmen muss, nicht stellen kann, findet ihr Körper unter

Umständen einen Weg, sie auf diese nötigen Veränderungen hinzuweisen – in Leuchtschrift und unmöglich zu ignorieren. In diesem Stadium kommt es bei vielen Frauen zu einer Krise in Form irgendeines körperlichen Problems wie einer lebensverändernden oder manchmal sogar einer lebensbedrohlichen Erkrankung.

Ein häufiges körperliches Problem in den Jahren, die zum Klimakterium führen, sind zum Beispiel Uterusmyome, das sind Geschwulste in der Gebärmutter. Bei 40 Prozent aller klimakterischen Frauen in unserer Kultur werden ein oder mehrere Myome diagnostiziert, und viele von ihnen unterziehen sich in der Lebensmitte einer Gebärmutterentfernung (Hysterektomie), um dieses Problem zu lösen. In der Schulmedizin geben wir Ärzte uns damit zufrieden zu erklären, dass Myome bei Frauen in den Vierzigern aufgrund des schwankenden Hormonspiegels so häufig sind – weil im Vergleich zum Progesteron zu viel Östrogen produziert wird.

Obwohl das natürlich stimmt, ist es nicht die ganze Wahrheit. Ich weiß das sowohl aus beruflicher als auch aus persönlicher Erfahrung, da bei mir im Alter von 41 Jahren ein Myom diagnostiziert wurde. Körperliche Symptome sind ihrer Natur nach nicht nur physisch, oft enthalten sie auch eine Botschaft für uns, die unser Leben betrifft – wenn wir nur lernen können, sie zu entziffern. Manchmal, wie das bei mir der Fall war, wird diese Botschaft erst nach und nach klar, und man erkennt ihre volle Bedeutung erst in der Rückschau. Aber wie ich im Verlauf der acht Jahre, während deren ich die Erfahrung meines Myoms verarbeitete, aus erster Hand gelernt habe, brüten wir genau die Krankheit oder das gesundheitliche Problem aus, das uns am ehesten den Zugang zu unserer inneren Weisheit verschafft – ein Phänomen, das sowohl Ehrfurcht einflößend als auch manchmal erschreckend sein kann. Auch wenn das unser ganzes Leben hindurch gilt, trifft es uns in den Wechseljahren härter und direkter, als ob die Natur versuchte, uns ein letztes Mal zu wecken, bevor wir unsere fortpflanzungsfähigen Jahre hinter uns lassen; es ist die Zeit, in der unsere innere Weisheit, die uns zum Teil durch unsere Hormone vermittelt wird, am lautesten und intensivsten spricht.

Mein Weckruf war ein Myom. Eine andere Frau erlebt vielleicht ein Aufflammen von Migräne-Kopfschmerz, von Prämenstruellem Syndrom (PMS) oder Brustsymptomen oder irgendeinem der vielen anderen Symptome, die im Klimakterium so häufig sind. Die Botschaft, die Ihr Körper Ihnen sendet, erfolgt in der Sprache, die am ehesten dazu geeignet ist, Ihre ganz persönlichen Barrieren zu durchbrechen, und die ganz speziell auf die Bereiche zugeschnitten ist, die Sie in Ihrem Leben ändern müssen. Die Weisheit dieses Systems ist sehr präzise.

Meine persönliche Myomgeschichte: Das letzte Kapitel

Mein Myom wurde erstmals 1991 diagnostiziert, mehrere Jahre bevor mein erstes Buch, *Women's Bodies, Women's Wisdom** publiziert wurde. Damals arbeitete ich bereits über drei lange Jahre an diesem Buch und eine Zeit lang hatte ich das Gefühl, nicht weiterzukommen. In meinen schwärzesten Momenten bezweifelte ich, dass das Buch jemals erscheinen würde.

Ich nahm damals an, das Myom hänge mit meiner Frustration darüber zusammen, dass ich so lange brauchte, um dieses Buch fertig zu stellen und zu veröffentlichen. Myome sind häufig Ausdruck von blockierter Kreativität oder Kreativität, die noch nicht zum Zuge gekommen ist, gewöhnlich deshalb, weil sie in Beziehungen, Jobs oder Projekte kanalisiert wurde, die in Sackgassen führen. (Blockierte kreative Energie kann sich auch an anderen Stellen ausdrücken, zum Beispiel in den Eierstöcken, den Eileitern, dem Dickdarm, der Kreuzbeinregion, der Blase, den Hüften oder der Gebärmutter – sie alle gehören zum zweiten weiblichen Energiezentrum oder was östliche Ärzte den zweiten Chakra-Bereich nennen.)

Als *Women's Bodies, Women's Wisdom* schließlich veröffentlicht wurde, wurde es zu meiner großen Überraschung positiv aufgenommen. Insgeheim hatte ich gefürchtet, dass ich von meinem geliebten Berufsstand dafür verunglimpft werden würde, dass ich die Wahrheit hinsichtlich der tief greifenden Beziehung zwischen dem Leben von Frauen und ihrer Gesundheit so beschrieb, wie ich sie sah. Auch wenn das Buch von meinen Kollegen in der Geburtshilfe und Frauenheilkunde nicht gerade begeistert aufgenommen wurde, wurde es auch nicht rundweg abgelehnt. Und die Frauen, für die ich es geschrieben hatte, nahmen es enthusiastisch auf.

Ich war glücklich und erleichtert über die Reaktionen, die ich erhielt, und mein Myom verhielt sich ruhig. Es verschwand nicht, und es wurde auch nicht viel größer. Es war, als ob meine innere Stimme schläfrig wisperte. Ich wusste, die Tatsache, dass es da war, war kein Zufall. Es bedeutete etwas. So schwor ich mir, für seine Botschaft offen zu bleiben.

In Verlauf der nächsten Jahre hörte ich weiterhin auf meine innere Stimme – soweit ich sie verstehen konnte. Ich versuchte, Beziehungen zu verändern, die meines Erachtens nicht funktionierten, ich knüpfte

---

* Deutsch: Frauenkörper, Frauenweisheit. München 1994

neue, die stärker auf Gegenseitigkeit beruhten, stärker partnerschaftlich ausgerichtet waren, und ich bemühte mich, meinen schöpferischen Instinkten zu folgen, wohin auch immer sie mich führten. Daher stellte ich nach mehr als einem Jahrzehnt sehr erfüllender Arbeit mit meinen Kolleginnen bei *Women to Women* fest, dass ich mich mehr und mehr zum Schreiben und zum Lehren hingezogen fühlte. Da es mir wichtig war, dass meine Botschaft eine breitere Öffentlichkeit als zuvor erreichte, begann ich, mein Engagement im Zentrum zu reduzieren.

Ich gab meine chirurgische Praxis auf und zog mich außerdem mehr und mehr aus der direkten Patientenbetreuung zurück. Obwohl ich die neue Richtung, die mein Leben nahm, höchst aufregend fand, bedauerte ich, den engen Kontakt zu meinen Patientinnen zu verlieren. Ich liebte den regelmäßigen Praxisbetrieb, wo ich dieselben Frauen Jahr um Jahr sah, ihnen in Zeiten der Krankheit half und mit ihnen feierte, wenn sie die Fähigkeit erworben hatten, Gesundheit zu schaffen. Doch der Stapel von Patientenunterlagen, der mich am Ende eines jeden Tages erwartete, verursachte mir zunehmend einen Knoten im Magen.

Inzwischen lief der Rundbrief *Health Wisdom for Women*, den ich 1994 zu schreiben begonnen hatte, sehr gut, und ich verbrachte jeden Monat viel Zeit mit Recherchieren und Schreiben. Ich begann, im ganzen Land herumzureisen, zu lehren und Vorträge zu halten. Diese ganze Zeit des Wandels hindurch versuchte ich zu verstehen, was mein Myom mir sagen wollte – insbesondere als es, nachdem es fast vier Jahre lang stabil gewesen war, wieder zu wachsen begann, bis es schließlich die Größe eines Fußballs erreicht hatte. Obwohl ich nicht das Gefühl hatte, mein Leben wäre in irgendeiner Weise aus dem Gleichgewicht geraten, war ich mir bewusst, dass meine beruflichen Veränderungen von einer Menge Schuldgefühle begleitet waren, und Schuldgefühle, weil wir etwas tun, das wir lieben, deuten stets auf blockierte Energie hin. Doch da ich mich durch mein Berufsleben so ausgefüllt fühlte, verstand ich nicht, was diese Blockade sein könnte.

Als ich am Thanksgiving Day 1996 versuchte, in meinem Kleiderschrank etwas zu finden, womit ich die nun deutlich sichtbare Schwellung in meinem Bauch kaschieren konnte, wurde mir klar, dass ich dieses »Drumherumkleiden« um mein Myom leid war, dass ich die Unbequemlichkeit leid war, die es mir verursachte, wenn ich versuchte, auf dem Bauch zu liegen. Ich entschied, dass es an der Zeit war, meine Versuche aufzugeben, es durch Visualisierung, Homöopathie, Diät und Akupunktur zum Schrumpfen zu bringen. Ich war bereit, um Hilfe nachzusuchen und mein Myom chirurgisch entfernen zu lassen.

Nachdem ich einen Operationstermin ausgemacht hatte, begann ich, einen GnRH-Agonisten (*gonadotropine releasing hormone*, Gonadotropinfreisetzendes Hormon) einzunehmen, eine Medikation, die den Östrogenspiegel im Blut senkt und dadurch Myome zum Schrumpfen bringt. Das schafft ein künstliches Klimakterium mit vielen derselben Nebeneffekte, die von Frauen im echten Klimakterium erlebt werden, wie Gedächtnisveränderungen, Hitzewallungen und Verlust von Knochensubstanz. Nichtsdestotrotz entschied ich, dass die Vorteile, die es mir brächte, die Geschwulst zum Schrumpfen zu bringen (je kleiner die Geschwulst, desto kleiner der Einschnitt und desto geringer das Risiko eines starken Blutverlustes), die Unannehmlichkeiten wert waren, besonders, weil ich das Medikament nur zwei Monate nehmen würde.

Ich hatte keine Ahnung, dass die Vorteile weit über die Verkleinerung der Geschwulst hinausgehen würden. Rückblickend sehe ich, dass diese beiden Monate medikamentenbedingter künstlicher Menopause die Veränderungen in meinem Gehirn und in meinem Leben, die die Bühne für eine komplette Reinigung und Reorganisation meiner engsten Beziehungen (einschließlich meiner Ehe) vorbereiteten, mit einem kräftigen Ruck in Gang setzten.

Explodieren und die eigene Meinung sagen

Eines Abends, einige Wochen nachdem ich mit der Einnahme des GnRH-Agonisten begonnen hatte, war die gesamte Familie einschließlich unserer Haushälterin und früherem Kindermädchen, das ich Lida nennen will, vor dem Fernseher versammelt und sah eine Folge von *Emergency Room*. Gegen Ende der Folge forderte eine der Krankenschwestern einen Besucher auf, ins Krankenzimmer zu kommen und mit seinem Freund zu reden, der so schlimme Brandverletzungen aufwies, dass er dem Tode nahe war. Lida, die bemerkte, dass die Krankenschwester dem Besucher verschwieg, wie schlimm es um seinen Freund stand, fragte mich daraufhin: »Bringen sie euch in der Ausbildung bei, euch so zu verhalten?« – »Uns wie zu verhalten?«, fragte ich zurück. »Bringen sie euch bei, die ganze Wahrheit zurückzuhalten, wenn die Lage sehr ernst ist?«, präzisierte sie. Nach kurzem Nachdenken antwortete ich ihr, dass unter unseren medizinischen Dozenten tatsächlich die unausgesprochene Überzeugung herrschte, Patienten (und deren Familie und Freunde) seien nicht in der Lage, mit der Wahrheit umzugehen, und dass diese Überzeugung ihre Ursache in vielen Dingen, die ungesagt blieben, habe – eine Tatsache, die durch das, was wir gerade im Fernsehen gesehen hatten, wunderbar illustriert wurde.

In diesem Augenblick stand mein Mann auf, erhob sich zu seiner ganzen, durchaus eindrucksvollen Größe und erklärte:»Natürlich bringen sie dir so etwas nicht bei. Ich weiß gar nicht, wovon du redest!« Irgendetwas in mir zersprang. Nach all den Jahren, in denen ich meine persönliche Wahrheit nicht deutlich ausgesprochen hatte, um von meinem Mann und vergleichbaren Autoritätspersonen im medizinischen Ausbildungsbetrieb akzeptiert zu werden, konnte ich keine Minute länger schweigen. Ich erklärte ihm, dass ich – wie alle Übrigen – auf tausenderlei nichtverbale Weise dazu angehalten worden war, mit meinen Patienten auf eine gewisse Art zu reden, und dass diese Art einen beträchtlichen Teil der Wahrheit ihrer und meiner Erfahrung ausließ. Natürlich gab es keinen Kurs mit dem Thema»Sprich nicht mit Patienten«, aber ich hatte aus persönlicher Anschauung gelernt, dass eine Hand an der Türklinke oder der Anblick eines Arztes, der bei seinen Visiten von Bett zu Bett eilt, den Patienten viel darüber sagt, was sie im Hinblick auf Kommunikation und Kontakt mit ihrem Arzt erwarten bzw. nicht erwarten konnten.

Als die Diskussion heftiger wurde, zogen sich mein Mann und ich ins Schlafzimmer zurück, um den anderen unseren Streit zu ersparen. Und während der nächsten vierzig Minuten fühlte ich, wie ich an meiner eigenen Wahrheit wuchs und wuchs. Ich sagte meinem Mann, was ich dachte – über die medizinische Praxis, über unsere Beziehung, über die ungleiche Lastenverteilung, die in den ganzen Jahren unserer Ehe geherrscht hatte –, und ich entschuldigte mich weder für das, was ich sagte, noch versuchte ich, irgendetwas zu beschönigen. Dies war einer der erstaunlichen eruptiven Ausbrüche, zu denen es von Zeit zu Zeit kommt, wenn plötzlich all die Dinge hochkochen, um die wir wissen, über die wir aber nicht reden können, weil wir weiblich sind und überleben müssen, indem wir Autoritäten dazu bringen, uns zu mögen. All das, was wir zu ignorieren versucht haben und krampfhaft unter dem Deckel halten wollten, bricht dann mit aller Macht hervor. Am Ende wirkte mein Mann nicht mehr so groß wie zu Anfang, und er sprach leise und entschuldigend mit mir. Das war der Wendepunkt in unserer Ehe. Es gab kein Zurück mehr.

Was in dem Moment passierte, als ich plötzlich den Entschluss fasste, meine Meinung zu sagen, statt wie üblich zu schweigen, war das direkte Resultat meiner künstlichen Wechseljahre. Normalerweise setzt das Klimakterium natürlich langsam ein. Aber wenn es wie in meinem Fall aufgrund von Medikamenten oder wie bei anderen Frauen aufgrund einer Operation bzw. von Bestrahlungen mehr oder minder abrupt dazu kommt, dann können die plötzlichen hormonellen Schwankungen zu

Einsichten über unser Leben führen, die ebenso dramatisch und unerwartet sind wie die Hitzewallungen, die uns oft in dieser Zeit plagen. Obwohl mein eigenes vorzeitiges Klimakterium nicht von Dauer war und die Hitzewallungen endeten, sobald ich aufhörte, Medikamente zu nehmen, war die innere Veränderung, die dieses kurze klimakterische Intermezzo mit sich brachte, von Dauer. Sie brachte all die verborgenen Konflikte in mir und meiner Ehe an die Oberfläche.

Die Freuden einer kreativen Partnerschaft

Auch wenn ich bis zu diesem Zeitpunkt in einer Ehe gelebt hatte, die meine Stimme zu Hause zum Verstummen gebracht hatte, hatte sie mich nicht davon abgehalten, im beruflichen Bereich zunehmend meine Stimme zu erheben, und ich wurde nun von Menschen weit außerhalb meines direkten Umfeldes gehört. Mein Stern war eindeutig im Aufstieg begriffen. Ich war Mitbegründerin eines sehr bekannten Frauengesundheitszentrums, war Präsidentin der *American Holistic Medical Association* geworden und hatte ein Buch geschrieben, das mir enorme Bestätigung für meine Arbeit und meine Ideen eingebracht hatte. Mein Vertrauen in meine eigene Arbeit wuchs von Tag zu Tag.

Ich war auch stolz auf die Tatsache, dass ich mehr und mehr zum Familienbudget beitrug, und hatte wie gewöhnlich bei meinem Mann nach Anerkennung gesucht – aber die sollte nicht kommen.

Wie so viele Frauen in der Lebensmitte fand ich um diese Zeit auch ein neues Partnerschaftsmodell. Ich traf Dr. Mona Lisa Schulz zum ersten Mal, als ich gerade letzte Hand an mein Buch *Women's Bodies, Women's Wisdom* anlegte. Mona Lisa, die sowohl Medizinerin ist als auch einen Doktortitel in Neurowissenschaften besitzt, wurde schließlich meine wissenschaftliche Partnerin und überdies eine meiner engsten Freundinnen. Sie schätzte meine Arbeit vom rein wissenschaftlichen Standpunkt und fand wissenschaftliche Bestätigung dafür. Bis dahin hatte mich meine Ausbildung glauben lassen, dass praktizierende Ärzte keine echten Wissenschaftler waren. Wissenschaftler waren Leute, die sich nicht mit den verworrenen Details aus dem Patientenalltag abgaben, sondern stattdessen vorzogen, Daten unter perfekt kontrollierten Bedingungen zu sammeln. Die Art Medizin, die ich praktizierte – ich half Frauen auf der Basis einer Partnerschaft zwischen Ärztin und Patientin und zwischen Patientin und ihrer eigenen inneren Stimme individuelle Lösungen für ihre Gesundheitsprobleme zu finden –, war alles andere als kontrolliert. Das konnte sicherlich keine Wissenschaft sein.

Doch Mona Lisa half mir, mich und meinen Beitrag klarer zu sehen. Bis ich sie traf, kannte ich nur sehr wenige ortsansässige Ärzte, die denselben medizinischen Ansatz wie ich verfolgten, und noch weniger, die bereit waren, öffentlich darüber zu reden. Das war zu einer Zeit, als es noch als akzeptabel galt, sich »ganzheitlich« zu nennen, daher gab es nicht allzu viele, die freiwillig für ein potenzielles berufliches Märtyrertum votierten. Doch Mona Lisa war eine von ihnen. Sie teilte meine Visionen wie auch meine Bereitschaft, Risiken einzugehen und den Mund aufzumachen.

Mona Lisas wissenschaftlicher Ansatz ist nicht auf das konventionell Akzeptable beschränkt. Sie ist nicht nur Neurowissenschaftlerin, sondern praktiziert außerdem medizinische Intuition. Sie ist in der Lage, die emotionalen und mentalen Muster zu ermitteln, die mit der Krankheit einer Person verknüpft sind, wenn sie nur deren Name und Alter kennt, ohne sie jemals gesehen zu haben. Ihre wissenschaftliche Bestätigung der Intuition – definiert als die Fähigkeit, etwas unmittelbar, ohne ausreichende objektive Daten zu wissen – trug zu meinem wachsenden Vertrauen in meine eigene innere Orientierung bei. Sie teilte mein lebenslanges Interesse an Mystizismus, Astrologie und Engeln. Sie lehrte mich auch, Tarotkarten zu benutzen, um meine Intuition zu fokussieren. Ich wiederum lieferte ihr ein Rollenvorbild für eine Ärztin, die erfolgreich rechtshemisphärische intuitive Weisheit mit linkshemisphärischen diagnostischen und chirurgischen Fähigkeiten kombiniert hatte.

Unsere Zusammenarbeit wurde zu einem ausgezeichneten Modell für eine Partnerschaft zwischen zwei Menschen, die sowohl Gleichrangige wie auch Freunde waren. Neben Ideen und Werten, die wir teilten, hatten wir in vielen Dingen auch dieselbe Lebenseinstellung. Wir hatten denselben Sinn für Humor, gingen gerne zusammen ins Kino, gaben gern Partys für meine Töchter und kicherten, während wir einander halfen, unsere »Rednerkostüme« für die öffentlichen Auftritte auszusuchen, die wir beide damals immer häufiger absolvierten. Diese Erfahrung, mit jemandem zusammenzuarbeiten, der unterhaltsam, glücklich, ausgefüllt und ehrgeizig war, setzte für mich einen ganz neuen Maßstab, was die Art Mensch anging, mit der ich meine Zeit verbringen wollte.

Weitere Bestätigung: Meine Botschaft kommt ins Fernsehen

Anfang 1997 begann ich, an meinen ersten beiden Fernsehsendungen zu arbeiten. Bald nachdem GnRH meinem Gehirn auf die Sprünge geholfen hatte, traf ich Jack Wilson und Bill Heitz, zwei Produzenten aus Chicago, deren Frauen ihnen vorgeschlagen hatten, mich aufzusuchen und meine Arbeit im Fernsehen vorzustellen. Die Zusammenarbeit mit Jack und Bill, die schließlich zu vier erfolgreichen Fernsehsendungen führte, stärkte mein Selbstvertrauen ebenfalls. Nun hatte ich die Erfahrung gemacht, dass ich nicht nur von einer echten Wissenschaftlerin ernst genommen und geschätzt wurde, sondern auch von zwei Menschen, die an mich geglaubt hatten, obwohl ich als Fernsehpersönlichkeit ein völliger Neuling war.

Das war für mich eine außerordentlich aufregende Zeit. Inzwischen verbrachte ich jedoch mehr Zeit außerhalb meines Sprechzimmers als innerhalb. Mein Traum, zu lehren und zu schreiben, meine Botschaft an eine immer breitere Öffentlichkeit heranzutragen, war zu einer Realität – und was für einer! – geworden, die meine ganze Zeit in Anspruch nahm. Widerstrebend durchtrennte ich die Schnur, die mich mit *Women to Women* verband, und verkaufte meinen Anteil am Unternehmen wie auch am Gebäude an meine Partnerinnen. Die Arbeit, die ich tat, passte nicht länger zu dem Modell, das wir zusammen entwickelt hatten. Ich wusste, es war Zeit, meiner eigenen Wege zu gehen.

Die Kräfte, die die Gans verändern, verändern auch den Ganter

Während ich all diese Veränderungen in meinem Leben vornahm und erlebte, durchlebte mein Mann seine eigenen Veränderungen. Seine Bestandsaufnahme in der Lebensmitte begann mit einer Infragestellung seiner Karriereziele. Die Ära des budgetierten Gesundheitswesens zwang ihn, die Art und Weise seiner Praxisführung anzupassen, und seine Arbeit machte ihm immer weniger Freude. Er begann überdies, sich sehr ums Geld zu sorgen, eine Besorgnis, die mein eigener Erfolg offenbar nur noch intensivierte, statt sie zu dämpfen. Ich konnte nicht verstehen, warum er sich so sehr wegen unserer Finanzen ängstigte. Schließlich, argumentierte ich, verdiente ich viel Geld, und wir »schmissen den Laden« gemeinsam.

Ein Grund für seine Sorge war, dass er überlegte, sich aus dem Berufsleben zurückzuziehen, sobald unsere jüngere Tochter ihren High-School-Abschluss in der Hand hatte – was nur noch zwei kurze Jahre dauern würde. Im Gegensatz dazu fühlte ich mich gerade auf dem Höhepunkt meiner Schaffenskraft und hatte keineswegs die Absicht, mich zur Ruhe zu setzen. Während wir in unseren Besprechungen zusammen mit unserem Steuerberater unseren Ruhestand planten, hatte ich das Gefühl, wir lebten in zwei verschiedenen Welten. Es gab anscheinend kein Computerprogramm, dem es gelingen konnte, zwei Zielvorgaben in Einklang zu bringen, die so unterschiedlich waren wie die, die mein Mann und ich bei diesen Treffen beschrieben.

Wie viele andere Männer in der Lebensmitte wollte mein Mann seine Angst vor Veränderung offenbar dadurch überwinden, dass er versuchte, immer mehr Kontrolle über unsere finanziellen Ressourcen zu gewinnen – Ressourcen, die zunehmend aus meinem Verdienst stammten. Vielleicht hatte er diese Art von Kontrolle auch schon früher ausgeübt, und ich bemerkte dies jetzt nur zum ersten Mal. Denn wie viele Frauen war ich stets davon überzeugt gewesen, dass mein Mann besser mit Geld umgehen könne als ich, daher hatte ich ihm die Regelung unserer Finanzen völlig überlassen. Er übernahm die gesamte Finanzplanung, bezahlte alle Rechnungen und verbrachte damit jede Woche mehrere Stunden an seinem Computer. Als er seine Midlife-Crisis durchlebte, erfüllte ihn diese Aufgabe jedoch offenbar zunehmend mit Angst und Sorgen, was dazu führte, dass er versuchte, meine eigenen Ausgaben bis ins Kleinste zu kontrollieren. Ein Teil von mir war überzeugt, dass wir tatsächlich zu viel Geld ausgaben, und ich stand immer kurz davor, denselben Ängsten anheim zu fallen, die ihn plagten.

Aber wie sehr ich mich auch bemühte, es wollte mir nie gelingen, mit dem Budget auszukommen, das er für angemessen hielt. Ich ertappte mich dabei, wie ich Einkäufe vor ihm verheimlichte, damit er nicht explodierte. Natürlich war ich nicht blind für den Widerspruch zwischen den Idealen, die ich meinen Patientinnen all diese Jahre hindurch gepredigt hatte, und der Wirklichkeit. Doch meine Furcht vor der Wut meines Mannes war sehr real. Ich ließ mich jahrelang von ihr kontrollieren und zum Schweigen bringen. Selbst damals war ich in mancherlei Hinsicht noch immer die Person, die mehr als alles andere gefallen, die beschwichtigen wollte.

Die echten Wechseljahre setzen ein

Zwei Wochen nachdem ich das Zentrum verlassen hatte, das ich ungefähr 15 Jahre zuvor mitbegründet hatte, begannen meine »offiziellen« Hitzewallungen. Sie waren weitaus weniger intensiv als die von Medikamenten induzierten, die ich zuvor erlebt hatte – so extreme Hitzewallungen, dass ich mitten im Ostküstenwinter immer wieder meinen Wintermantel ablegte und mich bis auf den Pullunder auszog! Nichtsdestotrotz waren die Hitzewallungen heftig genug, um mir klar zu machen, dass ich endlich in das echte Klimakterium kam.

Es war der 18. Dezember 1998 – das Ende eines Jahres und, wie sich herausstellen sollte, das Ende einer Ära. Die Trennung von *Women to Women*, die ich gerade bewältigt hatte, war nur ein Aufwärmtraining für das, was an der Heimatfront geschehen sollte – obwohl die Dinge an der Oberfläche ganz in Ordnung aussahen. Der Tag, an dem meine Hitzewallungen einsetzten, war auch der Tag, an dem ich mit meinem Mann und unseren beiden Töchter zu einem lang ersehnten Familien-Skiausflug nach Österreich aufbrach, wo wir Weihnachten mit meiner Mutter und meinen Geschwistern verbringen wollten. Das war etwas, wovon ich schon seit Jahren geträumt hatte. Ich war in Festtagsstimmung.

Die Reise war in vielerlei Hinsicht wunderbar, und ich war sehr glücklich, mit meiner großen Familie an einem derart magischen Ort zusammen zu sein, doch ich spürte die Spannung in meiner Ehe wie nie zuvor. Wenn ich die anderen Paare rund um mich herum sah, Männer und Frauen, die sichtbar zueinander gehörten und die Gesellschaft des anderen genossen, fühlte ich mich allein. Ich stellte fest, dass ich meinem Mann auf diesem Familienausflug aus dem Weg ging und die meiste Zeit mit meinen Töchtern, meiner Schwester und meiner Mutter Ski fuhr. Ich wollte einfach nicht länger meine ganze Energie darauf verschwenden, meinem Mann gut zuzureden und mich um seine Bedürfnisse zu kümmern, wie ich es bisher immer getan hatte. Meine Hitzewallungen hatten ein neues Stadium meiner eigenen Bestandsaufnahme in der Lebensmitte signalisiert – eine Verpflichtung, gesündere Grenzen zu setzen, besser für mich selbst zu sorgen, die Wahrheit zu sagen.

Für den Fall, dass ich noch irgendwelche Zweifel haben sollte, bestärkte mein Körper meine Entscheidung, mich um meine eigenen Bedürfnisse zu kümmern. Ich entwickelte eine Erwachsenen-Akne, ein Zeichen dafür, dass mir etwas »unter die Haut« gegangen und nun dabei war, hervorzubrechen. Als ich mich den Motherpeace-Tarot-Karten zuwandte, die ich bereits in vielen anderen Momenten der Unsicherheit in meinem Leben zu Rate gezogen hatte, zog ich immer wieder die Bube-der-Schwerter-Karte, deren Botschaft lautet: »Sag das, von dem du weißt, dass es wahr ist.« Das Universum sprach zu mir in vielen Verkleidungen. Ich war nun bereit zu hören.

Meine Ehe geht Bankrott

Kurz nach Neujahr, Anfang 1999, trafen mehrere Briefe von unserer Bank ein, die lapidar feststellten, dass unser Konto überzogen war. Sie symbolisierten für mich, in welchem Ausmaß mein Mann und ich dabei

versagt hatten, eine echte Partnerschaft aufzubauen. Unser Haushalts-
budget verfügte nicht über genügend Mittel. Das Gleiche galt für unsere
Ehe. Als ich meinem Mann gegenüber andeutete, dass ich für eine Weile
meinen eigenen Freiraum bräuchte und für diese Zeitspanne an getrenn-
te Schlafzimmer dächte, bekam mein Mann einen Wutanfall und ging. Er
kam nicht zurück.

Beinahe über Nacht erhielt ich die Gelegenheit – und stand vor dem
Risiko –, volle finanzielle Verantwortung für meinen Beruf und meinen
Haushalt zu übernehmen.

Bis zu dem Moment, als mein Mann das Haus verließ, hätte ich mir
in all den Jahren unserer Ehe nicht träumen lassen, dass es zu einer
Scheidung kommen könnte. Ich hatte mir in meiner Fantasie immer vorgestellt, mein Mann würde sich ändern oder ich würde mich ändern oder
irgendetwas würde sich ändern, sodass wir beide das Team werden würden, das ich mir erträumte. Jahrelang hatten mir Hellseherinnen und
Astrologinnen versichert, dass wir füreinander bestimmt waren. Dies
hier konnte einfach nicht wahr sein.

Doch trotz dem, was offenbar in den Sternen stand, und trotz unserer
drei Jahre Paartherapie war ich am Ende des Wegs angekommen. Ich
konnte mir nicht länger erlauben, an etwas festzuhalten, das ich als eine
unausgeglichene Beziehung erkannt hatte. Ich musste zu mir selbst kommen. Ich war nicht länger willens, mich von jemand anderem kontrollieren zu lassen, sei es emotional, finanziell oder körperlich. Ich war schon
zu weit vorangeschritten.

Schließlich war ich bereit, den letzten Teil der Selbstheilung in
Angriff zu nehmen, auf den ich mich seit einem halben Jahrhundert vorbereitet hatte. Die Wechseljahre hatten mich dazu angespornt, die Ideale, die ich in meiner Arbeit vertreten hatte, in meinem eigenen Leben
Wirklichkeit werden zu lassen. Ich wusste, ich hatte zwei Möglichkeiten:
zu verstummen, um meine Ehe zu retten, oder den nötigen Mut zu finden, die Scheidung einzuleiten. Aber was für eine harte Entscheidung
war das!

Einer der Gründe, warum mir diese Entscheidung so schwer fiel, war
vielleicht, dass es die fünfziger Jahre waren, in denen mein Gehirn für
Beziehungen verkabelt wurde. Wenn meine Ehe damals gescheitert
wäre, hätte weitgehend Übereinstimmung geherrscht, dass ich unsere
Ehe durch meinen Ehrgeiz zerstört hatte. Warum konnte ich nicht die
Bedürfnisse meines Ehemannes über meine eigenen stellen? Warum
bestand ich darauf, in meiner ehelichen Beziehung voll unterstützt und
angenommen zu werden? Warum beharrte ich darauf, meinen Mann

weiter zu drängen, als er mir folgen wollte? Ich tat es, weil ich keine andere Wahl hatte. Irgendetwas in mir, eine innere Stimme, die direkt aus meiner Seele kam, drängte mich, so und nicht anders zu handeln, und ich musste mich ihr anvertrauen.

Dennoch hatte ich Angst davor, wie es sein würde, ohne meinen langjährigen Partner zu leben. Aber dann erinnerte ich mich an etwas, das mir eine meiner Töchter mehrere Monate zuvor gesagt hatte: Die Atmosphäre bei uns zu Hause sei so unerfreulich, dass sie, sobald sie aufs College ging, in den Ferien wohl nicht nach Hause kommen würde. Das gab mir die Courage, vorwärts zu schreiten.

Heilung durch Schmerz

Auch wenn ich rückblickend erkennen konnte, dass ich den Prozess, der zum Ende meiner Ehe führte, bereits viele Jahre zuvor eingeleitet hatte, war ich nicht auf das tiefe Gefühl des Verlustes vorbereitet, das ich empfand, als sie schließlich tatsächlich vorüber war. Anfangs hatte ich das Gefühl, mir fehle eines meiner Glieder. Wochenlang wachte ich vor Sonnenaufgang auf und fühlte einen heftigen Schmerz in meiner Kehle und in meinem Herzen, sobald mich aufs Neue die Erkenntnis übermannte, dass mein Mann nicht neben mir im Bett lag.

Einmal aus dem Haus, stellte ich fest, dass ich manchmal tagelang gut zurechtkam. Dann passierte es aber auch immer wieder, dass ich irgendwo hinging und eines dieser Formulare ausfüllen musste, die in unserem Leben allgegenwärtig sind, und ich dachte daran, dass irgendwann der Tag kommen würde, an dem ich das Kästchen »geschieden« würde ankreuzen müssen. Ich fürchtete diesen Tag.

Ich erinnerte mich daran, wie schlimm es für meine Mutter war, als ihre Ehe endete. Aber sie hatte eine glückliche Ehe geführt, die ein jähes Ende fand, als mein Vater im Alter von 68 Jahren plötzlich auf dem Tennisplatz starb. Das war ein schrecklicher Schlag für sie gewesen. Dennoch erinnere ich mich daran, dass ich in den ersten Monaten meiner Trennung dachte, mein eigener Schmerz sei in gewisser Weise noch schlimmer, denn das Ende meiner Ehe ließ mich die zentralste Tatsache meines Lebens in den vergangenen 24 Jahren infrage stellen. Auch wenn ich wusste, dass die Hälfte aller Ehen mit einer Scheidung endet, fühlte ich mich als unglaubliche Versagerin. Ich war dabei, zu der Art Frau zu werden, von der es immer hieß, niemand wolle sie einladen, weil sie den Ehemann einer anderen Frau stehlen könnte: eine Frau, in der Lebensmitte allein, unbegehrt, unerwünscht und darüber hinaus gefährlich für den Status quo.

Verlust ist ein immer wiederkehrendes Thema in der Lebensmitte. Selbst Frauen, die in dieser Zeit keine Scheidung durchmachen, sehen sich oft anderen Verlusten gegenüber – sei es der Tod von Eltern oder Ehegatten, Entfremdung von einem Kind, Entlassung, körperliche Veränderung oder die Erkenntnis, dass die Jahre der Fortpflanzung vorbei sind. Für eine Frau, die niemals ein Kind geboren hat und immer gehofft hat, dies könne in Zukunft noch geschehen, kann das Ende der Fruchtbarkeit einen schrecklichen Verlust darstellen. Aber ganz gleichgültig, wie die Umstände auch sein mögen – fast jede Frau muss *irgendeinen* Traum aufgeben, den sie in ihrem Leben zu realisieren gehofft hat.

Wenn man so etwas erkennen muss, ist es sehr schmerzhaft. Nach und nach erlaubte ich mir, all meine Trauer und all meinen Schmerz zu fühlen in dem sicheren Bewusstsein, dass sie mich nicht zerstören würden. Ich wusste, dass ich nur dann weiterleben konnte.

Heilung durch Wut

Ich würde Ihnen etwas vormachen und Frauen in der Lebensmitte einen schlechten Dienst erweisen, wenn ich Sie glauben machen wollte, ich hätte damals nur Trauer und Verlust gespürt. Es gab da auch ein anderes Gefühl, das in meinem Inneren hochkochte, und dieses Gefühl bewahrte mich vor der Lähmung, die ich sonst vielleicht verspürt hätte.

Es war das Gefühl der Wut, das mir die Energie gab, mit der beschwerlichen Aufgabe fortzufahren, 24 Jahre Eheleben zu demontieren – und eine andere Art von Leben aufzubauen. Ich nutzte die vulkanische Energie meines Zorns und ließ mich von ihr leiten, um meine Bedürfnisse zu erkennen und sie anschließend zu stillen. Da mein Mann meinem Empfinden nach mich und unsere Töchter im Stich gelassen hatte, als er ging, war ich entschlossen, alles mir Mögliche zu tun, um unsere Leben wieder »heil« zu machen.

Anfangs war ich mir nicht sicher, ob ich es schaffen würde. In meinen Zorn mischte sich eine gehörige Portion Angst. Aber jedes Mal, wenn ich am Rande der Verzweiflung oder des Schreckens stand, kam mit der Post irgendein Papierstück ins Haus geflattert, das mich zwang, der Wahrheit ins Auge zu sehen. Mit großer Regelmäßigkeit trafen Kontoauszüge ein, die mir zeigten, dass das Konto überzogen war, Kreditkartenrechnungen und Rechtsanwaltsbriefe. Ob ich es wollte oder nicht, ich war finanziell und in jeder anderen Hinsicht auf mich allein gestellt. Ich musste Abschied von der sentimentalen Fantasievorstellung nehmen, dass unsere Ehe noch zu retten war, und mich stattdessen auf mein eigenes Wohlergehen und das meiner Töchter konzentrieren.

In dieser schweren Zeit hatte ich noch eine andere Stütze. Mein Bruder hatte einige Jahre zuvor selbst eine Scheidung durchgemacht, und er wusste offenbar instinktiv, wann er mich anrufen und ermutigen sollte. Seine klare Sicht der Dinge war für mich von unschätzbarem Wert.

Heilung durch Akzeptieren

Ich begann mir anzugewöhnen, täglich um den nötigen Mut zu beten, den es bedurfte, nach und nach meine Ehe und meine Identität als verheiratete Frau aufzugeben. Dazu gehörte jeden Morgen ein Spaziergang, bei dem ich auf halbem Wege stehen blieb, um über den Hafen zu blicken. Dort dachte ich an all das, für das ich in meinem Leben dankbar sein musste. Dann sprach ich laut ein Dankgebet und sandte die Worte den Fluss hinab zu seiner Quelle. Jeden Tag sah ich, wie das Eis auf dem Fluss zurückging, wie die Jahreszeiten sich änderten. Ich wusste, bald würde es Frühling werden und mit dem Frühling würde die heilende Energie von Wiedergeburt und Erneuerung kommen. Ich war dankbar für den Winter und für die Zeit, die er mir gab zu trauern, dankbar für den kommenden Frühling, auf den ich mich freuen konnte.

An dem Wochenende vor unserem 24. Hochzeitstag, rund drei Monate nach unserer Trennung, fühlte ich mich besonders traurig, und mein Gefühl des Verlustes überdeckte zeitweilig alle meine intellektuellen und emotionalen Gründe dafür, die Scheidung voranzutreiben. Am Morgen hatte eine Freundin angerufen und mir gesagt, wie traurig sie über unsere Trennung sei, da sie spüren könne, dass zwischen mir und meinem Mann noch so viel Liebe sei. Sie meinte, sie würde übers Wochenende in dem Ashram, den sie besuchte, Gebetsstäbchen für uns verbrennen.

An unserem Hochzeitstag fühlte ich mich voller Sehnsucht. Den ganzen Tag über wollte ich meinen Mann anrufen. Dann, als ich mit meinen Töchtern beim Abendessen saß, klingelte es an der Tür. Es war der Blumenbote, der ein Dutzend weiße Rosen brachte, begleitet von einer Karte, auf der stand: »Danke für fast 24 Jahre Zusammensein. Und für unsere beiden Töchter.« Ich weinte und sagte zu den Kindern: »Zweifelt niemals daran, dass euer Vater und ich uns immer geliebt haben.«

Die Gürteltier-Medizin:
Die Macht der Verwundbarkeit

In den Wochen direkt nach unserer Trennung interviewte mich die Reporterin einer Tageszeitung wegen eines Artikels über meine Arbeit. »Nur noch eine Frage«, meinte sie am Ende des Interviews. »Hat Chris

Northrup jemals wirklich gelitten?« Ich war schockiert und sprachlos. Gerade in diesem Moment erlebte ich den Verlust der wichtigsten Beziehung in meinem Leben, erlebte ihn mit jeder Zelle meines Körpers. Wie konnte sie nur annehmen, mein Leben sei einfach? Doch ich sagte nichts. Es war noch zu früh, um meine Situation öffentlich zu diskutieren. Die Wunden waren noch zu frisch, zu offen.

Einige Wochen zuvor hatte Mona Lisa zu mir gesagt: »Du bist nicht verletzlich genug, daher fühlt sich niemand veranlasst, sich um dich zu kümmern. Ich hingegen habe so viele gesundheitliche Probleme gehabt, dass sich jedermann um mich kümmern möchte. Überall, wohin ich gehe, löse ich ›Mutterinstinkte‹ aus.«

Das machte mich wütend. Ich hatte mich nie getraut, verletzlich zu sein, weder an der Seite meines Mannes noch früher bei meiner Mutter. Irgendwann im Leben hatte ich dann die Fähigkeit dazu verloren. Überdies war es keine Fähigkeit, die ich bewunderte. Ich hatte viel zu viele Frauen gesehen, die sich in der Opferrolle gefielen und die Sympathie anderer ausnutzten, um zu bekommen, was sie wollten. Doch ich wusste, dass sich unsere Kultur so stark mit den Opfern identifiziert, dass sie an der Menschlichkeit derjenigen zweifelt, die diese Rolle nicht annehmen. Das war es, was die Reporterin mir mit ihrer Frage gesagt hatte.

Nach dem Gespräch mit Mona Lisa suchte ich zwei Abende hintereinander Rat bei einem Satz »Medizinkarten« mit Tiermotiven, die ähnlich wie ein Tarot-Blatt funktionieren. Jedes Mal, wenn ich eine Karte zog, erhielt ich ein auf dem Rücken liegendes Gürteltier, dessen Botschaft lautet:

> Du denkst vielleicht, die einzige Möglichkeit, in deiner gegenwärtigen Lage zu gewinnen, sei, sich zu verstecken oder vorzugeben, du seiest gepanzert und unbesiegbar, aber das ist nicht der richtige Weg, um zu wachsen. Besser ist es, sich zu öffnen und den Wert und die Stärke deiner Verwundbarkeit zu entdecken. Wenn du das tust, wirst du etwas Wunderbares finden. Verwundbarkeit ist der Schlüssel, um die Gaben des physischen Lebens zu genießen. Indem du dir erlaubst zu fühlen, eröffnen sich dir Myriaden von Ausdrucksmöglichkeiten. Ein echtes Kompliment ist beispielsweise ein energetischer Fluss von Bewunderung. Wenn du Angst davor hast, verletzt zu werden, und dich vor etwas versteckst, wirst du niemals die Freude fühlen, die die Bewunderung durch andere auslöst.[1]

Diese Botschaft traf bei mir mitten ins Schwarze. Und wieder einmal wurde ich daran erinnert, wie gut ich von meiner stoischen Mutter gelernt hatte, meine Verletzlichkeit zu verbergen. Es war an der Zeit, dieses Verhaltensmuster als Teil meiner Vergangenheitsbewältigung zu verändern.

In der Lebensmitte suchen manche Frauen nach neuer Befriedigung in einer Welt jenseits von Haus und Familie. Sie müssen sich unter Umständen einen gewissen Panzer zulegen. Doch andere Frauen müssen ihren Panzer möglicherweise ein wenig öffnen. Das war bei mir der Fall. Und das gilt auch für viele Männer, die traditionsgemäß die Jahre vor der Lebensmitte damit verbringen, sich auf den beruflichen Erfolg zu konzentrieren. Der entscheidende Punkt ist, dass diejenigen Aspekte Ihrer Persönlichkeit, die Sie die erste Hälfte Ihres Lebens am Leben und in Gang gehalten haben, in der zweiten Hälfte zu einem Risiko werden können; das gilt in der Lebensmitte mehr als zu jedem anderen Zeitpunkt. Wir alle müssen den Mut finden, die notwendigen Veränderungen vorzunehmen, die uns ermöglichen, unser Leben in erfüllter und selbstbestimmter Weise zu leben.

Die Vergangenheit feiern, gleichzeitig eine neue Zukunft schaffen

Nachdem mein Mann gegangen war, lief alles in unserem Haushalt viel entspannter. Die Anspannung war fort. Ich nahm ein paar Kätzchen aus unserem örtlichen Tierheim auf und stellte fest, dass sie mir und meinen Töchtern viel Freude bereiteten. Wir hatten nie zuvor Haustiere gehabt, weil uns ein Hund stets als zu aufwendig erschienen war und mein Mann auf Katzen allergisch reagierte.

Erstaunlicherweise stellte ich zudem fest, dass ich besser schlief als seit Jahren und jeden Morgen problemlos ohne Wecker zur richtigen Zeit aufwachte. Das war zuvor nie der Fall gewesen. Rückblickend kann ich endlich einschätzen, wie viel Energie ich darauf verwandt habe, meine Ehe fortzuführen.

Als die Wochen vergingen, begann ich langsam zu spüren, was es heißt, sich selbst für sich selbst zu haben. Und auf einer sehr fundamentalen Ebene spürte ich, wie ich meine inneren Batterien aus einer Quelle tief in meinem Inneren wieder auffüllte, wenn auch ganz allmählich. Wie bei dem ganzen Prozess des Trauerns und Loslassens gab es dabei Hochs und Tiefs. In einer Woche fing ich beispielsweise bei der Donnerstag-Abend-Show im Fernsehen, die ich als wöchentliches Ritual immer zusammen mit meinem Mann und meinen Töchtern angeschaut hatte, plötzlich zu weinen an. Aber dann, eine Woche später, konnte ich den Abend allein, fern vom Fernseher, verbringen und in dem wundervollen Licht am Fluss vor meinem Haus schwelgen. Ich war allein, aber nicht einsam. Ich wusste, dass ich es schaffen würde. Ich war glücklich.

Die Art Ehe, die ich geführt hatte, hatte viele Jahre lang für mich funktioniert, und ich war sehr dankbar, dass ich all die Freuden des Familienlebens mit meinem Mann und unseren beiden Kindern erleben durfte. Diese Freuden waren sehr real, woran ich an dem Tag erinnert wurde, als mein Mann kam, um seinen Teil der Bilder an den Wänden einzufordern. Als er sie mitnahm, blieb ich mit einem schrecklichen Gefühl der Leere und des Verlustes zurück, wie es nackte Wände in solchen Zeiten vermitteln. Um mir über diese letzte Hürde der Trauer hinwegzuhelfen, verbrachten zwei Freundinnen und ich einen ganzen Nachmittag damit, eine ganze Wand im Esszimmer mit Familienfotos zu schmücken – konkreter und tröstlicher Beweis für die guten Zeiten in meiner Vergangenheit. Ein Jahr später ersetzte ich die Fotos meines Mannes durch Fotos von meinen Töchtern und mir. Ich habe gelernt, dass Loslassen ein Prozess ist, kein einmaliges Ereignis.

Ich habe auch gelernt, dass ein Teil dieses Prozesses darin besteht, den Wert anzuerkennen, den die Beziehung, die man hinter sich lässt, in der Vergangenheit gehabt hat, und das nicht nur still für sich allein, sondern, wenn möglich, auch dem Menschen gegenüber, der Teil dieser Partnerschaft war.

Ich tat dies fünf Monate nach unserer Trennung, als mein Mann und ich uns einer Einigung über die Bedingungen der Scheidung näherten. Nach einer unserer Mediatorensitzungen bat ich ihn, sich mit mir privat zu treffen, und dann sprudelte ich alles heraus, was mir auf dem Herzen lag. Ich entschuldigte mich für meine Versuche, ihn zu ändern. Ich sagte ihm, wie froh ich war, dass keiner von uns mit Hilfe einer Affäre aus der Beziehung ausgestiegen war. Ich dankte ihm für den sicheren Familienhafen, den wir zusammen geschaffen hatten, und für die wunderbaren Kinder, die ohne unsere Liebe zueinander nicht existieren würden. Ich sagte ihm, dass ich ihm dankbar war für die Unterstützung und die Struktur, die er mir geliefert hatte, als ich in der Frauengesundheit neue Wege gegangen war. Ich sagte ihm auch, dass ich ihn liebe.

Meine Gefühle während dieses Dankesschwalles waren so wehmütig, dass ich leicht verstehen konnte, warum Paare ihre Wut und ihre Ressentiments wach halten wollen. Auf diese Weise müssen sie nicht die ganze Wucht und den ganzen Schmerz ihres Verlustes verspüren. Doch ich sah auch, wie schädlich dies für ihre Kinder, für sie selbst und alle übrigen Beteiligten sein konnte, und ich war froh, dass ich den Mut gefunden hatte, zu sagen, was ich in meinem Herzen empfand.

Ich ließ in diesem Jahr so viel los, darunter auch mein Gefühl des Versagens. Die renommierte Anthropologin Margaret Mead hat einmal darauf hingewiesen, dass die meisten Ehen in der Vergangenheit deshalb fortdauerten, »bis dass der Tod uns scheidet«, weil nach 25 Ehejahren ein oder beide Ehepartner gestorben waren! Mit anderen Worten, im selben Alter, in dem die meisten von uns durch die Veränderung der Wechseljahre gehen, wurden unsere Vorfahren krank und starben – oder sie waren bereits tot. Das Versprechen »bis dass der Tod uns scheidet« war weitaus leichter einzuhalten, als das Leben noch kürzer war. Meads Beobachtung half mir, mich weniger als Versagerin zu fühlen, weil ich nicht vermocht hatte, meine Ehe zu erhalten.

Meine Gesundheit blieb in diesem schwierigen und schmerzhaften Scheidungsjahr unbeeinträchtigt. Ich erlaubte meinen Tränen, frei zu fließen, und meiner Wut, auszubrechen und sich in alle Winde zu zerstreuen. Ich nahm auch ständig spirituelle Orientierungshilfe in Anspruch, und zusammen mit meiner neuen emotionalen Offenheit half mir dies, eine Zeitspanne, die durch bedeutsame hormonelle Veränderungen gekennzeichnet ist, mit einem Minimum an Symptomen zu überstehen. Mit einer Reihe von natürlichen Mitteln und Übungen stabilisierte ich mein hormonelles Gleichgewicht (siehe Sechstes Kapitel).

Nun ist es für mich wie für viele andere Frauen der Babyboom-Generation an der Zeit, als Pionierinnen die zweite Hälfte unseres Lebens zu unseren eigenen Bedingungen neu zu schaffen. Dabei dürfen wir nicht vergessen, dass physische und psychische Gesundheit selbst in dieser Zeit des Übergangs unser natürlicher Zustand ist. Und auch wenn das Leben, das vor uns liegt, unkartiertes Gelände ist, befrachtet mit der Ungewissheit, die mit jeder Veränderung einhergeht, so ist es doch nicht weniger wertvoll und muss nicht weniger glücklich sein als das Leben, das bereits hinter uns liegt.

Wie auch immer Sie sich entscheiden, bedauern Sie nichts. Nutzen Sie die Klarsicht, die das Geschenk der Wechseljahre ist, und nutzen Sie dieses Geschenk, um die zweite Hälfte Ihres Lebens wirklich zu Ihrer eigenen zu machen.

Zweites Kapitel

In den Wechseljahren fängt das Gehirn Feuer

Vor kurzem erzählte mir eine Frau, dass ihr Vater, als ihre Mutter sich den Wechseljahren näherte, die ganze Familie zusammenrief und erklärte: »Kinder, eure Mutter macht nun eine Art Wechsel durch, und ich möchte, dass ihr darauf vorbereitet seid. Euer Onkel Richard hat mir erzählt, dass eure Tante Carol, als sie in die Wechseljahre kam, eine Lammkeule aus dem Fenster geworfen hat!« Auch wenn diese Geschichte wunderbar in das Stereotyp von der »verrückten« Frau in den Wechseljahren passt, sollte man nicht übersehen, dass Tante Carols Lammkeulenwurf möglicherweise der äußerliche Ausdruck der Vorgänge war, die in ihrem Inneren abliefen: die Rückgewinnung ihrer selbst. Vielleicht war es ihre Art zu zeigen, wie leid sie es war, ihre Familie zu bedienen, ihr zu signalisieren, dass sie über das Köchin/Chauffeurin/Geschirrspülerin-Stadium ihres Lebens hinaus war. Für viele, wenn nicht die meisten Frauen gehört zu diesem Rückgewinnungsprozess, wütend zu werden und vielleicht zum ersten Mal den Kindern und/oder dem Mann gegenüber zu explodieren. Die Ereignisse, die diesen Wutausbruch provozieren, sind niemals neu. Was jedoch neu ist, ist unsere Bereitschaft und Kraft, uns diesen Ärger einzugestehen und ihn zu äußern, uns selbst wie auch anderen gegenüber. Das kann der erste Schritt zu notwendigen Veränderungen in unserem Leben sein – Veränderungen, die häufig seit langem überfällig sind.

Unser kulturelles Erbe

Gleichgültig, wo in Ihrem menstruellen oder klimakterischen Übergang Sie sich gerade befinden, vermutlich haben Sie ein paar Überzeugungen über Ihren Zyklus geerbt, die so oder ähnlich lauten: »Die Probleme, die prämenstruell auftauchen, haben nichts mit dem Leben zu tun, das ich führe. Sie sind strikt hormonell bedingt. Meine Hormone existieren in einem Universum, das mit meinem sonstigen Leben keinerlei Verbindung hat.« Ich fand ein wunderbares Beispiel für diese kulturell sanktionierte Desinformation über das prämenstruelle Syndrom (PMS) in einer populären Frauenzeitschrift:

> Ich liebe PMS. Es gibt mir so viel Perspektive! Es lässt mich im Gang des Supermarkts weinen, weil die Calamata-Oliven ausgegangen sind – eine geplante Bosheit des Filialleiters, um das neue Rezept zu boykottieren, das ich unbedingt an meinem einzigen freien Tag ausprobieren möchte! Es führt dazu, dass ich mit meinem Mann Streit um ungeheuer wichtige Dinge anfange – beispielsweise, weil er vergessen hat, meine Morgenkaffeetasse neben seine auf den Tisch zu stellen, was bestimmt etwas viel Tieferes symbolisiert, meinen Sie nicht auch? ... und dann – puff! – setzt meine Periode ein, und ich wache in einer Welt auf, die rosarot aussieht. Fort ist der Drang, mich scheiden zu lassen, meine Kinder in eine Besserungsanstalt zu schicken und in ein anderes Land zu ziehen. Im Vergleich dazu, wie ich mich in der vorangegangenen Woche gefühlt habe, geht's mir richtig gut.[1]

Die Schreiberin fährt fort zu erläutern, dass sich ihr PMS mit zunehmendem Alter intensiviert hat und ihr Frauenarzt ihr vorgeschlagen hat, wieder die Pille zu nehmen oder vor Einsetzen ihrer Periode Prozac (deutscher Handelsname Fluctin) zu versuchen. Mit anderen Worten, sie muss »repariert« werden. Aber sie ignoriert potenziell wichtige Botschaften ihres Körpers. PMS und die Eskalation der Symptome, die im Klimakterium so häufig ist, sind in Wirklichkeit unser inneres Orientierungssystem, das versucht, unsere Aufmerksamkeit auf die Neujustierungen zu lenken, die wir in unserem Leben vornehmen müssen, Neujustierungen, die während der Wechseljahre besonders drängend werden.

Wenn wir den Problemen, die für uns in den Jahren, in denen wir regelmäßig menstruieren, jeden Monat aufkommen, keine Aufmerksamkeit schenken, werden unsere Symptome mit zunehmendem Alter eskalieren. Jedes prämenstruelle Problem, das diese Schreiberin auf PMS schiebt, ist potenziell mit einem größeren und tieferen Bedürfnis verknüpft, das nicht gestillt wird. Die Probleme, die sie erwähnt, mögen auf den ersten Blick oberflächlich oder sogar töricht erscheinen. Aber wenn sie sich selbst gegenüber ganz ehrlich wäre, dann würde sie erkennen, dass das Fehlen von Oliven im Supermarkt und die Tatsache, dass ihr Mann morgens ihre Kaffeetasse nicht auf den Tisch stellt, auf tiefer liegende Bedürfnisse hindeutet, die sie bisher ignoriert hat: beispielsweise das Bedürfnis nach mehr freier Zeit, ein Verlangen nach der sinnlichen

Befriedigung des Kochens, ein Verlangen, von ihrem Mann täglich angenommen zu werden. Wenn diese Bedürfnisse nicht anerkannt werden,
führt das dazu, dass der Körper immer lauter schreit, um unsere Aufmerksamkeit zu erregen.

Dadurch, dass die Schreiberin die Signale ihres Körpers auf physische Symptome reduziert, hat sie sich die dualistische Sichtweise zu
Eigen gemacht, die der gesamten westliche Medizin zu Grunde liegt.
Ihrer – nur allzu häufigen – Einstellung zufolge sind die Unruhe stiften-
den Hormone ein Kreuz, das eine Frau zu tragen hat, doch mit einer
Reihe von Heilmitteln und Sinn für Humor können sie in Schach gehalten werden, sodass sie zumindest erträglich bleiben. Statt darin eine
Gelegenheit für neue Einsichten zu sehen, hat sie ihre innere Orientierung »klein« geredet und abgelehnt

Unser Gehirn fängt Feuer

Unser Gehirn beginnt sich in den Wechseljahren tatsächlich zu verändern. Wie die aufsteigende Hitze in unserem Körper gerät auch unser
Gehirn in Brand! Angefacht von den hormonellen Veränderungen, die
für den Wandel im Klimakterium typisch sind, wird ein Schalter umge-
legt, der Veränderungen in unserem Schläfenlappen signalisiert, also in
derjenigen Gehirnregion, die mit verstärkter Intuition verknüpft ist. Wie
uns dies letztlich beeinflusst, hängt sehr davon ab, inwieweit wir bereit
sind, in unserem Leben die Veränderungen durchzuführen, zu denen uns
unsere Hormone in den rund zehn Jahren des Klimakteriums drängen.

Es gibt genügend wissenschaftliche Belege für die Gehirnverände-
rungen, die in den Wechseljahren einsetzen. Schwankungen im Verhältnis von Östrogen- und Progesteronspiegel beeinflussen den Schläfenlappen und das limbische System unseres Gehirns, und wir stellen unter
Umständen fest, dass wir reizbar, ängstlich und emotional labil werden.
Zwar will unsere Kultur uns glauben machen, dass unsere Stimmungsschwankungen nichts weiter als das Resultat wütender Hormone sind
und nichts mit unserem Leben zu tun haben, doch es gibt überzeugende
Beweise dafür, dass hinter vielen hormonellen Veränderungen in Gehirn
und Körper in Wahrheit ständig wiederkehrende Stresssituationen stehen (beispielsweise Schwierigkeiten mit Partnern, Kindern oder im
Beruf, über die Sie sich ärgern oder bei denen Sie sich machtlos fühlen).
Wenn sich Ihre Lebenssituation – ob im Beruf oder mit den Kindern, mit
Ihrem Mann, Ihren Eltern oder wem auch immer – nicht verändert, dann
kann der ungelöste emotionale Stress daher ein klimakterisch bedingtes

Hormonungleichgewicht verschärfen. Bei einem normalen präklimakterischen Hormonzustand ist es weitaus einfacher, diejenigen Aspekte Ihres Lebens, die nicht richtig funktionieren, zu ignorieren, genauso wie Sie sie in der ersten Hälfte Ihres Menstruationszyklus einfacher übersehen können – in der Phase, in der Sie meist eher euphorisch und glücklich gestimmt sind und Probleme leichter unter den Teppich kehren können. Aber das heißt nicht, dass die Probleme nicht da sind.

Weckrufe erkennen und beachten

Ob Sie sich mit 35 Jahren in den frühen Wechseljahren befinden oder an der Schwelle zur Menopause stehen, die innere Weisheit Ihres Körpers wird versuchen, mit Hilfe immer lauterer physischer und psychischer Weckrufe Ihre Aufmerksamkeit zu erregen.

Unser erster Weckruf: PMS

Was passiert, wenn wir während unserer reproduktiven Jahre unsere zyklische Natur ignorieren, wenn wir uns von der Weisheit des Körpers distanzieren und versuchen, so zu funktionieren, als wären wir lineare Wesen, die tagein, tagaus von denselben Triebkräften, Schwerpunkten und Neigungen geleitet würden? Sehr oft kommt es dann zu PMS. Das physische und emotionale Unbehagen, das PMS hervorruft, gibt dem Körper *eine* Möglichkeit, einer Frau jeden Monat einen Rippenstoß zu versetzen, um sie an den wachsenden Berg ungelöster Probleme zu erinnern, die sich in ihr aufstauen. Alles von einer unausgewogenen Ernährung bis zu ungelösten Beziehungsproblemen kann das normale hormonelle Milieu stören und in den fruchtbaren Jahren physische und psychische Verwüstungen anrichten. Wenn eine Frau diese frühen, relativ sanften Rippenstöße Monat um Monat ignoriert, so prädestiniert sie dies für lautere und dringendere Botschaften. So unangenehm diese Rippenstöße auch sein mögen, sie sind unsere Verbündeten, die uns auffordern, aufzumerken und zu schauen, was in unserem Leben nicht funktioniert. Oft reagieren wir jedoch nicht. Die meisten von uns sind zu beschäftigt, und das Unbehagen ist schließlich nicht so schlimm. Es ist einfacher, es zu ignorieren. Aber der Körper ist hartnäckig!

Ein schmerzlicher Weckruf: Wochenbettdepressionen

Es ist gut dokumentiert, dass Frauen, die deutlich ausgeprägte prämenstruelle Symptome zeigen, auch stärker gefährdet sind, in den ersten Tagen oder Wochen nach der Niederkunft unter Wochenbettdepressionen zu leiden. Manchmal ist es auch so, dass diejenigen Frauen, die an Wochenbettdepressionen leiden, später, wenn ihre Periode wiederkehrt, PMS entwickeln. Weil sich junge Mütter häufig viel zu verletzlich fühlen, um sich zu beklagen, wird die Wochenbettdepression in unserer Kultur zu selten diagnostiziert und behandelt, obwohl zwischen 10 und 15 Prozent aller Frauen nach der Niederkunft irgendeine Form von Stimmungsstörung erleben, die von einer ausgeprägten Depression bis zu Angststörungen wie zum Beispiel Panikattacken reichen kann. Wie bei allen Erkrankungen gibt es genetische, umweltbedingte und ernährungsbedingte Faktoren, die mit der Wochenbettdepression verknüpft sind. Aber es stimmt auch, dass Wochenbettdepressionen häufig ein Zeichen der inneren Weisheit einer Mutter sind. Sie besagen, dass die Frau nicht die Hilfe und Unterstützung erhält, die sie gerade jetzt braucht, und dass gewisse Bereiche ihres Lebens, insbesondere ihre Beziehung zu einem/beiden Elternteilen oder zu ihrem Partner, Aufmerksamkeit verlangen. Wenn diese Probleme nicht gelöst werden, kommen sie höchstwahrscheinlich während der hormonellen Veränderungen in den Wechseljahren wieder an die Oberfläche.

Ein jährlicher Weckruf: Jahreszeitlich bedingte Affektstörung

Wenn die monatliche Botschaft ungehört verhallt, kann es sein, dass der Körper einer Frau auf jährlicher Basis einen lauteren Weckruf aussendet, und zwar in Form der jahreszeitlich bedingten Affektstörung (nach dem englischen *seasonal affective disorder* auch *SAD = traurig* genannt). Es beginnt mit einer Intensivierung der PMS-Symptome im Herbst und Winter des Jahres, wenn die Tage kürzer sind und es länger dunkel ist. Schließlich kann sich dieses Krankheitsbild in der Zeit des Jahres, in der uns nur wenig Tageslicht erreicht, zu einer voll ausgeprägten Depression entwickeln. Wenn man sich abends zwei Stunden lang unter eine Lampe setzt, die ein künstliches Tageslichtspektrum ausstrahlt, und den Körper austrickst, indem sie ihm vorspiegelt, die Tage seien länger, als sie tatsächlich sind, kann man bekanntlich die Gewichtszunahme, Depression, das starke Verlangen nach Kohlenhydraten, den sozialen Rückzug, die Müdigkeit und Reizbarkeit der jahreszeitlich bedingten Affektstörung aufhalten.

Doch wie Untersuchungen gezeigt haben, können die Symptome ohne fortgesetzte Bestrahlung mit künstlichem Licht im darauf folgenden Herbst wiederkehren – es sei denn, der Weckruf wird vernommen. Die Verbindung zwischen prämenstruellem Syndrom und jahreszeitlich bedingter Affektstörung zeigt beispielhaft, dass die Weisheit einer Frau sowohl in ihrem monatlichen Zyklus als auch im Zyklus der Jahreszeiten verborgen liegt.

Wechseljahre: Die Mutter aller Weckrufe

Für viele Frauen können die Wechseljahre so etwas wie »PMS mal zehn« sein, wie eine Patientin ihre Empfindung beschrieb – und das gilt besonders für diejenigen Frauen, die aus dem einen oder anderen Grund den Alarmknopf abgestellt haben, statt auf ihre monatlichen bzw. jährlichen Weckrufe zu reagieren. Damit sollen die direkten körperlichen Effekte der sich verändernden Hormonspiegel nicht in Abrede gestellt werden. Man kann sich jedoch ziemlich sicher sein, dass sich alle unangenehmen Symptome, die sich zu Zeiten hormoneller Veränderung zeigen, verstärken und länger andauern, wenn eine Frau eine schwere emotionale Last mit sich herumträgt. Diese Symptome reflektieren die Weisheit des Körpers, der die Frau immer wieder dazu drängt, sich um die ungelösten Probleme in ihrem Leben zu kümmern. Während der reproduktiven Jahre einer Frau wird eine Art »Schuldenkonto« eingerichtet, auf dem sich bereits vorhandene und zukünftige Probleme anhäufen, und mit jedem Monat, der vergeht und in dem die Schuld nicht beglichen wird, werden Überziehungszinsen fällig.

Eine Frau, die bis zum Beginn ihrer Menopause im Mittel schätzungsweise rund 480 Menstruationsperioden und 40 Jahreszeitzyklen erlebt, erhält daher etwa 500 Fortschrittsberichte. Wie steht es um ihre körperliche Gesundheit und ihre Ernährung? Wie um ihre Gefühle? Was passiert in ihrer Beziehung und in ihrem Beruf? Es hat annähernd 500 Gelegenheiten gegeben, diese Probleme zu lösen … oder sie unter den Teppich zu kehren. In den Wechseljahren eskaliert dieser Prozess. Das ernsthafte, geradeaus denkende innere Selbst, das jahrelang versucht hat, unsere Aufmerksamkeit zu gewinnen, macht einen letzten hormonell übermittelten Versuch, uns dazu zu bringen, uns mit unseren über die Jahre angesammelten Bedürfnissen, Wünschen und Sehnsüchten zu befassen. Das führt wahrscheinlich zu einer Phase starken emotionalen Aufruhrs, denn dann ringt jede Frau darum, sich ein neues Leben zu schaffen, eines, das zu ihrem sich entpuppenden Selbst passt. Äußerlich und innerlich ist diese Phase ein Spiegelbild der Pubertät, einer Zeit, als unser Körper und unser Gehirn ebenfalls bedeutende hormonelle Verlagerungen durchmachten, die uns die Kraft gaben, uns von unseren Familien zu lösen und die Person zu werden, die zu werden wir bestimmt waren. In den Wechseljahren nehmen wir den Faden da wieder auf, wo wir ihn in der Pubertät fallen gelassen haben. Es ist nun an der Zeit, das Werk zu vollenden.

Kaum überraschend hat die Forschung dokumentiert, dass diejenigen Frauen, die unangenehme – oder sogar schwere – PMS-Symptome erleben, häufig identisch mit denjenigen sind, die ein turbulentes Klimakterium mit physischen und psychischen Symptomen erleben, die zunehmend schwerer zu ignorieren sind.[2]

Wenn eine Frau in die zweite Hälfte ihres Lebens eintritt, bedeutet das für sie nicht nur ein Ringen mit ihrer eigenen Abneigung gegen Konflikte und Konfrontation, sondern auch mit der Sicht unserer Kultur, wie Frauen »sein sollten«. Die innere Weisheit des Körpers bekommt ihre letzte, beste Chance, die kulturell errichteten Barrieren zu durchbrechen, während sie Licht auf noch ungelöste Probleme im Leben einer Frau wirft. In dieser Situation ist es dann Sache jeder einzelnen Frau, der Weisheit ihres Körpers auf halbem Wege entgegenzukommen.

Bin ich es oder sind es meine Hormone? Den Mythos von wütenden Hormonen entzaubern

Die schwankenden Hormonspiegel, die die meisten Frauen während der Wechseljahre erleben, führen nicht *per se* zu den aufwühlenden emotionalen und psychologischen Symptomen (wie Wut und Niedergeschlagenheit), unter denen so viele Frauen mit PMS und in mittleren Jahren leiden. Doch wenn eine Frau von vornherein zu Kummer und Verzweiflung neigt, tragen die Hormonschwankungen zweifellos dazu bei, dies an die Oberfläche zu bringen.

Auch wenn Hormonspiegel und Stimmungen in unseren reproduktiven Jahren häufig stark schwanken und sich diese Tendenz in den Wechseljahren verstärkt, hat die Forschung keinerlei nennenswerte Unterschiede zwischen den Hormonspiegeln von Frauen, die an PMS-ähnlichen Symptomen leiden, und denjenigen, die dies nicht tun, feststellen können. Gut dokumentiert ist jedoch, dass das *Gehirn* von Frauen, die besonders stark unter PMS-ähnlichen Symptomen leiden, empfindlicher auf die Effekte schwankender Hormonspiegel reagiert.[3] Mit anderen Worten: Nicht die Hormonspiegel an sich sind das Problem. Vielmehr ist es die spezifische Kombination aus dem Hormonspiegel einer Frau und ihrer Gehirnchemie, die zusammen mit ihrer Lebenssituation zu ihren Symptomen führt. Man schätzt, dass 27 Prozent aller Frauen, die während ihrer Periode Unruhe und Niedergeschlagenheit verspüren, und 36 Prozent aller Frauen, die unter prämenstruellen Depressionen leiden, sehr empfindlich auf die hormonellen Veränderungen in den Wechseljahren reagieren.[4]

Auch wenn wir dazu neigen, klimakterische Symptome auf hormonelle Schwankungen im Körper zurückzuführen, sind ihre Ursachen weit komplexer. Mehrere Frauen in meiner Praxis haben beispielsweise mit Ende vierzig Symptome wie Hitzewallungen und Stimmungsschwankungen erlebt – obwohl sie sich seit mehr als 20 Jahren einer umfassenden Hormonersatztherapie unterzogen, da ihnen, als sie noch in den Zwanzigern waren, Gebärmutter und Eierstöcke entfernt werden mussten. Veränderungen in der Konzentration der Geschlechtshormone allein reichen eindeutig nicht aus, um diese Symptome zu erklären. Sie sind Signale unseres Geistes und unseres Körpers, die uns sagen, dass wir ein neues Entwicklungsstadium erreicht haben – eine Chance für Heilung und Wachstum.

Anatomie der Weisheit der Menopause

Die Menopause fasst die Weisheit vorangegangener Stadien zusammen und erhebt sie auf ein neues Niveau.

Körperprozesse	verschlüsseltes Wissen
Menstruationszyklus	zyklische intuitive Weisheit und emotionales Recycling und Verarbeitung
Schwangerschaft/ Fruchtbarkeit	Fähigkeit, eine Idee oder ein Leben zu empfangen, zu halten, zu nähren und zu gebären
Wechseljahre	Übergang zu den Jahren der Weisheit, Fähigkeit, intuitivem Wissen gegenüber ständig offen zu sein, Befruchtung des Umfeldes

Den Blick nach innen richten

Bis in die mittleren Lebensjahre ist es typisch für eine Frau, ihre Energien auf die Sorge für andere zu konzentrieren. Sie wird darin teilweise von den Hormonen bestärkt, die ihren Menstruationszyklus antreiben – von den Hormonen, die ihren Instinkt, zu hegen und zu pflegen, ihre Hingabe zum Gruppenzusammenhalt und zur Harmonie innerhalb ihrer Welt fördern. Doch zwei bis drei Tage jeden Monat, kurz vor oder während unserer Periode, kommt es zu einem hormonellen Zwischenspiel, während dessen der Schleier zwischen unserem bewussten und unserem unbewussten Selbst dünner ist. Dann spricht die Stimme unserer Seele zu uns, um uns leise an unsere eigenen Sehnsüchte und Bedürfnisse zu erinnern, die nicht immer den Bedürfnissen derjenigen, die wir lieben, untergeordnet werden können und sollen.

Diese Fluktuation zwischen innerer und äußerer Welt und die Art und Weise, wie sie von unseren Hormonen beeinflusst wird, wurden in den dreißiger Jahren von einer Psychoanalytikerin und einem Arzt in einer faszinierenden Studie belegt. Dr. Therese Benedek studierte die psychotherapeutischen Unterlagen von Patientinnen, während Dr. Boris Rubenstein die hormonellen Zyklen derselben Frauen untersuchte. Wenn Dr. Benedek sich nur den emotionalen Zustand einer Frau ansah, konnte sie mit unglaublicher Präzision sagen, in welchem Stadium ihres Menstruationszyklus die Betreffende sich befand. Die beiden fanden also heraus, dass die Gefühle und das Verhalten der Frauen kurz vor dem Eisprung, wenn der Östrogenspiegel am höchsten war, auf die Außenwelt gerichtet waren. Beim Eisprung waren die Frauen entspannter und zufriedener und sehr empfänglich dafür, umsorgt und von anderen geliebt zu werden. Während der postovulatorischen und prämenstruellen Phase, wenn der Progesteronspiegel am höchsten ist (und die PMS-Symptome am stärksten sind), neigten die Frauen eher dazu, sich auf sich selbst und auf nach innen gerichtete Aktivitäten zu konzentrieren.[5]

Ich stelle mir die erste Hälfte unseres Zyklus gern als die Zeitspanne vor, in der wir uns biologisch und psychologisch darauf vorbereiten, jemanden oder etwas außerhalb unserer selbst zu gebären. In der zweiten Hälfte unseres Zyklus bereiten wir uns darauf vor, nichts als uns selbst zu gebären. In dieser Phase werden die intuitivsten Teile unseres Gehirns aktiviert, die uns Rückkopplung und Orientierungshilfe über den Zustand unseres Innenlebens geben. Eine der Abonnentinnen meines Rundbriefes, Lucinda, beschreibt diesen Prozess eindrucksvoll:

Lucinda: PMS heilen
PMS ist für mich ein Problem gewesen, das mein Leben eingeschränkt, die Erfahrung meiner Kinder mit ihrer Mutter verzerrt und das Leben meines Mannes mit mir für ihn unheimlich gemacht hat. Jahrelang sagte er, ein fremdes Wesen müsse von meinem Körper Besitz ergriffen haben, wenn meine Hormone in Vorbereitung auf meine Menstruation schwankten! Auch Migräneanfälle gehörten zu diesem Muster. Ich bestand darauf, dass es das »wahre hässliche Ich« sei, das in Zeiten der Schwäche hervorkam! In einem Moment widmete ich mich vernünftig und friedlich meinen Aufgaben, im nächsten stritt ich, bis Krieg ausbrach!

Dann weinte ich und fühlte mich wie der schlechteste Mensch auf der ganzen Welt. Das passierte nicht jeden Monat, doch wenn es geschah, dann pünktlich nach Plan, um den 17. Tag meines Zyklus herum. Die Folge dieses Verhaltensmusters war, dass ich befürchtete, verrückt zu sein. Ich konnte Ereignisse im häuslichen Leben nicht mehr normal planen, was mich zu einem unzuverlässigen Familienmitglied machte. Während ich mich nach Intimität sehnte, war ich gleichzeitig zu furchtsam, um mich einem anderen zu nähern. Ich war gefangen in dem geschäftigen Tagesplan einer berufstätigen Ehefrau und Mutter und konnte dieses Problem in meinem Leben nicht begreifen. Ich stolperte weiter durchs Leben und versuchte, gegenüber der Außenwelt eine normale Fassade aufrechtzuerhalten, fühlte mich aber immer erschöpfter.

Während die Jahre dahinflossen, hörte ich von neuen Theorien über die Körper-Geist-Beziehung und erfuhr, wie hilfreich es ist, vergangenen wie gegenwärtigen emotionalen Stress durch Weinen, Gähnen, Schwitzen, Zittern und so weiter physisch freizusetzen. Diese Dinge blieben lange Zeit für mich nicht mehr als ein Konzept. Ich verfügte zwar in meinem Kopf über die nötigen Informationen, hatte sie aber nicht in mein Sein aufgenommen, um sie auch umzusetzen. Noch immer kämpfte ich gegen die monatliche Beeinträchtigung durch PMS und gegen das innere »Warum?« – warum litt ich, die ich eine kreative, intelligente und liebende Frau war, unter diesen Symptomen, die mein Leben ruinierten?

Die Einsicht kam eines Tages, als ich eine Migräne bekam und wusste, was folgen würde. Ich fragte mich ganz bewusst, was passieren würde, wenn ich mir erlaubte, mit allen Fasern zu fühlen, was in meinem Körper passierte, anstatt gegen das Gefühl anzukämpfen und mich als »mangelhaftes« Geschöpf anzusehen. Ich ließ meine Kontrolle fahren und konzentrierte mich darauf, zum allerersten Mal mit meinem Körper präsent zu sein.

Ich fühlte mich verwundbar, ganz offenbar eine Folge der Veränderung meines Hormonenspiegels. Das war ein Zustand, den ich so nicht tolerieren konnte. Ich war eine Kriegerin und keine junge Maid. Ich weinte, akzeptierte meine Schutzlosigkeit. Zum ersten Mal erforschte ich meine weibliche Seite, gegen die ich aus Furcht mein Leben lang gewütet hatte.

Ich stellte mich diesem Gefühl – und starb nicht. Ich merkte, dass ich die Weichheit und Weisheit meiner weiblichen Seite brauchte. Die Migräne verschwand. Ich entspannte mich, beurteilte mich selbst nicht mehr so streng und nahm den Teil meiner selbst an, der so lange verborgen gewesen war – sogar vor mir selbst.

Die körperlichen Symptome, die mein PMS begleitet hatten, wurden schwächer. Ich nutzte die verstärkte Energie, etwas für mich selbst zu tun. Mit Hilfe einer Ernährungsberaterin stelle ich langsam meinen Speisezettel um. Ich gehe zu einem guten Massagetherapeuten. Ich lasse meinen vergangenen und gegenwärtigen Gefühlen freien Lauf. Ich habe Spaß an allem, was ich tue, weil ich es wichtig finde, als meinen eigenen kreativen Ausdruck betrachte. Ich rede, bevor es zu einer Krise kommt. Ich werde weiterhin von den Reaktionen meines Körpers auf meine Fehlentscheidungen herausgefordert. Ich bin dankbar für seine Fähigkeit, dies zu tun, und wenn ich mir nun eine Frage stelle, ist es mehr eine Frage nach dem *Was* als dem *Warum*: Was tue ich, das meine weibliche innere Weisheit leugnet und meiner wahren spirituellen Identität zuwiderläuft? Irgendwann steigt die Antwort aus meinem Inneren empor. Wir sind mit einem natürlichen Ratgeber ausgestattet, der uns weiterhilft, wenn wir uns nur die Ruhe verschaffen, die es uns erlaubt, die Information entgegenzunehmen und neue Fähigkeiten zu erlernen.

Vom Wechselstrom zum Gleichstrom der Weisheit

In mittleren Jahren bleibt das hormonelle Milieu, das den größten Teil Ihrer reproduktiven Jahre hindurch jeden Monat nur ein paar Tage lang präsent war und dazu diente, Sie anzuspornen, Ihr Leben ein wenig genauer unter die Lupe zu nehmen, nun Wochen und Monate lang »angeschaltet«. Wir gehen von einem Wechselstrom innerer Weisheit zum Gleichstrom über, der nach Abschluss der Wechseljahre die ganze Zeit hindurch angeschaltet bleibt. In den Wechseljahren geht unser Gehirn von einer Zustandsform in die andere über.

Biologisch sind Sie in diesem Stadium des Lebens darauf programmiert, sich eine Zeit lang von der äußeren Welt zurückzuziehen und Ihre Vergangenheit wieder zu besuchen. Sie müssen sich von den Ablenkungen befreien, zu denen es kommt, wenn Sie Ihre mütterlichen Bemühungen einzig und allein auf andere richten. Die Wechseljahre sind eine Zeit, in der Sie sich selbst bemuttern sollen.

Es ist vielleicht kein Zufall, dass der Begriff *Menopause* im Englischen zu der Assoziation »*pause from men*« – Pause von den Männern – einlädt. Tatsächlich werden Sie biologisch dazu gedrängt, von den Menschen Abstand zu halten und eine Pause einzulegen, um an sich selbst zu arbeiten. Vielleicht äußern daher so viele Frauen, die man fragt, wie sie ihren Wandel im Klimakterium erlebten, das Verlangen nach Zeit für sich allein, nach einem Refugium, das Frieden, Ruhe und Freiheit von Forderungen und Ablenkungen bietet.

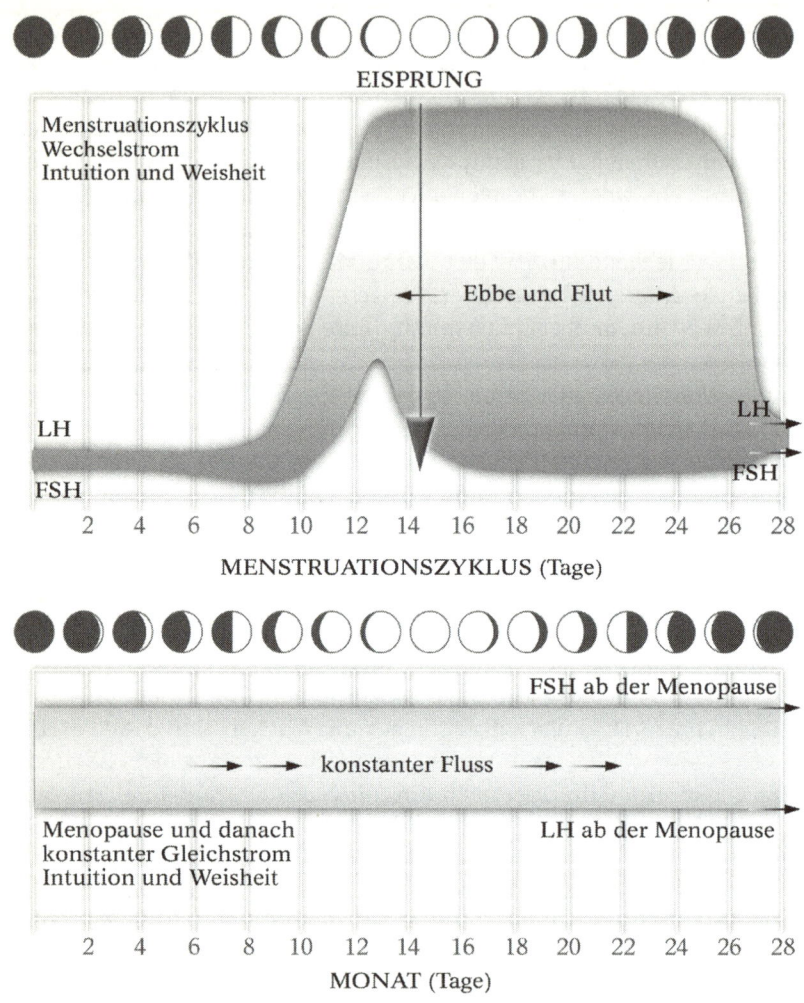

Abbildung 1: Ströme der Weisheit

FHS und LH stimulieren den Eisprung (Ovulation) und werden bis in die Jahre vor der Menopause jeden Monat in zyklischen Rhythmen freigesetzt. Dann machen sie einen Wandel durch, während dessen der Eisprung ganz allmählich aufhört und der FSH- und der LH-Spiegel nach und nach ansteigen. Ich glaube, dass diese hohen Spiegel irgendetwas mit der Veränderung von »Wechselstrom« zu »Gleichstrom« zu tun haben. Die intuitive Weisheit, die einst nur während gewisser Phasen des Menstruationszyklus am deutlichsten ausgeprägt war, steht nun potenziell die ganze Zeit hindurch zur Verfügung.

Das ist ein Wunschtraum, der in diesem geschäftigen Zeitalter des Tauziehens in alle Richtungen anscheinend unerfüllbar ist. Doch diejenigen, die dieses Verlangen verspüren, glauben dennoch, dass sich ihre unangenehmen Wechseljahrssymptome einfach in Luft auflösen würden, wenn sie sich nur den Luxus leisten könnten, die Welt auszuschließen, um an dem Wachstumsprozess teilzuhaben, der in ihrem Inneren abläuft. Dieser Wunschtraum ist echt. Er kommt direkt aus Ihrer Seele. Ich habe im Lauf der Zeit erkannt, dass Sie ihm trauen und an ihn glauben können – und dass Sie ihm folgen müssen.

Selbst wenn dieser Traum unerfüllbar erscheint, ist die einfache Wahrheit, dass jede Frau dort, wo sie lebt, ein Refugium finden *kann*. Selbst wenn Sie kein Flugzeug chartern können, das Sie auf eine einsame Insel bringt, spricht vieles dafür, dass Sie, wenn Sie Ihr Bedürfnis nach Alleinsein akzeptieren und sich zu ihm bekennen, sich etwas Zeit nehmen und eine private Ecke finden können, in die Sie sich täglich zurückziehen können.

Sie können sich gegen Geräusche, Telefone und Kontakt mit anderen Menschen abschirmen. Ich ermutige wirklich jede Frau, irgendeinen Weg zu finden, dies zu tun, in welchem Maße auch immer. Wenn wir uns dazu durchringen, diesen ersten Schritt zu machen, haben wir die Chance, ein neues Selbstbewusstsein und auch ein neues Gespür für den Sinn unseres Lebens zu entwickeln, die uns ein überschäumendes Gefühl für das verleihen, was für uns in der zweiten Hälfte unseres Lebens wirklich möglich ist.

Was Ihre Geschlechtshormone alles bewirken

Seit langem ist bekannt, dass unsere weiblichen Hormone nicht nur bei der Fortpflanzung eine Rolle spielen. Sie beeinflussen unsere Stimmung und die Art und Weise, wie unser Gehirn funktioniert. Bis zur Pubertät leiden Mädchen und Jungen gleich häufig unter Depressionen. Danach, wenn die Eierstockhormone emporbranden und die Zyklen beginnen, nehmen Depressionen beim weiblichen Geschlecht zu, wobei die höchste Inzidenz zwischen 22 und 45 Jahren zu verzeichnen ist. Auf die Lebenszeit gerechnet, beträgt die Inzidenz von Depressionen bei Männern statistisch 1:10, bei Frauen hingegen 1:4. Nach der Menopause gleichen sich die Depressionsraten beider Geschlechter wieder einander an. Untersuchungen über Kulturgrenzen hinweg haben gezeigt, dass Frauen auch in anderen Kulturen im Laufe ihres Lebens häufiger an Depressionen leiden als Männer.

Ich glaube, dass diese weltweite geschlechtsspezifisch höhere Anfälligkeit für Depressionen teilweise mit der untergeordneten Rolle zusammenhängt, die die meisten Frauen in den meisten Kulturen seit Jahrtausenden zu spielen gezwungen wurden. Davon abgesehen trifft es auch zu, dass Menstruationszyklus, Schwangerschaft, die Zeit nach der Niederkunft und die Wechseljahre bei vielen Frauen mit Depression verknüpft sind. Und diejenigen, die anfällig für PMS sind, sind auch am anfälligsten für Wochenbettdepressionen und Stimmungsprobleme in den Wechseljahren. Das hat teilweise mit der komplexen Wechselwirkung zwischen Hypothalamus, Hirnanhangsdrüse, Eierstöcken und den zahlreichen Hormonen zu tun, die in diesen Schlüsselregionen produziert werden und dort wechselwirken. Die entscheidenden Hormone dabei sind:

- GnRH (gonadotropin releasing hormone, Gonadotropinfreisetzendes Hormon), das im Hypothalamus produziert wird
- FSH (Follikel stimulierendes Hormon) und LH (Luteinisierendes Hormon), die in der Hypophyse produziert werden und der Reihe nach den Anstieg von Östrogen und Progesteron während des monatlichen Menstruationszyklus stimulieren
- Östrogen wird in den Eierstöcken, im Körperfett und in anderen Körperregionen produziert
- Progesteron wird vorwiegend in den Eierstöcken produziert und bereitet zusammen mit Östrogen die Auskleidung der Gebärmutter (Gebärmutterschleimhaut) auf die Einnistung und das Wachsen des Embryos vor.

Der Hypothalamus reguliert die Produktion all dieser Hormone und wird wiederum von ihnen – und vielen anderen – reguliert. Er besitzt nicht nur Rezeptoren für Progesteron, Östrogen und Androgene (wie Dehydroepiandrosteron, kurz DHEA, und Testosteron), sondern auch für Noradrenalin, Dopamin und Serotonin, das heißt für Neurotransmitter, die unsere Stimmung regulieren und die von unseren Gedanken und Überzeugungen, unserer Ernährung und Umwelt beeinflusst werden.

Wenn Östrogen, Progesteron und Androgen keine anderen Aufgaben im Körper hätten, als die Fortpflanzung anzukurbeln, würde die Konzentration dieser Hormone nach der Menopause auf null fallen. Aber das ist nicht der Fall. Ebenso gilt: Wenn GnRH, FSH und LH nach der Menopause plötzlich ohne Aufgabe wären, wäre zu erwarten, dass diese Hormone nach diesem Zeitpunkt aufhören würden, im Blut zu zirkulieren. Tatsächlich ist genau das Gegenteil der Fall.

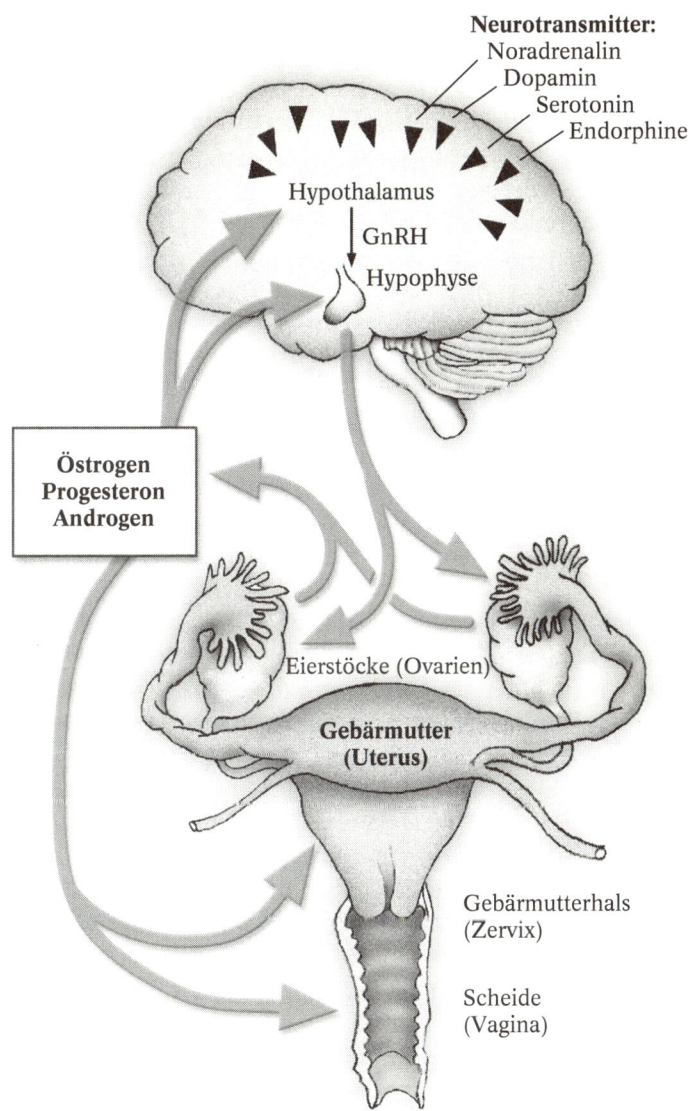

Abbildung 2: Die Verbindung Hypothalamus – Hypophyse –
Eierstöcke

*Das Gehirn und die Fortpflanzungsorgane sind durch eine komplexe Reihe
von Rückkopplungsschleifen eng miteinander verbunden.*

Im Verlauf der Wechseljahre beginnt die GnRH-Konzentration im Gehirn zu steigen, was dazu führt, dass FSH und LH auf einen Höchstwert schnellen. Eine populäre Erklärung dafür ist, dass dies der Versuch des Körpers ist, die Eierstöcke mit aller Macht dazu anzutreiben, ihre ursprüngliche Funktion wieder aufzunehmen, was Sinn machen könnte, wenn nicht eine beredte Tatsache dagegen spräche: Diese erhöhten FSH- und LH-Spiegel *bleiben* auf Dauer auf diesem hohen Niveau, auch dann noch, wenn es physiologisch offensichtlich ist, dass die Ovarien (denen im Prinzip die Eier ausgegangen sind) nicht beabsichtigen, den Fortpflanzungsmotor wieder anzukurbeln. Anscheinend hat Ihr Körper in seiner Weisheit Hintergedanken, die ihn veranlassen, mit der Produktion der so genannten Geschlechtshormone fortzufahren, ohne dass es dabei noch um Fortpflanzung ginge. Tatsächlich sprechen mehr und mehr Befunde dafür, dass zumindest eine der Aufgaben für diese gesteigerte, GnRH-initiierte Produktion von FSH und LH darin besteht, die Veränderungen anzukurbeln, die im Gehirn von Frauen mittleren Alters stattfinden.

Aus biologischen Gründen sind weibliche Vertreter der menschlichen Spezies in der Zeit ihrer Fortpflanzungsfähigkeit oft intellektuell, psychologisch und sozial leichter zu kontrollieren, als vor der Pubertät (von Geburt an bis ins Alter von elf Jahren) oder nach der Menopause. Wenn wir ein Heim schaffen und eine Familie gründen, besteht unsere größte Sorge darin, Harmonie und Frieden zu bewahren. Wir wissen offenbar instinktiv, dass es in diesem Fall besser für alle ist, wenn wir Kompromisse schließen und uns selbst dann, wenn die Situation alles andere als ideal ist, jede Unterstützung sichern, die wir bekommen können, statt zu riskieren, ganz allein dazustehen. Auch wenn das unter Umständen heißt, dass wir unsere individuellen Ziele eine Zeit lang aus den Augen verlieren, bietet uns unsere Fähigkeit zur Anpassung Schutz. Wie eine aktuelle medizinische Studie in Schweden beispielsweise gezeigt hat, ist das Risiko für allein erziehende Mütter, vorzeitig zu sterben, gegenüber Müttern mit Partnern um fast 70 Prozent erhöht. Und erstaunlicherweise war dieses erhöhte Risiko eines verfrühten Todes unabhängig von sozioökonomischen und gesundheitlichen Faktoren. Mit anderen Worten: Selbst allein erziehende Mütter in gesicherten finanziellen Verhältnissen, die physisch und psychologisch gesund waren, gingen ein erhöhtes Risiko ein.[6]

Dieser Prozess, unser wahrstes Selbst zu sublimieren, beginnt früh, bereits in der Pubertät. Die »aktivistische« Geisteshaltung eines jungen Mädchens vor der Pubertät, seine kindliche Geradheit und Ehrlichkeit, seine Neigung, sich einzumischen, wenn es einen Konflikt gibt, all dies wird hormonell sublimiert. Auch wenn sich ein adoleszentes Mädchen vielleicht mit sozialer Ungerechtigkeit befasst, beschäftigt es sich wahrscheinlich noch intensiver mit seinem Körperbild und seiner Anziehungskraft auf das andere Geschlecht. Anders gesagt, während eine Frau biologisch auf Schwangerschaft, Kindererziehung und Sichsorgen um andere – alles lebenswichtige und arterhaltende Rollen – vorbereitet wird, treten die Konflikte der Welt im Allgemeinen für sie eher in den Hintergrund. Auch ihr Interesse an persönlichen Ungerechtigkeiten und Kindheitstraumen kann verblassen oder unterdrückt werden. Wahrscheinlich schenkt sie kleineren Vergehen kaum mehr als flüchtige Aufmerksamkeit, denn ihre eigenen Wunden zu lecken, alte Verletzungen zu analysieren oder seit langem bestehende Missstände anzuprangern würde kostbare Energie erfordern. Sie muss ihre primäre Rolle erfüllen, die, biologisch gesprochen, darin besteht, sich fortzupflanzen und ihren Nachwuchs zu hegen und zu pflegen.

Dafür, dass sie sich in diese biologische Rolle fügt, wird sie angemessen belohnt. Die Geschlechtshormone sind direkt für die Stimulation von Opioid-Zentren im Gehirn verantwortlich. Diese Regionen produzieren rauschmittelähnliche Substanzen, die in den Blutstrom gelangen und ein natürliches Hochgefühl hervorrufen. In der fruchtbaren Phase des Menstruationszyklus, wenn eine Frau auf Männer am anziehendsten wirkt und für ihre Avancen besonders empfänglich ist, wird beispielsweise reichlich Östrogen ausgeschüttet. Hormone wie Prolactin überfluten das System, wenn sie in mütterlicher Stimmung ist, ihr Baby stillt oder ihre Liebsten versorgt. Dieses starke Gefühl der Anziehung, dieses tiefe Gefühl der Befriedigung, dieser Mantel wärmender Liebe und Sinnerfüllung, die eine Frau empfindet, wenn sie sich um andere kümmert – all dies geht zum Teil auf natürliche, rauschmittelähnliche Substanzen zurück, die im Gehirn als Antwort auf Geschlechtshormone produziert werden. Da es sich wunderbar anfühlt, wird sie darin bestärkt, weiterzumachen. Das ist einer der Gründe dafür, dass Frauen so außerordentlich fürsorglich sind.

Frauen, die lesbisch sind und/oder sich gegen eine Ehe bzw. Kinder entscheiden, sind nicht frei von diesem eingebauten Belohnungssystem, weil es in den ersten paar Tagen ihres Lebens als weiblicher Embryo in ihre Schaltkreise eingeätzt worden ist. Ob das Verhalten nun mit Schwangerschaft und Kinderaufzucht oder mit anderen Formen der Fürsorge verbunden ist, der biologische Rückkopplungsmechanismus ist unvermeidlich, stark und sehr, sehr positiv.

*Wie die hormonellen Veränderungen in den Wechseljahren
die Neuverkabelung Ihres Gehirns unterstützen*

Wenn eine Frau in die Wechseljahre kommt, tritt sie aus der vorwiegend
auf Fortpflanzung und Fürsorge fixierten Rolle heraus, für die die Hormone das Drehbuch geschrieben hatten. Das soll nicht heißen, dass eine
Frau nach der Menopause nicht mehr fürsorglich ist. Vielmehr wird sie
freier zu wählen, wohin sie ihre kreativen Energien richtet, freier, sich zu
entfalten und etwas Neues zu probieren.

Viele der Probleme, die für sie in den Hintergrund traten, als in der
Pubertät die Hormone einschossen, können dann, wenn der Spiegel dieser Hormone wieder zurückgeht, plötzlich mit lebhafter Klarheit wieder
auftauchen. Aus diesem Grund erinnern sich so viele Frauen in mittleren
Jahren an vergangene Missstände und entscheiden sich nun, dagegen
anzugehen. Die Beschäftigung mit sozialen Ungerechtigkeiten, die politischen Interessen und die persönlichen Leidenschaften, die in den
reproduktiven Jahren sublimiert worden waren, kehren nun wieder
scharf fokussiert ins Blickfeld zurück, um erneut geprüft und gegebenenfalls in Angriff genommen zu werden. Einige Frauen kanalisieren
diese vermehrte Energie in neue Unternehmungen und neue Karrieren.
Andere entdecken und kultivieren künstlerische Talente, von denen sie
gar nicht wussten, dass sie sie besaßen. Wieder andere bemerken ein neu
erwachtes sexuelles Interesse, das alles übersteigt, was sie jemals zuvor
erfahren haben. Einige berichten über Veränderungen ihrer sexuellen
Vorlieben.

Die Botschaft hören, die hinter der Wut der Wechseljahre steckt

Die GnRH-Schübe, die mit den Wechseljahren einhergehen, bereiten
das Gehirn auf neue Wahrnehmungen vor – und damit letztlich auf ein
neues Verhalten. Sehr häufig werden Frauen reizbarer oder sogar richtiggehend wütend und regen sich über Dinge auf, über die sie zuvor
leichter hinweggesehen haben. Lange bevor wir aufgrund der sich verändernden Hormonspiegel Hitzewallungen erleben, durchläuft unser
Gehirn Veränderungen im Hypothalamus, eben der Region, in der das
GnRH produziert wird.

Diese Gehirnregion ist die Schlüsselregion für das Erleben und letztlich auch für das Ausdrücken von Emotionen wie Ärger und Wut.[7] Es ist
wohl bekannt, dass Hormone sowohl Aggression als auch Wut beein-

flussen. In mittleren Jahren unterstützen unser Körper und unser Gehirn uneingeschränkt unsere Fähigkeit, Wut mit einer Klarheit zu erleben und auszudrücken, wie es zuvor nicht möglich war.

GnRH ist nur eines der vielen Hormone, die diese Veränderungen im Gehirn unterstützen. Östrogen- und Progesteronmoleküle docken in Regionen wie den Mandelkernen (Amygdala) und dem Hippocampus an, die bei Gedächtnis, Hunger, sexueller Lust und Wut eine wichtige Rolle spielen. Schwankende Konzentrationen dieser und anderer Hormone können durchaus dazu beitragen, alte Erinnerungen wieder aufleben zu lassen, die oft mit starken Emotionen, insbesondere Wut, einhergehen. Das soll nicht heißen, dass Ärger und Wut vom hormonellen Wechsel hervorgerufen werden. Vielmehr bedeutet es, dass die hormonellen Veränderungen lediglich die Erinnerung an unvollendete Angelegenheiten und deren Klärung erleichtern.

Viele Frauen sind beunruhigt oder ängstigen sich, wenn sie diese Wut hochkochen fühlen. Vielleicht sind Sie gar nicht wütend. Vielleicht sind Sie »nur« gereizt, quengelig, verärgert, neidisch, überwältigt oder deprimiert, oder Sie haben »nur« einen hohen Cholesterinspiegel oder einen hohen Blutdruck. Glauben Sie mir, all diese Emotionen und körperlichen Zustände sind mit einem Gefühl verknüpft: Wut. Wut bei Frauen hat im Allgemeinen einen schlechten Ruf, es sei denn, die Wut kommt anderen zugute.

Denn obwohl Wut bei Männern, dem Geschlecht, bei dem sie gesellschaftlich akzeptabel ist, intensiv untersucht worden ist, ist die einzige Form von weiblicher Wut, die eingehend erforscht worden ist, die mütterliche Wut, deren Funktion darin besteht, ein Kind zu schützen, das bedroht ist. Es ist für Frauen zudem auch kulturell akzeptabel, ihre persönliche Wut auszudrücken, indem sie für soziale Gerechtigkeit kämpfen, was allzu oft dazu führt, dass auf dieser Plattform persönliche Wut abreagiert wird. Auch wenn uns beigebracht worden ist zu glauben, unsere Wut erwachse aus dem Erleben von Ungerechtigkeiten, die anderen angetan werden – das Politische ist stets persönlich: Bei unserer Wut geht es letztlich immer um uns selbst, und ihre Kraft drängt uns stets zur Selbstverwirklichung.

Das heißt nicht, dass wir soziale Proteste, Reformen und die Suche nach Gerechtigkeit aufgeben sollten. Es besagt nur, dass wir unsere persönliche Motivation, in diese Arenen zu steigen, im Auge behalten müssen und diesen Anliegen nicht erlauben dürfen, uns von unserer Selbsttransformation und Selbstheilung abzulenken – Prozesse, die uns stets zu noch effizienteren Vorreiterinnen des sozialen Wandels machen.

Wir müssen unsere Wut einfordern. Insbesondere in der Lebensmitte kann sie eine wichtige Rolle dabei spielen, unsere Lebensqualität und unsere Gesundheit zu verbessern. Sie ist ein mächtiges Signal unserer inneren Weisheit –wir sollten lernen, ihm zuzuhören und zu handeln: Oft erwächst Wut aus einer der folgenden Erfahrungen:

● Auf nicht eingelöste Versprechen und Zusagen
● Verlust an Macht, Status und Respekt
● Beleidigt, geschwächt oder herabgesetzt zu werden
● Verschiebung oder Absage eines wichtigen oder erfreulichen Ereignisses, der Bequemlichkeit eines anderen zuliebe
● Etwas vorenthalten zu bekommen, das nach unserem Gefühl rechtmäßig uns gehört[8]

Wenn eine Frau nicht vor den Wechseljahren gelernt hat, ihre Wut als solche zu erkennen und zu verstehen, was sie ihr sagt (und das trifft für viele Frauen zu), dann sind die Wechseljahre die beste Gelegenheit, das nachzuholen. In den Wechseljahren schärft die Neuverkabelung ihres Gehirns ihren Blick und erleichtert ihr, ihre Motivationen zu erkennen. Wut als Katalysator für positive Veränderung und Wachstum zu benutzen ist immer befreiend.

Im Frühstadium des Klimateriums ist die Reizbarkeit, die Sie empfinden, unter Umständen nur relativ schwach ausgeprägt. Reizbarkeit ist eine Niedervoltform von Wut, die gewöhnlich nicht zu einer dauerhaften Veränderung – oder überhaupt irgendeiner Veränderung – führt. Reizbarkeit ist, als ob man Wasser in einem Topf kurz unterm Siedepunkt hält und immer neues Wasser zugießt oder die Hitze reduziert, bevor der Inhalt wirklich kocht. Wenn wir den Dingen in unserem Leben, die uns irritieren, keine Aufmerksamkeit schenken, wird die Natur beim Versuch, uns zu mobilisieren, die Flamme unter dem Topf hochdrehen.

Gladys: Den Topf niemals zum Kochen bringen
Gladys war ein Paradebeispiel für klimaterische Reizbarkeit. In meinem Sprechzimmer beklagte sie sich oft über ihren Ehemann, ihre Kinder und ihren Job. Sie hatte eine chronische Entzündung der Nasennebenhöhlen (Sinusitis), eine Erkrankung, die oft mit emotionaler Reizbarkeit und unter der Oberfläche köchelnder Wut verknüpft ist. Aber immer wenn ich Gladys fragte, wann sie Schritte zu unternehmen gedächte, die Aspekte ihres Lebens zu verändern, die sie so permanent ärgerten, riss sie

sich sofort zusammen und entgegnete mir mit einem breiten Lächeln:
»Aber, meine Liebe, mein Mann ist wirklich ganz wunderbar. Und meine
Kinder sind eigentlich sehr liebevoll. Ich kann mich wirklich über nichts
in meinem Leben beklagen.« Gladys suchte ihren Internisten auf und
bekam Prozac (deutscher Handelsname Fluctin) verschrieben, aber sie
hatte niemals das Gefühl, das Medikament – oder irgendetwas anderes –
würde ihr wirklich helfen. Während all der Jahre, die ich mich um sie
kümmerte, besserte sich ihr Gesundheitszustand nicht.

Den Boten köpfen: Unsere Wut und Reizbarkeit medikamentös behandeln, um den Status quo zu erhalten

In unserer Kultur besteht der übliche Ansatz, Wechseljahrssymptome
wie Stimmungsschwankungen und Reizbarkeit zu behandeln, leider
gewöhnlich darin, Frauen etwas zu verschreiben, das sie besänftigt und
sich besser fühlen lässt. Wir fragen uns selten – und sicherlich fragen
auch unsere Ärzte uns nur selten:»Was ist aus dem Gleichgewicht geraten und muss geändert werden?« Wenn wir nach einer Hormonersatztherapie greifen, um uns Erleichterung zu verschaffen, ohne die
zugrunde liegenden Probleme anzugehen, dann helfen selbst angemessene Hormondosen unter Umständen nicht viel.

Die Frauen, die auf die Effekte von Hormonschwankungen am empfindlichsten reagieren und die meisten Schwierigkeiten haben, durch
eine Hormonersatztherapie oder eine andere medikamentöse Behandlung Erleichterung zu finden, sind gleichzeitig diejenigen, die während
der Menarche, nach der Niederkunft und in den Wechseljahren Probleme hatten.[9] Wenn sie ihre emotionalen Problemen ignorieren, wenn sie
ihre Verluste in der Lebensmitte nicht ausgiebig betrauern und verarbeiten (wenn sie mit anderen Worten nicht auf ihre Wut hören und aktiv
werden), kann es sein, dass sie schließlich eine ausgeprägte Depression
entwickeln – was manchmal als nach innen gerichtete Wut beschrieben
wird. Depressionen sind ihrerseits nachweislich ein unabhängiger Risikofaktor für Herzerkrankungen, Krebs und Osteoporose.

Emotionaler Aufruhr beeinflusst das Gehirn und alle seine Funktionen. Dieselbe unbefriedigende Situation fortzuführen ist praktisch eine
Garantie dafür, dass die Hormonsituation einer Frau weiterhin unausgeglichen bleibt. Je länger sie zulässt, dass negative Situationen andauern,
desto stärker werden ihre Hormone aus dem Ruder laufen, und umso
unwohler wird sie sich fühlen. Eine Verschreibung von Östrogen kann
diesen Zyklus möglicherweise zeitweilig stoppen, doch ihr Körper wird
schließlich von ihr fordern, auf seine Botschaft zu hören.

Doris: Die Wut umgehen
Viele Frauen spielen ihren Schmerz herunter, indem sie sich mit jemand anderem vergleichen, dem es viel schlechter geht. Wenn dieses Verhaltensmuster andauert, kann es besonders in mittleren Jahren zu Gesundheitsproblemen führen. Hier ein Beispiel aus meiner Praxis:

Doris litt unter hohem Blutdruck und einem leicht erhöhten Cholesterinspiegel, die sich beide verschlimmerten, als sie sich mit 52 Jahren dem Ende ihrer Wechseljahre näherte. Wie mir Doris erzählte, hatte sich ihre der High Society angehörende Mutter in übertriebener Weise ihrem Ehemann und seiner Karriere gewidmet, was zu einer starken emotionalen Vernachlässigung ihrer Kinder geführt hatte, um die sich Kindermädchen und Haushaltshilfen gekümmert hatten. Doris hatte bei ihrem Mann, der so in seiner Arbeit gefangen war, dass er für sie emotional nicht verfügbar war, unbewusst dasselbe Muster wiederholt. Aber sie wollte sich nicht erlauben, Wut über ihre Mutter oder über ihren Mann zu empfinden und auszudrücken.

Wie so viele Frauen, deren Leben privilegiert erscheint, meinte Doris zu mir: »Ich fühle mich so selbstsüchtig und dumm, wenn ich mich bedauere. Ich habe eigentlich gar keinen Grund, mich zu beklagen. Schließlich gibt es so viele Frauen, die vergewaltigt worden sind oder zu Inzestopfern wurden oder deren Männer sie in mittleren Jahren ohne einen Pfennig sitzen gelassen haben. Ich habe viel, für das ich dankbar sein muss.«

Ich nenne Doris' Ansatz die intellektuelle Umgehungsstraße – intellektuell, weil der logische Teil unseres Gehirns stets gute Gründe dafür anführen kann, warum wir *keinen* Grund haben, uns zu beklagen. Und oberflächlich gesehen kann es durchaus so aussehen. Es gibt jedoch ein tiefer gehendes Problem. Wenn wir unseren eigenen Schmerz mit dem eines anderen Menschen vergleichen, führt uns dies zwangsläufig weg von unseren eigenen Emotionen und dem, was wir im Hinblick auf sie tun müssen. Das ist deshalb so, weil der Teil des Gehirns, der uns Emotionen fühlen lässt, sehr viel reichere und komplexere Verbindungen mit unseren inneren Organen wie Herz und Kreislaufsystem aufweist als die Region, die mit logischem, rationalem Denken assoziiert ist.[10] Vergleiche halten uns in unserem Intellekt gefangen. Es reicht nicht, lediglich über unsere Gefühle nachzudenken oder über sie zu reden. Denken Sie daran, dass der Begriff *Emotion* vom lateinischen *motus* – Bewegung – kommt. Unsere Gefühle dienen dazu, uns in Bewegung zu versetzen.

Zu einer Heilung kommt es so lange nicht, bis wir unseren Gefühlen nachgeben und ihnen erlauben, uns zu übermannen. Doris' Kreislauf-system wird so lange nicht völlig gesunden, bis sie sich selbst erlaubt zu fühlen, wie schmerzlich es ist, einen Ehemann zu haben, der für sie emotional nicht zugänglich ist, eine Situation, die so viele Aspekte ihrer Kindheit widerspiegelt.

Wenn sie sich schließlich dem Kummer und der Wut hingibt, die so viele Jahre – zuerst in ihrer Kindheit, dann in ihrer Ehe – in ihrem Inneren eingeschlossen waren, wird sie auf dem Weg sein, nicht nur ihre kardiovaskuläre Gesundheit wiederzuerlangen, sondern dann auch das Geschenk eines geheilten Lebens zu empfangen.

Emotionen, Hormone und Ihre Gesundheit

Ihre Emotionen sind Ihr inneres Leitsystem. Sie allein verraten Ihnen, ob Sie in einer Umwelt biochemischer Gesundheit oder in einer Umwelt biochemischen Stresses leben. Zu verstehen, wie Ihre Gedanken und Ihre Gefühle jedes einzelne Hormon und jede einzelne Zelle in Ihrem Körper beeinflussen, und zu wissen, wie sich diese Gedanken in einer Art und Weise verändern lassen, die gesundheitsförderlich ist, eröffnet Ihnen den Zugang zu dem mächtigsten gesundheitsschaffenden Geheimnis auf Erden.

Natürliche Nahrungsmittel, Nahrungsergänzungsstoffe, Kräuter, Meditation, Akupunktur und so weiter sind alles sinnvolle Werkzeuge, um Ihre Gesundheit aufzubauen und zu schützen. Doch unabhängig davon, welche Nahrungszusätze Sie nehmen und in welcher Weise Sie sich sportlich betätigen, letztlich sind es Ihre Einstellungen, Ihre Überzeugungen und Ihre alltäglichen Denkmuster, die die tiefgreifendsten Auswirkungen auf Ihre Gesundheit haben. Wie oft haben Sie jemanden sagen hören: »Ich verstehe das nicht – sie hat immer vernünftig gegessen und Sport getrieben. Wie kann es sein, dass ausgerechnet sie krank geworden ist?« Am anderen Ende des Spektrums steht die Person, die Zigaretten raucht und zu viel Alkohol trinkt, und dennoch ohne irgendwelche manifesten Krankheiten gesund bis ins hohe Alter lebt. Die Antwort liegt zumindest teilweise in der Lebenseinstellung und den Gefühlen eines Individuums. Einstellungen und Überzeugungen haben auch Einfluss darauf, wie gut Sie Ihre Nahrung verdauen und wie wirksam Ihre körperliche Bewegung ist. Sie haben es in der Hand, ein Leben der Freude, der Fülle und der Gesundheit zu schaffen, oder Sie können dieselbe Fähigkeit nutzen, um ein Leben voller Stress, Erschöpfung und Sorgen zu schaffen. Von sehr wenigen Ausnahmen abgesehen, haben Sie die Wahl.

Spezifische emotionale Muster sind mit spezifischen Krankheiten in spezifischen Körperregionen verknüpft

Inzwischen ist wissenschaftlich belegt, dass spezifische Muster emotionaler Verletzlichkeit spezifische Organe oder Organsysteme im Körper beeinflussen. Es gibt allein über Brustkrebs dutzende von medizinischen Untersuchungen, die zeigen, dass ein Gefühl der Machtlosigkeit in einer wichtigen Beziehung und eine Unfähigkeit, das volle Spektrum seiner Emotionen auszudrücken, das Risiko erhöht, an Brustkrebs zu erkranken bzw. die Überlebensrate bei Brustkrebs senkt. Ebenso sprechen dutzende von Studien dafür, dass Schwierigkeiten im Umgang mit negativen Emotionen, insbesondere Feindseligkeit, mit einem plötzlichen Tod durch Herzinfarkt verknüpft sind.[11]

Darüber hinaus gibt es buchstäblich hunderte von Studien, die belegen, dass Mangel an sozialer Unterstützung, Verlust/Trennung von der Familie oder Schwierigkeiten, ein Zugehörigkeitsgefühl mit einem Sinn für Unabhängigkeit in Einklang zu bringen, das Immunsystem beeinflussen und die Anfälligkeit für Infektionskrankheiten sowie Autoimmunerkrankungen erhöhen können.

Mediziner wissen seit hunderten von Jahren, dass die Verbindung zwischen Emotionen und Gesundheitszustand direkt und stark ist. Erstaunlicherweise wird diese Tatsache in unserer nach außen gerichteten, auf Ursache und Wirkung konzentrierten, datengesteuerten Kultur einfach ignoriert. Noch in den siebziger Jahren wurden die Pionierarbeiten von Wissenschaftlern wie Walter B. Cannon und Hans Seyle, die bahnbrechende Forschungen über Stress und die Verbindung zwischen Körper und Geist durchführten, von der Schulmedizin nicht akzeptiert. Ihre Forschungsergebnisse waren wissenschaftlich präzise und überzeugend, doch unsere Kultur war einfach noch nicht reif für sie.

Wir Frauen in der Lebensmitte *sind* reif dafür und wir haben die perfekte Gelegenheit, dieses Wissen gerade jetzt für uns selbst umzusetzen, während wir gleichzeitig das Feuer der Veränderung in unserer ganzen Kultur entfachen.

Unser Gesundheitszustand und unser Glück hängen stärker davon ab, wie wir Lebensereignisse rund um uns herum wahrnehmen, als von den Ereignissen selbst. Das ist eine Wahrheit, die uns unsere Kultur nicht lehrt. Stattdessen lernen wir von Kindheit an, dass unsere Gesundheit weitgehend von unserem genetischen Erbe bestimmt wird, unabhängig davon, ob wir geimpft worden sind, wie viele Nahrungsergänzungsprodukte wir zu uns nehmen und wie viel Sport wir betreiben.

Zweifellos können diese Faktoren einen Beitrag zu unserer Gesundheit leisten. Doch ihr Einfluss verblasst im Vergleich zu der Macht unserer Überzeugungen und Einstellungen.

Wie Ihre Gedanken und Wahrnehmungen in Ihrem Körper biochemische Realität werden

Ihr vegetatives Nervensystem ist dasjenige System, das dabei hilft, Ihre Gedanken und Gefühle in das physische Milieu zu überführen, das mit der Zeit zu Ihrem physischen Körper wird. Dieser Teil des Nervensystems, der auch die alltägliche Aktivität all unserer inneren Organe steuert, ist in zwei Teile geteilt: in das *parasympathische* und das *sympathische* Nervensystem. Diese beiden Systeme innervieren jedes Organ in Ihrem Körper, einschließlich Augen, Tränengängen, Speicheldrüsen, Blutgefäßen, Schweißdrüsen, Herz, Kehlkopf, Luftröhre, Bronchien, Lungen, Magen, Nieren, Bauchspeicheldrüse, Darm, Harnblase und äußere Genitalien.

Allgemein gesprochen ist das parasympathische Nervensystem (PNS) die Bremse in Ihrem Körper. Es fördert Funktionen, die mit Wachstum und Wiederherstellung, Ruhe und Entspannung in Verbindung stehen, und kümmert sich vorwiegend darum, die Energie des Körpers zu erhalten, indem es Ihre inneren Organe veranlasst zu »ruhen«, wenn sie nicht »im Dienst« sind.

Im Gegensatz zum PNS ist das sympathische Nervensystem (SNS) das Gaspedal. Es bringt Ihren Stoffwechsel auf Touren, um mit Herausforderungen außerhalb des Körpers fertig zu werden. Eine Stimulation des SNS mobilisiert in kürzester Zeit Ihre körperlichen Reserven, sodass Sie sich schützen und verteidigen können. An dieser Stelle kommt es zu der berühmten »Kampf-oder-Flucht«-Reaktion: Ihre Pupillen weiten sich, Ihr Herz kontrahiert sich häufiger und stärker, und Ihre Blutgefäße ziehen sich zusammen, sodass Ihr Blutdruck steigt. Vom Darmreservoir wird Blut geborgt und ohne Umweg zu Ihren wichtigsten Muskelgruppen, Lungen, Herz und Gehirn geleitet, um Sie auf den Kampf vorzubereiten. Enddarm und Harnblase werden zeitweilig lahm gelegt, um Energie für die Muskelarbeit zu sparen, ob Sie sich nun dafür entscheiden, standzuhalten und zu kämpfen oder davonzurennen. (Das ist das genaue Gegenteil der PNS-Funktion, die darin besteht, die Pupillen zusammenzuziehen, den Herzschlag zu verlangsamen, die Darmbewegung anzuregen und die Schließmuskeln von Harnblase und After zu entspannen.)

Da das parasympathische Nervensystem primär mit Wiederherstellung und Konservierung der Körperenergie sowie der Ruhigstellung von

inneren Organen befasst ist, schafft jedes Aktivitäts- oder Gedankenmuster, dass das PNS aktiviert, ein Guthaben auf Ihrem Gesundheitskonto. Umgekehrt führt eine Aktivierung des SNS zu Abbuchungen von
diesem Konto. An dieser Stelle wird die Wahrnehmung so wichtig. Was im Körper
als Angriff von außen – als Stressfaktor – erfahren wird, ist von Mensch
zu Mensch verschieden, je nach Lebensgeschichte, Kindheit, familiärem
Hintergrund, Ernährung, Beruf und momentanen Aktivitäten eines
jeden Individuums. Viele Frauen in mittleren Jahren leben in einem
Zustand ständiger Besorgnis und Überlastung, zum großen Teil ein
Nebeneffekt unserer Kultur. Wir wollen gute Frauen sein. Wir wollen das
Richtige tun. Doch die Kultur um uns herum verändert sich so rasch,
und die Informationsüberflutung, die sie generiert, ist so immens, dass
wir davon leicht überwältigt und verwirrt werden und schneller und
immer schneller rennen, um nicht abgehängt zu werden. Da wir nicht
wissen, was wir tun und was wir lassen sollen, geben wir unserem Körper widersprüchliche Signale. Unter Umständen treten wir gleichzeitig
aufs Gas und auf die Bremse. Oder wir klemmen das Gaspedal in einer
Stellung fest und leben in einen Dauerzustand von Kampf-oder-Flucht –
und heben viel zu viel von unseren Gesundheitskonto ab.

Biologisch gesprochen, machen wir möglicherweise gerade einen
evolutionären Prozess durch, der unserer Art ermöglicht, all diesen Stress
geschickter und besser zu bewältigen. Offen gesagt, ich glaube, dass das
multimodale Gehirn der Frau in mittleren Jahren dabei den Weg weist.
Wir mussten schon immer in der Lage sein, mindestens drei Dinge auf
einmal zu tun. Und nun, in der Lebensmitte, wenn sich die Forderungen
unserer Seele stärker bemerkbar machen als je zuvor, wachen wir auf und
entdecken, dass unser Gehirn und unser Körper mit neuen Werkzeugen
ausgestattet werden, die dies auf wunderbare Weise erleichtern.

Stress und Ihr Temperament

Wissenschaftliche Untersuchungen haben eine Verbindung zwischen
Temperament, Persönlichkeit und der Fähigkeit aufgedeckt, mit Stressfaktoren umzugehen. Ist Ihnen aufgefallen, dass einige Leute, gleichgültig, was ihnen im Leben auch widerfährt, anscheinend glücklich sind,
während andere selbst dann, wenn es so aussieht, als gehe es ihnen gut,
meist in einem tiefen Loch hocken? Oder dass Menschen ängstlich und
furchtsam sind, wenn sie sich eigentlich sicher und geborgen fühlen
könnten? Bis zu einem gewissen Grad sind wir mit einem dieser Tempe-
ramente geboren, und es gibt Belege für messbare *biologische* Unter-

schiede, die mit diesen verschiedenen Temperamenten einhergehen.
Beispielsweise hat der Mediziner Stephen Porges herausgefunden, dass
jedes Individuum von Geburt an sein charakteristisches Gleichgewicht
zwischen PNS und SNS aufweist, was zum so genannten »Vagustonus«[12] führt. Ihr individuelles PNS/SNS-Verhältnis lässt sich mit Hilfe
eines Elektrokardiogramms (EKG) sichtbar machen und zeigt, wie Ihre
Herzrate mit Ihrer Atmungsfrequenz koordiniert ist. Das erlaubt wertvolle Rückschlüsse auf Ihr Stoffwechselgleichgewicht und Ihre innere
Widerstandsfähigkeit gegenüber Stress. Porges hat gefunden, dass sogar
bei frühgeborenen Babys diejenigen, die einen höheren Vagustonus
haben (was bedeutet, dass Ihr parasympathisches Nervensystem stärker
aktiviert ist), von äußeren Einflüssen auf der Säuglingsstation (wie dem
Anlegen einer intravenösen Infusion) weniger unter Stress gesetzt werden als Babys mit einem niedrigen Vagustonus. Er beobachtete auch,
dass die Persönlichkeitsmerkmale, die mit einem niedrigen bzw. einem
hohen Vagustonus einhergehen (niedergeschlagen, melancholisch,
besorgt, vertrauensselig, ängstlich, glücklich, widerstandfähig), einen
Menschen offenbar sein ganzes Leben lang begleiten.

Das erklärt eine ganze Menge hinsichtlich unserer individuellen
Reaktionen auf bestimmte Lebenssituationen. So ließ sich zum Beispiel
klar belegen, dass ein Patient unter Umständen großen Stress empfindet,
wenn er sich einem relativ geringfügigen medizinischen Eingriff unterziehen muss, während ein anderer bei einer viel schwierigeren Operation weitaus weniger Stress empfindet. Wahr ist aber auch, dass ein und
derselbe Mensch manchmal auf eine Erfahrung kaum reagiert, zu einem
anderen Zeitpunkt auf dieselbe Erfahrung aber eine massive physiologische Reaktion zeigt. Aus diesem Grunde sind Versuche, eine Rangfolge
für Stressfaktoren aufzustellen, nicht besonders sinnvoll. In einer aktuellen Untersuchung kam Dr. Charles B. Nemeroff von der *Emory University School of Medicine* zu dem Ergebnis, dass Frauen, die in ihrer
Kindheit sexuell missbraucht oder physisch misshandelt wurden im Vergleich zu Frauen ohne diese Erfahrungen später übertrieben starke körperliche Reaktionen auf Stress (wie zum Beispiel eine öffentliche Rede
halten oder vor Publikum Rechenaufgaben lösen) zeigen. Ihr Risiko, im
späteren Leben an Depressionen, Angstzuständen oder anderen emotionalen Störungen zu erkranken, ist ebenfalls erhöht.[13] Wenn man sich die
große Zahl von Frauen mit einer Vorgeschichte von Missbrauch der
einen oder anderen Art vor Augen hält, kann es nicht überraschen, dass
so viele Frauen in den Wechseljahren Stimmungsschwankungen und
andere Probleme haben.

Eines der schlimmsten Dinge, die Menschen sich selbst antun können, ist es, sich wegen ihres angeborenen Temperaments oder ihres Reaktionsmusters auf Stress schuldig zu fühlen. Darum möchte ich nicht behaupten, dass es einen Königsweg für den Umgang mit Emotionen gibt. Das wäre nicht anders, als Frauen zu sagen, sie sollten nach einem idealen Gewicht, einer idealen Körpergröße, Kleidergröße usw. streben. Im Übrigen scheint jedes Temperament seinen Träger zu einer bestimmten Art von Genie zu befähigen. Wenn Sie Ihr Leben beispielsweise damit verbringen, sich zu wünschen, Sie hätten eine »gesündere« Art von Temperament, dann würden Sie Ihr ganzes Genie und Ihre natürlichen Gaben nicht voll ausschöpfen.

Wie die Emotionen in den Wechseljahren Ihre Gesundheit beeinflussen

Ein Ungleichgewicht zwischen dem parasympathischen und dem sympathischen Nervensystem kann in Kombination mit dem sich verändernden hormonellen Milieu im Klimakterium die Anfälligkeit unseres Körpers für Symptome oder Krankheiten erhöhen. Der Thymus (der die T-Zellen in Ihrem Immunsystem produziert), die Lymphknoten (die die B-Zellen im Immunsystem produzieren) und das Knochenmark (das Ihre roten und weißen Blutkörperchen produziert) werden alle vom vegetativen Nervensystem innerviert. Daher weist jede Region, die Zellen für das Immunsystem herstellt, ein Gaspedal (sympathischer Tonus) und ein Bremspedal (parasympathischer Tonus) auf.

Warum ist das wichtig? Weil Ihr Körper über dieses System Ihre Emotionen sowie die Hormone und Neurotransmitter, die sie fördern, registriert und verarbeitet. Wenn Sie einen Rückstand an unverarbeiteten Emotionen haben, dann drängen diese, wie ich festgestellt habe, in den Wechseljahren an die Oberfläche. Infolgedessen kann Ihre Anfälligkeit für Krankheiten zunehmen. Wenn die von Furcht getriebene Kampf-oder-Flucht-Reaktion im Laufe der Zeit immer wieder ausgelöst wird, können Sie an Zuckerkrankheit (Diabetes), Bluthochdruck oder sogar an einer Autoimmunkrankheit, wie Lupus erythematodes und rheumatoider Arthritis, erkranken. Die Lokalisierung Ihrer Erkrankung wird vom schwächsten Glied in Ihrem Körper determiniert, von der Stelle, wo Ihre genetische Ausstattung Sie am verwundbarsten gemacht hat.

Die Grundvorstellung ist, dass das, was in Ihrem Kopf vor sich geht, entweder die Aktivität des parasympathischen oder die des sympathischen Nervensystems verstärkt. Jeder Gedanke und jede Wahrnehmung, die Sie haben, verändert das Gleichgewicht Ihres Körpers. Wird die

Bremse oder das Gaspedal im Vordergrund stehen, wird sich ein Guthaben auf dem Gesundheitskonto anhäufen oder es wird überzogen. Das
ist, in wenigen Worten zusammengefasst, die Art und Weise, wie Ihr vegetatives Nervensystem Ihre Sicht der Welt um Sie herum auf Ihren
Gesundheitszustand überträgt.

Wie Gedanken den Hormonspiegel in den Wechseljahren beeinflussen

Die »Sprache«, die von Ihrem vegetativen Nervensystem gesprochen
wird, wird Ihrem übrigen Körper mittels Hormonen übersetzt. Die
primären Botschafter des sympathischen Nervensystems sind die Hormone Noradrenalin und Adrenalin. Sie werden im Gehirn und in den
Nebennieren produziert. Jedes Mal, wenn der Adrenalinspiegel steigt,
geht der Spiegel eines anderen Nebennierenhormons, Kortisol, ebenfalls
in die Höhe.

Während Kortisol kurzfristig einen sehr notwendigen Energieschub
liefert und Ihnen eine gelegentliche Krise überwinden hilft, hat es doch
seine Schattenseiten. Wenn Sie lange Zeit auf der »Schnellstraße« des
sympathischen Nervensystems verbringen, kann eine längerfristige
Erhöhung des Kortisolspiegels zu einer Reihe von Problemen führen.
Anfangs bringt Kortisol Ihr Immunsystem auf Trab, doch wenn Stress
den Körper in einem Daueralarmzustand hält, werden die Kortisol-Aus-
wirkungen auf das Immunsystem rasch zu einer Belastung. Weiße Blutkörperchen werden in den Blutstrom ausgeschüttet und überfluten das
System mit keimabwehrenden Kriegern. Im Lauf der Zeit erschöpft sich
die Produktion im Immunsystem und im Knochenmark. Eine langfristige Kortisol-Überexposition führt dazu, dass Ihre Haut dünn wird, Ihre
Knochen schwächer werden, Ihre Muskeln und Ihr Bindegewebe »aus
den Fugen« gehen, Ihr Körper einen anomalen Insulinstoffwechsel entwickelt, Ihr Gewebe vermehrt Flüssigkeit einlagert, Ihre Arme und Beine
rascher blaue Flecken bekommen und Sie sich leichter depressiv fühlen.

Wenn Sie an Ihrem Wahrnehmungsmuster festhalten, dass die Ereignisse und Anforderungen in Ihrem Leben stressig und unkontrollierbar
sind, nehmen Sie eine Geisteshaltung ein, die Ihre Nebennieren ständig
dazu anpeitscht, mehr und mehr Kortisol zu produzieren. Im Laufe der
Zeit kann das zur Erschöpfung Ihrer Nebennieren führen; sie verlieren
die Fähigkeit, mit dem steigenden Bedarf an Kortisol Schritt zu halten.
Das geht häufig mit nicht optimaler Ernährung, mangelhafter Verdauung und schlechter Nährstoffverwertung einher, die alle Hand in Hand
mit einem Leben voller Stress gehen. Die resultierende Immunsystem-

schwäche erhöht nicht nur die Anfälligkeit für Infektionskrankheiten, sondern auch für Autoimmunstörungen und für alle Arten von Krebs.

Das überreizte sympathische Nervensystem führt auch zu einem Ungleichgewicht bei einer Gruppe von Hormonen, die als Eikosanoide bekannt sind, und damit zu einer Beeinträchtigung des zellulären Fettsäurestoffwechsels. Die Folge ist eine Gewichtszunahme, weil der Körper vermehrt Muskelgewebe abbaut und es durch gespeichertes Fett und überschüssige Flüssigkeit ersetzt. Eine unausgeglichene Eikosano-id-Balance fördert zudem Gewebsentzündungen, was bei einem Menschen, der unter chronischen Krankheiten, wie Lupus und rheumatoide Arthritis, leidet, zu verstärktem Missbehagen führt. Wie gezeigt werden konnte, fördert ein Ungleichgewicht der Eikosanoide auch das Tumorwachstum bei Menschen, die bereits Krebsherde beherbergen.

In einem gesunden, normalen Körper ist der Kortisolspiegel morgens nach dem Aufwachen am höchsten. Nachts hat das parasympathische Nervensystem darauf hingewirkt, unseren Organen Ruhe und Zeit zur Regeneration zu verschaffen. Mit anderen Worten, auf dem »Gesundheitskonto« hat sich ein Guthaben angesammelt. Der morgendliche erhöhte Kortisolspiegel hilft Ihnen, sich aus dem Bett zu schwingen und sich für den vor Ihnen liegenden Tag bereitzumachen. Wenn Sie abends abspannen, sinkt die Kortisolkonzentration gewöhnlich ab und erreicht um Mitternacht ihren Tiefststand. Bei vielen stark gestressten Frauen beginnt sich dieses wellenförmige Muster der Kortisolausschüttung umzukehren. Der Spiegel ist morgens niedriger und liefert Ihnen keinen oder kaum »Anschub«, um den Tag zu beginnen; gegen Mitternacht ist er dann höher, was es praktisch unmöglich macht, sich zu entspannen und Ruhe zu finden.

Das ist noch nicht alles. Zusätzlich zu einer anomalen Kortisolausschüttung kann eine Überreizung des sympathischen Nervensystems auch zu einer verminderten Produktion von Progesteron führen, einem der natürlichen Beruhigungsmittel des Körpers. Infolgedessen neigen Frauen, die chronisch überlastet sind, auch zu einem hormonellen Ungleichgewicht zwischen Östrogen, Progesteron und Testosteron (das für Frauen wie für Männer wichtig ist).

Besänftigen Sie Ihre Gefühle, bevor sie zu Krankheiten werden

Zunächst sei gesagt, dass es gar nichts bringt, Gefühle in »gute« und »schlechte« einzuteilen. Stellen Sie sich Ihre Gefühle stattdessen als Wegweiser vor. Die Emotionen, die sich gut anfühlen, leiten Sie in Richtung Gesundheit, während diejenigen, die sich schlecht anfühlen, versuchen, Ihre Aufmerksamkeit zu erregen, sodass Sie entweder Ihre Wahrnehmung oder Ihr Verhalten ändern können. So einfach ist das! Gefühle können auch toxisch werden, wenn man ihnen erlaubt, ungelöst weiter zu existieren, statt sie vollständig aufzuarbeiten und anschließend gehen zu lassen. Stellen Sie sich zum Beispiel eine Frau vor, die ein Kind verloren hat und 15 Jahre später, nun mitten in den Wechseljahren, noch immer alles im Zimmer dieses Kindes unverändert ließ, sondern alles genau so gelassen hat wie am Todestag ihres Kindes. Das Gefühl, das sie dazu treibt, aus diesem Zimmer einen Schrein zu machen – die ungelöste Trauer, die Weigerung, im Leben vorwärts zu schreiten, das Verleugnen –, sind toxisch. Sie haben ihr nicht nur ungefähr 15 Jahre ihres Lebens geraubt, sondern bereiten außerdem den Boden für körperliche Erkrankungen, insbesondere, wenn man die Intensität bedenkt, mit der unsere ungelösten Probleme aus der Vergangenheit in den Wechseljahren an die Oberfläche drängen.

Die gesundheitlichen Probleme und Schmerzen, die Sie unter Umständen in den mittleren Lebensjahren erleben, werden nicht von schwierigen Emotionen als solchen hervorgerufen, sondern von der Bereitschaft, diese Emotionen ungelöst andauern zu lassen – oder von einer fehlerhaften Wahrnehmung dessen, was sie in Ihrem Leben bedeuten. Ungelöste, stagnierende Emotionen bringen dieselbe Körperchemie wieder und wieder in Unordnung. Man könnte den Einfluss von Emotionen auf unseren Körper mit Wasser in einem Fluss vergleichen. So lange wie unsere Emotionen ständig fließen und Veränderungen in unserer Wahrnehmung und unserem Verhalten auslösen, bleibt unser Körper sauber und frisch. In dem Augenblick, wo das Wasser nicht mehr in Bewegung ist, setzt der Verrottungsprozess ein, und alle Arten von Keimen beginnen zu gedeihen.

Eine meiner Patientinnen kam in den Wechseljahren zu einer wunderbaren Einsicht. Sie stellte fest, dass sie immer dann, wenn sie sich glücklich fühlt, gleichzeitig auch Nervosität empfindet, denn sie hat beobachtet, dass sie immer dann, wenn ihr Gutes widerfährt, vergangene Aspekte ihres Lebens, die ihr bis dato geholfen haben, hinter sich lassen muss. Eine berufliche Beförderung war für sie beispielsweise stets mit einem Wermutstropfen gemischt, weil sie wusste, dass der Aufstieg die Dynamik ihrer alten Beziehungen verändern würde. Die Leute, mit denen sie zuvor befreundet gewesen war, akzeptierten sie nicht mehr in gleichem Maße wie früher. Ich habe in meinem Leben genau dieselbe Erfahrung gemacht. Der Silberstreif am Horizont ist jedoch deutlich:

Dadurch, dass Sie sich erlauben, ständig voranzuschreiten und auf wachsenden Erfolg und mehr Lebensfreude hinzuarbeiten, werden Sie neue Freunde gewinnen, die die Person, die Sie gerade werden, aus vollem Herzen unterstützen. Der Schlüssel für meine Patientin liegt darin, sich auf all das Gute zu konzentrieren, das aus ihrem Mut, glücklicher und erfolgreicher zu werden, erwachsen ist.

Sich auf die positiven Seiten einer Situation zu konzentrieren kann einen starken Einfluss auf unsere Gesundheit ausüben. Dr. Bernie Siegel erzählt gern eine Geschichte über einen Patienten, der zufällig mitbekam, wie sich die Ärzte über den »Galopprhythmus« seines Herzen unterhielten. Ein Galopprhythmus ist eine ernsthafte Störung, doch der Patient meinte, dies bedeute, sein Herz sei so stark wie das eines Pferdes. Aufgrund dieser Wahrnehmung verbesserte sich der Allgemeinzustand des Patienten dramatisch, und er konnte die Herz-Intensivstation innerhalb kürzester Zeit verlassen.

Es sei jedoch nochmals betont: Hüten Sie sich vor der allzu starken Vereinfachung, dass »Glücklich-Sein« gut und »Traurig-Sein« schlecht ist. Beide emotionalen Zustände sind notwendig, um als menschliches Wesen zu funktionieren. Ohne Trauer würde die Erfahrung von Glück ihren Reiz verlieren. Am besten ist es, nach einem der Gesundheit förderlichen Gleichgewicht der emotionalen Botenstoffe in Ihrem Körper zu streben und diese Emotionen durch Ihren Körper strömen zu lassen wie die Gezeiten des Meeres. Genauso, wie die Gezeiten wesentlich zur Reinigung des Meeres beitragen, reinigen unsere Emotionen unseren Körper und unseren Geist. In der Lebensmitte kann es geschehen, dass Gefühle wie Traurigkeit und Bedauern aus unserer Vergangenheit emporsteigen und eine Zeit lang eine wichtige Rolle spielen, um uns zu helfen, die versandeten Flussmündungen unseres Gefühlslebens zu reinigen.

Sind wir für unsere Gesundheit verantwortlich?

Kritiker der Körper-Geist-Verbindung weisen darauf hin, dass eine Konzentration auf die emotionalen Dimensionen einer Erkrankung dazu führt, dass sich Leute, die bereits verletzlich sind, noch schlechter fühlen, weil ihnen suggeriert wird, sie seien an ihrer Krankheit schuld. Ich stimme zu, dass die Gefahr besteht, diese Philosophie zu weit zu treiben und uns selbst für mangelnde Gesundheit verantwortlich zu machen. Der Wert der Körper-Geist-Verbindung ist jedoch zu groß, als dass man ihn missachten kann. Die einfache Wahrheit ist, dass die Menschen, die sich am schnellsten erholen und am längsten gesund bleiben, diejenigen sind, die das Gefühl haben, sie führten ein erfülltes und glückliches Leben. Selbst wenn sie krank sind, haben sie das Gefühl, dass ihr Leben eine Bedeutung hat und dass sie eine gewisse Kontrolle darüber ausüben können. Diejenigen, die denken:»Die Welt tut mir dies an ... ich kann nichts dagegen tun ... ich habe keine Atempause ... die Welt legt es darauf an, mir das Leben schwer zu machen ... so ist die Welt nun einmal« und so weiter, werden durch ihre Gedanken und die Art ihrer Wahrnehmung zur Ohnmacht verdammt. Dies trägt indirekt zu einem Ungleichgewicht im vegetativen Nervensystem und den damit assoziierten Hormonsystemen bei. Zwanzig Jahre medizinischer Praxis haben mir sehr deutlich vor Augen geführt, dass Emotionen eine entscheidende Rolle dabei spielen, die Waagschalen in die eine oder andere Richtung – Krankheit oder Gesundheit – zu senken, und dass viele Krankheiten in der Opfermentalität wurzeln.

Trotz allem, was wir täglich über gesunde Sportarten, gesunde Ernährung und gute medizinische Versorgung hören, können Sie nach dieser Sichtweise durch die Qualität Ihrer Gedankengänge am meisten für Ihre Gesundheit tun. Diese Fähigkeit ist angesichts des absoluten Mangels an Kontrolle, die wir über andere Aspekte des Lebens haben, ein höchst wertvolles Geschenk. Stellen Sie sich vor, Sie befinden sich bei schlechtem Wetter auf einem turbulenten Flug. Sie können weder die Winde kontrollieren noch die physischen und psychischen Fähigkeiten des Piloten beeinflussen, das Flugzeug zu fliegen. Sie haben es jedoch in der Hand, Ihr eigenes Unbehagen möglichst gering zu halten. Sie können sich dafür entscheiden, ein Buch zu lesen, eine Unterhaltung mit Ihrem Sitznachbarn anzufangen, ein Antioxidanzmittel zu nehmen, sich in eine warme Decke zu hüllen, zu schlafen, Musik zu hören oder den Film anzusehen. Auf der anderen Seite können Sie natürlich auch auf jedes Triebwerkgeräusch achten und zulassen, dass Sie sich den ganzen Flug hindurch ängstigen. Es ist Ihre Wahl.

Schließlich und endlich sind Sie die Einzige, die auf Ihrem Gesundheitskonto ein Guthaben ansammeln kann. Das ist nicht der Job Ihres Arztes, Ihres Ernährungsberaters, Ihres Liebhabers oder Ihrer Eltern. Es gibt kein Nahrungsergänzungsmittel, keinen Gesundheitslieferanten und kein exotisches Kraut, das so viel für Sie tun kann, wie Sie selbst es können.

Der Schlüssel dazu ist Mitgefühl mit sich selbst. Der bekannte Therapeut Gay Hendricks hat festgestellt, dass es nur deshalb Bereiche von Schmerz, Schuld oder Scham in unserem Leben gibt, weil wir diesen Teil unseres Selbst nicht genug geliebt haben. Ganz egal, was Sie fühlen, die einzige Möglichkeit, ein schwieriges Gefühl zum Verschwinden zu bringen, besteht darin, sich selbst dafür zu lieben. Wenn Sie denken, dass Sie dumm sind, dann lieben Sie sich für dieses Gefühl! Es ist paradox, aber es funktioniert. Um sich zu heilen, müssen Sie die Erste sein, die alle Bereiche in Ihrem Inneren, die Sie für nicht akzeptabel halten (und wir alle haben sie), mitfühlend betrachtet. Die hormonellen Verschiebungen, die Sie in den Wechseljahren erleben, können Ihnen dabei helfen.

Wie uns Gehirn und Körper in der Lebensmitte helfen können, unsere Vergangenheit zu heilen

Auch wenn sich Erinnerungen über den Körper und das Gehirn verteilen, spielen gewisse Regionen im Gehirn, wie die Amygdala (Mandelkerne) und der Hippocampus, für die Kodierung und den Wiederabruf von Erinnerungen eine besonders wichtige Rolle. Interessanterweise sind diese Gehirnareale besonders reich an Östrogen-, Progesteron- und GnRH-Rezeptoren, also an Andockstellen für diejenigen Hormone, die in den Wechseljahren am stärksten schwanken. Wenn man an die erhöhte Aktivität dieser Hormone in diesen Arealen denkt, kann man sich gut vorstellen, dass die Aktivierung und der Wiederabruf von Erinnerungen in den Jahren um die Menopause stärker wird.[14] Verletzungen und Verluste, die wir viele Jahre oder gar Jahrzehnte lang zu vergessen oder zu minimieren verstanden haben, können uns plötzlich überwältigen – selbst wenn wir meinen, wir sollten längst über all diesen Schmerz aus der Vergangenheit »hinweg« gekommen sein.

Susan: In den Wechseljahren für sich selbst einstehen
Mit 45 Jahren schrieb Susan: »Die Wechseljahre sind für mich der Mut und Antrieb, den ich mein ganzes Leben lang gebraucht habe.« Susans Eltern waren Alkoholiker, und während sie »feierten«, mussten sie und ihr Bruder sich um den Haushalt und die jüngeren Geschwister kümmern. Mit 18 Jahren verließ sie ihr Elternhaus und heiratete.

> Natürlich heiratete ich einen Alkoholiker, wenn ich dies auch erst Jahre später erkannte. Unsere Beziehung war sehr kontrollierend und missbräuchlich – mental, emotional und physisch. Er kontrollierte alle meine Entscheidungen: wann ich meine Familie sah, wo ich arbeitete, welche Möbel angeschafft wurden und welchen Wagen ich fuhr, bis zu der Entscheidung, keine Kinder zu haben. Ich machte mir vor, dass wir eine wunderbare, enge Beziehung hätten. Wir wurden wie meine Eltern, feierten und tranken an den Wochenenden, genauso, wie sie es taten – ich trank, um meinem Mann Gesellschaft zu leisten und »Teil« von etwas zu sein. Ich begann, bis zu zwei Päckchen Zigaretten pro Tag zu rauchen. Als ich

mit 30 Jahren schwanger wurde, überredete er mich zu einer Abtreibung, weil er gerade zu sehr unter Druck stünde, und versprach, wir würden im darauf folgenden Jahr einen neuen Versuch unternehmen. Stattdessen hatte er eine Affäre. Ich harrte aus, und schließlich beendete er die Beziehung und kehrte zu mir zurück. Ich sah das als Beweis an, dass er mich wirklich liebte.

Vier Jahre später vereinbarte Susan eine Paartherapie, doch im letzten Moment weigerte sich ihr Mann mitzugehen. Statt die Sache abzublasen, ging sie allein. Auf Anregung ihres Beraters begann sie, die Treffen von *Adult Children of Alcoholics* (Erwachsene Kinder von Alkoholikern) und der Anonymen Alkoholiker zu besuchen. Dort merkte sie, dass sie nicht allein war. Das war für sie der Beginn eines neuen Lebens.

Für Susan war der erste Meilenstein, über ihre Abtreibung zu reden. Als Nächstes hörte sie mit dem Rauchen auf. »Das eröffnete mir eine ganz neue Welt. Ich musste nicht länger meine Gefühle unterdrücken und mir, statt zu reden, eine Zigarette anzünden. Ich hatte einen Mund. Ich hatte etwas zu sagen, und oho!, ich sagte eine *ganze Menge* – ich hatte buchstäblich Rededurchfall. Und eine solche Ehrlichkeit!« Dann hörte sie zu trinken auf. »Mein Mann mochte dieses neue Ich überhaupt nicht. Ich war nicht länger ein Partygirl, das nach seiner Pfeife tanzte.«

Als sich Susan veränderte, fühlte sie sich in zwei Teile gerissen, weil sich das Leben um sie herum, das Leben, das ihr Mann für sie zurechtgeschneidert hatte, überhaupt nicht änderte. »Ich wurde zu einer verheirateten Frau, die ein Single-Leben führte. Wir gingen nirgendwo mehr gemeinsam hin und taten auch überhaupt nichts mehr gemeinsam.« Sie gingen zu Eheberatungsstellen, trennten sich, versöhnten sich, er machte eine Alkoholtherapie, doch alles ohne Erfolg. Dann kam der ultimative Kick – das Klimakterium! Susan schrieb: »Ich kam mit 42 Jahren in die Wechseljahre und ich hatte wirklich das Gefühl, dass mir dies den Mut und den Antrieb und die Ehrlichkeit gab, mir mein Leben anzusehen und klar zu erkennen, was ich wollte und was ich brauchte.« Sie begann, »so viele Dinge« zu tun, »die ich schon immer tun wollte und nie getan habe«.

Schließlich beantragte sie die Scheidung und begann ein neues Leben, so wie sie es sich immer gewünscht hatte, 3000 Meilen von ihrem Geburtsort New York entfernt. »Ich hatte einen so einfachen Übergang«, freute sie sich. »Ich ließ mein ganzes Leben dort zurück – Mann, Beruf, Freunde und alles bis auf die paar Dinge, die ich eingepackt habe, als ich ging –, aber ich habe wohl in meiner Ehe meinen Teil Trauerarbeit geleistet. Mein Leben ist heute so erfüllt.«

Die erste Verteidigung gegen unerfreuliche Erinnerungen und Emotionen ist Verdrängung. Dieses Schlupfloch funktioniert oft recht gut – bis zum Klimakterium, wenn die hormonelle Schwerpunktverlagerung und die damit einhergehenden Veränderungen der Gehirnaktivität zusammenwirken und vergrabene Traumen und ungelöste Probleme durch körperliche Symptome ans Licht bringen, die sich nicht ignorieren lassen. Was auch immer die schwärenden Wunden einer Frau verursacht, man kann die Wechseljahre als eingebautes Hilfsmodul ansehen, das sie auf eine tief gehende Heilung vorbereitet. Auch wenn es auf den ersten Blick nicht so aussehen mag, ist dies ein Geschenk.

Zusätzlich zu der Klarsicht und dem Mut, die uns die Wechseljahre verleihen, sich vergangenen Schmerzen zu stellen, können sie einer Frau helfen, einen Schritt zurückzutreten, die Notwendigkeit einer Veränderung anzuerkennen und alles Nötige zu tun, um sich von alteingeschliffenen destruktiven Lebensmustern zu trennen. Selbst sehr tief eingeschliffene Muster lassen sich mit Hilfe der vom Klimakterium eingeleiteten Verschiebungen im Gehirn und den damit einhergehenden Verlagerungen von Energie und Aufmerksamkeitsschwerpunkt verändern.

Ein Wort zur Vorsicht: Vergangene Traumata verstärken

Die beunruhigenden Erinnerungen und die Depressionen, die in den Wechseljahren so oft auftreten, sind viel weniger Furcht erregend und hinderlich, wenn wir sie als das ansehen, was sie sind: als den Beweis dafür, dass wir nun tief im Inneren stark genug sind, um diesem Schmerz und diesen verdrängten Ereignissen aus der Vergangenheit zu erlauben, an die Oberfläche zu kommen und ein und für alle Male aus der Welt geräumt zu werden. Die Erforschung und Bereinigung schmerzhafter Muster aus der Vergangenheit in der Lebensmitte ist notwendig, um wahrhaft geheilt zu werden. Vertrauen Sie darauf, dass Ihr Gehirn und Ihr Körper Ihnen die Informationen übermittelt, die Sie zum Handeln brauchen, wenn Sie dazu bereit sind. Es ist wertvoll und hilfreich, jemanden zu haben, der Ihren Schmerz miterlebt und ernst nimmt. Viele Leute haben festgestellt, dass es nicht allein die schmerzhafte Erfahrung war, die sie als Kinder so verwundete, sondern auch die Tatsache, dass es niemanden gab, an den sie sich vertrauensvoll wenden konnten, niemand, der damals ihre Wirklichkeit verstehen oder sie ernst nehmen konnte.

Vielleicht entscheiden Sie sich dafür, mit einem Therapeuten zu arbeiten, vielleicht auch, einen Meditationskurs zu belegen, um mit den Schlafproblemen, der Angst oder der Panik umzugehen, die auftreten können. Denken Sie jedoch daran, dass viele Angst lösende Psychopharmaka äußerst suchterzeugend sind. Viel zu vielen Frauen sind in den Wechseljahren Psychopharmaka verschrieben worden, nur damit sie später feststellen mussten, dass sie für den Rest ihres Lebens davon abhängig waren. Wenn Sie gewillt sind, mit einem Therapeuten zu arbeiten und die erforderlichen Veränderungen in Ihrem Leben vorzunehmen, werden Sie wahrscheinlich nicht länger als über einen Zeitraum von sechs Monaten bis zwei Jahren Medikamente einnehmen müssen (siehe Zehntes Kapitel).

Wenn ich den Verlauf der Genesung hier auch nicht im Detail wiedergeben kann, möchte ich Sie doch vor einer Fallgrube warnen: Einige Formen der Therapie verstärken negative Muster in Ihrem Gehirn wie in Ihrem Körper, zum Beispiel wenn es darum geht, das Trauma wiederholt neu zu »durchleben« und nach vergrabenen Erinnerungen zu schürfen. Der Grund für meine Warnung ist der Folgende: Starker Stress jedweder Art – und dazu gehört auch das erneute Durchleiden schmerzhafter Erinnerungen – ist mit einem hohen Kortisolspiegel verbunden. Das ist genau das hormonelle Milieu, das die Wahrscheinlichkeit für die Speicherung von Erinnerungen aller Art erhöht, besonders aber von traumatischen Erinnerungen, die durch eine Gehirnregion, die Amygdala, vermittelt werden.[15]

Wenn Sie ein sehr empfindsamer oder beeinflussbarer Mensch sind, der empfänglich für mentale Bilder ist, und Sie eine Menge Kortisol in Ihrem Blutstrom haben (wie es der Fall ist, wenn Sie gestresst sind), dann kann es leicht passieren, dass Sie in Ihrem Gehirn und Ihrem Körper neue traumatische »Erinnerungen« verinnerlichen, die nicht auf vergangenen Erfahrungen beruhen. Stattdessen sind sie unter Umständen das Produkt Ihrer gegenwärtigen Umgebung, kombiniert mit den Suggestionen und Bildern, die Sie von einem wohlmeinenden Therapeuten aufgeschnappt haben. Wenn ein Therapeut Sie beispielsweise fragt: »Hat Ihr Vater Sie missbraucht, als Sie drei Jahre alt waren?«, und Sie sich in einem leicht beeinflussbaren biologischen Zustand befinden, kann es passieren, dass Ihr Gehirn die Frage als Tatsache in seinen Gedächtnispool einbaut – »Mein Vater hat mich missbraucht, als ich drei Jahre alt war« –, ob das nun tatsächlich passiert ist oder nicht. Dieses Szenario kann dann als neue traumatische Erinnerung kodiert werden – eine Erinnerung, mit der Sie zusätzlich zu den realen Erinnerungen fertig werden müssen, die eigenständig aufgetaucht sind.

Und schließlich: Machen Sie es sich zum Ziel, weiter darauf hinzuarbeiten, sich selbst und denjenigen zu vergeben, die Ihnen in der Vergangenheit Schmerz zugefügt haben. Vergebung heißt keineswegs, dass das, was Ihnen zugefügt worden ist, akzeptabel war. Es heißt nur, dass Sie nicht länger willens sind, sich durch eine frühere Verletzung davon abhalten zu lassen, erfüllt und gesund in der Gegenwart zu leben.

Einen größeren Zusammenhang finden

In einigen Kulturen, wie in der indischen Hindu-Kultur, ist die Lebensmitte eine Zeit, die von einer ernsthaften Auseinandersetzung mit den spirituellen Dimensionen des Lebens gekennzeichnet ist. In den Vereinigten Staaten geschieht, glaube ich, etwas Vergleichbares: Die übergroße Mehrheit all derjenigen, die an Konferenzen über die Verbindung zwischen Körper und Seele teilnehmen, sind Frauen in mittleren Lebensjahren. Nun, da unsere reproduktiven Jahre hinter uns liegen, werden unsere kreativen Energien frei. Unsere Suche nach dem Sinn des Lebens gewinnt eine neue Dringlichkeit, und wir beginnen uns als potenzielle Gefäße für spirituelle Inhalte zu erfahren. Ich glaube seit langem, dass jedes Leben von einer Kraft gelenkt wird, die ich mir als Gott vorstelle. Diese Kraft ist viel größer als unser eigener Intellekt, und sie drängt uns stets in Richtung der höchsten uns möglichen Bestimmung, wobei sie direkt durch die einzigartigen Ausdrucksmöglichkeiten eines jeden Menschen wirkt. Mein lebenslanges Interesse an Metaphysik und Astrologie hat mir sehr klare Belege für diese Wahrheit geliefert.

Barbara Hand Clow, eine Autorin, die Astrologie einsetzt, um uns mehr Zugang zu unseren Kräften zu verschaffen, erklärt, dass wir alle durch mehrere Schlüsselpassagen im Leben gehen müssen, um unsere volle Weisheit zu erreichen. Jede Passage ist mit sehr spezifischen und vorhersagbaren Verlagerungen verbunden, die uns, wenn wir sie bewusst bewältigen, unser volles Potenzial eröffnen. In ihrem 1996 erschienenen Buch *The Liquid Light of Sex: Kundalini Rising at Mid-Life Crisis* schreibt Clow: »Wir formen uns mit 30, wir transformieren uns mit 40 und wir verwandeln uns mit 50 Jahren.«[16]

Im Alter von rund vierzig Jahren beginnt die universelle Energie, als Kundalini bekannt (und in vielen alten Heilertraditionen als Schlange dargestellt), natürlich und allmählich von der Basis unserer Wirbel hochzusteigen und dabei jedes Energiezentrum (oder Chakra) in unserem Körper zu aktivieren. Unter Umständen kann die daraus erwachsende sexuelle Energie, die zu diesem Zeitpunkt freigesetzt wird, sehr intensiv sein, was einige Frauen dazu veranlasst, Affären zu haben oder ihre Energie in Malen, Hausbauen oder irgendeiner anderen kreativen Betätigung zu kanalisieren.

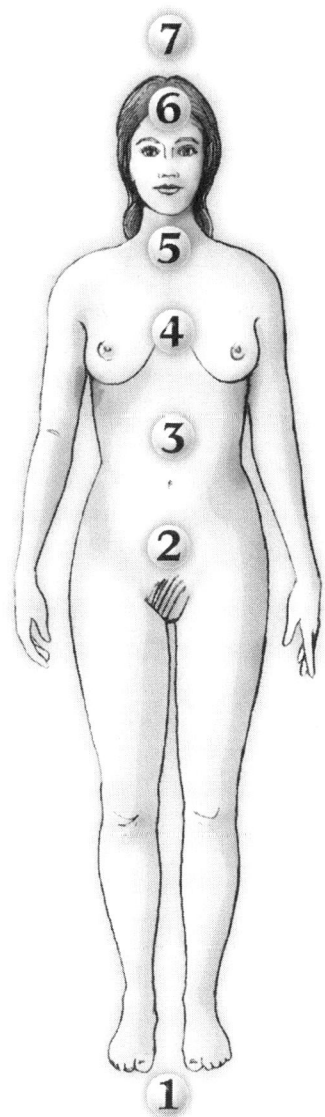

Abbildung 3: Emotionale Anatomie

Die Verbindung zwischen Emotionen und physischer Anatomie manifestiert sich in den sieben emotionalen Zentren. Diese korrespondieren im Großen und Ganzen mit den traditionellen Energiekarten des Körpers, die sieben energetische Zentren oder Chakren beschreiben.

Die sieben Zentren der emotionalen Energie
Die physischen Effekte mentaler und emotionaler Muster

emotionales Zentrum	Organ	mentale und emotionale Bereiche
7	jedes System kann beteiligt sein	Fähigkeit, den Sinn des Lebens zu spüren und in ihn zu vertrauen Vertrauen zu Gott oder einer universalen Energiequelle Fähigkeit, Verantwortung für Lebensereignisse auszubalancieren und Dinge zu akzeptieren, die wir nicht ändern können
6	Gehirn Augen Ohren Nase Hypophyse	Wahrnehmung: Klarsicht versus Doppeldeutigkeit Denken: linkes Gehirn versus rechtes Gehirn; rationales versus nichtrationales Denken Moral: konservativ versus liberal, soziale Regeln versus individuelles Gewissen; Repression versus Freiheit
5	Schilddrüse Luftröhre Halswirbel Hals, Mund Zähne und Gaumen	Kommunikation: Selbstausdruck versus Verständnis (Reden versus Zuhören) Timing: Vorwärtsdrängen versus Abwarten Wille: willensstark versus nachgiebig
4	Herz/Lunge Blutgefäße Schultern Rippen/Brüste Zwerchfell oberer Speiseröhrenbereich	emotionaler Ausdruck: Fähigkeit, voll zu fühlen, Wut, Feindseligkeit, Freude, Liebe, Kummer und Vergebung ausdrücken und freisetzen Beziehungen: Fähigkeit, Partnerschaften auf Gegenseitigkeit zu bilden; Gleichgewicht zwischen Selbst- und Fremdliebe Intimität mit anderen versus Fähigkeit zum Alleinsein

emotionales Zentrum	Organ	mentale und emotionale Bereiche
3	Bauchregion oberer Darmbereich Leber, Gallenblase unterer Speiseröhrenbereich Magen Nieren, Bauchspeicheldrüse Nebennieren Milz mittlerer Wirbelsäulenbereich	Selbstwertgefühl, Selbstvertrauen und Selbstachtung persönliche Macht: Kompetenz und Fähigkeiten in der Außenwelt zu starkes versus zu geringes Verantwortungsgefühl Zucker-, Alkokol-, Drogen- und Tabaksucht Aggression versus Defensivverhalten wettbewerbsorientiert versus nicht wettbewerbsorientiert Gewinnen versus Verlieren
2	Gebärmutter Eierstöcke Scheide Gebärmutterhals Dickdarm untere Rückenwirbel Becken Blinddarm Harnblase	persönliche Macht: Sexualität, Geld und Beziehungen Fruchtbarkeit und Zeugungsfähigkeit: individuelle Kreativität; Kreativität gemeinsam mit anderen Grenzen in Beziehungen: Abhängigkeit versus Unabhängigkeit; Geben versus Nehmen Aktivität versus Passivität
1	Muskulatur, Knochen Wirbelsäule Blut Immunsystem	Sicherheit und Geborgenheit in der Welt; wissen, wann zu vertrauen oder zu misstrauen, wissen, wann sich ängstigen und wann nicht Balance zwischen Unabhängigkeit und Abhängigkeit

Quellen: C. N. Shealy und C. M. Myss: *The Creation of Health: Merging Traditional Medicine with Intuitive Diagnosis* (Walpole, NH: Stillpoint Publication, 1988). Wissenschaftliche Dokumentation des menschlichen Energiesystems und aktualisierte Information von Mona Lisa Schulz. M. D., Ph. D., *Awakening Intuition: Using Your Body-Mind Network for Insight and Healing* (New York: Harmony Books, 1998).

Diese Energieaktivierung kann sich auch in körperlichen Symptomen manifestieren. Das Ausmaß an unbewältigten Angelegenheiten, das wir in jedem dieser Energiezentren angesammelt haben, entscheidet über Art und Schwere der Symptome, die wir in dieser Region erleben. So hatte ich persönlich zum Beispiel in dem Jahr, in dem meine Periode unregelmäßig wurde und ich Hitzewallungen bekam, mehrere Attacken von schlimmen Brustschmerzen, ein Hinweis auf Kummer und Verzweiflung, Gefühle, deren ich mir nie völlig bewusst gewesen war. Viele andere Frauen stellen fest, dass sie in mittleren Lebensjahren unter Herzklopfen, Angst, Beckenschmerzen oder Verdauungsstörungen leiden.

Wenn wir unsere Symptome neu bewerten und sie als unsere innere Orientierungshilfe ansehen, die an die Tür eines jeden emotionalen Zentrums klopft und uns auffordert, mehr Licht und Weisheit in diese spezielle Region einzulassen, fühlen wir uns nicht als Opfer unseres Körpers. Dann haben wir die Chance, uns durch die Lebensenergie, die in mittleren Lebensjahren durch unseren Körper kreist, stark und auch mächtig zu fühlen.

So fiel der Höhepunkt meiner Scheidung beispielsweise in eine Phase, die astrologisch als meine Chiron-Rückkehr gilt, der optimale Zeitpunkt für mich, mich zu verwandeln und mich stärker mit meinem Geist und meinem Lebenszweck zu verbinden. Gleichzeitig stand ich unter dem Einfluss einer astrologischen Konfiguration, die als Yod oder »Finger Gottes« bekannt ist. Der Zweck dieses Fingerzeigs war es, mich aus meinem alten Leben herauszuführen, sodass ich die Zeit und die Motivation gewann, neue, gesündere Beziehungen zu schaffen. Und auch wenn mich diese Erkenntnis nicht ganz von dem Leiden befreit hat, das ich durchgemacht habe, ziehe ich großen Trost aus dem Wissen, dass ein höherer Sinn und eine Bedeutung in den Ereignissen der letzten Jahre lag – dass meine Erfahrung auf mehr hinausläuft als auf eine schmerzliche Scheidung und das Einsetzen von Hitzewallungen.

Drittes Kapitel

Heimfinden zu sich selbst: Von Abhängigkeit zu einer gesunden Eigenständigkeit

Das Bedürfnis, mehr Kontrolle über unser Leben zu erlangen, wird in den Wechseljahren zu einem drängenden Problem. Plötzlich ertappen wir uns dabei, dass wir die Bedeutung und den Wert vieler Beziehungen in Frage stellen, die wir uns zuvor nie genauer unter die Lupe zu nehmen getraut haben. Auch wenn wir all diejenigen Beziehungen aufrechterhalten wollen, die uns im Innersten stützen, entdecken wir oft, dass unsere alte Art zu fühlen oder uns gegenüber denjenigen Menschen zu verhalten, die uns am nächsten stehen – ob Eltern, Kinder, Ehemänner, Freunde oder Chefs –, neu überdacht werden muss. Und jedes Mal, wenn wir unser Leben »auf den neuesten Stand« bringen, müssen wir um das alte Leben trauern, das wir hinter uns gelassen haben. Den Mut zu haben, die im mittleren Lebensabschnitt notwendigen Veränderungen in Angriff zu nehmen und den Verlust zu spüren, der mit diesen Veränderungen einhergeht, trägt entscheidend dazu bei, ein festes Fundament für unsere Gesundheit in der zweiten Lebenshälfte zu schaffen.

Das Leere-Nest-Syndrom

Sie müssen keine Mutter sein, um das leere Nest zu erleben, dieses schmerzliche Gefühl von persönlichem Verlust, von Einsamkeit und Übergang, das sich so oft einstellt, wenn Sie eine bedeutende Veränderung in Ihrem Leben durchmachen. Ganz gleichgültig, wie sicher und etabliert sich eine Frau vor der Lebensmitte auch fühlen mag, die Wandlung und der Übergang in die zweite Lebenshälfte erfordern fast zwangsläufig einen Exodus der einen oder anderen Art. Ob es die endgültige Trennung vom Ehemann ist, von dem Sie sich seit langem entfremdet haben, ein Berufswechsel, der Weggang von Kindern, die volljährig geworden sind und ihr Zuhause verlassen haben, um ein eigenes Leben zu beginnen, das Sie nicht länger so selbstverständlich wie bisher einschließt, oder alles zusammen – wenn Ihr einst so turbulentes Heim ruhig wird und/oder sich Ihre tägliche Routine plötzlich ändert und Sie ruhelos und unausgefüllt zurückbleiben, ähnelt diese Erfahrung in gewisser Weise dem Verlust eines geliebten Menschen. Und selbst wenn Sie es kommen gesehen haben und dachten, Sie wären darauf vorbereitet, ja sogar dann, wenn Sie es sind, die geht, ist es schmerzhaft. Denn es ist unmöglich, sich völlig auf diese Form von innerem Aufruhr vorzubereiten, der so tief greifend ist, dass er Sie völlig von innen nach außen »umkrempeln« und verwandeln kann.

Eine meiner Freundinnen, eine Frau, die es geschafft hat, in einem Unternehmen eine steile Karriere zu machen und gleichzeitig zwei Kinder großzuziehen, meinte kürzlich zu mir: »Als mein Jüngster diesen Herbst auszog, um aufs College zu gehen, war ich sehr beschäftigt und arbeitete für eine kreative aufstrebende Firma, die mich häufig auf Kurzreisen nach Übersee schickte. Obwohl jeder Tag neue Aufregung und Abenteuer brachte, passierte es mir immer wieder, dass ich, wenn ich im Auto saß, an einer roten Ampel in Tränen ausbrach. Ich fühle mich, als ob mir ein Teil meines Herzens aus der Brust gerissen worden wäre. Nach all diesen Jahren zielbewussten und stolzen Mutterseins, in denen meine Kinder trotz meiner Karriere immer an erster Stelle standen, war ich überrascht, wie überaus körperlich und schmerzhaft sich dieser Verlust anfühlt. Und ich habe ihn keiner Weise kommen sehen.«

Ich kann sie sehr gut verstehen. Im Sommer 1999 bekam ich einen kleinen Vorgeschmack auf ein eigenes Leeres-Nest-Szenario: Kaum zwei Monate nachdem meine ältere Tochter zu einem Sommercamp aufgebrochen war, um sich auf den Besuch des College im Herbst vorzubereiten, verließ meine jüngere Tochter ihr Zuhause, um ihrerseits ein Feriencamp zu besuchen. Da mein Mann gegangen und meine Scheidung fast abgeschlossen war, war dies seit der Zeit des College und des Medizinstudiums das erste Mal, dass ich ganz allein war. Eine Weile lang fand ich nichts dabei. Mein Haus war sauberer, als es seit Jahren gewesen war (wenn das auch niemals eine bedeutende Rolle für mich gespielt hat), und als ich begann, das Interieur nach meinen Vorstellungen umzugestalten, empfand ich es als angenehmen Nebeneffekt, ohne das Chaos anderer Leute zu leben. Ich aß, was ich wollte und wann ich wollte, arbeitete, wann immer ich Lust hatte, zündete Kerzen an und sah mir bis spät in die Nacht Filme an. Langsam begann ich es zu genießen, Ruhe zu haben und ganz ohne Unterbrechungen über mein Leben nachsinnen zu können. Schließlich und endlich, sagte ich mir, war ich nicht wirklich allein. Meine Tochter würde bald wieder zu Hause sein. Doch einem Monat später wurde ich wie aus heiterem Himmel von Kummer und Einsamkeit übermannt. Ich hatte meine jüngere Tochter vom Camp abgeholt, und zusammen hatten wir eine Tour nach Dartmouth unternommen, denn sie war dabei, sich zu überlegen, welches College sie wohl besuchen sollte. Als meine medizinische Alma mater und als der Ort, an dem ich meinen Mann zum ersten Mal getroffen hatte, barg Dartmouth viele nostalgische Erinnerungen für mich. Ich erinnerte mich lebhaft an die Begeisterung, die ich empfand, als ich vor 28 Jahren hierher kam und von dem Ort und seiner Atmosphäre ganz überwältigt war. Nun stand ich auf demselben Campus, eine 50-jährige, frisch geschiedene Mutter, die der jüngeren ihrer beiden Töchter zusah, wie sie Pläne für ihr eigenes Leben schmiedete. Ich sah mich nicht nur mit dem Verlust meines Mannes und meiner beiden Töchter konfrontiert, sondern auch mit dem Verlust aller Träume, die ich für meine Zukunft gehabt hatte. Während der dreistündigen Heimfahrt schlief meine Tochter die ganze Zeit, und ich entdeckte zu meiner Überraschung, dass ich mich noch einsamer fühlte als in der Zeit, in der sie nicht da war.

Wieder zu Hause, wachte ich am nächsten Morgen mit einem Gefühl tiefen Kummers auf und sagte mir selbst: »Aha, das ist das Leere-Nest-Gefühl, über das ich schon so viel gehört habe, das Gefühl, das dir sagt: ›Du bist in deiner neuen Welt noch nicht zu Hause, und deine alte Welt passt nicht länger zu dir.‹« Ich befand mich in einem Zwischenstadium, trauerte um das, was war, und um das, was hätte sein können. Intellektuell wusste ich, dass dies eine Wachstumsphase war, eine Art Wehenschmerz, der wunderbare Dinge hervorbringen würde, wenn ich mir nur erlauben würde, durch diese Phase zu gehen. (Es half zu wissen, dass ich tatsächlich gar keine andere Wahl hatte.) Statt meine Gefühle zu »glätten« und Wege zu finden, sie zu betäuben, um mir den Kummer zu ersparen, ließ ich meinen Schmerz zu. Ich war einsam und enttäuscht, litt an gebrochenem Herzen und fürchtete mich, und ich saß auf meinem Bett und weinte um all das in meinem Leben, das dabei war, zu sterben.

Aber es gibt auch gute Nachrichten. Jede Frau, die den emotionalen Aufruhr der Wechseljahre durchgemacht hat, kann bestätigen, dass die schmerzlichen Gefühle, die mit dem leeren Nest einhergehen, zwar immer wieder hochkommen, mit der Zeit aber seltener werden, kürzer andauern und jedes Mal weniger tief schmerzen. Daher besteht unsere Aufgabe einfach darin, da zu sein, wenn sie hochkommen. Wie meine eigene Erfahrung und diejenige all der Frauen, die ihre Leere-Nest-Erfahrung mit mir geteilt haben, zeigt, besteht die Belohnung, sich ganz auf diese Emotionen einzustellen, die in dieser Phase über uns hinwegrollen, letztlich darin, dass das Ringen schneller vorübergeht, als wenn wir versuchten, uns diesen Gefühlen zu widersetzen oder sie zu leugnen. Ob es eine Frau in diesem Augenblick wahrhaben will oder nicht, diese beunruhigende Leere-Nest-Erfahrung ist ein Segen. Stellen Sie sich diese Erfahrung als Wehenschmerz vor. Was Sie zu gebären versuchen, ist Ihr neues Leben, das Ihre Hormone, Ihr Gehirn und Ihr Körper bereits willkommen geheißen und angenommen haben, auch wenn Sie sich dessen vielleicht noch nicht bewusst sind. Um ein neues Leben zu schaffen, müssen Sie in den Abgrund, in die Leere hinabsteigen, die Sie möglicherweise ein Leben lang zu meiden versucht haben, indem Sie sich auf Beziehungen und Beruf konzentrierten. Da ich selbst in diese tiefe Schlucht geschaut habe, kann ich verstehen, warum eine Frau, die sie betritt, nur sehr schwer glauben kann, ihre Reise könne gut enden. Aber nun, da ich an der anderen Seite herausgekommen bin, weiß ich, dass die Reise den Schmerz und die Mühen wert war.

Patricia: Das Unvermeidliche verzögern

Viele Frauen tun alles, was in ihrer Macht steht, um einer Veränderung und einem Wandel Widerstand zu leisten, und ziehen sich dabei oft auf die Art von Fürsorge zurück, die sie ihr ganzes Leben lang geleistet haben. Sie verschwenden kostbare Energie bei dem Versuch, entscheidende Lebensveränderungen fern zu halten; sie paddeln sozusagen gegen den Strom, statt sich von der Strömung in neue, unbekannte Gewässer tragen zu lassen. Oft ist ihre Angst, vorwärts zu gehen, so groß, dass sie stattdessen einen Schritt rückwärts machen.

Nachdem Patricia fünf Kinder großgezogen hatte, kam sie an einen Scheideweg, der sie völlig überraschte:

> Mein Mann war stets der Herr im Haus und traf alle Entscheidungen – welche Lebensmittel eingekauft wurden, welche Kinder bei welchen Hausarbeiten halfen, in welcher Farbe meine Küche gestrichen wurde –, und im Laufe der Jahre lernte ich, damit umzugehen, indem ich mich wie eine Auster verschloss und in die Welt zurückzog, die ich mir und meinen Kindern geschaffen hatte. Als unser jüngstes Kind das Haus verließ, traf mich die Erkenntnis wie ein Keulenschlag: Jetzt waren nur noch er und ich da. Ehrlich gesagt, darüber hatte ich mir nie zuvor Gedanken gemacht. Wir kamen ganz gut miteinander zurecht, aber hauptsächlich nur deshalb, weil er sein Leben lebte und ich meines. Immer dann, wenn es zu einem Konflikt hätte kommen können, verhielt ich mich unterwürfig und nach-

giebig – es war mir zur Gewohnheit geworden und es war einfacher so. Nun, da die Kinder alle aus dem Haus waren, erkannte ich plötzlich, dass dies meine Zeit für mich sein könnte. Doch mein Mann hatte so etwas zuvor nie geduldet, und ich wusste, er würde es auch jetzt nicht dulden.

Eheberatung und Scheidung waren in der Familie ihres Mannes Tabuthemen, und Patricia erkannte, dass sie nicht bereit war, weitere Zugeständnisse zu machen und weiterhin nach den Regeln zu leben, die er für ihr Leben aufgestellt hatte. Stattdessen entschied sie sich, die Zukunft, die sie in dieser Form nicht akzeptieren konnte, zu umgehen, indem sie versuchte, die Vergangenheit neu zu schaffen. Im Alter von 47 Jahren überredete sie ihn, ein Mädchen im Babyalter zu adoptieren.

Ich erkannte es damals nicht bewusst, aber rückblickend vermute ich, dass ich wusste, das Baby würde mir ersparen, meine Ehe unter die Lupe zu nehmen. Ich wollte die Uhr zurückdrehen. Vorwärts zu gehen, dazu hatte ich zu viel Angst. In gewisser Weise funktionierte es – es hielt mich beschäftigt. Doch obwohl das Großziehen von Kindern für mich in jüngeren Jahren eine Freude gewesen war, erkannte ich – zu spät –, dass ich mich verändert hatte. Mein Leben Kindern zu widmen, das war mein vergangenes Leben. Heute, Mitte fünfzig, weiß ich, dass es überhaupt nicht das ist, was ich in diesem Stadium meines Lebens tun möchte. Ich bin die ganze Zeit so müde, dass ich mich wie sediert fühle, und nicht etwa deshalb, weil es eine so harte körperliche Arbeit wäre – mein Herz ist nicht bei der Sache. Ich fühle mich weggezerrt, als ob irgendeine Kraft mich von hier fortzuziehen versuchte. Ich fühle mich so, als würde ich alle zwei Jahre um zehn Jahre altern. Aber ich habe jetzt eine Verpflichtung gegenüber diesem kleinen Mädchen, das alles verdient, was ich ihm geben kann. Ich hoffe, ich halte durch, bis es erwachsen ist.

Bumerang-Babys

Geschichten wie die von Patricia hört man aufgrund der stetig zunehmenden Zahl erwachsener Kinder, die aus dem einen oder anderen Grund wie ein Bumerang nach Hause zurückkehren, immer häufiger; oft kommen sie mit eigenen Kindern, die die Großmutter aufziehen soll, während deren Söhne und Töchter versuchen, beruflich und privat auf die Beine zu kommen. Wenn eine Frau die zweite Hälfte ihres Lebens für sich selbst beanspruchen will, um ihr eigenes kreatives Potenzial zu erforschen, muss sie einen Weg finden, nicht den Kräften nachzugeben, die sie dazu verleiten könnten, die langfristigen Verantwortlichkeiten eines anderen zu schultern. Mit diesen Kräften meine ich Schuldgefühle und den Drang, ihre Kinder vor den Konsequenzen ihrer eigenen Entscheidungen zu schützen. Wenn persönliche Entscheidungen und äußere Umstände zusammenwirken, um das Nest voll zu halten, dann besteht die große Gefahr, dass das neue Leben einer Frau nur zu einer Wiederholung des alten wird.

Anita: Endlich die Nabelschnur durchtrennen

Als Anitas und Ralphs frisch verheiratete (und schwangere) Tochter und ihr Mann ein Apartment in ihrem Komplex mieteten, war Anita begeistert. Doch im Laufe der folgenden Monate bekam sie mehr und mehr das Gefühl, irgendetwas stimme nicht.

Zuerst dachte ich, ich wäre im Himmel. Jenny war ständig bei mir, manchmal, um die Wäsche zu waschen (sie behauptete, ihre Waschmaschine funktioniere nicht richtig und Jim habe keine Zeit, sie zu reparieren), manchmal, um eine Tasse Zucker zu borgen, manchmal auch nur, um »herumzuhängen«. Ich fand das toll – es war, als hätte ich meine Tochter nie verloren. Statt eines leeren Nestes sah es so aus, als könne ich sie behalten und dazu noch ein neues kleines Baby um mich herum haben. Aber allmählich kamen mir mehr und mehr Zweifel. Ich dachte an die Zeit zurück, als ich eine frisch verheiratete junge Frau gewesen war, und obwohl ich meine Familie heiß und innig liebte, verbrachte ich damals nicht annähernd so viel Zeit mit ihr wie Jenny mit mir. Ich begann, nach Zeichen für Schwierigkeiten in ihrer Ehe Ausschau zu halten, ohne wahrzunehmen, dass ich bereits ein großes Alarmzeichen erkannt hatte – Jenny hatte ihr Zuhause noch gar nicht wirklich verlassen.

Einen Monat später wurde Jim befördert, was einen Umzug an die Westküste bedeutete. Ich fühlte mich, als hätte ich einen Tritt in den Magen bekommen. Jenny war unser einziges Kind, und sie war mein ganzes Leben. Der Umzug musste rasch über die Bühne gehen – sie hatten nur sechs Wochen Zeit, um alles zu regeln und sich in Kalifornien einzurichten –, doch ich bemerkte, dass Jenny inmitten all der Vorbereitungen für den Umzug noch mehr Zeit als zuvor mit mir zu verbringen begann.

Zwei Wochen später kam es zu einer heftigen Auseinandersetzung, und das Nächste, was ich sah, war Jenny, die auf unserer Türschwelle stand, bereit, »nach Hause zurückzukehren«; dabei lag ein Ausdruck auf ihrem Gesicht, der gequält, aber gleichzeitig auch ein wenig triumphierend war. Sie erzählte mir später, sie habe gedacht, ich würde mich freuen – sie wusste, wie sehr ich sie vermissen würde. Darum war sie von meiner Reaktion auch so überrascht.

Es war herzzerreißend für mich. Ich hasste es, meine Tochter in ihrem Schmerz zu sehen, das Gesicht vom Weinen verquollen, der Bauch, dem man die ersten Zeichen ihrer Schwangerschaft anzusehen begann, gerundet. Doch glücklicherweise wachte ich auf, und das nicht zu früh. Ich sagte ihr, dass zurückzukommen keine Option sei. Ich sagte ihr, dass es an der Zeit sei, vorwärts zu gehen. Ich erkannte, dass ich die Nabelschnur durchtrennen und beginnen musste, mein eigenes Leben zu erforschen, und dass sie dasselbe tun musste – sonst würden wir beide in einer Phase des Lebens stecken bleiben, aus der wir herausgewachsen waren.

Wenn sich eine Frau der Aussicht auf ein leeres Nest gegenübersieht, so läuft dies, so schmerzlich diese Aussicht zunächst auch ist, letztlich auf Folgendes hinaus: Trennung ist eine notwendige und letztlich segensreiche Sache, die den Weg für die nächste Entwicklungsphase freimacht. Diesen Prozess zu blockieren kann ähnliche Folgen haben, wie eine Kübelpflanze in einem zu kleinen Behälter dahinvegetieren zu lassen. Eine Frau kann sich dafür entscheiden, ihr Wachstum zu erleichtern, was anfangs schmerzhaft sein mag, oder sie kann sich dafür entscheiden, dieses Wachstum zu blockieren, und damit einen Weg wählen, der zu einem beschleunigten Alterungsprozess und einem Verlust an Vitalität führt – genauso, wie es bei der Kübelpflanze der Fall wäre. Auf der Stelle zu treten ist mit anderen Worten keine lebensfähige Option. Wachse – oder stirb.

Starke Gefühle, starke Heilkräfte

Um einen neuen Weg zu betreten, muss man den alten hinter sich lassen. Das ist einer der erschreckendsten Aspekte der Transformation in mittleren Lebensjahren – zurückzulassen, was gewohnt und vertraut ist, und anzunehmen, was fremd und unbekannt ist. Im ersten Sommer nach meiner Scheidung sah ich beispielsweise meiner Tochter und meinem früheren Mann nach, als sie an einem wunderbaren Sommertag zum gemeinsamen Segeln aufbrachen, eine Familienaktivität, die wir jahrelang gemeinsam genossen hatten. Ich fühlte mich zurückgelassen und fragte mich, was mit meinem Leben passiert war. Tatsächlich fühlte ich mich so, als hätte ich außerhalb meiner Arbeit kein wirkliches Leben mehr. Wenn wir an einem Scheideweg in unserem Leben stehen, beginnen wir zwangsläufig zu zweifeln. »Kann ich das wirklich durchziehen? Habe ich genug Talent? Die nötige Kraft? Werde ich es da draußen schaffen?« Oder wie in meinem Fall: »Was nützt es, es da draußen geschafft zu haben, wenn ich niemanden habe, zu dem ich nach Hause kommen kann?« Eine Frau, die keine Angst dabei empfände, aus dem Milieu herausgerissen zu werden, in dem sie sich bereits bewiesen hat, und in unbekannte Gewässer geworfen zu werden, in denen sie dahintreibt, wäre schon sehr ungewöhnlich. Ihre Selbstzweifel können zudem dadurch verstärkt werden, dass sie ihren Verlust zwar klar erkennt, der Weg, der zu einem neuen Leben führt, häufig jedoch noch im Dunkeln liegt.

Es ist außerordentlich wichtig für das Wohlbefinden einer Frau, zu verstehen, dass die Richtung ihres neuen Weges deutlich werden wird, und ihre Bereitschaft, ihn zu versuchen, kommen wird – mit der Zeit. Die

Schritte, die ihr altes Leben von dem neuen trennen, sind mit Absicht nicht leicht, ebenso wenig der Geburtsprozess. So schwierig, wie es in unserer schnelllebigen Kultur auch zu akzeptieren ist – das Ringen, das die Wandlung einer Frau in mittleren Jahren begleitet, ist offenbar ein integraler Teil des Lernprozesses, ohne den sie nicht den Anreiz verspüren würde, einen Fuß vor den anderen zu setzen. Ihr leeres Nest, Ihr veränderter Lebensraum, Ihr auseinander fallender Lebensschwerpunkt, dieses Gefühl, zu schwimmen – all dies muss erst zur Kenntnis genommen und samt all der Emotionen, die damit einhergehen, erfahren werden, damit der Heilungsprozess beginnen kann. Während wir dieses Wechselbad der Gefühle erleben und darauf warten, dass der neue Weg, der vor uns liegt, deutlich wird, müssen wir eine Weile in der »Unterwelt« verharren und uns erlauben, unsere Ängste, unseren Kummer und unsere Verwirrung zuzulassen. Dann und nur dann wird sich der Nebel zu lichten beginnen, werden sich neue Türen, neue Zielrichtungen und neue Schwerpunkte für die wunderbaren Jahre abzeichnen, die vor uns liegen.

Gut und schön, mögen Sie sagen. Aber wie soll man seine starken Gefühle intensiv erleben, ohne sich in sie zu verkrallen oder in Selbstmitleid zu schwelgen?

Identifizieren Sie ihre Gefühle, indem Sie sie niederschreiben

Es gibt eine Schreibtechnik, die einer Frau wirksam dabei helfen kann, ihre Aufmerksamkeit für diese Gefühle, die ungebeten an die Oberfläche drängen, zu schärfen, sie zur Kenntnis zu nehmen, zu identifizieren, auszudrücken und schließlich aktiv freizusetzen. Es ist eine Fertigkeit, die eine gewisse Übung erfordert, doch die Belohnung folgt auf den Fuß – und es klappt immer besser, wenn Ihre Fähigkeiten durch Training wachsen. Und so geht man dabei vor:

Verpflichten Sie sich, Ihren Körper zu ehren und zu respektieren, indem Sie bereitwillig aus den Emotionen lernen, die ihn erfüllen, selbst wenn das nur bedeutet, ihm Ihre liebevolle Aufmerksamkeit zu schenken. Mit anderen Worten, seien Sie bereit, für Ihren Körper und seine Emotionen da zu sein, genauso, wie Sie für ein Kind oder jemanden da wären, den Sie lieben. Wenn Sie sich zum Beispiel plötzlich von Kummer oder Wut übermannt fühlen, halten Sie inne, und identifizieren Sie dieses Gefühl, statt einfach darauf zu reagieren. Nehmen Sie es zur Kenntnis. Sagen Sie sich selbst: »Ich bin traurig« oder »Ich bin wütend«.

Schauen Sie sich Ihren Kummer an, ohne zu versuchen, ihn zu heilen. Das Wesen eines guten Zuhörers – ob gegenüber sich selbst oder einem guten Freund – besteht einfach darin, sich oder anderen zu erlauben, Gefühle frei und ehrlich auszudrücken. Im Laufe der Zeit kann Ihre fürsorgliche Konzentration Schmerz in Mitgefühl verwandeln. Geben Sie sich Mühe, Ihre Gefühle zu identifizieren und bei ihnen zu sein, statt zu versuchen, sie zu ändern, sie abzuschütteln oder sie im hintersten Winkel zu verstecken. Wenn es Ihnen schließlich gelungen ist, sich auf diese Gefühle zu konzentrieren, nehmen Sie sich die Zeit, sie niederzuschreiben.

Wenn ich starke Gefühle empfinde, die mich auf meinem Weg innehalten lassen, hilft es mir fast immer, über diese Erfahrung zu schreiben, sobald ich Gelegenheit dazu finde.[1] Ich setze mich dann an meinen Schreibtisch, zünde eine Kerze an, lege ein Band mit Barockmusik auf, atme dreimal ein und aus und beginne zu schreiben, notiere meine Gedanken wie eine gute Sekretärin. Wenn ein bestimmter Gedanke mit einem gewissen »Summen« oder einer gewissen Energie einhergeht, dränge ich mich selbst, tiefer zu gehen, und frage mich, was ich mit »traurig«, »wütend«, »gereizt« usw. meine. Wenn eine Seite des Bandes durchgelaufen ist, weiß ich meist genau, was mir das betreffende Gefühl sagen wollte. Und mehr als nur das – ich stelle fest, dass das Niederschreiben meine Energie auf einen ganz neuen Ort richtet.

Die Gefühle in Ihrem Körper identifizieren

Eine verwandte Form von Aufmerksamkeit besteht darin, sich auf körperliche Empfindungen einzustimmen und mitzuschwingen. Wenn Sie beispielsweise spüren, wie sich die Muskeln in Ihren Schläfen kontrahieren, dann beobachten Sie diese Muskeln einfach, und stellen Sie fest, wie sie sich entspannen, weil Sie sich auf sie konzentrieren. Treten Sie innerlich einen Schritt zurück, und versuchen Sie, die vielen Arten und Weisen zu erkennen, in denen sich Emotionen in Ihrem Körper manifestieren – das Hängen Ihrer Schultern, der Kloß in Ihrem Hals, die Spannung in Ihren Kiefermuskeln, die zittrige Schwäche in Ihren Beinen, das Zusammenziehen Ihrer Magengrube, das Zuschwellen Ihrer Nasengänge, wenn Tränen fließen.

Wenden Sie die Heilkräfte Ihrer Aufmerksamkeit auf all diese Empfindungen an, die physischen wie die psychischen. Ihre Konzentration misst Ihren Gefühlen zunächst den Wert zu, der ihnen zusteht, um sie anschließend aus dem Weg zu räumen, und behebt damit jedwede Blockade für Ihre Fähigkeit, gesund und in Ihrem Leben voll präsent zu sein. Die Anmut und Schönheit dieses Ansatzes liegt darin, dass er Ihrem Leid erlaubt, sich seine Zeit zu lassen, sodass es durch Sie hindurch und schließlich aus Ihnen hinaus fließen kann, was es auch tun wird. Damit bereiten Sie die Bühne für Ihre eigene Heilung vor – und für Ihre eigene Fähigkeit voranzuschreiten.

Sich um sich selbst, sich um andere kümmern: Die Balance finden

Wir alle sind durch ein Kontinuum der Fürsorge miteinander verflochten, einer der weiblichen Werte, von denen die Welt mehr, nicht weniger braucht. Doch es trifft auch zu, dass Frauen ihr Leben manchmal unnötig dieser Tugend opfern.

Frauen in meinem Alter werden oft als die »Sandwich-Generation« bezeichnet, weil so viele einerseits für ihre noch abhängigen Kinder sorgen müssen und andererseits zunehmend aufgefordert werden, sich um betagte Eltern oder andere Verwandte zu kümmern. Das ist eine Zeit, in der unsere Programmierung, gute Töchter, gute Mütter und gute Ehefrauen zu sein – Rollen, die uns die Liebe und die Zustimmung anderer einbringen –, frontal mit dem immer drängenderen Bedürfnis kollidiert, uns um uns selbst und die Bedürfnisse unserer Seele zu kümmern. Der Konflikt, der aus diesen beiden starken, aber anscheinend widersprüchlichen Wünschen resultiert, kann unsere Gesundheit ruinieren, wenn wir diese Wünsche nicht sorgfältig erforschen und Prioritäten setzen.

Ich habe hunderte von Frauen im mittleren Alter gesehen, die sich bei dem Versuch, einen Vater oder eine Mutter mit Alzheimer zu pflegen, einen Ganztagsberuf auszuüben und sich um Haushalt und Familie zu kümmern, kaputtgemacht haben. Dieser Versuch, auf mehreren Hochzeiten zu tanzen, führt nur allzu oft zu gesundheitlichen Problemen, wie erhöhtem Blutdruck und Cholesterinspiegel, Angststörungen, Herzrasen, schweren Hitzewallungen und Schlaflosigkeit. Wie Untersuchungen ergeben haben, leiden Menschen, die sich um Eltern mit chronischen Krankheiten kümmern, häufiger unter behandlungsbedürftigen gesundheitlichen Problemen als diejenigen, die nicht derartig belastet sind.[2]

Sharon: Zu gut für ihr eigenes Bestes
Sharon suchte mich zum ersten Mal mit 51 Jahren auf und klagte über Hitzewallungen und Schlaflosigkeit. Als ich sie nach ihrer sportlichen Betätigung und ihren Ernährungsgewohnheiten fragte, zuckte sie nur mit der Schulter und entgegnete: »Wer hat schon Zeit, Sport zu treiben oder sich gut zu ernähren?« Obwohl Sharon etwa 14 Kilogramm Übergewicht hatte und gerne abnehmen wollte, sah sie einfach keine Mög-

lichkeit, wie sie die Zeit finden sollte, ihre Lebensweise zu verbessern. Wie ich herausfand, war Sharon die Älteste von fünf Geschwistern und die einzige Tochter. Als ihre Mutter starb, war sie es, die sich um ihren Vater kümmerte, einem 72-jährigen Mann, der sich den größten Teil von Sharons Leben seinen Kindern gegenüber tyrannisch und distanziert verhalten hatte. Nachdem Sharons Mutter gestorben war, hatte sich sein Gesundheitszustand leicht verschlechtert. Obwohl Sharons Vater keine fachmännische Krankenpflege benötigte, brauchte er jemanden, der zu ihm kam, ihm seine Mahlzeiten kochte, die Wäsche wusch und das Haus sauber hielt – Aufgaben, die bis dato stets seine Frau erledigt hatte. Automatisch übernahm Sharon diese Aufgaben zusätzlich zu ihren eigenen alltäglichen Pflichten, obwohl ihr Vater etwa eine halbe Stunde von ihr entfernt wohnte und sie vollberuflich als Krankenschwester arbeitete, verheiratet war und zwei Söhne im Teenageralter hatte, die noch zu Hause lebten. Das Erste, was ich Sharon fragte, war: »Wo sind Ihre Brüder?« Sie erzählte mir, dass zwei in einem anderen Staat lebten, die beiden anderen jedoch in derselben Stadt wie sie und ihr Vater wohnten. Die Frage, die sich als nächste anbot, war: »Helfen Ihre Brüder Ihnen dabei, sich um Ihren Vater zu kümmern?« Sharon entgegnete, sie könne sich nicht wirklich auf deren Unterstützung verlassen. Schließlich waren sie berufstätig, verheiratet und hatten eigene Kinder. »Außerdem«, fügte sie hinzu, »stellen sie sich beim Kochen und Putzen nicht gerade sehr geschickt an. Und überdies wünscht mein Vater, dass ich es bin, die zu ihm kommt und ihm hilft.«

Ich wies Sharon darauf hin, dass sie mit ziemlich großer Wahrscheinlichkeit selbst gesundheitliche Probleme bekommen würde, wenn sie keine Hilfe bei der Versorgung ihres Vaters erhielt. Dann würde sie ihrem Vater gar nicht mehr helfen können! Ich habe dieses Muster in meiner Praxis und in meinem Leben viele Male gesehen. Ich konnte auch ihre Befürchtung nachvollziehen, dass sich ihre Brüder ihrem Hilfeersuchen gegenüber ziemlich taub stellen könnten und dass sie ihr dieses Drängen auf Unterstützung möglicherweise eine Weile übel nehmen würden. Ihre Bereitschaft, die ganze Arbeit allein zu übernehmen, hatte es den Brüder sehr bequem gemacht, ein Zustand, den sie vermutlich nicht so ohne weiteres aufgeben würden. Und Sharons Bereitschaft, sich zu opfern, um die Zustimmung ihrer Brüder zu gewinnen, brachten ihr Liebe, Dankbarkeit und das Gefühl ein, gebraucht zu werden.

Obwohl sich Sharon in ihrer Situation wie ein Opfer fühlte, war ihr niemals in den Sinn gekommen, ihre Brüder um Hilfe zu bitten. Und auch von mir hörte sie diesen Vorschlag nicht gern. Doch als ich sie darauf hinwies, dass ihr Gewichtsproblem und ihr erhöhter Blutdruck möglicherweise mit ihrer gegenwärtigen Arbeitsüberlastung in Zusammenhang stehen könnten, erkannte sie, dass etwas geschehen müsse. Das Erste, was ich Sharon riet, war, sich einmal grundsätzlich und ehrlich damit auseinander zu setzen, was es eigentlich für sie bedeutete, für andere zu sorgen.

Wie ihre Mutter vor ihr war Sharon davon überzeugt: »Wenn ich es nicht tue, dann wird es nicht getan.« Sie war in einem Haushalt voller Jungen aufgewachsen, von denen keiner kochte, putzte oder Geschirr spülte. Sie und ihre Mutter, die von der ganzen Familie als »Heilige« beschrieben wurde, erledigten die gesamte Hausarbeit. Kaum überraschend heiratete Sharon einen Mann, der sich ebenfalls nicht an der Hausarbeit beteiligte. Und ihre Brüder heirateten allesamt Frauen, die wie ihre Mutter gern zu Hause blieben und sich um Haushalt und Familie kümmerten. Leider hatte diese Art von Selbstaufopferung bereits einen hohen Preis von Sharons Mutter gefordert, die erst 68 Jahre alt war, als sie einem Herzinfarkt erlag. Wenn Sharon dem Schicksal ihrer Mutter entgehen wollte, musste sie ihre Überzeugungen und Verhaltensweisen im Hinblick auf Selbstaufopferung und Für-andere-Dasein revidieren.

Ein derartiges Verhaltensmuster zu verändern ist jedoch meist alles andere als einfach, denn wenn eine »Fürsorgerin« wie Sharon endlich einmal den Mund aufmacht und ihre eigenen Interessen artikuliert, wird eine Art emotionaler Dominoeffekt in Gang gesetzt. Als ich Sharon mehrere Monate später wieder sah, hatte sie ihre Brüder aufgefordert, sich an der Versorgung ihres Vaters zu beteiligen. Einer wurde daraufhin so wütend, dass er einen ganzen Monat lang nicht mit ihr sprach. Doch der andere war etwas verständnisvoller. Während ich diese Zeilen schreibe, erzählt Sharon mir, dass es in ihrer Familie zu einer Spaltung über den Standpunkt gekommen ist, den sie eingenommen hat. Ihre Brüder haben inzwischen rund 40 Prozent der Versorgung ihres Vaters übernommen. Ihr Vater lernt, mehr selbst zu tun, und Sharon hat etwas an Gewicht verloren, und ihr Blutdruck ist niedriger. Auch wenn sie wegen des »Risses« in der Familie, den sie herbeigeführt hat, Gewissensbisse hat, fühlt sie sich doch durch die positiven Veränderungen ihres Gesundheitszustands ermutigt. Sie weiß, dass sie auf dem richtigen Weg ist.

Die Kette der Selbstaufopferung zerreißen

Jeder von uns trifft jeden Tag Entscheidungen. Und jede Entscheidung, die wir treffen, hat Folgen. Je ehrlicher wir uns selbst gegenüber über die Motive sind, die uns dabei antreiben, desto gesünder werden wir sein.

Das gilt für das Sich-um-andere-Kümmern genauso wie für andere Gebiete unseres Lebens, vielleicht sogar mehr. Die folgenden Schritte sollen Ihnen helfen, sich bewusst um sich selbst zu kümmern – und um andere in dem Maße, wie es wirklich nötig ist.

Schritt eins: Machen Sie sich klar, dass Frauen ein kulturelles und persönliches Vermächtnis der Selbstaufopferung geerbt haben, das seit Generationen an uns weitergegeben wird. Wenn Sie sich gewohnheitsmäßig für andere aufopfern, entspannen Sie sich. Sie sind normal. Wir sind dazu erzogen worden, unseren Beitrag zur Familie oder zu unserer sozialen Gruppe – unseren sozialen Wert – höher zu schätzen als uns selbst und unsere Beziehung zu unserer Seele. Zumindest die letzten 5000 Jahre hindurch, wenn nicht länger, ist der Wert einer Frau weitgehend dadurch bestimmt gewesen, wie gut und wie fleißig sie denjenigen dient, die mächtiger und schlagkräftiger sind als sie. Wenn Sie daran zweifeln, dann erinnern Sie sich daran, dass sich Frauen in den Vereinigten Staaten erst in den zwanziger Jahren des 20. Jahrhunderts das Wahlrecht erkämpften, also vor gerade 80 Jahren. Zuvor wurden Frauen von der Regierung nicht einmal offiziell zur Kenntnis genommen. Wir haben noch nicht viel Zeit gehabt, die automatische Rolle der Fürsorgerin abzuschütteln, die uns Jahrtausende lang so viel Lob eingebracht hat, geschweige denn, sie durch neue Überzeugungen und Verhaltensweisen zu ersetzen, bei denen es darum geht, unser Leben ebenso ernst zu nehmen wie das von anderen, insbesondere von Männern.

Schritt zwei: Lernen Sie, den Unterschied zwischen Fürsorge und übertriebener Fürsorge zu erkennen. Echte Fürsorge für andere, die aus bedingungsloser Liebe erwächst, stärkt unsere Gesundheit. Das ist einer der Gründe dafür, dass die freiwillige Übernahme von gesellschaftlichen Verpflichtungen und Ehrenämtern oft mit einer Verbesserung der Gesundheit einhergeht. Aber eine übertriebene Fürsorge und das Gefühl, dadurch wie ausgebrannt zu sein, zerstören Ihre Gesundheit und entladen Ihre inneren Batterien. Übergroße Fürsorglichkeit ist oft durch Schuldgefühle und ungelöste Probleme motiviert, die wir durch unsere Rolle als Fürsorgerin auf irgendeine Weise zu kompensieren hoffen. Um den Unterschied zwischen beidem zu erkennen, ist es sehr wichtig, sich klar zu machen, wie Sie sich fühlen, wenn Sie für andere sorgen. Sie müssen sich selbst gegenüber auch wirklich vollkommen ehrlich sein, wenn Sie sich die Frage zu beantworten versuchen, was Sie durch Ihre Fürsorge gewinnen.

Eine meiner Freundinnen meinte dazu:»Wenn ich Dinge tue, um meine Familie glücklich zu machen, fühle ich mich gut und geliebt. Je mehr ich solche Dinge tue, wie Backen, Kochen oder das Haus blitzblank halten, desto mehr Komplimente bekomme ich. Obwohl das kräftezehrend sein kann und obwohl ich mir sage, dass mein Leben aus mehr bestehen müsste als arbeiten und hinter jedem herzuräumen, fürchte ich insgeheim, dass mich meine Familie ablehnen und nicht mehr so lieben wird, wenn ich mich dem widersetze und einen Teil der Verantwortlichkeiten für den Haushalt an andere delegiere. Daher ist die Belohnung dafür, alles selbst zu tun, die Liebe meiner Eltern und meines Ehemannes.« Wenn ich so etwas höre, dann muss ich mich fragen, ob es wirklich Freude ist, die diese Fürsorge motiviert, wie meine Freundin glaubt, oder doch eher Verlustangst.

Jede von uns muss sich Rechenschaft darüber ablegen, was wir daraus gewinnen, uns selbst aufzuopfern. Eine meiner Patientinnen, die von ihrer Mutter als Kind physisch und verbal misshandelt worden war, lernte bereits früh, dass die einzige Möglichkeit, Schläge zu vermeiden, darin bestand, alle Mahlzeiten zuzubereiten, den Boden zu schrubben und das ganze Haus zu putzen. Bis heute fühlt sie sich, sobald sie neue Leute trifft, dazu gezwungen, zu kochen, zu putzen und ihnen Geschenke zu machen, um ihre Liebe zu gewinnen. Vor kurzem erzählte sie mir, sie habe folgende Einsicht gehabt:»Wenn du dich wie eine Heilige benimmst, greift dich niemand an – niemand schlägt dich zusammen. Du wirst zu einem geschätzten Teil jeder Gruppe, in der du bist.«

Heiligkeit dieser Art erscheint mir als Vermeidungsstrategie. Andererseits ist der Wunsch, für andere – einschließlich Tiere und Pflanzen – zu sorgen, eine positive Emotion, die offenbar direkt in die biologische Programmierung der meisten Frauen (und auch vieler Männer) eingebaut ist. Wenn freiwillige Helferinnen in Pflegeheimen zum Beispiel lernen, wie sie den Bewohnern Massagen verabreichen können, dann verbessert sich Untersuchungen zufolge sowohl die Gesundheit der Massierten als auch die der Massierenden. Wer hat nicht schon einmal die Genugtuung verspürt, die es mit sich bringt, einem Kind einen besonderen Nachtisch zuzubereiten, der es überrascht und freut, oder einer kranken Freundin zu helfen, die eine warme Mahlzeit oder einen Babysitter braucht?

Es vermittelt uns ein gutes Gefühl, denjenigen zu helfen, die leiden. Tatsächlich basiert meine ganze berufliche Karriere darauf, anderen zu helfen, sich besser zu fühlen. Oft, wenn ich jemandem dabei helfe, gesund zu werden, fühle ich mich, als stünde ich mit einer Kraft in Verbindung, die größer ist als ich, mich jedoch durchströmt und mir ebenso hilft wie meiner Patientin. Doch wie ich selbst haben viele Frauen im Laufe der Jahre – manchmal durch die Weisheit einer persönlichen Erkrankung – gelernt, dass wir nicht in gesunder Weise für andere da sein können, wenn wir nicht dafür sorgen, dass unsere eigenen Bedürfnisse ebenfalls erfüllt werden.

Schritt drei: Lernen Sie die gesundheitlichen Vorteile eines gesunden Eigeninteresses kennen. Hierzu eine grundlegende wissenschaftliche Tatsache: Unserer Gesundheit ist am besten damit gedient, dass wir Dinge tun, die in unserem besten eigenen Interesse sind. Das ist keine Selbstsucht. Es ist die Grundregel eines gesunden Lebens. Es gibt keine einzige Zelle in unserem Körper, die dadurch gedeiht, dass sie ihre eigene Gesundheit für die Gesundheit der umliegenden Zellen opfert. Es macht einfach keinen Sinn. Stattdessen kommunizieren Zellen ständig miteinander. Die Gesundheit einer Zelle beeinflusst die Gesundheit aller. Je mehr Sie die Dinge tun, die Ihnen am meisten Spaß machen, umso gesünder werden Sie und Ihre ganze Gruppe werden.

Schritt vier: Machen Sie sich klar, dass die Sorge für Eltern oder alternde Verwandte ein Versuch sein kann, ungelöste Probleme aus unserer familiären Vergangenheit zu heilen. Claris, eine meiner Patientinnen in den Wechseljahren, deren Zuckerkrankheit besonders schwierig unter Kontrolle zu bringen war, als sie ihren sterbenden Vater pflegte, erzählt mir, dass sie allein bei dem Gedanken, ihren krebskranken Vater nicht zu pflegen, von Schuldgefühlen überwältigt wurde. Sie meinte dazu: »Papa wollte keine Fremden im Haus, sodass ich das Gefühl hatte, ich könne keine Krankenschwester oder einen häuslichen Pflegedienst beauftragen, obwohl Geld genug da gewesen wäre. Um die Wahrheit zu sagen, sein Beharren darauf, ich sei die Einzige, die ihm helfen könne, gab mir das Gefühl, etwas Besonderes zu sein.« Als Claris nach dem Tod ihres Vaters eine Therapie begann, erkannte sie, dass sie stets das Gefühl gehabt hatte, ihr Vater schätze sie nicht so wie ihre Brüder. Darum hatte sie versucht, ihren Wert zu beweisen, indem sie etwas tat, das sie besser konnte als ihre Brüder: Sie kümmerte sich um ihn. Sie realisierte schließlich, dass dies ein Versuch gewesen war, die Liebe und die Zuneigung zu gewinnen, die sie von ihm in ihrer Kindheit nie gespürt hatte.

Schritt fünf: Lernen Sie zu delegieren und um Hilfe zu bitten. In der Lebensmitte ist Sorge für andere eine weitere Möglichkeit zu lernen, gesunde Grenzen zu ziehen und die anderen Familienmitglieder aufzufordern (nicht zu bitten), einen Teil der Last mitzutragen oder Sie für Ihre Hilfe zu bezahlen. Wenn Ihr Mann nicht berufstätig ist oder zeitlich weniger belastet ist als Sie selbst, dann gibt es beispielsweise keinen Grund, warum er nicht einspringen kann.

Ich bin mir durchaus bewusst, dass viele Frauen nicht in der finanziellen Position sind, Hilfe von außen zu bezahlen, um Familienmitglieder zu pflegen. Doch in fast allen Fällen gibt es für derartige Probleme eine Lösung, bei der die ganze Last nicht nur auf der Schulter einer einzigen Frau abgeladen wird. Es ist an der Zeit, dass alle Männer die Grundregeln des Kochens und Putzens lernen. Wenn niemand sonst in Ihrer Familie einspringen kann oder will, dann besteht eine andere Möglichkeit darin, herauszufinden, was es kosten würde, jemanden anzustellen, der kommt und die Arbeit erledigt, die Sie tun. Dann können Sie Ihre Brüder oder andere Familienmitglieder auffordern, Sie direkt zu bezahlen, sodass Sie Ihre Arbeitszeit außerhalb des Hauses reduzieren können. Auf diese Weise bliebe Ihnen mehr Zeit, Ihre Batterien täglich aufzufüllen, sich genügend körperliche Bewegung zu verschaffen und sich gesund zu ernähren.

Wie Sharon müssen Sie sich unter Umständen von der familiären Programmierung lösen, die Sie dazu gebracht hat zu glauben, Ihre Rolle als Frau sei gleichbedeutend mit Selbstaufopferung. Sharon musste ihrem Vater klar machen, dass er lernen müsse, sich von jemand anderem als nur von ihr versorgen zu lassen. Und ihr Vater musste zudem von einer lebenslangen Konditionierung Abschied nehmen, die ihn gelehrt hatte, dass ihm alle Haushaltsdinge automatisch abgenommen werden würden. Es ist gut dokumentiert, dass ältere Leute, auch Männer, bis ans Lebensende lernen und wachsen können. Es gibt keinen vernünftigen Grund anzunehmen, ein Mann könne nicht lernen, wie man ein Ei kocht, ein Putenschnitzel brät oder seine Kleider in die Waschmaschine steckt! Eltern, die uns wirklich lieben, wollen unser Bestes, selbst wenn das bedeutet, dass sie einige ihrer Verhaltensweisen und Erwartungen überdenken und verändern.

Schritt sechs: Warten Sie nicht, bis ein Elternteil oder ein Verwandter versorgt bzw. gepflegt werden muss, bevor Sie mit Ihren Geschwistern einen möglichen Plan diskutieren. Auf diese Weise können Sie die »Notfallversorgung« vermeiden, die scheinbar unvermutet über uns hereinbricht, aber in Wirklichkeit bereits Jahre zuvor von unseren Überzeugungen und Entscheidungen in Gang gesetzt worden ist. Eine meiner Freundinnen, eine älteste Tochter, die gerade vierzig geworden ist, hat ihrer jüngeren Schwester, die in derselben Stadt wie ihre Mutter wohnt, bereits klar gemacht, dass sie nicht die Absicht hat, ihre Mutter, eine sehr unselbstständige, »klammernde« Frau, einzuladen, bei ihr zu leben, wenn ihrem Vater etwas passieren sollte. Meine Freundin ist nicht selbstsüchtig. Sie ist nur realistisch. Sie liebt ihre Mutter, aber sie ist nicht bereit, ihr Leben oder ihre Karriere für sie zu opfern. Mit ihrem ehrlichen Ansatz macht sie andere Familienmitglieder darauf aufmerksam, dass diese sich nicht automatisch darauf verlassen können, dass sie es ist, die ihre Mutter in Zukunft beherbergen und versorgen wird, sollte sich die Notwendigkeit ergeben. Das zerreißt die Kette mit der Gravierung *Die älteste Tochter muss sich opfern*, bevor sie überhaupt erst zusammengefügt wird.

Auf eine Goldmine stoßen:
Die finanziellen Verhältnisse klären

Was immer die Veränderungen sind, die die Leere-Nest-Erfahrung einer Frau mit sich bringt, der einzige Weg, der ihr in der zweiten Hälfte ihres Lebens die volle Umsetzung ihres kreativen Potenzials erlaubt, ist der Weg, der ihre wahre Unabhängigkeit etabliert, finanziell wie emotional. Selbst wenn sie gegenwärtig einen Mann hat, der sie unterstützt, oder Geld von ihrer Familie hereinkommt, ist es für sie wichtig zu wissen, dass sie für sich allein einstehen kann, falls sich die Notwendigkeit ergeben sollte. Die Unfähigkeit, finanziell ganz allein zurechtzukommen, ist der Hauptgrund, warum Frauen in Beziehungen ausharren, die alles andere als ideal sind und in denen sie nicht als eigenständige und gleichberechtigte Individuen wahrgenommen werden.

Obwohl ich nicht behaupte, eine Finanzexpertin zu sein, weiß ich doch Folgendes: Wie, wofür, wo, wann und für wen eine Frau Geld ausgibt und woher sie dieses Geld bekommt, sagt mehr über ihre wahren Werte, Überzeugungen und Prioritäten aus als irgendein anderer Aspekt ihres Lebens. Unser Verhalten rund ums Geldverdienen, Geldausgeben und Sparen offenbart in glasklarer Weise, was wir von uns selbst und unserem Wert in der Welt halten.

Die Dynamik des Geldes spiegelt auch unsere Beziehung wider und zeigt uns, wie der Beitrag eines jeden Partners eingeschätzt wird und ob wir in einer wahrhaft gleichberechtigten Partnerschaft leben. Das ist der Grund, warum es oft so unangenehm und schwierig ist, darüber zu diskutieren, wer in einer Beziehung für was zahlt und wer welche Aufgabe übernimmt.

Kulturelle Ambivalenz im Hinblick auf Frauen und Geld

Obwohl heutzutage viele amerikanische Frauen mehr verdienen als ihre Männer, sprechen die Daten dafür, dass wir uns mit diesem Muster als Individuen bzw. als Kultur noch immer nicht so recht wohl fühlen. Dazu folgendes Forschungsergebnis: Obwohl eine Untersuchung von der Universität Missouri-St. Louis ergab, dass Frauen in den Vereinigten Staaten in jeder fünften Ehe inzwischen mehr Geld verdienen als ihre Männer, gaben bei der *Virginia Slims Poll 2000*-Umfrage nur 56 Prozent aller befragten Männer an, es sei für sie akzeptabel, dass ihre Frau mehr Geld nach Hause brächte als sie selbst.

Viele Frauen stimmen dem zu. Bei derselben Umfrage meinten nur 61 Prozent der befragten Frauen, sie fänden es akzeptabel, die Hauptverdienerin in der Familie zu sein.

Wenn eine Frau mehr als ihr Mann verdient, hebt dies das Machtgefälle keineswegs auf – ganz im Gegenteil scheint es dies aufgrund der gemischten Gefühle, die solche Paare wegen ihrer Statusumkehr empfinden, eher zu verschärfen. So stellte Julie Brines, eine Soziologin an der Universität Washington, die solche Paare untersucht, beispielsweise fest, dass der Mann im statistischen Mittel umso *weniger* zur Hausarbeit beiträgt, je mehr eine Frau zum Familieneinkommen beiträgt. Wenn Frauen das ganze Geld verdienten, während ihre Männer zu Hause blieben, dann leisteten diese Männer sogar weniger Hausarbeit pro Woche als Männer, die außer Haus arbeiteten![3] Brines fand auch, dass die Frauen in Ehen mit Statusumkehr ihren Männern oft einen großen Teil der Entscheidungsvollmacht abtreten. Das ist das genaue Gegenteil dessen, was in traditionellen Ehen üblich ist, wo der Mann, der die Brötchen verdient, in der Regel auch sagt, wo's langgeht. Mit anderen Worten: Wenn Frauen die Hauptverdienerinnen sind, gibt es keine direkte Beziehung zwischen Einkommen und Macht. Vielmehr überwiegt das Bemühen um eine Balance, obwohl diese so genannte Balance alles andere als ausgewogen ist.

Die Schlüsse, die sich aus dieser Studie ziehen lassen, sind klar: Gleichgültig, wie groß der Teil der finanziellen Last ist, die wir schultern, wir fühlen uns noch immer verantwortlich dafür, dass unsere Ehemänner glücklich und zufrieden sind und ihr Selbstwertgefühl intakt bleibt – selbst wenn sie weniger verdienen als wir.

Die äußerst traurige Wahrheit ist, dass sich so viele von uns noch immer unsicher fühlen, was ihren Wert als Frauen in Beziehung zu Männern angeht – wenn man unsere Geschichte bedenkt, nur allzu verständlich. Darum tun wir mehr als unseren Teil, damit die Männer in unserem

Leben glücklich bleiben und uns nicht wegen jemandem verlassen, der sie mehr schätzt als wir. Insgeheim fürchten wir, dass wir, wenn wir zu viel verlangen, verlassen werden. Und dann ist da noch der andere, zutiefst weibliche Wunsch: Wir wollen geliebt und umsorgt werden. Wir halten an der Hoffnung fest (trotz genügend Beweisen für das Gegenteil), dass einen Ehemann haben heißt, versorgt zu werden. In meiner Jugend liebte ich Tarzanfilme. Kürzlich schaute ich mir wieder den Klassiker *Tarzans Vergeltung* an, den ich eine Ewigkeit lang nicht mehr gesehen hatte. Diesmal sah ich ihn mit neuen Augen. Die Programmierung hinsichtlich der Geschlechterrollen war sehr deutlich: Jane verkörperte das Kindlich-Verspielte und die Sexualität, während Tarzan Jane vor wilden Tieren beschützte und eine Menge schwerer Brocken stemmte, um ein sicheres, bequemes Heim für sie zu schaffen. Sehr überzeugend. Sehr ansprechend.

Die Evolution verläuft in dieser Hinsicht recht langsam. Eine meiner Freundinnen erzählte mir folgende kleine Geschichte: Als sie 1984 ihr letztes Studienjahr begann, hatte keine der zehn Frauen im Studentinnenheim, die sie am besten kannte, einen festen Freund. Aber dann passierte etwas Außerordentliches. Mitte des Wintersemesters angelten sich plötzlich alle ihre Freundinnen für die Abschlussfeier einen Kommilitonen aus dem gleichen Semester – den sie später auch heirateten.»Es war fast so etwas wie eine chemische Reaktion«, meinte sie.»Es hatte den Anschein, als seien sie von einer Art biologischer Raserei überkommen worden, die mächtiger war als sie alle. Sie brauchten Boyfriends für die Abschlussfeier, und dann brauchten sie Ehemänner. Es war das Ende der Collegezeit – Zeit, sich ein Heim und einen Mann zu suchen und ein ›normales Leben‹ aufzunehmen.« Sie erinnerte sich daran, damals gedacht zu haben:»Wow! Das ist ein altehrwürdiges College, wo man davon ausgeht, dass es Frauen mit ihrer Karriere ernst meinen. Warum haben sie auf einmal das Gefühl, unbedingt Teil eines Paares sein zu müssen?«

An dem Wunsch, nach dem College oder der High School zu heiraten und eine Familie zu gründen, ist an sich nichts Falsches. Das Problem ist, dass viele Frauen von dem umsorgenden Zuhause ihrer Kindheit direkt zu anderen Institutionen – entweder Ehe oder College oder beides – weiterziehen, die ihnen ebenfalls die Illusion verschaffen, dass für sie gesorgt wird.

In meiner eigenen Familie erklärte mein Vater meinen Brüdern, sobald sie achtzehn wurden, dass sie nun für sich selbst sorgen müssten. Aber er zahlte selbstverständlich für mein College. Ich finanzierte mein

Medizinstudium mit Studentenkrediten und Stipendien, doch als ich während meiner letzten Monate an der medizinischen Fakultät heiratete, überließ ich bei unserem ersten Hauskauf – eine Transaktion, die mir damals sowohl schleierhaft war als mich auch ängstigte – meinem Mann frohen Herzens die Regelung aller Einzelheiten. Er benutzte den Rest seines Ausbildungsfonds als Anzahlung, und ich fühlte mich unbeschreiblich glücklich, ein derart märchenhaftes Leben zu führen! Wir zahlten meine Kredite ohne Schwierigkeiten zurück.

Obwohl wir damals alles in allem dasselbe verdienten, traf mein Mann auch alle Entscheidungen über Investitionen oder Spenden an karitative Vereinigungen; Spenden gingen an die Bildungsinstitutionen und Wohltätigkeitsvereine, die er bevorzugte. Ich stellte dies nie in Frage. Ich fand das Thema Geld belastend, bis ich in mittleren Jahren gezwungen war aufzuwachen. Damit stehe ich nicht allein; viele Frauen finden sich in derselben Situation wieder. Obwohl wir am College durch die Phase der Frauenbewegung gingen, waren wir im Interesse eines glücklichen Familienlebens immer bereit, »etwas mehr« Hausarbeit und Kinderpflege zu übernehmen als unsere Ehemänner. Nun muss unsere Generation den nächsten Schritt tun.

Mary: Es ist nie genug

Die 46-jährige Mary war lange Zeit überzeugt davon, dass ihr Mann besser mit Geld umgehen könne als sie. Er zahlte alle Rechnungen und machte jedes Jahr die Steuererklärung. Doch die Verwaltung ihrer Finanzen erfüllte ihn stets mit Unruhe und Besorgnis. Sein Mantra schien zu sein: »Es ist nie genug. Es ist nie genug.« Mary gewann immer mehr das Gefühl, sie könne ihren Mann nur um Geld für das absolut Notwendige bitten, und glaubte, ihre einzige Möglichkeit, die Lage zu verbessern, bestünde darin, weniger auszugeben und eisern zu sparen. Doch schließlich entschied sich Mary nach ausführlicher Seelenerforschung dafür, wieder als Krankenschwester zu arbeiten, einem Beruf, den sie ausgeübt hatte, bevor sie ihren Mann heiratete. Da Mangel an Krankenschwestern herrschte und sie in einer Stadt mit mehreren großen Krankenhäusern lebten, hatte Mary keine Schwierigkeit, eine Stellung mit guter Bezahlung und guten Sozialleistungen zu finden. Innerhalb eines Jahres begann sie, einen beträchtlichen Beitrag zum Familieneinkommen zu leisten. Das gab ihr ein gutes Gefühl, wenn sie auch die Rufbereitschaft an ihrem Job hasste. Doch trotz ihres finanziellen Beitrags fuhr ihr Mann damit fort, all ihre finanziellen Entscheidungen mit eiserner Hand zu kontrollieren.

Mary vermutete, ihr Mann lehne es unter anderem deshalb ab, die finanzielle Entscheidungsmacht, so unglücklich sie ihn offenbar auch machte, zu teilen, weil er gerade seine eigene Midlife-Crisis durchlief. Er schien deprimiert über seine beruflichen Aussichten und die Tatsache, dass er nicht den Erfolg hatte, den er sich für seine Vierziger erhofft hatte – eine Zeit, die er gern als seine »Powerjahre« bezeichnete. Er begann davon zu reden, sich frühzeitig aus dem Berufsleben zurückzuziehen, das Haus zu verkaufen und zu reisen. Mary hoffte, dass ihr Mann gerade nur durch eine schwierige Phase ging und sich bald wieder besinnen würde. Sie schlug vor, er solle sich psychotherapeutisch beraten lassen, doch er wurde wütend und erklärte ihr, mit ihm sei alles in Ordnung und er sei nicht depressiv.

Inzwischen hatte Mary dadurch, dass sie jeden Monat eine Gehaltsüberweisung heimbrachte, draußen viel mehr Spielraum, wenn auch nicht zu Hause. Nichtsdestotrotz begann sie unter einer ganzen Reihe von Gesundheitsproblemen zu leiden, beispielsweise Herzjagen, starken Hitzewallungen und Kreuzschmerzen. Daraufhin suchte Mary mich auf, und ich fragte sie nach ihren Lebensumständen. Als sie mir darüber berichtete, gab ich ihr eine Reihe von Empfehlungen, um ihre körperlichen Symptome zu lindern. Darüber hinaus riet ich ihr aber, eine aktivere Rolle bei der Verwaltung der Familienfinanzen zu übernehmen; dem stimmte sie zu.

Als sie drei Monate später wieder kam, hatten sich viele ihrer klimakterischen Symptome gebessert. Sie berichtete, dass ihr Mann zunächst keineswegs von ihrem Wunsch begeistert war, mehr über ihre familiären Finanzen zu erfahren und ihm bei der Verwaltung ihrer Finanzen und darüber hinaus auch bei Entscheidungen über Geldausgaben zu helfen. Doch bald nachdem sie dieses Thema zum ersten Mal angeschnitten hatte, begann er, unter Brustschmerzen zu leiden, die als Angina pectoris diagnostiziert wurden.

Er erkannte, dass er, wenn er sein Leben so weiterführte, wie er es bisher getan hatte, riskierte, an einem Herzinfarkt zu sterben. Das war sein eigener Midlife-Weckruf, und dieser Alarmruf ließ ihn erkennen, dass er ebenfalls einige seiner veralteten Überzeugungen und Verhaltensweisen revidieren musste.

In der Zwischenzeit unternahm Mary eigene Schritte, um ihr Wissen über Finanzen zu erweitern. Ihr neues Selbstvertrauen erzwang natürlich Veränderungen in ihrer Ehe. Sie erzählte mir, dass sie und ihr Mann ihre Übereinkunft über Geld und Hausarbeit vollständig neu ausarbeiten müssten. Es war nicht einfach. Doch mit der Zeit erkannte Marys Mann, dass es sowohl in seinem als auch in Marys Interesse lag, wenn sie sich beide gemeinsam um ihre Finanzen kümmerten und sich über die Ausgaben ihres Geldes einigten.

Ihr kulturelles Erbe verändern

Mittelschichtfrauen aus der Generation meiner Mutter wurden in dem Glauben erzogen, dass ihre Ehemänner schon für sie sorgen würden. Dank Lebensversicherungen und dem noch nie da gewesenen wirtschaftlichen Wachstum, das auf den Zweiten Weltkrieg folgte, traf das auch auf viele von ihnen zu. Die meisten Freundinnen meiner Mutter, Frauen, die heute in ihren Sechzigern und Siebzigern sind, waren nach ihrer Eheschließung nicht mehr berufstätig und mussten auch, als sie Witwen wurden, nicht mehr arbeiten. Die Frauenbewegung machte uns klar, welchen Preis unsere Mütter dafür zahlten, in dieser Weise versorgt zu werden, und meine Generation schwor, dass wir nicht wie unsere Mütter werden würden. (Meine Mutter erzählt mir, dass sie immer wieder bestürzt ist über die abwertende und beleidigende Art, in der viele Ehemänner ihrer Freundinnen ihre Frauen behandeln.)

Auch wenn wir gerne denken, wir seien mittlerweile ein gutes Stück vorwärts gekommen, was Geldverdienen und was den Umgang mit Geld angeht, ist es doch in Wahrheit noch immer so, dass viel zu vielen Frauen jegliches Grundwissen über den Umgang mit Geld fehlt. Infolgedessen sind sie, wenn es um die Finanzplanung geht, allzu abhängig von ihren Ehemännern, Arbeitgebern oder auch von ihren Familienmitgliedern. Es läuft stets auf Folgendes hinaus: Wir Frauen sind erzogen worden zu denken, irgendjemand werde schon finanziell für uns sorgen, wenn wir nur all die anderen Arten der Versorgung übernehmen. Unsere Vorstellung von Investment ist, in Menschen zu investieren (meist in Ehemänner, aber nicht immer), von denen wir annehmen, sie würden uns versorgen und lieben.

Wie können wir Frauen investieren und finanziell für unseren Ruhestand planen, wenn wir in der Überzeugung verharren, wir hätten nicht die Fähigkeiten oder das Interesse, mit Geld umzugehen, wir könnten nicht ohne die Liebe und die Akzeptanz anderer Menschen leben und müssten uns aufopfern, indem wir für andere sorgen, damit wir diese Liebe verdienen? Kein Wunder, dass Untersuchungen ergeben haben, dass viele Frauen über die Planung ihres Ruhestandes und ihre Altersversorgung, über Investieren (statt lediglich über Geldverdienen und Geldausgeben) und über das Setzen von finanziellen Zielen usw. nur sehr wenig wissen.

Glücklicherweise beginnt sich die Situation nun zu verändern. Frauen, besonders Frauen in mittleren Lebensjahren, sind inzwischen als lukrativer neuer Markt für die Finanzindustrie entdeckt worden. Und es stellt sich heraus, dass wir gut darin sind, unser Geld zu verwalten. Wie Untersuchungen gezeigt haben, sind Investmentgruppen von Frauen auf lange Sicht beispielsweise erfolgreicher als die von Männern. Frauen neigen eher dazu, sich auf langfristige finanzielle Ziele zu konzentrieren als auf kurzfristige Leistungen – vielleicht, weil wir länger leben und wissen, dass wir eher Kinder oder betagte Eltern unterstützen werden.

Was es bringt, sich finanziell kundig zu machen

Ganz unabhängig von Ihren gegenwärtigen Lebensumständen ist es wichtig, dass Sie sich über Ihr Verhältnis zum Geld sehr klar werden, sodass Sie beginnen können, die Verantwortung für Ihr Geld zu übernehmen, genauso, wie Sie tagtäglich die Verantwortung für Ihre Gesundheit übernehmen. Geld ist eine sehr konkrete Form von Energie – es bedeutet Macht in unserer Gesellschaft und erlaubt Ihnen, dahin zu gehen, wohin Sie gehen wollen, und da zu bleiben, wo Sie bleiben wollen. Ihr eigenes Geld zu kontrollieren gibt Ihnen ein Gefühl von Freiheit und Sicherheit. Wie eine Studie nach der anderen belegt, geht ein höherer sozioökonomischer Status stets mit einem besseren Gesundheitszustand einher. Ich glaube jedoch, dass es das Gefühl der Macht und der Kontrolle und nicht der Kontostand ist, das den wirklichen Unterschied macht.

Viele Frauen berichten, dass sie in den Frühstadien der Übernahme der finanziellen Kontrolle von Wut und Angst beseelt wurden. Ich war da keine Ausnahme. In diesen ersten Monaten nach meiner Trennung empfand ich ein neues Gefühl der Zielgerichtetheit, getrieben von der Notwendigkeit, mein Leben zu regeln. Ich musste Schulden tilgen, das überzogene Konto ausgleichen und die Haushaltsabrechnungen reorganisieren. Zuerst erschien mir dies beängstigend und lästig, doch es wurde rasch aufregend, als ich erkannte, dass ich *tatsächlich* alles allein schaffen konnte. In Wahrheit hatte ich die Tatsache, dass ich diese Fähigkeit zuvor bezweifelt hatte, niemals wirklich zur Kenntnis genommen. Ich lernte, dass ich meine Haushaltsfinanzen ebenso effektiv managen konnte, wie ich viele Jahre lang meine beruflichen und geschäftlichen Finanzen geregelt hatte – alles ohne das Einkommen, den Rat oder die Unterstützung meines Mannes. Das sage ich nicht, um seinen Beitrag während all der Jahre unserer Ehe zu minimieren oder herabzusetzen. Vielmehr geht es um den persönlichen Machtzuwachs, den finanzielle Unabhängigkeit mit sich bringt.

Frauen, die gegenwärtig von ihrem Mann oder einem anderen Familienmitglied unterhalten werden, können beginnen, finanzielle Kompetenz zu erwerben, indem sie einmal pro Monat folgende Übung durchführen: Stellen Sie sich vor, Sie seien geschieden, verwitwet oder stünden plötzlich vor dem Problem, sich selbst zu unterhalten. Stellen Sie sich dann immer wieder Fragen wie die folgenden:»Wo sind die Versicherungspapiere? Wo ist die Übertragungsurkunde für das Haus? Wo die Hypothekenunterlagen? Die Rentenunterlagen? Die Steuerunterlagen vom vergangenen Jahr? Wie hoch ist der Einheitswert des Hauses? Wie hoch ist mein Nettoeinkommen? Wann habe ich zum letzten Mal eine Steuererklärung abgegeben?« Wenn Sie über all diese Dinge sicher Bescheid wissen, kann Ihnen dies helfen sicherzustellen, dass Sie aus den richtigen Gründen in Ihrer Beziehung bleiben – weil Sie dort Erfüllung und Bereicherung auf vielen Ebenen finden – und nicht etwa deshalb, weil Sie meinen, ohne sie kämen Sie nicht zurecht. Sie können so lange keine echte, gleichberechtigte und kreative Partnerschaft eingehen, bis Sie wissen, wie Sie Ihren Teil dazu beitragen, und bis Sie Ihrer eigenen Abhängigkeit ehrlich in die Augen gesehen und dann etwas dagegen getan haben.

Heimfinden zu sich selbst

Während ich dies schreibe, bin ich mitten in den Wechseljahren, einer Zeit, in der ich mich in den Klauen von etwas befinden sollte, das viele Leute als »Hormonhölle« bezeichnen. Doch ich fühle mich heute besser als seit Jahren. Die starken Hitzewallungen, die ich in den letzten Monaten meiner Ehe erlebt habe, verflogen buchstäblich, als mein Mann ging – ein Phänomen, das ich wiederholt bei anderen Frauen beobachtet habe, die den Mut hatten, aus Beziehungen auszusteigen, die in einer Sackgasse gelandet waren. Immer wieder habe ich erlebt, wie sich klimakterische Symptome bei Frauen, die den Mut aufbrachten, die Stromschnellen ihres Midlife-Wandels bewusst und tatkräftig zu durchschiffen, buchstäblich in Luft auflösten.

Aber ich habe auch etwas noch Grundsätzlicheres beobachtet: das Aufkommen eines Gefühls, das man nur als reine Freude beschreiben kann, ein Gefühl, das sich entwickelt, wenn eine Frau wirklich nach Hause findet. Meine eigene Erfahrung bestätigt dies, während ich über die Macht meines neu gefundenen Nestinstinkts staune und darüber, wie anders ich Dinge heute tue, nun, da ich die Schwelle zu meinem neuen Leben bewusst überschritten habe.

Eines der überraschendsten Dinge, die ich entdeckte, nachdem mein Mann das Haus verlassen hatte, war das fast körperliche Bedürfnis, mein Heim für mich zu reklamieren und neu zu gestalten, insbesondere die Familienräume und das Gästezimmer. Eines Tages kaufte ich, Kataloge, Telefon und Kreditkarte in der Hand, in weniger als einer Stunde eine Couch, einen Läufer, Tische für das Gästezimmer und sogar Vorhänge, etwas, das ich mit meinen 49 Jahren noch nie getan hatte. Meine Arbeit und meine Rolle als Mutter hatten mir weder Zeit noch Lust dazu gelassen, mich mit Ausstattungsfragen zu beschäftigen, geschweige denn, Möbel auszuwählen. Aber das war mein altes Leben. Nun, wo meine innere Landschaft sich rasch veränderte, empfand ich einen mächtigen Drang, meine äußere Umgebung so umzugestalten, dass sie die Verjüngung widerspiegelte, die in mir ablief.

Ich entdeckte, dass mir Feng Shui, die chinesische Kunst des Einrichtens, bei diesem Prozess außerordentlich half. Ich erkannte, dass unser Zuhause unser Leben reflektiert und wir, wenn wir unser Heim bewusst nach den Prinzipien des Feng Shui verändern, unser Leben tatsächlich auf allen Ebenen verbessern können. Mit Hilfe einer so genannten *baqua*-Karte kann man feststellen, welche Bereiche eines Zimmers oder eines ganzen Hauses mit bestimmten Aspekten des Lebens korrespondieren, zum Beispiel mit Gesundheit und Familie, Reichtum und Wohlstand, hilfreichen Menschen und Reisen, Liebe und Ehe. Diese Informationen erlauben Ihnen, Ihre physische Umgebung zu verstärken und zu verändern, um diesen spezifischen Bereich Ihres Lebens zu verstärken und zu verändern. Und wie es bei allen Dingen im Leben ist, wenn Sie das tun, werden die Dinge manchmal schlimmer, bevor sie besser werden – es ist ein bisschen so, als ob man den Müll hinausträgt, bevor man mit dem Frühjahrsputz beginnt. Als ich meine Freundin und Kollegin Terah Kathryn Collins, die Autorin des 1999 erschienenen Buches *The Western Guide to Feng Shui* konsultierte, lachten wir beide, als wir feststellten, dass mein Mann innerhalb von vier Monaten, nachdem ich den Bereich Liebe und Ehe unseres Anwesens mit einer wunderbaren Laube »verstärkt« hatte, aus dem Haus gegangen war. Sie meinte zu mir: »Ich sehe so etwas immer wieder. Wenn du einen Bereich deines Lebens verstärkst, der nicht funktioniert, musst du zuerst die Teile loslassen, die dem im Weg stehen, was du wirklich willst.« Ich stellte auch einen erleuchteten Laternenpfahl im Bereich für hilfreiche Menschen und Plätze im Garten auf. Innerhalb von zwei Monaten füllte sich mein Leben mit Menschen, die mir auf allen Ebenen meines Lebens, zu Hause und im Beruf, zur Seite standen.

Ich wollte mein Haus zu einem Ort machen, wo Menschen sich wohl und willkommen fühlen. Und ich wollte mich selbst dort zu Hause fühlen, umgeben von Farben und Materialien, die mir gefielen. Zum ersten Mal in meinem Leben wusste ich genau, was mein persönlicher Stil war und wie ich mir meine Räume wünschte. Als die Möbel eintrafen und die Räume allmählich Gestalt annahmen, war ich von dem Ergebnis begeistert und ging immer wieder von Raum zu Raum, um mir alles anzuschauen. Langsam begann ich zu begreifen, was ich da eigentlich tat: Ich schuf einen potenziellen Raum für all die neue Energie, die in mein Leben einzuströmen begann. Während ich zuvor das leere Nest betrauert hatte, wandelte ich nun mein altes Nest in einen neuen Ort um, der widerspiegelte, was ich wurde. Es war ein Nest, in dem natürlich auch meine Kinder, ihre Freunde und die neuen Menschen, die ich sicherlich kennen lernen würde, bequem unterkommen könnten.

Pamela: Ein eigenes Heim
Während der Prozess der Heimkehr zu mir selbst von mir verlangte, das Zerbrechen meiner Ehe zu akzeptieren, fand Pamela einen anderen und sehr unkonventionellen Weg. Sie schrieb:

Ich bin 47 Jahre alt und bin seit acht Jahren mit Don zusammen; vor fünf Jahren haben wir geheiratet. Er ist zwölf Jahre älter, und seine Lebensphilosophie lautet: »So, wie ich's will, oder gar nicht.« Dons einseitige Entscheidungen waren für mich nicht immer hilfreich, und im letzten Jahr kam ich zu dem Schluss, dass ich Entscheidungen treffen musste, die meine Überzeugungen widerspiegeln und mich auf die Zukunft vorbereiten. Er reist aus beruflichen Gründen und zum Vergnügen viel herum, und ich verbringe sehr viel Zeit allein in einem Haus, in dem ich mich nicht zu Hause fühle. Ich hatte mir einen eigenen Raum geschaffen, doch das war nicht genug.
Daher habe ich mir ein eigenes Haus gekauft. Da wir nun nicht mehr Tag für Tag zusammen sind, musste unsere Ehe sich ändern, und es hätte schief gehen können. Heute lebt Don dort, wo er leben will, und ich lebe dort, wo ich das Bedürfnis habe zu leben. Ich kann die Freude nicht beschreiben, die ich fühle, an einem Ort zu leben, der mich emotional und spirituell trägt. Ich hege und pflege mein Haus und meinen Garten, so wie sie mich hegen und pflegen. Ich kann mich an den einfachsten Dingen freuen. Freunde, die zu Besuch kamen, meinen auch, dass ich mich in diesem Haus verwirklicht habe.
Ich bin dankbar dafür, dass ich meinen Lebensunterhalt verdiene und finanziell unabhängig von Don bin. Und vielleicht hat mir mein später beruflicher Erfolg letztlich das Selbstvertrauen gegeben, mein Traumhaus zu schaffen. Nachdem ich ein Leben lang meinen Wert an männlicher Zustimmung festgemacht habe, lebe ich nun aus meinem Herzen statt aus Verpflichtungen.

Berufliches Erwachen in der Lebensmitte

Für einige Frauen wird das Heim – das vor den mittleren Lebensjahren im Zentrum ihres Interesses stand – zweitrangig, und eine neue Passion schiebt sich in den Vordergrund, die sich in Form eines Berufswunsches manifestiert. Andere Frauen geben ihre Arbeit auf, um ihr eigenes Unternehmen zu starten oder ihren Beruf zu wechseln. Wieder andere werden durch ihre Lebensumstände gezwungen, neue Wege zu beschreiten. Die Bandbreite der Interessen und außerhäuslichen Kontakte einer Frau in den reproduktiven Jahren spielt eine wichtige Rolle, wenn es darum geht, wie leicht sie sich in ihrem neuen Leben zurechtfindet. Vielleicht muss eine Frau erst einmal ein wenig experimentieren, bevor sie herausfindet, wo ihre Passionen liegen, und einige mögen länger brauchen als andere, um ihre Nische zu finden. Diejenigen, die sich weiterhin durch Rollen definieren, die sie nicht länger haben – wie Mutter oder Ehefrau – und die lange in diesen Rollen wie in einem Isolierzelt gelebt haben, lassen sich unter Umständen von Furcht übermannen und verfallen in eine Art Lähmung. Aber der Schlüssel zu neuen Interessen ist, herauszugehen und sich vorwärts zu bewegen, selbst wenn Sie nicht wissen, wohin. Manchmal kommt es nur darauf an, von Punkt A nach Punkt B zu stolpern und dabei die Augen weit offen zu halten für die Möglichkeiten, die sich Ihnen bieten.

Sylvia: Die Künstlerin in sich entdecken
Sylvia trat im selben Jahr als Lehrerin in den Ruhestand, in dem ihr jüngster Sohn heiratete und wegzog. Es war schwierig für sie, gleichzeitig ihre Rolle als Mutter und Mentorin ihrer eigenen Kinder wie auch der Grundschüler aufzugeben, die sie 25 Jahre lang unterrichtet hatte. Sie blieb mit mir während des Trauerprozesses in Kontakt und gab offen zu, dass es Zeiten gegeben hat, in denen sie glaubte, sie würde sich niemals finden.
»Alles, was ich bin, ist auf Kinder fokussiert«, schrieb sie. »Auf der einen Seite machte es die zusätzliche Freizeit schwieriger für mich, weil ich nicht wusste, was ich mit mir anfangen sollte. Die Tage waren so lang und inhaltsleer.« Doch rückblickend war diese Zeit ein Luxus, denn sie erlaubte ihr, sich ganz auf ihre Gefühle zu konzentrieren und sie herauszulassen – laut und klar. »Mein Mann ging weiterhin seiner Arbeit nach, und darum konnte ich laut aufschreien, wehklagen, ja sogar brüllen in meiner Frustration. Allein im Haus, produzierte ich einige qualvolle, ziemlich tierische Laute – nur ich und diese mächtigen Gefühle, die von den Wänden abprallten.«

Dann, einige Wochen später, begann Susan sich ihr Haus anzusehen, als sei es ein Objekt, das sie sich zu kaufen überlege – es hatte viel Potenzial, brauchte jedoch Veränderungen, um zu ihrem neuen Leben zu passen. Sie riss Wände nieder und integrierte die Kinderzimmer in den Hauptwohnraum, sodass ein großer Raum entstand, in dem sie ihre monatlichen Treffen mit berufstätigen Frauen aus der Umgebung abhalten konnte; man traf sich nicht nur wegen der Geselligkeit, sondern auch, um neue Fertigkeiten, Projekte und Philosophien zu teilen. Sylvia leistete einen großen Teil der Umbauarbeiten selbst, obwohl sie niemals zuvor Sperrholzverkleidungen angebracht oder Keramikfliesen verlegt hatte. Als Sylvia an der Reihe war, der Gruppe eine neue Fertigkeit vorzustellen, zeigte sie den Frauen ihre Fliesenlegerarbeit im Badezimmer. Von nun an begann Sylvia, die Badezimmer ihrer Freunde zu fliesen, und verwendete dabei handgemachte Fliesen und neue Muster. Was ursprünglich nur als Projekt für mehrere Wochenenden gedacht war, hat sich zu einem zweiten Beruf entwickelt. Zwei Jahre später hat Sylvia allein durch Mundpropaganda einen Kundenkreis, der bis nach New York reicht, und sie hat inzwischen zwei weitere Frauen eingestellt und ausgebildet, um die Nachfrage zu bewältigen. »Ich liebe das Reisen – ich war immer ein häuslicher Mensch und bin nirgendwo ohne meinen Mann hingegangen. Nun reise ich herum und besuche wunderbare Häuser, um sie durch meine Magie noch schöner zu machen, während mein Mann hier bleibt und den Haushalt versorgt. Einige Kunden haben mich sogar gebeten, meinen Namen auf eine Kachel in ihrem fertigen Badezimmer zu setzen, wie eine Künstlerin, die ihr Gemälde signiert. Ich bin begeistert und frei wie ein Vogel. Ich liebe dieses neue Leben.«

Julia: Die wahre Berufung finden

Für viele Frauen liegt der Schlüssel zu ihrer neuen Nische darin, die Interessen zu identifizieren, die sie stets hatten, aber niemals ganztägig verfolgt haben. Nach mehr als 30 Jahren im Geschäftsleben entschied sich Julia mit 54 Jahren, sich aus ihrem Beruf zurückzuziehen. Im Rückblick auf die vielen Jahre, in denen sie sich ehrenamtlich um ältere Menschen gekümmert hatte, stellte sie fest, dass diese Tätigkeit ein Traum war, den sie weiter verfolgen wollte. Statt sich mit ihrem Alter zu entschuldigen, absolvierte sie ein anspruchsvolles akademisches Programm, um sich auf ihre neue Arbeit vorzubereiten. Sie schrieb:

> Ich entschied mich, meine Stellung als Unternehmensberaterin aufzugeben und meinen Beruf zu wechseln. Ich verließ meinen alten Beruf mit einer klaren Vision: mein Lebenswerk der Selbsterleuchtung, der kreati-

ven Entwicklung und der Freude zu widmen, ein älterer Mensch zu sein und älteren Menschen dabei zu helfen, ihr physisches, mentales und spirituelles Wachstum zu verstärken. Ich knüpfte Kontakte zu Leitern von Tagesstätten und Programmmanagern, während ich weiterhin als ehrenamtliche Helferin warme Mahlzeiten zu betagten Leuten brachte, die an ihre Wohnung gefesselt waren. Im vergangenen Juni schloss ich die erforderlichen Kurse und medizinischen Praktika für meinen *Master* in gerontologischer Psychologie ab.

Ich habe gelernt, dass ein Individuum nur durch den Prozess des Übergangs, mit weit geöffnetem Herzen und offenen Augen, erfolgreich wachsen kann, auch wenn dies manchmal außerordentlich schmerzlich sein mag. Nun fühle ich die Begeisterung und das Flattern im Bauch, das es mit sich bringt, meine Pläne in die Tat umzusetzen – tatsächlich zu tun, was ich studiert und worüber ich immer geredet habe! Meine Tochter sagt: ›Mama, wer wird dich in deinem Alter noch einstellen?‹ Mein Mann wünscht mir Erfolg. Ich weiß, dass ich *unbegrenzte innere Ressourcen* habe und dass ich mich wie neugeboren fühlen werde, wenn ich in diese neue Phase meines Lebens eintrete.

Viele Frauen in der Lebensmitte entdecken, dass sie selbst zu einem neuen Menschen werden, wenn sie eine neue Lebensrichtung finden, und dadurch auch neue Freunde anziehen. Eine Patientin drückte das so aus:»Ich wurde interessanter. Ich hatte auf einer persönlichen Ebene mehr zu bieten – ich konnte über mehr reden als über Kinder und Fußballtraining und den beruflichen Erfolg meines Mannes. Dieses neue Ich ist jemand, den ich wirklich mag!«

Eine Straßenkarte für die Navigation in unbekanntem Gelände

Diese fünf Schritte auf Ihrer Reise heim zu sich selbst sind möglicherweise die schwersten, die Sie jemals tun werden. Aber wenn Sie sich auf diesen neuen Pfad wagen, werden Sie finden, dass er seine beängstigenden Seiten verliert und stattdessen zu einer Reise der Erkundungen und Entdeckungen wird. Hier sind ein paar Wegweiser, die Ihnen die Richtung weisen sollten.

Fassen Sie Mut. Obwohl Ihr Gefühl der Einsamkeit schmerzlich ist, wird es sich wie alle Gefühle mit der Zeit abschwächen und verändern. Erleben Sie dies bewusst mit, während es geschieht. Im selben Maße, wie Sie den Schmerz zulassen, werden Sie auch die Freude empfinden. Und Sie müssen darauf vertrauen, dass die Freude wiederkehren wird, wenn Ihr Leben auch niemals wieder genauso wie früher sein wird. Ich weiß, dass uns gute Nachrichten erwarten, denn ich vernehme sie seit Jahren.

Eine der Abonnentinnen meines Rundbriefes schrieb:

Ich habe mich nicht mehr so gut gefühlt, seit der ganze Unsinn in meinen Teenagerjahren begann. Nach einer schrecklichen klimakterischen Zeitspanne in meinen Vierzigern freute ich mich richtig auf meinen 52. Geburtstag! All diese Jahre, in denen ich Beziehungen hinterhergejagt bin, um meine Identität zu finden! Ich lebe nun glücklich und zufrieden allein (abgesehen von meiner Katze Harriet) und habe eine interessante Beziehung mit einem ungewöhnlichen Mann, der mich nicht zu dominieren versucht. Selbst wenn mein Körper nicht mehr bei allem mitmacht, was ich tun möchte, akzeptiere ich die Wehwehchen und Schmerzen mit Gleichmut. Das Leben ist voller Möglichkeiten und wunderbarer Freundschaften, Heim und Garten, argentinischem Tango, Reisen und vielen anderen guten Dingen, die man tun kann – aber auch voller großem Respekt für Zeiten der Ruhe, der Entspannung und des stillen Genießens.

Machen Sie sich die Weisheit zu Nutze, die in Routine und Disziplin liegt. Beginnen Sie oder führen Sie zumindest *eine* Aktivität fort, die regelmäßig auf dem Plan steht. Sie können sich gar nicht vorstellen, wie heilsam eine regelmäßige Routine ist. In meinem Fall umfasste diese Routine tägliche körperliche Bewegung und zweimal pro Woche einen Pilates-Kurs. Pilates ist eine anstrengende Form von Übungen, bei denen es darum geht, sich auf sein so genanntes »Zentrum« oder »Kraftwerk« zu konzentrieren, auf die Muskeln in Beckenboden, Gesäß und Abdomen, die den Unterleib wie ein Band umgeben. Ganz gleichgültig, was sonst noch in meinem Leben abläuft, ich nehme mir die Zeit, ins Studio zu gehen und an dem Bindeglied zwischen meinem Körper und meinem Gehirn zu arbeiten. Die Eintönigkeit dieser Aktivität und die Disziplin, die sie erfordert, sind für mich so etwas wie ein Anker – ein Teil meines Lebens, der sich nicht verändert hat oder der Vergangenheit angehört. An dem Morgen, als mein Mann aus dem Haus ging, besuchte ich wie gewöhnlich meinen Kurs. Obwohl ich zu diesem Zeitpunkt noch nicht wusste, was aus unserer Ehe werden würde, und obwohl mein Herz raste und ich Angst hatte, war es sehr beruhigend, meine übliche Routine zu absolvieren. Obwohl ein wichtiger Teil meiner Welt auseinander brach, konnte ich mich noch immer auf meine Atmung und auf die Kraft meiner Muskeln konzentrieren – und auf die Tatsache, dass die Planeten am Himmel noch immer ihre Kreise drehten.

Verschönern Sie Ihren Alltag. In den ersten Monaten in meinem fast leeren Nest – meine jüngere Tochter war noch zu Hause, aber völlig mit ihren eigenen Dingen beschäftigt – begann ich damit, jeden Abend ein Feuer anzuzünden und die Tür des Holzofens offen zu lassen, sodass ich beim Abendessen den Flammen zuschauen konnte. In all den Jahren unserer Ehe hatten mein Mann und ich nur selten die Ofentür geöffnet, weil es die Wärmemenge verringert, die produziert wird. Aber nun war ich nicht an Thermodynamik interessiert, sondern wollte lediglich die Behaglichkeit eines offenen Feuers in mein Heim bringen – besonders um die Zeit des Abendessens, wenn mir die Vorstellung, einen langen Abend allein zu verbringen, deutlich vor Augen stand. Ich zündete auch jeden Abend beim Essen Kerzen an und spielte meine Lieblings-CDs. Sechs Monate später, als meine zweite Tochter das Haus verließ, um ihr erstes Semester anzutreten, und ich wirklich mit der Tatsache konfrontiert war, jeden Abend allein zu sein, hatte ich beschlossen, meine Zeit zu nutzen, um mich auf mich selbst einzustimmen und meine Beziehung mit mir selbst und meinem Geist zu vertiefen. Am meisten wünschte ich mir, diejenigen Teile von mir zu heilen, die zunächst einmal zu meinem Bedürfnis geführt hatten, mich scheiden zu lassen. Und ich wollte mich so wohl dabei fühlen, allein zu Hause zu sein, dass ich mich nicht sofort in eine neue Beziehung stürzen musste, um die Leere zu füllen, die der Weggang meines Mannes und meiner Töchter hinterlassen hatte. Ich wusste, wenn ich das tun würde, könnte dies zu einer Beziehung führen, die lediglich alte, unverheilte Muster wiederholte.

Machen Sie sich bewusst, dass die Angst vor einem Verlust oft schlimmer ist als der Verlust selbst. Ich fand, dass meine Furcht vor dem leeren Nest viel schlimmer war als die reale Erfahrung. Tatsächlich war ich so beschäftigt, dass ich mich darüber freute, mich nur um mich selbst kümmern zu müssen. Daneben machte ich die Erfahrung, dass ich gerne so lange im Bett lese, wie ich will, in so viele Filme gehe, wie es mir gefällt, gerne zu jeder Tages- oder Nachtzeit ein Bad nehme und ganz allgemein entdecken wollte, was eigentlich meine eigenen Bedürfnisse und Wünsche waren. Obwohl ich ursprünglich geplant hatte, in meinem ersten Winter ohne meine Kinder meine Mutter zu bitten, mich zu besuchen und mit mir zusammen Ski zu fahren, ging die Zeit so rasch vorbei, dass wir nie dazu kamen. Dennoch war es gut zu wissen, dass sie bereit war, zu kommen und mir Trost und Stütze zu sein, falls ich es brauchte.

Denken Sie daran, dass wir stärker und widerstandsfähiger sind, als wir vielleicht meinen. An dem Tag, der mein 25. Hochzeitstag gewesen wäre, wachte ich auf und blieb einfach im Bett liegen, während ich einige Minuten lang meine Gefühle erforschte. Ich hatte es in meiner Ehe nicht bis zur 25-Jahres-Marke geschafft, und darüber war ich traurig. Ich dachte, ich würde wohl den ganzen Tag in gedrückter Stimmung verbringen. Aber zu meiner Überraschung war es nicht so. Diane, eine Frau, mit der ich seit über 20 Jahren zusammenarbeite, schenkte mir eine Scherzkarte. Sie zeigte auf dem Deckblatt ein lächerliches Foto eines muskelbepackten, mit einem Ballettröckchen bekleideten Mannes, über dessen Schulter eine Schlange drapiert war. Wenn man die Karte öffnete, kam die Grußbotschaft zum Vorschein: »Noch immer auf der Suche nach dem Märchenprinzen?« Ich lachte laut und legte die Karte in mein Tagebuch. Abends besuchte ich die Dinnerparty einer Freundin, die ihren Geburtstag feierte. Der Tag kam und ging, und ich blieb ruhig und glücklich. Das Jahr zuvor hatte ich am Jahrestag meiner Hochzeit geglaubt, mein Herz würde brechen, und ich war beim Abendessen mit meinen beiden Töchtern in Tränen ausgebrochen. Ein Jahr später fühlte ich mich wie ein neuer Mensch und hatte meinen inneren Frieden gefunden.

Ich will nicht so tun, als sei es leicht gewesen, im selben Jahr eine Scheidung durchzustehen und zuzusehen wie meine beiden Töchter das Haus verließen. Das erste Jahr im leeren Nest war das schwierigste in meinem Leben, denn ich musste erleben, wie alles um mich herum auseinander brach, von dem ich immer geglaubt hatte, ich könne mich darauf verlassen. Paradoxerweise war dieses Jahr gleichzeitig auch das kraftspendendste und aufregendste meines ganzen Lebens. Zurückblickend staune ich, wie weit ich gekommen bin. Dadurch, dass ich mein Leben an die Quellenenergie übergeben habe und bereit gewesen bin, die Ärmel aufzukrempeln und mein Leben neu aufzubauen, ist mir die Energie eingeflößt worden, die Hoffnung, Erleichterung und Neubeginn mit sich bringt. Jeden Tag werde ich aufs Neue daran erinnert, dass die Energie, die neues Leben trägt, im Überfluss vorhanden ist. Wir müssen nur daran glauben, uns ihr unterwerfen und um Hilfe bitten.

Viertes Kapitel

Das können doch nicht die Wechseljahre sein?

Die körperliche Grundlage des Klimakteriums

Viele Frauen werden von den ersten Anzeichen des Klimakteriums überrascht. Sie erwarten nicht, dass Symptome auftreten, bevor sie den Endpunkt erreicht haben – das völlige Ausbleiben ihrer Periode. Doch der letzten Periode einer Frau geht in der Regel eine lange Phase des Übergangs voraus, in der es zu Symptomen wie Hitzewallungen, Stimmungsschwankungen, Schlafschwierigkeiten und nächtlichen Schweißausbrüchen kommen kann.

Doreen war eine vitale, jugendlich aussehende Frau von 46 Jahren, als sie ihre erste Hitzewallung erlebte. Sie hatte an sich eine gewisse Reizbarkeit im Umgang mit ihrem Mann bemerkt, der begonnen hatte, sie damit aufzuziehen, sie sei in den Wechseljahren, doch sie hatte diese Möglichkeit rundweg verneint. »Nach meiner Periode kann man noch immer die Uhr stellen«, argumentierte sie. »Meine Mutter war bei ihrer Menopause 53. Ich bin noch nicht alt genug, um in den Wechseljahren zu sein!«

Es ist wahr, dass das Alter, in dem die Mutter einer Frau ihre letzte Periode hatte, wohl die beste Voraussage darüber erlaubt, wann es bei ihr so weit ist. Aber wenn sie nicht versteht, dass sich die ersten Symptome des Klimakteriums deutlich vor diesem Zeitpunkt manifestieren können – manchmal zehn und mehr Jahre früher –, wird sie vermutlich wie Doreen protestieren: »Das können nicht die Wechseljahre sein ... oder etwa doch?«

Die Antwort lautet: Wenn Sie Grund haben zu fragen, dann sind sie es vermutlich.

Was in Ihrem Körper geschieht: Hormonelle Veränderungen

Die Menopause ist offiziell als der Zeitpunkt definiert, an dem Ihre Periode endgültig aufhört. Eine Frau, die eine natürliche Menopause erlebt, kann nicht wissen, ob irgendeine Menstruationsblutung wirklich ihre letzte war, bis ein Jahr vergangen ist. Wenn die Menopause naht, kann der Zyklus unregelmäßig werden, und es ist nicht ungewöhnlich, dass zwischen den einzelnen Perioden mehrere Monate liegen. Im Alter vor vierzig Jahren haben einige der anfänglichen hormonellen Veränderungen, die mit den Wechseljahren – auch Klimakterium oder Perimenopause (*peri* bedeutet so viel wie »rund um« oder »nahe bei«) genannt – einhergehen, bereits eingesetzt. Wie Untersuchungen zeigen, hat sich bei vielen Frauen im Alter von vierzig Jahren beispielsweise die Knochendichte bereits verändert, und im Alter von 44 Jahren sind die Perioden bei vielen schwächer und/oder kürzer oder aber stärker und länger als gewöhnlich. Bei rund 80 Prozent aller Frauen fällt die Periode hin und wieder auch ganz aus.[1] Tatsächlich hören die Monatsblutungen nur bei etwa 10 Prozent aller Frauen völlig auf, ohne dass es zuvor über einen längeren Zeitraum hinweg zu Zyklusunregelmäßigkeiten gekommen wäre. In einer ausführlichen Untersuchung, an der mehr als 2700 Frauen teilnahmen, dauerte die klimakterische Übergangsphase zwischen zwei und acht Jahren.[2]

Wenn Sie nicht aufgrund eines chirurgischen Eingriffs oder einer medikamentösen Behandlung abrupt in die Wechseljahre kommen, können Sie sich die Wechseljahre als das andere Ende eines Prozesses vorstellen, der begonnen hat, als Sie zum ersten Mal Ihre Periode bekamen. Auf diese erste Menstruation folgt im Allgemeinen eine Zeitspanne von fünf bis sieben Jahren mit relativ langen Zyklen, die oft unregelmäßig und häufig anovulatorisch (das heißt ohne Eisprung) sind. Gegen Ende der Teenagerjahre oder in den frühen Zwanzigern verkürzt sich die Zykluslänge schließlich, und der Zyklus wird, wenn eine Frau den Gipfel ihrer Fortpflanzungsfähigkeit erreicht, die etwa die nächsten zwanzig Jahre andauert, regelmäßiger. In unseren Vierzigern beginnt sich der Zyklus wieder zu verlängern. Obwohl man den meisten von uns glauben gemacht hat, dass 28 Tage die normale Zykluslänge sind, haben Untersuchungen gezeigt, dass nur 12,4 Prozent aller Frauen tatsächlich einen 28-tägigen Zyklus haben. Die große Mehrheit hat Zyklen, die zwischen 24 und 35 Tage dauern, und bei 20 Prozent aller Frauen sind die Zyklen unregelmäßig.[3]

Zwei bis acht Jahre vor der Menopause beginnt der Eisprung bei den meisten Frauen hin und wieder auszusetzen. In diesen Jahren gehen die Eierstockfollikel, in denen jeden Monat die Eizellen heranreifen, zunehmend schneller zur Neige, bis der Follikelvorrat schließlich erschöpft ist. Untersuchungen sprechen dafür, dass dieser beschleunigte Follikelverlust zumindest in unserem Kulturkreis im Alter von etwa 37 bis 38 Jahren einsetzt. Inhibin, eine Substanz, die in den Eierstöcken produziert wird, nimmt ab, was zu einer steigenden Konzentration von FSH führt, dem Follikel stimulierenden Hormon, das in der Hypophyse produziert wird.

Im Gegensatz zu dem, was gemeinhin angenommen wird, bleibt unser Östrogenspiegel in den Wechseljahren relativ stabil oder erhöht sich sogar. Er geht erst weniger als ein Jahr vor der letzten Periode zurück.[4] Bis zur Menopause produziert der Körper einer Frau vorwiegend das Östrogen Östradiol. In den Wechseljahren beginnt der Körper jedoch, vermehrt ein anderes Östrogen herzustellen, das so genannte Östron, das in den Eierstöcken und im körpereigenen Fettgewebe produziert wird.

Der Testosteronspiegel sinkt während der Wechseljahre in der Regel nicht stark ab. Tatsächlich sondern die Ovarien vieler (nicht aller) Frauen nach der Menopause mehr Testosteron ab als in der Prämenopause.

Andererseits beginnt der Progesteronspiegel in den Wechseljahren abzunehmen, und zwar oft schon lange, bevor es zu Veränderungen beim Östrogen oder beim Testosteron kommt. Dies für die Mehrheit der Frauen das bedeutendste Problem in den Wechseljahren.

Halten wir also Folgendes fest: Auch wenn es nicht länger um Fortpflanzung geht, spielen diese so genannten Geschlechtshormone weiterhin eine wichtige vitalitäts- und gesundheitsfördernde Rolle, die nichts mit der Produktion von Babys zu tun hat. Das zeigt sich schon darin, dass man Steroidhormon-Rezeptoren in fast allen Organen des Körpers findet. Östrogen und Androgene (wie Testosteron) tragen zum Beispiel dazu bei, das Gewebe der Knochen stark und gesund und dasjenige von Scheide und Harnröhre elastisch und widerstandsfähig zu erhalten. Und sowohl Östrogen als auch Progesteron sind wichtig, wenn es darum geht, die Kollagenschicht in der Haut straff und gesund zu erhalten.

Die Wechseljahre sind ein normaler Vorgang, keine Krankheit

Das Wichtigste, was man sich im Hinblick auf die Wechseljahre immer vor Augen halten muss, ist, dass es sich dabei um einen vollkommen normalen Prozess handelt, nicht um eine Krankheit, die behandelt werden muss. Damit der weibliche Körper weiterhin Hormone in angemessenen Mengen produziert, um gesund zu bleiben, muss eine Frau, wenn sie in die Wechseljahre kommt, optimal gesund sein – körperlich, emotional, spirituell und was ihre Lebensumstände angeht. Mit anderen Worten, ihr zukünftiges Wohlergehen hängt nicht nur von der Gesundheit ihres physischen Körpers ab, sondern auch von ihrem nichtphysischen Gerüst; beide reflektieren, wie sie sich um sich selbst kümmert und wie sie bisher gelebt hat. Da die Wechseljahre in der Mitte unseres Lebens stattfinden, ist dies ein sehr guter Zeitpunkt, Bilanz zu ziehen und sicherzustellen, dass wir alles tun, was uns möglich ist, um unsere Gesundheit zu erhalten oder wiederherzustellen.

Auch wenn sich alle Medien auf das Thema Hormonsubstitution gestürzt haben – welche Hormone man nehmen sollte, in welcher Dosierung, ob lieber natürliche oder künstliche und so weiter –, ist es wichtig, eine Tatsache im Gedächtnis zu behalten, die oft vergessen wird: Der Körper einer Frau ist voll ausgerüstet, all die Hormone zu produzieren, die sie ihr ganzes Leben hindurch braucht. Alle so genannten Geschlechtshormone (Östrogen, Progesteron und die Androgene) werden aus demselben, allgegenwärtigen Vorläufermolekül – Cholesterin – hergestellt. Darüber hinaus vermag unser Körper die eine Form von Geschlechtshormon in eine andere umzuwandeln. So kann Östrogen zum Beispiel in Testosteron konvertiert werden und Progesteron in Östrogen. Ob diese Umwandlungen tatsächlich stattfinden, hängt vom aktuellen Bedarf Ihres Körpers, Ihrem Gemütszustand, Ihrem Ernährungszustand und einer ganzen Reihe weiterer Faktoren ab.

Das heißt, dass nicht alle Frauen eine Hormonsubstitution wünschen oder brauchen werden. In vielen Kulturkreisen sind Hormonsubstitutionen selten, doch die Frauen in diesen Kulturen leiden kaum unter unangenehmen klimakterischen Symptomen. Wie kommt das?

Erstens ist es so, dass die Eierstöcke ihre Hormonproduktion zwar zurückschrauben, sie aber nicht völlig einstellen. Überdies werden Östrogen, Progesteron und Testosteron auch an anderen Stellen im weiblichen Körper als in den Ovarien produziert, und der Körper ist willens und bereit, die Ausschüttung aus diesen »Hilfsproduktionsstätten« zu erhöhen oder anzupassen, wenn dies in mittleren Jahren notwendig werden sollte. Wie Untersuchungen gezeigt haben, werden Östrogen, Progesteron und Androgen beispielsweise im Fettgewebe, in der Haut, im Gehirn, in den Nebennieren und sogar in peripheren Nerven produziert! Ob die Produktion jedoch ausreicht oder nicht, hängt davon ab, was sich sonst noch im Leben einer Frau abspielt.

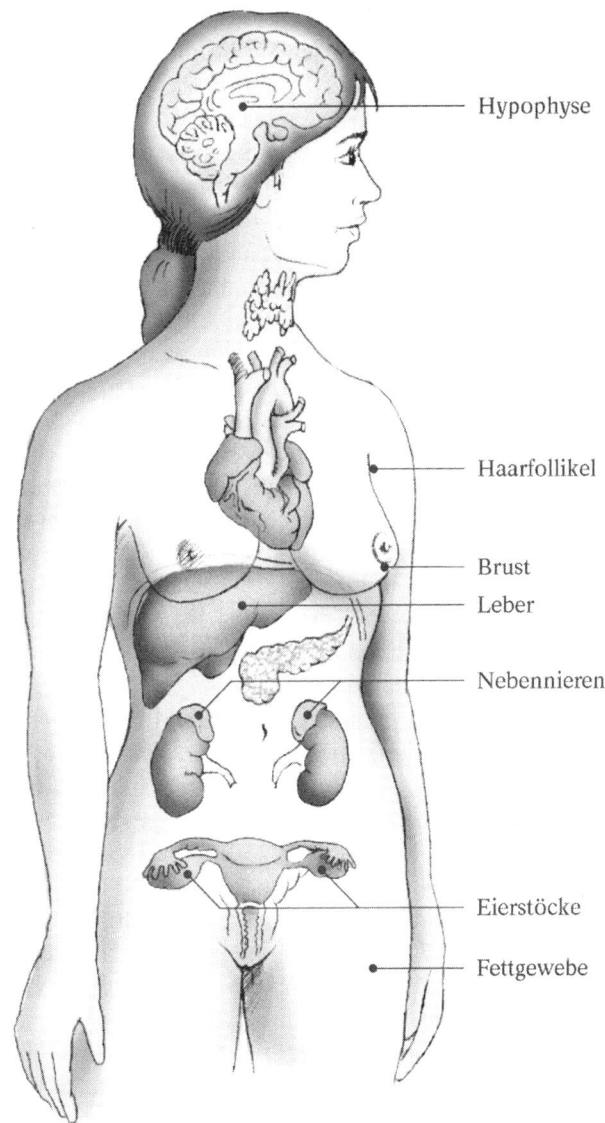

Hypophyse

Haarfollikel

Brust
Leber

Nebennieren

Eierstöcke
Fettgewebe

Abbildung 4 : Hormonproduktionsstätten des Körpers

Ein gesunder Körper ist dazu ausgerüstet, all die Hormone zu produzieren, die eine Frau im Leben braucht. Ob diese natürliche Fähigkeit gefördert oder unterdrückt wird, hängt vom Lebensstil und vom – physischen, emotionalen, spirituellen und situationsbedingten – Gesundheitszustand einer Frau ab.

Wenn eine Frau beispielsweise unter starkem Stress steht – wenn sie überarbeitet ist, wenn sie sich falsch ernährt, wenn sie körperlich krank ist, wenn sie raucht und/oder trinkt, wenn sie spirituelle Probleme umgeht, mit denen sie sich beschäftigen müsste, oder wenn sie in einer Beziehung lebt, in der Energieinput und -output nicht im Gleichgewicht sind –, kann es sein, dass ihre Fähigkeit, mit den Bedürfnissen ihres endokrinen Systems Schritt zu halten, vermindert ist. Das wird so lange so bleiben, bis sie bereit ist, Veränderungen in den Bereichen ihres Lebens vorzunehmen, um die sie sich kümmern muss. Das führt unter Umständen in mittleren Lebensjahren zu einer Übergangsphase, die durch ihre eigene, individuelle Kombination von Symptomen gekennzeichnet ist – von Kopfschmerzen, Hitzewallungen, Aufgeschwemmtheit und zurückgehender Libido bis zu Stimmungsschwankungen und Schlafstörungen.

In unserem Kulturkreis mit seinem sich ständig beschleunigenden Lebensrhythmus leiden rund 75 Prozent aller Frauen in den Wechseljahren unter klimakterischen Symptomen, die so unangenehm sind, dass sie Hilfe suchen, sei es durch Hormonsubstitution, Ernährungsumstellung, sportliche Betätigung oder alternative Therapien. Wenn eine Frau feststellt, dass sie zusätzliche Hormone braucht, um wieder in einen grünen Bereich zu kommen, in dem sie sich körperlich und emotional wohl fühlt, sollte sie dies nicht als persönliches Versagen ansehen. Vielmehr ist es ein Weckruf und eine Gelegenheit, notwendige Veränderungen in die Wege zu leiten. Eine Frau in dieser Situation könnte überlegen, ob sie nicht einen »Hauch« Hormone akzeptieren möchte – gerade genug, um ihr die Unterstützung zu liefern, die sie braucht, um sich wohl und gesund zu fühlen, und nicht mehr. Gleichzeitig wäre sie gut beraten, wenn sie der Botschaft ihres Körpers Aufmerksamkeit schenkte. Ihr Körper verlangt nach mehr als nur einer Verschreibung oder einer Substitution.

Entscheidend ist Folgendes: Bevor Sie etwas einnehmen, um klimakterische Symptome zu lindern, sollten Sie auf die Weisheit Ihres Körpers hören und herausfinden, warum er diese Symptome zeigt. Diese Symptome sind eine Botschaft nur für Sie. Wie sich Ihre Hormone in den Wechseljahren verhalten und wie Ihr Körper und Ihr Geist auf hormonelle Veränderungen reagieren, ist so typisch für Sie wie Ihre Fingerabdrücke.

Die drei Formen der Menopause

Stellen Sie sich vor, Sie stünden am Fuß eines wunderbaren Berges. Sie können das Licht sehen, das von der anderen Seite des Berges über den Gipfel hinüberstrahlt, und Sie möchten gern den Blick vom Gipfel genießen. Es gibt drei Möglichkeiten, dorthin zu gelangen: Sie können den langsam ansteigenden, gewundenen Pfad nehmen und werden dabei vielleicht dann und wann über einige Felsbrocken klettern müssen. Sie können auch die steile Abkürzung nehmen, die viel schwieriger zu bewältigen ist und mehr Ausrüstung sowie technische Unterstützung erfordert. Oder Sie können ganz auf den Aufstieg verzichten und sich von jemand anderem mit dem Helikopter hinaufbringen lassen – was sich leicht anhört, bis Ihnen klar wird, dass Ihre Muskeln und Organe nicht die nötige Zeit gehabt haben, um sich an die Kälte und den Sauerstoffmangel auf dem Gipfel anzupassen.

● Die natürliche Perimenopause (der langsam ansteigende, gewundene Pfad) setzt bei einer Frau, bei der zumindest ein Eierstock funktioniert, allmählich ein, in der Regel im Alter von 45 bis 55 Jahren. Diese Phase dauert in den meisten Fällen fünf bis zehn Jahre, manchmal aber auch bis zu 13 Jahre. In dieser Zeitspanne kann die Periode für mehrere Monate aussetzen und dann wiederkehren, wobei Dauer, Intensität und Blutfluss zu- oder abnehmen können. Vielleicht benötigen Frauen, die natürliche Wechseljahre durchmachen, eine Behandlung, um sich körperlich wohl zu fühlen, vielleicht aber auch nicht, wenn ihre Gesundheit insgesamt robust ist und ihr Übergang allmählich genug erfolgt, damit ihr Körper mit den notwendigen Veränderungen Schritt halten kann. Es hängt mit anderen Worten davon ab, was sonst noch im Körper und im Leben einer Frau abläuft.

● Die vorzeitige Perimenopause (die steile Abkürzung) setzt schneller und früher ein als in der Regel, bereits bei Frauen in ihren Dreißigern oder zu Beginn der Vierziger, die zumindest einen Eierstock haben. Schätzungsweise eine von hundert Frauen schließt ihre Wechseljahre vor oder kurz nach dem 40. Geburtstag ab. In manchen Fällen ist die Ursache eine Erkrankung (ausgelöst durch eine Autoimmunstörung oder Ernährungsmängel) oder aber chronischer Stress (zum Beispiel durch exzessive sportliche Betätigung); beides wirkt sich negativ auf die hormonell gesteuerten Fortpflanzungsfunktionen aus. Die vorzeitige Perimenopause ist in der Regel kürzer als die natürliche Perimenopause und beträgt nur ein bis drei Jahre. Da der Übergang schneller erfolgt und da der frühe Eintritt in die Wechseljahre häufig mit einem bereits seit längerem existierenden physischen Problem verbunden ist, ist es sehr wahrscheinlich, dass eine Frau, die vorzeitig in die Wechseljahre kommt und eine frühe Menopause hat, während der Anpassungsphase ergänzende Hormongaben benötigt.[5]

● Zu einer künstlichen Menopause (der Helikopterflug) kann es ganz abrupt kommen, sei es durch eine operative Entfernung oder Unterbrechung des Fortpflanzungstrakts (beispielsweise durch Entfernung der Ovarien oder operative Unterbrechung der Blutzufuhr zu den Ovarien), durch Bestrahlung, Chemotherapie oder durch die Gabe gewisser Medikamente, die aus medizinischen Gründen (zum Beispiel, um Myome in der Gebärmutter zum Schrumpfen zu bringen) eine Menopause hervorrufen bzw. nachahmen.

Selbst eine Unterbindung der Eileiter (Tubenligatur) kann, wie man inzwischen weiß, den Progesteronspiegel für die Dauer von mindestens einem Jahr nach dem Eingriff senken.[6] Und viele Frauen, die sich einer operativen Entfernung der Gebärmutter (Hysterektomie) unterziehen, deren Ovarien dabei aber *unangetastet* bleiben, erleben Symptome einer hormonellen Veränderung – natürlich zusätzlich zum Verlust ihrer Periode.

Aktuellen Schätzungen zufolge wird rund eine von vier Amerikanerinnen eine abrupte, künstliche Menopause erleben. Da keine Gelegenheit für eine allmähliche Anpassung an das Absinken des Hormonspiegels besteht, können die Symptome einer künstlich herbeigeführten Menopause schwer und stark beeinträchtigend sein. Um die körperlichen Beschwerden zu lindern, ist eine hormonelle Substitution in fast allen Fällen unvermeidlich.

Patti: Künstliche Menopause

Sechs Wochen nachdem vage Symptome (nächtliche Schweißausbrüche, Gewichtsverlust, ein hartnäckiger Ausschlag in der Bikinizone) in einem Notfallaufnahmezentrum fälschlicherweise als »Perimenopause und Stress« diagnostiziert worden waren, wurde bei Patti, einer 41-jährigen allein erziehenden Mutter und Besitzerin eines kleinen Unternehmens, Morbus Hodgkin festgestellt, ein bösartiges Lymphom. Nach zwei sechswöchigen chemotherapeutischen Behandlungen fühlte sie sich zwar recht erschöpft und vermisste ihr lockiges blondes Haar – aber sie war geheilt. Die Erschöpfung ließ mit der Zeit nach, und die Haare wuchsen wieder – der einzige Nebeneffekt, der sich nicht als temporär herausstellte, war der Verlust ihrer Periode.

Sie schrieb:»Einige Wochen nachdem die Chemotherapie vorüber war und ich begann, einen Teil meiner Energie wiederzugewinnen, bekam ich auch wieder nächtliche Schweißausbrüche. Das machte mir Angst, weil ich dachte, der Krebs kehre zurück, und ich dachte, meine Stimmungsschwankungen wären eine Folge meiner ständigen Unruhe und Sorge.« Ihre Internistin machte Hormontests, stellte fest, dass Patti in den Wechseljahren war, und verschrieb ihr eine geeignete, sanfte Hormonersatztherapie.

»Schon nach wenigen Tagen fühlte ich mich deutlich besser, und ich denke mir, in meinem Zustand – nach all dem, was ich durchgemacht habe – hat es mir wirklich geholfen, mich rascher wieder zu erholen, weil mein Körper ziemlich traumatisiert und meine Seele aus dem Gleichgewicht geraten war.«

Wechseljahre und Hormonspiegel

Die konventionelle Sichtweise dessen, was in den Wechseljahren passiert, ist, dass der Östrogenspiegel absackt. Das ist eine grobe Vereinfachung und führt allzu oft zu einer Behandlung, die zuvor nur leicht unangenehme Symptome verschlimmert. Beim natürlichen Klimakterium ist die erste hormonelle Veränderung, die auftritt, ein allmählicher Abfall von Progesteron, während der Östrogenspiegel im Normalbereich bleibt oder sogar ansteigt. Da Progesteron und Östrogen einander während des Menstruationszyklus ausbalancieren, wobei die Konzentration des einen Hormons fällt, während die des anderen ansteigt und umgekehrt, führt ein Rückgang der Gesamt-Progesteronkonzentration dazu, dass das Östrogen allein das Feld beherrscht – das heißt ohne das übliche Gegengewicht. Das Resultat ist ein relativer Östrogen*überschuss*, ein Zustand, der oft als Östrogendominanz bezeichnet wird – und damit genau das Gegenteil der konventionellen Sichtweise beschreibt.

Wenn eine Frau beginnt, unter unangenehmen Symptomen zu leiden, dann darum, weil ihr Körper diesen relativen Östrogenüberschuss spüren kann – und versucht, sich anzupassen. Leider überschneiden sich die Symptome verschiedener Hormonungleichgewichte stark, und nicht selten passiert es, dass einer Frau mit Symptomen eines Östrogenüberschusses zusätzliches Östrogen verschrieben wird. Dadurch verschlimmern sich ihre vormals vielleicht nur leichten Symptome natürlich.

Im weiteren Verlauf des Klimateriums sinkt der Progesteronspiegel weiter ab, während der Östrogenspiegel unter Umständen stark zu schwanken beginnt. Östrogenspitzen treten deshalb auf, weil in den Eierstöcken während mehrerer Menstruationszyklen hintereinander ganze Gruppen von Follikeln heranwachsen und heranreifen statt nur eines einzigen Follikels pro Zyklus, als ob die Eierstöcke versuchten, die verbleibenden Eizellen noch rasch zu »verbrauchen«. (Aus diesem Grund nimmt die Häufigkeit von Zwillingsgeburten mit zunehmendem

Alter zu.) Zu einem Progesteronabfall kommt es deshalb, weil immer weniger dieser heranreifenden Eizellen den ganzen Ovulationsprozess vollständig durchlaufen.

Die Spiegel der Hormone FSH und LH, die von der Hypophyse im Gehirn normalerweise in ganz genau abgemessenen Mengen freigesetzt werden, um ein kontrolliertes Follikelwachstum und eine kontrollierte Ovulation zu stimulieren, beginnen regellos zu schwanken, weil unsere Ovarien anfangen, Ovulationen ausfallen zu lassen. Kurz vor der Menopause stabilisieren sich die hormonellen Konzentrationen allmählich. FHS- und LH-Spiegel glätten sich und steigen auf ihre neue, höhere Reiseflughöhe, die sie für den Rest unseres Lebens beibehalten.

Symptome eines erniedrigten Progesteron- und Östrogenspiegels

- verringerter sexueller Antrieb
- unregelmäßige oder anderweitig anomale Perioden (meist starke vaginale Blutungen)
- Aufschwemmung (Wasserrückhalt im Gewebe)
- Anschwellen und Berührungsempfindlichkeit der Brust
- Stimmungsschwankungen (meist Reizbarkeit und Depressionen)
- Gewichtszunahme (besonders um Bauch und Hüften)
- kalte Hände und Füße
- Kopfschmerzen, besonders kurz vor dem Einsetzen der Periode

---

Gibt es einen Test, den ich machen kann?

Jahrelang basierte die Diagnose »Wechseljahre« nur auf Ihrem Alter und Ihren Symptomen. Inzwischen wird es immer üblicher, Ihren Hormonspiegel im Labor zu bestimmen. Und das hat folgenden Grund: Erstens gibt es, wie Pattis Geschichte illustriert, Krankheiten, die Wechseljahrssymptome sehr überzeugend nachahmen können (Schilddrüsenunterfunktion ist ein weiteres Beispiel dafür, siehe auch Seite 126 ff.). Dadurch, dass Sie sich Ihren Eintritt in die Wechseljahre bestätigen lassen, können Sie also auch gleichzeitig ein unerwartetes medizinisches Problem ausschließen. Zweitens lässt sich dadurch, dass Sie Ihr Niveau an relevanten Hormonen bestimmen lassen – Östrogen, Progesteron und Testosteron, möglicherweise auch noch DHEA und Schilddrüsenhormon –, besser entscheiden, wo auf der klimakterischen Zeitskala Sie sich wirklich befinden und wie Ihre Symptome am besten zu behandeln sind, falls dies nötig sein sollte.

Bluthormonspiegel: FSH und LH

Die Testmethode, die in den meisten ärztlichen Praxen angewandt wird, besteht darin, eine Blutprobe zu entnehmen und sie zur Analyse des FSH- und des LH-Spiegels in ein Labor zu schicken. Diese Analyse basiert auf der Tatsache, dass der FSH- und der LH-Spiegel in den Wechseljahren und danach ihren Höchststand erreichen. Doch diese Methode ist nicht ohne Probleme. Erstens sagt sie Ihnen nichts über den Östrogenspiegel, denn FSH wird von Inhibin, nicht von Östrogen kontrolliert. (Das ist einer der Gründe dafür, dass ein Östrogenersatz den FSH-Spiegel nach der Menopause nicht senkt.)[7] Überdies können der FSH- und der LH-Spiegel in den fünf bis zehn Jahren des Klimakteriums – bevor die Menstruation vollkommen aufhört – stark schwanken. Die Ovarien können ein paar Tage oder Wochen lang inaktiv sein und dann die Eizellenproduktion wieder aufnehmen. Daher ist es beispielsweise möglich, dass der FSH-Spiegel einer Frau ein postmenopausales Niveau erreicht (mehr als 30 IU/l, das heißt International Units pro Liter), während sie noch immer normale Monatsblutungen hat. Ihr LH-Spiegel wird währenddessen im normalen prämenopausalen Bereich bleiben. Aus diesem Grund kann man anhand eines einzelnen hohen FSH/LH-Werts nicht entscheiden, ob sich eine Frau in den Wechseljahren befindet oder nicht. So lange, bis eine Frau ein ganzes Jahr lang keine Monatsblutungen hatte und ihr FSH/LH-Spiegel deutlich im postmenopausalen Bereich liegt – FSH höher als 30 IU/l, LH höher als 40 IU/l –, besteht sogar die Möglichkeit, dass sie schwanger wird. Aus diesem Grund ist es ratsam, noch ein Jahr lang, nachdem Sie glauben, dass Ihre Regel aufgehört hat, zu verhüten.

Bluthormonspiegel: Östrogen, Progesteron und Testosteron

In einem anderen häufigen Bluttest wird die Gesamtmenge an Östrogen, Progesteron und Testosteron im Blut bestimmt. Der Hauptnachteil dieser Methode besteht darin, dass der größte Teil der so gemessenen Hormone inaktiv ist. Der Körper einer gesunden Frau produziert bis zu zehnmal mehr an diesen Hormonen, als sie gebrauchen kann, daher docken spezialisierte Proteine an mehr als 90 Prozent der produzierten Hormonmoleküle an, inaktivieren sie und verschließen die »Türen«, durch die sie anderenfalls aus dem Blutstrom ins Gewebe gelangen könnten.

Die biologisch aktive Form des Hormons ist der Anteil, der ungebunden oder frei ist. Dieser Teil gelangt rasch ins Gewebe, statt weiter im Blutstrom »herumzulungern«. Der Standard-Bluttest, der gebundene nicht von freien Hormonmolekülen unterscheidet, ergibt daher ein irrelevantes Resultat, denn er misst primär inaktives, nicht nutzbares, proteingebundenes Hormon.

Aussagekräftigere Testmethoden

Es gibt zwei weniger übliche, aber aussagekräftigere Tests. Die Kosten sind vergleichbar, die Probenentnahme ist genauso einfach oder sogar einfacher, und Untersuchungen zeigen, dass die Ergebnisse ein sehr genaues Bild darüber liefern, wo in der klimakterischen Übergangsphase sich der Körper einer Frau momentan befindet.

● Speichel-Hormontests messen das freie Hormon im Speichel. Dort ist die Hormonkonzentration nachweislich vergleichbar mit der in anderen Körpergeweben. Der Speichel enthält zudem keine messbaren Mengen an proteingebundenem (inaktiviertem) Hormon. Speichel-Hormontests, die bisher vorwiegend in der Forschung verwandt wurden, stellen ein Verfahren dar, das sich seit rund 30 Jahren als zuverlässig erwiesen hat, vielen praktischen Ärzten aber noch immer unbekannt ist.[8]

Diese Methode macht es überdies einfacher, Proben immer zur selben Tageszeit zu entnehmen, was eine bessere Vergleichbarkeit erlaubt. Speichel wird einmal oder mehrmals am Tag zu bestimmten Zeiten in einen kleinen Spezialbehälter gegeben und dann in vorbereiteten Behältern direkt ans Labor gesandt. Die Ergebnisse gehen anschließend an die Patientin und/oder den Arzt zurück.

Ich empfehle einen Test auf den Östrogen-, Progesteron- und Testosterongehalt in Ihrer Speichelprobe, weil Ihnen dies einen guten Überblick über Ihren hormonellen Gesamtzustand vermittelt.*

● Bluttests auf freie (ungebundene) Hormone sind eine weitere sinnvolle Möglichkeit. Der Hauptvorteil dieser Methode besteht darin, dass die Prozedur dem Standard-Bluttest ähnlich ist, den die meisten Ärzte in der Regel anordnen. Der größte Nachteil ist, dass die Tageszeit, an der die Blutprobe entnommen wird, von den Launen der

---

* In Deutschland werden Speicheltests zur Hormonbestimmung nur äußerst selten von darauf spezialisierten Labors angeboten. Die Kosten dafür werden von den Krankenkassen nicht übernommen.

Laborroutine abhängt, statt dass die Probe zu einer bestimmten Tageszeit bequem bei Ihnen zu Hause entnommen wird. Da sich Ihr Hormonspiegel im Laufe des Tages verändert, hängt es unter Umständen vom Zeitpunkt Ihres Arztbesuches ab, ob Ihre Probe im Normalbereich liegt oder nicht – die täglichen Hormonschwankungen einer Frau können sich von Individuum zu Individuum stark unterscheiden. Doch selbst in diesem Fall sagt eine Bestimmung der Konzentration an freiem Östrogen, Progesteron und Testosteron im Blut einer Frau viel mehr aus als die Bestimmung der Gesamtkonzentrationen der einzelnen Hormone.

Lindsay: Hormonspiegel im Speichel versus Hormonspiegel im Blut
Die 45-jährige Lindsay hatte trotz einer guten Beziehung zu ihrem Mann und allgemeiner Lebensfreude ein allmähliches Nachlassen ihrer Libido festgestellt. Als sie ihre Ärztin das nächste Mal aufsuchte, erwähnte sie diese Tatsache, und die Ärztin schlug vor, Lindsays Hormonspiegel zu testen. Lindsay vermutete, sie käme in die Wechseljahre, und sie freute sich über die Möglichkeit, ihr schwindendes sexuelles Interesse mit Hilfe hormoneller Unterstützung wieder anzufachen. Doch die Laborresultate ergaben, dass alles im Normalbereich lag, und ihre Ärztin meinte daraufhin, unter solchen Umständen sei es nicht angebracht, ihr Hormone zu verschreiben.

Nicht überzeugt nahm Lindsay Kontakt zu einem Labor auf, das Speichel-Hormontests anbot, und ließ ihren Östrogen-, Progesteron- und Testosteronspiegel bestimmen. Später schrieb sie mir:

Die Ergebnisse zeigten, dass mein Progesteron am unteren Ende des Normalbereichs, mein Östrogen in der Mitte des Normalbereichs und mein Testosteron deutlich unter normal lag. Doch meine Ärztin meinte, sie habe kein Vertrauen zu Speicheltests, weil sie noch so neu seien. Ich war frustriert, doch ich mag diese Ärztin sehr und wollte sie nicht wechseln. Darum ließ ich die ganze Sache für eine Weile auf sich beruhen. Dann fasste ich den Entschluss, einen Endokrinologen aufzusuchen, also einen Hormonspezialisten. Er war, was Hormontests im Speichel anging, unentschieden, interessierte sich jedoch sehr für die Ergebnisse, die ich erhalten hatte und die meine Symptome bestätigten, welche weiterhin andauerten. Darum ordnete er einen weiteren Hormontest – einen Bluttest – an, doch diesmal verlangte er ausdrücklich, dass die Konzentration der freien Hormone in meiner Blutprobe bestimmt würde. Das Ergebnis kam zurück und zeigte ein ähnliches Muster wie der Speicheltest – mein Östrogenspiegel war okay, mein Progesteron eher niedrig, und mein Testosteron war so niedrig, dass es sich nicht einmal mehr messen ließ. Ich bat ihn, meine Hausärztin anzurufen und ihr das Ergebnis mitzuteilen, und diesmal ließ sie sich überzeugen. Sie verschrieb mir Progesteron und eine kleine Menge Testosteron. Meine Libido ist wieder normal, und ich finde es auch sehr gut, dass meine Ärztin nun auch Speichel-Hormontests für ihre anderen Patientinnen anordnet. Ich habe das Gefühl, als würde ich durch sie dazu beigetragen, einer Menge anderer Frauen zu helfen.

Test im Doppelpack: Wenn Sie testen, dann testen Sie noch einmal

Unabhängig davon, für welche Testmethode sich eine Frau und ihr Arzt entscheiden, empfehle ich eine doppelte Testung, die der Tatsache Rechnung trägt, dass Hormonspiegel fluktuieren, insbesondere in den Wechseljahren. Die beste Zeit für eine Probennahme ist am frühen Morgen, und die beste Zeit des Monats ist zwischen dem 20. und dem 23. Zyklustag, wenn der Progesteronspiegel in der Regel am höchsten ist. Wenn Sie unregelmäßige Monatsblutungen haben, ist es schwieriger, den Progesteronspiegel mit nur einer einzigen Probe zu bestimmen – ein weiterer Grund für einen zweiten Test. Bei doppelter Testung wird die Probe genommen und bei wenigstens zwei verschiedenen Gelegenheiten *vor* der Behandlung analysiert. (Wenn Sie wirklich schwere Symptome haben, müssen Sie die Behandlung nicht hinauszögern. Sorgen Sie nur dafür, dass etwa einen Monat nach Beginn der Behandlung nochmals getestet wird, sodass, falls nötig, Anpassungen durchgeführt werden können.)

Eine doppelte Testung erhöht die Wahrscheinlichkeit, dass die Tests die natürliche biologische Variationsbreite ebenso wiedergeben wie die klimakterischen Hormonschwankungen. Wenn sich die Ergebnisse des zweiten Tests deutlich von denjenigen des ersten unterscheiden, kann es notwendig werden, einen oder mehrere weitere Tests durchzuführen, um festzustellen, ob die Differenz auf ein falsches Laborergebnis oder auf natürliche Schwankungen zurückgeht. Dies klarzustellen, hilft eine Hormonbehandlung zu vermeiden, die den Bedürfnissen des Körpers bestenfalls nicht gerecht wird, schlimmstenfalls das Problem verschärft.

Menopause und Schilddrüsenfunktion

Die Eierstöcke sind die Organe, auf die wir uns in den Wechseljahren am stärksten konzentrieren, doch die physische Basis der klimakterischen Erfahrung einer Frau beruht auf der Gesundheit all ihrer Hormon produzierenden Organe. In den Wechseljahren und danach sind zum Beispiel Schilddrüsenprobleme sehr verbreitet. Während viele Frauen mit solchen Problemen völlig beschwerdefrei sind, zeigen andere unter Umständen ein breites Spektrum von Symptomen. Zu den häufigsten

Symptomen gehören Stimmungsstörungen (meist in Form von Depressionen oder Reizbarkeit), Antriebslosigkeit, Gewichtszunahme, mentale Verwirrung und Schlafstörungen.

Schilddrüsenprobleme sind mit den Wechseljahren eng verwoben, und das nicht nur aufgrund der epidemiologischen Tatsache, dass bei rund 26 Prozent aller Frauen in oder kurz vor den Wechseljahren eine Schilddrüsenunterfunktion (Hypothyreose) festgestellt wird.[9] Dem renommierten Arzt und Autor John R. Lee zufolge gibt es offenbar eine Ursache-Wirkungs-Beziehung zwischen einer Schilddrüsenunterfunktion, die durch eine zu niedrige Konzentration an Schilddrüsenhormon gekennzeichnet ist, und einer Östrogendominanz. Wenn Östrogen nicht von Progesteron in geeigneter Weise ausbalanciert wird, kann es die Wirkung des Schilddrüsenhormons blockieren, sodass das Hormon selbst dann, wenn die Schilddrüse normale Hormonmengen produziert, wirkungslos gemacht wird und es zu den Symptomen einer Schilddrüsenunterfunktion kommt. In diesem Fall kann es sein, dass Labortests eine normale Schilddrüsenhormonkonzentration im Körper einer Frau anzeigen, weil die Schilddrüse selbst ja ordnungsgemäß funktioniert. Verständlicherweise kompliziert sich dieses Problem, wenn einer Frau zusätzlich Östrogen verschrieben wird, was zu einem noch größeren Ungleichgewicht führt. Unter diesen Umständen wird es auch mit einer Verschreibung von zusätzlichem Schilddrüsenhormon nicht gelingen, das grundlegende Problem zu korrigieren: Östrogendominanz.

Selbst wenn zusätzliche Gaben von Schilddrüsenhormon helfen, die existierende Hypothyreose zu lindern, bleiben die Depressionssymptome in vielen Fällen bestehen, und zwar aus einem ganz anderen und überraschenden Grund: Depressionen selbst können zu einer Schilddrüsenfunktionsstörung führen. Die Hypothyreose zu behandeln hieße in diesem Fall, ein Symptom statt der eigentlichen Ursache zu behandeln.

Lassen Sie mich das erklären: Bei vielen Frauen entwickelt sich eine Störung der Schilddrüsenfunktion aufgrund einer Energieblockade in der Kehlregion, Resultat eines lebenslangen »Herunterschluckens« von Wörtern, die es sie auszusprechen drängte. Um die familiäre Harmonie zu bewahren oder weil sie sich als relativ hilfloses Mitglied ihrer Familie oder sozialen Gruppe empfindet, hat die Frau gelernt, ihren Selbstausdruck zu unterdrücken. Sie hat möglicherweise darum gerungen, zu sagen, was sie zu sagen hat, nur um zu entdecken, dass es keinen Unterschied macht – weil sie in ihrem engsten Kreis als unwichtig abgeschrieben ist. Um diesen komplexen, verworrenen Zustand zu entwirren, muss eine Frau möglicherweise nicht nur zusätzlich Progesteron und Schilddrüsenhormon einnehmen, sondern auch einen unvoreingenommenen Blick auf diejenigen Teile ihres Lebens und ihrer zwischenmenschlichen Beziehungen werfen, die einer Änderung bedürfen.

Wechseljahre und Nebennierenfunktion

Die beiden kaum daumengroßen Nebennieren sondern drei Schlüsselhormone ab, die uns helfen, mit vielen der Stressfaktoren und Belastungen des Lebens fertig zu werden. Wenn eine Frau ihr Leben jedoch schon sehr lange als ausweglos stressig empfunden hat oder wenn sie chronisch krank ist, dann ist die Wahrscheinlichkeit groß, dass sie zu viel von ihren Nebennieren verlangt hat und ihnen nicht genügend Zeit gegeben hat, sich wieder zu erholen. Sie könnte dann zu den vielen Frauen gehören, die mit überlasteten Nebennieren in die Wechseljahre kommen.

Um zu verstehen, was chronische Erschöpfung für den Körper bedeutet und wie sie Ihr Erleben der Wechseljahre beeinflusst, ist es wichtig zu wissen, was die Nebennieren mit Hilfe dreier eigenständiger, komplementär wirkender Hormone, die sie in den Blutstrom ausschütten, tagein, tagaus für Sie tun.

Adrenalin ist das so genannte Kampf-oder-Flucht-Hormon, das produziert wird, wenn etwas Sie bedroht (oder wenn Sie meinen, etwas bedrohe Sie). Es führt dazu, dass Ihr Herz stärker klopft, Ihr Blut zum Herzen und in große Muskelgruppen strömt, Ihre Pupillen sich erweitern, Ihre Sinne geschärft werden und Ihre Schmerztoleranz zunimmt, sodass Sie bestens für den Kampf gerüstet sind. Heutzutage bestehen unsere Schlachten vorwiegend aus alltäglichen Herausforderungen, beispielsweise Ihren Körper dazu zu bringen, in einem stressigen Job weiterzuarbeiten, wenn er erschöpft ist, oder mit schnellen Reflexen zu reagieren, um einen Verkehrsunfall zu vermeiden. Stellen Sie sich diese Adrenalinschübe als Abbuchungen von einem Konto vor, das Ihnen helfen soll, die schwierigen Passagen des Lebens zu meistern. Wenn Sie sich angewöhnt haben, zu häufig Adrenalin von Ihrem Konto abzuheben, werden Sie es schließlich überziehen. Ihre Nebennieren werden überlastet, und Sie werden zu wenig Adrenalin zur Verfügung haben, wenn Sie es brauchen.

Kortisol erhöht Ihren Appetit und Ihren Antrieb, während es gleichzeitig die allergischen Reaktionen und die Entzündungsreaktionen Ihres Immunsystems zähmt. Es stimuliert die Freisetzung und die Speicherung von Energie im Körper, hilft Ihrem Körper, den Stresswirkungen von

Infektionen, Traumen und Temperaturextremen zu widerstehen, und hilft Ihnen, Ihren Gefühlshaushalt zu stabilisieren. Synthetische Versionen von Kortisol – zum Beispiel Kortison – werden in der Human- und Veterinärmedizin häufig verschrieben, damit Patienten schneller genesen und sich besser fühlen, sodass sie mehr Appetit haben und motorisch aktiver sind, was ihnen erlaubt, Krankheiten oder Verletzungen leichter zu überstehen. Unter idealen Bedingungen wird Kortisol nur gelegentlich in den Blutstrom entlassen und nicht etwa ständig als Reaktion auf chronischen Stress. Zu unerwünschten Nebenwirkungen kann es kommen, wenn der Kortisolspiegel zu lange auf zu hohem Niveau verweilt: Dazu gehören eine Abnahme der Knochendichte, Muskelschwund, eine verminderte Fähigkeit zur Proteinbildung, Nierenschäden, Flüssigkeitsrückhalt, überschießende Blutzuckerkonzentrationen, Gewichtszunahme und eine erhöhte Anfälligkeit gegenüber Bakterien-, Viren- und Pilzinfektionen, Allergien, Parasitenbefall und sogar Krebs.

Dehydroepiandrosteron, kurz DHEA, ist ein Androgen, das in den Nebennieren wie auch in den Ovarien produziert wird. Bei Frauen wie auch bei Männern hilft DHEA, die immunsuppressiven Effekte von Kortisol zu neutralisieren, und verbessert damit die Widerstandskraft gegen Krankheiten. (DHEA und Kortisol verhalten sich umgekehrt proportional zueinander: Wenn die Konzentration des einen steigt, fällt die des anderen.) DHEA hilft auch dabei, die Knochendichte zu erhalten bzw. zu erhöhen, wacht über die Gesundheit des Kreislaufsystems, indem es die Konzentration des »schlechten« Cholesterins (LDL) unter Kontrolle hält, verleiht ein allgemeines Gefühl von Vitalität und Energie, und hilft überdies, den Verstand scharf und ein normales Schlafmuster aufrecht zu halten. Ähnlich wie Adrenalin und Kortisol verbessert auch DHEA Ihre Fähigkeit, sich von belastenden Ereignissen oder Episoden, wie Stress, Traumen, Überarbeitung, Temperaturextremen und so weiter, zu erholen. Und wenn eine Frau aufgrund ihres sinkenden Testosteronspiegels einen Libidoverlust erleidet, verbirgt sich hinter dem Testosteronmangels oft ein fallender DHEA-Spiegel, denn DHEA ist die wichtigste Vorstufe für die Testosteronherstellung.

Wenn Sie von Ihren Nebennieren zu viel verlangen, fordert das seinen Preis. Ist der Körper zu lange zu hohen Adrenalin- und Kortisolkonzentrationen ausgesetzt, so kann dies zu Stimmungs- und Schlafstörungen, einer verringerten Widerstandskraft gegen Krankheiten und Kreislaufveränderungen führen – Klagen, die man beim heutigen rasanten und kräftezehrenden Lebensstil immer wieder hört. Und weil diese

Nebeneffekte nicht so unangenehm sind, dass sie unerträglich wären, wird der selbstzerstörerische Lebensstil oft weitergeführt. DHEA, das dem Körper hilft, sich von einer derart chronischen Überbelastung zu erholen, ist damit ständig im Dienst, statt nur von Zeit zu Zeit als »Troubleshooter« einzugreifen. Allmählich beginnen die Nebennieren ernsthafte Erschöpfungssymptome zu zeigen, wobei der erste und wichtigste Effekt ist, dass ihre Fähigkeit zur DHEA-Produktion langsam schwindet. Wenn die Konzentration dieses »Stärkungshormons« zurückgeht, beginnen Adrenalin- und Kortisolspiegel ebenfalls zu schwanken, während die Nebennieren versuchen, zunehmend unmöglicher zu erfüllenden Aufforderungen nach einer höheren Hormonproduktion nachzukommen. Eines der Kardinalzeichen einer Nebennierenerschöpfung – ständige Müdigkeit und Schwäche – wird zu einem Dauersymptom. Auch wenn diese Müdigkeit oft mit einer deprimierten Grundstimmung, Reizbarkeit und Verlust an Lebensfreude einhergeht, heißt das nicht, dass Nebennierenprobleme zwangsläufig die Ursache für diese Stimmungsveränderungen sind, denn ähnliche Probleme treten auch stets bei einer Schilddrüsenfehlfunktion auf. Aus diesem Grund verschwinden diese emotionalen Probleme bei einer Behandlung nicht immer – die ihnen zu Grunde liegenden Probleme bleiben ungelöst.

Eine Frau, deren Nebennieren überlastet sind, wenn sie in die Wechseljahre kommt, wird höchstwahrscheinlich Probleme bekommen, weil die Wechseljahre, einfach gesagt, eine andere Form von Stress darstellen. Zudem spricht eine Nebennierenüberlastung dafür, dass es seit längerer Zeit Lebensprobleme gibt, die auf ihre Lösung warten. Diese Probleme werden im Lichte der mentalen Klarheit der Wechseljahre, die keine Selbsttäuschung erlaubt, umso größer erscheinen. Eine Nebennierenermüdung wird jedoch nicht nur die Übergangsphase unnötig schwierig machen, sondern kann einer Frau auch der Ressourcen berauben, die sie braucht, um solche Probleme anzupacken und das kreative Versprechen der zweiten Lebenshälfte voll zu ihrem Vorteil zu nutzen.

Wenn sich eine Frau ständig müde oder deprimiert fühlt, wenn sie sich bei Tagesbeginn stets unausgeruht vorkommt oder wenn sie feststellt, dass gewöhnliche Stresssituationen sie ungewöhnlich stark belasten, dann leidet sie unter Umständen an einer Nebennierenfunktionsstörung.

Testung der Nebennierenfunktion

Die DHEA- und der Kortisol-Spiegel im Speichel oder im Serum lassen sich leicht labortechnisch bestimmen. Konventionelle Bluttests, bei denen die Blutproben eben dann entnommen werden, wenn Sie Ihren

Faktoren, die die Nebennieren belasten

Die folgenden Stressoren können zu Müdigkeit und Erschöpfung und letztlich zu einer Funktionsstörung der Nebennieren führen – was wiederum einige Stressoren verschlimmern kann:

- große, andauernde Sorgen, Ärger, Schuldgefühle oder Angst
- Depressionen
- übertriebene körperliche Bewegung
- chronische Exposition gegenüber industriellen oder anderen Giftstoffen
- chronische oder schwere Allergien
- Überarbeitung, sowohl körperlich wie geistig (das gilt nur, wenn Sie eine Arbeit tun, die Sie nicht erfüllt)
- chronisches spätes Zubettgehen oder zu wenig Schlaf
- unverheilte Traumen oder Verletzungen
- chronische Erkrankungen
- Unterbrechung des Lichtzyklus: Schichtarbeit
- Operationen

Arzt besuchen, ergeben unter Umständen, dass Ihre Nebennieren »normal« arbeiten. Ein besserer diagnostischer Ansatz besteht darin, Ihre Hormonspiegel zu verschiedenen Tageszeiten zu bestimmen, wodurch sich ein aus dem Takt gekommenes Muster der Kortisol- und DHEA-Sekretion viel leichter feststellen lässt. Wenn Sie möchten, dass Ihre Nebennierenfunktion untersucht wird, dann suchen Sie einen Arzt auf, der die Komplexität der Nebennierentestung versteht.

Wie Sie die Funktion Ihrer Nebennieren unterstützen können

Wenn Sie nach der Laboranalyse feststellen, dass der Haushalt Ihrer Nebennierenhormone unausgeglichen ist, gibt es mehrere Möglichkeiten, um DHEA oder Kortisol bzw. beide zu substituieren. Ziel ist jedoch letztlich, Gesundheit und Funktion Ihrer Nebennieren so wiederherzustellen, dass sie die Hormone, die Sie brauchen, ohne Ergänzung von außen produzieren können.

Das wird höchstwahrscheinlich eine Veränderung Ihres Lebensstils erfordern, der ja zu einer Ermüdung Ihrer Nebennieren geführt hat. Wenn Sie Ihre Nebennierenhormone mit Dosen unterstützen, die zu hoch sind, oder wenn Sie zu lange derartige Medikamente einnehmen, führt das im Endeffekt zu einer dauerhaften Unterdrückung der Nebennierenfunktion.

DHEA: gibt es in Deutschland in Form von Kapseln oder Tabletten. Ganz gleichgültig, in welcher Form Sie DHEA zu sich nehmen, sollten Sie alle drei Monate einen Blut- oder Speicheltest zur Bestimmung des Hormonspiegels machen lassen. Wenn er in den normalen Bereich zurückkehrt, sollten Sie die Dosis allmählich verringern, bis Sie gar kein zusätzliches DHEA mehr benötigen.*

Kortisol: Einige Menschen benötigen sehr geringe Dosen von Kortison, das von einem Arzt verschieben werden muss, der weiß, wie und wann es eingenommen werden sollte.[10]

Ernährung: Der Ernährungsplan im Siebten Kapitel ist so zusammengestellt, dass er unter anderem auch Ihre Nebennieren unterstützt und »wiederauflädt«. Achten Sie auf eine ausreichende Proteinzufuhr; am besten nehmen Sie bei jeder Mahlzeit oder Zwischenmahlzeit Proteine zu sich. Und denken Sie daran, dass Koffein Ihre Nebennieren »zum Kochen« bringt; am besten verzichten Sie ganz darauf. Überdies sollten Sie Diäten oder Heilfastenkuren vermeiden.

Nahrungsergänzungsmittel: Ergänzen Sie Ihre Ernährung mindestens drei Monate lang mit den Nahrungsmitteln bzw. Nährstoffen, die im Siebten Kapitel aufgeführt sind, um optimale Resultate zu erzielen. Anschließend können Sie die Nahrungsergänzungsmittel, je nachdem, wie Sie sich fühlen, reduzieren.

Heilkräuter: In einigen Fällen von Nebennierenüberlastung empfiehlt sich die Einnahme von Süßholzwurzel. Sie hilft unter Umständen dabei, die Halbwertszeit von Kortisol in Ihrem Körper zu erhöhen, doch um dies völlig abzuklären, sind weitere Untersuchungen notwendig.[11] Es gibt eine Reihe verschiedener Süßholzextrakte; ich bevorzuge die dickflüssige Form. Beginnen Sie mit einem kleinen Tupfen am Ende eines

---

* Die zusätzliche Einnahme von DHEA ist keineswegs nebenwirkungsfrei. Sie sollte deshalb immer nur unter ärztlicher Aufsicht stattfinden. In Deutschland ist DHEA verschreibungspflichtig. Die Testung des DHEA-Spiegels gehört nicht zum kassenärztlichen Standard.

Essstäbchens, und mischen Sie es mit heißem Wasser oder mit Tee. Erhöhen Sie die Dosis, falls es nötig sein sollte, allmählich auf einen Viertel Teelöffel dreimal pro Tag. Achten Sie dabei auf Ihren Blutdruck, und messen Sie ihn regelmäßig, denn Süßholz kann bei einigen Menschen zu einer Blutdruckerhöhung führen. Da ein niedriger Blutdruck häufig ein Zeichen für eine Erschöpfung der Nebennieren ist, ist eine leichte Erhöhung des Blutdrucks auf ein gesundes Niveau allerdings durchaus wünschenswert.

Was Sie während Ihrer Übergangsphase zu erwarten haben

Obwohl es haufenweise Bücher gibt, die die »normalen« Symptome der Wechseljahre beschreiben, entwickeln viele Frauen nur wenige oder gar keine dieser Symptome. Dennoch gibt es eine Reihe von Symptomen, über die Frauen unseres Kulturkreises häufig berichten, und vielleicht möchten Sie die Liste auf Seite 134 ff. durchsehen, um informiert und vorbereitet zu sein. Es könnte auch Ihre Besorgnis wegen eines bestimmten Symptoms mindern, wenn Sie wissen, dass es zum normalen Übergang in den Wechseljahren gehört.

Beherzigen Sie dabei aber folgende Warnung: Es gibt so etwas wie sich selbst erfüllende Prophezeiungen, das heißt, es kann passieren, dass Sie bestimmte Symptome entwickeln, weil Sie *erwarten*, sie zu entwickeln. Denken Sie daran, dass Frauen in einigen Kulturkreisen kaum über irgendwelche Wechseljahrssymptome klagen und es biologisch keineswegs zwingend ist, dass Sie überhaupt irgendwelche Beschwerden haben werden.

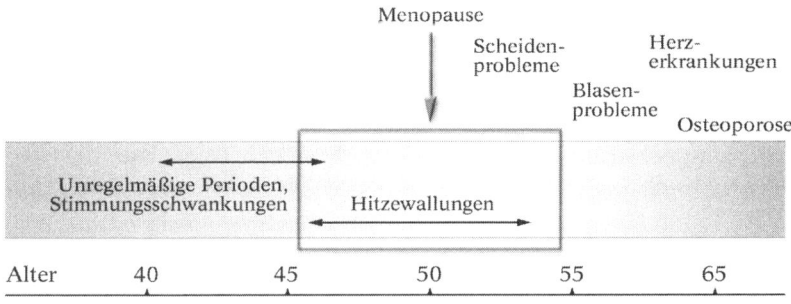

Abbildung 5: Der zeitliche Ablauf der Wechseljahre

Machen Sie sich zudem klar, dass Sie unter Umständen unbewusst stark von den Erfahrungen Ihrer Mutter mit ihren Wechseljahren geprägt worden sind. Wenn Ihre Mutter negative Erfahrungen gemacht hat, dann sollten Sie nicht davon ausgehen, dass Sie in ihre Fußstapfen treten müssen. Konzentrieren Sie sich vielmehr auf das, was Sie von Ihrer Mutter unterscheidet, und wählen Sie für sich ein neues, besseres Drehbuch.

Die folgenden Zitate stammen von Patientinnen oder Abonnentinnen meiner Rundbriefe. Ich habe an den entsprechenden Stellen die Kapitel angegeben, in denen Symptome und Behandlungsmöglichkeiten eingehender diskutiert werden.

Hitzewallungen

»Ich kann keine Pullover mehr tragen, weil es mir manchmal plötzlich so warm wird, dass ich sogar im Winter alle Fenster aufreißen und so viele Kleiderlagen wie nur möglich ausziehen muss.«

Hitzewallungen gehören zu den häufigsten klimakterischen Symptomen in unserem Kulturkreis und treten bei rund 70 bis 85 Prozent aller Frauen in den Wechseljahren auf.[12] Sie können nur sehr schwach ausgeprägt sein oder aber auch so stark, dass sie zu Schlafmangel und nachfolgenden Depressionen führen.

Sie beginnen als ein plötzliches, vorübergehendes Wärmegefühl, das sich auf Gesicht, Kopfhaut und Brustregion zu einem intensiven Hitzeempfinden verstärken kann und unter Umständen mit Hautrötung und Schweißausbrüchen einhergeht. Manchmal erhöht sich auch die Herzschlagfrequenz, es kommt zu einem Kribbeln in den Händen und/oder Übelkeit und Schwindel. In einigen Fällen folgt auf die Hitzewallungen ein Gefühl des Fröstelns. Bei den meisten Frauen beginnen die Hitzewallungen in den Wechseljahren kurz vor oder während der Menstruation. Da sie vom sinkenden Östrogenspiegel und dem steigenden FSH-Spiegel ausgelöst werden, nimmt ihre Häufigkeit im Allgemeinen zu, wenn die Monatsblutungen tatsächlich enden; dann ist der Östrogenspiegel am niedrigsten und der FSH-Spiegel am höchsten. Die Hitzewallungen verschwinden in der Regel ein oder zwei Jahre nach der endgültig letzten Regel, auch wenn sie in einigen (recht seltenen) Fällen noch viele Jahre andauern können.

Zu diesen Hitzewallungen kommt es, wenn sich Blutgefäße in der Haut von Kopf und Hals weiter als in der Regel öffnen, sodass mehr Blut in diese Region gelangen kann, was zu einer Erwärmung und Rötung der betroffenen Hautareale führt. Neben hormonellen Veränderungen können äußere Faktoren die Intensität und Dauer der Hitzewallungen einer Frau beeinflussen: Verstärkend wirken psychische Faktoren, wie Ängste und Spannungen, aber auch eine Ernährung, die reich an einfachen Zuckern und raffinierten Kohlehydraten ist, wie man sie in Fruchtsäften, Kuchen, Plätzchen, Süßigkeiten, Weißbrot, Wein, Bier usw. findet. Es gibt viele Methoden, um Hitzewallungen zu behandeln. In ungefähr 95 Prozent aller Fälle hilft eine Östrogensubstitution. Eine Hautcreme mit Progesteron wirkt ebenfalls bei rund 85 Prozent aller Frauen in den Wechseljahren; bereits ein Viertel Teelöffel pro Tag, in die Haut einmassiert, kann Erleichterung bringen[13] (siehe dazu auch Fünftes Kapitel). Zusätzlich sind Meditations- und Entspannungstechniken erfolgreich eingesetzt worden, um Hitzewallungen bei 90 Prozent aller Frauen ganz ohne Hormontherapie zu behandeln.[14]

Vielen Frauen hilft es auch, wenn sie ihre Ernährung umstellen (siehe auch Siebtes Kapitel). Sojaprodukte (insgesamt 45 bis 160 mg Soja-Isoflavone pro Tag) schaffen Erleichterung, ebenso viele Kräuter, wie Wanzenkraut (*Cimicifuga racemosa*) oder Mönchspfeffer. Akupunktur ist darüber hinaus ebenfalls sehr wirksam. (Diese Ansätze werden im Sechsten Kapitel beschrieben.)

Nächtliche Schweißausbrüche

»Ich schwitze nachts immer so stark, dass ich aufstehen und die Laken wechseln muss.«

Nächtliche Schweißausbrüche treten oft gemeinsam mit Hitzewallungen auf. Die traditionelle chinesische Medizin sagt uns, und viele meiner Patientinnen haben das bestätigt, dass nächtliche Schweißausbrüche am häufigsten zwischen 3 und 4 Uhr morgens auftreten. Das kann dazu führen, dass Sie in Schweiß gebadet aufwachen.

Herzklopfen

»Ganz plötzlich wird mir mein Herzschlag bewusst, während mein Herz vorher ganz einfach seine Arbeit getan hat, ohne dass ich es bemerkt hätte.«

Wie Hitzewallungen kann Herzklopfen in leichter bis schwerer Form auftreten. Herzklopfen ist selten gefährlich, wenn es auch manchmal Angst einflößend sein kann (Herzjagen, Herzrasen). Es ist die Folge eines Ungleichgewichts zwischen sympathischen und parasympathischen Nervensystem und entsteht oft, wenn eine Frau ängstlich oder angespannt ist. Wenn das Herzklopfen anhält, suchen Sie Ihren Arzt auf (siehe auch Vierzehntes Kapitel).

Leslie: Energieschübe in den Wechseljahren

Leslie ist Kunstlehrerin in einer örtlichen High School und arbeitet auch als nichtoffizielle Beraterin für ihre Schülerinnen und Schüler, die sie einhellig wegen ihrer sichtlichen Hingabe an ihren Beruf lieben und respektieren. »Ich bin eine von diesen Kunstlehrerinnen, die man schon aus einem Kilometer Entfernung erkennen kann«, schrieb sie. »Ich sehe einfach so aus, denke ich. Ich versuche, mehr zu tun, als Kindern nur beizubringen, wie man malt oder eine Skulptur anfertigt – ich meine, überall um uns herum in der Welt gibt es Kunst, und ein großer Teil der Lebensfreude besteht darin, dies zu sehen und zu würdigen. Ich versuche, das in der Art und Weise auszudrücken, wie ich lebe.«

Leslie mag das Bild von den Hitzewallungen als »Energieschüben«, weil dies einen positiven Wandlungsprozess symbolisiert, und sie fand ihre Hitzewallungen und ihre anderen Symptome weder unangenehm, noch versuchte sie, sie durch Medikamente zu dämpfen. »Meine Ärztin war nicht überrascht, als ich ihr mitteilte, dass ich mich entschlossen hatte, auf eine Hormonersatztherapie zu verzichten. Sie wusste, dass ich dies als eine Möglichkeit sah, meinen Körper und die natürlichen Veränderungen, die in mir abliefen, zu ehren.

Gleichzeitig wollte ich meinen Körper unterstützen und ihm bei der Anpassung helfen, sodass meine Symptome nicht stark würden.« Leslie entschied sich dafür, ihrem Körper diese Unterstützung mit Hilfe einer verbesserten Ernährung, Heilkräutern und auf Pflanzen basierenden Hormonen (Phytohormonen) angedeihen zu lassen. Sie nimmt auch Wanzenkraut, was ihre Hitzewallungen bereits innerhalb einer Woche milderte, sodass sie nur noch »interessant« statt hinderlich waren. Sie trinkt außerdem jeden Morgen und jeden Abend ein Glas Sojamilch mit Vanillegeschmack.

Migränekopfschmerzen

»Seitdem ich vierzig geworden bin, bekomme ich ein oder zwei Tage, bevor meine Periode einsetzt, schreckliche Kopfschmerzen. Das ist mir zuvor nie passiert.«

Unausgeglichene Hormonspiegel tragen in der Perimenopause und der Menopause zu einer menstruationsbedingten Migräne bei. Dieser Kopfschmerztyp setzt in der Regel kurz vor Ihrer Periode ein, wenn sowohl der Östrogen- als auch der Progesteronspiegel drastisch abfallen können. Hunderten von Frauen ist es gelungen, sich durch den Gebrauch einer Progesteroncreme (siehe Fußnote auf Seite 135) vollständig von menstruellen und menopausalen Migränen zu befreien. Massieren

Sie einfach zwei Wochen vor Ihrer Periode oder drei Wochen jeden Monat, wenn Sie keine Periode mehr haben, täglich $^1/_4$ bis $^1/_2$ Teelöffel (25 bis 50 mg) davon in Ihre Haut ein.

Anschwellen und Berührungsempfindlichkeit der Brust

»Meine Brüste sind manchmal so empfindlich, dass es schmerzt, wenn ich meine Kinder drücke.«
Viele Frauen haben kurz vor ihrer Periode berührungsempfindliche Brüste. In den Wechseljahren sind ihre Brüste jedoch unter Umständen viel häufiger als früher empfindlich oder geschwollen. Das ist meist dann der Fall, wenn bei einer Frau eine Östrogendominanz vorliegt. Erleichterung bringt häufig eine hormonregulierende Ernährung (siehe Siebtes Kapitel), die eine adäquate Aufnahme von Vitaminen des B-Komplexes und Omega-3-Fettsäuren, wie EPA und DHA (100 bis 200 mg ein- bis zweimal täglich), sicherstellt, die Einstellung der Koffeinaufnahme und/oder der Gebrauch von Progesteronkapseln oder -creme. Auch die Aufnahme von Sojaprodukten in den Speiseplan kann sehr hilfreich sein (siehe Dreizehntes Kapitel).

Starke Blutungen während der Periode

»Meine Perioden sind so stark geworden, dass ich mehrere Tampons und eine Übernachtbinde in 15 Minuten durchblute. Manchmal blute ich sogar bei der Arbeit durch meine Kleidung.«
Wenn der Östrogenspiegel hoch oder auch nur normal ist, der Progesteronspiegel jedoch zu niedrig ist, weil es zu keinem Eisprung kommt, geht der monatliche Aufbau der Gebärmutterschleimhaut (Endometrium) unvermindert weiter. Wenn sie schließlich abgestoßen wird, kann das Ergebnis eine regellose, starke Blutung sein, die unter Umständen tagelang anhält.

Das Problem kann so belastend werden, dass einige Frauen Zuflucht zu einer operativen Entfernung des Uterus (Hysterektomie) nehmen, doch weil sich die starken Blutungen oft legen, wenn sich eine Frau der Menopause nähert, ist ein solcher Eingriff nur selten notwendig. Das Östrogen, das seinen Gegenspieler verloren hat, lässt sich in häufigen Fällen mit verschiedenen Typen von Progesteron oder mit oralen Verhütungsmitteln behandeln.

Da das Problem bei Frauen, die zu viel Körperfett haben (Fettgewebe produziert Östrogen), oft schlimmer ist, bringen körperliche Bewegung und kalorienbewusste Ernährung häufig Abhilfe. Alternativen wie Akupunktur und traditionelle chinesische Medizin helfen in vielen Fällen ebenfalls. In schweren Fällen kann man die Gebärmutterschleimhaut laserchirurgisch durch eine Kauterisation (Verätzung) veröden (siehe Achtes Kapitel).

Unregelmäßige Menstruationsblutungen

»Ich weiß nie, wann meine Periode einsetzt. Manchmal habe ich eine normale Periode. Dann, eine Woche später, ein paar Blutflecken. Dann kann es passieren, dass ich drei Monate gar keine Periode habe. Ich muss die ganze Zeit Binden bei mir haben, um für alle Fälle gerüstet zu sein.«

Wenn eine Frau die hormonellen Veränderungen der Wechseljahre durchmacht, ist praktisch jede Form von Gebärmutterblutung möglich; dabei reicht das Spektrum von sehr schwachen und kurzen Perioden bis zu Perioden, die alle drei Monate oder sogar in noch längeren Abständen voneinander eintreten. Und einige Frauen haben Perioden, die so unregelmäßig sind, dass sie kaum noch wie Perioden erscheinen.

Wenn Sie eine Zeit lang mit unregelmäßigen Perioden leben können, wird das Problem vorübergehen. Solche Unregelmäßigkeiten sind nichts Anomales. Doch wenn Sie auch noch andere Symptome haben, wie Stimmungsschwankungen und Kopfschmerzen, oder einfach nur eine regelmäßigere Periode wollen, steht Ihnen ein breites Spektrum von Behandlungsmöglichkeiten zur Verfügung, das von oralen Verhütungsmitteln bis zu wirkungsvollen Alternativen reicht, wie natürliches Progesteron oder Extrakte von Mönchspfeffer bzw. Keuschlamm (*Vitex Agnus castus*, erhältlich als Fructus Agnu casti in Apotheken), die helfen, die Achse Hypothalamus-Hypophyse-Eierstöcke zu regulieren und die Progesteronproduktion anzuregen (siehe Achtes Kapitel).

Myome

»Ich hatte unregelmäßige Perioden, und als ich meinen jährlichen Check bei meiner Gynäkologin hatte, sagte sie mir, dass sich in meinem Uterus ein Myom entwickelt habe. Eine Ultraschalluntersuchung bestätigte die Diagnose meiner Ärztin. Meine Ärztin meinte, wir könnten es einfach beobachten.«

Rund 40 Prozent aller Frauen entwickeln während der Wechseljahre in der Gebärmutter gutartige Geschwülste, so genannte Myome. Ihr Wachstum wird von Östrogen angeregt, und sie können recht groß werden. Nach der Menopause schrumpfen diese Myome drastisch, und wie starke Blutungen müssen sie in der Regel nicht operativ oder anderweitig behandelt werden, besonders dann, wenn sie keine Symptome hervorrufen. Einige Myome lösen jedoch je nach Lage im Becken schwere Blutungen aus.

Kleine Myome lassen sich durch Laparoskopie (mit einem Endoskop) oder manchmal auch durch die Scheide operativ entfernen. Bei größeren Myomen muss unter Umständen die Bauchhöhle eröffnet werden. Gewichtreduzierung, Akupunktur, Heilkräuter, Ernährungsumstellung und natürliches Progesteron sind in vielen Fällen wirkungsvolle Alternativen (siehe Achtes Kapitel).

Verlust des sexuellen Interesses

»Mit meiner Ehe ist alles in Ordnung. Ich liebe meinen Mann. Aber ganz offen gesagt, nicht mal Tom Cruise macht mich mehr an, geschweige denn mein Mann.«

Das Erste, was bei einer Frau, die ihre Libido verloren hat, geprüft werden sollte, ist ihr Hormonspiegel. Aus bisher noch ungeklärten Gründen sinkt bei einigen Frauen in den Wechseljahren der Testosteronspiegel; das kann zu einem Mangel an sexuellem Interesse führen. Auch eine Erschöpfung der Nebennieren spielt dabei möglicherweise eine Rolle. Wenn diese Hormonspiegel niedrig sind, kann eine hormonelle Substitution mit kleinen Mengen Testosteron oder seinem Vorläufer DHEA die Libido wieder auf ein normales Niveau bringen. Bei einigen Frauen hängen Libidoprobleme auch mit einem Mangel an Östrogen oder einer dünner werdenden Vaginalschleimhaut (siehe Neuntes Kapitel) zusammen. Frauen, die sich einer operativen Entfernung der Eierstöcke unterziehen mussten oder deren Ovarialfunktion durch Erkrankungen, Chemotherapie oder Bestrahlungen stark beeinträchtigt ist, haben eine Hauptquelle ihrer normalen Hormonproduktion verloren. In solchen Situationen kann eine Reihe sicherer Alternativen, wie hohe Dosen von Soja-Isoflavonen, oft helfen.

Scheidentrockenheit und/oder Schmerzen beim Geschlechtsverkehr

»Ich werden beim Sex einfach nicht mehr feucht. Und wenn wir miteinander schlafen, dann tut es weh!«

Die Auskleidungen des unteren Drittels des Harnleiters (Urethra) und der Scheide sind östrogensensitiv, das heißt, sie reagieren empfindlich auf Östrogen. Symptome können aus einem Mangel an Östrogen erwachsen, ebenso aber auch auf einer Abnahme des Muskeltonus und einer schlechteren Durchblutung des urogenitalen Bereichs beruhen.

Bei vielen Frauen ist das erste Zeichen der Wechseljahre eine Abnahme der normalen vaginalen Befeuchtung (Lubrikation): Das ist eine direkte Folge der abnehmenden Östrogenkonzentration. Einige Frauen benötigen unter Umständen beim Geschlechtsverkehr ein vaginales Gleitmittel, weil Erregung und volle Lubrikation länger dauern. Eine Östrogen-Hautcreme, Vitamin-E-Suppositorien, eine systemische (den ganzen Organismus betreffende) Östrogentherapie oder eine gesteigerte Zufuhr von Phytoöstrogenen wie Soja können in dieser Situation sehr hilfreich sein. Einigen meiner Patientinnen ist es gelungen, die Feuchtigkeitsabscheidung in ihrer Vagina durch kreative Visualisierung zu erhöhen (siehe Neuntes Kapitel).

Harnwegsprobleme

»Ich habe immer wieder Symptome, die sich wie eine Harnwegsinfektion anfühlen. Ich habe das Gefühl, ich müsste dauernd Wasser lassen, doch meine Urintests zeigen keine Hinweise auf eine Infektion.«

»Ich hatte meine erste Harnwegsinfektion mit 45 – und wie sich herausstellte, war es nicht die letzte.«

»Manchmal geht bei mir Urin ab, wenn ich huste oder niese. Ich mache mir Sorgen, dass ich, wenn das so weitergeht, irgendwann mit Windeln herumlaufen muss.«

Wiederholte Harnwegsinfektionen oder so genannte Stress- oder Belastungsinkontinenz (unwillkürlicher Harnabgang beim Husten, Niesen oder Lachen) können auftreten, weil die Auskleidung des unteren Teils der Harnröhre östrogensensitiv ist. Die Harnwegssymptome verschwinden oft bereits durch einem kleinen Tupfer lokal aufgetragener Östrogencreme. Auch durch kegelsche Übungen lässt sich die Durchblutung in dieser Region verbessern und Stressinkontinenz mildern bzw. beheben (siehe auch Achtes Kapitel).

Haut

»Ich habe das Gefühl, als ob meine Haut fast über Nacht trocken und faltig wie beispielsweise Krepppapier geworden ist, insbesondere rund um die Augen.«

Wenn unsere Hormonspiegel fallen, wird die Kollagenschicht unserer Haut dünner. Zum Glück stehen heutzutage eine Vielzahl äußerst wirkungsvoller Präparate zur Hautbehandlung zur Verfügung, die helfen können, die Kollagenschicht wiederaufzubauen, die Haut neu zu beleben und den Falten vorzubeugen. Systemische Hormone, eine phytoöstrogenreiche Ernährung, zum Beispiel mit Sojaprodukten, und mit

Antioxidanzien, wie zum Beispiel Vitamin C, Vitamin E, Glutathion und Proanthocyanidine (aus Traubenkernen und Kiefernrinde) helfen ebenfalls dabei, Kollagen aufzubauen und die Haut zu verjüngen (siehe auch Elftes Kapitel).

Verlust von Knochensubstanz

»Meine Großmutter wird jedes Jahr kleiner und geht stärker vornübergebeugt. Ich möchte nicht, dass mir das auch passiert.«
Bei vielen Frauen beginnt der heimliche Prozess des Knochensubstanzverlustes, als Osteoporose bekannt, bereits im Alter von 30 Jahren – oder sogar noch früher. Aufgrund ständiger Diäten, Unterernährung, übertrieben viel Bewegung, Nährstoffmangel oder Magersucht (Anorexie) erreichen viele Frauen nicht die optimale Knochendichte, die sie haben sollten, wenn sie im Teenageralter oder in ihren Zwanzigern und Dreißigern sind.

Wenn eine Frau dann vierzig wird und ihr Hormonspiegel anfängt, sich zu verändern, ist ihre Knochendichte unter Umständen bereits geringer als normal. Wenn sich dann die Östrogen-, Progesteron- und Androgenkonzentrationen allmählich verändern, kann es passieren, dass die Kollagenmatrix, die die Grundlage für gesunde Knochen bildet, schwächer zu werden beginnt, besonders dann, wenn Ernährung und körperliche Bewegung einer Frau zu wünschen übrig lassen. Sie können die Kollagenmatrix in Ihren Knochen erhalten und auch auf vielfältige Weise dazu beitragen, gesundes Knochengewebe aufzubauen, zum Beispiel durch die Aufnahme von genügend Phytohormonen via Sojaprodukte, durch Heilkräuter, Hormonersatzpräparate, Kalzium- und Magnesiumtabletten sowie durch das Trainieren mit Gewichten (siehe Zwölftes Kapitel).

Stimmungsschwankungen

»Es kann passieren, dass ich beim Fernsehen während der Werbung zu weinen anfange. Und dann verliere ich ganz ohne Grund die Geduld mit meinen Kindern.«
Wie ich im Zweiten Kapitel bereits erwähnt habe, erleben viele Frauen eine Intensivierung der Art von Stimmungsschwankungen, die sie, wenn überhaupt, früher nur kurz vor ihrer Periode empfanden. Zum Teil sind diese »Flatterhaftigkeit« oder auch diese verstärkt auftretenden düsteren, negativen Stimmungen hormonell bedingt. Doch es kann sich auch um ein Signal Ihrer inneren Weisheit handeln, die versucht, Ihre Aufmerksamkeit zu erregen.

Schlaflosigkeit

»Ich kann anscheinend nachts einfach nicht einschlafen. Wenn ich doch einschlafe, wache ich oft schweißnass und erhitzt wieder auf. Also werfe ich die Decken weg, und dann wird mir eiskalt.«
Viele Frauen würden nicht unter Schlaflosigkeit leiden, wenn sie nicht nächtliche Schweißausbrüche und Hitzewallungen hätten. Andere fühlen sich ängstlich und angespannt und finden aus diesem Grund keinen Schlaf. Wenn Ihre Schlafprobleme mit Hitzewallungen in Zusammenhang stehen, verschwinden sie häufig, wenn Sie etwas gegen die Hitzewallungen tun (siehe oben). Gehen sie hingegen auf Ängste zurück, müssen Sie unter Umständen einiges in Ihrem Leben verändern und die Missstände beseitigen, auf die Ihre Angstgefühle Sie auf diese Weise aufmerksam machen.

Andere Schlafprobleme hängen möglicherweise mit der Tatsache zusammen, dass das Klimakterium wie die Pubertät, was das Schlafmuster angeht, eine Übergangsphase ist. Einige von uns beginnen plötzlich wie Teenager, viel mehr Schlaf zu benötigen als vorher. Typischerweise ändert sich dies nach der Menopause wieder; dann brauchen wir in der Regel weniger Schlaf als in unseren Zwanzigern und Dreißigern. Einige Frauen legen während der Übergangsphase gern eine kleine Mittagsruhe ein (siehe Zehntes Kapitel).

Konzentrationsstörungen

»Ich verliere andauernd meine Schlüssel. Ich gehe in ein Zimmer und habe vergessen, was ich dort wollte. Manchmal fühlt sich mein Kopf an, als sei er voller Watte.«
Viele Frauen berichten in den Wechseljahren von Vergesslichkeit und einem »Wattekopf«. Es ist keineswegs ungewöhnlich, Konzentrationsschwierigkeiten zu haben, oder das tragbare Telefon in den Kühlschrank statt auf den Tisch zu legen. Dasselbe passiert oft nach der Niederkunft, wenn eine Frau mit einem Neugeborenen nach Hause kommt und sich auf einmal nicht in der Lage fühlt, mit allem fertig zu werden. Der Unterschied zwischen der Zeit nach der Niederkunft und der Perimenopause ist, dass Sie sich in der Perimenopause selbst gebären. Oft hat es den Anschein, als ob sich die logische Seite des Gehirns eine Weile schlafen legt, um uns zu zwingen, intuitiver zu werden und uns mehr auf unsere Emotionen und unsere innere Weisheit einzustimmen. Heilkräuter wie Ginkgo oder Johanniskraut können dazu beitragen, Ihren Kopf zu klären. Einige Frauen finden auch Soja-Isoflavone oder Hormone wie Progesteron bzw. Östrogen hilfreich. Das Wichtigste ist, sich darüber im

Klaren zu sein, dass Sie keinen Alzheimer entwickeln. Sie verkabeln Ihr Gehirn lediglich neu und eröffnen sich damit eine gänzlich neue Art zu denken (siehe Zehntes Kapitel).

Wie lange werden die Symptome anhalten?

Viele Frauen glauben, dass die Symptome, die sie gerade erleben, über die Menopause hinaus bis ans Lebensende anhalten werden. Die Wahrheit ist, dass diese Symptome, falls sie auftreten, nichts anderes als Wehenschmerzen sind – Teil Ihrer Anpassung an die hormonellen Veränderungen, die stattfinden, wenn sich unser biologischer Energieschwerpunkt von Fortpflanzung auf persönliches Wachstum verlagert. Mit anderen Worten, die Wechseljahrssymptome sind eine temporäre Erscheinung und gehen vorüber. Wie lange sie anhalten, hängt von einer ganzen Reihe von Faktoren ab, zum Beispiel von der Form der Wechseljahre, die eine Frau erlebt, davon, was sich sonst noch in dieser Zeit in ihrem Leben abspielt, und von der Fähigkeit ihres Körpers und ihrer Seele, sie in dieser Phase des Übergangs zu unterstützen. In unserem Kulturkreis dauern die klimakterischen Symptome bei einem natürlichen Übergang fünf bis zehn Jahre: Sie setzen zu Beginn langsam ein, steigern sich, wenn sich eine Frau der Mitte ihres Übergangs nähert, allmählich bis auf ein Maximum und gehen dann gegen Ende, wenn der Körper lernt, in Harmonie mit dem neuen hormonellen System zu leben, langsam wieder zurück.

Da alle klimakterischen Symptome miteinander verknüpft sind, kann es sein, dass die Behandlung eines Symptoms alle anderen ebenfalls lindert. Weil es so viele verschiedene wirksame Behandlungsweisen gibt, kann sich eine Frau diejenigen aussuchen, die ihr am meisten zusagen. Viele Frauen entscheiden sich gleichzeitig für mehrere verschiedene Behandlungen. Sie machen zum Beispiel eine konventionelle Hormonersatztherapie, nehmen aber zugleich Sojaprodukte und Multivitaminpräparate zu sich und verschaffen sich zusätzlich körperliche Bewegung. Der entscheidende Punkt ist dieser: Keine Frau muss in den Wechseljahren leiden. Wenn Sie die folgenden Kapitel lesen, suchen Sie sich die Behandlungsmethoden aus, die Sie ansprechen. Experimentieren Sie! Ihr Körper ist in ständiger Wandlung begriffen. Sie können gar nichts falsch machen.

Fünftes Kapitel

Hormonsubstitution:
Eine persönliche Entscheidung

Die Wissenschaft der Hormonsubstitution hat sich, seitdem in den sechziger Jahren die ersten Antibabypillen eingeführt wurden, sehr rasch entwickelt. Diese magische kleine Pille gab Frauen die Möglichkeit, ihrem Alltag nachzugehen, ohne sich ihres natürlichen hormonellen Rhythmus und ihres Fortpflanzungsrhythmus bewusst zu sein. Die Kehrseite der Medaille ist, dass diese Rhythmen und die natürliche Weisheit, die sie schufen, pathologisiert wurden. Den Frauen wurde suggeriert, dass »von Menschen geschaffene« synthetische Hormone sicherer und besser seien als die in unserem Körper vorkommenden natürlichen Hormone, deren Verhalten so »unvorhersehbar« ist. Die konventionelle Hormonersatztherapie ist eine direkte Fortführung dieses Denkens, wonach es einem weiblichen Körper an etwas fehlt und er »repariert« werden muss.

Heutzutage gibt es jedoch neue Optionen, die die Weisheit des Körpers sehr viel stärker respektieren, als es in früheren Zeiten der Fall war. Um besser verstehen zu können, wie sie sich entwickelt haben, hilft es zu wissen, woher wir kommen.

Eine kurze Geschichte der Hormonsubstitution

Als ich in einem kleinen Krankenhaus in Vermont ein Praktikum absolvierte, ging ich, so erinnere ich mich, in die Bibliothek und nahm mir ganz oben aus dem Regal ein Buch herunter, das mir ins Auge fiel: Es hieß *Feminin forever* von Dr. Robert Wilson und beschrieb detailliert, wie der Mangel von Östrogen in den Wechseljahren zwangsläufig zu einem Welken des weiblichen Körpers führt und ihn alt und schwach werden lässt.

Seine Lösung: Östrogenpillen, um zu ersetzen, was ihr unzulänglicher Körper nicht länger produzierte. Östrogen wurde als eine Art Zaubertrank präsentiert, der sie »für immer weiblich« sein lassen würde, also jugendlich, flexibel, feucht, sexy und begehrenswert. So, wie Wilson die Vorzüge des Östrogens beschrieb, konnte ich mir nicht vorstellen, dass irgendeine Frau in den Wechseljahren ohne dieses Wundermittel leben wollte – eine Lebensphase, über die ich während meiner gesamten medizinischen Ausbildung so gut wie gar nichts erfahren hatte.

Damals wusste ich noch nicht, wie tief die Missachtung des weiblichen Körpers in unserem Kulturkreis verankert ist und wie stark diese Missachtung die Praxis der Medizin und der sie unterstützenden Wissenschaften beeinflusst. (Damals wurde jede Frau, die ihr erstes Baby mit dreißig oder älter bekam, als »Spätgebärende« bezeichnet.) Wie bei vielen Frauen um mich herum wurden meine eigenen Überzeugungen von meinem kulturellen Vermächtnis überschattet: Genauso, wie das Männliche dem Weiblichen überlegen ist, ist das Junge dem Alten überlegen. Das Heil würde aus der Verleugnung jedweder Unterschiede zwischen dem Männlichen und dem Weiblichen erwachsen sowie dem Bestreben, auf ewig jung zu bleiben. Unsere »Besser-leben-durch-Chemie«-Gesellschaft stand bereit, uns Frauen zu helfen, unsere ungebärdige weibliche Physiologie in unseren reproduktiven Jahren mit Hilfe von Antibabypillen und in den Wechseljahren mit Östrogen zu kontrollieren. Kaum überraschend begann der Absatz von Premarin* – dem ersten Östrogenpräparat, das auf den amerikanischen Markt kam – rasant in die Höhe zu schnellen.

Ein Schatten fällt auf Premarin

Als ich Medizinstudentin im dritten Ausbildungsjahr war, vertraute mir eine der engsten Freundinnen meiner Mutter an, dass sie Premarin absetzen müsse, weil sie immer wieder Blutungen bekam. Später wurde festgestellt, dass sie unter einer adenomatösen Hyperplasie des Endometriums litt – ein Zeichen, dass die Schleimhautauskleidung ihrer Gebärmutter von Premarin überstimuliert worden war. Obwohl sie niemals wieder Premarin nahm, kehrte ihre Blutung nicht wieder, und sie begann auch nicht, plötzlich zu welken. Heute ist sie 68 Jahre alt und besteigt noch immer Berge oder unternimmt lange Wanderungen mit ihren Freunden.

---

* Premarin ist der amerikanische Handelsname für ein Östrogen, das aus Stutenharn gewonnen wird. Entsprechende Präparate auf dem deutschen Markt sind beispielsweise Presumen, Climarest, Oestrofeminal oder Femvit.

Die Freundin meiner Mutter war kein Einzelfall. Mitte bis Ende der siebziger Jahre erschien eine Untersuchung nach der anderen, die über jeden Zweifel hinaus belegten, dass eine Östrogeneinnahme das Risiko, an Gebärmutterkrebs zu erkranken, erhöhen konnte, und zwar bis um das Vierfache. Etwa um dieselbe Zeit zeigte sich, dass Antibabypillen das Risiko für Schlaganfall, Lungenembolie und Herzinfarkt steigerten – allesamt potenziell tödliche Komplikationen für junge Frauen. Der Absatz von Premarin rutschte in den Keller. Frauen begannen, sich vor der Einnahme der Pille zu fürchten. Es sollte mehrere Jahre dauern, bis neue Untersuchungen über geringer dosierte Pillen und große Werbefeldzüge diese Ängste unterdrückten.

Der Absatz von Premarin steigt wieder

Dann stellte sich heraus, dass Östrogen zur Vorbeugung von Osteoporose beitragen konnte. Ich war interessiert. Mein Mann machte eine Ausbildung in orthopädischer Chirurgie, und er verbrachte viele Abende damit, Hüftfrakturen bei älteren Frauen zu operieren, von denen viele niemals wieder würden laufen oder unabhängig leben können.

Ich durchforstete die Literatur nach diesem Bindeglied zwischen Östrogen und Knochengesundheit und hielt über das, was ich in diesem Zusammenhang gefunden hatte, einen kurzen Vortrag vor den Geburtshelfern und Gynäkologen des Krankenhauses. Viele meiner Professoren waren strikt gegen den Einsatz von Premarin, gleichgültig, bei welcher Indikation; die Gebärmutterkrebsbefunde waren ihnen noch zu deutlich in Erinnerung. Und obwohl ich überzeugt war, dass Östrogenersatz helfen konnte, Osteoporose vorzubeugen, war ich weit mehr an Alternativen, wie Kalzium-Ergänzung und körperlicher Bewegung, interessiert. Ein Kollege und ich diskutierten sogar darüber, ob wir eine Langzeitstudie über den Einfluss von Ernährung und körperlicher Bewegung durchführen sollten, aber wir waren viel zu sehr damit beschäftigt, unsere Assistenzzeit zu bewältigen, und wir wussten, es würde weitere 20 Jahre dauern, bis sich solche Vorstellungen beweisen ließen und von der Schulmedizin akzeptiert werden würden.

Unterdessen zeigten andere Untersuchungen, dass sich Krebs der Gebärmutterschleimhaut verhindern ließ, wenn eine Frau zusammen mit ihrer Östrogendosis Progesteron erhielt. Die Östrogenersatztherapie gewann langsam wieder an Boden – diesmal zusammen mit Provera, einer synthetischen Form von Progesteron (MPA; Medroxyprogesteronacetat), die allen Frauen verabreicht wurde, die sich einer Östrogenersatztherapie unterzogen, es sei denn, ihnen war die Gebärmutter entfernt worden. (In einem solchen Fall, argumentierten die Ärzte, gebe es keinen Grund für eine derartige Verabreichung.) Die Rolle des Progesterons wurde daher auf die eines uterinen Staubsaugers reduziert, der eine übermäßige Wucherung der Gebärmutterschleimhaut verhindert, aber keinen eigenen Nutzen hat.

Premarin *wird mit* Hormonersatz *gleichgesetzt*

Premarin besteht aus Östrogenverbindungen, die aus dem Urin von trächtigen Stuten (englisch *pregnant mares*, daher Premarin) gewonnen werden. Seitdem es 1949 auf den Markt gekommen ist, hat es seinen Platz als Königin der Hormonersatzwelt behauptet. Wenn Sie »Hormonersatz« sagen, denken die meisten Menschen in den Vereinigten Staaten einschließlich der Ärzte noch immer an Premarin – Ende der Diskussion.

Auf eine nie mehr erreichte Höhe stieg der Premarin-Absatz in den achtziger und Anfang der neunziger Jahre, als eine Studie nach der anderen (viele vom Premarin-Hersteller Wyeth-Ayest unterstützt) die positive Rolle von Östrogen bei der Gesunderhaltung des Herz-Kreislauf-Systems zu belegen schien. So wurde beispielsweise gezeigt, dass Östrogen die Konzentration von LDL-Cholesterin senkt, das in der berühmten Framingham-Studie als Risikofaktor für Herzinfarkte ausgemacht worden war. Eingedenk der Tatsache, dass sich bei Frauen nach der Menopause kardiovaskuläre Erkrankungen zum Killer Nr. 1 entwickelten, ließen sich die Ärzte überall davon überzeugen, dass alle postmenopausalen Frauen Östrogen brauchten, um ihr Herz zu schützen. Einige Ärzte weigerten sich, Frauen weiter zu behandeln, die die Einnahme ablehnten.

Auch mit anderen Vorzügen wurde um Kunden geworben. Premarin war anscheinend ein Tausendsassa: Es konnte Depressionen mildern, das Scheidengewebe verstärken, Hitzewallungen stoppen, Herzkrankheiten und Osteoporose vorbeugen und sogar die Alzheimer-Krankheit auf Abstand halten. Premarin wurde freigebig nach dem Motto »eine Passgröße für alle« verschrieben – dieselbe Dosis für alle Frauen, ganz unabhängig von ihrer Statur und ihrer medizinischen Vorgeschichte. Zehn bis zwölf Tage jeden Monat wurde Provera zugesetzt, um die Gebärmutter zu schützen. Das war die typische Hormonersatztherapie.

Erneute Zweifel

Aber dann wurde plötzlich eine dicke Fliege in der Suppe entdeckt. Zahlreiche Studien begannen eine unbestreitbare Verbindung zwischen Östrogensubstitution und Brustkrebs zu belegen. Diese Verbindung macht biologisch Sinn, weil wohl bekannt ist, dass Östrogen das Wachstum von östrogensensitivem Gewebe wie Brust und Gebärmutter stimuliert. Die Vorteile für das Herz-Kreislauf-System erschienen jedoch so groß, dass viele Frauen überredet wurden, ihre Angst vor Brustkrebs zu überwinden und weiterhin Premarin zu nehmen. Um die Jahrtausendwende stellten jedoch mehrere große Untersuchungen das Evangelium von der herzschützenden Östrogenwirkung in Frage. In der umfassenden HERS-Studie (*Heart and Estrogen/Gestagen Replacement Study*) mit Frauen, die bereits herzkrank waren, stellte sich heraus, dass eine Hormonersatztherapie mit Premarin und Provera* ihr Risiko, in Zukunft eine Herzattacke zu erleiden, nicht nur *nicht senkte*, sondern dieses Risiko im ersten Jahr der Einnahme sogar deutlich *erhöhte*, während es sich anschließend einpendelte. Als ob das noch nicht beunruhigend genug wäre, ergaben Anfangsdaten der breit angelegten *Women's Health Initiative*, einer mit öffentlichen Mitteln unterstützten Untersuchung mit tausenden von Frauen, die Premarin (und oft auch Provera) einnahmen, dass diese Hormone das statistische Risiko für einen Herzanfall oder andere Herzkrankheiten bei gesunden Frauen nicht senkten. Andere klinische Untersuchungen kamen zu demselben Ergebnis.

Auch wenn viele Experten weiterhin das Gefühl haben, dass Östrogen für das Herz-Kreislauf-System von Nutzen ist, können wir nicht länger annehmen, dass dies für jedermann gilt.[1] Aber ob eine Hormonersatztherapie Ihr Herz nun schützen kann oder nicht, sie hat andere, sehr deutliche Vorteile. Und es gibt Möglichkeiten, die Vorteile zu nutzen und gleichzeitig die Risiken so gering wie möglich zu halten.

Bioidentische Hormone: Der ideale Entwurf der Natur

Im Gegensatz zu Premarin und Provera sind die Hormone, die ich empfehle, genau dieselben wie diejenigen, die man im weiblichen Körper findet. Obwohl sie im Labor aus Hormonvorläufern synthetisiert werden, die man in Sojabohnen oder Jamswurzeln findet, sind sie in ihrer molekularen Struktur ein genaues Ebenbild der Hormone im menschlichen Körper. Daher nennen wir sie *bioidentisch* oder *bioidentisch* – ein Terminus, der viel präziser ist als natürlich, ein Begriff, der in verwirrender und mehrdeutiger Weise gebraucht werden kann – beispielsweise wird von einigen Leute behauptet, Premarin sei ein »natürliches« Produkt,

---

* Medroxyprogesteronpräparat; deutsche Handelsnamen sind zum Beispiel Clinofem, Clinovir, Farbutol oder MPA Gyn.

weil es aus Pferdeurin gewonnen wird. Dr. Joel Hargrove, ein Pionier beim Einsatz bioidentischer Hormone und medizinischer Direktor des Menopause-Zentrums am medizinischen Zentrum der Vanderbilt University in Tennessee meint:»Premarin ist ein natürliches Hormon, wenn Sie sich natürlicherweise von Heu ernähren.« Da bioidentische Hormone genau so gebaut sind wie die Hormone, die unser Körper erkennt und nutzt, sind ihre Effekte physiologischer, das heißt, sie passen zu unserer normalen Biochemie. Daher weisen diese Hormone bei niedriger Dosierung ein geringeres Risiko für unvorhersehbare Nebeneffekte auf als die synthetischen, nichtbioidentischen.

Um diese Vorteile zu nutzen, müssen Sie sich zunächst einmal von der Vorstellung verabschieden, dass es eine einfache, auf alle Fälle zutreffende Antwort gibt. Die gibt es nämlich nicht. Einige Frauen brauchen oder wollen eine Hormonersatztherapie, andere nicht. Wenn es um die Frage der Hormonsubstitution geht, ist die Wissenschaft, bei der wir nach Antworten suchen, widersprüchlich, von Marktkräften beeinflusst und für Forscher, Ärzte und Patienten gleichermaßen verwirrend. Der Segen ist, dass uns dieses Dilemma zwingt, uns stärker auf unsere innere Weisheit zu verlassen und unsere Entscheidungen gemeinsam mit unserer Intuition *und* unserem Intellekt zu treffen. Dieser Ansatz ist die Essenz der weiblichen Weisheit.

Über Premarin hinaus

Als Premarin auf den Markt kam, waren andere Östrogentypen technisch noch nicht herstellbar, daher wurde es zum Maßstab. Diese Pferdeöstrogene sind jedoch im Körper von Frauen normalerweise nicht zu finden, und sie gehen oft mit Nebeneffekten, wie Kopfschmerzen, Aufgeschwemmtheit und empfindlichen Brüsten, einher. Überdies sind die metabolischen, das heißt im Stoffwechsel entstehenden, Abbauprodukte von Premarin im weiblichen Körper biologisch stärker und aktiver als die ursprünglichen Pferdeöstrogene. Viele Untersuchungen haben gezeigt, dass diese Abbauprodukte DNA-Schäden hervorrufen können, die im Gewebe karzinogen wirken. Eingedenk dessen kann es kaum verwundern, dass die Inzidenz von Brustkrebs statistisch zunimmt, wenn Frauen dieses Präparat nehmen.[2] Im Gegensatz dazu sind die metabolischen Abbauprodukte von bioidentischen Östrogenen biologisch schwächer, daher hält ihre Wirkung auf das Gewebe nicht so lange an.

Es gibt Grund zu der Annahme, dass bioidentisches Östrogen in individuell abgestimmten, niedrigen Dosierungen nicht denselben karzinogenen Effekt auf das Brustgewebe hat wie Premarin. Doch bevor keine

Langzeitstudien über bioidentisches Östrogen vorliegen, um diese Daten mit der großen Datenmenge über Premarin zu vergleichen, haben wir nicht die wissenschaftliche Bestätigung, die wir brauchen. Leider ist Premarin noch immer das einzige Östrogen, das in all den umfassenden, mit öffentlichen Mitteln geförderten Untersuchungen, wie beispielsweise der *Women's Health Initiative*, die die amerikanische Öffentlichkeit mindestens 628 Millionen Dollar kostet, getestet wird.[3] Solange in diesen Untersuchungen lediglich nichtbioidentische Hormone in nicht individuell angepassten Dosen verwendet werden, werden wir die Antworten, die wir benötigen, nicht bekommen.

Der ausgewogene Ansatz: Eine individuell zugeschnittene Ersatztherapie mit bioidentischen Hormonen

In der Apotheke kann nach Verschreibung vom Arzt eine große Bandbreite an bioidentischen Hormonen – entweder einzeln oder in Kombination – bezogen werden. Dosierungen können individuell angepasst werden; ich verschreibe Hormone auf der Grundlage der Testergebnisse und der Symptome einer Patientin, sodass sie nur das einnimmt, was sie braucht, um optimale Hormonkonzentrationen in ihrem Körper aufrechtzuerhalten. Dies ist Standard beim Schilddrüsenhormon, wurde aber bei Sexualhormonen bis vor kurzem nicht angewandt. Man kann mit Hormonpräparaten einen bioidentischen Hormonersatzplan zu schaffen. Sie müssen nur wissen, welche Marken bioidentisch sind und welche nicht.

Diese individuell abgestimmten Hormone können oral (durch den Mund), transdermal (über die Haut) oder vaginal (über die Scheidenschleimhaut) aufgenommen werden – auf dem Weg, der für die Patientin am besten ist. Auch wenn die meisten Frauen gewöhnt sind, Pillen zu nehmen, ist der Weg durch die Haut der physiologisch geeignetere, weil die Hormone aus der Haut direkt in den Blutstrom gelangen. (Die körpereigenen Hormone werden direkt von den Hormondrüsen in den Blutstrom abgegeben.) Oral aufgenommene Präparate müssen hingegen erst vom Darm resorbiert und zur Leber transportiert werden, wo sie metabolisch weiter abgebaut werden, bevor sie in den Blutstrom gelangen.

Zu empfehlen ist es, sich eine Form der Hormonersatztherapie verschreiben zu lassen, die speziell für Sie entworfen ist, beispielsweise eine Zusammenstellung von einem oder mehreren bioidentischen Östrogenen (Östradiol, Östron, Östriol), kombiniert mit bioidentischem Progesteron und, falls nötig, einem Androgen in Form von DHEA oder Testosteron. Diese Hormone werden in eine Lotion, eine Creme oder eine andere Salbengrundlage gemischt und auf die Haut aufgetragen.

Wie Untersuchungen eindeutig gezeigt haben, liefert diese über die Haut (transdermal) aufgenommene bioidentische Hormonsubstitution einen adäquaten Bluthormonspiegel, schützt die Gebärmutterschleimhaut vor Überstimulation, verhindert Durchbruchsblutungen und erleichtert klimakterische Beschwerden sehr wirksam.[4] Dr. Joel Hargrove hat ein einzigartiges und höchst effizientes transdermales Hormonersatzsystem entwickelt. Er mischt Östrogen, Progesteron und Testosteron (falls nötig) in das Lösungsmittel Propylenglykol; das erlaubt den darin gelösten Hormonen, rasch durch die Haut resorbiert und in den Blutstrom aufgenommen zu werden, ohne dass Rückstände bleiben. Diese Art der Hormonaufnahme ist häufig effektiver und bequemer als Lotionen und Cremeformen, weil diese in der Regel Mineralöl enthalten, was die Resorption von Hormonen ein wenig verzögert. Die Propylenglykol-Hormon-Suspension ist so konzentriert, dass einige Frauen nur einen Tropfen pro Tag brauchen, um sowohl effiziente Blutspiegel als auch Linderung ihrer Beschwerden zu erreichen. Die durchschnittliche Dosis beträgt nur zwei bis vier Tropfen jeden Abend. Diese Methode ist besonders deshalb so empfehlenswert, weil jede Frau ihre Dosis sehr leicht selbst so einstellen kann, wie sie es braucht, ohne Nebeneffekte befürchten zu müssen. Wenn eine Frau zum Beispiel PMS-Symptome wie Wasserrückhalt im Gewebe, Kopfschmerzen und Aufgeschwemmtheit hat, dann ist die Diagnose nach Dr. Hargrove, dass sie zu viel Östrogen bekommt und die Zahl ihrer Tropfen reduzieren muss. Dasselbe gilt, wenn sie vaginale Blutungen entwickelt. Bekommt sie Hitzewallungen ohne PMS-Symptome, braucht sie mehr Östrogen und sollte ihre Dosis erhöhen. Bis heute wenden tausende sehr zufriedener Frauen Dr. Hargroves Methode an, die überdies sehr kostengünstig ist – je nach Apotheke geben viele Frauen in den Vereinigten Staaten nur 70 Dollar pro Jahr für ihre Hormone aus.[5]

Warum so viele Hormone synthetisch sind

Obwohl es sowohl intuitiv als auch wissenschaftlich ganz offensichtlich sein sollte, dass bioidentische Hormone in individuell angepassten Dosierungen die besten Resultate ergeben, stellen sich viele Wissenschaftler und Ärzte in dieser Hinsicht taub. Der Grund ist nicht schwer zu finden: Es geht um Geld.

Bioidentische Hormone können nicht patentiert werden, daher gibt es keinen finanziellen Anreiz für die pharmazeutische Industrie, in die kostspielige Forschung und Entwicklung zu investieren, die notwendig ist, um neue Produkte zu entwickeln, die diese Hormone enthalten.

(Spezielle Verabreichungssysteme *können* jedoch patentiert werden, und darum lässt sich mit Hormonpflastern [wie zum Beispiel Estraderm u. a.], die bioidentisches Östradiol enthalten, auch Profit machen.) Bei synthetischen Hormonen hingegen wird die Molekularstruktur eines Hormons so weit verändert, dass man es patentieren kann. Diese Hormone behalten einen Teil der Aktivität des natürlichen Hormons, doch jede Veränderung in der dreidimensionalen Struktur eines Hormons, so geringfügig sie auch sein mag, verändert dessen biologische Wirkungen auf die Zelle in einer Art und Weise, die wir noch nicht vollständig verstehen.

Ehrlich gesagt, vertraue ich der Weisheit von Mutter Natur, die Millionen von Jahren experimentiert hat, viel mehr als den fünfzig Jahren biochemischer Hexenküche von Vater Pharmazeutische Industrie. Aber nicht alle Frauen denken so. Einige fühlen sich viel sicherer dabei, dem zu folgen, was ihre Ärzte ihnen verschreiben. Und da der Glaube die Biologie beeinflusst, kann das, was Sie glauben, Ihre Erfahrung prägen. Es ist Ihre Entscheidung, und mein Ansatz soll keineswegs die positiven Erfahrungen eines anderen Menschen in Abrede stellen.

Wie steht es mit Antibabypillen?

Orale Verhütungsmittel oder kurz Antibabypillen werden häufig als bequeme Methode verschrieben, den klimakterischen Körper und seine Symptome auf Autopilot zu schalten, bis es Zeit ist, zu einer konventionellen Hormonersatztherapie überzugehen. Gegenwärtig herrscht allgemein die Tendenz, Frauen davon zu überzeugen, dass unsere Menstruation *per se* gefährlich ist und dass es langfristigen Gesundheitsproblemen vorbeugt, wenn wir bereits in den Teenagerjahren zur Pille greifen und dabei bleiben, es sei denn, wir wollen Kinder haben. Bedenken Sie jedoch, dass alle Antibabypillen aus synthetischen Hormonen bestehen, die unseren natürlichen hormonellen Rhythmus und die Botschaften über unseren Gesundheitszustand, die sie uns übermitteln, verschleiern. Antibabypillen haben außerdem eine ganze Reihe von Nebenwirkungen; sie können unter anderem zu Blutgerinnseln, Kopfschmerzen und PMS führen. Obwohl sie in manchen Fällen angebracht sein mögen, würde ich es immer vorziehen, dass meine Hormone im Zyklus des Mondes und der Planeten schwingen – und nicht im Takt einer pharmazeutischen Firma. Sie sind vielleicht noch nicht bereit, gleich jetzt andere Verhütungsmethoden anzuwenden, oder vielleicht nehmen Sie die Pille auch, um Symptome wie starke oder unregelmäßige Perioden zu unterdrücken – Sie sollten aber wissen, dass es andere Möglichkeiten gibt.

Ein Hormonleitfaden:
Wichtige Informationen für jede Frau

Es ist wichtig, im Gedächtnis zu behalten, dass an der Hormonsubstitution mehr als nur Östrogen beteiligt ist. Auch andere, von den Ovarien produzierte Hormone spielen in diesem Zusammenhang eine wichtige Rolle: Progesteron und Androgene wie Testosteron. Einige Frauen fühlen sich vielleicht völlig wohl ohne zusätzliche Hormone, andere brauchen nur Progesteron, und wiederum andere alle drei. Die normalen physiologischen Funktionen zu kennen, die diese Hormone in Ihrem Körper ausüben, und die Reaktionen zu verstehen, die einige Frauen erleben, wenn die Hormonspiegel fallen, kann Ihnen helfen, Ihre eigene, ganz persönliche Entscheidung für oder gegen eine Hormonersatztherapie zu treffen.

Östrogen

Generationen lang war Östrogen das erste (und oft einzige) Hormon, das Frauen verschrieben wurde, die unter Symptomen wie Hitzewallungen, Scheidentrockenheit und Stimmungsschwankungen litten. Wie ich jedoch im Vierten Kapitel bereits erwähnt habe, sinkt der Östrogenspie-

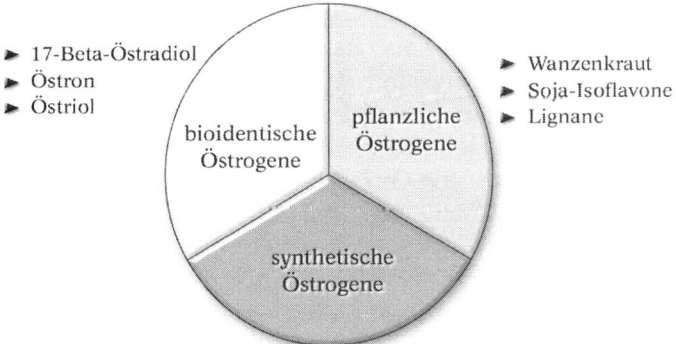

► 17-Beta-Östradiol
► Östron
► Östriol

bioidentische Östrogene

pflanzliche Östrogene

► Wanzenkraut
► Soja-Isoflavone
► Lignane

synthetische Östrogene

► Östrogenpräparate, die aus Stutenharn gewonnen werden, z. B. Presumen
► die meisten Antibabypillen
► SERMs (Präparate zur Behandlung von Östrogenrezeptor-positivem Brustkrebs)

Abbildung 6: Verschiedene Östrogenformen

gel erst spät in den Wechseljahren ab, und die Mehrheit aller Wechseljahrssymptome bei Frauen mit intakten Ovarien geht eher auf einen Mangel an Progesteron als an Östrogen zurück.

»Östrogen« besteht in Wirklichkeit aus drei eigenständigen Östrogenverbindungen, die natürlicherweise im Körper produziert werden: Östradiol, Östron und Östriol. Östriol erreicht während der Schwangerschaft seinen Höchstwert; seine biologische Wirkung auf das Gewebe von Brust und Gebärmutter ist schwächer als die von Östron und Östradiol. (Frauen mit einem natürlich höheren Östriolspiegel haben offenbar eine geringere Brustkrebshäufigkeit als andere, was dazu geführt hat, dass einige Ärzte Östriol verschreiben, um das Brustkrebsrisiko zu senken.[6] Um die Wirksamkeit dieses Ansatzes zu belegen, bedarf es jedoch noch weiterer gründlicher Forschung.)

Es gibt einen Problembereich, wo zusätzliches Östriol nachweislich ganz besonders wirksam ist: bei urogenitalen Symptomen. Lokal in die Scheide appliziert, hilft es bei häufigem Harndrang, Scheidentrockenheit und anderen Beschwerden, die mit der Ausdünnung dieser Gewebe zusammenhängen.[7]

Wie ich im Vierten Kapitel bereits angemerkt habe, spricht viel dafür, dass sich die Rolle des Östrogens in den reproduktiven Jahren deutlich von seiner Rolle nach der Menopause unterscheidet. Vor der Menopause besteht die Aufgabe des Östradiols vorwiegend darin, das Wachstum der Brüste, der Ovarien und der Gebärmutter anzuregen und am Wachstum und an der Reifung der Follikel mitzuwirken, die die Eizellen enthalten. Es übt auch einen wichtigen Einfluss auf die Stimulation des mütterlichen Verhaltens aus. Mit anderen Worten: Es fördert die Geburt des Kindes und die Fürsorge für das Kind. Nach der Menopause wird Östron zum vorherrschenden Östrogen. Niemand weiß genau, warum das so ist, aber offensichtlich hat es nichts mit der Fortpflanzung zu tun. Wahrscheinlich spielt die Fähigkeit dieses Östrogens, Herz- und Hirnfunktion zu schützen wie auch die Knochenstärke zu erhalten, in dieser Lebensphase eine wichtige Rolle.

Denken Sie überdies daran, dass die Ovarien weiterhin kleine Mengen an Östradiol produzieren, wie es auch die so genannten sekundären Hormonproduktionsstätten tun. Infolgedessen kann eine Frau biologisch durchaus genug eigenes Östrogen produzieren, um in der zweiten Hälfte ihres Lebens bei optimaler Gesundheit zu bleiben. Das wird selten bedacht, vielleicht, weil Stress, unerfüllte spirituelle Bedürfnisse und kulturelle Erwartungen zusammenwirken, um die natürliche Fähigkeit einer Frau, genügend Östrogen zu produzieren, zu beeinträchtigen.

Der offensichtlichste Vorteil einer Östrogensubstitution ist die Linderung von Symptomen, die auf einen Östrogenmangel zurückgehen (siehe Kasten). Ein langfristiger Nutzen ist die Fähigkeit des Östrogens, den übermäßigen Verlust von Knochenmineralien zu verhindern, der zu Osteoporose führt. Östrogen könnte auch helfen, geistige Funktionen zu erhalten oder zumindest die so genannten normalen, altersbedingten Hirnveränderungen zu verzögern, ebenso Demenzen vom Alzheimer-Typ. Es liegen noch nicht genügend Ergebnisse vor, die es rechtfertigten, das Hormon nur deswegen zu verschreiben.

Symptome eines Östrogenmangels

- Hitzewallungen
- nächtliche Schweißausbrüche
- Scheidentrockenheit
- Stimmungsschwankungen (meist Reizbarkeit und Depressionen)
- Konzentrationsschwäche
- Scheiden- und/oder Blaseninfektionen
- Inkontinenz; wiederholte Harnwegsinfektionen
- Dünnerwerden der Scheidenwand
- verminderte sexuelle Reaktion

Symptome eines Östrogenüberschusses

- beidseitige pochende Kopfschmerzen
- wiederholte Scheideninfektionen
- Anschwellen und Berührungsempfindlichkeit der Brust
- Depressionen
- Schwindel, Übelkeit, Erbrechen
- Aufgeschwemmtheit
- Beinkrämpfe
- Gelbstich der Haut
- starke vaginale Blutungen

Östrogen gibt es als Tabletten, Hautpflaster und Vaginalcremes. In niedrigen Dosen verbreitet sich selbst synthetisches Östrogen in Vaginalcremes nur in vernachlässigbarer Menge. Es ist sinnvoll für Frauen, die die lokale Wirkung von Östrogen brauchen, aber nicht mehr Aufnahme als nötig wünschen.

Progesteron

Ein Absinken des Progesteronspiegels ist die erste hormonelle Veränderung, die bei einer Frau, die sich der Menopause nähert, zu Symptomen führt – manchmal bereits Jahre, bevor sie vermutet, dass sie in die Wechseljahre kommt. Da der Körper darauf eingestellt ist, dass Progesteron und Östrogen in einem dynamischen Gleichgewicht stehen, resultiert aus dem Absinken des Progesteronspiegels eine Östrogendominanz mit Symptomen eines Progesteronmangels und eines Östrogenüberschusses.

Progesteron wird sowohl vor als auch nach der Menopause vorwiegend in den Ovarien erzeugt, es wird aber auch im Gehirn und in den peripheren Nerven hergestellt.[8] Seine Hauptaufgabe in den fortpflanzungsfähigen Jahren besteht darin, die Gebärmutter auf ihre wichtigste Funktion vorzubereiten und diese Funktion aufrechtzuerhalten: die Schwangerschaft. Es wirkt auch als uterines Muskelrelaxans (das heißt, es entspannt die Gebärmuttermuskulatur) und verhindert vorzeitige Muskelkontraktionen (Wehen). In Erwartung einer Schwangerschaft steigt der Progesteronspiegel und regt die Gebärmutterschleimhaut an, sich mit nährstoffreichem, gut durchblutetem Gewebe zu verdicken, um einen Embryo versorgen zu können; wenn es nicht zu einer Schwangerschaft kommt, fällt der Progesteronspiegel jäh ab. Dieser abrupte Abfall ist es, was die Abstoßung des »Nestes« (der verdickten Uterusschleimhaut) in Form der Menstruationsblutung signalisiert. Progesteron beeinflusst auch die Gehirnfunktion. Es erzeugt ein Gefühl von Ruhe, und sein sedierender, Angst lösender Effekt fördert einen erfrischenden Schlaf.

Progesteron wird von einer nur zeitweilig vorhandenen, gelblichen Drüse im Ovar erzeugt, dem so genannten Gelbkörper (*Corpus luteum*), der zurückbleibt, wenn ein Eisprung stattgefunden hat. Der Gelbkörper produziert so lange steigende Mengen an Progesteron, bis der Körper das Signal sendet: »Wir sind nicht schwanger!«, und der Gelbkörper wieder resorbiert wird. Sobald eine Frau Mitte dreißig bis Anfang vierzig ist, passiert es (zumindest in unserem Kulturkreis) häufiger, dass das Follikel keine Eizelle freisetzt, sodass sich auch kein Gelbkörper ausbildet.[9] Im Laufe der Zeit führt das zu einem steigenden Progesteronmangel.

Anmerkung: Unser Körper ist darauf eingerichtet, in der Schwangerschaft sehr hohe Progesteronkonzentrationen zu tolerieren. Aus diesem Grund sind Symptome aufgrund eines Progesteronüberschusses selten. Bei synthetischen Progesteronen (Gestagenen) wie Provera sind Depressionen jedoch ein häufiger Nebeneffekt. Und einige wenige Frauen reagieren so empfindlich auf Progesteron, dass sie bereits bei sehr kleinen Dosen von bioidentischem Progesteron Depressionen entwickeln. Frau-

Symptome eines Progesteronmangels

- prämenstruelle Migräne
- PMS-artige Symptome
- unregelmäßige oder außerordentlich starke Perioden
- Ängstlichkeit und Nervosität

Symptome eines Progesteronüberschusses

- Schläfrigkeit
- Benommenheit
- Depressionen

en, die unter diesem Nebeneffekt leiden, sollten es einmal mit Mönchspfeffer (*Vitex agnus castus*) (siehe auch Viertes Kapitel) versuchen, um ihr körpereigenes Progesteron auf natürliche Weise zu erhöhen.

Bioidentisches Progesteron
Substitution mit bioidentischem Progesteron kann dazu beitragen, die Symptome von Progesteronmangel wie auch von Östrogenüberschuss zu mildern und das Gleichgewicht des Körpers wiederherstellen.

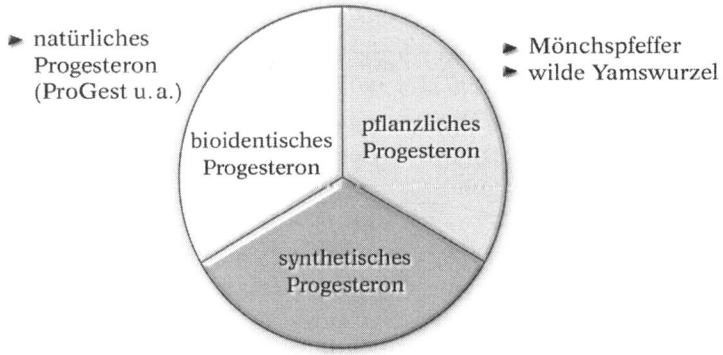

Abbildung 7: Verschiedene Progesteronformen

Das bringt langfristige wie auch kurzfristige Vorteile. Wie ich festgestellt habe, sprechen immer mehr Befunde dafür, dass Östrogendominanz einer der Hauptfaktoren für die Förderung von Brust- und Gebärmutterkrebs bei dafür empfänglichen Frauen ist. Wie Untersuchungen gezeigt haben, nimmt die Inzidenz von Gebärmutterkrebs nicht zu, wenn im Rahmen einer Hormonersatztherapie eine Östrogensubstitution mit einer geeigneten Dosis an Progesteron kombiniert wird. Das gilt sowohl für synthetisches wie für bioidentisches Progesteron. Bei den Auswirkungen einer Hormonersatztherapie auf Brustkrebs sind wir weniger sicher. Einiges spricht dafür, dass sich das Risiko für Brustkrebs erhöht, wenn synthetisches Progesteron benutzt wird, doch es liegen uns noch keine Langzeituntersuchungen über die Wirkung von bioidentischem Progesteron auf das Brustkrebsrisiko vor (siehe dazu Dreizehntes Kapitel).

Ein weiterer Vorteil der Progesteronsubstitution bezieht sich auf die fast einzigartige Fähigkeit dieses Hormons, bei Bedarf in andere Hormone umgewandelt zu werden. Wenn der Progesteronspiegel beispielsweise angemessen, die Testosteronkonzentration aber zu niedrig ist, kann sich zusätzliches Progesteron tatsächlich in Testosteron umwandeln. Unter den richtigen Bedingungen kann zusätzliches Progesteron sogar zu Östrogen metabolisiert werden. Das ist einer der Gründe, warum so viele Frauen eine Linderung ihrer Symptome empfinden, wenn sie zu Anfang des Klimakteriums, wenn die Spiegel aller drei Hormone stark schwanken, eine Creme mit natürlichem Progesteron* verwenden.

In der Apotheke gibt es Progesteroncremes zu kaufen, und ich empfehle sie seit Jahren. Sie können die Creme an einer beliebigen Stelle Ihres Körpers auftragen – am besten direkt auf die Handflächen, weil sie sehr gut durchblutet sind. Progesteron kann aber auch als Gesichts- oder Körpercreme angewandt werden.

Das Problem mit synthetischem Gestagen

Synthetisches Gestagen ist eine ganz andere Sache. Das am häufigsten verschriebene Gestagen ist Medroxyprogesteronacetat (MPA; Handelsname Clinofem, Clinovir, Farbutol oder MPA Gyn). Wieder andere sind Norethisteron (Primolut Nor, Gestakadin u. a.), Norgestrel (u. a. in dem Kombinationspräparat Cyclo Progynova) und Medrogeston (u. a. in Presumen Compositum). Gestagen verursacht oder verstärkt viele Symptome (siehe Liste auf der nächsten Seite).

* Natürliches Progesteron ist in Deutschland verschreibungspflichtig. Es ist als Hautcreme sowie in Form von Kapseln erhältlich, die sowohl oral als auch vaginal anwendbar sind.

Das ist ein weiterer Grund, warum ich keine der Hormonersatztherapie-Programme empfehle, die synthetisches Gestagen verwenden. MPA schwächt, wie sich gezeigt hat, auch einige der gut dokumentierten positiven Östrogeneffekte auf die Blutgefäße ab. Es erhöht den Gefäßwiderstand, behindert die Durchblutung und steigert den arteriellen Widerstand im Gehirn. Eine umfassende Untersuchung mit Frauen, die eine Dauertherapie aus Östrogen plus MPA erhielten, ergab in den ersten beiden Jahren der Therapie eine deutliche Zunahme von Myokardinfarkten (Myokard ist die muskuläre Wand des Herzens), Todesfälle aufgrund von Koronararterienerkrankung und Venenthrombosen (Blutgerinnsel in den Venen).[10] Bioidentisches Progesteron birgt keine derartigen Risiken, bringt dafür aber viele Vorteile mit sich. In der berühmten PEPI-Untersuchung (*Postmenopausal Estrogen/Progestin Intervention*) verhinderte oral verabreichtes natürliches Progesteron die negativen Effekte von Cholesterin, die bei Frauen auf Provera beobachtet wurden.

Symptome, die durch die Einnahme von synthetischen Gestagenen hervorgerufen werden können

● Kopfschmerzen
● Depressionen
● Gewichtszunahme und Aufgeschwemmtheit
● Mangel an sexuellem Interesse
● Gefahr einer Verengung von Blutgefäßen, was zu Brustschmerzen und einer Sauerstoffunterversorgung des Herzens führen kann

Ellen: Zu viel Östrogen, zu wenig Progesteron
Ellen, Töpferin und Yogalehrerin, stellte im Frühjahr des Jahres, in dem sie 43 geworden war, fest, dass sie unter einem leichten »watteköpfigen« Gefühl und Morgenschwindel litt. Eines Tages, als sie ein Röhrchen Aspirin kaufte, wurde ihr plötzlich klar, dass sie, die niemals zuvor Kopfschmerzen gehabt hatte, allmählich regelmäßig damit zu kämpfen hatte – und diese Beschwerden Spannungen, Wetterumschwüngen oder PMS zugeschrieben hatte. Ihr Arzt entnahm ihr eine Blutprobe und ließ ihren FSH-Wert bestimmen, der hoch war, was ihn überzeugte, dass sie sich in den Wechseljahren befand. Er erklärte Ellen, dass ihre Symptome – Konzentrationsschwäche, Schwindelgefühl und Kopfschmerzen – Wechsel-

jahrssymptome waren und zurückgehen würden, wenn sie hormonell substituiert würde. Er verschrieb ihr Premarin, das sie täglich einnehmen sollte, und zusätzlich Provera für die letzten zwölf Tage eines jeden Monats. Schon nach wenigen Tagen fühlte sich Ellen miserabel. Was sich zuvor wie Spannungskopfschmerz angefühlt hatte, war nun zu einer pochenden, schweren Migräne geworden; sie fühlte sich deprimiert, sie hatte *restless legs* (Syndrom der unruhigen Beine), die sie nachts wach hielten, und die meisten ihrer anderen Symptome dauerten an.

Es stimmt, dass die Symptome, die Ellen erlebte, zum Klimakterium »passten«, aber angesichts ihrer relativen Jugend und der Tatsache, dass sie diese Symptome erst seit ein paar Monaten hatte, stand sie wahrscheinlich am Beginn ihrer Wechseljahre – was bei vielen Frauen mit einem niedrigen Progesteronspiegel und einem relativen Östrogenüberschuss einhergeht. Der Bluttest für FSH, auf den ihr Arzt seine Diagnose »Wechseljahre« stützte, ist eine ungenaue Methode, um das Gesamtbild zu beurteilen. Tatsächlich sprachen die Symptome, die Ellen nach Einnahme der verschriebenen Östrogene erlebte, für eine Östrogenüberdosis.

Ohne es zu wissen, tat Ellen intuitiv das Richtige: Sie setzte die Östrogene ab. Innerhalb von 24 Stunden begann sie sich besser zu fühlen, und sie schwor sich, hartnäckig auf ihrem Standpunkt zu beharren und nicht mehr zu ihrem Arzt zu gehen. Doch ihre ursprünglichen Symptome hielten an, und schließlich empfahl ihr eine Freundin einen anderen Arzt, der einen Speichel-Hormontest (siehe Fußnote auf Seite 124) auf Östrogen, Progesteron und Testosteron anordnete. Die Ergebnisse bestätigten, dass Ellen im Frühstadium des Klimakteriums war und vor allem einen niedrigen Progesteronspiegel aufwies. Nun, da Ellen eine Creme mit natürlichem Progesteron benutzt, um die schwindenden Reserven ihres eigenen Körpers sanft zu ergänzen, fühlt sie sich sehr viel besser und versteht ihren Übergangsprozess auch viel besser. »Ich bin ein Werk, das im Entstehen begriffen ist«, schrieb sie. »Mein hormoneller Zustand verändert sich, und ich weiß, dass das, was jetzt für mich richtig ist, in sechs Monaten vielleicht ein wenig angepasst werden muss.«

Testosteron

Testosteron wird in den Eierstöcken und in den Nebennieren produziert. Seine Hauptaufgabe besteht darin, zusätzliche Energie und sexuellen Antrieb zu liefern. Testosteron und andere Androgene steigern sexuelle Erregung und Aktivität einer Frau. Testosteron erhöht auch die Sensitivität der erogenen Zonen, die Häufigkeit der Orgasmen, die Intensität sexueller Fantasien und die Inzidenz von orgasmischen Träumen.

Nicht bei allen Frauen sinkt der Testosteronspiegel in den Wechseljahren ab – bei einigen erhöht sich der Androgenspiegel sogar. Doch wenn eine Frau aufgrund von chronischem Stress an einer Überlastung der Nebennieren leidet (siehe auch Viertes Kapitel), kann es zu einem jähen Testosteronabfall mit Symptomen wie einer verminderten Libido und allgemeiner Abgeschlagenheit kommen. Die operative Entfernung von Eierstöcken, Gebärmutter oder von beidem, wie auch Chemotherapie, Bestrahlung oder Autoimmunerkrankungen können zu einem Testosteronabfall beitragen, der schwerwiegend genug ist, um Beschwerden hervorzurufen.

Aus bis zum jetzigen Zeitpunkt noch ungeklärten Gründen geht bei einigen Frauen die Testosteronkonzentration vom frühen Erwachsenenalter bis ins hohe Alter langsam zurück, während andere Frauen weiterhin ihr ganzes Leben hindurch viel Testosteron produzieren. Die Nebennieren spielen hierbei sicherlich eine wichtige Rolle, doch ob es noch weitere Faktoren gibt, bleibt zu klären. Bevor Sie sich für eine Testosteronsubstitution entscheiden, sollten Sie sich auf jeden Fall via Speichel- oder Bluttest auf freies (ungebundenes) Testosteron einen Mangel bestätigen lassen. Wie bei anderen Symptomen, die mit den Wechseljahren einhergehen können, gibt es zwischen den diskutierten drei Hormonen beträchtliche Überschneidungen.

Bei vielen Frauen liegt ein Rückgang der Libido beispielsweise an einem Östrogenmangel, während der Testosteronspiegel normal ist. Zusätzliches Testosteron bringt natürlich nichts, wenn überhaupt kein Testosteronmangel vorliegt.

Symptome eines Testosteronmangels

- Abnahme der Libido
- gestörte Sexualfunktion
- Antriebsschwäche
- vermindertes Wohlbefinden
- Ausdünnung der Schambehaarung

Symptome eines Testosteronüberschusses

- Stimmungsschwankungen
- Akne, besonders im Gesicht und auf der Kopfhaut
- verstärktes Haarwachstum im Gesicht
- tiefere Stimme

Ich betone dies so ausdrücklich, weil Testosteronsubstitution ein beliebtes Thema in Talkshows geworden ist, und Ärzte berichten über zahllose Nachfragen von Frauen, die denken, es würde ihrem Sexualleben neuen Schwung verleihen. Wenn ein Mangel vorliegt, dann gehören zu den Vorteilen einer Testosteronsubstitution ein erhöhtes sexuelles Interesse und eine verbesserte sexuelle Funktion, allgemein mehr Antrieb, ein verbesserter Muskeltonus, eine bessere Stimmung und optimistischere Weltsicht. Vieles spricht auch dafür, dass die Wiederherstellung eines normalen Testosteronspiegels hilft, die Knochendichte zu verbessern. Testosteron in Vaginalcreme kann auch dazu beitragen, die normale Scheidenwanddicke und Lubrikation (Sekretion einer Gleitsubstanz) wiederherzustellen. Wenn jedoch gar kein Testosteronmangel vorliegt, führt eine Substitution zu einer Überdosierung, die Symptome hervorruft, welche die meisten Frauen äußerst unangenehm finden.

Hormone nehmen oder lieber nicht?

Ob Sie sich in den Wechseljahren für eine Hormonsubstitution entscheiden oder nicht, hängt von einer Reihe von Faktoren ab, darunter Ihr gesundheitlicher Allgemeinzustand, Ihr emotionales und spirituelles Wohlbefinden, Ihr Ernährungszustand, Ihre Lebensweise und so weiter. All diese Faktoren können Einfluss darauf haben, wie gut Ihre sekundären Hormonproduktionsstätten den Bedarf Ihres Körpers zu decken vermögen. Einigen Frauen genügt es zu erfahren, dass die Wechseljahrssymptome nur temporär sind und vorübergehen; sie sind dann bereit, diese Symptome zu erleben, ohne sie medikamentös zu maskieren.

Vor der Entscheidung steht die Bestandsaufnahme

Bevor Sie sich für oder gegen eine Hormonersatztherapie entscheiden, sollten Sie einen kritischen Blick auf sich selbst und Ihre medizinische Vorgesichte – einschließlich die Ihrer Familienmitglieder – werfen, sodass Sie sich ein präzises Bild von Ihren Zielen und Bedürfnissen machen können. Einige Frauen entscheiden sich primär deswegen für eine Hormonersatztherapie, damit ihre Symptome in den Wechseljahren gemildert werden, und setzen die Hormone ab, sobald die Übergangsphase abgeschlossen ist.

Andere fühlen sich hin- und hergerissen. Sie würden es gern mit einer Hormonersatztherapie versuchen, doch es gibt einen Aspekt in ihrer persönlichen oder familiären Krankheitsgeschichte, der, so befürchten sie, ihr Risiko erhöht, wenn sie zusätzlich Östrogen nehmen. Daher besteht der erste Schritt, den Sie tun müssen, wenn es um eine Hormonersatztherapie geht, darin, Ihre Risikofaktoren zu identifizieren und entscheiden, wie viel Gewicht Sie ihnen zumessen.

Wenn ich schreibe, »wie viel Gewicht Sie ihnen zumessen«, dann will ich damit sagen, dass nur Sie allein darüber entscheiden können, wie groß der Einfluss Ihrer kulturellen und familiären Drehbuchanweisungen auf Ihre Realität ist. Klimakterische Beschwerden sind für die meisten Amerikanerinnen eine Realität, während Frauen in anderen Kulturen andere Erfahrungen machen. Wie Untersuchungen gezeigt haben, erleben nur 18 Prozent der chinesischen Fabrikarbeiterinnen in Hongkong Hitzewallungen, während 70 bis 85 Prozent aller nordamerikanischen Frauen darunter leiden.[11] Ich kann Ihnen versichern, dass die Biologie der Eierstöcke in China sich nicht grundlegend von der in Nordamerika unterscheidet. Das spricht für die Macht der Erwartungen und dafür, wie eine ganze Kultur diktieren kann, was jedes Individuum erlebt. Ungeachtet dessen hat jede von uns die Kraft, diesen Einfluss zur Kenntnis zu nehmen und dann ihre Reaktion darauf zu verändern.

Statistiken sagen voraus, was in Gruppen im Allgemeinen passieren wird; sie sagen nichts über Individuen. Untersuchungen haben gezeigt, dass der Glaube einer Frau an ihr kulturelles und genetisches/familiäres Skript (bzw. dessen Ablehnung) entscheidenden Einfluss darauf hat, wie sich ihre Realität abspielt. Leute, die in ihrer Familie als »schwarze Schafe« gelten, haben die geringste Wahrscheinlichkeit, familientypischen Krankheiten zum Opfer zu fallen, vielleicht weil es ihrem Stil entspricht, Regeln zu missachten und ihren eigenen Weg zu gehen. Da die meisten Ärzte aufgrund ihrer Ausbildung auf Statistiken schielen, wenn sie Entscheidungen treffen und Vorhersagen über unsere Gesundheit machen, ist es entscheidend, dass jede von uns die uns eigene Fähigkeit betont, ein »schwarzes Schaf« zu werden, wenn und falls eine solche Haltung unsere Gesundheit und unsere Perspektive verbessern kann.

Auch wenn wissenschaftliche Untersuchungen vielleicht die Art und Weise verändern können, wie wir intellektuell über etwas denken und wie wir mit wissenschaftlicher Information umgehen, wird unser Verhalten viel stärker von unserer täglichen Beziehung zu Freunden und Familie geprägt als von irgendeinem anderen Faktor. Wenn Sie beispielsweise beobachtet haben, wie Ihre Mutter, Schwester oder beste Freundin nach einer Hormonersatztherapie buchstäblich wieder zum Leben erwachte, werden Sie die Vorzüge einer solchen Therapie vermutlich sehr positiv sehen. Wenn Sie auf der anderen Seite erlebt haben, wie ein Familienmitglied unter Kopfschmerzen, empfindlichen Brüsten und Gewichtszunahme gelitten hat, weil es zu hohe Östrogendosen genommen hat, werden Sie nicht sehr begierig darauf sein, es selbst zu probieren. Und wenn Sie umgeben sind von Tanten, Großmüttern oder anderen älteren weiblichen Rollenvorbildern, die bis ins hohe Alter außerordentlich rüstig und gesund sind und niemals irgendeine Art von Hormonersatztherapie gemacht haben, werden Sie darüber, was wohl passieren wird, wenn Sie ohne Medikamente durch die Wechseljahre gehen, recht positiv denken.

Zu meinem persönlichen Vermächtnis gehören Herz-Kreislauf-Erkrankungen. Meine Mutter verlor beide Eltern durch Herzkrankheiten, und mein geliebter Vater brach im Alter von 68 Jahren auf dem Tennisplatz zusammen und starb – Opfer eines geplatzten Aneurysmas im Gehirn, als meine Mutter erst 52 Jahre alt war und sich gerade in den Wechseljahren befand. Sie beendete ihre Wechseljahre als Witwe in einer Zeit, in der erwartet wurde, dass Frauen nach der Menopause körperlich und gesellschaftlich verblassten. Zwar neigt meine Mutter dazu, konventionelle Weisheiten im Allgemeinen und Arztbesuche im Besonderen zu meiden, doch ihre Schwester und ihre Freundinnen bekamen immer wieder zu hören, dass sie ohne zusätzliches Premarin kleine, alte Damen mit zerbrechlichem Knochengerüst und schwachem Herzen werden würden. Meine Mutter tat diese Unkenrufe mit einer verächtlichen Handbewegung ab. Heute, da sie in ihren Siebzigern ist, erklettert sie Berge mit einem schweren Rucksack und ist noch immer eine begeisterte Skiläuferin. Sie ist sozial aktiv, ihr Geist ist rasiermesserscharf, ihr Blutdruck liegt bei 120/60, ohne dass sie jemals ein Östrogenpräparat genommen hätte. (Sie benutzt gelegentlich einen Tupfer Hautcreme mit natürlichem Progesteron, weil es gegen das »Knarren« in einigen Gelenken hilft.)

Welches medizinische Vermächtnis werde ich von meiner Familie erben? Ich glaube fest, dass ich durch die physischen und emotionalen Entscheidungen, die ich treffe – und durch die Erwartungen und Überzeugungen, die mein Leben prägen –, meine eigene Zukunft gestalte. Ich glaube, dass meine Töchter und meine Enkelkinder dasselbe tun werden. Wäre ich gern ebenso gesund wie meine Mutter, wenn ich in den Siebzigern bin? Natürlich wäre ich das, doch ich glaube, dies wird geschehen, weil ich mich so entschieden habe, nicht, weil ich es geerbt habe.

Was wollen Sie?

Zu viele Frauen (und zu viele Ärzte) sehen die Entscheidung über eine Hormonersatztherapie als eine Entweder/Oder-, eine Ja/Nein-Entscheidung an. Ich sehe darin lieber einen Prozess. Zunächst ist es wichtig, die

Ziele zu definieren, die Sie mit einer Hormonersatztherapie zu erreichen hoffen. Anders als Ihnen die Plakate und Werbespots der Pharmaindustrie versprechen, erlaubt Ihnen eine Hormonersatztherapie nicht, die Zeit zurückzudrehen, den Alterungsprozess aufzuhalten und ewig jung zu bleiben. Tatsächlich wäre so etwas für Ihre physische, emotionale und spirituelle Gesundheit kontraproduktiv. Wenn Sie sich entschlossen haben, zu verleugnen, dass Sie die Lebensmitte überschritten haben, kann Sie auch eine Hormonersatztherapie nicht mit dieser Tatsache versöhnen. Ein auf Sie persönlich zugeschnittenes Programm – mit oder ohne zusätzliche Hormongaben – kann jedoch helfen, Ihre körperlichen Symptome und gesundheitlichen Beschwerden zu lindern, sodass Sie Ihre Energie darauf konzentrieren können, Ihre kreativen Leidenschaften zu finden, die in und durch sich selbst die Flammen Ihrer Lebenskraft schüren können. Eine Hormonersatztherapie kann helfen, das Herzklopfen und die Reizbarkeit zu maskieren, die oft mit den Wechseljahren einhergehen. Sie kann jedoch die zu Grunde liegenden Partnerschaftsprobleme nicht lösen, die diese Symptome unter Umständen dazu benutzen, Ihre Aufmerksamkeit zu erregen.

Tag für Tag zeigen neue Untersuchungen, wie wirksam natürliche Methoden, zum Beispiel Ernährungsumstellung, Nahrungsergänzungsmittel, körperliche Bewegung und Heilkräuter einer Frau durch ihre menopausale Übergangsphase helfen können. Obwohl einige Ärzte immer noch nichts über derartige Ansätze wissen und sie Ihnen gegenüber vielleicht gar nicht erwähnen werden, funktionieren sie oft genauso gut wie eine Hormonersatztherapie, wenn nicht gar besser. Solche Verfahren können auch zusätzlich zu einer hormonellen Substitution eingesetzt werden, um die Dosierung und damit Nebeneffekte sowie potenzielle Risiken zu verringern. Mit anderen Worten: Sie müssen sich nicht unbedingt zwischen einer Hormonersatztherapie und anderen Alternativen entscheiden. Stellen Sie sich Methoden, die Ihren klimakterischen Übergang erleichtern sollen, wie Speisen bei einem Buffet vor. Sie wählen das aus, was Ihnen im Augenblick gefällt, und lassen das stehen, was Ihnen nicht zusagt.

Eine aktive Partnerin bei der Entscheidung werden

Für unsere Mütter und Großmütter war die Entscheidung, eine Hormonersatztherapie zu machen (oder auch nicht), oft eine passive Angelegenheit, die von ihren Ärzten (oder ihren Männern oder ihren besten Freundinnen) getroffen wurde, wobei sich ihre eigene Beteiligung darauf beschränkte,»gute Patientinnen« zu sein. Oder sie entschieden sich dadurch, dass sie sich nicht entschieden, und ließen die Zeit einfach verstreichen. In jenen Tagen standen nur sehr wenige Präparate für Hormonersatztherapien zur Verfügung; daher gab es praktisch lediglich zwei Wahlmöglichkeiten: ja oder nein. Und bis vor sehr kurzer Zeit wurden die potenziellen Vorzüge allzu oft durch Nebenwirkungen eines falsch gewählten Präparats oder durch die Furcht vor langfristigen Konsequenzen überschattet. Gegen Ende der neunziger Jahre griffen weniger als 20 Prozent aller Amerikanerinnen zu einem Hormonersatzpräparat, und diejenigen, die es taten, ließen oft schon innerhalb von sechs Monaten wieder davon ab.[12]

Dieser Trend ändert sich gegenwärtig. Immer mehr Frauen kennen ihre Optionen und wissen, dass sie die Therapie ändern können, wenn das Ergebnis nicht ihren Wünschen entspricht. Ihnen stehen eine Fülle neuer Informationen über die Physiologie und die Medizin der Wechseljahre zur Verfügung. Und vor allem haben ihre Optionen hinsichtlich einer Hormonersatztherapie allein in den letzten fünf Jahren drastisch zugenommen. Heute verbirgt sich hinter der Frage: »Brauche oder wünsche ich eine Hormonersatztherapie?« ein ganzes Bündel von Fragen, zum Beispiel: Welche Art von Hormonersatztherapie? Welche Stärke? In welcher Kombination? Aus welchem Grund? Für wie lange? Was sind die Risiken?

Die Zahl der Optionen kann zunächst einmal als beängstigend erscheinen, doch am Ende sind die Frauen, die heute eine Hormonersatztherapie wählen, viel zufriedener, als sie es früher waren. Und obwohl ich davon abrate, sich einer Hormonersatztherapie zu unterziehen, um sich gegen das abzustumpfen, was während der Wechseljahre in Körper und Geist passiert, lässt sich durch stilles Erdulden nichts gewinnen. Eingedenk der Vielfalt an Zusammensetzungen und Dosierungen wie auch der vielen Alternativen zu einer Hormonersatztherapie, die es heute gibt, können Sie ein persönliches Behandlungsprogramm entwerfen, das Ihnen durch die Übergangsphase hilft, statt Ihnen zu helfen, das, was geschieht, zu leugnen.

Evie: Labiler Diabetes, labile Hormone

Evie ist eine energische, optimistische Versicherungskauffrau, die sich standhaft weigert, ihrer Zuckerkrankheit – die sich bei ihr im Alter von 13 Jahren manifestierte – zu erlauben, ihr Leben zu beherrschen. Sie überprüft ihren Blutzuckerspiegel regelmäßig und verabreicht sich täglich zwei Insulinspritzen, doch sie gilt als »labile« Diabetikerin und erleidet noch immer mindestens eine diabetische Krise im Jahr.

Evie akzeptiert diese Episoden als naturgegeben und treibt ihre Freunde und Familie mit ihrer Nonchalance manchmal zur Verzweiflung, die wünschten, sie würde ihren Zustand »ernster« nehmen, doch sie gibt zu, dass sie »kratzbürstig« wird, wenn alle sie verhätscheln wollen. Sie hat auch begonnen, eine Verbindung zwischen dem Stand ihres Diabetes und ihrem Gemütszustand zu ziehen. Wenn sie sich über eines ihrer Kinder, ihren Chef oder ihren Mann aufregt, können sich ihr Insulinbedarf und ihre Ernährungsbedürfnisse rasch und drastisch ändern. Evies Ärztin war daher auch nicht überrascht, dass ihr Blutzuckerspiegel aufgrund ihrer Stoffwechselprobleme verrückt spielte, als sie durch ihren klimakterischen Übergang holperte und stolperte. Evie schrieb: »Nebenan ist ein Freizeitpark mit einer wirklich beängstigenden Achterbahn. Sagen wir es so: Ich hab sie zum Tanzen gebracht. Östrogen, Glukose, FSH – alles hüpfte kreuz und quer über den Platz.«

Da ihre Hormonspiegel so erratisch und empfindlich waren, war es schwierig, sie richtig einzustellen, doch nach dem Prinzip von Versuch und Irrtum gelang es Evie und ihrer Ärztin, ein Programm zur Hormonsubstitution zu entwickeln, das ihre Beschwerden sanft linderte, ihren Stoffwechsel stabilisierte und ihrem Körper durch die Übergangsphase half. »Eine Zeit lang war die Reise ziemlich rau und stürmisch, doch als ich endlich die richtigen Hormonkonzentrationen bekam, bemerkte ich innerhalb von Wochen einen Unterschied.«

Ihre Bedürfnisse klären

Um eine optimale Wahl für sich zu treffen, müssen Sie sich über Ihre Bedürfnisse klar werden und dann eine aktive Partnerin werden, indem Sie dafür sorgen, dass diese auch erfüllt werden. Das kann erfordern, mehr als einen Berater zu konsultieren – zum Beispiel neben Ihrem Gynäkologen einen Homöopathen oder einen Arzt für Naturheilkunde. Es kann auch erfordern, Ihren Arzt oder Ihre Ärztin zu bitten, einen Ansatz zu versuchen, mit dem er oder sie nicht vertraut ist – und die Verantwortung für das Ergebnis mitzutragen.

Um damit zu beginnen, verschaffen Sie sich einen Überblick über die folgenden acht gesundheitlichen Situationen und entscheiden Sie, welche auf Sie zutreffen. Das wird Ihnen helfen herauszufinden, welchen Hormonersatz Sie verwenden wollen und für wie lange.

1. Situation: Sie suchen Erleichterung bei Beschwerden, insbesondere bei Hitzewallungen, die Ihren Schlaf stören. Das ist der häufigste Grund, aus dem Frauen sich für eine Hormonersatztherapie, insbesondere für eine Östrogensubstitution, entscheiden. Beschwerden sind jedoch auch der häufigste Grund, warum Frauen eine Hormonersatztherapie wieder absetzen – die Zusammensetzung und/oder die verordnete Dosierung war vielleicht nicht das Richtige für ihre Stoffwechselbedürfnisse, was zu ständigen unangenehmen Nebenwirkungen und/oder zu Symptomen einer Überdosierung führt.

Wenn es Ihnen bei einer Behandlung allein um die Erleichterung von Beschwerden geht, werden Sie wahrscheinlich nur so lange eine Behandlung benötigen, bis der klimakterische Übergang abgeschlossen ist, was sich entweder am Ausbleiben der Periode für mindestens ein Jahr oder durch die Labortests bestätigen lässt, die im Vierten Kapitel erläutert sind. Wenn die Hormone abgesetzt werden, kann es zu einer kurzen, klimakteriumsartigen Anpassung kommen, aber wenn Sie über einen Zeitraum von mehreren Monaten von den Hormonen »entwöhnt« werden, sind die Symptome im Allgemeinen schwach. Viele Frauen verzichten auf eine weitere Hormonsubstitution, wenn sie mit Heilkräutern, Sojaprodukten, körperlicher Bewegung und/oder Nahrungsergänzungsmitteln allein gut zurechtkommen. Dies erleichtert häufig die Anpassung an die neuen physiologischen Verhältnisse.

Wenn Sie Ihre Symptome lindern wollen, aber aus persönlicher Überzeugung lieber die Finger von zusätzlichen Hormonen lassen möchten, gibt es zahlreiche nichthormonelle Behandlungsweisen, über die Sie sich bei einem Heilpraktiker oder einem Akupunkteur informieren lassen können (siehe Sechstes Kapitel).

2. Situation: Sie leiden unter urogenitalen Problemen. Die Gesundheit der Scheidenschleimhaut und des Harnweggewebes wird vom hormonellen Milieu in unserem Körper stark beeinflusst. Viele Frauen leiden unter ganz unterschiedlichen Inkontinenzproblemen. Bei Stressinkontinenz verlieren sie Urin, wenn sie husten, niesen, lachen oder schwere Objekte heben. Bei Draninkontinenz haben sie Schwierigkeiten, ohne Urinabgang den Weg bis zur Toilette zu schaffen. Außerdem klagen sie über wiederholte Scheideninfektionen mit Hefepilzen, Scheidentrockenheit und/oder Beschwerden beim Geschlechtsverkehr, wiederholte Blaseninfektionen oder häufiges Wasserlassen (sie müssen häufiger als achtmal pro Tag bzw. mehr als einmal pro Nacht Wasser lassen).

Östrogensubstitution (sei es oral oder lokal durch die Haut) und/oder Androgensubstitution (oral, mittels eines Hautpflasters oder auch als Vaginalcreme) hilft selbst in nur relativ kleine Dosen, das Gewebe von Scheide und Harntrakt gesund zu halten. Schon ein bis zwei mg natürliches Testosteron auf Cremebasis zwei- bis dreimal pro Woche in der Vaginalregion aufgetragen, reichen oft aus. Und manchmal können die Phytoöstrogene, die man in Kräutern, Soja oder Leinsamen findet, dem Vaginalgewebe seine präklimakterische Feuchtigkeit und Elastizität wiedergeben (siehe Neuntes Kapitel).

Einige Frauen finden, dass im ganzen Körper zirkulierendes Östrogen (oral oder transdermal aufgenommen) dem Scheiden- und Harnwegsgewebe nicht hilft. Niemand weiß, warum das der Fall ist, doch die Lösung ist eine örtliche Anwendung des Östrogens.

3. Situation: Ihr Herz ist gegenwärtig gesund, doch Sie haben ein erhöhtes Risiko für Herz-Kreislauf-Erkrankungen. Das erhöhte Risiko einer Frau für Herz-Kreislauf-Erkrankungen steht in der Regel zum einen mit einer familiären Belastung (Herzkrankheit oder Herzschlag beim Vater jünger als 55 Jahre oder bei der Mutter oder anderen weiblichen Verwandten ersten Grades jünger als 65) und all den damit einhergehenden Emotionen in Zusammenhang. Zum anderen geht es mit Lebensstilfaktoren wie Rauchen oder mangelnder körperlicher Bewegung oder aber auch mit einer Prädisposition, wie einem niedrigen HDL- bzw. einem hohen LDL-Cholesterinspiegel oder hohen Triglyceridwerten einher.

Eine Östrogensubstitution senkt das LDL-Cholesterin und erhöht das HDL-Cholesterin.[13] Östrogen übt auch nachweislich einen positiven Effekt auf die Wände der Blutgefäße aus, der wahrscheinlich über Stickoxid (NO) vermittelt wird, einer Verbindung, die im Körper produziert wird und dazu beiträgt, die Blutgefäße zu erweitern. (Auch Viagra, das Präparat gegen männliche Impotenz, wirkt über die Stickoxid-Bahnen.)

Studien haben ergeben, dass eine konventionelle Hormonersatztherapie das Risiko von Blutgerinnseln und damit von Lungenembolien erhöht; andere Studien können dies nicht bestätigen.[14] Bei einigen Frauen erhöht Östrogen offenbar auch die Triglyceridkonzentration im Blut.

Nichtsdestotrotz herrscht bei vielen Experten für Frauengesundheit Übereinstimmung, dass die Vorteile von Östrogen auf das kardiovaskuläre System die Risiken überwiegen. Dieser positive Effekt wird teilweise aufgehoben, wenn eine Frau zusätzlich zum Östrogen auch noch ein synthetisches Gestagen nimmt. Praktisch alle gegenwärtig verfügbaren Kombinationshormontherapien enthalten synthetische Gestagene (wie zum Beispiel Climopax, Cyclo). Ich empfehle sie nicht.

Ich bin davon überzeugt, dass Östrogen viel größere potenzielle Vorteile zeigen würde, wenn Frauen individuelle, auf ihre Bedürfnisse abgestimmte Dosen von natürlichen, bioidentischen Hormonen erhielten.

Wegen ihrer schädlichen Wirkung auf Blutgefäße glaube ich, dass synthetische Gestagene (insbesondere Provera und Amen) gefährlicher sind als ein völliger Verzicht auf Hormone. Um das Risiko für Herzkrankheiten zu senken, empfiehlt es sich auf jeden Fall, nicht zu rauchen, sich regelmäßig genügend körperliche Bewegung zu verschaffen, für eine ausreichende Zufuhr von Vitamin E zu sorgen, sich obst- und gemüsereich zu ernähren und das Körpergewicht im Normalbereich zu halten (siehe mein Programm für die Herzgesundheit im Vierzehnten Kapitel).

4. Situation: Bei Ihnen ist bereits eine Herzkrankheit festgestellt worden. Sie haben vielleicht von aktuellen epidemiologischen Studien gelesen, die dafür sprechen, dass Frauen, die bereits unter einer Herzkrankheit leiden, wenn sie mit einer Hormonersatztherapie beginnen, im ersten Jahr ein leicht *erhöhtes* Risiko eingehen, eine lebensbedrohliche Kreislaufstörung, wie einen Herzinfarkt oder einen Schlaganfall, zu erleiden. Nach dem ersten Einnahmejahr verringert sich dieses Risiko wieder.

Viele Wissenschaftler sind der Ansicht, dass dies die Folge einer hormonstimulierten Zunahme so genannter »Entzündungsparameter«, wie C-reaktives Protein, ist, dessen Spiegel im Blut von Frauen, die sich einer Hormonersatztherapie unterzogen, um 85 Prozent erhöht war. Das ist jedoch wieder einmal ein Fall, wo Sie das Kleingedruckte lesen müssen. Fast alle Frauen in der Studie nahmen Premarin und synthetisches Gestagen. Wie ich oben bereits erwähnt habe, glaube ich, dass dieses erhöhte Risiko hauptsächlich auf den negativen Effekt von Medroxyprogesteronacetat (deutscher Handelsname Clinofem, Clinovir, Farbutol oder MPA Gyn u.a.) zurückgeht. Es trifft auch zu, dass Östrogen in hohen Dosen seit langem mit einem gesteigerten Risiko für Blutgerinnsel in Zusammenhang gebracht worden sind, die besonders bei Raucherinnen die Gefahr eines Herzinfarkts erhöhen.

Zusammenfassend kann man sagen: Frauen mit oder ohne Herzkrankheiten sollten synthetische Gestagene meiden und ihre Östrogendosen so natürlich und so niedrig wie möglich halten.

5. Situation: Sie haben ein erhöhtes Osteoporoserisiko oder bei Ihnen ist bereits ein Verlust an Knochensubstanz festgestellt worden. Eine Frau, deren Mutter oder Großmutter an Osteoporose leidet, hat ein potenziell erhöhtes Risiko für diese Erkrankung, auch wenn wir nicht wissen, ob dies aufgrund einer Vererbung so ist oder weil wir dazu neigen, Gewohnheiten, Lebensstile und Lebenserwartungen zu »erben«, die uns für eine weniger optimale Knochendichte prädisponieren (siehe Zwölftes Kapitel, was weitere Risikofaktoren angeht; viele davon lassen sich kontrollieren). Eine Östrogensubstitution hilft ohne Zweifel, einem Knochensubstanzverlust, wie er mit den Wechseljahren einhergeht, vorzubeugen, und eine ständige Östrogenzufuhr senkt das Risiko für Knochenbrüche um 50 Prozent oder mehr. Der knochenschützende Effekt von Östrogen hält jedoch nur so lange an, wie eine Frau Östrogen einnimmt. Androgene, wie Testosteron, spielen ebenfalls eine Rolle beim Erhalt der Knochengesundheit. Frauen, die einen natürlich hohen Testosteronspiegel haben, sind weniger gefährdet, Osteoporose-bedingte Knochenbrüche zu erleiden. Wie sich gezeigt hat, hilft eine niedrig dosierte Testosteronsubstitution, die Knochendichte zu erhalten.

Eine Reihe von Substanzen – Calcitonin, Bisphosphonate wie Alendronat (Handelsname Fosamax), aber auch Präparate wie Tamoxifen (Nolvadex) und Raloxifen (Evista) für Frauen mit Hormonrezeptor-positiven Mammakarzinomen – verhindert ebenfalls einen Verlust der Knochensubstanz und senkt das Frakturrisiko. Wie im Fall der Hormonsubstitution wirken sie nur so lange, wie eine Frau sie einnimmt.

Hohe Dosen von Sojaprotein, regelmäßiges Training mit Gewichten und Vitamin D sind ebenfalls sehr effiziente Mittel, um die Knochendichte zu erhalten und das Frakturrisiko zu senken, und das sowohl in den Wechseljahren als auch danach.

6. Situation: Sie haben ein erhöhtes Alzheimer-Risiko. Nach unserem heutigen begrenzten Verständnis dieser hirnorganischen Störung ist eine familiäre Belastung der stärkste krankheitsbegünstigende Faktor, auch wenn die meisten Menschen, die an Alzheimer erkranken, keine genetische Prädisposition aufweisen. Weniger Übereinstimmung herrscht in Bezug auf die These, die in einigen Untersuchungen geäußert wird, dass eine hohe Aluminiumaufnahme (via Aluminium-Kochgeschirr oder Nahrung aus Aluminiumbüchsen) ebenfalls zum Alzheimer-Risiko eines Menschen beitragen kann.

Obwohl wir die Ursachen, die dieser Erkrankung zu Grunde liegen, bis zum jetzigen Zeitpunkt noch nicht verstehen, sprechen die bereits vorliegenden Forschungsergebnisse dafür, dass die Einnahme von zusätzlichem Östrogen selbst bei Frauen, in deren Familie Alzheimer häufig ist, zu einer geringeren Inzidenz dieser Krankheit führt oder den Ausbruch verzögert. Leider liegen noch keine Langzeitstudien mit einer großen Anzahl von Frauen vor, die uns die definitiven Antworten geben können, die wir suchen. Mit anderen Worten: Heute stehen wir, wenn es um die Beziehung zwischen Östrogen und Alzheimer geht, an derselben

Stelle, an der wir Anfang der neunziger Jahre im Hinblick auf den Zusammenhang von Östrogen und Herzkrankheiten standen – viele Hinweise, aber kein definitiver Beweis.

In der Zwischenzeit gilt, dass alle Hormone die Gehirnfunktion beeinflussen können – Androgene und Progesteron ebenso wie Östrogen – und dass viele Frauen ihr ganzes Leben hindurch genügend dieser Hormone produzieren, um ihr Gehirn zu schützen. Tatsächlich hat eine britische Untersuchung an postmenopausalen Frauen, die sich keiner Hormonersatztherapie unterzogen haben, kürzlich ergeben, dass diejenigen mit dem höchsten endogenen Östradiolspiegel das geringste Risiko hatten, an Alzheimer zu erkranken.[15] Und es gibt darüber hinaus viele Dinge, die eine Frau heute tun kann, um ihre geistigen Funktionen im späteren Leben zu schützen (siehe Zehntes Kapitel).

7. Situation: Sie haben ein erhöhtes Risiko für Brust-, Gebärmutter-, Eierstock- oder Blasenkrebs. Eine persönliche oder familiäre Krankengeschichte, die ein erhöhtes Risiko für eine oder mehrere dieser hormonkorrelierten Krebsarten nahe legt, macht die Entscheidung für oder gegen eine Hormonersatztherapie für viele Frauen sehr belastend. Hier sind die Fakten: Aktuelle Untersuchungen sprechen dafür, dass die Dosis und die Zusammensetzung des Hormonpräparates beim Krebsproblem eine wichtige Rolle spielen. Obwohl alle Typen von Östrogen in hohen Dosen, über lange Zeit eingenommen, potenziell das Wachstum von Brustkrebs fördern können, glaube ich, dass Premarin (siehe auch Seite 145 ff.) wegen seiner vermuteten DNA-schädigenden Wirkung und seiner höheren biologischen Wirksamkeit stärker karzinogen wirkt als bioidentische Östrogene. Mit anderen Worten: Es könnte sein, dass das erhöhte Brustkrebs- und Gebärmutterkrebsrisiko, das frühere Untersuchungen ergeben haben, eher mit einer Überdosierung bzw. einer falschen Darreichungsform von Östrogen in Zusammenhang stand als mit Östrogen an sich.

Wenn Östrogen in einer Weise verabreicht wird, die stärker der Art und Weise ähnelt, wie es im Körper produziert wird – in physiologischen Dosen, die auf die Bedürfnisse des Körpers abgestimmt sind, in bioidentischer Form und gemeinsam mit bioidentischem, nicht mit synthetischem Progesteron –, beginnt es, seinen Schrecken zu verlieren (siehe Dreizehntes Kapitel).

Für eine Frau, die in die höchste Risikokategorie für Brust-, Gebärmutter- oder Ovarialkrebs fällt, sich aber in der symptomatischen Phase der Wechseljahre Unterstützung wünscht, gibt es zwei Optionen, die dieses Risiko wahrscheinlich nicht weiter erhöhen. Erstens kann sie in den ersten fünf Jahren oder kürzer, wenn ihre Symptome am stärksten sind, bioidentische Hormone in der geringst möglichen Dosis nehmen. Das erfordert eine Feinabstimmung der Dosierung mittels Speichel- oder Bluttests auf freies Hormon, sodass sie nicht mehr als die Menge zu sich nimmt, die notwendig ist, um ein physiologisches Gleichgewicht und eine Linderung der Symptome zu erreichen. Zweitens kann sie sich für eine nichthormonelle, auf Kräutern basierende Behandlung entscheiden (siehe Sechstes Kapitel).

Was Dickdarmkrebs (Colon-Rektum-Krebs) angeht, so ist das Bild klarer. Dickdarmkrebs macht 11,2 Prozent aller Krebsfälle unter Amerikanerinnen aus – und steht damit an dritter Stelle hinter Brustkrebs und Lungenkrebs. In Häufigkeit und Mortalität übersteigt er damit Gebärmutterschleimhaut-, Eierstock- und auch Gebärmutterhalskrebs. Eine Zusammenfassung von zehn Untersuchungen über die Einnahmedauer von Östrogen bei Frauen ergab ein um 34 Prozent verringertes Risiko für Dickdarmkrebs. Dieser Schutz geht innerhalb weniger Jahre nach dem Absetzen der Hormontherapie jedoch fast völlig verloren. Auch wenn niemand sicher weiß, warum, sieht es so aus, als ob Östrogen zu einer Abnahme von Gallensäuren führt, Verbindungen, die in der Leber produziert und mit der Förderung von Dickdarmkrebs in Verbindung gebracht werden.[16]

8. Situation: Ihre Menopause ist vorzeitig (vor Ihrem 40. Lebensjahr) eingetreten oder künstlich und abrupt ausgelöst worden (durch Operation, Krankheit, Chemotherapie oder Bestrahlung). Frauen mit einer derartigen medizinischen Vorgeschichte benötigen mit höherer Wahrscheinlichkeit eine systemische Hormonersatztherapie, ein Programm, das ihnen im ganzen Körper physiologisch angemessene Hormonkonzentrationen liefert, statt eher lokal wirkende Präparate oder Kräuter und Ernährungspläne. Dafür gibt es mehrere Gründe. Erstens sind die physischen und mentalen Symptome, die mit einem verfrühten oder abrupten Abbruch der natürlichen Hormonproduktion einhergehen, in der Regel schwerwiegender als bei einem allmählicheren klimakterischen Rückgang. Zweitens erfordert sowohl die verfrühte als auch die künstliche Menopause offenbar eine erhöhte Unterstützung für Herz-Kreislauf-System, Knochengerüst und Gehirn, die eine Hormonersatztherapie liefern kann. Bei einer vorzeitigen Menopause bleibt der Körper einer Frau viel länger ohne körpereigene hormonelle Unterstützung, als es der Fall wäre, wenn die Menopause erst später im Leben eingetreten wäre. Meine Empfehlung ist, eine Kombination von bioidentischen Hormonen zu verwenden, wobei die Dosierung auf den Ergebnissen Ihres Blut- oder Speichel-Hormonspiegels basieren sollte.

Sandy: Menopause aufgrund einer Operation
Sandy hatte eine »plötzliche« Menopause im Alter von 35 Jahren, als ihre Eierstöcke wegen einer schweren Endometriose (Versprengung der Gebärmutterschleimhaut) entfernt werden mussten. Das führte zu dem abrupten Hormonentzug, der für die künstliche Menopause typisch ist. Bis zu ihrer Operation hatte Sandy geglaubt, dass sie keine Hormonersatztherapie machen werde, wenn sie auf natürliche Weise in die Wechseljahre käme. Nun waren ihre Beschwerden, gelinde gesagt, erheblich. Und die Tatsache, dass sie nun annähernd 15 Jahre länger ohne ihre normale Hormonausstattung sein würde, bedeutete, dass ihre Knochendichte, ihre Herzgesundheit und ihre geistigen Funktionen in Zukunft leiden könnten. Daher kam Sandy zu dem Schluss, sie habe keine andere Möglichkeit, als mit einer Hormonersatztherapie zu beginnen. »Ehrlich gesagt«, schrieb sie, »fühlte ich mich so elend, dass ich der Entscheidung über diesen Punkt hinaus nicht mehr meine volle Aufmerksamkeit widmen konnte.« Sie und ihr Arzt entschieden sich für ein Hautpflaster, das bioidentisches Östrogen (17-β-Östradiol) enthielt; dazu nahm sie Kapseln mit natürlichem Progesteron ein. Ohne große Probleme fanden sie die optimale Dosis für sie, und Sandys Wohlbefinden besserte sich deutlich.

»Nun konnte ich mich endlich den Entscheidungen zuwenden, die meine Zukunft betrafen«, schrieb Sandy. »Ich hatte nach der Menopause wirklich keine Hormonersatztherapie machen wollen, aber ich wollte mein Risiko für Osteoporose oder Herzerkrankungen auch nicht erhöhen, daher erschien es mir richtig, unter diesen Umständen zu einer Hormonsubstitution zu greifen.

Dann fiel es mir ganz plötzlich wie Schuppen von den Augen: Ich kann die Vorteile von beiden Ansätzen kombinieren! Ich entschied mich, diese Hormone zu nehmen, bis ich 55 bin, wenn ich meine klimakterische Übergangsphase vermutlich natürlich vollendet hätte, und dann werde ich die Hormone langsam absetzen und *au naturel* durch meine postmenopausalen Jahre segeln! Seitdem ich diesen Plan gefasst habe, fühle ich mich viel glücklicher. Ich habe das Gefühl, diese Idee war ein Dankeschön meines Körpers dafür, die ›Regeln‹ ein wenig zu verbiegen und ihn während dieser zusätzlichen 15 Jahre Menopause mit Hormonen zu versorgen.«

Wann man mit einer Hormonersatztherapie beginnen sollte

Im Verlauf der Jahre habe ich hunderte von Frauen erlebt, denen empfohlen wurde, während ihrer stürmischen Wechseljahre »durchzuhalten«, weil ihre Ärzte ihnen keine Hormone verschreiben wollten, bis sie die Menopause eindeutig hinter sich hatten. Das muss nicht so sein. Sie sollten sich frei fühlen, sich das zu nehmen, was Sie brauchen, wenn Sie es brauchen – und dazu gehören Hormone, Kräuter, Ernährung, Veränderungen der Lebensweise oder eine Kombination aus allem. Da Menopause eine retrospektive Diagnose ist, werden Sie nicht wissen, dass Sie dort sind, bis Sie dort sind!

Für diejenigen Frauen, die bei klimakterischen Beschwerden Hilfe wollen und finden, dass ein nichthormoneller Ansatz keine echte Erleichterung bringt, die jedoch befürchten, dass zusätzliches Östrogen ihr Brustkrebs- oder ihr Gebärmutterkrebsrisiko erhöht, steht eine Hormonersatztherapie nicht unbedingt außer Frage (siehe auch Achtes und Dreizehntes Kapitel). Wie ich bereits erklärt habe, bin ich nicht davon überzeugt, dass die Einnahme von niedrig dosierten, bioidentischen Östrogenen in den fünf Jahren oder weniger, in denen die klimakterischen

Die Prinzipien einer Hormonersatztherapie

- Stellen Sie Ihren natürlichen Hormonspiegel fest, indem Sie Ihren Hormonspiegel mit Ende dreißig oder zu Beginn Ihrer Wechseljahre analysieren lassen.
- Substituieren Sie nur solche Hormone, die auch tatsächlich ergänzt werden müssen.
- Verwenden Sie die niedrigste Dosis, die effektiv ist.
- Verwenden Sie bioidentische Hormone, die dieselbe molekulare Struktur aufweisen wie diejenigen in Ihrem Körper.
- Unterstützen Sie Ihre Hormonersatztherapie mit einer gesunden Ernährung, den richtigen Nahrungsergänzungsmitteln und körperlicher Bewegung.
- Seien Sie realistisch: Das Ziel ist nicht, die Uhr zurückzudrehen. Vielmehr besteht das Ziel darin, Ihr Wohlbefinden und Ihren Allgemeinzustand zu optimieren, sodass Sie die zweite Hälfte Ihres Lebens mit höchster Vitalität und geistiger Klarheit genießen können.

Symptome im Allgemeinen am stärksten sind, ein bedeutendes Risiko darstellt. Danach kann man langsam einige oder alle Hormone absetzen oder sie durch andere Alternativen ersetzen. Erstaunlicherweise gibt es keine Untersuchungen, die belegen, dass die Einnahme von Östrogen selbst bei Frauen mit Brustkrebs kontraindiziert ist, obwohl viele Ärzte und ihre Patientinnen verständlicherweise Bedenken haben, dieses Hormon in einem solchen Fall zu nehmen.

Bisher bin ich in der Lage gewesen, meine eigenen Hitzewallungen mit einer täglichen Portion Sojaproteinpulver, das 160 mg Soja-Isoflavone enthält, in den Griff zu bekommen. Ich benutze auch eine Hautcreme mit natürlichem Progesteron, Don Quai, und eine Kombination chinesischer Heilkräuter (siehe Sechstes Kapitel). Vielleicht gehe ich später einmal zu einer Form von niedrig dosiertem, bioidentischen Östrogen über. Gegenwärtig liegt mein Östrogenspiegel nach Speicheltest (siehe Fußnote Seite 124) noch immer im Normalbereich. Ich folge auch einem Ernährungsplan, der den Insulinspiegel normal hält, betreibe regelmäßig Sport und unterziehe mich von Zeit zu Zeit einer Akupunkturbehandlung. Mein Blutdruck und mein Cholesterinspiegel sind niedrig, und meine Knochendichte ist gut.

Renée: Die Kontrolle verlieren, Mitgefühl finden
Auch wenn viele von uns genaue Vorstellungen davon haben, wie wir unsere Wechseljahre meistern werden und was wir tun bzw. nicht tun werden, müssen wir bereit sein, all unsere vorbereiteten Pläne fallen zu lassen, sobald wir tatsächlich beginnen, durch diese Erfahrung zu gehen. Renées Geschichte ist dafür ein wunderbares Beispiel.

»Ich hatte bereits vor langer Zeit entschieden, mein Haar nicht zu färben, wenn es grau wird, und keine Hormone zu nehmen, wenn ich in die Wechseljahre komme. Die Wechseljahre würden für mich eine wunderbare Sache werden. Ich hatte mir alles genau ausgemalt.
Dann, an meinem 47. Geburtstag, starb mein Vater ohne Vorwarnung an einem schweren Herzanfall. Meine Mutter, verwirrt und verängstigt und auf Unterstützung angewiesen, zog zu uns. Kurz darauf verlor mein Mann David sein Kapital und stand plötzlich vor der Aussicht, Ende des Jahres seinen Job zu verlieren. Und ich wurde eine Woche später von meiner ersten Hitzewallung überrascht und erschreckt, die so stark war, dass meine Brillengläser beschlugen. Emotional, finanziell, hormonell und was mein allgemeines Gefühl für Sicherheit anging, war mir, als würde mir der sprichwörtliche Boden unter den Füßen weggezogen. Meine Hitzewallungen wurden immer störender, besonders, wenn sie mitten in der Nacht auftraten und mir den Schlaf raubten. Ich benahm mich meiner Mutter und David gegenüber reizbar, bekam in meinem eigenen Haus klaustrophobi-

sche Anfälle – ich vermute, ich konnte mit all den unerwarteten Belastungen nicht fertig werden, die zum ungünstigsten Zeitpunkt meiner biologischen Entwicklung aufkamen, den ich mir vorstellen konnte. Als meine Gynäkologin meinte, ich bräuchte wohl ein wenig hormonelle Unterstützung, seufzte ich erleichtert und akzeptierte sie, und jetzt fühle ich mich viel besser. Bereits die Entscheidung, Hilfe anzunehmen, hat auf der Stelle bewirkt, dass ich mich besser fühlte! Das, was ich aus all dem gelernt habe, trifft nicht nur für die Wechseljahre zu: Man kann nicht alles kontrollieren. Ich habe immer alles gern perfekt unter Kontrolle gehabt, aber jetzt verstehe ich, dass wir alle den Wechselfällen des Lebens unterworfen sind und dass wir Mitgefühl mit uns selbst haben und bereit sein müssen, hin und wieder die Richtung zu wechseln, um uns an das anzupassen, was das Leben von uns verlangt, ganz gleichgültig, in welcher Lebensphase wir uns gerade befinden!«

Ein Hauch Hormone

Nehmen wir einmal an, Sie hätten sich dafür entschieden, es mit einer Hormonersatztherapie zu versuchen. Sie haben noch immer Ihre Periode, aber Sie bekommen vor Beginn der Blutungen Hitzewallungen. Sie haben auch gelegentlich nächtliche Schweißausbrüche. Ich würde Ihnen empfehlen, in dieser Situation zunächst einmal Ihren Hormonspiegel testen zu lassen.

Der ideale Zeitpunkt ist etwa eine Woche vor Einsetzen der Periode, weil Sie dann Ihren Progesteron-Spitzenwert zu diesem Zeitpunkt ermitteln können, und dies sollte Ihnen auch eine Vorstellung davon geben, wie viel Östrogen und Testosteron normalerweise in Ihrem Körper zirkuliert. Diese Werte werden Ihnen auch einen Anhaltspunkt für das Niveau geben, auf dem Sie Ihre Hormone halten wollen, wenn Sie einmal mit der Hormoneinnahme angefangen haben.

Als Nächstes sollten Sie, abhängig von Ihrem Hormonspiegel, beginnen, dasjenige Hormon zu substituieren, das am niedrigsten ist. In den meisten Fällen wird es Progesteron sein, vielleicht auch Östrogen. Wir stellen jedoch zunehmend fest, dass viele Frauen in den Wechseljahren überdies einen Androgenmangel aufweisen. Wie bereits erwähnt, führt natürliches Progesteron in Form einer Hautcreme nachweislich zu guten Blutwerten. Unter Umständen ist das schon alles, was Sie brauchen. Versuchen Sie es zwei Wochen vor Ihrer Periode, und setzen Sie nach Beginn Ihrer Periode die Verwendung zwei Wochen aus. Sie können es auch mit einem Drei-Wochen/Eine-Woche-Turnus versuchen. Die allermeisten Frauen stellen fest, dass sich ihre Symptome innerhalb eines Monats, vom Beginn der Anwendung an gerechnet, abschwächen. Fahren Sie damit fort, solange Sie gute Ergebnisse erzielen.

Wenn Ihr Östrogenspiegel zu niedrig ist, sollten Sie mit der niedrigstmöglichen Östrogendosierung beginnen. Östrogen ist verschreibungspflichtig, und Sie müssen mit einem Arzt zusammenarbeiten, um Bluttests durchzuführen und die für Sie richtige Dosierung herauszufinden. Viele Frauen mögen Östrogenpflaster, weil sie so bequem anzuwenden sind, in vielen verschiedenen Stärken erhältlich sind und mehrere Tage lang auf der Haut verbleiben können. Andere nehmen lieber eine Pille ein. Wenn Sie Östrogen nehmen, müssen Sie sicherstellen, dass Sie genug Progesteron haben, um zu verhindern, dass sich Ihre Gebärmutterschleimhaut zu stark aufbaut. Das lässt sich bei manchen Frauen mit einer Progesteron-Hautcreme erreichen. Andere brauchen unter Umständen höher konzentriertes Progesteron, was nur auf Rezept erhältlich ist.

Die gute Neuigkeit ist folgende: Immer mehr Ärzte kennen sich inzwischen mit bioidentischen Hormonen aus und arbeiten eng mit Apothekern zusammen, die darauf spezialisiert sind, individuelle Kombinationen zuzubereiten, die auf die speziellen Bedürfnisse einer bestimmten Frau zugeschnitten sind.

Es ist immer am besten, vorzubauen und sicherzustellen, dass Ihr Arzt bereit ist, mit Ihnen über einen individuellen Behandlungsplan mit natürlichen Hormonen zu sprechen, bevor Sie Zeit und Geld für einen Arztbesuch verschwenden. Wenn Ihr Arzt/Ärztin über diesen natürlichen Ansatz nichts weiß, dann sollten Sie ihn/sie darüber informieren oder sich einen anderen Arzt/Ärztin suchen.

Wie lange sollten Sie Hormone nehmen?

Die Dauer Ihrer Hormonsubstitution hängt gänzlich davon ab, warum Sie Hormone nehmen und was Sie sonst noch tun, um dieselbe Wirkung zu erzielen. Wenn Sie beispielsweise ursprünglich mit der Östrogeneinnahme begonnen haben, um Ihre Knochen gesund zu erhalten, inzwischen aber regelmäßig ein Gewichtstraining absolvieren, können Sie das Östrogen wahrscheinlich langsam absetzen, ohne dass Ihre Knochendichte zurückgeht. Wenn Sie jedoch auf der anderen Seite ein überzeugter Stubenhocker und Bewegungsmuffel sind und wissen, dass Sie ein erhöhtes Osteoporoserisiko haben, dann nehmen Sie besser weiterhin Östrogen oder eines der anderen Präparate, um Ihre Knochendichte für den Rest Ihres Lebens zu erhalten.

Mit niedrig dosierten, bioidentischen Hormonen übertreffen die Vorteile einer Hormonersatztherapie die Nachteile wahrscheinlich bei weitem – insbesondere dann, wenn Sie sich dabei gut fühlen, Risikofaktoren aufweisen, die durch eine Hormonersatztherapie nachweislich verringert werden, oder eine Familiengeschichte haben, in der keine gesunden, vitalen neunzigjährigen weibliche Verwandten vorkommen! Die übergroße Mehrheit aller Frauen beginnt Hormone, Kräuter oder beides zu nehmen, um sofort Erleichterung bei Wechseljahrssymptomen wie Hitzewallungen oder Scheidentrockenheit zu finden. Andere machen sich weit mehr Sorgen wegen Alzheimer, Osteoporose und Herzerkrankungen; ihnen geht es um eine mögliche Vorsorge. Hormone zu nehmen, um sich kurzzeitig symptomatisch Erleichterung zu verschaffen, ist etwas ganz anderes, als Hormone zur langfristigen Krankheitsvorbeugung zu nehmen. Die meisten Frauen erleben den größten Teil ihrer Wechseljahrssymptome in einer Zeitspanne von 5 bis 10 Jahren. Danach verschwinden die Symptome im Allgemeinen ganz von selbst.

Nicht in Stein gemeißelt

Weil der Körper jeder Frau ein Werk ist, das im Entstehen begriffen ist, kann es sein, dass sich Ihr hormoneller Status – und Ihr Bedarf für ein bestimmtes hormonelles Substitutionsprogramm – im Laufe der Zeit ändert. Wenn Sie sich für eine Hormonsubstitution entschieden haben, empfiehlt es sich, im ersten Jahr Ihren Hormonspiegel alle drei bis sechs Monate überprüfen zu lassen. Vergleichen Sie die Ergebnisse damit, wie Sie sich fühlen. Das kann Ihnen helfen, herauszufinden, ob und wo Ihre Verschreibung einer Feinabstimmung bedarf. Wenn Sie ein Niveau erreicht haben, bei dem Sie sich wohl fühlen, müssen Sie Ihren Hormonspiegel nur noch etwa einmal pro Jahr testen lassen.

Denken Sie auch daran, dass Rezepturen, die bei einer Frau gut funktionieren, bei einer anderen nicht unbedingt zu optimalen Resultaten führen. Sie möchten vielleicht eine andere Rezeptur, einen anderen Applikationsweg oder eine andere Dosierung versuchen oder von Hormonsubstitution auf nichthormonelle Präparate wie Kräuter umsteigen oder vice versa. Bleiben Sie bei diesem Entscheidungsprozess ruhig und gelassen – Sie können Ihre Meinung jederzeit ändern, wenn das, was Sie gewählt haben, Ihren Erwartungen nicht entspricht.

Sechstes Kapitel

Nahrungsmittel und Nahrungsergänzungsmittel

Jahrtausende hindurch, lange bevor unsere Kultur auf pharmazeutische Produkte vertraut hat, haben sich Frauen auf ihre Intuition und Mutter Natur verlassen, um sich und ihre Familien gesund zu halten. Geleitet von ihrer inneren Weisheit haben unsere Vorfahrinnen in der bunten Apotheke der Natur heilende Pflanzen gesammelt – duftende Kamille für beruhigende Tees, frischen Ingwer, um Übelkeit und Schwindel vorzubeugen und den Magen zu beruhigen, und Fingerhut, um den Herzschlag zu regulieren.

Es ist bemerkenswert, dass unsere heilpflanzenkundigen Ahninnen, obwohl durch tausende von Kilometern getrennt, oft gleiche Heilpflanzen wählten, um die gleichen Beschwerden zu behandeln. Indianerinnen und ihre chinesischen Geschlechtsgenossinnen verwendeten beide Angelika, um Wechseljahrssymptome zu behandeln.

Heute wird diese uralte, intuitive Weisheit durch objektive wissenschaftliche Untersuchungen vertieft, die bestätigen, was weise Frauen stets gewusst haben: Pflanzen enthalten eine breite Palette von Inhaltsstoffen, wie essenzielle Fettsäuren, Phytoöstrogene und Antioxidanzien, die heilen und uns helfen können, in allen Lebensphasen, einschließlich der Wechseljahre, gesund zu bleiben.

Heilpflanzen und Nahrungsmittel optimal einzusetzen erfordert ein Umdenken. Pflanzenmedizin und Nahrungsmittel wirken nicht so auf den Körper, wie es Medikamente oder selbst bioidentische Hormone tun. Moderne Pharmaka und Hormone bestehen in der Regel aus einem einzigen, gereinigten Wirkstoff (oft aus einer pflanzlichen Quelle gewonnen und dann biochemisch verändert), der sorgfältig standardisiert worden ist und dessen biologische Wirkungen gemessen worden sind. Auf der anderen Seite enthalten ganze Heilpflanzen und vollwertige Nahrungsmittel viele unterschiedliche aktive Inhaltsstoffe, die synergetisch im Körper arbeiten. Vieles spricht für die Annahme, dass man, um den vollen Nutzen aus einer Pflanze zu ziehen, die ganze Pflanze konsumieren muss – oder ein Produkt, das aus einem Teil der ganzen Pflanze, wie Wurzel oder Blätter, hergestellt ist – statt nur einen einzigen Inhaltsstoff. Untersuchungen zeigen, dass ganze Sojaprodukte bessere Resultate erbringen als Kapseln oder Pillen, die isolierte Soja-Isoflavone enthalten.

In der allopathischen westlichen Medizin, der so genannten Schulmedizin, versuchen wir, ein Symptom oder eine Krankheit mit einem einzelnen Wirkstoff zu behandeln – wir verabreichen zum Beispiel Hormonpillen, um starke Menstruationsblutungen zu stoppen oder auch um unregelmäßige Perioden zu regulieren. Die Hormonpillen kontrollieren Symptome, sie wirken jedoch nicht gegen das zu Grunde liegende Ungleichgewicht.

Heilpflanzen und Nahrungsmittel mit ihrer ganz besonderen Kombination interaktiver Ingredienzien arbeiten hingegen anders; sie versuchen, den Körper gleichzeitig auf mehreren Ebenen auszubalancieren. Entsprechend gibt es viele verschiedene Pflanzen und Lebensmittel, die man zur Regulation des Menstruationszyklus oder als allgemeine Stärkungsmittel in den Wechseljahren anwenden kann, beispielsweise Sojaprodukte, gemahlene Leinsamen oder Mönchspfeffer, um nur einige zu nennen. Sie alle enthalten Substanzen, die helfen, das endokrine System in unterschiedlicher, doch synergistischer Weise auszubalancieren.[1]

Heilpflanzen wirken zudem am besten, wenn sie als Teil eines Gesamtplanes betrachtet werden, der eine gute Ernährung, körperliche Bewegung und verbesserte Beziehungen einschließt. Mit anderen Wor-

Wer sollte Heilpflanzen in Betracht ziehen?

- Ihre Symptome sind nicht sehr ausgeprägt, aber Sie hätten gern ein wenig Unterstützung.
- Sie glauben, dass Heilpflanzen einfach natürlicher und besser sind als verschriebene Hormone.
- Sie möchten eine Hormonersatztherapie aus Angst vor Brustkrebs oder anderen gesundheitlichen Bedenken gern vermeiden.
- Sie unterziehen sich einer Hormonersatztherapie in irgendeiner Form, würden aber gern zusätzlich die Vorzüge von Heilpflanzen nutzen.
- Sie vertragen keine Hormonsubstitution.

ten: Wir müssen uns Heilpflanzen und Lebensmitteln in einer ganzheitlichen Denkweise nähern, die fragt:»Welche Lebensmittel oder Heilpflanzen werden mir am besten helfen, meinen Körper auszubalancieren, sodass er sich selbst heilen kann?«, statt der stärker dualistischen:»Welche Pille brauche ich, um dieses Symptom zu bekämpfen?«

Grundprinzipien der Heilpflanzentherapie

Um Heilpflanzen in den Wechseljahren richtig und gezielt einzusetzen, sollten Sie folgende Grundprinzipien verstehen.

● Alle pflanzlichen Nahrungsmittel enthalten so genannte Phytonährstoffe (*von phyto*, griech. = *Pflanze*). Das sind einzigartige Substanzen, die während des natürlichen Wachstums produziert werden und spezifisch für bestimmte Pflanzengene und Umweltbedingungen sind. Über den Geschmack und den Nährwert hinaus, den sie Speisen verleihen, können Phytonährstoffe eine therapeutische Rolle spielen, indem sie die physiologischen Prozesse in unserem Körper beeinflussen. Das ist die Ausgangsbasis der Pflanzenheilkunde. Ein Beispiel dafür ist das phytochemische Indol-3-Carbinol, das man in Gemüsearten aus der Familie der Kreuzblütler (Cruciferen) findet, zum Beispiel in Broccoli. Diese Substanz wandelt die stärksten Östrogene im Körper offenbar in schwächere, weniger karzinogene Formen um. Eine Ernährung, die viel Gemüse aus der Familie der Kreuzblütler beinhaltet, senkt daher das Risiko für Brustkrebs, Brustempfindlichkeit und Aufgeschwemmtheit, die alle mit einem zu hohen Östrogenspiegel in Zusammenhang stehen.

● Die Grenze zwischen dem Einsatz von Heilpflanzen als Nahrung und ihrem Einsatz als Medikament ist unter Umständen fließend. Ganz allgemein gilt, dass der potenziell pharmazeutische Effekt umso größer ist, je mehr Sie von einer Pflanze zu sich nehmen. Aus Sicherheitsgründen sollten Sie die Dosis möglichst niedrig halten und den Anweisungen auf den Packungen oder den Empfehlungen eines Heilpflanzenkundigen, zum Beispiel eines Apothekers, folgen. Sie sollten Ihren Arzt auch wissen lassen, welche Heilpflanzen Sie nehmen, weil einige Heilpflanzen die Wirkung von manchen Medikamenten abschwächen oder auf andere Weise verändern können.

● Aktuelle Fortschritte bei der Standardisierung von Heilpflanzenpräparaten haben zu einer durchgängig einheitlicheren Qualität und Stärke geführt. Die wirksamsten Produkte sind diejenigen, die die ganze Pflanze (oder Pflanzenteile wie die Wurzel) mit einem standardisierten Prozentsatz aktiver Inhaltsstoffe kombinieren.

• Die üblichen Heilpflanzen gegen Wechseljahrsbeschwerden, die in diesem Kapitel erwähnt werden, werden seit tausenden von Jahren sicher und wirksam verwendet und haben nur selten Nebenwirkungen. Einige Menschen können jedoch manchmal empfindlich auf sie reagieren – genauso, wie es bei bestimmten Nahrungsmitteln oder Medikamenten zu Überreaktionen kommen kann. Es gibt auch viele Heilpflanzen, deren Giftigkeit bekannt ist und die nur unter Aufsicht eines erfahrenen Arztes, Heilpraktikers oder Pharmazeuten genommen werden sollten. Dazu gehören beispielsweise Tollkirsche *(Belladonna)*, Frauenwurzel *(Caulophyllum)*, Lobelie *(Lobelia)* und Kermesbeere *(Phytolacca)*.

• Phytoöstrogene, die natürlichen Hormone, die man in Pflanzen findet, sind nicht dasselbe wie die Hormone im weiblichen Körper, auch wenn sie ähnliche positive Wirkungen haben mögen. Solche Phytoöstrogene kommen in mehr als 300 Pflanzen vor, darunter auch einigen, die in den Vereinigten Staaten und Europa regelmäßig auf dem Speiseplan stehen, wie Äpfel, Möhren, Weizen, Pflaumen, Oliven, Kartoffeln, Teeblätter und Kaffeebohnen sowie Sonnenblumensamen. Sojabohnen und Leinsamen sind besonders reich an diesen Substanzen.[2] Phytoöstrogene lassen sich in zwei große Familien unterteilen: in die *Isoflavone*, zu denen Verbindungen wie Genistein, Daidzein und Cumestrol gehören, und in die *Lignane*, zu denen Matairesinol, Enterolacton und Enterodiol gehören.

Die Östrogenaktivität von Phytoöstrogenen ist geringer als die von menschlichen Östrogenen – sie liegt im Bereich von einem Hundertstel oder einem Tausendstel derjenigen von Östradiol. Phytoöstrogene zeigen darüber hinaus eine antioxidative und antiproliferative (das heißt Zellwucherungen hemmende) Wirkung, die noch erforscht wird. Das heißt, dass sie die Fähigkeit besitzen, Zellschäden zu verhindern, die durch freie Radikale hervorgerufen werden, der Hauptursache für vorzeitige Gewebsalterung, und sie helfen überdies, ein abnormes Zellwachstum zu verhindern.

Wie andere Östrogene binden Phytoöstrogene an Östrogenrezeptoren in unserem ganzen Körper. (Wie Forschungen gezeigt haben, finden sich Östrogenrezeptoren auf der Oberfläche fast jeder Körperzelle, nicht nur auf den Zellen von Scheiden-, Gebärmutter- und Brustgewebe.) Wenn diese Phytoöstrogene andocken, üben sie eine ausgleichende oder »adaptogene« Wirkung aus[3], das heißt, wenn Ihr

Östrogenspiegel niedrig ist, haben diese Pflanzeninhaltsstoffe einen östrogenen Effekt, wenn Ihr Östrogenspiegel jedoch zu hoch ist, blockieren sie die stärkeren Östrogene. Aus diesem Grund kann dieselbe Heilpflanze sowohl in Fällen benutzt werden, in denen ein Östrogenüberschuss herrscht (wie beim PMS), als auch in denjenigen, wo ein Östrogenmangel vorliegt (wie bei Hitzewallungen).

Phytoöstrogene regen das Wachstum von östrogensensitivem Gewebe in der Brust und im Uterus nicht an; tatsächlich konnte in einigen Tierstudien gezeigt werden, dass sie Brusttumoren hemmen, wahrscheinlich deshalb, weil sie Östrogenrezeptoren besetzen und eine Überstimulierung der Zellen verhindern.[4] Zudem spricht nichts dafür, dass Heilpflanzen gegen Wechseljahrsbeschwerden beim Menschen Krebs fördernd wirken; einige sind sogar für ihre antikanzerogene Wirkung bekannt.[5] Aus diesem Grund sind Heilpflanzen zur Linderung von Wechseljahrsbeschwerden für Frauen, die sich wegen des Krebsrisikos sorgen, eine ausgezeichnete Wahl.

- Viele Pflanzenextrakte üben eine stärkende Wirkung auf die Unterleibsorgane – und andere Organe – einer Frau aus. Das heißt, sie regen die Durchblutung an und erhöhen in einigen Fällen sogar das Gewicht dieser Organe.[6] Wie gezeigt werden konnte, erleichtern Heilpflanzen wie Wanzenkraut und Mönchspfeffer (Keuschlamm) Wechseljahrsbeschwerden auch durch ihre Wirkung auf die Hypophyse.

- Im Allgemeinen üben Heilpflanzen ihre Wirkung viel langsamer und allmählicher aus als Medikamente oder selbst die bioidentischen Hormone, die ich oft empfehle. Haben Sie also ein wenig Geduld, und seien Sie darauf vorbereitet, drei bis vier Wochen zu warten, bis sich eine Wirkung zeigt.

- Und schließlich werden Heilpflanzen gegen Wechseljahrsbeschwerden häufig kombiniert, weil erfahrene Naturheilkundler herausgefunden haben, dass ihre Wirkungen synergistisch sind, das heißt sich verstärken und zu besseren Ergebnissen führen, wenn sie auf diese Weise angewandt werden. Chinesische Heilpflanzenrezepturen haben den Standard für diese Synergie gesetzt.

Die wichtigsten Heilpflanzen gegen Wechseljahrsbeschwerden

Ich möchte Ihnen im Folgenden einige der am besten untersuchten Heilpflanzen gegen Wechseljahrsbeschwerden vorstellen. Sie können allein oder in Kombination angewendet werden. Bitte seien Sie sich darüber im Klaren, dass diese Liste alles andere als vollständig ist. Viele andere

Heilpflanzen, wie Chinesische Pfingstrose (*Paeonia lactiflora*), Herzge-spann (*Leonurus cardiata*) und Falsches Einhorn (*Chamaelirium lute-um*) sind ebenfalls wirksam.

Don Quai (*Angelica sinensis*, auch als Chinesische Angelika, Dang Gui und Tang Kuei bekannt) hat eine ausgezeichnete phytoöstrogene Wirkung und ist auch schon als das Ginseng der Frauen bezeichnet wor-den, weil es Energie und Wohlbefinden steigern kann. Es wird eingesetzt bei Amenorrhoe (Ausbleiben der monatlichen Regelblutung), unregel-mäßigen Perioden und starken uterinen Blutungen. Meine Akupunkteu-rin, die aus Taiwan stammt, hat mir erzählt, dass Don Quai eines der am häufigsten benutzten Pflanzenpräparate in China ist und von vielen Frauen sowohl in ihren reproduktiven Jahren als auch in den Wechsel-jahren genommen wird.

Don Quai wirkt darüber hinaus schmerzstillend, antiallergisch und antibakteriell; es entspannt die glatte Muskulatur und kann die Blut-gefäße stabilisieren.[7]

Don Quai ist frei verkäuflich.* Es bildet die Grundlage fast aller Rezepturen gegen Wechseljahrsbeschwerden und kann ohne zeitliche Beschränkung genommen werden. In Asien kochen die Frauen die unbehandelte, getrocknete Pflanze zusammen mit Hühnchen, um dar-aus eine Suppe oder einen Eintopf zuzubereiten. Die empfohlene Dosie-rung für die meisten Don-Quai-Präparate ist wahrscheinlich zu niedrig, um wirklich hilfreich zu sein (in der Regel 4,5 g/Tag). Wenn Sie diese Dosis eigenmächtig erhöhen wollen, werden Sie wohl kaum Probleme bekommen, doch es empfiehlt sich stets eine Überwachung durch einen Arzt oder Heilpraktiker, der sich mit traditioneller chinesischer Medizin auskennt.

Anmerkung: Wenn die Möglichkeit besteht, dass Sie schwanger sind, sollten Sie auf die Einnahme von Don Quai verzichten.

Mönchspfeffer oder Keuschlamm (*Vitex agnus castus*): Mönchspfef-fer ist ein Laubbaum, der in der Mittelmeerregion heimisch ist. Er übt nachweislich eine starke Wirkung auf die Hypophyse aus, erhöht die Sekretion von LH (Luteinisierendes Hormon) und verringert die Pro-duktion von FSH (Follikel stimulierendes Hormon), was wiederum die Hormonproduktion in Richtung auf mehr Progesteron und weniger

---

* In Deutschland über den Versandhandel mit chinesischen Kräutern zu beziehen oder in Apotheken, die sich auf chinesische Heilkräuter spezialisiert haben.

Östrogen verschiebt.[8] Das gilt als der Hauptgrund dafür, dass Mönchspfeffer dazu beiträgt, unregelmäßige Perioden zu regulieren, die aus den hormonellen Schwankungen in den Wechseljahren resultieren. Er wirkt zudem ähnlich wie der Neurotransmitter Dopamin. Mönchspfeffer hat sich besonders bei Frauen bewährt, die unter PMS-ähnlichen Symptomen oder spärlichen, unregelmäßigen Perioden leiden. Wie sich gezeigt hat, verringert er den Appetit, lindert Depressionen und verbessert den Schlaf. Bis Mönchspfeffer wirkt, können mehrere Monate vergehen. *Anmerkung*: Mönchspfeffer kann bei empfindlichen Menschen zu Ausschlag führen. Nehmen Sie ihn nicht zusammen mit Neuroleptika ein, und auch dann nicht, wenn Sie schwanger sind oder stillen.

Wanzenkraut (*Cimicifuga racemosa*), auch *Silberkerze* genannt: Wanzenkraut wird in Nordamerika schon seit hunderten von Jahren verwendet. Indianer bezeichnen es als»Krampfrinde«. Es ist überdies eine beliebte chinesische Heilpflanze und findet häufig Anwendung in Rezepturen gegen Wechseljahrsbeschwerden. Wanzenkraut bindet an Östrogenrezeptoren, wo es selektiv eine Erhöhung von LH unterdrückt, die in den Wechseljahren auftritt.[9] Sein östrogenartiger Effekt lindert Hitzewallungen, nächtliche Schweißausbrüche und emotionale Labilität. Es hilft auch bei PMS-Symptomen. Wie klinische Untersuchungen zeigen, lindert es Wechseljahrsbeschwerden wie Depressionen, Scheidentrockenheit, Hitzewallungen und Menstruationskrämpfe. Viele Frauen nehmen Wanzenkraut gegen Wechseljahrsbeschwerden und brauchen nichts anderes.

Anmerkung: Wanzenkraut kann mit Medikamenten gegen zu hohen Blutdruck in Wechselwirkung treten und bei einigen Frauen zu niedrigem Blutdruck führen.

Süßholz (*Glycyrrhiza glabra*): Süßholz ist eine holzige, ausdauernde Pflanze der gemäßigten Breiten, die ein bis zwei Meter hoch werden kann. Verwendet werden die getrockneten Ausläufer und die Wurzeln. Süßholz gehört zu den am häufigsten verwendeten und wissenschaftlich am besten untersuchten Heilpflanzen. Zu den aktiven Komponenten in der Süßholzwurzel gehören Isoflavine und Lignane. Süßholz hat vielfältige pharmakologische Wirkungen; es wirkt unter anderem östrogen, antiallergisch, antibakteriell und antikarzinogen und hilft zudem, das Östrogen/Progesteron-Verhältnis zu regulieren. Überdies unterstützt es die Nebennierenfunktion und wirkt aus diesem Grunde sehr gut bei Erschöpfungszuständen.

Die übliche Dosis beträgt bis zu $1/4$ Teelöffel des eingedickten Extrakts ein- oder zweimal pro Tag. *Anmerkung*: Sie sollten Ihren Blutdruck überwachen, um sicherzustellen, dass er stabil bleibt. Die Kortisol-ähnlichen Eigenschaften bestimmter Inhaltsstoffe dieser Wurzel können bei Menschen, die zu einem erhöhten Blutdruck (Hypertension) neigen, zu Problemen führen. Bei Menschen mit niedrigem Blutdruck kann diese Pflanze dazu beitragen, das Problem zu korrigieren und unter Kontrolle zu bringen.

Jede der erwähnten Heilpflanzen gegen Wechseljahrsbeschwerden hilft, ob allein oder in Kombination mit anderen, ein breites Spektrum von Symptomen zu lindern, darunter Scheidentrockenheit, Hitzewallungen und Stimmungsschwankungen. Ich rate Ihnen, eine oder mehrere von ihnen mindestens einen Monat lang auszuprobieren. Wenn Sie dann immer noch Beschwerden haben, fügen Sie eine weitere dieser Heilpflanzen hinzu oder wählen Sie eines der spezifischeren Heilmittel, die in den anderen Kapiteln aufgeführt sind.

Heilende Lebensmittel

Zwar enthalten viele Lebensmittel Vitamine, Mineralstoffe und Phytoöstrogene, die sich gesundheitsfördernd auf den klimakterischen Übergang auswirken, doch einige sind besonders hilfreich: Soja, frisch gemahlener Leinsamen und Nahrungsmittel, die Bioflavone enthalten. Ganz unabhängig davon, für welche Behandlung – falls überhaupt – Sie sich in den Wechseljahren entscheiden: Ich empfehle Ihnen, Ihre Ernährung mit wenigstens einem dieser »Supernahrungsmittel« zu ergänzen.

Soja

Soja kann wie die erwähnten Heilpflanzen bei Wechseljahrsbeschwerden als sichere Alternative zu einer Hormonersatztherapie benutzt werden; es bietet die meisten Vorteile einer Hormonersatztherapie ohne irgendwelche Risiken oder Nebenwirkungen. Wenn Sie Hormone nehmen und sich gut dabei fühlen, können Sie dennoch die Vorteile von Soja nutzen. Möglicherweise erlaubt Ihnen eine Kost, die reich an Soja und anderen Phytoöstrogenlieferanten ist, sogar, die Gesamtdosis der Hormone zu verringern, die Sie nehmen. Viele Frauen, die im Rahmen einer Krebstherapie Antiöstrogene (Tamoxifen, siehe Seite 464 ff.) erhalten, berichten über eine Linderung ihrer Symptome, wie Hitzewallungen und Depressionen, wenn sie ihre Sojazufuhr erhöhen.

Die schulmedizinische Forschung bestätigt, dass Sojaproteine als regelmäßige Komponenten der Ernährung Häufigkeit und Intensität von Hitzewallungen sowie anderen Wechseljahrsbeschwerden vermindern können. Anscheinend kann praktisch jedes Körpersystem von Sojaproteinen profitieren. Viele Frauen in den Wechseljahren berichten, dass Soja ihrer Haut, ihren Haaren und Nägeln hilft, und nach zwei bis drei Monaten mit hohen Sojaproteindosen berichten viele, dass ihre Scheidenfeuchtigkeit wieder so ist wie vor Beginn der Wechseljahre. Es hilft auch Frauen mit Stimmungsschwankungen, PMS-Symptomen, Migränekopfschmerzen, unregelmäßigen Perioden und Gewichtszunahme, und senkt nachweislich den Calciumverlust durch die Nieren.[10] Untersuchungen haben auch gezeigt, dass Sojaprotein dazu beiträgt, das Fettgewebe bei menopausalen Frauen zu reduzieren und das Muskelgewebe zu fördern.[11] Wie ebenfalls gezeigt werden konnte, senkt es aufgrund seines wucherungshemmenden Effekts das Risiko für Brust- und Gebärmutterschleimhautkrebs.[12]

Hunderte von Untersuchungen dokumentieren weitere Vorzüge von Soja. Eine aktuelle Untersuchung beobachtete beispielsweise 50 Frauen in den Wechseljahren, die zwölf Wochen lang pro Tag drei Sojamilchdrinks oder drei Hand voll gerösteter Sojakerne zu sich nahmen, was einer Tagesdosis von 60 bis 70 mg Isoflavonen entspricht.[13] Die folgenden Vorzüge wurden berichtet:

Herz: Die Forscher haben eine 5,5-prozentige Zunahme an »gutem« HDL-Cholesterin und eine 9-prozentige Abnahme an »schlechtem« LDL-Cholesterin gemessen. Viele andere Studien haben ebenfalls die Fähigkeit von Soja dokumentiert, den Cholesterinspiegel zu senken. Tatsächlich hat die FDA am 26. Oktober 1999 die Aussage gebilligt, dass Sojaprotein das Risiko für Erkrankungen der Herzkranzgefäße herabsetzt.[14] Es konnte ebenfalls gezeigt werden, dass es einen positiven Effekt auf die Blutgefäßreaktivität ausübt, was der Grund sein könnte, warum es bei Migränekopfschmerz hilft.[15]

Knochen: Die Untersuchung ergaben eine 13-prozentige Zunahme von Osteocalcin, einem Marker der Knochenbildung und eine 14,5-prozentige Abnahme bei Markern für Osteoklasten, Zellen, die zu Knochenverlust führen. Sojaprotein trägt damit in einer Weise zur Knochenbildung bei, wie es Östrogen nicht tut. Dieselben Vorzüge sind bei isolierten Isoflavonen in Tablettenform noch nicht nachgewiesen worden, obwohl ein künstlicher Isoflavontyp, Ipriflavon, Untersuchungen zufolge die Knochendichte erhöht.[16] Es sind mindestens acht verschiedene Marken von Östrogen-ähnlichen Tabletten auf Pflanzenbasis auf dem amerikanischen Markt, es gibt jedoch keine Studien, die die Wirkungen der verschiedenen Dosierungen zeigen. Ebenso wenig gibt es Studien, die zeigen, dass der Körper Isoflavone in Tablettenform genauso gut resorbieren kann wie solche aus vollständigen Sojaprodukten. Wahrscheinlich enthalten vollständige Sojaprodukte zusätzlich zu den Isoflavonen andere bekannte und unbekannte Ingredienzien, die die Resorption fördern.

Dickdarmkrebs und andere Darmprobleme: Resultate einer anderen Untersuchung zeigen, dass eine durch Sojaprotein ergänzte Ernährung helfen könnte, die Ausbruchsrate bei familiär gehäuft vorkommendem Dickdarmkrebs zu senken. Wegen dieser vorläufigen Ergebnisse vermutet Dr. Maurice Bennink von der Michigan State University, dass Patienten, die Sojaprodukte zu sich nehmen, von einer 50-prozentigen Reduktion des Krebsrisikos und einer zusätzlichen Verzögerung des Ausbruchs um 10 bis 15 Jahre profitieren könnten.[17] Zahlreiche Tierstudien zeigen ebenfalls, dass Sojaprotein (nicht Isoflavontabletten) präkanzerogene Colonzustände rückgängig machen kann. Darüber hinaus belegen Tieruntersuchungen, dass Soja einen hemmenden Effekt auf Entzündungszustände des Darms hat, wie Morbus Crohn und Colitis ulcerosa.

Gibt es eine Verbindung zwischen Sojakonsum und Schilddrüsenproblemen?

Eine Abonnentin meiner Rundbriefe schrieb mir wegen einer kürzlich bei ihr festgestellten Schilddrüsenerkrankung und stellte eine Frage, die ich häufig höre: Hat der Konsum von Sojaprodukten einen negativen Einfluss auf die Schilddrüsenfunktion?

Aufgrund eines Standard-Bluttests ist festgestellt worden, dass ich dabei bin, eine Hashimoto-Thyreoditis zu entwickeln. Mein Arzt sagt, es habe nichts mit den Wechseljahren zu tun, doch ich bin 45 Jahre alt, und Sie haben in Ihrem Rundbrief geschrieben, dass Wechseljahre und Schilddrüsenprobleme oft vereint auftreten. Ich würde gern mehr Sojaprodukte essen, um meine Wechseljahrsbeschwerden zu lindern und mein Herz und meine Knochen zu schützen. Ich habe aber gelesen, dass der Konsum großer Mengen von Soja zu einer Schilddrüsenunterfunktion führt. Ich bin verunsichert. Was soll ich tun?

Meine Leserin hat wohl einen Bericht über einige Untersuchungen an Tierzellen *in vitro* oder über auf Sojabasis ernährte Kleinkinder gesehen, die für einen möglichen negativen Effekt von Soja auf die Schilddrüsenfunktion sprachen. Erst kürzlich wurde jedoch am *Health Research and Studies Center* in Los Altos, Kalifornien, eine randomisierte, Placebokontrollierte, Doppelblindstudie mit 38 postmenopausalen Frauen im Alter zwischen 64 und 83 Jahren durchgeführt, die keine Hormone nahmen. Im Verlauf der sechs Monate, in denen diese Frauen 90 mg Soja-Isoflavone pro Tag zu sich nahmen, zeigte sich kein negativer Effekt auf die Schilddrüse.[18] Das korreliert mit der epidemiologischen Lage in Japan, einem Land, dessen Bewohner kein erhöhtes Risiko für eine Schilddrüsenunterfunktion zeigen, obwohl Japaner durchschnittlich 100 bis 200 mg Soja-Isoflavone pro Tag zu sich nehmen.[19]

Zusammenfassend kann man Folgendes sagen: Es gibt keine überzeugenden Beweise, dass der Konsum von Soja das Risiko erhöht, in den Wechseljahren an einer Schilddrüsenunterfunktion zu erkranken. Frauen beginnen jedoch häufig in den Wechseljahren, Soja zu sich zu nehmen, also in einer Zeit, in der sie oft auch erstmals ihre Schilddrüsenfunktion überprüfen lassen. Und wenn man bedenkt, dass ein Viertel aller Frauen in den Wechseljahren ein Schilddrüsenproblem hat, ist es verständlich, wenn viele glauben, Soja sei dafür verantwortlich. Wenn Sie wegen Ihrer Schilddrüsenfunktion in Zweifel sind, lassen Sie sie testen. Es ist ein einfacher Bluttest, und er wird Sie beruhigen.

Die Vorzüge von Soja sind dosisabhängig
Es ist nicht immer einfach, Sojaprodukte Gramm für Gramm hinsichtlich ihrer Wirksamkeit zu vergleichen, weil einige Sojaprodukte mehr Isoflavone enthalten als andere. Viel hängt davon ab, wo die Sojabohnen gezogen und wie sie verarbeitet werden. Eine Portion eines typischen Sojaproduktes enthält 20 g Protein und rund 30 mg Soja-Isoflavone (Genistein, Daidzein, etc.). Einige Nahrungsergänzungsmittel, die aus ganzen Sojapflanzen hergestellt werden, sind viel konzentrierter.

Die meisten amerikanischen Forschungsstudien sind mit Versuchspersonen durchgeführt worden, die nur 40 bis 60 g Sojaprotein pro Tag (aufgeteilt auf zwei oder drei kleine Portionen) zu sich nahmen, denn das ist die größte Menge, die amerikanische Freiwillige essen wollen! Gleichzeitig ist es auch das Minimum dessen, was man zu sich nehmen muss, um überhaupt einen merklichen Effekt zu erzielen. Bei einem solchen täglichen Konsum dauert es vier bis sechs Wochen, bis sich eine merkliche Wirkung einstellt. Das stimmt mit Forschungsergebnissen überein, die zeigen, dass Frauen, die 60 g Soja-Protein pro Tag in Form eines pulverisierten Mixgetränks zu sich nahmen, nach zwölf Wochen eine 45-prozentige Reduktion von Hitzewallungen feststellten.[20] Forschungen und meine klinische und persönliche Erfahrung zeigen, dass die meisten Frauen 100 bis 160 g Soja-Isoflavone pro Tag benötigen, um andere Wechseljahrssymptome, wie Scheidentrockenheit, zu lindern und um ihr Herz und ihre Knochen zu schützen. Jede der folgenden Portionen enthält schätzungsweise 35 bis 50 mg Soja-Isoflavone:

● 1 Tasse Sojamilch
● $1/2$ Tasse Tofu
● $1/2$ Tasse Tempeh
● $1/2$ Tasse grüne Sojabohnen, frisch oder gefroren
● 3 Hand voll geröstete Sojabohnenkerne

Erhöhen Sie den Soja-Anteil an Ihrer Ernährung allmählich, sonst kann es sein, dass es zu einer starken Gasentwicklung kommt, weil sich Ihre Darmbakterien erst einmal an dieses neue Nahrungsmittel gewöhnen müssen. Sie können zusätzlich pflanzliche Verdauungshilfen einnehmen, um Abhilfe zu schaffen.

Was zu erwarten ist, wenn Sie Ihrer Ernährung Soja hinzufügen
Je nach der Menge, die Sie zu sich nehmen, können Sie unter Umständen bereits innerhalb von ein paar Tagen, nachdem Sie Ihre Ernährung durch Sojaprodukte ergänzt haben, eine Abnahme der Hitzewallungen feststellen. Frauen in Japan (wo Hitzewallungen relativ selten sind) nehmen durchschnittlich vier bis sechs Portionen Soja pro Tag zu sich, was 100 bis 200 mg Soja-Isoflavonen entspricht.

Einige Frauen in den Wechseljahren haben festgestellt, dass ihre Periode wiederkehrte, als sie begannen, Soja oder eine der Heilpflanzenmixturen zu nehmen, die gegen Wechseljahrsbeschwerden auf dem Markt sind. Eine Patientin kam, nachdem das passiert war, zu mir zur Beratung, weil ihre reguläre Gynäkologin sehr beunruhigt war und befürchtete, dass die Heilpflanzen einen gefährlichen, negativen Effekt haben könnten. Die Phytoöstrogene in Soja oder in den Heilpflanzen gegen Wechseljahrsbeschwerden lösen jedoch keine Perioden bei Frauen aus, die die Wechseljahre vollständig hinter sich haben.

Unregelmäßige Perioden während der Wechseljahre sind vielmehr eine Folge des schwankenden Hormonspiegels. Es ist bei Frauen im Klimakterium sehr häufig, dass sie monatelang keine Periode haben und dann wieder mehre Monate oder gar Jahre lang regelmäßig zu menstruieren beginnen. Sojakonsum verhindert das nicht. Und dasselbe gilt für

Frauen, die berichteten, dass ihre Myome zu wachsen begannen, als sie anfingen, hohe Sojadosen zu nehmen. Soja fördert das Wachstum von Myomen nicht, doch der in den Wechseljahren oft stark fluktuierende Östrogenspiegel führt häufig zu einem sehr raschen Myomwachstum. Tatsächlich berichten einige Frauen über ein Schrumpfen ihrer Myome, wenn sie statt konventioneller Hormone Soja nehmen.

Eine meiner Patientinnen erzählte mir, dass ihre Hitzewallungen und ihre Unterzuckerung verschwanden, als sie begann, Soja-Drinks aus ihrem Naturkostladen zu trinken. Später meinte sie: »Ich begann daran zu zweifeln, dass etwas so Einfaches wie ein Soja-Getränk Hitzewallungen vertreiben könne. Daher hörte ich damit auf. Und innerhalb einer Woche kehrten meine Hitzewallungen wieder. Also begann ich wieder, meinen Soja-Drink zu trinken. Ich wünschte, ich hätte nicht damit aufgehört, denn es dauerte zwei Wochen, bis die Wirkung wieder eintrat.

Soja ist etwas für die ganze Familie
Wenn Sie regelmäßig Sojaprodukte auf Ihren Familien-Speiseplan setzen, kann die ganze Familie davon profitieren. Bei Männern trägt Soja-Protein dazu bei, das Prostata-Gewebe gesund zu erhalten. Tatsächlich haben viele Männer festgestellt, dass sie nachts nicht länger aufstehen und Wasser lassen müssen, sobald sie beginnen, Soja zu essen. Laufende Untersuchungen erforschen die Wirkung von Soja auf Prostatakrebs.

Verwenden Sie organische Soja-Produkte, die nicht gentechnisch verändert wurden
Ungefähr 20 Prozent der amerikanischen Sojapflanzen sind genetisch verändert, um die Dürreresistenz und andere wünschenswerte Merkmale zu verstärken. Solche gentechnischen Eingriffe werfen beunruhigende ethische und gesundheitliche Fragen auf, und in Europa hat das Unbehagen über diese Entwicklung zum Verbot von gentechnisch veränderten Organismen (GVOs) geführt. Diese Bewegung wird nun in den Vereinigten Staaten aktiv. Bis wir mehr über mögliche Gefahren für Umwelt und Gesundheit wissen, sollten Sie bei Sojapflanzen bleiben, die organisch gewachsen sind und die Aufschrift »nicht gentechnisch verändert« tragen.

Leinsamen: Eine Superquelle für Lignane, Ballaststoffe und Omega-3-Fettsäuren

Leinsamen sind die beste verfügbare Quelle für antikanzerogene und phytoöstrogene Verbindungen, die als Lignane bezeichnet werden – mit einer Konzentration, die mehr als hundertmal größer ist als in anderen lignanhaltigen Lebensmitteln, wie Getreide, Obst und Gemüse. Lignane sind Pflanzeninhaltsstoffe, die von den Darmbakterien in zwei Verbindungen aufgebrochen werden, Enterodiol und Enterolacton. Diese Verbindungen zirkulieren durch die Leber und werden später mit dem Urin ausgeschieden.[21] Leinsamen sind überdies reich an Fasern bzw. Ballaststoffen und an Omega-3-Fettsäuren.

Es gibt eine Reihe von Gründen, warum wir alle Interesse daran haben sollten, mehr Lignane auf unseren Speiseplan zu setzen. Im Folgenden einige der überzeugendsten:

Lignane

Lignane wirken stark antikanzerogen. Eine beeindruckende Zahl von Untersuchungen hat gezeigt, dass Leinsamen-Lignane helfen können, Brust- und Darmkrebs vorzubeugen, denn sie können die Produktion, Verfügbarkeit und Wirkung von Hormonen modulieren, die in unserem Körper produziert werden.[22]

Lignane sind starke Phytoöstrogene. Bei Frauen, die Leinsamen zu sich nehmen, wurden in Untersuchungen bedeutende hormonelle Veränderungen festgestellt; so verändert sich der Östradiolspiegel in ähnlicher Weise wie bei der Einnahme von Soja-Isoflavonen. Das macht Leinsamenöl oder gemahlene Leinsamen zu einer guten Alternative für Frauen, die kein Soja vertragen oder einfach eine andere Phytohormonquelle wünschen.[23]

Lignane sind gute Antioxidanzien. Wie Soja und viele Heilpflanzen haben Lignane antivirale, antibakterielle und antioxidative Eigenschaften, was bedeutet, dass sie helfen, einer Schädigung des Gewebes durch freie Radikale vorzubeugen – der Schädigung auf zellulärem Niveau, die mit Alterung und Krankheit einhergeht.

Lignane tragen dazu bei, das Herz-Kreislauf-System zu schützen. Untersuchungen haben überdies gezeigt, dass Lignane in Form von Leinsamen das »schlechte« LDL-Cholesterin senken, das »gute« HDL-Cholesterin heben und die Häufigkeit von Arteriosklerose verringern.[24]

Ballaststoffe
Leinsamen sind eine ausgezeichnete Quelle für Ballaststoffe. Zusätzlich zu ihren phytoöstrogenen Eigenschaften sind Leinsamen reich an löslichen und unlöslichen Fasern. Eine tägliche Portion gemahlener Leinsamen kann Ihr Verstopfungsproblem lösen, falls Sie eines haben. (Stellen Sie nur sicher, dass Sie die Leinsamen mit genug Flüssigkeit einnehmen.) Während die Fasern in Weizenkleie sehr hart sind und den Darm reizen

können, sind die Leinsamenfasern viel weicher. Wenn sie zusammen mit Flüssigkeit eingenommen werden, bilden die Leinsamenfasern eine Schleimschicht im Körper, die nachweislich helfen kann, das Risiko für Diabetes und kardiovaskuläre Erkrankungen zu reduzieren. Wie gezeigt werden konnte, senken diese Ballaststoffe den Gesamtcholesterin- und den Triglyceridspiegel im Blut.

Der Gehalt an Ballaststoffen von 45 g Leinsamen (etwa $1/4$ Tasse) beträgt 11,7 g. Das ist fast das Vierfache des Fasergehalts in einer halben Tasse Weizenmehl.

Omega-3-Fettsäuren

Leinsamen ist reich an Omega-3-Fettsäuren. Diese Fettsäuren sind essenziell für die Gesundheit einer jeden Zelle in unserem Körper, einschließlich der Zellen in unserem Gehirn und in unserem Herzen. Ein Mangel an Omega-3-Fettsäuren, der recht häufig ist, kann zu Müdigkeit, trockener Haut, brüchigen Nägeln, dünnem und splissigem Haar, Verstopfung, Störungen der Immunabwehr, schmerzenden Gelenken, Depressionen, Arthritis und Störungen des hormonellen Gleichgewichts führen.

Omega-3-Fettsäuren findet man nicht nur in Leinsamen, sondern auch in fettem Fisch (insbesondere in Lachs, Makrelen, Sardinen und Anchovis), Fischöl, Innereien, Eigelb und Algen. Leinsamenmehl ist, frisch gemahlen, reich an Omega-3-Fettsäuren. (Auch Leinsamenöl enthält diese Fettsäuren, doch es liefert keine Ballaststoffe. Außerdem muss das Öl kühl gelagert werden, sonst wird es ranzig.)

Denken Sie jedoch daran, dass Sie sich nicht auf Leinsamenprodukte allein verlassen können, um Ihren Bedarf an essenziellen Fettsäuren zu decken. Während Lein EPA (Eikosapentaensäure) enthält, fehlt ihm DHA (Dokosahexaensäure; das A stammt vom engl. *acid*, Säure), ein Baustein des Hirngewebes, den Ihr Körper nicht herstellen kann. Fisch, besonders fettreiche Kaltwasserarten, sind eine gute DHA-Quelle. Das könnte der Grund dafür sein, dass Menschen, die viel Fisch essen, Untersuchungen zufolge seltener an Depressionen leiden. Wenn Sie nicht regelmäßig Fisch essen können oder dies nicht wollen, ist DHA (100 bis 400 mg pro Tag) meiner Meinung nach eines der besten Nahrungsergänzungsmittel, das Sie nehmen können.

Wie man Leinsamen am besten zu sich nimmt

Mahlen Sie Ihre tägliche Dosis ($1/4$ Tasse) in einer Kaffeemühle, und rühren Sie das Pulver in Suppen und Getränke oder geben Sie es über Salat und Müslis. Ich gebe die Hälfte meiner Tagesdosis in meinen morgendlichen Soja-Drink und esse die andere Hälfte bei derselben Mahlzeit mit einem Vanille-Joghurt. Diese Kombination schafft ein wunderbar ballaststoff- und phytoöstrogenreiches Powerfrühstück für Frauen in den Wechseljahren. Und die Zubereitung dauert nicht einmal drei Minuten!

Bioflavonoide

Auch unter den Bioflavonoiden, die in vielen Heilpflanzen, Gemüsen und Früchten enthalten sind, finden sich etliche hormonaktive Phytoöstrogene. Bioflavonoide konkurrieren mit überschüssigem Östrogen um Rezeptor-Bindestellen und helfen somit auch dabei, die Hormone in den Wechseljahren auszubalancieren und die Beckenorgane zu stärken. Die weiße, schwammige innere Schicht von Zitrusfrüchten ist sehr reich an Bioflavonoiden, darum sollten Sie davon etwas essen, wenn Sie Ihre Orange oder Grapefruit verzehren. (Ich nehme die Orangenschale und esse die innere weiße Schicht direkt – genauso, wie ich ein Artischokenblatt essen würde.) Andere reiche Quellen sind beispielsweise Kirschen, Preiselbeeren, Heidelbeeren, viele ganze Getreidekörner, die Haut von Trauben und die Blüten des Rotklee. Nahrungsergänzungen, die neben Vitamin C auch Bioflavonoide enthalten, eignen sich sehr gut, um Hitzewallungen zu lindern.[25]

Traditionelle chinesische Medizin und Akupunktur

Über die Jahre habe ich hunderte von Frauen bei einer Reihe von gynäkologischen Problemen, einschließlich solcher in Zusammenhang mit den Wechseljahren, auf Akupunktur und traditionelle chinesische Medizin verwiesen, ein medizinisches System, das mehr als 2000 Jahre alt ist. Ich persönlich habe Elemente der traditionellen chinesischen Medizin verwendet, darunter verschiedene Heilpflanzenmixturen und Akupunktur, um Menstruationskrämpfe und Hitzewallungen zu lindern.

Die traditionelle chinesische Medizin ist ihrem ureigensten Wesen nach ganzheitlich und konzentriert die Behandlung auf Körper, Geist und Gefühle eines Menschen. Dieses medizinische System sieht unsere Gesundheit als Gleichgewicht zwischen zwei gegensätzlichen Zuständen, Yin und Yang, an. Das Folgende ist eine sehr einfache Erklärung des häufigsten Musters, das während der Wechseljahre auftritt, wie mir mein persönliches Mutter-Tochter-Akupunktur-Team erklärt hat.[26]

Der chinesischen Medizin zufolge beginnt der Teil von uns, der als Yin bezeichnet wird – unsere vitalen Körperflüssigkeiten –, zu schwinden, wenn wir älter werden. Das führt zu einem Überschuss an Yang –

Vitalenergie und Hitze – und/oder zu einer Stagnation von *Chi* (Lebensenergie). Wenn unser Yin, unser Yang und unser *Chi* im Gleichgewicht sind, agiert unser Körper im Idealfall ähnlich wie ein Kessel, der Flüssigkeit enthält (Yin), die von einem Feuer (Yang) erhitzt wird. Der resultierende Dampf (der verstärkte *Chi*-Fluss) zirkuliert durch den Körper und wärmt und nährt ihn.

Wie stark und bis zu welchem Grad Yin erschöpft wird, hängt von unserer Lebensweise, unserer Ernährung und unseren Genen ab. Eine Erschöpfung von Yin führt dazu, dass die Vitalflüssigkeit im Kessel schwindet, sodass das Feuer brennt, ohne den Dampf zu produzieren, der nötig ist, um zu befeuchten und zu nähren.

Überschüssige Hitze führt zu Hitzewallungen, dem auffälligsten Symptom, und zur Trockenheit von Haut, Augen und Scheide. Die überschüssige Hitze kann zudem das *Shen* (Geist) aus dem Herzen vertreiben, was in der Folge zu Ruhelosigkeit und Schlaflosigkeit führt. Wenn die überschüssige Hitze ins Blut gelangt, kann sie zu schweren Menstruationsblutungen führen. *Chi*-Stagnation kann überall im Körper Schmerzen hervorrufen, ebenso Stimmungsschwankungen und emotionale Instabilität. Eine Kombination aus überschüssiger Hitze und *Chi*-Stagnation kann Ruhelosigkeit und Angstzustände bewirken.

Ernährung

Der chinesischen Medizin zufolge ist Ernährung die wirksamste Methode, viele Symptome zu lindern, und ich kann das nur aus eigener Erfahrung bestätigen. Alle Hitze produzierenden Nahrungsmittel und Substanzen sollten vom Speiseplan gestrichen werden. Koffein, Alkohol, raffinierter Zucker, Lebensmittelfarbe, Konservierungsmittel und Zusätze (einschließlich Antibiotika und Hormone, die häufig dem Futter von Mastvieh und Hühnern beigesetzt werden und sich im Fleisch und den Eiern nachweisen lassen) führen zu überschüssiger Hitze und einer Yin-Erschöpfung. Rotes Muskelfleisch sollte nur in kleinen Mengen konsumiert werden, doch einen vollständig vegetarischen Lebensstil empfehle ich nicht. Sie sollten je nach Statur und Lebensweise alle ein bis zwei Wochen wenigstens 60 bis 120 g Fisch oder Fleisch essen. Es hilft auch, den Konsum von stark gewürzten, scharfen Speisen, wie Currys oder Chilis, und fetten, frittierten oder öligen Speisen einzuschränken.

Lebensmittel sollten leicht gekocht, nicht etwa roh oder kalt verzehrt werden. (Ich stelle das Grünzeug für meinen Salat beispielsweise 30 Sekunden mit etwas Zitronensaft in die Mikrowelle.) Um rohe Lebensmittel zu verdauen, muss der Körper viel schwerer arbeiten, was zu Hitze und einer *Chi*-Stagnation führt. Im Gegensatz zu dem, was die meisten Menschen glauben, kühlen kalte Speisen den Körper nicht in ausgeglichener Weise. Vielmehr schaffen Kälte und Eis Blockaden im *Chi*-Kanal, die wiederum zu *Chi*-Stagnationen führen. Die folgenden Lebensmittel sind besonders kühlend und hilfreich: Melonen, Bohnensprossen, Tofu, weißfleischige Meeresfische, Sellerie, Äpfel, Spargel und Trauben. Rauchen verstärkt offensichtlich ein herrschendes Ungleichgewicht. Wenn Sie rauchen, atmen Sie ganz wörtlich Feuer und Gifte ein, die direkt in den Blutstrom und ins Gehirn gelangen. Es ist auch gut belegt, dass Rauchen die Ovarien vergiftet und dass bei Raucherinnen der Östrogenspiegel etwa zwei Jahre früher absinkt als bei Nichtraucherinnen.

Chinesische Heilpflanzen für die Wechseljahre

Eine unglaubliche Vielzahl von chinesischen Heilpflanzen und Heilpflanzenmischungen steht zur Verfügung, um jeden nur denkbaren Zustand zu behandeln – und dabei bilden die Wechseljahre keine Ausnahme. Während es für viele chinesische Heilpflanzen westliche Pendants gibt, existieren für die wirksamsten chinesischen Heilpflanzenmischungen keine solchen Entsprechungen. Viele dieser so genannten Patentrezepturen werden seit tausenden von Jahren angewendet und sind immer wieder verbessert worden.

Eine ausführliche Diskussion der traditionellen chinesischen Medizin und der chinesischen Pflanzenheilkunde würde den Rahmen dieses Buches sprengen. Die weiter unten erwähnten Rezepturen kratzen nicht einmal an der Oberfläche dessen, was verfügbar ist und was fast alle Leute ohne Probleme nehmen können. Da die allermeisten Heilpflanzenrezepte auf der einzigartigen Konstitution eines Individuums basieren, ist es am besten, man arbeitet mit einem Arzt oder mit einer Ärztin zusammen, der/die sich auf Traditionelle Chinesische Medizin (TCM) spezialisiert hat.

Akupunktur

Akupunktur ist ein wesentlicher Teil der Traditionellen Chinesischen Medizin. Weil sie bewirkt, dass sich der Fluss der Lebensenergie oder *Chi* im Körper normalisiert, ist sie besonders geeignet für die Wechseljahre, eine Zeit, in der sich unsere Energie vollständig erneuert. Sie ist sehr wirksam, wenn es darum geht, Hitzewallungen, Schlaflosigkeit, nächtliche Schweißausbrüche, Ruhelosigkeit, emotionale Instabilität, Stimmungsschwankungen, Menstruationskrämpfe und starke Blutungen zu lindern.

Auch wenn die meisten Menschen erst dann zur Akupunktur Zuflucht nehmen, wenn konventionelle westliche Medikamente und Operationen versagt haben, und auch wenn Akupunktur selbst in diesen schwierigen Situationen oft erfolgreich ist, nutzt man sie am besten als Vorbeugemaßnahme zur Erhaltung der Gesundheit oder beim ersten Anzeichen von Symptomen. Sie kann blockiertes *Chi* lösen, lange bevor sich das Problem in einer akuten Erkrankung manifestiert.

Als ich in meinen Dreißigern war, konnte ich meine Menstruationskrämpfe mit einer einzigen Akupunkturbehandlung loswerden. Ich habe überdies Patientinnen zur Akupunktur geschickt, die an Krankheiten litten, welche von Migränekopfschmerzen bis zu chronischen Harnwegsinfektionen reichten. Akupunktur kann dazu beitragen, die Menstruation zu regulieren, starke Menstruationsblutungen zu kontrollieren, Schlaganfällen vorzubeugen, und sie kann in manchen Fällen sogar Myome zum Schrumpfen bringen. Untersuchungen haben gezeigt, dass Akupunktur die Kortisolbalance im Körper verbessert, das Immunsystem stärkt und die Abhängigkeit von Zigaretten oder Alkohol verringert.

Akupunktur wirkt, indem sie den Fluss des *Chi* auf Energiebahnen im Körper lenkt, die man als Meridiane bezeichnet. Da die Meridiane keine bekannten anatomischen Pendants haben, hat die Schulmedizin die Wirksamkeit der Akupunktur lange bestritten, bis die Präsenz der Meridiane in einer französischen Untersuchung nachgewiesen wurde. Die Forscher injizierten einen radioaktiven Tracer einerseits in traditionelle Akupunkturpunkte, andererseits in zufällig ausgewählte Scheinpunkte. Der Tracer, der in die echten Akupunkturpunkte injiziert worden war, ließ sich auf seinem Weg längs der Meridiane leicht verfolgen.[27] Die klinischen Belege für die Wirksamkeit der Akupunktur sind inzwischen zu überzeugend geworden, als dass man sie noch länger ignorieren könnte.

Beginnen Sie irgendwo!

Lassen Sie sich von dieser überwältigenden Menge an Alternativen nicht abschrecken, und schreiben Sie sie nicht auf eine weitere lange Liste guter Vorsätze. Die Weisheit der Natur ist benutzerfreundlich, und Sie tragen bereits eine Menge davon in sich. Um diese Quelle anzuzapfen, nehmen Sie einfach das Kraut, die Mixtur oder die Lebensmittel, die Ihnen ins Auge springen und rufen:»Versuch's mit mir!« Da all die Kräuter, Heilpflanzen und Nahrungsmittel, die ich erwähnt habe, Phytohormone in der einen oder anderen Form enthalten und praktisch keine Nebenwirkungen haben, können Sie einfach frisch drauflos experimentieren.

Siebtes Kapitel

Der Ernährungsplan in den Wechseljahren

*I*m Verlauf der Jahre sind zahllose Frauen Ende dreißig oder in ihren Vierzigern mit einer oder mehreren der folgenden Klagen zu mir gekommen:»Woher kommt der Rettungsring um meine Hüften?«,»Warum kann ich die letzten fünf oder zehn Pfund nicht wie früher in ein paar Wochen loswerden?« oder»Warum scheint sich mein Körper verändert zu haben, obwohl ich noch das Gleiche wie früher im College wiege?«

Einige Frauen stellen in ihren mittleren Jahren fest, dass sie an Gewicht zulegen, selbst wenn sie nicht mehr essen als früher. Andere verändern einfach ihre Form. Ihr Taillenumfang nimmt zu, und in der Bauchregion, rund um die Hüften und um die Schultern sammelt sich Fett an. Die meisten von uns müssen ihre Ernährung und ihr Fitnessprogramm umstellen, wenn wir ohne 5 bis 10 zusätzliche Kilos durch die Wechseljahre kommen wollen, eine Gewichtszunahme, die nicht nur verheerend für das Aussehen ist, sondern außerdem nachweislich ein Gesundheitsrisiko darstellt.[1]

Die Gründe für diese Veränderungen sind, dass sich die Stoffwechselrate bei Frauen in den mittleren Lebensjahren im Vergleich zu früheren Zeiten um ungefähr 10 bis 15 Prozent verlangsamt. Unser Körper nimmt auch leichter Energie in unsere Zellen auf und speichert sie in Form von Fett.[2] Zusätzlich steigt unser Appetit, wenn der Östrogenspiegel sinkt.[3] Die Natur hat dies aus zwei Gründen so angelegt: Zum einen erlaubt es uns, mit weniger Nahrung auszukommen, wenn wir älter werden und eventuell nicht mehr so gut in der Lage sind, für uns selbst zu sorgen. Zum anderen hilft es uns, einen Vorrat von Körperfett anzulegen, das die Östrogene und Androgene produzieren kann, die unsere Eierstöcke nicht mehr in derselben Geschwindigkeit und Menge wie früher herstellen.

Wenn wir noch immer den Lebensstil von Jägern und Sammlern hätten, der die Evolution unserer Gene geprägt hat, würden diese Stoffwechselveränderungen in der Lebensmitte kein Problem sein. Aber in einer Kultur, in der uns ständig gepredigt wird: »Man kann niemals zu reich oder zu dünn sein!«, ist die Stoffwechselverlangsamung in der Lebensmitte, die Mutter Natur für unsere Vorfahrinnen geplant hat, einfach nicht willkommen.

Glücklicherweise gibt es Möglichkeiten, die metabolischen Verschiebungen aufzufangen und Ihre Hormone ohne einen bedeutenden Gewichts- oder Fettzuwachs auszubalancieren. Ich kenne mich da aus, nicht nur als Ärztin, sondern auch ganz persönlich.

Ich schließe (wieder einmal) Frieden mit meinem Gewicht

Mein Gewicht ist für mich ein Problem gewesen, seit ich zwölf Jahre alt war und zum ersten Mal eine Diät machte. In meiner Teenagerzeit und Anfang zwanzig habe ich stets versucht, etwa 5 bis 10 kg weniger zu wiegen, als notwendig gewesen wäre, wenn man meinen recht untersetzten Bau und meinen großen Muskelanteil berücksichtigt. (Damals verstand noch niemand, dass Gewicht ein sehr irreführendes Maß für Gesundheit sein kann.) Meine ganze Teenagerzeit hindurch kämpfte ich darum, knapp 52 kg zu wiegen, ein Gewicht, das ich während meiner Collegezeit höchstens einen Monat lang halten konnte, wenn ich hungerte. In meinen Zwanzigern lief ich regelmäßig und konnte mein Gewicht mit großer Mühe auf rund 56 kg halten, musste dabei aber gegen ein ständiges starkes Verlangen nach Süßigkeiten ankämpfen.

Wie vielen anderen Frauen auch ist es mir nach meinen Schwangerschaften niemals mehr gelungen, mein Gewicht wieder auf 56 kg zu reduzieren, ganz gleichgültig, was ich auch unternahm. Ich war geradewegs auf einen anderen Aspekt der Weisheit von Mutter Natur gestoßen, die eine Gewichtszunahme nach der Geburt festgelegt hat, sodass wir frisch gebackenen Mütter auch in mageren Zeiten bessere Überlebenschancen haben und unsere Kinder stillen und für sie sorgen können.

In meinen Dreißigern, nachdem ich meine beiden Töchter insgesamt fast vier Jahre lang gestillt hatte, stabilisierte sich mein Gewicht zwischen 62 und 63 kg. In diesen Jahren nahm ich Krafttraining in mein Fitnessprogramm auf, und ich stellte fest, dass meine Gewichtszunahme ebenso sehr auf Muskulatur wie auf Fett zurückging. (Muskelgewebe wiegt mehr als Fettgewebe und verbrennt zudem Kalorien weitaus effizienter.)

Schließlich, Anfang vierzig, schloss ich mit meinem Gewicht und meiner Größe Frieden, obwohl mein Knochengerüst niemals in Größe 36 passen würde! Weil ich sorgfältig auf meine Ernährung achtete – die überwiegend aus vollwertigen Nahrungsmitteln, gesunden Fetten, viel Früchten und Gemüse und schlanken Proteinen besteht – und konsequent Sport, einschließlich Krafttraining, betrieb, war es mir gelungen, den prozentualen Anteil von Fettgewebe in meinem Körper auf gesunden 25 Prozent und mein Gewicht auf rund 63 kg plus bzw. minus (meist plus) ein paar Pfunden zu halten. Ja, es wäre noch immer schön gewesen, zwei bis vier Kilo zu verlieren, doch ich war nicht gewillt, meinen Lebensstil noch weiter zu verändern – oder auf meine regelmäßigen, wenn auch bescheidenen Portionen von Schokoladenkuchen oder Torte zu verzichten –, um sie loszuwerden.

Mein Stoffwechsel macht sich selbstständig

Etwa einen Monat nach meinem 50. Geburtstag – ungefähr zum gleichen Zeitpunkt, als meine Perioden unregelmäßig wurden – begann ich, in unerklärlicher Weise zuzunehmen. Jeden Tag zeigte die Waage ein Pfund mehr an, obwohl ich weder mehr aß noch weniger Sport trieb. Ich war entsetzt. Ja, wirklich entsetzt. Wenn Sie meinen, das sei ein zu starkes Wort, lassen Sie mich erklären. Ich habe die Art Körperform und die Art Stoffwechsel, die sehr leicht zur Fettsucht führen könnten, wenn ich nicht so diszipliniert auf meine Ernährung und mein Fitnessprogramm achten würde. Es gab auf der Waage ein oberes Limit, über das ich mir nicht zu gehen erlauben würde, und dies lag bei 65 kg. Aber jetzt stand ich hilflos da und sah den Zeiger im Laufe weniger Wochen auf 67 kg klettern, ein Pfund weniger, als ich am Ende meiner Schwangerschaft mit meiner ersten Tochter gewogen hatte!

Ich wusste, das verlangte nach einem neuen Handlungsplan. Aber wie? Ich war mir so sicher gewesen, endlich die Schlacht mit meinem Gewicht gewonnen und einen angenehmen Weg zu essen gefunden zu haben, der bis an mein Lebensende funktionieren würde.

Die Ketonämie und ich

In den letzten sieben oder acht Jahren war ich dem Ernährungsansatz mit einem niedrigen Kohlenhydrat- und einem hohen Proteinanteil gefolgt, den die Doktoren Mary Dan Eades und Michael Eades in ihrem Buch *Protein Power* befürworten. Doch diesmal entschied ich mich dafür, meinen Kohlenhydratkonsum noch stärker einzuschränken. Ich ging in den Buchladen und erwarb ein Exemplar von *Dr. Atkins New*

Diet Revolution. Der Klappentext sagte, dass zwei Millionen Exemplare verkauft worden seien – konnten so viele Menschen völlig falsch liegen?[4] Eingedenk der Beziehung zwischen Kohlenhydraten, Insulin und Gewichtszunahme (die ich weiter unten ausführlicher diskutieren werde) erschienen mir Atkins' Forschungen und klinische Erfahrungen auf jeden Fall logisch und sinnvoll.[5]

Ich hatte mich auch mit der Ketonämie beschäftigt, dem Stoffwechselzustand, der entsteht, wenn Sie die Kohlenhydrate so weit reduzieren, dass Ihr Körper mit der Verbrennung von Körperfett als Energiespender beginnt. Obwohl Kritiker in der Ketonämie die Gefahr einer sehr proteinreichen Ernährung sehen, wusste ich, dass dieser Stoffwechselzustand für Menschen ohne Nierenprobleme keinerlei Risiken barg, zumindest nicht für den begrenzten Zeitraum, den Atkins empfahl, und wahrscheinlich auch nicht für deutlich längere Zeiträume. Überdies ging eine Ketonämie offenbar mit einem durchgängigen und relativ raschen Gewichtsverlust einher.

Ich entschied mich, Atkins' »Einführungsdiät« mindestens 14 Tage lang buchstäblich zu folgen, und kaufte mir in der Apotheke Urinteststäbchen, um auf Ketonkörper zu testen. (Ketonkörper, die aus dem Abbau von Körperfett resultieren, werden mit dem Urin ausgeschieden und lassen sich zu Hause leicht testen.) Atkins zufolge ist das Auftreten von Ketonen im Urin praktisch eine Garantie dafür, dass man Fett als Energieträger verbrennt. Dann reduzierte ich meine Kohlenhydrataufnahme auf weniger als 20 g pro Tag, so wenig, wie ich es nie zuvor versucht hatte.

Nach Atkins gerät die große Mehrheit aller Menschen innerhalb von 48 Stunden in einen Zustand der Ketonämie. So lange dauert es, bis der Glykogenspeicher der Leber erschöpft ist, sodass der Körper beginnt, Fett zur Energiegewinnung zu verbrennen. Also reduzierte ich die Aufnahme von Kohlenhydraten, wartete 48 Stunden und begann, meinen Urin jeden Tag zwei- bis dreimal zu testen. Nichts. Die Teststreifen wurden einfach nicht purpurrot. Obwohl ich mich wirklich gut und voller Energie fühlte, schied ich keine Ketone aus, bis ich begann, zusätzlich hohe Dosen von L-Carnitin (ein vitaminähnlicher Wirkstoff) zu nehmen.

Nach zehn wirklich langen Tagen strenger Kohlenhydratbeschränkung schaffte ich es gerade eben, ein paar Ketonkörper zu produzieren – die Urinstäbchen maßen »Spuren«. Doch selbst dann verlor ich weder an Gewicht noch an Umfang. Tatsächlich nahm ich während dieser Eingangsphase der Atkins-Diät sogar mehr als 1 kg zu. Ich bewegte mich gewichtsmäßig nun auf einer neuen, noch nie da gewesenen Höhe. Welch ein Frust! Hier stand ich, betrieb regelmäßig Sport, aß nur sehr wenig Kohlenhydrate, hielt den Rest meiner Essportionen normal und folgte einer Diät, die Millionen Menschen geholfen hatte abzunehmen. Aber es funktionierte bei mir einfach nicht. Wie viele andere Frauen in den Wechseljahren war ich gegen eine Stoffwechselwand gelaufen; unser Körper hält in mittleren Jahren an jeder Fettzelle fest, als ob es um das liebe Leben ginge.

Aufgrund dieser Erfahrung durchforstete ich die Literatur, redete mit Experten und suchte weiter nach einer Lösung meines Gewichtsdilemmas – und fand sie. Innerhalb von vier Monaten hatte ich mein ursprüngliches Gewicht von 63 kg wieder erreicht.

Das folgende Programm basiert auf meiner eigenen Erfahrung sowie auf tausenden von Berichten der Leserinnen meiner Rundschreiben und vieler meiner Patientinnen. Es wird Ihnen helfen, Ihre Fettzellen in mittleren Lebensjahren zu zähmen, Ihre Hormone auszubalancieren und Ihre Gesundheit auf allen Ebenen zu erhalten.

Fünf Schritte zur Gewichtskontrolle in mittleren Jahren

Erster Schritt: Bestimmen Sie Ihr Taillen/Hüften-Verhältnis, Ihren Body-Mass-Index und Ihren Anteil an Körperfett

Die Gewichtszunahme in mittleren Jahren ist nicht unbedingt ein gesundheitliches Risiko. Tatsächlich verschwinden diese zusätzlichen Pfunde, die wir in den Wechseljahren zulegen, oft wieder, wenn wir die Menopause hinter uns haben und sich unser Stoffwechsel stabilisiert.

Die hormonellen Verschiebungen während der Wechseljahre prädisponieren uns jedoch auch für übermäßige Fetteinlagerungen besonders um die Bauchregion herum, und das ist *tatsächlich* ein Problem. Fettzellen in der Bauchregion sind metabolisch aktiver – und potenziell gefährlicher – als die Fettzellen auf Ihren Hüften und Oberschenkeln. Sie können zu einer Insulinresistenz beitragen, einem Stoffwechselzustand, in dem Ihr Körper immer mehr Insulin ausschütten muss, um den Zucker im Blut zu verarbeiten. Und sie können zu viele Androgene und Östrogene produzieren. Die klassische apfelförmige Figur geht mit einem gesteigerten Risiko für Herzkrankheiten, Brustkrebs, Gebärmutterkrebs, Diabetes, Nierensteine, Bluthochdruck, Arthritis, Inkontinenz, polycystische Eierstockerkrankungen, Stressinkontinenz, Gallensteinen, Schlaganfall und Schlafapnoe (einem episodisch auftretenden Atemstillstand während des Schlafs) einher.[6]

Ihr Taillen/Hüften-Verhältnis gibt Ihnen rasch die Möglichkeit, Ihr Risiko abzuschätzen. Messen Sie zunächst Ihren Gesäßumfang an seiner stärksten Stelle. Anschließend messen Sie Ihren Taillenumfang an seiner schmalsten Stelle. Teilen Sie nun Ihr Taillenmaß durch das Maß Ihres Gesäßumfangs. Ein gesundes Verhältnis zwischen Gesäß- und Taillenumfang liegt unter 0,8. Das Ideal ist 0,74. Ein Verhältnis von mehr als 0,85 bringt all die oben aufgeführten Gesundheitsrisiken mit sich.[7]

Der so genannte *Body mass index*, kurz BMI, ist eine andere Möglichkeit, um Ihr Gesundheitsrisiko abzuschätzen. Um Ihren BMI zu bestimmen, benötigen Sie nur Ihre Größe in Zentimeter und Ihr Gewicht in Kilogramm. Multiplizieren Sie Ihre Körpergröße in Metern mit sich selbst. Teilen Sie dann Ihr Gewicht in Kilo durch das Ergebnis. Beispiel: Sie sind 1,65 m groß und wiegen 60 kg. 1,65 x 1,65 = 2,7225. 60 : 2,7225 ergibt einen BMI vom 22,03. Damit liegen Sie im Bereich des Normalgewichts. Ein BMI von 24 oder darunter ist ideal. Die Experten sind sich noch nicht darüber einig, wie groß das zusätzliche Risiko ist, das mit einem leicht erhöhten BMI im Bereich von 25 bis 29 einhergeht.

Der Prozentsatz an Körperfett ist der letzte Wert, den Sie benötigen. Sie können ihn von Ihrem Arzt oder in einem Fitnessstudio ermitteln lassen. Waagen, die im Handel erhältlich sind und mit denen Sie Ihren Körperfettanteil selbst messen können, fand ich nicht sehr zuverlässig. Es ist möglich, einen gesunden Körperfettanteil (zwischen 20 und 28 Prozent) zu haben und einen BMI, der über 24 liegt. Das gilt besonders für Sportlerinnen, die viel Muskelmasse haben.

Wenn Ihr Taillen/Hüften-Verhältnis, Ihr BMI und Ihre Fettanteil alle im grünen Bereich liegen, dann müssen Sie lediglich das, was Sie bereits tun, um Ihr Gewicht zu halten und Ihre Hormone auszubalancieren, feinabstimmen. Wenn nicht, dann sollten Sie alles tun, was Sie können, um Ihr Erkrankungsrisiko zu senken. Eine Untersuchung, die 1999 von der *Harvard Medical School* durchgeführt wurde, ergab, dass Frauen, die im Laufe ihres Erwachsenenlebens rund 10 kg zunehmen, einen Rückgang ihrer körperlichen Funktionen und ihrer Vitalität erleben, die noch größer ist als diejenige, die mit dem Rauchen einhergeht. Eine Gewichtszunahme ist zudem unabhängig vom Grundgewicht einer Frau mit einer Zunahme an körperlichen Schmerzen korreliert. Glücklicherweise ist alles reversibel.

Sobald die übergewichtigen Frauen abgenommen haben, verbessern sich ihre Gesundheit und Vitalität in jeder Beziehung wieder.[8] Das sind sehr gute Nachrichten. Sie müssen nicht Ihr Idealgewicht erreichen; selbst ein bescheidener Verlust von 2,5 bis 5 kg Fett – oder ein BMI-

Wert, der einen Punkt unter Ihrem gegenwärtigen Wert liegt – kann Ihren Gesundheitszustand drastisch verbessern, Ihren Blutdruck senken und Ihren Hormonspiegel ausbalancieren.

Zweiter Schritt: Finden Sie Ihre Stoffwechsel-Stressoren

In ihrem Buch *Fight Fat After Forty* dokumentiert Dr. Pamela Peck, eine Wissenschaftlerin am *National Institute of Health,* die Verbindung zwischen toxischem Stress und toxischer Gewichtszunahme – die Art von Gewicht, die sich in der Bauchregion ansammelt und für Frauen das Risiko erhöht, eines vorzeitigen Todes zu sterben. Toxischer Stress kann aus jeder alltäglichen Herausforderung entstehen, doch eine Reihe von Umständen macht ihn bei Frauen über vierzig ganz besonders häufig: Das Wiederauftauchen von Kindheitstraumen, Perfektionismus, Beziehungsveränderungen wie Scheidung oder Pflege, Stress im Beruf, akute oder chronische Erkrankungen, Diäten und die Auswirkungen der Wechseljahre.

Dies traf auch bei mir zu, denn meine anfängliche klimakterische Gewichtszunahme fiel mit neuen Stressfaktoren in meinem Leben zusammen. Der Zeiger der Waage begann kurz vor Thanksgiving zu klettern, als meine älteste Tochter zum ersten Mal aus dem College über die Ferien nach Hause kam und wir offiziell unsere erste Feriensaison als »zerbrochene Familie« begannen. Meine Töchter planten, ihre Ferienzeit zwischen meinem Haus und dem ihres Vaters zu verbringen, eine Situation, von der ich stets geglaubt hatte, sie würde bei uns nie eintreten.

Gleichzeitig kümmerte ich mich auch um meine beste Freundin, die sich von einer schweren Wirbelsäulenoperation erholte. Ich kochte für sie, versuchte, ihre Bedürfnisse zu erahnen, erlebte ihre starken Schmerzen, die kein Schmerzmittel lindern konnte, und versuchte ganz allgemein, ihr einen sicheren Platz zu bieten, wo sie gesund werden konnte. Mehr als einen Monat lang war ich abgesehen von gelegentlichen Pausen im Grunde 24 Stunden am Tag im Dienst. Rückblickend wundert es mich nicht mehr, dass sich bei mir die Pfunde anhäuften.

Nehmen Sie Ihren Kalender zur Hand, leisten Sie ein wenig Detektivarbeit, und stellen Sie fest, ob auch Sie ein Stressmuster haben, das zu einer Gewichtszunahme führen könnte. Seien Sie sich ganz besonders der Gefahren der späten Nachmittagsstunden bewusst, wenn die wichtigsten Hormone, die uns erlauben, Stress zu bewältigen – Serotonin und Kortison –, in der Regel absinken, sodass wir uns unseren emotionalen Grundströmungen gegenüber verwundbarer fühlen. Besonders dann, wenn Serotonin, der Neurotransmitter für das »Mir geht's gut«-Gefühl,

erschöpft ist, neigen wir in der Regel dazu, alles in Sichtweite zu essen –
insbesondere raffinierte Kohlenhydrate –, um den Serotoninspiegel wieder auf seinen Normalwert zurückzubringen.

Die Wirkung von Stress auf das Gewicht funktioniert auch in entge-
gengesetzter Richtung. Eine meiner Kolleginnen, die in den Wechseljahren ist, unternahm kürzlich mit einem ihrer erwachsenen Kinder, das
Medizin studiert, einen Trip. Sie besuchten ein anregendes medizinisches Treffen und erkundeten dann zusammen den Grand Canyon.
Obwohl sie nicht auf Kalorien geachtet und alles gegessen hatte, was sie
wollte, kam sie gut fünf Pfund leichter nach Hause! Sie meinte mir
gegenüber:»Ich denke, dass mein Kortisonspiegel auf seinen Normalwert zurückkehrte, weil ich zehn Nächte lang durchschlafen konnte und
mir keine Gedanken machen musste, ob ich wegen eines Notfalls her-
ausgerufen würde. Und darüber hinaus war mein Serotonin hoch wegen
all der positiven Anregungen und wegen des gesunden Sonnenscheins,
den ich bekam!«

Dritter Schritt: Fitnesstraining

Wenn Sie nicht bereits Sport treiben, dann gibt es keine bessere Zeit als
jetzt, damit zu beginnen. Ihre Muskeln sind voller Insulinrezeptoren. Je
mehr Muskelmasse Sie haben und je mehr Wärme Sie regelmäßig mit
Ihren Muskeln produzieren, desto effektiver verbrennen Sie Kohlenhydrate und Körperfett. Und überdies schützen Sie Ihre Knochen und
Ihr Herz. Von allen Veränderungen des Lebensstils, die einen perma-
nenten Gewichtsverlust versprechen, steht regelmäßige körperliche Betätigung an erster Stelle. Ich empfehle mindestens 30 Minuten ununter-
brochene sportliche Betätigung wenigstens fünfmal pro Woche.

Wenn Sie bereits Sport treiben, sollten Sie Ihre sportliche Routine
ändern. Vielleicht haben Sie wie ich gefunden, dass Sie, was Ihren Stoffwechsel angeht,»festhängen«, obwohl Sie bereits Ihren Kohlenhydratkonsum reduziert haben und regelmäßig Sport treiben. Wenn das der
Fall ist, dann normalerweise deshalb, weil sich Ihr Körper an Ihr gegen-
wärtiges Aktivitätsniveau angepasst hat – genauso, wie es möglich ist,
sein Gewicht mit nur 1000 Kilokalorien pro Tag zu halten: Die Stoffwechselrate des Körpers hat sich einfach vermindert, weil er»meint«, er
müsse sonst verhungern.

Um Ihre widerspenstigen Fettzellen dazu zu veranlassen, ihre Fettlast
abzugeben, müssen Sie sie ein wenig verwirren. Versuchen Sie es mit
einer anderen Art von körperlicher Betätigung, die andere Muskelgruppen belastet. Wenn Sie bisher gejoggt sind, versuchen Sie es einmal mit

einem Stepper, einem Rudergerät oder mit Krafttraining. Die Grundidee ist, Ihren Körper aus seinen gewohnten Stoffwechselgleisen zu bringen. Ich musste die Intensität und Länge meines Krafttrainings erhöhen, während ich mein Walking zurückschraubte – es war so leicht geworden, dass ich kaum mehr ins Schwitzen geriet. Das Arbeiten mit den Gewichten war viel schwerer. Mit der Zeit funktionierte diese Umstellung.

Vierter Schritt: Lassen Sie Ihre Schilddrüsenfunktion überprüfen

Rund 25 Prozent aller Frauen entwickeln in den Wechseljahren Schilddrüsenprobleme oder haben bereits Schilddrüsenprobleme, wenn sie in die Wechseljahre kommen. Eine Schilddrüsenunterfunktion geht mit einem reduzierten Grundumsatz einher. Wenn Sie irgendwelche Symptome einer Schilddrüsenunterfunktion aufweisen (etwa Müdigkeit, Gewichtszunahme, kalte Hände und Füße, ausdünnendes Haar oder Verstopfung), dann sollte Sie Ihre Schilddrüse überprüfen lassen. Ich tat das schließlich während meiner eigenen Stoffwechselverlangsamung und fand heraus, dass mein Schilddrüsenhormonspiegel für eine so genannte subklinische Hypothyreose sprach. Mein einziges Symptom war die Gewichtszunahme. Ich begann daher mit einer sehr niedrigen Dosis von Schilddrüsenhormonen. Wie jede Entscheidung hinsichtlich einer Medikamenteneinnahme treffe ich auch diese Monat für Monat neu. Meine Bluttests sind inzwischen wieder normal. Es ist schwer zu sagen, ob es die Schilddrüsenhormonsubstitution gewesen ist, die schließlich mein Gewichtsproblem löste, weil ich auch mein Fitnessprogramm geändert habe und weitgehend auf raffinierte Kohlenhydrate verzichte. Überdies nahm meine Stressbelastung beträchtlich ab, als die Ferien endeten und sich meine Freundin völlig erholte.

Fünfter Schritt: Ernähren Sie sich mit Lebensmitteln, die den Insulin- und den Blutzuckerspiegel normalisieren und Ihre Hormone ausbalancieren

Alle Frauen in den Wechseljahren sollten einem Ernährungs-, Nahrungsergänzungs- und Fitnessprogramm folgen, das darauf zugeschnitten ist, einen Überschuss an Östrogenen auszugleichen. Das gilt ganz besonders für diejenigen mit Symptomen einer Östrogendominanz, wie Myomen, schmerzhaften Brüsten oder starken Blutungen.

Die nordamerikanische Standardernährung ist schon beinahe eine Garantie für eine Östrogendominanz oder für ein Hormonungleichgewicht der einen oder anderen Art, weil sie reich ist an einfachen (oder raffinierten) Zuckern und Stärken, der falschen Art von Fettsäuren und ballaststoffarmem, kalorienreichem Fast Food.

Der Ernährungsansatz, den ich im Folgenden vorschlage, ist auf drei miteinander korrelierte hormonelle Zustände zugeschnitten, die in den Wechseljahren sehr häufig sind: 1. zu viel Insulin, was zu einer Insulinresistenz führt, 2. zu viel Östrogen und nicht genug Progesteron sowie 3. ein Ungleichgewicht der regulatorischen Substanzen, die als Eikosanoide bekannt sind.

Die Elemente des Ungleichgewichts

Bevor ich mein Programm genauer erläutere, möchte ich Ihnen gern einen kurzen Überblick über die wissenschaftlichen Grundlagen geben, die diesem Ansatz zu Grunde liegen, sodass Sie erkennen, wie alles ineinander greift.

Insulinresistenz

Insulin wird in der Bauchspeicheldrüse (Pankreas) produziert und ist dafür verantwortlich, Glukose aus dem Blutstrom in unsere Zellen zu transportieren. Dort dient sie als Energielieferant. Eine gute Gesundheit hängt von der Fähigkeit unseres Körpers ab, genau die richtige Menge an Insulin zu produzieren und zu verbrauchen, um unseren Blutzuckerspiegel auf einem optimalen Niveau zu halten, sodass unser Stoffwechsel normal arbeitet. Der Konsum von raffinierten Kohlenhydraten führt zu einem sofortigen Anstieg des Blutzuckers. Das regt die Bauchspeicheldrüse dazu an, große Mengen an Insulin auszuschütten, um den Blutzucker zu verarbeiten. Jede Körperzelle trägt auf ihrer Oberfläche Insulinrezeptoren. Diese ermöglichen es dem Insulin, »die Tür zu öffnen«, sodass Glukose in die Zelle hineingelangen kann.[9] Doch wenn der Blutzuckerspiegel ständig zu hoch ist, verlieren die Insulinrezeptoren mit der Zeit ihre Fähigkeit, auf diese erhöhte metabolische Beanspruchung zu reagieren. Sie werden unempfindlich, und es entwickelt sich eine so genannte Insulinresistenz, bei der immer mehr Insulin ausgeschüttet wird, das aber immer weniger Effekt hat. Schließlich können weder die Körpergewebe noch die Bauchspeicheldrüse mit der Blutzuckermenge fertig werden. Buchstäblich jede Zelle in unserem Körper wird von diesem abnormen metabolischen Zustand negativ beeinflusst. In schweren Fällen kann es sein, dass bei dem betroffenen Menschen ein Diabetes vom Typ II (Erwachsenen- oder Altersdiabetes) diagnostiziert wird und Insulininjektionen erforderlich sind, um den Bedarf zu decken.

Starkes Übergewicht bzw. Fettleibigkeit trägt zu diesem Problem bei. Körperfett ist voller Insulinrezeptoren, und je dicker Sie werden, desto mehr Insulin ist erforderlich, um Blutzucker in die Zellen zu bringen. Ein Diabetes vom Typ II verschwindet häufig einfach allein durch Gewichtsverlust.

Rund 25 Prozent der amerikanischen Bevölkerung sind genetisch resistent gegen die negativen Effekte einer Insulin-Überproduktion und einer Insulinresistenz. Diese Menschen bleiben in der Regel sehr schlank, ganz gleichgültig, was sie essen. Doch 75 Prozent der Population haben nicht so viel Glück, und das gilt besonders für die Zeit während der Wechseljahre. Wenn Frauen älter werden, neigen sie dazu, ihre Muskelmasse zu verringern und ihren Körperfettanteil zu steigern – und zwar ganz unabhängig vom Körpergewicht. Das bereitet die Bühne für eine Insulinresistenz und für zahllose gesundheitliche und hormonelle Probleme, die damit einhergehen. Jede Frau, die in der Schwangerschaft einen Schwangerschaftsdiabetes hatte, hat in den Wechseljahren ebenfalls ein erhöhtes Risiko für eine Insulinresistenz und für Syndrom X.

Syndrom X

Die medizinischen Zustände im Zusammenhang mit der Insulinresistenz werden allgemein unter der Bezeichnung Syndrom X zusammengefasst, ein Begriff, der erstmals von Dr. Gerald Raven, einem weltbekannten Endokrinologen an der Standford University School of Medicine, geprägt wurde.[10] Dazu gehören:

- ein erhöhtes Risiko für Diabetes vom Typ II[11]
- anomale Cholesterinspiegel[12]
- Bluthochdruck
- Herzkrankheiten: Erkrankung der Koronararterien (Herzkranzgefäße) und periphere Gefäßerkrankungen[13]
- Fettleibigkeit (Obesitas)
- Ausbleiben des Eisprungs (Anovulation)[14]
- Überstimulation des ovarialen Testosterons[15]
- polyzystisches Ovarialsyndrom
- starke Behaarung im Gesicht, Haarausfall oder eine Kahlköpfigkeit nach männlichem Muster bei Frauen
- Erwachsenen-Akne
- erhöhtes Risiko für Brustkrebs und Gebärmutterkrebs[16]

Die meisten klimakterischen Syndrome, wie starke Blutungen, Krämpfe, Myome und PMS reagieren auf eine Ernährung, die Ihren Blutzucker- und Ihren Insulinspiegel stabil und Ihre Eikosanoide ausgeglichen hält. Im Allgemeinen bleiben Insulin- und Blutzuckerspiegel normal, wenn man sich vorwiegend mit unraffinierten vollwertigen Lebensmitteln wie Früchten, Gemüse und vollwertigem Getreide ernährt, die Kohlenhydrate mit einem niedrigen bis mittleren glykämischen Index enthalten. Der glykämische Index ist einfach ein Maß für die Geschwindigkeit und das Ausmaß, mit dem ein bestimmtes kohlenhydrathaltiges Nahrungsmittel den Blutzuckerspiegel erhöht. Kohlenhydrate mit einem hohen glykämischen Index – beispielsweise Alkohol oder stärke- und zuckerreiche Nahrungsmittel, wie Plätzchen, Süßigkeiten, Limonaden, Weißbrot und fast alle raffinierten, verarbeiteten Nahrungsmittel – werden rasch zu Zucker verstoffwechselt, was zu einem Insulinausstoß ins Blut führt.

Auf der anderen Seite werden Kohlenhydrate mit einem niedrigen glykämischen Index langsam abgebaut und erhöhen den Blutzuckerspiegel über einen längeren Zeitraum verteilt in geringerem Maße. Daher lassen sie sich mit wenig Insulin metabolisieren.

Evolutionsbiologisch gesprochen sind die meisten Kohlenhydrate mit einem hohen glykämischen Index »neue« Nahrungsmittel, die erst im letzten Jahrhundert verstärkt Teil unserer Ernährung wurden. Bis dahin hat sich unsere Ernährungsweise über Jahrtausende Hand in Hand mit dem aktiven Lebensstil entwickelt, der auch den Insulinspiegel normal erhält.

Östrogendominanz

Eine Ernährung, die reich an raffinierten Kohlenhydraten ist, verschärft wegen ihres negativen Effekts auf die Hormonbalance sämtliche klimakterische Probleme. Sie verstärkt die Tendenz zur Fettleibigkeit vom Apfeltyp, die ihrerseits die Produktion von Östrogen und Androgenen fördert. Diese Fettleibigkeit und ein hoher Insulinspiegel – der selbst bei Frauen mit normalem Gewicht und BMI vorkommen kann – gehen auch mit höheren Triglyceridwerten im Blut einher. Das hat natürlich einen negativen Einfluss auf die Herzgesundheit und beeinflusst überdies den normalen Mechanismus, durch den der Körper freies Östradiol deaktiviert. Eine relative Zunahme der Menge des metabolisch aktiven Östradiols im Blutstrom kann unter Umständen zu einem exzessiven Wachstum des östrogensensitiven Brust- und Gebärmutterschleimhautgewebes führen. Das ist einer der Gründe dafür, dass Hyperinsulinämie mit einer

Insulinresistenz ein bedeutender Risikofaktor für Brustkrebs wie auch für ein polycystisches Ovarialsyndrom ist.[17] Ein hoher Insulinspiegel erhöht auch die Gewebeempfindlichkeit für ein Protein, das so genannte Somatomedin C (IGF-1), von dem man weiß, dass es das Wachstum von Brust- und anderem Gewebe fördert.[18]

Eikosanoidungleichgewicht

Die typische amerikanische Ernährung führt zu einem Ungleichgewicht bei einer großen, mächtigen Gruppe von zellulären Botenstoffen, die als Eikosanoide bezeichnet werden. Die hormonartigen Substanzen kontrollieren buchstäblich alle biochemischen Prozesse in Ihrem Körper, und Ihre Gesundheit hängt von ihrem Gleichgewicht ab. Beispielsweise kann ein Übermaß der einen Art – als Eikosanoide der Serie 2 bekannt – und ein zu geringes Maß an Eikosanoiden der Serie 1 und 3 zu Entzündungen, einem verringerten Sauerstoffangebot in den Zellen und einer starken Blutverklumpung führen.

Eines der am besten bekannten Eikosanoide, das Prostaglandin F2-alpha, ist an der Auslösung von menstruellen Krämpfen beteiligt. Alle Medikamente gegen menstruelle Krämpfe, die auf dem amerikanischen Markt sind, wirken, indem sie die körpereigene Synthese von überschüssigen Mengen an Prostaglandin F2-alpha blockieren. Ein anderes Eikosanoid, Interleukin-1 ist mitverantwortlich für die Entzündungen bei Arthritis, die von Aspirin und anderen nichtsteroidalen Antiphlogistika gehemmt werden.

Prostaglandine und andere verwandte Eikosanoide, wie die Prostacycline, Thromboxane und Leukotriene, regulieren so unterschiedliche Funktionen wie Blutdruck, Blutgerinnung, Entzündungen aller Art, das Immunsystem, den Schlaf/Wach-Rhythmus, die Gebärmutterkontraktionen während der Geburt und während des Menstruationszyklus, die Ausschüttung von Magensäure in den Magen und die Erweiterung bzw. das Zusammenziehen der Blutgefäße und der Bronchien in den Lungen.

Obwohl Eikosanoide ähnlich wie Hormone wirken, werden sie nicht in Drüsen produziert, die ihren Inhalt in den Blutkreislauf entlassen, sondern vielmehr in den Zellen selbst, in denen sie ihre Wirkung ausüben und dann sehr rasch abgebaut werden. Bis zu Beginn der achtziger Jahre verfügten Wissenschaftler nicht über die ausgeklügelten Geräte, die nötig sind, um sie zu messen. Aus diesem Grund gibt es auch heute noch Ärzte, die vielleicht nicht verstehen, dass viele Krankheitsprozesse aus einem unausgeglichenen Eikosanoidhaushalt resultieren. Wenn Sie jemals Kopfschmerzen, Menstruationskrämpfe, Ausschlag oder auch geschwollene Gelenke und Gelenkschmerzen gehabt haben, haben Sie den Effekt eines Eikosanoidungleichgewichts gespürt. Zum Glück bedarf es in der Regel keiner Medikamente, um die Eikosanoide auszubalancieren. Obwohl der Eikosanoidspiegel von praktisch jedem Aspekt unseres Lebens, einschließlich unserer Emotionen, beeinflusst wird, lässt sich eine gesunde Eikosanoidbalance am besten und einfachsten durch unsere tägliche Ernährung gewährleisten.

Hauptsache für ein Eikosanoidungleichgewicht – und all die Symptome und Krankheiten, die damit einhergehen – ist die amerikanische Standardernährung, die sich durch folgende Merkmale auszeichnet:

● Zu viele raffinierte Kohlenhydrate, die zu einer Überproduktion von Insulin führen. Zu viel Insulin fördert die Produktion von entzündungsfördernden Eikosanoiden, wie Prostaglandin F2-alpha und den Zytokinen.

● Mangel an mehrfach ungesättigten Fettsäuren, bekannt als Omega-3-Fettsäuren. Omega-3-Fettsäuren sind notwendig für das Funktionieren fast aller Zellen im Körper, das gilt besonders für diejenigen des Nervensystems, der Augen und des Immunsystems. Omega-3-Fettsäuren fördern auch die Produktion einer Reihe von Serie-1- und Serie-3-Eikosanoiden, die entzündungshemmend wirken und notwendig sind, um die »schlechten« Eikosanoide der Serie 2 auszubalancieren. Gegenwärtig ist der Spiegel der besonders wichtigen Omega-3-Fettsäure DHA (Dokosahexaensäure) bei amerikanischen Frauen durchschnittlich um 40 Prozent niedriger als bei Europäerinnen.

● Zu viele teilweise gehärtete Fette, in der Regel aus Margarine und Backfett (siehe auch Seite 222). Diese blockieren die Produktion von Eikosanoiden der Serie 1 und 3 und begünstigen die entzündungsfördernden Eikosanoide der Serie 2.

● Mangel am Mikronährstoffen, die für einen optimalen Eikosanoidstoffwechsel notwendig sind. Ein Mangel an Vitamin C, Vitamin B_6 und Magnesium fördert beispielsweise die Überproduktion von entzündungsfördernden Eikosanoiden.

Dauerstress ist ebenfalls ein Faktor, der bei einem Eikosanoidungleichgewicht eine Rolle spielt. Er führt zu einer Überproduktion von Adrenalin und Kortisol, Stresshormonen, die ebenfalls die entzündungsfördernden Eikosanoide begünstigen. Koffein, das oft dazu dient, die Effekte von Stress und Erschöpfung zu mindern, hat dieselbe Wirkung.

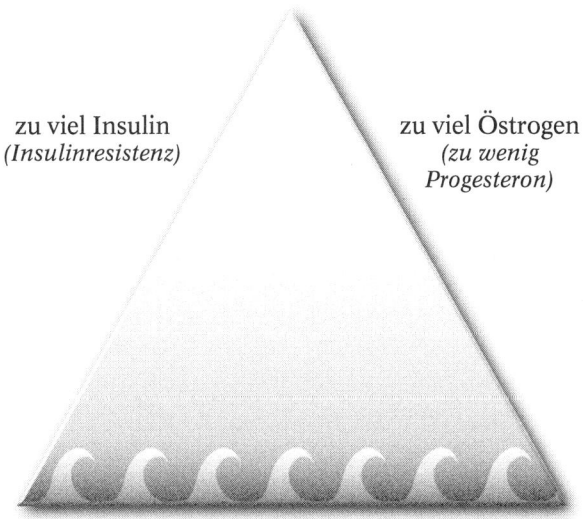

zu viel Insulin
(Insulinresistenz)

zu viel Östrogen
*(zu wenig
Progesteron)*

zu viel Eikosanoide der Serie 2
(zu wenig Eikosanoide der Serie 1 und 3)

Abbildung 8: Das hormonelle Bermudadreieck

Während der Wechseljahre können Ernährungsfaktoren und hormonelle Verschiebungen drei miteinander in Wechselwirkung stehende Zustände hervorrufen, die für Ihre Gesundheit ebenso gefährlich sind wie das sprichwörtliche Bermudadreieck für Flugzeuge und Schiffe.

Der Ernährungsplan für hormonelles Gleichgewicht

Wenn man die heutige Lebensweise einer ganz normalen Frau in den Wechseljahren bedenkt, fällt es nicht schwer zu sehen, warum Insulin, Östrogen und die Eikosanoide aus dem Gleichgewicht geraten. Das setzt uns einem erhöhten Risiko aus, alle möglichen Erkrankungen zu entwickeln, von Herzerkrankungen und hohem Blutdruck bis zu Arthritis und Brustkrebs. Zum Glück müssen Sie, wenn Sie dem Ernährungsplan folgen, den ich hier vorschlage, nicht lange warten, bis Sie sich besser fühlen. Schon nach wenigen Tagen werden Sie unter Umständen bemerken, dass Sie besser schlafen, überschüssiges Fett verlieren, dass verschiedene lästige Symptome zu verschwinden beginnen und Ihre Haut einen gesunden Schimmer annimmt. Gleichzeitig senken Sie Ihr Risiko für Alterserkrankungen.

Um Ihren Blutzuckerspiegel, Ihre Eikosanoide und Hormone ausgeglichen zu halten, sollten Sie Folgendes tun:

Nehmen Sie wenigstens drei Mahlzeiten pro Tag zu sich
Viele Frauen lassen das Frühstück und das Mittagessen aus und sparen sich ihr Kalorienkontingent für das Abendessen auf. Das Problem dabei ist, dass die Stoffwechselgeschwindigkeit natürlicherweise um die Mittagszeit einen Gipfel erreicht und anschließend absinkt. Daher werden die Nahrungsmittel, die Sie am Abend zu sich nehmen, mit höherer Wahrscheinlichkeit als Fett gespeichert als diejenigen, die Sie früher am Tag konsumieren. Es gibt noch einen weiteren Grund, warum Sie es sich nicht leisten können, Mahlzeiten ausfallen zu lassen, um Ihr Gewicht zu kontrollieren: Es ist wohl bekannt, dass Jo-Jo-Diäten und periodisches Hungern auf die Dauer Ihre Stoffwechselrate insgesamt reduzieren, was zu einem Körper führt, der metabolisch so effizient ist, dass es trotz einer Ernährung mit sehr wenigen Kalorien möglich ist, auf demselben Gewicht zu bleiben. Als ich mich in meinen mittleren Jahren meinem eigenen Gewichtsproblem gegenübersah, war eine starke Kalorieneinschränkung daher keine Option. Ich habe in meinen Teenagerjahren und in meinen Zwanzigern zu häufig gehungert und gefastet. Meine Stoffwechselrate ist schon immer relativ niedrig gewesen, und nun sank sie im mittleren Alter noch weiter. Ich konnte keine weitere Verlangsamung riskieren. Es ist auch klar, dass strenge Nahrungseinschränkungen oft zu einer Abnahme der guten Muskelmasse führen, aber nicht notwendigerweise zu einer Reduktion des Körperfetts. Das heißt, dass Sie nach einer strengen Fastenkur möglicherweise mit einem höheren Prozentsatz an Körperfett dastehen als zuvor.

Die meisten Frauen in den Wechseljahren fahren am besten damit, wenn sie ihren Blutzuckerspiegel den ganzen Tag hindurch stabil halten, indem sie häufiger kleine Mahlzeiten essen. Ich empfehle einen Snack um etwa vier Uhr nachmittags, genau dann, wenn Blutzucker, Stimmung und Serotonin dazu tendieren, in den Keller zu sacken. Diese kleine Zwischenmahlzeit kann Sie davor bewahren, sich abends, wenn Sie nach Hause kommen, zu überessen. (Wenn Sie's nicht tun, besteht die Gefahr, dass Sie bei dem verzweifelten Versuch, einen ganzen Tag voller Verzicht auszugleichen, in dem Augenblick, in dem Sie das Haus betreten, zu essen anfangen, und erst wieder aufhören, wenn Sie zu Bett gehen.)

Um die metabolischen Herausforderungen der Lebensmitte erfolgreich zu meistern, müssen Sie Geduld haben. Und Sie müssen überdies Ihre »Diät-Mentalität« überdenken. Mit anderen Worten: Sie müssen sich Ihren Stoffwechsel als etwas vorstellen, das eine neue Art von Leben und Essen erfordert, nicht eine weitere Diät, die es »schon rasch richten« wird. (Das habe ich sicherlich gelernt, als ich das Einführungsprogramm zur Atkins-Diät ausprobiert habe.)

Konzentrieren Sie sich auf die Portionsgröße, nicht auf den Kaloriengehalt

Statt Kalorien zu zählen, konzentrieren Sie sich darauf, kleine Portionen qualitativ besonders hochwertige Nahrungsmittel zu essen. Legen Sie Ihre beiden gewölbten Hände aneinander. So groß ist das Fassungsvermögen Ihres Magens. Begrenzen Sie Ihre Nahrungsaufnahme bei jeder Mahlzeit oder jedem Snack auf nicht mehr als dieses Volumen. Zu viel Essen geht generell – ganz unabhangig davon, was es ist – mit einer Überproduktion von Insulin einher. Im Allgemeinen sind die Portionen in amerikanischen Restaurants viel größer als in Europa, was einer der Gründe dafür ist, dass Amerikaner im Vergleich zu Europäern so stark übergewichtig sind. In meinem Stammlokal enthält das Hühnchengericht, das ich mir normalerweise bestelle, beispielsweise zwei Hühnerbrusthälften. Ich esse stets nur eine und nehme die andere mit nach Hause für eine weitere Mahlzeit.

Um mein Gewicht stabil zu halten, musste ich meine Nahrungsaufnahme insgesamt einschränken, Getreideprodukte weitgehend von meinem Speiseplan streichen (siehe unten), meinen Dessertkonsum auf nicht öfter als einmal die Woche beschränken, das Mittagessen zu meiner Hauptmahlzeit machen, abends nur noch sehr leicht essen und mich dafür öfter und länger sportlich betätigen.

Nehmen Sie bei jeder Mahlzeit Proteine zu sich

Proteine – das heißt Eier, Fisch, mageres Fleisch, Milchprodukte oder eine vegetarische Alternative zu tierischen Proteinen, wie Sojaproteinpulver, Hirsepulver, ganze Sojabohnen, Tofu und Tempeh. Bohnen enthalten Protein, jedoch auch eine beträchtliche Menge an Kohlenhydraten. Obwohl die Kohlenhydrate in Bohnen am unteren Ende der glykämischen Skala stehen, sind Bohnen für einige Frauen in den Wechseljahren unter Umständen zu kohlenhydratreich, während sie bei anderen sehr gut funktionieren. Das müssen Sie für sich selbst entscheiden.

Der Proteinbedarf variiert je nach Ihrer Größe und Ihrer körperlichen Aktivität. Je größer und aktiver Sie sind, desto mehr Proteine brauchen Sie. Wenn Sie eine gewisse Tendenz haben, in der Lebensmitte an Gewicht zuzulegen, sollte Ihre Ernährung im Allgemeinen ungefähr zu

40 Prozent aus Proteinen, zu 35 Prozent aus Kohlenhydraten mit einem niedrigen glykämischen Index und zu 25 Prozent aus Fett bestehen. Sie müssen diesen Werten nicht bei jeder Mahlzeit und bei jedem Snack sklavisch folgen, es sind jedoch Durchschnittwerte, die man, über die Woche gesehen, im Kopf behalten sollte.[19] Wenn Sie ein erhöhtes Risiko für irgendeine Krankheit, einschließlich Krebs, haben, die durch überschüssiges Östrogen stimuliert wird, sollten Sie Ihre Proteinzufuhr unter Umständen noch stärker erhöhen. Proteine können Ihr Risiko tatsächlich senken. Und so funktioniert das: Wenn die Leber, das Körperfettgewebe und die Ovarien Östrogen metabolisieren, tun sie dies mit Hilfe eines Enzymsystems namens P450. Eine Ernährung, die reich an Proteinen ist, erhöht die Aktivität des gesamten P450-Systems und hilft dadurch, Ihren Körper vor einer Überstimulation durch Östrogen zu schützen. In einer Untersuchung konnten Versuchspersonen, deren Nahrung zu 44 Prozent aus Proteinen, zu 35 Prozent aus Kohlenhydraten und zu 21 Prozent aus Fett bestand, überschüssiges Östrogen viel besser deaktivieren, als es ihnen bei einer proteinärmeren Ernährung gelungen wäre.[20]

Reduzieren Sie Ihren Konsum an raffinierten Kohlenhydraten und solchen mit hohem glykämischem Index, einschließlich Alkohol

Denken Sie daran: Nicht alle Kohlenhydrate sind gleich. Ein Gramm Kohlenhydrate aus Tafelzucker hat einen anderen metabolischen Effekt als dieselbe Menge Kohlenhydrate aus Blaubeeren. Dieser Unterschied wird, wie bereits erläutert, durch den glykämischen Index beschrieben, einem Wert, der angibt, wie schnell und wie hoch ein bestimmtes Nahrungsmittel Ihren Blutzuckerspiegel ansteigen lässt. Weißbrot steht an der Spitze der Skala mit einem glykämischen Index von 100. Gewisse Nahrungsmittel mit einem hohen glykämischen Index, wie gebackene Kartoffeln oder Bananen, können dennoch Teil einer gesunden Ernährung sein; das hängt ganz vom Stoffwechsel des Einzelnen ab.

Streichen Sie so viele raffinierte Kohlenhydrate von Ihrem Speiseplan wie nur möglich. Das heißt: Streichen Sie geschälten Reis und Nahrungsmittel, die aus weißem Mehl gemacht sind, wie Muffins, Brötchen, Biskuits, französisches Weißbrot, Cracker, Kekse, Brezeln und Nudeln. Sie sollten auch auf Limonadengetränke verzichten, denn das ist nichts anderes als Zuckerwasser. Wenn Sie nicht empfindlich auf Aspartam reagieren, ist eine Diät-Limonade hin und wieder in Ordnung, (siehe auch Zehntes Kapitel).

Es heißt auch, auf Alkohol in jeder Form zu verzichten bzw. den Konsum einzuschränken, sei es Wein, Bier oder Schnaps. Alkohol ist nichts als Zucker in einer Form, die so leicht resorbierbar ist, dass man die Wirkung bereits innerhalb weniger Minuten im Gehirn verspürt. Eines der ersten Dinge, die Frauen feststellen, wenn sie die leeren Kalorien weglassen, die sich im Alkohol finden, ist, dass sie sehr rasch an Gewicht verlieren. Viele stellen auch fest, dass ihre Hitzewallungen aufhören. Das ist so, weil Alkohol stark in den Östrogenmetabolismus eingreift und zu einem fast sofortigen Hormonungleichgewicht – zu viel Östrogen im Blut in Relation zu Progesteron – führt.

Sie sollten auch Ihren Konsum an Süßigkeiten zurückschrauben: Bonbons, Plätzchen, Kuchen, Gebäck, Torte und Eiskrem. Vielleicht wollen Sie solche Dinge zu speziellen Gelegenheiten noch immer essen, doch Sie werden feststellen, dass Ihr Heißhunger auf diese Süßigkeiten drastisch abnimmt, sobald Ihr Blutzucker und Ihre Eikosanoide ins Gleichgewicht kommen, und Sie werden das Gefühl, das sich nach dem Verzehr von Süßigkeiten einstellt, nicht länger mögen.

Denken Sie daran, Ihr Körper kann das gespeicherte Fett nur dann verbrennen und Ihren Insulin- und Blutzuckerspiegel nur dann normal halten, wenn Sie auf große Mengen falscher Kohlenhydrate verzichten. Anderenfalls wird überschüssiger Zucker im Blut als Fett gespeichert, das sich nicht nur in Ihrer Hüftregion ansammelt, sondern auch an anderen Orten, wie in Ihren Arterien, Ihrem Herzen und Ihrem Gehirn.

Die Herausforderung besteht darin, die Menge und den Typ von Kohlenhydraten zu finden, die Ihnen erlaubt, Ihr Gewicht entweder zu halten oder zu reduzieren. Einige Menschen können bis zu 300 g Kohlenhydrate pro Tag essen, ohne zuzunehmen. Andere, wie ich, müssen sich mit sehr viel weniger zufrieden geben. Das ist eine individuelle Angelegenheit und variiert überdies mit dem Stressniveau. Der Typ des Kohlenhydrats spielt dabei ebenfalls eine Rolle. Sie können unter Umständen bis zu 200 g Kohlenhydrate pro Tag aus Bohnen, Reis, Gemüse und Früchten zu sich nehmen und damit Ihr Gewicht halten oder sogar an Gewicht verlieren. Aber wenn Sie dieselben 200 g Kohlenhydrate in Form von Plätzchen, Kuchen und Alkohol zu sich nehmen, werden Sie zunehmen.

Vorsicht bei Getreideprodukten!

Selbst wenn Sie raffinierte Getreideprodukte in jedweder Form von Ihrem Speiseplan gestrichen haben, können Sie auch mit vollwertigem Weizen-, Roggen-, Hafer- oder Hirsemehl Probleme bekommen. Einige faszinierende Untersuchungen sprechen inzwischen dafür, dass die degenerativen Erkrankungen, die die menschliche Rasse gegenwärtig plagen, erst aufkamen, als der Ackerbau eine weite Verbreitung erreichte. Paläoarchäologische Untersuchungen zeigen, dass viele der alten Ägypter fett waren und an Zahnerkrankungen litten – Krankheiten, die mit einer auf Getreide basierenden Ernährung einhergehen und in Jäger-und-Sammler-Gesellschaften praktisch unbekannt sind. Viele kohlenhydratsensitive Menschen finden, dass der Verzehr von Getreideprodukten Heißhungerattacken auslöst. Ich habe so etwas mit braunem Reis erlebt – ein »gesundes Produkt«, das ich regelmäßig gegessen habe, aber praktisch eliminieren musste. Ich musste auch fast alle Brotprodukte aus vollwertigem Getreide von meinem Speiseplan streichen, selbst die ungesäuerten. (Einige Ernährungsexperten vermuten, dass Hefebrot schwierig zu verdauen ist, weil es im Darm zu übermäßigem Hefewachstum kommen kann. Ungesäuertes Brot wird von vielen besser vertragen, aber nicht von allen. Selbst eine ungesäuerte Tortilla-Hülle aus vollwertigem Weizenmehl zum Mittagessen führt bei mir inzwischen zu einem leichten Schwindelgefühl sowie Aufgeschwemmtheit.) Rückblickend kann ich erkennen, dass der Verzehr von zu viel Brot für mich seit Jahren ein Problem gewesen ist. Aber in den Wechseljahren hat mein Körper schließlich gesagt: »Genug!«

Bedienen Sie sich täglich aus dem abwechslungsreichen Angebot an frischem Obst und Gemüse

Sie haben das Ziel, mindestens fünf Portionen pro Tag zu sich zu nehmen, aber es ist zumindest im Sommer leicht, diese Zahl noch zu steigern. Denken Sie daran, dass eine Portion klein ist, in vielen Fällen nicht größer als eine halbe Tasse. Die gesündesten Früchte und Gemüse sind diejenigen, die am intensivsten gefärbt sind. Das ist so, weil die Farbstoffe (Pigmente) in diesen Nahrungsmitteln, wie die Carotine und Carotinoide, sehr starke Antioxidanzien sind. Essen Sie Broccoli, rote, gelbe und grüne Paprikaschoten, Gemüse mit dunkelgrünen Blättern, wie Grünkohl und Spinat, sowie Tomaten. Blaubeeren haben, wie sich herausgestellt hat, im Vergleich mit 40 anderen Frucht- und Gemüsesorten die höchste Konzentration an Antioxidanzien.

Untersuchungen sprechen dafür, dass der Carotinoidgehalt des Gewebes bei Primaten, einschließlich des Menschen, möglicherweise der wichtigste Faktor für die Entscheidung über die Lebensspanne ist.[21] Auch wenn Beta-Carotin (der Vitamin-A-Vorläufer, den man in Möhren, anderem orange-gelben Gemüse und dunkelgrünem Blattgemüse findet) am besten untersucht ist und das Carotinoid ist, das man am häufigsten in Multivitaminpräparaten findet, üben andere Carotine, die wenig oder keine Vitamin-A-Typ-Aktivität aufweisen, eine viel größere antioxidative Schutzwirkung aus.

Die Antioxidanzwirkung von Alpha-Carotin (das in der Regel in denselben Nahrungsmitteln wie Beta-Carotin vorkommt) ist rund 38-mal stärker als die Wirkung von Beta-Carotin, und es hat sich im Tierversuch als zehnmal effizienter erwiesen, wenn es darum geht, Leber-, Haut- und Lungenkrebs entgegenzuwirken.[22] Noch stärker wirkt Lycopen, der rote Farbstoff, den man in Tomaten findet. Einige Untersuchungen an älteren Amerikanern, die viel Tomaten verzehren, haben ergeben, dass sich ihr Risiko, an irgendeiner Krebsart zu erkranken, um bis zu 50 Prozent reduziert.[23] Da Lycopen bei der Verarbeitung von Tomaten nicht zerstört wird, bieten auch Tomatensaft und Tomatenprodukte aus der Dose Schutz.

Jeden Tag wird die Liste der Vorzüge der natürlichen Antioxidanzien länger, die man in intensiv gefärbten Früchten und Gemüse findet. Sie tragen dazu bei, die Hormone auszubalancieren, schützen die Haut vor Sonnenschäden, lassen Haut und Augen strahlen, erhalten die Auskleidung der Blutgefäße und helfen, Krampfadern vorzubeugen. Sie stärken überdies das Immunsystem und helfen dem Körper bei der Abwehr von Krebs und anderen degenerativen Erkrankungen.

Früchte und Gemüse sind nicht nur reich an cholesterinsenkenden Ballaststoffen, sondern sie sind auch eine überaus gute Quelle an Lignanen, die vom Körper in Phytohormone metabolisiert werden. Diese Phytohormone helfen wiederum, den Hormonspiegel auszubalancieren und überschüssiges Östrogen abzubauen. Leinsamen sind bei weitem die reichste Lignanquelle und überdies sehr reich an Omega-3-Fettsäuren (siehe Seite 220 ff.).

Früchte und Gemüse mit einem hohen glykämischen Index wie Kartoffeln, Mais und Bananen sind reich an wichtigen Nährstoffen, auch wenn ihr Gehalt an Antioxidanzien nicht so hoch ist wie in den bereits erwähnten Nahrungsmitteln. Sie müssen diese Lebensmittel nicht völlig von Ihrem Speiseplan streichen. Denken Sie nur daran: Je stärker sie weiterverarbeitet sind, desto höher ist ihr glykämischer Index. Eine gebackene Kartoffel ist etwas vollkommen anderes als Kartoffelchips oder Pommes frites; sie ist weitaus gesünder. Und frischer Mais am Kolben, wenn er gerade reif ist, ist gesünder, als es Maiskonserven sind. Obwohl frische Gemüse immer am besten sind, hat die Forschung gezeigt, dass selbst tiefgefrorene oder in Dosen abgefüllte Gemüse noch viele wichtige Nährstoffe enthalten.

Was sollte ich trinken?

Die Antwort lautet ganz einfach: Wasser. Allzu viele Frauen meiden Wasser, weil sie irrtümlicherweise glauben, dass sie Gewicht ansetzen, wenn sie zu viel trinken. Das führt dazu, dass sie austrocknen, was sich an ihrer Haut zeigt. Tatsächlich brauchen Sie, wenn Sie abzunehmen versuchen, sehr viel Wasser, um Ihrem Körper zu helfen, die Fettabbauprodukte auszuscheiden,.

Wenn Sie die üblichen geschmacklosen Wasser nicht mögen, greifen Sie zu Mineralwasser mit Zitronengeschmack oder Ähnlichem. Geeister Tee ist eine andere gesunde Wahl. Ich habe immer eine Karaffe mit entcoffeiniertem grünen Tee im Kühlschrank. Er ist voller Antioxidanzien und enthält Phytohormone, die sich positiv auf die Knochendichte auswirken. Sie können auch gelegentlich verdünnten Fruchtsaft trinken (achten Sie auf die Kohlenhydrate – man trinkt leicht zu viel davon). Fruchtsaft, der halb und halb mit Sprudelwasser gemischt wird, schmeckt sehr gut und ist auch eine gute Alternative zum Cocktail. Eine gelegentliche Diätlimonade schadet nicht, wenn Sie nicht empfindlich auf Aspartam reagieren.

Essen Sie jeden Tag gesunde Fette

Im Verlauf der letzten beiden Jahrzehnte haben wir den Wenig-Fett-Ansatz bei der Ernährung stark übertrieben. Als die Bevölkerung eine bescheidene Menge gesunden Fetts durch Kohlenhydrate ersetzte, sind wir einfach nur immer dicker geworden.

In den achtziger und den frühen neunziger Jahren, als die Fettverteufelung ihren Höhepunkt erreichte, kamen immer wieder Patientinnen zu mir, die über schlaffe Haut, brüchige Fingernägel, Gewichtszunahme, Infektionsanfälligkeit, Konzentrationsprobleme und Erschöpfung klagten. Keine dieser Frauen nahm mit ihrer Nahrung genug gesunde Fette auf, weil sie einer Gehirnwäsche unterzogen worden waren und dachten, alle Fette seien des Teufels. Inzwischen wissen wir es besser.

Essenzielle Fettsäuren sind für die menschliche Entwicklung und Gesundheit unverzichtbar. Unser Körper kann diese essenziellen Fettsäuren nicht selbst synthetisieren, daher müssen wir sie mit der Nahrung aufnehmen. Es gibt zwei verschiedene Typen von essenziellen Fettsäuren: Omega-6-Fettsäuren und Omega-3-Fettsäuren. Omega-6-Fettsäuren sind in unserer Nahrung relativ häufig; der gegenwärtigen amerikanischen Ernährung mangelt es jedoch stark an Omega-3-Fettsäuren. Das ist unter anderem eine Folge unserer Nahrungswahl, in der häufig teilweise gehärtete Fette und Kohlenhydrate Omega-3-Fettsäuren ersetzen. Überdies enthalten die Fette in Eiern und Fleisch aufgrund der modernen landwirtschaftlichen Praxis weit weniger Omega-3-Fettsäuren als früher. Nutzvieh, das mit Wildgräsern statt mit Getreide aufgezogen wird, hat eine gesündere, schlankere Zusammensetzung. Wie Menschen werden Tiere bei einer Ernährung, die vorwiegend aus Getreide besteht, rasch dick, besonders dann, wenn sie sich nicht genügend bewegen können.

Oft beginnt ein Mangel an Omega-3-Fettsäuren schon in der Gebärmutter, wenn unsere einzige Quelle für diese Fettsäuren unsere Mutter ist, die wahrscheinlich bereits unter einem dementsprechenden Mangel leidet. Im Idealfall sind Omega-3-Fettsäuren, insbesondere eine Fettsäure namens DHA, reichlich in der mütterlichen Milch vorhanden, doch in den Fertigmilchprodukten für Babys, wie sie in den USA und in Kanada angeboten werden, fehlt DHA. Inzwischen sprechen immer mehr Untersuchungen dafür, dass der DHA-Mangel in der Epidemiologie von Aufmerksamkeitsstörungen bei Kindern und Erwachsenen eine Rolle spielt. Diese essenzielle Fettsäure ist auch einer der Gründe dafür, dass Kinder, die als Babys gestillt wurden, im Durchschnitt einen höheren IQ haben als mit Milchpulver aufgezogene Babys.[24] Wurde die Ernährung von Kindern und Erwachsenen mit Omega-3-Fettsäuren ergänzt, verbesserte sich die Lernfähigkeit, und die Stimmung stabilisierte sich. Zusätzlich zu ihrer Rolle im Nervensystem und bei der Gehirnfunktion fördern Omega-3-Fettsäuren auch die Produktion von Eikosanoiden der Serie 1 und 3, während sie die Produktion der entzündungsfördernden Eikosanoide der Serie 2 einschränken. So hat sich auch gezeigt, dass die Ergänzung der Ernährung mit Omega-3-Fettsäuren – sei es via Nahrungsmitteln oder in Form von Tabletten – Zustände erleichtern kann, die mit einem Eikosanoidungleichgewicht einhergehen, zum Beispiel Arthritis, PMS, Ekzeme, Brustempfindlichkeit, Akne, Diabetes, brüchige Fingernägel, dünnes, splissiges Haar, Schuppenflechte (Psoriasis), trockene Haut und ein Ungleichgewicht der Geschlechtshormone, wie sie in den Wechseljahren so häufig sind.

Reich an Omega-3-Fettsäuren sind Kürbissamen, Sonnenblumensamen, Leinsamen oder Leinsamenöl, Innereien, Kaltwasser-Fische oder Fischöl (Lebertran) und Nahrungsergänzungsmittel, die Dokosahexaensäure (DHA) enthalten. Nüsse sind ebenfalls eine gute Quelle, und sie stellen einen sehr sättigenden Snack mit wenig Kohlenhydraten dar. Ich nehme sie anstelle des kohlenhydratreichen Popcorns ins Kino mit. Achten Sie jedoch darauf, dass Sie Maß halten – nicht mehr als eine Hand voll ein- bis zweimal pro Tag.

Teilweise gehärtete Fette: Die Bösewichte in der Fettwelt

Die bei weitem gefährlichsten Fette sind die teilweise gehärteten Fette (Trans-Fettsäuren) – die teilweise hydrierten Fette und Öle, die nirgendwo in der Natur vorkommen. Man findet diese Kunstprodukte ausschließlich in Margarine und Backfett; sie werden durch einen chemischen Prozess gewonnen, bei dem flüssiges Pflanzenöl bei sehr hohen Temperaturen und hohem Druck mit Wasserstoff reagiert. So gehärtete Fette tragen direkt zur Überproduktion von entzündungsfördernden Serie-2-Eikosanoiden und damit zur Entwicklung von Brustkrebs und Herzerkrankungen bei.

Leider werden teilweise gehärtete Fette fast allen Formen von abgepackten Backwaren beigefügt, weil sie nicht annähernd so schnell ranzig werden wie unverarbeitete Fette. Das verlängert das Leben der Produkte in den Regalen. Da solche Produkte auch stets reich an raffinierten Kohlenhydraten sind, ist es das Beste, sie einfach ganz zu streichen.

Gesättigte Fettsäuren: Eine überschätzte Bedrohung

Meiner Ansicht nach sind gesättigte Fettsäuren nicht die Schuldigen, zu denen wir sie gestempelt haben, soweit es um Herzkrankheiten geht. Wenn Sie sich so ernähren, dass Ihr Insulin- und Ihr Blutzuckerspiegel im Normalbereich liegen, werden gesättigte Fettsäuren Ihnen höchstwahrscheinlich keine Probleme bereiten. Schließlich begann die Epidemie der Herzkrankheiten in den USA nicht, bevor in den vierziger Jahren Margarine und Backfett – teilweise gehärtete Fette, keine gesättigten Fettsäuren – in den Speiseplan aufgenommen wurden. Vorher verwendete man allgemein Butter und Speck, und Herzkrankheiten waren selten. Untersuchungen der Atkins-Diät, die reich an gesättigten Fetten sein kann, haben gezeigt, dass sie offenbar nicht zu einem hohen Cholesterinspiegel und zu Herzproblemen beitragen. Einige Frauen reagieren jedoch empfindlich auf die Arachidonsäure, die man in Milchprodukten, Eiern und Rindfleisch findet. Diese Säure führt bei ihnen zu einer Zunahme von Eikosanoiden der Serie 2, und solche Frauen leiden unter Menstruationskrämpfen und Arthritis, wenn sie diese Nahrungsmittel verzehren. Die Symptome verschwinden, sobald sie diese Lebensmittel von ihrem Speiseplan streichen. Andere Frauen haben keine Probleme. Wie bei allen Dinge rate ich, dass Sie gesättigte Fette in Maßen zu sich nehmen.

Sie müssen keine Fett-Gramme zählen, wenn Sie Ihren Kohlenhydratekonsum relativ niedrig halten. Ohne überschüssiges Insulin wird das Fett in Ihrer Ernährung offensichtlich nicht als Fett gespeichert. Aber in dem Augenblick, in dem das Fett mit Zucker oder Stärke kombiniert wird – wie beispielsweise in einem Krapfen – stapeln sich die Pfunde!

Koch- und Salatöle

Die meisten Salat- und Kochöle enthalten Omega-6-Fettsäuren, und da ein Überschuss an diesen Fettsäuren zu einer Überproduktion von entzündungsfördernden Eikosanoiden der Serie 2 führen kann, schlage ich vor, ihren Gebrauch zu begrenzen. Ersetzen Sie sie, wann immer möglich, durch Leinsamenöl oder Olivenöl (Olivenöl ist eine einfach ungesättigte Omega-9-Fettsäure mit metabolischen Effekten, die, was die Eikosanoidbalance angeht, neutral sind.). Meine Lieblings-Salatsauce besteht aus einer Mischung von etwas Balsamico-Essig mit hochwertigem Olivenöl. Zur Abwechslung können Sie auch leichte Sesam- oder Nussöle versuchen.

Schüren Sie Ihre Fett- und Kohlenhydratverbrennung

Wir alle verfügen über zwei stoffwechselphysiologische »Verbrennungssysteme« im Körper – eines für Fett, das andere für Kohlenhydrate. Und wir müssen dafür sorgen, dass diese beiden Systeme sozusagen auf vollen Touren laufen.

Lassen Sie uns mit den internen Fettverbrennungseinrichtungen in unseren Zellen beginnen – den Mitochondrien. Wenn Sie Fett zusammen mit Kohlenhydraten mit einem niedrigen glykämischen Index essen oder bei derselben Mahlzeit gar keine Kohlenhydrate zu sich nehmen, wird Ihr Körper nicht viel Insulin ausschütten. Infolgedessen wird das Fett, das Sie essen, im Körper nicht als Fett gespeichert – es sei denn, Ihr Körper produziert aufgrund von Stress oder Nahrungsüberschuss zu viel Insulin.[25] Verzehren Sie jedoch Fett zusammen mit Nahrungsmitteln, die einen hohen glykämischen Index haben, schießt Ihr Insulinspiegel in die Höhe, und das aufgenommene Fett wird als Fett gespeichert. Darum ist es immer klug, Nahrungsmittel mit einem hohen glykämischen Index ohne Fett zu sich zu nehmen, die Portionsgröße zu beschränken und zu essen, wenn Sie entspannt und glücklich sind. Wenn Sie Fett zu sich nehmen, ohne dass Insulin präsent ist, wird Ihr Körper entweder das Fett, das Sie essen, oder das Fett auf Ihren Hüften zu Molekülen abbauen, die als Fettsäuren bekannt sind. Diese Fettsäuren werden in die Mitochondrien transportiert, wo sie weiter zu so genannten Ketonen abgebaut werden.

Fettsäuren können jedoch nicht ohne die Hilfe einer Substanz, die als L-Carnitin bekannt ist, in den mitochondrialen Brennofen gelangen.

L-Carnitin hilft auch zu verhindern, dass sich toxische Fettsäuremetabolite im Herzen anhäufen, Substanzen, die das Risiko für Angina pectoris und Arrhythmien erhöhen. L-Carnitin wird im Körper hergestellt, und man findet es auch in einigen Typen von rotem Muskelfleisch und manchem Blattgemüse.

Aus bisher noch nicht ganz geklärten Gründen produzieren einige Menschen offenbar nicht genug L-Carnitin, um ihr Fett effektiv zu verbrennen. Vor dem Hintergrund meiner Familiengeschichte habe ich nicht gezögert, diese Substanz täglich zu schlucken, sowohl, um meinen Körper bei der Fettverbrennung zu unterstützen, als auch, um mein Herz zu schützen (siehe auch Vierzehntes Kapitel). Die übliche Dosis an L-Carnitin beträgt 500 bis 2000 mg pro Tag.

Wie Untersuchungen gezeigt haben, erhöht das Mineral Chrom die Empfindlichkeit der Insulinrezeptoren; das gestattet Ihnen, Kohlenhydrate effektiver zu verbrennen. Es hilft überdies, die Zahl der Insulinrezeptoren auf der Zelloberfläche zu regulieren. Die meisten Amerikaner haben, weil die Böden ausgelaugt sind und ihre Nahrung zu reich an raffinierten Produkten ist, einen niedrigen Chromspiegel. Doch Ihre Ernährung lässt sich leicht um Chrom ergänzen; nehmen Sie entweder Chrom-Polynicotinat oder -Picolinat. Die Dosis, die man bei Gewichtsproblemen nimmt, beträgt 200 bis 700 µg pro Tag.

Eine Reihe weiterer Substanzen wie grüner Tee, Coenzym Q_{10} (Ubichinon) und Alphaliponsäure hilft nachweislich ebenfalls bei der Fettverbrennung. Leider ist ein Großteil der Forschung, die ihre Wirksamkeit belegt hat, ausschließlich mit männlichen Versuchspersonen durchgeführt worden; daher ist es schwierig, ihren Wert für Frauen in den Wechseljahren abzuschätzen. Es kann jedoch sicherlich nicht schaden, sie zu probieren, denn sie helfen auch auf andere Weise; so wirken sie zum Beispiel nachweislich als Antioxidanzien.[26]

Schützen Sie sich mit Antioxidanzien

Jeden Tag werden neue Forschungsergebnisse veröffentlicht, die den Nutzen von Vitaminen und von Mineralien belegen, insbesondere solchen, die als Antioxidanzien bekannt sind. Antioxidanzien bekämpfen die Zellschäden, die von freien Radikalen verursacht werden; diese Zellschäden sind eine der Hauptursachen für chronische Erkrankungen, wie beispielsweise Herzerkrankungen, Katarakte, Makuladegeneration und viele Krebsformen.

Freie Radikale sind hoch reaktive, instabile Moleküle, die ein Elektron verloren haben und aggressiv nach einem Ersatz suchen – ein Prozess, der in Ihrem Körper überall zu Schäden führt, von der DNA in den Zellen bis zur Kollagenschicht Ihrer Haut. Man kann diesen freien Radikalen nicht ganz entkommen, weil sie Nebenprodukte des normalen Stoffwechsels sind. Sie bilden sich beispielsweise in unserem Körper, wenn Fettmoleküle in einem Prozess ähnlich demjenigen, der Fett ranzig werden oder Eisen rosten lässt, mit Sauerstoff reagieren. Doch freie Radikale entstehen auch, wenn man Ozon, Tabakrauch, Autoabgasen, chemischen Ausdünstungen aus einem neuen Teppichboden und anderen Schadstoffen ausgesetzt ist. Strahlung, Insektizide und Sonnenlicht im Übermaß können ebenfalls zur Bildung von freien Radikalen führen. Die Schäden, die durch freie Radikale entstehen, verursachen zellulare Entzündungen und fördern die Freisetzung von zu vielen der »schlechten« Eikosanoide, die offenbar an jedem bekannten Krankheitsprozess beteiligt sind.

Der Körper ist darauf eingerichtet, die Schäden durch freie Radikale in derselben Weise zu bekämpfen, wie Ihr Immunsystem darauf eingerichtet ist, Viren und Bakterien zu bekämpfen. Ein Mechanismus, den Ihr Körper anwendet, um die Schäden durch freie Radikale gering zu halten, besteht darin, den Schaden zu reparieren, sobald er eingetreten ist. Ein anderer Mechanismus besteht darin, die freien Radikale »abzufangen«, bevor sie Schaden anrichten können, das heißt, das zusätzliche Elektron, das sie brauchen, zu liefern, bevor sie es verletzlichem Gewebe entreißen können. Das ist es, was Antioxidanzien tun.

Antioxidanzien findet man in großen Mengen in frischem Obst und in frischem Gemüse, insbesondere in den leuchtend bunt gefärbten Sorten. Die Menge an Antioxidanzien in einer bestimmten Frucht, Gemüsesorte, Getreidesorte oder Proteinquelle hängt vom Boden ab, auf dem sie bzw. auf dem die Nahrung des Tieres gewachsen ist. Organisch herangezogene Früchte und Gemüse, die geerntet und dann möglichst kurz danach gegessen werden, haben, wenn sie reif sind, den höchsten Gehalt an Antioxidanzien und Mineralstoffen.

Nahrung ist die beste Quelle für Antioxidanzien. Diese wirken offenbar synergistisch – das heißt, sie sind effektiver, wenn sie im Gleichgewicht miteinander und mit anderen Nährstoffen stehen, wie sie in der Natur vorkommen.

Wenn Sie es allerdings nicht schaffen sollten, täglich fünf Portionen Obst und Gemüse zu essen, können Nahrungsergänzungsmittel einen wichtigen Schutz bieten.

Nahrungsergänzung in den Wechseljahren

Obwohl einige Ärzte noch immer darauf beharren, dass wir keine Nahrungsergänzungsmittel brauchen, wenn wir uns gesund ernähren, spricht immer mehr dafür, dass das einfach nicht stimmt. Im Lauf der Jahre habe ich hunderte von Patientinnen gesehen, denen ein gutes Nahrungsergänzungsprogramm geholfen hat. Wenn Sie diesem Programm folgen, heißt das, dass Sie die Idee aufgeben müssen, alles, was Sie brauchen, in einer Tablette zu bekommen. Sehen Sie diese Präparate als Nahrungsmittel an, nicht als Medikamente.

Antioxidanzien

Vitamin A (als Beta-Carotin)	25000 IU/Tag
Vitamin D	350 bis 800 IU/Tag
Vitamin E als Tocopherolgemisch	400 bis 800 IU/Tag
Vitamin C	1000 bis 5000 mg/Tag
Gluthathion	2 bis 10 mg/Tag
Alphaliponsäure	10 bis 100 mg/Tag
Coenzym Q_{10}	10 bis 100 mg/Tag

Omega-3-Fettsäuren

DHA	100 bis 400 mg/Tag

Vitamin-B-Komplex

Thiamin (B_1)	8 bis 100 mg/Tag
Riboflavin (B_2)	9 bis 50 mg/Tag
Pyridoxin (B_6)	10 bis 100 mg/Tag
Niacin	20 bis 100 mg/Tag
Biotin	40 bis 500 µg/Tag
Folsäure	400 bis 800 µg/Tag
Vitamin B_{12}	20 bis 250 µg/Tag
Panthotensäure (B_5)	15 bis 400 mg/Tag
Inositol	10 bis 500 mg/Tag
Cholin	10 bis 100 mg/Tag

Mineralstoffe

Kalzium	500 bis 1200 mg/Tag

(Menge hängt vom Kalziumgehalt der Nahrung ab)

Mineralstoffe (Fortsetzung)

Magnesium	400 bis 1000 mg/Tag
Bor	2 bis 9 mg/Tag
Chrom	100 bis 400 µg/Tag
Kupfer	1 bis 2 mg/Tag
Eisen	15 bis 30 mg/Tag
Mangan	1 bis 15 mg/Tag
Zink	6 bis 50 mg/Tag
Selen	50 bis 200 µg/Tag
Kalium	200 bis 500 mg/Tag
Molybdän	10 bis 20 µg/Tag
Vanadium	50 bis 100 µg/Tag

Spurenelemente – in der Regel aus marinen Mineralkomplexen.

Die Verdauung in der Lebensmitte optimieren

Verdauungsprobleme, insbesondere in Form von Völlegefühl und Blähungen, sind bei Frauen sehr häufig. Manchmal beginnen sie in der Lebensmitte, manchmal entwickeln sie sich auch erst später, wenn Sie in Ihren Sechzigern oder Siebzigern sind. Vor kurzem sprach ich mit einer Mentorin aus meiner Kindheit, einer Frau, die mit neunzig Jahren noch immer Yoga in einem Pflegeheim unterrichtet. Zwei ihrer größten Probleme sind Verstopfung und Sodbrennen, doch ansonsten geht es ihr gut.

Ein Darmreaktor sein: Verdauung und Ihr drittes emotionales Zentrum

Eines der ersten Dinge, die Sie tun sollten, um Ihre Verdauungsprobleme in mittleren Lebensjahren zu heilen, besteht darin, Ihr drittes emotionales Zentrum zu stützen. Das dritte emotionale Zentrum liegt im Bereich des Sonnengeflechts (Solar plexus), und die Gesundheit dieser Region beeinflusst all Ihre Verdauungsorgane, darunter Magen, Leber, Gallenblase, Bauchspeicheldrüse, Dünndarm und oberer Dickdarmbereich. Frauen mit Gewichtsproblemen haben in der Regel ungelöste Probleme mit dem dritten emotionalen Zentrum.

Die Gesundheit des dritten emotionalen Zentrums hängt von einem Gleichgewicht zwischen der Verantwortung uns selbst gegenüber und der Verantwortung anderen gegenüber ab sowie von unserem Selbstwertgefühl. Die Gesundheit wird negativ beeinflusst, wenn wir uns zu sehr für das Wohlbefinden anderer verantwortlich fühlen, aber auch, wenn wir es ganz vermeiden, Verantwortung zu übernehmen. Gloria, eine Patientin, die ich jahrelang begleitet habe, ist ein sehr gutes Beispiel für Konflikte im dritten emotionalen Zentrum. Gloria ist die Älteste von vier Kindern. Ihre Mutter erklärte ihr stets, sie sei verantwortlich für ihre Geschwister, weil sie die Älteste sei und »es besser wissen sollte«. Wann immer eines ihrer Geschwister sich verletzte oder in Schwierigkeiten geriet, wurde sie getadelt. Diese Verantwortung, die ihr in relativ jungen Jahren auferlegt wurde, führte bei Gloria dazu, dass sie ein sehr akutes »Darmgefühl« dafür entwickelte, wenn etwas schief laufen würde. Diese Fähigkeit hat ihr in ihrem Beruf als Chefsekretärin in einem großen Krankenhaus sehr gute Dienste geleistet.

Nichtsdestotrotz leidet sie an Verdauungsstörungen, wann immer es Konflikte gibt – Konflikte, für die sie sich stets verantwortlich fühlt. Sie erzählte mir einmal, dass sie sich immer zwischen ihrem Chef und einem Mitarbeiter gefangen fühlt, und dieser Konflikt äußert sich ganz buchstäblich in der Mitte ihres Körpers. Es ist nicht überraschend, dass Gloria Probleme mit ihrem Gewicht und ihrem Blutzucker hat und dazu neigt, zu viel zu essen, wenn sie sich schuldig fühlt, weil sie in ihrem Beruf nicht genug arbeitet. Tatsächlich tut sie mehr als die meisten, hat aber dennoch das Gefühl, sie täte zu wenig.

In der Lebensmitte ist es unsere Aufgabe zu lernen, uns um uns selbst zu kümmern statt um alle anderen. Wenn wir nicht lernen, dies zu tun, werden wir bald erfahren, dass es niemand anders für uns tun wird. Aber wenn wir beginnen, diese wichtige Fähigkeit zu lernen, stellen wir oft fest, dass wir uns schuldig fühlen. Wer wird zu Hause oder im Büro alles erledigen, wenn wir es nicht tun? Dieses Gefühl der Schuld schlägt uns direkt in den Solar plexus, das Körperzentrum, das mit Selbstwertgefühl und persönlicher Macht assoziiert ist.

Selbstwertgefühl entsteht, wenn wir uns gut fühlen in der Welt. Es entsteht durch die Entwicklung von Fähigkeiten in der Außenwelt des Berufs – und das ist einer der Gründe, warum so viele Frauen in mittleren Jahren ihr Leben und ihre Verdauung heilen, wenn sie zurück ans College gehen und den Abschluss nachholen, den sie nach der High School nicht gemacht haben. Unser drittes emotionales Zentrum ist auch mit der Zufriedenheit korreliert, die wir im Hinblick auf unsere Beziehungen, unseren Körper, unser Zuhause und unser Leben im Allgemeinen empfinden. Manchmal werden lebenslange Gewichts- und Selbstwertprobleme in mittleren Lebensjahren gelöst, wenn wir endlich lernen, dass Selbstakzeptanz ein Teil des Selbstwertgefühls ist.

Was tun bei Aufgedunsenheit?

In den Wechseljahren kommt es zu einer Verlagerung in Richtung auf fettansammelnde Hormone (Kortisol und Insulin) und weg von fettmobilisierenden Hormonen (Östrogen und Wachstumshormone). Wenn Ihr Körper unter Stress irgendeiner Art steht, verstärkt sich diese Verlagerung. Überdies weisen Ihre Fettzellen in der Bauchregion in mittleren Lebensjahren mehr Kortisolrezeptoren auf, daher wird das Fett bevorzugt dort eingelagert. Das führt häufig zu einer Flüssigkeitsretention und zu Aufgedunsenheit.[27] *Versuchen Sie Folgendes, um diese Aufgedunsenheit zu verringern:*

- Verringern Sie den Konsum von Kohlenhydraten mit einem hohen bis mittleren glykämischer Index. Ein weiteres Produkt der »schlechten« Eikosanoide der Serie 2 ist überschüssige Magensäure. Eine Ernährung, die ärmer an Kohlenhydraten und reicher an Fetten und Proteinen ist, führt sehr oft zu einer vollständigen und raschen Linderung von Sodbrennen und Verdauungsstörungen.

- Essen Sie pro Tag drei bis fünf kleine Mahlzeiten. Der Konsum großer Nahrungsmengen erhöht den Insulinspiegel und verschlimmert Aufgeschwemmtheit – selbst wenn die Nahrung gesund ist.

- Essen Sie bei jeder Mahlzeit oder Zwischenmahlzeit Proteine, gesunde Fette und Kohlenhydrate mit niedrigem glykämischem Index. Früchte isst man jedoch am besten ohne zusätzliche andere Nahrungsmittel wie zum Beispiel Joghurt oder Milch. Viele Frauen leiden unter Aufgeschwemmtheit und Verdauungsstörungen, wenn sie Obst zusammen mit Fetten zu sich nehmen.

- Verzichten Sie mindestens eine Woche lang auf alle Formen von Brot und Backwaren. Stellen Sie fest, ob Sie einen Unterschied bemerken. Viele Frauen reagieren empfindlich auf Gluten.

- Trinken Sie viel Wasser. Es hilft dem Körper, sich von Giftstoffen zu befreien.

- Zwischen Ihrer letzten Mahlzeit und dem Zubettgehen sollten mindestens drei Stunden liegen. Mit einem vollen Magen zu Bett zu gehen kann zu einem Säurerückfluss führen.

- Hören Sie auf, Alkohol zu trinken, oder reduzieren Sie Ihren Alkoholkonsum. Alkohol reizt den Magen.

Melba: Stress und Antazida

Melba war 42 und in den Wechseljahren, als sie erstmals zu mir kam. Sie arbeitete seit zehn Jahren bei der Zulassungsstelle für Kraftfahrzeuge. Jeden Morgen musste sie endlose Schlangen mürrischer Fahrer abfertigen, die auf die Erneuerung ihrer Fahrerlaubnis, auf neue Nummernschilder und so weiter warteten. Nachdem sie mehrere Monate in diesem Job gearbeitet hatte, begann Melba, unter Bauchschmerzen, Völlegefühl und Verdauungsstörungen zu leiden. Nach einer Routineuntersuchung bei ihrem Arzt empfahl man ihr »Stressminderung« und eine kohlenhydratreiche, fettreduzierte Diät. Ihre Probleme verschlimmerten sich, doch eine Mitarbeiterin führte sie in die Welt der Antazida (Medikamente zur Neutralisierung der Magensäure) ein. Bald reiste sie nicht mehr ohne eine Packung Maloxan in ihrer Handtasche. Zuerst bemerkte sie nach der Einnahme von Antazida eine sofortige Erleichterung, aber nach einer Weile begann sie immer früher am Tag mit der Einnahme, bis sie schließlich von 9 Uhr morgens bis 5 Uhr nachmittags, wenn sie nach Hause ging, Antazida schluckte. Mit der Zeit stellte sie jedoch fest, dass sie sich schwach und müde zu fühlen begann und ihren Appetit verlor. Überdies bekam sie Probleme mit dem Stuhlgang. Als sie mich erstmals wegen ihrer jährlichen gynäkologischen Routineuntersuchung besuchte, vermutete ich, dass einige ihrer Probleme mit ihrer Ernährung und ihrem exzessiven Antazida-Gebrauch zu tun hatten. Schon eine Woche nachdem sie raffinierte Kohlenhydrate und Getreideprodukte weggelassen und auch einige Entspannungstechniken gelernt hatte, konnte Melba ihren Antazida-Verbrauch reduzieren. An manchen Tagen brauchte sie gar keine Antazida mehr.

Antazida-Sucht vermeiden

Viele Frauen sind abhängig von Antazida und Säuremedikamenten. Antazida werden seit vielen Jahrzehnten bei Verdauungsstörungen und sogar bei der Behandlung von Ulkuskrankheiten eingesetzt. Es gibt verschiedene Typen von Antazida; die meisten enthalten Aluminium- oder Magnesiumhydroxid.

Keines ist ohne Nebenwirkungen. Aluminiumhydroxid neutralisiert die Magensäure, führt aber leicht zu Verstopfung. Langer und regelmäßiger Gebrauch reduziert möglicherweise den Phosphatspiegel im Körper, was zu Müdigkeit und Appetitlosigkeit führt. Überdies streiten sich die Gelehrten noch immer darüber, ob Aluminiumkonsum zur Alzheimer-Erkrankung beiträgt; daher sollte man es, wann immer möglich, am besten vermeiden. Magnesiumhydroxid wiederum führt bei einigen

Menschen zu weichem Stuhl oder Durchfall. Obwohl einige Antazida Aluminium- und Magnesiumhydroxid kombinieren, können dennoch Nebenwirkungen auftreten. Andere Antazida bestehen hauptsächlich aus Kalziumkarbonat. Auch wenn Antazida bei Verdauungsproblemen helfen können, führen sie im Lauf der Zeit zu einem Säure-Rebound, einem Zustand, in dem das überschüssige Kalziumkarbonat den Magen zu einer gesteigerten Säureproduktion anregt. Überdies kann eine chronische exzessive Kalziumkarbonataufnahme mit einer anomalen Blutchemie einhergehen, die als das Milch-Alkali-Syndrom (auch Burnett-Syndrom) bezeichnet wird; dabei sind neben anderen Anomalien die Spiegel von Kalzium, Phosphat, Bikarbonat im Blut erhöht. Mit der Zeit können sich Nierensteine oder sogar eine progressive Nierenerkrankung entwickeln.[28] Während viele Leute meinen, dass Verdauungsstörungen und Sodbrennen auf zu viel Magensäure zurückgehen, und vornehmlich aus diesem Grund Antazida nehmen, resultieren chronische Verdauungsstörungen ironischerweise zum Teil nicht aus überschüssiger Magensäure, sondern von einem *Mangel* an Magensäure. Und wenn es chronisch an Magensäure fehlt, kann dies zu einem Mangel an Vitaminen, beispielsweise an Vitamin B12 führen, was wiederum das Risiko für chronische Blutarmut (Anämie) und Demenz erhöht.

Wenn der Gehalt an Proteinen und Kohlenhydraten in Ihrer Nahrung unausgewogen ist und raffinierte Kohlenhydrate dominieren, kann diese Ernährung eine Abnahme der Magensäureproduktion und eine Überproduktion an Eikosanoiden der Serie 2 begünstigen, die unter Umständen 1. Ihr Immunsystem schwächen, 2. eine Entzündung der Magenschleimhaut fördern und 3. Magenbeschwerden und andere Schmerzen vermehren.

Da ein hoher Blutzuckerspiegel nachweislich zu einer Verringerung der Magensäuresekretion führt, kann es nicht überraschen, dass raffinierte Kohlenhydrate einer Einladung zu Verdauungsstörungen gleichkommen. Hunderte von Menschen, die zu einer kohlenhydratärmeren, proteinreicheren Ernährung übergegangen sind, um abzunehmen, haben feststellen können, dass Magenschleimhautentzündung (Gastritis), Refluxkrankheit (Rückfluss von Mageninhalt in die Speiseröhre) und Verdauungsstörungen völlig verschwinden. Ich habe manchmal nach dem Abendessen Antazida genommen und dies nie mit dem Brot in Zusammenhang gebracht, das ich aß, bis mein Problem gleichzeitig mit Brot, Reis und Plätzchen verschwand. Wie sich gezeigt hat, verbessert diese Ernährung die Qualität der schützenden Schleimschicht, die von der Magenschleimhaut produziert wird, und normalisiert zudem auch die muskuläre Kontrolle, die einen Rückfluss von Magenflüssigkeit und Krämpfe verhindert.

Wenn Sie regelmäßig Antazida nehmen, schlage ich Folgendes vor:

● Steigen Sie aus dem Antazida-Karussell aus. Wenn Sie eine Tablette nehmen müssen, nehmen Sie eine ohne Aluminium.
● Nehmen Sie Antioxidanzien. Niedrige Werte an Vitamin C, Vitamin E und anderen antioxidativ wirkenden Faktoren im Magensaft fördern nachweislich das Wachstum von *Helicobacter pylori*, einem Bakterium, dessen übermäßiges Wachstum mit Magengeschwüren in Verbindung gebracht wird. Eine vermehrte Aufnahme von Antioxidanzien hindert diese Bakterien am Wachsen und verbessert auch die Heilung des Magens und der Magenschleimhaut.
● Nehmen Sie das richtige Kalzium-Ergänzungsmittel. Wenn Sie Kalzium-Tabletten nehmen, achten Sie darauf, dass diese außerdem Magnesium und Vitamin D enthalten, die dem Körper helfen, Kalzium effektiv zu nutzen.

Die letzte Hürde: Unseren Körper akzeptieren

Letztendlich werden unsere Verdauungs-, Ernährungs- und Gewichtsprobleme nicht völlig geheilt werden, bis wir unseren Körper bedingungslos akzeptiert haben. Das Schaffen von Gesundheit in mittleren Jahren besteht zum Teil darin, die Körperakzeptanz und das Selbstwertgefühl wiederzugewinnen, das die meisten von uns beim Eintritt in die Pubertät verloren haben. Das ist kein Widerspruch zu dem Wunsch nach Veränderungen – und kann Veränderungen sogar tatsächlich erleichtern. Die folgende Geschichte einer Rundbrief-Abonnentin demonstriert, was alles möglich ist, wenn wir genug Mitgefühl und Selbstakzeptanz entwickeln und uns entschließen, unser drittes Chakra zu heilen.

Tracey: In den Wechseljahren den Körper wieder akzeptieren lernen
Ich distanzierte mich von meinem Körper, als ich mit 18 schwanger wurde – eine unverheiratete Studentin im ersten Semester auf dem College, die ihr Studium wegen einer »Mussheirat« abbrach. Ich hasste es, schwanger zu sein – es war eine tägliche Erinnerung an meine Schuld und meine Scham darüber, Sex vor der Ehe gehabt zu haben, und die ganze Welt konnte es sehen. Ich streichelte meinen dicken Bauch nie, massierte niemals meine schmerzenden Füße oder meinen Rücken, fühlte nicht die Wunder und den Zauber dessen, was in mir vorging. Ich betrachtete mich selbst nur einmal ganz nackt und empfand nichts als Scham und Abscheu.

Von dieser Zeit an hatte Tracey stets rund 20 bis 40 kg Übergewicht und stand mit ihrem Körper auf Kriegsfuß. Rückblickend meint sie, das Übergewicht sei ein Weg gewesen, um sie vor sexuellen Beziehungen zu schützen, da das negative Selbstbildnis, das sie damit schuf, Intimität nicht zuließ. Mit der Zeit, mit zunehmender Reife und Jahren der Selbsterfahrung und Therapie erkannte Tracey langsam, dass sie einen solchen Schutz nicht länger nötig hatte. Nun, im Alter von 47 Jahren und in der Mitte der Wechseljahre, hat sich ihre Sicht geklärt. Sie schrieb:

Ich erinnere mich an etwas, das ich vor Jahren zu meinem Therapeuten gesagt habe. Wir sprachen darüber, was ich an meinem Körper mag, und mir fiel wirklich nichts ein, was ich an ihm mochte. Ich sagte:»Schauen Sie mich doch nur einmal an. Ich sehe schwanger aus!« Und das stimmt. Seit meiner Schwangerschaft hat mein Körper stets mehr oder minder schwanger ausgesehen und geduldig darauf gewartet, dass ich ihn liebe, was ich nie getan hatte, als ich tatsächlich schwanger war. Nun kann ich darüber trauern, dass ich die echte Erfahrung nicht genossen habe, und nach vorn schauen. Ich liebe mein Wesen. Ich bin sehr glücklich mit dem, was ich im Innersten bin. Ich verstehe endlich, dass mein physischer Körper die Art und Weise ist, in der meine Essenz in dieser Welt präsent sein kann. Daher kann ich ihn nun feiern – ich kann meine Essenz wieder mit meinem Körper versöhnen. Ich kann feiern, dass meine Hände und meine Sinne mir erlauben, Kreativität auszudrücken, und mein Körper mir erlaubt, meine Liebe auszudrücken.

Ganz gleichgültig, wie Ihre Kleidergröße, Figur, Prozentsatz von Körperfett oder BMI sind – Sie und ich können wie Tracey in diesem Augenblick damit beginnen, Dankbarkeit für unseren Körper zu empfinden, dafür, dass er die Heimat unserer Seele ist und uns erlaubt, unsere Einzigartigkeit jetzt und hier auf Erden auszudrücken.

Achtes Kapitel

Kraft aus dem Becken schöpfen

Die Wechseljahre sind die Zeit, in der Frauen am häufigsten Probleme mit ihren Beckenorganen entwickeln; sie reichen von starken Blutungen über Myome bis zur Blasenschwäche (Harninkontinenz). Um derartige Probleme zu behandeln, unterziehen sich viele Frauen in dieser Phase einer Gebärmutterentfernung (Hysterektomie) oder anderen chirurgischen Eingriffen.

Auch wenn es zahlreiche Ansätze gibt, um Unterleibssymptome in den mittleren Lebensjahren zu lindern, kann eine Frau nur dann vollständig heilen, wenn sie die Botschaft zur Kenntnis nimmt, die sich wirklich hinter den Symptomen verbirgt. Die emotionalen und natürlich auch die energetischen Ursachen, die in den allermeisten Fällen dazu führen, dass so viele Frauen in der Lebensmitte Probleme im Beckenbereich haben, wurzeln in dem steigenden Bedürfnis, sich in der Lebensmitte auf sich selbst zu konzentrieren und die Beziehungskonflikte zu transformieren, die sich häufig in den Organen des zweiten emotionalen Zentrums manifestieren: in den Geschlechtsorganen, dem Enddarm, der Kreuzregion und der Harnblase.

Wenn die transformierende Kundalini-Energie in uns aufsteigt, hält sie in vielen Fällen in unseren Beckenorganen inne, um Symptome zu kreieren, die uns daran erinnern sollen, die lästigen – aber längst überfälligen – Geld-, Beziehungs- und Machtprobleme in Angriff zu nehmen, die mit dieser Körperregion verknüpft sind. Ob wir nun einen chirurgischen Eingriff benötigen oder aber eine andere Art von Behandlung – die Wechseljahre sind eine entscheidende Zeitspanne, während der wir Kraft aus dem Becken schöpfen können, indem wir uns besser und energischer nach außen hin abgrenzen und dadurch mehr Dominanz über unsere kreative Energie gewinnen.

Was ist dein, was ist mein, was ist unser?
Unsere Grenzen abstecken

Die Gesundheit unseres zweiten emotionalen Zentrums ist eng mit unseren schöpferischen Triebkräften verbunden: Wie gut stimmen wir unsere Ziele in der Welt mit der Zeit und Energie ab, die wir auf unsere Beziehungen verwenden? Wie ich bereits erläutert habe, sind junge Frauen biologisch und kulturell dafür prädisponiert, einen großen Teil ihrer kreativen Energie in den Erhalt von Beziehungen zu investieren. Männer hingegen sind biologisch und sozial darauf programmiert, sich auf die äußere Welt zu konzentrieren. Da sich der Energieschwerpunkt unseres Körpers jedoch in den Wechseljahren verlagert, beginnen viele Frauen, sich stärker nach draußen zu orientieren. Männer im selben Alter wenden sich dagegen oft stärker nach innen und fangen an, sich mehr um Beziehungen zu sorgen.

Eingedenk unseres kulturellen Vermächtnisses und unserer sich verschiebenden kreativen Triebkräfte ist es nicht überraschend, dass es oft zu Abgrenzungskonflikten kommt, wenn wir – manchmal zum ersten Mal – beginnen, das zu tun, was wir wollen. Das verlangt stets von uns, die gesunden persönlichen Grenzen zu behaupten oder zu reklamieren, die uns Zugang zu unserer Kraft und unserer Eigenständigkeit erlauben.

Betty: Unerfüllte kreative Bedürfnisse
Betty war 42, als sie mich zum ersten Mal wegen immer wiederkehrenden Harnwegsinfektionen aufsuchte. Sie schien überrascht, als ich sie fragte, wie sie lebe und was ihrem Leben Bedeutung gebe, doch sie begrüßte ganz offensichtlich die Gelegenheit zu reden.

Betty hatte vor mehr als 20 Jahren einen College-Abschluss gemacht und hatte vor ihrer Heirat ihren Lebensunterhalt als freiberufliche Autorin verdient. Sie besaß eindeutig einen klaren Verstand und eine Menge Ehrgeiz. Mit 32 traf Betty einen wunderbaren Mann namens Ralph, der ihr Schreiben unterstützte. Ralphs Traum war es, sein eigenes Unternehmen, ein Familienrestaurant, zu führen.

In den ersten Jahren ihrer Ehe wurde Betty flexibler, was ihre eigene produktive Schreibtätigkeit anging. Schließlich brauchte Ralph Hilfe, wenn er Personal für sein Restaurant interviewte. Und könnte sie ihm vielleicht beim Einrichten der Buchhaltung helfen? Es würde nur etwa eine Woche dauern, erklärte er. Doch was als Arbeit für eine Woche begann, dehnte sich zu einem Monat aus, und es entwickelte sich schließlich zu einem Beinahe-Vollzeitjob.

Trotz Ralphs angekündigter Unterstützung für ihre Schreibtätigkeit standen Bettys Projekte stets zwangsläufig hinter den Bedürfnissen seines Restaurants zurück. Als sie begann, Termine zu versäumen, wurden die Aufträge spärlicher. Ein immer größerer Teil ihrer Arbeitskraft floss in sein Geschäft – was er nun »unser« Restaurant nannte. Irgendwie war auf unerklärliche Weise aus »sein« »unser« geworden. Und »ihres« (Bettys Karriere als selbstständige Autorin) war fast völlig verschwunden.

Als Erwachsene in der Lebensmitte ist es unverzichtbar, dass wir nicht nur für unsere gegenwärtigen Lebensumstände Verantwortung übernehmen, sondern auch für die oft altmodischen Überzeugungen, die sie geschaffen haben – Überzeugungen, die in der Regel aus der Programmierung in der Kindheit resultieren. Als ich Betty nach ihrer Familiengeschichte fragte, erzählte sie mir, dass ihr Vater sehr fordernd und bestimmend gewesen sei, als sie heranwuchs. Er kontrollierte jedes Detail ihres Lebens, und sie musste ihm über jede Minute Rechenschaft ablegen. »Du solltest nun deine Hausaufgaben machen!«, »Wann fängst du an zu spülen?«, »Warum räumst du deine Klamotten nicht sofort weg, wenn du nach Hause kommst?«

Bettys Körper hatte dieses Eindringen in ihr zweites emotionales Zentrum bereits in jungen Jahren registriert. Sie war erst acht Jahre alt, als sie unter Blaseninfektionen zu leiden begann. Diese kehrten in längeren oder kürzeren Abständen immer wieder, bis sie aufs College ging. Anschließend hatte sie in dieser Hinsicht fast 20 Jahre lang keine Probleme mehr. Nach fünf Jahren Ehe setzten die Blasenentzündungen wieder ein.

Als Betty mir ihre Geschichte erzählte, erkannte sie, dass ihre Blase und deren Symptome Teil ihrer inneren Weisheit waren, die sie wissen ließen, dass ihr Leben aus dem Tritt geraten war. Sie war als Kind von ihrem Vater dominiert worden und sie hatte mit ihrem Mann ein ganz ähnliches Muster aufgebaut. Nach einer gründlichen Untersuchung ihres Harnwegsystems schlug ich also Betty vor, einmal darüber nachzudenken, ob es jetzt nicht wirklich an der Zeit sei zu beginnen, ihre löchrigen Abgrenzungen zu festigen.

Wie gesund sind Ihre Grenzen?

Jede Einzelne von uns hat schon einmal eine Verletzung ihrer persönlichen Identität erlebt – Versuche anderer Menschen, zu kontrollieren, wie wir denken, uns kleiden, unser Geld ausgeben oder unsere Zeit verbringen, unsere Kreativität benützen und unsere berufliche Karriere verfolgen. Als Kinder haben wir nicht die Fähigkeit, uns abzugrenzen, und wir brauchen unsere Eltern, die uns helfen, vernünftige Entscheidungen zu treffen. Aber wenn wir älter werden, benötigen wir mehr und mehr Distanz zwischen unseren Entscheidungen und denjenigen unserer Eltern. Diese Individualisierung beginnt, wenn wir zwei bis drei Jahre alt sind, und aus diesem Grund sagen Kinder in diesem Alter auch so gerne »Nein«. In vielen Fällen ist dieser Prozess jedoch unvollständig, und wir lernen es nicht, in einer Weise Grenzen aufzubauen, wie es wünschenswert wäre – vielleicht sind wir uns dessen bis zum Weckruf der Wechseljahre nicht einmal bewusst.

Welche Geschichte wir auch haben, wir müssen lernen, mit einem gesunden Respekt für unsere eigenen Abgrenzungen zu leben – und für diejenigen anderer. Wenn wir das tun, werden wir es leichter haben, in unserem zweiten emotionalen Zentrum Gesundheit zu schaffen.

Sich laufender Abgrenzungsprobleme bewusst werden

Welche Ereignisse verschlimmern Ihre Beschwerden offenbar? Welche lindern sie? Wann haben Sie sich das letzte Mal so richtig gesund gefühlt? Betty stellte zum Beispiel fest, dass ihre Harnwegsinfektionen auf dem College und während der ersten Jahre ihrer freiberuflichen Arbeit als Autorin vollständig verschwunden waren – Zeiten, in denen sie sich nicht verpflichtet fühlte, ihre Kreativität zu unterdrücken, um die Bedürfnisse anderer Menschen, die sie liebte, zu erfüllen.

Eine Grenzverletzung kann so unbewusst und so subtil sein, dass Sie sie gar nicht als solche wahrnehmen. Eine meiner Patientinnen konnte zum Beispiel keine Schuhe kaufen, ohne sich zuerst mit ihrem Mann abzusprechen. Als ich sie nach dem Grund fragte, antwortete sie: »Nun, er bezahlt sie, oder etwa nicht?« Ich wies darauf hin, dass die Schuhe für *ihre* Füße bestimmt seien, nicht für seine. Stellen Sie sich doch einmal folgende Fragen:

- Können Sie sich ein Kleidungsstück kaufen, ohne Ihren Partner um seine Meinung oder Erlaubnis zu fragen? Fühlen Sie sich schuldig, wenn Sie es tun?
- Haben Sie jemals einen größeren Kauf (wie beispielsweise eine Videokamera) getätigt, ohne sich vorher mit Ihrem Partner zu beratschlagen? Trifft Ihr Partner solche Entscheidungen, ohne Sie vorher zu konsultieren?
- Hat Ihr Partner das Recht, ein Veto gegen Ihre Entscheidungen einzulegen? Haben Sie das gleiche Recht ihm gegenüber?
- Wenn Sie etwas gekauft haben, das Ihrem Partner nicht gefällt, haben Sie das Gefühl, Sie müssten es umtauschen?

- Wenn Sie wählen gehen, entscheiden Sie und Ihr Partner gemeinsam, wen bzw. welche Partei Sie beide wählen? Wie lösen Sie Meinungsverschiedenheiten?
- Merken Sie, dass Sie letztlich immer Ihrem Partner nachgeben, wenn es darum geht, wie Sie Geld ausgeben oder Ihre Zeit verbringen?
- Ordnen Sie Ihr berufliches Fortkommen der Karriere oder dem Wohlbefinden Ihres Partners unter?
- Wenn Ihr Partner mehr Geld verdient als Sie, heißt das automatisch, dass seine Karriere ernster genommen wird und stärker unterstützt wird als Ihre?
- Werden Sie ständig von Ihrem Partner oder Ihrer Familie kritisiert, oder erhalten Sie von ihm/ihr unerbetene Ratschläge, wie Sie Ihr Leben führen sollten?

Manchmal kann allein die Tatsache, dass man sich der Grenzverletzungen bewusst wird, dazu beitragen, gesunde Grenzen zu schaffen. Wenn Sie jedoch der Meinung sind, dass Ihre Abgrenzungsprobleme Ihre körperliche Gesundheit gefährden, sollten Sie Ihre Situation mit einer vertrauenswürdigen Freundin diskutieren oder fachliche Beratung suchen. Auf diese Weise können Sie sich darüber klar werden, wie eine gesunde Abgrenzung in einer Beziehung aussieht und, noch wichtiger, ob Sie eine Chance haben, so etwas in Ihrer gegenwärtigen Beziehung zu verwirklichen.

Hormonungleichgewicht: Öl ins Feuer

Die emotionalen Unausgeglichenheiten, die in den Wechseljahren unsere Aufmerksamkeit fordern, werden von einen hormonellen Ungleichgewicht auf zellulärem Niveau gespeist und tragen ihrerseits wiederum dazu bei. Typisch für dieses hormonelle Ungleichgewicht ist ein relativer Östrogenüberschuss, nicht genug Progesteron und oft zu viel Insulin; all dies kann auch zu einer Überproduktion von Androgenen führen. Stress jeder Art, sei er emotional, physisch oder ernährungsbedingt, führt überdies zu einem Ungleichgewicht bei den schwindenden zellulären Hormonen, den so genannten Eikosanoide, wie Prostaglandine und Cytokine, die alle Aspekte des zellulären Stoffwechsels kontrollieren. Diese selben metabolischen Ungleichgewichte in mittleren Jahren tragen auch zu physischen Problemen bei, wie Myomen, Krämpfen, Endometriose, Adenomyose (eine Sonderform der Endometriose) und starken Blutungen. Einige Frauen leiden unter all diesen Problemen gleichzeitig.

Ob es sich bei Ihrem Problem um ein asymptomatisches Myom oder um starke Blutungen handelt, der diätische und ernährungsphysiologische Ansatz mit Nahrungsergänzungsmitteln ist in beiden Fällen identisch, weil sowohl eine Östrogendominanz als auch ein Eikosanoidungleichgewicht mit denselben Ernährungsfaktoren zusammenhängt. Folgen Sie den Richtlinien im Siebten Kapitel, was raffinierte Kohlenhydrate, Proteine, Fette, essenzielle Vitamine und Mineralstoffe angeht. In den folgenden Abschnitten möchte ich zusätzliche medizinische Ansätze im Hinblick auf die verschiedenen Probleme im Beckenbereich diskutieren.

Menstruationskrämpfe und Schmerzen im Beckenbereich

Rund die Hälfte aller Frauen leiden von ihren Teenagertagen an unter Menstruationsschmerzen, besonders unter Krämpfen (Dysmenorrhoe). Während der Wechseljahre kann sich die Neigung zu Krämpfen aufgrund des Hormonungleichgewichts und der damit einhergehenden Probleme, wie Myomen und Adenomyosis, verschlimmern. Meine eigenen Menstruationskrämpfe begannen, als ich etwa 14 Jahre alt war, und traten an den beiden ersten Tagen meiner Periode auf, bis ich mein erstes Kind bekam. Dann verschwanden sie für ein paar Jahre (was sehr häufig ist, weil sich die Gebärmutter durch die Schwangerschaft verändert), kehrten aber Mitte dreißig zurück. Meine Krämpfe reagierten auf Akupunktur und Ernährungsumstellung, und mit vierzig war ich dann vollständig von ihnen genesen.

Zu viele »schlechte Eikosanoide«

Zu Krämpfen kommt es, wenn die Gebärmuttermuskulatur und die Gebärmutterschleimhaut (Endometrium) zu viel Eikosanoide – nämlich Prostaglandin E2 und F2-alpha – produzieren. Wenn diese Eikosanoide in Ihren Blutstrom ausgeschüttet werden (in der Regel ein bis zwei Stunden nach Eintreten der Periode, manchmal auch schon vorher), beginnen Sie, die Effekte dieser Hormone zu spüren: Spasmen in der Gebärmuttermuskulatur, Schweißausbrüche, Hitzewallungen, Schüttelfrost, Durchfall und möglicherweise Schwindel. Ein Gel, das Prostaglandin E2 enthält, wird als Wehenauslöser eingesetzt, und es kann dieselben Symptome hervorrufen, die Sie haben, wenn Ihre Periode einsetzt. Bei Menstruationskrämpfen beginnt das Eikosanoidungleichgewicht jedoch in Ihrem eigenen Körper, und es wird unter anderem von der Nahrung beeinflusst, die Sie zu sich nehmen, und vom Stress, unter dem Sie stehen.

Die Weisheit der Krämpfe

Versuchen Ihre Krämpfe, Sie dazu zu bringen, Ihr Tempo zu verlangsamen, sich auszuruhen und sich auf sich selbst einzustimmen? Ein langsameres Tempo und Ruhe können dazu beitragen, die Eikosanoide ins Gleichgewicht zu bringen. Als was sehen Sie Ihren Menstruationszyklus an? Stellt er für Sie lediglich eine biologische Unbequemlichkeit dar – oder betrachten Sie ihn als Teil Ihrer Weisheit? Die Menstruation ist eine natürliche Zeit der Ruhe und Erneuerung. Es ist die Methode der Natur, Ihr Tempo zu drosseln, sodass Sie Ihren Körper für den nächsten Mondzyklus auftanken können. In vielen alten Kulturen und sogar in einigen zeitgenössischen Gesellschaften, beispielsweise in Teilen Indiens, erwartete bzw. erwartet man von Frauen, das Leben während ihrer Periode leicht zu nehmen. In unserer westlichen Industriegesellschaft sind wir hingegen alle dazu erzogen worden, möglichst effizient zu sein, immer auf Draht und die ganze Zeit hundertprozentig energiegeladen. Kein Wunder, dass unsere weiseren körperlichen Prozesse versuchen, unsere Aufmerksamkeit zu gewinnen! Frauen sind Mondwesen. Unser Körper und unsere Energien folgen ganz natürlich den Phasen des Mondes. Dies ist als ein Zeichen weiblicher Schwäche angesehen worden, doch sobald Sie einmal beginnen, auf Ihren Körper zu hören, werden Sie feststellen, dass Ihre zyklischen Energieverlagerungen eine Quelle der Inspiration sind. Wenn wir dies in unseren Zwanzigern und Dreißigern nicht regelmäßig getan haben, können unsere Schmerzen in den Wechseljahren, wenn die Weckrufe, die uns mahnen, auf unsere Gesundheit zu achten, lauter werden, besonders heftig werden. Wie es eine meiner klimakterischen Patientinnen ausdrückte: »Wenn ich es einfach nur langsamer angehe, ein langes Bad nehme und mich richtig um mich selbst kümmere, habe ich nur selten Probleme während meines Zyklus. Doch wenn ich versuche, mit dem Kopf durch die Wand zu gehen, und meine Bedürfnisse ignoriere, versuchen mein Körper und meine Krämpfe, meine Aufmerksamkeit zu erringen.«

Wenn Sie lernen, es in der prämenstruellen und menstruellen Phase langsamer angehen zu lassen, werden nicht nur Ihre Krämpfe nachlassen, sondern Sie werden häufig auch feststellen, dass Ihre Intuition besonders stark ausgeprägt ist. Einsichten fallen Ihnen unter Umständen leichter. Sie werden beginnen, sich auf diese besondere Zeit zu freuen.

Machen Sie sich Folgendes bewusst: Wann immer die Mehrheit einer Bevölkerung – in diesem Fall die Mehrheit der Frauen – im Zusammenhang mit einer völlig normalen Funktion wie der Menstruation unter Beschwerden leidet, können Sie sicher sein, dass hinter dieser Angelegenheit ein kulturelles Tabu steckt. Aufwachen und das Tabu entlarven – und erkennen, wie es mit Ihren Krämpfen in Verbindung stehen könnte – ist Teil der Akzeptanz Ihrer weiblichen Weisheit.

Die Behandlung von Beckenschmerzen und Krämpfen

Folgen Sie einem Ernährungsplan, der Ihre Hormone ausbalanciert (siehe Siebtes Kapitel).

● **Streichen Sie zwei Monate lang alle Milchprodukte von Ihrem Speiseplan:** Obwohl ich keine Statistiken darüber kenne, habe ich erlebt, dass viele Frauen alle Menstruationsschmerzen loswurden (selbst in Fällen schwerer Endometriose), wenn sie auf Milchprodukte, die allesamt reich an Arachidonsäure sind, verzichteten. Einige Frauen können Menstruationskrämpfe schon dadurch vermeiden, dass sie nur in den beiden Wochen vor Einsetzen der Periode Milchprodukte meiden. In den Wechseljahren, wenn die Periode oft unregelmäßig wird, kann es sein, dass Sie für ein paar Monate ganz auf Milchprodukte verzichten müssen, um von Ihren Beschwerden zu genesen.

● **Verzichten Sie auf rotes Fleisch:** Es ist reich an einem Fettsäurevorläufer der Eikosanoide (die Arachidonsäure), die bei empfindlichen Menschen zu Symptomen wie Krämpfen und Arthritis führen kann. Wenn Sie rotes Fleisch von Ihrem Speiseplan streichen, reduzieren Sie die Konzentration der entzündungsfördernden Eikosanoide, die mit Krämpfen und Endometriose-Schmerzen einhergehen.

● **Nehmen Sie Nahrungsergänzungsmittel:** Folgen Sie dem Nahrungsergänzungsmittelprogramm, aus dem Siebten Kapitel, und achten Sie dabei besonders auf folgende Punkte:

  ● **Magnesium:** Wie sich gezeigt hat, tragen 100 mg Magnesium, bei akuten Schmerzattacken alle zwei Stunden genommen, dazu bei, die glatte Muskulatur zu entspannen und damit die Krämpfe zu lindern. Nehmen Sie nicht mehr als 1000 mg (1 g) pro Tag.

  ● **Omega-3-Fettsäuren:** Omega-3-Fettsäuren sind die Vorläufer von Eikosanoiden der Serie 1 und 2. Nehmen Sie mindestens eines der folgenden Nahrungsmittel zu sich:

    → Fetten Fisch (ca. 75 bis 100 g) drei- bis viermal in der Woche
    → DHA, 100 bis 400 mg pro Tag
    → 4 Esslöffel gemahlene Leinsamen pro Tag
    → 1 Esslöffel frisches Leinsamenöl pro Tag

  ● **Vitamin C:** 1000 bis 5000 mg (1 bis 5 g) pro Tag. Erhöhen Sie die Dosis, wenn Krämpfe auftreten.

- **Akupunktur und chinesische Heilkräuter:** Die Akupunktur erleichtert nachweislich Menstruationskrämpfe und Schmerzen in der Beckenregion.[1] Ich habe ihre Vorzüge in meiner Praxis viele hundert Male erlebt und habe sie persönlich bei starken Krämpfen, wie sie bei mir mit Anfang vierzig auftraten, als außerordentlich hilfreich empfunden. Ich habe auch ungefähr ein Jahr lang individuell zusammengestellte chinesische Heilkräuter genommen. Suchen Sie sich einen Arzt oder auch einen Heilpraktiker, der sich auf traditionelle chinesische Medizin spezialisiert hat, und lassen Sie sich Ihre individuelle Kräutermischung verschreiben.

- **Rizinusölpackungen:** Zwei- bis viermal pro Woche 60 Minuten lang eine Packung Rizinusöl auf dem Unterbauch ist häufig sehr erfolgreich bei der Vorbeugung und Behandlung von Krämpfen und Beckenschmerzen. Man tränkt dazu ein vierfach gefaltetes Tuch aus saugfähigem Woll- oder Baumwollflanell mit (kaltgepresstem) Rizinusöl, legt es direkt auf den Unterbauch und bedeckt es mit einem Stück Plastik, etwa einer Plastiktüte. Darauf wird dann eine heiße Wärmflasche oder ein elektrisches Heizkissen gelegt und mit einer Decke oder einem Handtuch festgehalten. Ich selbst ziehe eine nichtelektrische Heizquelle vor. Die Patientin bleibt dann eine Stunde liegen. Edgar Cayce, der bekannte medizinische Intuitive, der Anfang bis Mitte des 20. Jahrhunderts wirkte, empfahl diese Behandlung, die das Immunsystem stärkt, bei Problemen aller Art. *Anmerkung:* Verwenden Sie diese Packungen nicht, wenn sich Ihre Schmerzen verstärken oder Sie stark bluten.

- **Nichtsteroidale Antiphlogistika** (Antiphlogistikum = entzündungshemmendes Medikament): Nichtsteroidale Antiphlogistika wie Ibuprofen, Naproxen und Ketoprofen wirken, indem sie Ihre körpereigene Produktion von Prostaglandin F2-alpha teilweise unterbinden. (Das Gleiche gilt für Aspirin, wenn der Mechanismus auch ein wenig anders ist.) Um optimal zu wirken, müssen nichtsteroidale Antiphlogistika eingenommen werden, *bevor* Sie sich unwohl fühlen. Wenn Sie sie erst nehmen, nachdem die Schmerzen eingesetzt haben, befindet sich das Prostaglandin bereits in Ihrem Blutstrom. Die Medikamente verhindern zwar die Produktion von Prostaglandin F2-alpha, sie können jedoch, nachdem das Prostaglandin einmal freigesetzt worden ist, dessen Effekte auf die Zellen nicht blockieren.

- **Orale Verhütungsmittel:** Alle Probleme in der Beckenregion gehen im Allgemeinen zurück, wenn der natürliche Hormonzyklus durch die synthetischen Hormone in den Antibabypillen, die ein Fließgleichgewicht bewirken, eingeschläfert wird. Nehmen Sie die Antibabypille mit der niedrigsten verfügbaren Dosierung. Meiden Sie Antibabypillen, wenn Sie Raucherin sind.

Starke Blutungen

Viele Frauen entwickeln in den Jahren vor der Menopause starke und unregelmäßige Blutungen, da die Östrogendominanz dazu führt, dass die Auskleidung der Gebärmutter zu stark wächst. Emotionaler Stress in jeder Form kann diesen Zustand verschlimmern. Statt des normalen monatlichen Aufbaus und der anschließenden Abstoßung der Gebärmutterauskleidung baut sich zu viel endometriales Gewebe auf und wird dann unkontrolliert abgestoßen, was zu Schmierblutungen oder unregelmäßigen, starken Blutungen führt.

Was meine ich mit starken Blutungen? Viele Frauen erleben am ersten oder zweiten Tag ihrer Periode einen stärkeren Blutfluss, der sie ein wenig ruhebedürftiger macht, doch das halte ich für durchaus normal. (In diesem Fall möchten Sie vielleicht einige der aufgeführten sanfteren Methoden versuchen.) Wenn Ihre Blutungen Sie jedoch länger als zwei Tage pro Monat daran hindern, das Haus zu verlassen oder voll am Leben teilzunehmen, wenn Sie routinemäßig durch mehrere Tampons und Einlagen bluten und dann auch noch durch Ihre Kleidung oder Ihr Nachthemd oder wenn bei Ihnen eine Eisenmangelanämie festgestellt worden ist, dann sollten Sie etwas unternehmen.

Die Weisheit der Blutungen: Verlieren Sie Lebensenergie?

Ich frage meine Patientinnen mit starken Blutungen stets, ob sie ihr Lebensblut in einem Job versickern lassen, der ohne Perspektive ist, oder in eine Beziehung, die ihre Bedürfnisse nicht voll erfüllt. Geben Sie mehr, als Sie im Gegenzug empfangen? Zapft irgendetwas oder irgendjemand Ihre Energie an wie eine Art Dracula? Nehmen Sie sich etwas Zeit für sich allein, setzen Sie sich direkt auf die Erde und bitten Sie um Führung und einen Energieschub für sich selbst.

Körperliche Ursachen für starke Periodenblutungen

Neben einem hormonellen Ungleichgewicht können physische Probleme die normalen Gebärmutterkontraktionen behindern, die jeden Monat dazu beitragen, den menstruellen Blutfluss zu stoppen. Gutartige Wucherungen, die überwiegend aus Muskelfasern bestehen (Myome), sind die häufigste physische Ursache für exzessive Blutungen. Ob ein

Myom zu Blutungen führt oder nicht, hängt von seiner Lage in der Gebärmutterwand ab. Blutungen werden meistens von submukösen Myomen hervorgerufen, die direkt unter dem Endometrium liegen, das heißt unter der Schleimhaut, die die Gebärmutter auskleidet.

Eine Adenomyosis kann ebenfalls zu heftigen Blutungen führen. Sie entsteht, wenn die Drüsen im Endometrium in die Uterusmuskulatur (das Myometrium) einwachsen. Wenn das passiert, bilden sich in der Gebärmutterwand kleine Blutseen, die während der Menstruation nicht abfließen. Im Laufe der Zeit vergrößert sich die Gebärmutter, wird löchrig wie ein Schwamm und saugt sich voll mit Blut. Dadurch wird das normale Muster der Gebärmutterkontraktionen behindert.

Da sowohl die Entstehung von Myomen als auch die Adenomyosis mit einem Überschuss an Östrogen, zu wenig Progesteron, zu viel Prostaglandin F2-alpha und häufig auch zu viel Insulin einhergehen, sind oft hormonelle und physische Faktoren gleichzeitig präsent.

Behandlungsmöglichkeiten bei starken Blutungen

Es gibt viele sichere und wirksame Möglichkeiten, starke Blutungen in den Wechseljahren zu kontrollieren. In jedem Fall sollte vor jeder Therapie eine genaue Diagnose gestellt werden, nach der dann individuell ein Behandlungsplan festgelegt wird. Hysterektomie, die darauf hinausläuft, den Boten zu köpfen, weil einem die Botschaft missfällt, sollte das letzte Mittel sein. Bevor Sie mit irgendeiner Behandlung gegen starke Blutungen beginnen, empfehle ich, sich gynäkologisch untersuchen und einen Abstrich machen zu lassen, wenn Ihre letzte Untersuchung/Abstrich länger als ein Jahr zurückliegt. Auch wenn starke Blutungen in den meisten Fällen gutartig sind und mit den Methoden behandelt werden können, die ich im Folgenden zeigen werde, sollten Sie sicher sein, dass Sie nicht ein anderes Problem haben, das zu Ihren Beschwerden führt.

- **Ernährung und Vitamine:** Folgen Sie den hormonausgleichenden Ernährungsrichtlinien, die im Siebten Kapitel diskutiert worden sind, und achten Sie dabei auf eine ausreichende Zufuhr von Antioxidanzien und Vitaminen aus dem B-Komplex. Diese helfen, die Wände Ihrer Blutgefäße zu stärken, und unterstützen Ihre Leber dabei, überschüssiges Östrogen abzubauen und aus dem Körper zu entfernen.
  - **Vitamin-B-Komplex:** Halten Sie sich an den mittleren bis höheren Bereich der auf Seite 226 vorgeschlagenen Dosierung für die verschiedenen B-Vitamine. Sie helfen, überschüssiges Östrogen zu neutralisieren.

- **Vitamin E** (Tocopherolgemisch): 400 IU, zweimal pro Tag.
- **Vitamin-C-Komplex mit Bioflavonoiden:** 1000 bis 5000 mg pro Tag
- **Vitamin A** (als Beta-Carotin): 25 000 IU pro Tag
- **Zusätzliches Eisen:** Bei vielen Frauen mit starken Blutungen stellt sich als erstes Symptom Erschöpfung aufgrund einer Eisenmangelanämie ein. Lassen Sie Ihren Hämoglobinwert bestimmen. Wenn die Zahl der roten Blutkörperchen zu niedrig ist, nehmen Sie ein Eisenpräparat. Die empfohlene tägliche Menge liegt bei 15 mg pro Tag. Sie müssen unter Umständen das Drei- bis Vierfache nehmen, bis Ihr Eisenspiegel wieder dort ist, wo er sein soll. (Bei einigen Frauen vermindert bereits die Einnahme von Eisenpräparaten den Menstruationsfluss.)
- **Akupunktur und traditionelle chinesische Medizin:** (Seite 195 ff.).
- **Rizinusölpackungen:** (siehe Seite 242)
- **Natürliches Progesteron:** Eine Progesteroncreme kann starke Blutungen reduzieren. Massieren Sie zweimal pro Tag $1/4$ bis $1/2$ Teelöffel in Ihre Handflächen oder andere weiche Hautpartien ein, und beginnen Sie damit zwei bis drei Wochen vor Einsetzen Ihrer Periode. Setzen Sie damit aus, wenn Ihre Periode anfängt, und beginnen Sie wieder ein bis zwei Wochen später. Nach etwa drei Monaten sollten Sie konkrete Ergebnisse sehen.
- **Nichtsteroidale Antiphlogistika:** Nehmen Sie täglich ein nichtsteroidales Antiphlogistikum, wie Ibuprofen, Naproxen oder Ketoprofen. Beginnen Sie damit ein oder zwei Tage vor Ihrer Periode, und setzen Sie die Einnahme durch Ihre stärksten Tage hindurch regelmäßig fort. Verwenden Sie die niedrigste Dosierung, die zu einem Resultat führt. Die nichtsteroidalen Antiphlogistika vermindern den menstruellen Blutverlust nachweislich.
- **Synthetisches Progesteron:** Wenn natürliches Progesteron nicht wirkt, ist es manchmal notwendig, ein starkes synthetisches Progesteron wie Medroxyprogesteronacetat (MPA) zu nehmen. (Das ist die einzige Gelegenheit, bei der ich synthetische Hormone empfehle.) Das gilt besonders dann, wenn Sie ein Myom haben, das blutet, und Sie Ihr Problem nicht mit einer sanfteren Methode in den Griff kriegen können. MPA wird bei starken Menstruationsblutungen in einer Dosis von 10 mg ein- bis zweimal am Tag in den zwei Wochen vor Eintritt der Periode verschrieben. Dann gönnen Sie Ihrem Körper eine Ruhepause von zwei Wochen und beginnen von neuem. In der Regel führt ein dreimonatiger Zyklus von zwei Wochen mit und zwei

Wochen ohne Pille zu einer signifikanten Abnahme der exzessiven Blutungen. Auch wenn MPA Nebenwirkungen haben kann, sind diese im Vergleich zum Verlust Ihrer Gebärmutter akzeptabel.

● **Orale Verhütungsmittel:** Viele Frauen, die aufgrund von Myomen, einem ausbleibenden Eisprung, Östrogenüberschuss in Relation zum Progesteron oder einer Kombination von allem unter starken, unregelmäßigen Perioden leiden, kommen oft mit Antibabypillen gut zurecht. Obwohl diese Pillen keine echte Heilung bringen, sind sie eine gute Option, wenn die Alternative ein operativer Eingriff ist.

● **Ausschabung** (Kürettage, Abrasio): Diese chirurgische Standardbehandlung bei starken Blutungen umfasst eine Ausschabung der Gebärmutterauskleidung und das Abtragen von überschüssigem Gewebe. Aus noch nicht ganz geklärten Gründen hilft dies häufig bei zu starken Blutungen. Sie dient überdies oft dazu, den spezifischen Zustand zu diagnostizieren, der die Blutungen hervorruft.

● **Abtragung des Endometriums** (Ablatio): Bei diesem chirurgischen Verfahren wird die Auskleidung des Uterus mit einem Laser oder einem elektrischen Thermokauter verödet. Da dadurch die Gebärmutterschleimhaut zerstört wird, führt dies oft zu einem vollständigen Aufhören der Periode oder aber zu sehr schwachen Perioden. Es sollte niemals bei einer Frau angewandt werden, die ihre Fähigkeit, Kinder zu bekommen, bewahren möchte.

Eine Abtragung des Endometriums funktioniert bei hartnäckigen Blutungen oft sehr gut. Die Operation sollte von einem erfahrenen Operateur durchgeführt werden. Ziehen Sie bei einer Universitätsklinik oder Ihrem örtlichen Krankenhaus Erkundigungen ein.

Ich habe einer Reihe von Frauen diesen Eingriff empfohlen. Für einige stellte er eine große Erleichterung dar. Eine Abonnentin meines Rundbriefes schrieb mir: »Vor drei Monaten unterzog ich mich einer Abtragung des Endometriums und einer Eileiterunterbindung. Mit 44 Jahren sterilisiert mich dies auf zweierlei Weisen, wofür ich dankbar bin, und es hat die ständigen, wochenlangen Blutungen und Blutgerinnsel geheilt. Nun habe ich keine Perioden mehr! Toll!«

Myome

In den Vereinigten Staaten haben 30 bis 50 Prozent aller Frauen gutartige Wucherungen, so genannte Myome. Sie kommen bei Frauen jeder Rasse und jeder sozialen Schicht vor, sind aber bei Afroamerikanerinnen oder Frauen karibischer Herkunft häufiger als bei Frauen europäischer

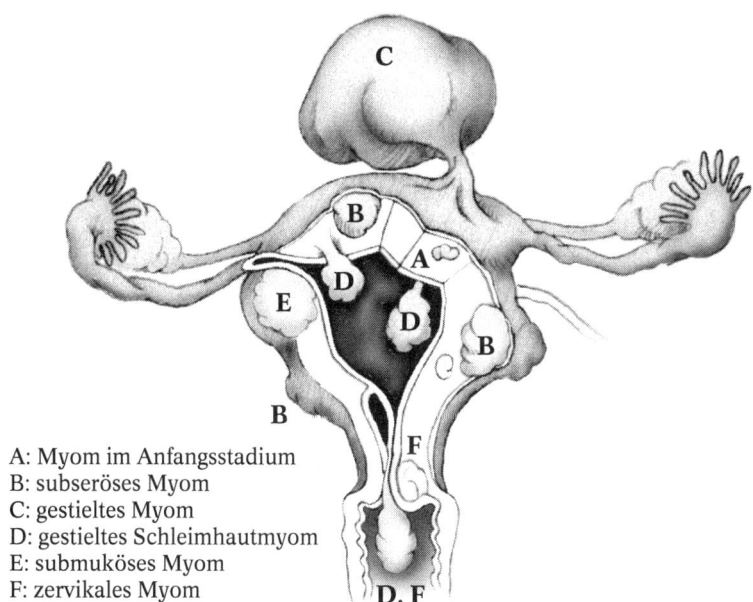

A: Myom im Anfangsstadium
B: subseröses Myom
C: gestieltes Myom
D: gestieltes Schleimhautmyom
E: submuköses Myom
F: zervikales Myom

Abbildung 9: Verschiedene Myomtypen

Abstammung. Myome bilden sich in der glatten Muskulatur und im Bindegewebe der Gebärmuttermuskulatur selbst. Auch wenn sie bereits bei jungen Frauen Ende der Teenagerjahre oder Anfang zwanzig auftreten können, werden sie am häufigsten bei Frauen in den Dreißigern und Vierzigern diagnostiziert.[2]

Die Mehrheit aller Myome führt nicht zu echten Problemen. Mit anderen Worten: Sie sind bloß da. Manchmal – je nach Lage – können Sie sie ertasten. Sie fühlen sich wie ein glatter Klumpen in Ihrem Unterbauch an, direkt über Ihrem Schambein. Weil das weibliche Becken sich an Wucherungen von der Größe eines neugeborenen Babys anpassen kann, ist offensichtlich, dass kleine und selbst große Myome nicht unbedingt zu Problemen führen. Vielleicht wissen Sie nicht einmal, dass Sie ein Myom haben, bis Sie sich gynäkologisch oder mit Ultraschall untersuchen lassen. Ihre Periode muss sich nicht verändern, und möglicherweise haben Sie weder Schmerzen noch andere Symptome. Myome können aufgrund der Östrogendominanz in den Wechseljahren drastisch wachsen (ihr Wachstum wird von Östrogen angeregt), doch sie schrumpfen nach der Menopause oft genauso drastisch – »Mutter Naturs« Behandlung.

Die Weisheit Ihrer Myome

Obwohl es allgemein anerkannte ernährungsphysiologische und hormonelle Ursachen dafür gibt, dass so viele Frauen Myome haben, sind die grundlegenden energetischen Muster, die zu Myomen führen, mit einer Blockade oder Stagnation der Energie im zweiten emotionalen Zentrum verknüpft. Wir Frauen riskieren Myome (oder andere Probleme in der Beckenregion), wenn wir unsere kreative Energie in auswegslose Beziehungen stecken, aus denen wir hinausgewachsen sind. Als ich beispielsweise mit 42 Jahren selbst ein Myom entwickelte, wusste ich, dass dies teilweise damit in Zusammenhang stand, dass ich mehrere Jahre länger in einer Praxis mit sehr intensiver Patientenversorgung blieb, als ich es wirklich wollte. Ich befürchtete, nicht als »vollwertige« Ärztin akzeptiert zu werden, wenn ich nicht regelmäßig operierte und eine durchgängige Praxis unterhielt. Obwohl ich mich danach sehnte, meine Kreativität im Schreiben und Lehren auszuleben, fürchtete ich auch, dass meine Kollegen mich ablehnen würden, wenn ich nur Teilzeit arbeitete. Das ist die klassische Doppelbotschaft des zweiten emotionalen Zentrums. Unser Bedürfnis, Anerkennung im Beruf zu finden, und das gleichzeitige Bedürfnis, geliebt und anerkannt zu werden, führen zu einer Blockade im kreativen Zentrum unseres Körpers, die unter entsprechenden Umständen in einem Myom resultieren kann.

Ellen: Ihre Kreativität gebären

Ellen, 38 Jahre alt, war verheiratet, hatte zwei Kinder und arbeitete als Wissenschaftlerin an der Universität. Sie mochte alles an ihrem Beruf, von der Thematik ihres Forschungsgebietes bis zu den Menschen, mit denen sie tagtäglich arbeitete, und war stolz auf die Tatsache, dass ihre Kollegen sie aufsuchten, wenn sie Schwierigkeiten bei ihren Projekten hatten. Aber als die Jahre ins Land zogen, verspürte Ellen das Bedürfnis, eigenständiger zu arbeiten. Leider war es sehr schwierig für sie, diese anderen Projekte beiseite zu schieben, um ihre eigene Kreativität zu gebären, weil sie inzwischen für die anderen »unabkömmlich« geworden war. Um diese Zeit wurde ihr Myom diagnostiziert.

Im Verlauf der nächsten Jahre wuchs ihr Myom weiter, während Ellen sich zwischen ihren eigenen Bedürfnissen hinsichtlich ihrer Forschungsarbeit und den Bedürfnissen ihrer Kollegen, ihrer Kinder und ihres Mannes hin- und hergerissen fühlte. Als sie mich aufsuchte, um mich wegen eines möglichen operativen Eingriffs hinsichtlich des Myoms zu konsultieren, forderte ich sie auf, darüber nachzudenken, wohin ihre Energie »entwich«. Sie erwiderte, ein großer Teil ihrer Identität und ihres Selbstwertgefühls stamme aus dem Gefühl, für andere da zu sein. Sie befürchtete, dass sie sich, wenn sie sich stärker zurückziehen und für sich selbst arbeiten würde, nicht mehr so gebraucht fühlen würde – und dass die anderen sie für selbstsüchtig halten würden. Als wir darüber sprachen, erkannte sie, dass sie einige seit langem überfällige Veränderungen in ihrem Lebensplan und in ihren Prioritäten würde machen müssen. Dann erklärte sie mir, sie wolle sich selbst nochmals sechs Monate geben, bevor sie sich einem operativen Eingriff unterzöge. Als ich sie das nächste Mal sah, war ihr Myom nicht weiter gewachsen und sogar ein wenig geschrumpft. Was aber noch wichtiger war: Ellen hatte ihren Kollegen gesagt, was sie bereit war, für sie zu tun, und was nicht – und hatte gleichzeitig einige wichtige Schritte unternommen, um ihre eigenen Projekte voranzutreiben. Mit anderen Worten, sie hatte begonnen, ihre eigene Kreativität zu gebären.

Wenn Sie ein Myom haben oder gehabt haben, stellen Sie sich die folgenden Fragen: Was sind die schöpferischen Dinge in mir, die ich noch in die Welt setzen möchte? Wenn alles möglich wäre, wie sähe mein Leben dann aus? Wenn ich noch sechs Monate zu leben hätte, welche Beziehungen würde ich sofort aus meinem Leben streichen? Welche Beziehungen würde ich intensiver pflegen? Welche Beziehungen speisen und nähren mich wirklich? Welche saugen mich aus? Schreiben Sie Ihre Antworten in ein Tagebuch. Diskutieren Sie sie mit Freunden, die Sie wirklich unterstützen. Tief in Ihrem Inneren kennen Sie alle Antworten, die Sie brauchen. Sie müssen nur offen sein, sie zu hören.

Behandlung von Myomen

Es ist wichtig zu wissen, dass nicht jedes Myom behandelt werden muss. In vielen Fällen ist »Abwarten und Tee trinken« durchaus keine unvernünftige Haltung; Sie können jahrelang ohne negative gesundheitliche Folgen mit Myomen leben, wenn sie Sie nicht stören. Was Sie jedoch stören könnte, ist das Wissen darum, dass sie da sind. Eingedenk unseres kulturellen Erbes hinsichtlich Unterleibsorganen ist die Erwartung, dass irgendetwas schief gehen *wird*, oft ein größeres Risiko für das Wohlbefinden einer Frau als das Myom an sich.

Es würde vielen Frauen sehr helfen, sich nicht so viele Gedanken um ihre Myome zu machen. Zu dem Zeitpunkt, an dem Ihr Myom diagnostiziert wird, wissen Sie in der Regel nicht, was dieses Ungleichgewicht in Ihrem zweiten emotionalen Zentrum ausgelöst hat. Das Verständnis kommt in der Rückschau. Versuchen Sie stattdessen, aus dem Prozess zu lernen, ganz gleichgültig, für welche Behandlung Sie sich entscheiden.

Ein wesentliches Element dieses Lernprozesses ist es, sich von Schuldgefühlen frei zu machen. Es ist niemals hilfreich, an der Vorstellung festzuhalten, dass Sie eine bestimmte Krankheit haben, weil Sie »irgendetwas falsch machen«. Wenn Sie vorher gewusst hätten, was Ihnen Ihr Myom sagen will, hätten Sie es nicht manifestieren müssen. Und zudem weisen alle körperlichen Probleme gleichzeitig genetische, ernährungsphysiologische, umweltbedingte und emotionale Komponenten auf. Auf der anderen Seite haben Sie möglicherweise Gründe, Ihr Myom behandeln zu lassen. Obwohl die meisten Myome schrumpfen, sobald die Menopause abgeschlossen ist, möchten Sie vielleicht nicht mit einer Wucherung leben, die Sie aussehen lässt, als ob Sie schwanger seien. Wenn Sie wie ich feststellen, dass Sie ständig Ihr Myom kaschieren, und Ihre Menopause noch fünf oder sechs Jahre vor Ihnen liegt, dann möchten Sie vielleicht handeln. Und Sie werden natürlich definitiv Erleichterung wünschen, wenn Sie Symptome wie Schmerzen, starke Blutungen, Krämpfe oder Kreuzschmerzen haben. Glücklicherweise gibt es zahlreiche Behandlungsmöglichkeiten.

Ernährungsumstellung und Nahrungsergänzungsmittel
Jede Ernährungsumstellung und jeder andere Ansatz, der dazu dient, das überschüssige Östrogen auszubalancieren oder den Energiefluss (*Chi*) durch die Beckenorgane zu verstärken, hilft bei Myomen in häufigen Fällen genauso gut wie bei starken Blutungen und bei Menstruationskrämpfen. Dazu gehören Akupunktur und auch chinesische Heilkräuter, Phytoöstrogene aus Sojaprodukten oder Leinsamen, Ernährungsumstellung und östrogenausbalancierende Nahrungsergänzungsmittel (siehe Sechstes Kapitel). Auch Yogaübungen können hilfreich sein – auf jeden Fall ist es einen Versuch wert, alternative Behandlungsmöglichkeiten auszuprobieren, wie dieses Schreiben einer meiner Rundbrief-Abonnentinnen bestätigt:

»Ich habe jahrelang unter multiplen Wucherungen in meiner Gebärmutter gelitten und hatte in meiner Uteruswand schätzungsweise 25 bis 30 Myome. Zwei Wochen jeden Monat litt ich unter schrecklichen, schier unerträglichen Schmerzen. Ich konnte nicht schlafen und lag schweißnass und wie ein Ball zusammengerollt im Bett. 1991 und 1992 hatte ich zweimal Laserchirurgie via Labaroskop, doch der Chirurg konnte nur drei oder vier der größeren Myome entfernen. Dann las ich Ihr Buch und bin strikt Ihrem Rat gefolgt, Milchprodukte vom Speiseplan zu streichen und Vitamine aus dem B-Komplex sowie 800 mg Magnesium zu nehmen. Und das Ergebnis? Ich könnte Ihnen aus Dankbarkeit um den Hals fallen! Meine

Schmerzen sind verschwunden! Obwohl ich eine weitere Operation geplant hatte, änderte ich meine Absichten, als ich erkannte, dass Ihre Vorschläge funktionieren. Ich fühle mich wie eine vollständig andere Frau – wie neugeboren, voller Vitalität und Tatendrang.«

Hormonelle Behandlungsmöglichkeiten

Bioidentisches Progesteron: Progesteronhaltige Hautcremes helfen, einer Östrogendominanz entgegenzuwirken. Die übliche Dosis beträgt $1/4$ bis $1/2$ Teelöffel, drei Wochen lang ein- bis zweimal am Tag in die Handflächen oder andere weiche Hautpartien einmassiert, anschließend eine Woche Unterbrechung. Wenn Ihre Perioden regelmäßig sind, richten Sie es zeitlich so ein, dass die Woche Unterbrechung mit der Woche Ihrer Periode korrespondiert. Wenn Ihre Perioden unregelmäßig sind, schlage ich vor, dass Sie die Applikation der Progesteroncreme mit den Mondphasen koordinieren, auf die jedes menschliche Wesen eingestimmt ist. Planen Sie die Anwendung so, dass Sie kein Progesteron nehmen, wenn Neumond herrscht – die Zeit, in der Frauen vor Erfindung der künstlichen Beleuchtung meist ihre Regel hatten. Einigen Frauen bekommt es am besten, wenn sie die Creme jeden Tag benutzen, ohne auszusetzen. Manche Frauen brauchen möglicherweise eine höhere Dosierung, die vom Arzt individuell verschrieben werden kann.

Die meisten Frauen kommen mit Progesteron, das durch die Haut resorbiert wird und so direkt in den Blutstrom gelangt, gut zurecht. Oral aufgenommenes Progesteron muss erst in der Leber metabolisiert werden, und die Abbauprodukte, die dabei anfallen, rufen bei empfindlichen Frauen starke Müdigkeit oder sogar Depressionen hervor. Dennoch bevorzugen manche Frauen die orale Einnahme. Die Dosis beträgt 100 bis 200 mg ein- oder zweimal pro Tag für mindestens zwei Wochen pro Monat. Einige Frauen müssen die Tabletten täglich einnehmen.

Orale Verhütungsmittel: Antibabypillen sind eine Kombination aus synthetischem Östrogen und Progestin; sie können die Östrogendominanz glätten, die oft dazu führt, dass Myome wachsen oder symptomatisch werden. Da diese Pillen synthetische Hormone enthalten, schlage ich vor, sie erst dann zu benutzen, wenn natürlichere Ansätze keine Hilfe gebracht haben, oder in Situationen, in denen eine Frau einem natürlicheren Ansatz nicht folgen will oder kann.

GnRH-Agonisten: GnRH-Agonisten wie Nafarelin oder Leuprorelin wirken auf der Ebene der Hypophyse und versetzen den Körper in den Zustand einer künstlichen Menopause. Das senkt den Östrogenspiegel und lässt Myome schrumpfen. Zu den Nebenwirkungen gehören alle Symptome der späten Wechseljahre, wie Verlust von Knochensubstanz, Hitzewallungen und Scheidentrockenheit, doch diesen Symptomen kann man manchmal mit einer niedrig dosierten Hormontherapie, die kein Myomwachstum nach sich zieht, effektiv entgegenwirken. GnRH-Agonisten können bei manchen Frauen recht wirksam als Alternativen zu einer Operation eingesetzt werden. Ich empfehle sie nicht, wenn in Ihrer Familie gehäuft Alzheimer auftritt, weil der rasche Entzug von Östrogen aus dem Gehirn bei empfindlichen Frauen unter Umständen nicht ratsam ist.

Chirurgische Eingriffe
Myomenukleation: Myome lassen sich oft chirurgisch entfernen. Dabei entscheiden Größe und die Lokalisation eines Myoms über die chirurgische Vorgehensweise. Myome, die tief in der Gebärmutter direkt unter der Gebärmutterauskleidung liegen, lassen sich beispielsweise manchmal durch die Scheide entfernen. Andere können laparoskopisch entfernt werden (man spricht in diesem Zusammenhang manchmal von »Bauchnabelchirurgie«). Große Myome, wie dasjenige, das ich hatte, erfordern eine Eröffnung der Bauchhöhle.

Wenn Sie sich dafür entscheiden, Ihr Myom chirurgisch entfernen zu lassen, sollten Sie sich an einen Chirurgen wenden, der auf dieses Gebiet spezialisiert ist und der Ihren Wunsch versteht, Ihre Gebärmutter zu behalten. Nach der Operation meinte mein Chirurg:»Ich freue mich, Ihnen sagen zu können, dass Sie nun völlig gesunde und normale Unterleibsorgane haben. Ich musste nichts entfernen außer dem Myom!« Das war genau das, was ich hören wollte.

Die Entfernung Ihrer Myome kann eine sehr positive Erfahrung sein. Wie mir eine meiner Rundbrief-Abonnentinnen schrieb:

»Nachdem ich meine Myome hatte entfernen lassen, entfernte ich auch die meisten negativen Erfahrungen aus meinem Leben. Es ist wunderbar! Keine Kopfschmerzen, keine Krämpfe, keine Rückenschmerzen. Ich arbeite noch an weiteren Ernährungsumstellungen, doch diejenigen, die ich bereits durchgeführt haben, habe mich positiver, stärker und sorgenfreier gemacht. Ich habe außerdem begonnen zu beten. Damit und mit der Veränderung meiner Lebensgewohnheiten bin ich auf dem Weg, im Alter von 40 Jahren gesund und erwachsen zu werden!«

Myomembolisation: Eine Embolisation der Uterusarterie (*uterine artery embolization*, UAE) ist eine relativ neue Behandlung von Myomen. Dabei wird eine Substanz (in der Regel polymerisierende Kunststoffe, Kunststoffkügelchen) in eine Uterusarterie injiziert. Das führt zu einer Unterbrechung der Blutversorgung des Myoms, das daraufhin mit der Zeit schrumpft. Um die Uterusarterie zu erreichen, wird ein Gefäßkatheter in die Oberschenkelvene eingeführt. Anschließend werden die Arterien künstlich verschlossen. Die Erfahrungen mit dieser Technik sind gut; weltweit liegt die Erfolgsrate bei 85 Prozent. Alle Arten von myombedingten Symptomen, wie starke oder unregelmäßige Blutungen, Gebärmuttervergrößerung und Symptome, die mit der Größe des Myoms zusammenhängen, wie häufiges Wasserlassen, lassen sich auf diese Weise lindern bzw. beheben.

Nach der Statistik kann eine Patientin, die sich diesem Eingriff unterzieht, nach etwa sechs Monaten einen vierzig- bis fünfzigprozentigen Rückgang der Uterusgröße erwarten, doch selbst diejenigen Frauen, deren Uterus nicht schrumpft, berichten über eine Besserung von Symptomen wie starken Blutungen. Obwohl bisher noch keine Langzeitstudien vorliegen, weist die UAE im Vergleich zur Myomenukleation oder zur Hysterektomie ein geringes Risiko auf. Es sind jedoch auch einige ernsthafte Komplikationen wie Nierenversagen oder allergische Reaktionen auf das Verschlussmittel dokumentiert.[3] Wenn Ihnen dieses Verfahren zusagt, suchen Sie eine Klinik auf, die viel Erfahrung mit UAEs hat und solche Eingriffe häufig durchführt.

Hysterektomie: Eine Gebärmutterentfernung sollte das letzte Mittel sein, um Myome zu behandeln, und sich auf diejenigen Frauen beschränken, die zusätzlich zu ihren Myomen außerdem hartnäckige Blutungen oder Schmerzen haben, die mit anderen Maßnahmen einfach nicht in den Griff zu bekommen sind. In diesem Fall kann eine Hysterektomie ein wahrer Segen sein und die Lebensqualität einer Frau drastisch verbessern.

Carol: Die Notwendigkeit, loszulassen
Carol war 46, als sie das erste Mal zu mir kam, um eine zweite Meinung über einen operativen Eingriff einzuholen. Carol hatte in ihrem Uterus zahlreiche Myome, die dazu führten, dass sie jeden Monat starke Blutungen hatte. Das hatte chronische Blutarmut (Anämie) und Erschöpfung zur Folge. In den vergangenen vier Jahren hatte sie verzweifelt darum gekämpft, ihre Gebärmutter zu behalten, und sich an die Hoffnung geklammert, dass sie irgendwann einmal ein Kind haben werde. Carols Zustand hatte sich so verschlechtert, dass der Kampf um ihre Gebärmutter zu ihrem Lebenssinn geworden war. Sie hatte sogar ihren

Job verloren, weil sie aufgrund ihrer ständigen Arztbesuche häufig fehlte oder sich wegen ihrer starken Blutungen krankmelden musste. Obwohl Carol mit Antibabypillen, synthetischen Hormonen und mehreren Ausschabungen versucht hatte, die Blutungen zu stoppen, hatte nichts geholfen. Ihr Zustand war zu ernst, als dass alternative Behandlungen wie Akupunktur oder Ernährungsumstellung in Frage gekommen wären. Ich sagte ihr, dass meiner Meinung nach eine Hysterektomie für ihre Gesundheit und für ihr Wohlbefinden das Beste wäre. (Wenn sie zum jetzigen Zeitpunkt zu mir käme, würde ich ihr eine Embolisation der Uterusarterie vorschlagen.)

Der Zustand ihres Uterus hielt Carol davon ab, ihr Leben zu leben. Sie war gefangen in einem Muster des Festhaltens, das darin bestand, ihr Lebensblut ganz buchstäblich in unrealistische Hoffnungen und Träume einfließen zu lassen, die kaum oder gar keine Chance auf Verwirklichung hatten. Wie wir alle in der Lebensmitte musste Carol von einem Traum aus ihrer Vergangenheit (ein eigenes Kind zu haben) Abschied nehmen, musste sich zu trauern erlauben und dann in ihrem Leben weiter voranschreiten. Auch wenn so etwas niemals leicht ist, ist es manchmal die heilsamste Entscheidung.

Ein selbstbestimmter Zugang zu einer Operation oder einem invasiven Eingriff

Wenn Sie sich mit der Entscheidung zwischen einem chirurgischen Eingriff oder einer UAE auseinander gesetzt haben und Ihre Möglichkeiten kennen, dann haben Sie die Opferrolle abgestreift und sind in das Partnerschaftsmodell eingetreten. Schon dieser Rollenwechsel verbessern Ihre Chancen auf ein gutes Behandlungsergebnis.

Hysterektomie aus den falschen Gründen

Holen Sie in jedem Fall eine zweite Meinung ein, wenn Ihnen jemand aus einem der folgenden Gründe rät, wegen eines Myoms eine Hysterektomie vornehmen zu lassen:

1. *»Sie sollten sich operieren lassen, bevor das Myom größer wird. Wenn Sie das nicht tun, wächst Ihr Myom möglicherweise weiter und macht die Operation später schwieriger.«*
Wenn eine kleine Wucherung nicht zu hartnäckigen Blutungen oder Fruchtbarkeitsproblemen führt, muss sie nicht entfernt werden. Nicht alle Myome wachsen, und selbst wenn sie es tun, haben Untersuchungen

gezeigt, dass die Entfernung eines Uterus mit großen Myomen für die Patientin kein erhöhtes Risiko birgt. Wenn nötig, kann das Myom entfernt werden (siehe Seite 252), wobei der Uterus und die Blutversorgung der Eierstöcke intakt bleiben.

2. »*Ihr Myom könnte kanzerogen entarten*« oder »*Wir können nicht sicher sein, dass es nicht kanzerogen ist, bis wir es entfernt haben.*« Myome sind so gut wie nie kanzerogen (die Inzidenz liegt unter eins zu tausend). Wenn ein Myom krebsartig entartet, wird es als Gebärmuttersarkom bezeichnet, und gegenwärtig ist die Prognose für diese Erkrankung sehr schlecht, das heißt, dass eine Diagnose via chirurgischem Eingriff Ihre Überlebenschancen nicht bedeutend erhöht. Tatsächlich ist die Wahrscheinlichkeit, an Komplikationen bei der Entfernung der Gebärmutter zu sterben, zwar klein, statistisch aber etwas größer als die Wahrscheinlichkeit, dass aus einem Myom ein Sarkom wird.

3. »*Man kann Ihre Eierstöcke auf dem Ultraschallbild nicht sehen.*« Wenn Sie eine Ultraschalluntersuchung (oder eine Kernspinresonanztomographie) vornehmen lassen, um die Diagnose »Myom« zu bestätigen, kann es sein, dass einer Ihrer Eierstöcke nicht sichtbar ist, weil er hinter dem Myom liegt. Da Ärzte haftbar gemacht werden können, wenn sie ein vorhandenes Eierstockproblem übersehen, schlagen sie unter Umständen eine Operation vor, um ganz sicherzugehen, dass mit Ihrem Ovar alles in Ordnung ist.

Wenn Sie jedoch keinen Grund zu der Annahme haben, dass Ihre Eierstöcke krank sind, können Sie Ihren Arzt einfach auffordern, Sie weiter zu beobachten. Denken Sie daran, wenn man einen Eierstock auf dem Ultraschallbild nicht sehen kann, dann heißt das nicht, dass irgendetwas damit nicht in Ordnung ist – es heißt nur, dass die Gerätetechnik Grenzen hat! In dieser Situation entschließen sich manche Frauen für eine Bauchspiegelung (Laparoskopie), bei der die Beckenorgane sozusagen von innen betrachtet werden können. (Dabei können auch Gewebeproben aus Uterus und Ovarien entnommen werden.) Andere vertrauen einfach darauf, dass alles in Ordnung ist. Treffen Sie bitte eine Entscheidung, bei der Sie sich am wohlsten fühlen.

Sollten Sie eine Hysterektomie vornehmen lassen?

Myome und starke sowie unregelmäßige Blutungen sind die häufigsten Gründe, warum sich Frauen in mittleren Jahren die Gebärmutter herausnehmen lassen. Auch wenn eine Hysterektomie manchmal notwendig ist, unterziehen sich viel zu viele Frauen diesem Eingriff, auch wenn sie ihre Symptome mit anderen, schonenderen und natürlicheren Mitteln hätten lindern können. Es lohnt sich auf jeden Fall, unsere Beckenorgane, wenn möglich, intakt zu halten.

In einer idealen Welt würde jedes Mädchen und jede Frau den Wert ihrer Beckenorgane schon in jungen Jahren kennen lernen; ihre Vorzüge wären genauso gut untersucht wie diejenigen der männlichen Organe, Forschung über sichere und effektive natürliche Alternativen zur Behandlung von Blutungen und Schmerzen wäre üblich, und Hysterektomie mit oder ohne Entfernung der Ovarien wäre eine sehr seltene Operation, die nur dann durchgeführt würde, wenn alle anderen Alternativen nicht griffen. Diese Denkweise herrscht bei uns gegenwärtig nur dann, wenn es um männliche Geschlechtsorgane geht. Daher wird eine Orchiektomie, eine Hodenentfernung, nur als allerletztes Mittel in Betracht gezogen, obwohl sie eine sehr effektive Behandlung für Prostatakrebs darstellt. Und selbst in Fällen von Peniskrebs wird der Penis so gut wie nie entfernt.

Leider haben Gebärmutter und Eierstöcke so lange eine schlechte Presse gehabt, dass viele Frauen in der Tat Angst vor ihren Beckenorganen bekommen haben. Kürzlich bekam ich mit, wie eine Frau, nennen wir sie Jane, auf einer Party mit ihren Freundinnen über ihre bevorstehende Gebärmutterentfernung sprach. Ihr Myom sei nur so groß wie eine kleine Orange, erzählte sie, und sie habe keine Symptome. Aber, so erklärte sie:»Ich bin 50, und in meinem Alter ist es nur eine Frage der Zeit, bis in der Region irgendetwas passiert. Ich kann sie mir genauso gut jetzt herausnehmen lassen.« Viele Ärzte verstärken diese Furcht. Einer Patientin, die zu mir kam, um eine zweite Meinung einzuholen und eine Hysterektomie wegen eines Myoms zu umgehen, war von ihrem Gynäkologen erklärt worden, ihre Gebärmutter (die nur wenige Monate zuvor ein gesundes Mädchen produziert hatte) sei »nicht ihre Freundin«.

Das griechische Wort *hystera* (Gebärmutter) diente im Altertum dazu, Frauenleiden aller Art, ob psychologischer (Hysterie) oder physiologischer Natur, zu beschreiben, von denen man annahm, sie würden von der Gebärmutter hervorgerufen. Nach dem Aufkommen der Anästhesie um 1800 wurde die Hysterektomie zu einer enorm populären »Behandlung« für Frauenbeschwerden bzw. für das, was nach Meinung von Ehemann, Vater oder Arzt falsch bei einer Frau lief: das Mittel der Wahl bei Übergewicht, schmerzhafter Menstruation, psychischen Störungen und insbesondere bei Selbstbefriedigung, Promiskuität oder anderen erotischen Neigungen.

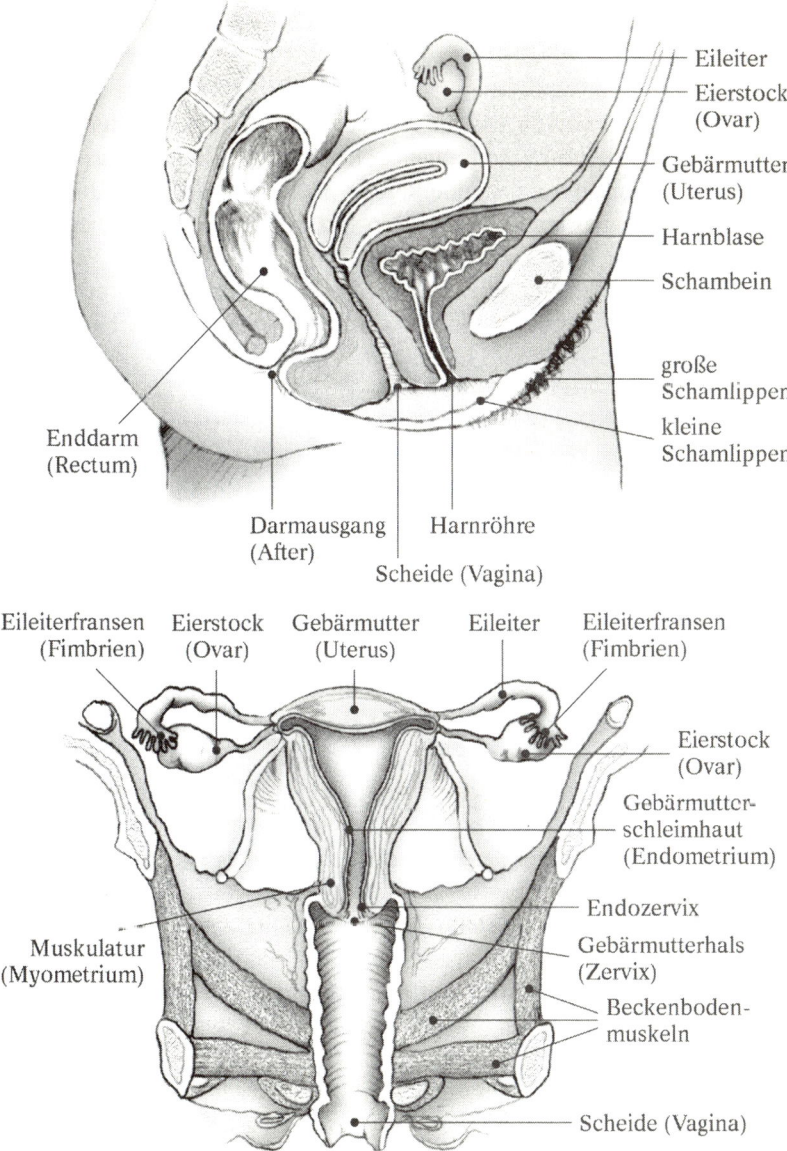

Abbildung 10: Die Beckenorgane samt der Beckenbodenmuskulatur
Eine starke Beckenbodenmuskulatur ist ein wichtiger Teil der Beckenkraft.

Die chirurgische Entfernung des Uterus ist und bleibt eine der am häufigsten durchgeführten Operationen in den Vereinigten Staaten – Ärzte wie Patientinnen haben gelernt, dass dieses Organ schlimmstenfalls gefährlich, bestenfalls entbehrlich ist. Ein Drittel aller 60-jährigen Frauen in diesem Land hat eine Hysterektomie gehabt. Das ist eine erstaunlich hohe Zahl. Kaum überraschend ist die Zahl der Hysterektomien bei Arztgattinnen besonders hoch. Und bei rund 43 Prozent aller Frauen werden gleichzeitig mit der Gebärmutter die Eierstöcke entfernt, um einem möglichen Eierstockkrebs vorzubeugen – trotz der Tatsache, dass die große Mehrheit aller Frauen niemals einen Ovarialtumor entwickelt, sondern zweifellos ihr ganzes Leben lang von den Hormonen profitieren kann, die unsere Ovarien produzieren.

Gute Gründe, Gebärmutter, Gebärmutterhals und Eierstöcke zu behalten

● Ihre Gebärmutter, Ihr Gebärmutterhals und Ihre Eierstöcke wirken alle zusammen, um Ihren Körper Ihr ganzes Leben hindurch mit den notwendigen Hormonen zu versorgen. Sie werden auch weitgehend von denselben Gefäßen mit Blut versorgt. Wenn die Gebärmutter entfernt wird, so beeinflusst dies die Funktion der Ovarien selbst dann, wenn sie unberührt bleiben. Bei bis zu 50 Prozent aller Frauen, die eine Hysterektomie hatten, stellen die Ovarien ihre Tätigkeit früher ein als normal – bei diesen Frauen beginnen die Wechseljahre früher, was ihr Risiko für Herzerkrankungen und Osteoporose erhöht.[4]

● Die Eierstöcke (Ovarien) sind die weiblichen Gegenstücke zu den Hoden des Mannes. Als solche sind sie wichtige Androgenproduzenten, also derjenigen Hormone, die mitverantwortlich für einen normal starken Sexualtrieb sind. Einige Untersuchungen haben gezeigt, dass bis zu 25 Prozent aller Frauen nach einer Entfernung ihrer Ovarien über eine verminderte Libido klagen. Eine Entfernung der Ovarien kastriert eine Frau buchstäblich – und als solches wird es in der medizinischen Literatur auch bezeichnet.[5]

Viele Ärzte entfernen die Ovarien bei einer Hysterektomie routinemäßig gleich mit, um das Auftreten von Ovarialtumoren zu verhindern. Wenn eine Frau ein großes genetisches Risiko für Eierstockkrebs hat, ist dies unter Umständen eine vernünftige Entscheidung. Doch die übergroße Mehrheit aller Frauen wird niemals Eierstockkrebs bekommen, und die routinemäßige Entfernung normaler Ovarien als Vorbeugung ist ein sehr hoher Preis.

- Die Wechseljahre mit intakten Eierstöcken und einer intakten Gebärmutter sind ein normales physiologisches Ereignis, das sich über eine Zeitspanne von sechs bis 13 Jahren ersteckt. Wenn Ihre Ovarien allmählich ihre Funktion verändern, übernehmen die Nebennieren ganz natürlich einen gewissen Teil der Hormonproduktion, wie es auch das Fettgewebe tut. Wenn bei einer Frau der Uterus oder Uterus und Ovarien entfernt worden sind, kommt ihr Körper abrupt in die Menopause, was für das Hormonsystem ein Schock sein kann.
- Der Uterus zieht sich beim Orgasmus rhythmisch zusammen, was zur sexuellen Lust vieler Frauen beim Beischlaf beiträgt. Einige Frauen, die eine Hysterektomie hatten, klagen, ihre Orgasmen seien nicht mehr so befriedigend wie zuvor.
- Der Gebärmutterhals (Zervix; der untere Teil des Uterus, der in die Scheide ragt) ist Teil des normalen Beckenbodens und hilft, die Harnblase zu stützen. Die Nerven, die sich zur Blase erstrecken, sind eng mit der Zervix verbunden. Bei einer Entfernung von Gebärmutter samt Zervix können diese Nerven geschädigt werden, was das Risiko für eine Harninkontinenz erhöht.[6]
- Nur 10 Prozent aller Hysterektomien werden aufgrund der Diagnose Krebs durchgeführt. Das heißt, dass die Beckenorgane der Betroffenen in bis zu 90 Prozent aller Fälle wegen gutartiger Erkrankungen entfernt werden.

Bringen Sie Ihr Hysterektomie-Erbe ans Tageslicht

Im Lauf der Jahre habe ich herausgefunden, dass weder Erziehung noch Informationen jedweder Art das Leben einer Frau verändern werden, solange sie aus alten, unbewussten und unüberprüften Überzeugungen heraus handelt. Jede von uns trägt ein einzigartiges persönliches Vermächtnis mit sich herum, das wir von Familienmitgliedern übernehmen. Das gilt besonders dann, wenn es um die Beckenorgane einer Frau geht, ein Thema, das Generationen lang von Geheimniskrämerei und Fehlinformationen umgeben war. Hier einige Fragen, die Ihnen helfen sollen, Ihr Hysterektomie-Vermächtnis zu enthüllen.

Wer in Ihrer Familie hatte, wenn überhaupt, eine Hysterektomie? Aus welchen Gründen? Wissen Sie, wie es damals im Leben der Betreffenden aussah? Wissen Sie, wie ihre Diagnose lautete und welche Symptome sie hatte? Wäre es möglich, das herauszufinden? Haben Sie das Gefühl, Sie könnten nicht danach fragen, weil diese Informationen »zu persönlich« sind? Herrscht in Ihrer Familie ein Glaube, den man mit »Besser leben durch Chirurgie« umschreiben könnte?

Eine meiner Patientinnen glaubte, sie werde irgendwann in ihren Vierzigern eine Hysterektomie brauchen, weil »alle meine Schwestern eine hatten«. Infolgedessen konzentrierte sie sich in mittleren Jahren übermäßig stark auf ihre Beckenorgane, registrierte jede unregelmäßige oder schwere Periode und jedes Zwicken. Schließlich schuf ihre Körper-Geist-Verbindung – samt ihrem ungesunden Lebensstil – genug Symptome, sodass sie »zur Erleichterung« eine Hysterektomie wünschte.

Wenn Sie, nachdem Sie diese Fragen ehrlich beantwortet haben, immer noch denken, dass eine Hysterektomie die beste Lösung ist, dann ist es wahrscheinlich auch so.

Wenn Sie bereits eine Hysterektomie hatten

Wenn Sie bereits eine Hysterektomie hatten und nicht wussten, dass es andere Möglichkeiten gibt, dann kann es bestürzend sein zu hören, dass die Operation unter Umständen gar nicht nötig gewesen wäre. Eine meiner Rundbrief-Abonnentinnen schrieb dazu:

»Nachdem ich Ihren Artikel über die Vorteile gelesen habe, die es mit sich bringt, seine Eierstöcke und seine Gebärmutter zu behalten, habe ich geweint. Ich war erst 45, als ich eine Hysterektomie wegen eines Myoms hatte, das mich eigentlich gar nicht gestört hat. Sie haben mir auch gleich die Eierstöcke mit herausgenommen. Aber das war vor zwanzig Jahren. Ich wusste nicht, dass ich irgendeine andere Wahl hatte. Und ich habe auch festgestellt, dass ich den Verlust meiner Beckenorgane niemals richtig betrauert hatte. Jetzt, da ich diesen Prozess abgeschlossen habe, kann ich loslassen und in meinem Leben voranschreiten!«

Der erste Schritt zur Heilung nach einer Hysterektomie besteht darin, sich die Vorteile bewusst zu machen, die Sie der Operation verdanken. In einer Pionieruntersuchung hier in Maine hat sich herausgestellt, dass eine Hysterektomie aufgrund nichtkarzinogener Zustände der Gebärmutter wie starken Blutungen und Schmerzen in den allermeisten Fällen positiv mit einer Verbesserung der Lebensqualität einer Frau korreliert war.[7] Ich möchte betonen, dass in dieser Untersuchung alle Frauen zwischen einem chirurgischen Eingriff oder dessen Ablehnung wählen konnten und ihren Wünschen entsprochen wurde.

Ich wies viele Frauen auf diese Untersuchung hin und habe sogar einige der Hysterektomien durchgeführt, die in das Datenmaterial einflossen. Viele der Frauen, die sich für die Operation entschieden, waren davon überzeugt, dass sie mit der Hysterektomie besser dastünden. Einige hatten jahrelang Unterleibsschmerzen und Blutungen erduldet, die durch die Operation behoben wurden. Andere erlebten nach der Operation eine Verbesserung ihres Sexuallebens. Die Moral von dieser Geschichte ist die folgende: Eine Hysterektomie kann unter den richtigen Umständen ein heilsamer Eingriff sein.

Ja, unsere Gebärmutter und unsere Eierstöcke sind wichtig, doch denken Sie stets daran, dass Sie mehr sind als die Summe Ihrer Organe. Ihr spiritueller Körper, das Feld elektromagnetischer Energie, das Ihren physischen Körper umgibt und nährt, ist stets ganz und intakt. Sie können diesen wesentlichen Teil Ihrer selbst nicht zerstören, ganz gleichgültig, was mit Ihrem physischen Körper geschieht.

Freuen Sie sich darüber, dass Ihr Körper Ihre Hormone neu ausbalancieren und seine Gesundheit erhalten kann, wenn Sie sich gesund ernähren, regelmäßig Sport betreiben und natürliche Hormonsubstitutionsstrategien benutzen, die weitgehend dem angepasst sind, was Ihr Körper normalerweise produziert.

Wenn Sie eine Hysterektomie hatten, die Sie heute bedauern, dann machen Sie sich klar, dass Sie damals wahrscheinlich die beste Entscheidung getroffen haben, die Sie unter den waltenden Umständen treffen konnten. Billigen Sie sich das zu. Unser medizinisches System und seine Überzeugungen spiegeln zwangsläufig diejenigen des Kulturkreises wider, dem wir alle angehören. Und wir können nicht anders – wir werden von diesen Überzeugungen beeinflusst, zumindest bis zu einem gewissen Maße. Vielleicht hätten Sie sich nicht zu einer Hysterektomie entschlossen, wenn Sie mehr darüber gewusst hätten – aber Sie hatten damals nicht das entsprechende Wissen. Lassen Sie all Ihre Emotionen zu diesem Thema an die Oberfläche kommen, selbst wenn es keine angenehmen sind. (Eine meiner Patientinnen hatte die Fantasie, dass sie den Chirurgen, der den Eingriff durchgeführt hatte, verletzte oder gar tötete. Als sie sich erlaubte, diese nicht sehr damenhaften Rachegelüste laut auszusprechen, konnte sie sich von der Vergangenheit lösen, ihr Leben weiterführen und schließlich sich und dem Arzt vergeben.)

Sie können von allem gesunden – selbst von Ereignissen, die so lebensverändernd sind, wie Teile Ihres Körpers durch eine Operation zu verlieren. Und wenn Sie heilen, kann Ihre Geschichte einer anderen Frau auf ihrem Weg zur Gesundung helfen. Eines der hilfreichsten Dinge, die Sie tun können, um Ihre Gesundheit in diesem Augenblick zu verbessern, besteht darin, zurückzublicken auf die Ereignisse, die zu Ihrer Hysterektomie geführt haben, und zu sehen, ob Sie damals irgendwelche Probleme mit Abgrenzung oder kreativen Triebkräften hatten. Es kann sehr viel Kraft geben, diese Verbindung zu ziehen. Es wird Ihnen zudem eine größere Wertschätzung für die Weisheit Ihres Körpers verleihen.

Stärken Sie die Gesundheit Ihres Harnsystems und Ihre Beckenbodenmuskulatur

In der Lebensmitte geht der Verlust der hormonellen Unterstützung für Scheide und untere Harnwege oft mit einem Verlust an Spannung der Beckenbodenmuskulatur einher. Infolgedessen kommt es bei vielen Frauen zu Problemen mit dem Harnsystem, die von unwillkürlichem Harnabgang beim Husten oder Niesen bis zu wiederholten Harnwegsinfektionen reichen.

Ebenso, wie Sie lernen können, in Ihren persönlichen Beziehungen gesunde Grenzen zu setzen, können Sie auch die Muskulatur in Ihrem Beckenboden entwickeln, indem Sie regelmäßig Kegel'sche Übungen durchführen oder mit Vaginalgewichten trainieren. Diese Übungen stärken nicht nur die Beckenbodenmuskulatur, sondern erhöhen auch die Durchblutung von Vagina, Harnblase und Harnleiter und machen das Gewebe flexibler. Das kann Ihr Geschlechtsleben wie auch Ihre Blasenkontrolle verbessern.

Trocken bleiben: Die Blasenkontrolle erhalten oder wiedergewinnen

Blasenschwäche oder auch Harninkontinenz – das heißt das unwillkürliche Abgehen von Harn –, ist ein bedeutendes gesundheitliches Problem, von dem in den Vereinigten Staaten schätzungsweise 13 Millionen Menschen betroffen sind. Obwohl 10 bis 30 Prozent aller Frauen im Alter von 15 bis 64 zumindest manchmal unter einer Harninkontinenz leiden, nimmt dieses Problem häufig mit steigendem Alter zu. Es macht sich oft erst in den Wechseljahren bemerkbar, und man kann eine ganze Menge tun, um zu verhindern, dass sich das Problem verschlimmert. Im Alter von 65 Jahren und darüber nimmt die Inkontinenzrate bei Frauen auf rund 15 bis 35 Prozent zu.[8]

Obwohl dieses Problem auch Männer betrifft, kommt es bei Frauen fünfmal häufiger vor. Viele Frauen schämen sich zu sehr, um dieses Thema ihrem Arzt gegenüber anzusprechen, und wissen daher nichts über die vielen neuen und wirksamen Behandlungsmethoden, die es inzwischen gibt. Das Problem wird dadurch verschärft, dass viele Ärzte überdies leider nicht auf dem neuesten Stand sind. In einem Editorial im *Journal of the American Medical Association* schrieb Dr. Neil M. Resnick:»Die meisten Ärzte haben während ihrer Ausbildung wenig über Inkontinenz erfahren, fragen nicht danach und sehen die Chance für einen Behandlungserfolg als gering an.«[9]

Sie müssen also nicht still leiden. Harninkontinenz ist leicht zu diagnostizieren und lässt sich oft mit Erfolg behandeln. Lesen Sie die im Folgenden aufgeführten Behandlungsalternativen, und finden Sie heraus, welche Ihnen zusagen. Dann besprechen Sie diese mit Ihrem Arzt. Wenn möglich, wenden Sie sich an jemanden, der sich auf Probleme des weiblichen Urogenitalsystems spezialisiert hat. Stellen Sie genau fest, unter welcher Form von Inkontinenz Sie leiden, sodass Sie einen individuellen Handlungsplan aufstellen können. Viele Gynäkologen führen solche Untersuchungen inzwischen routinemäßig in ihrer Praxis durch. *Stressinkontinenz* (auch *Belastungsinkontinenz*) ist die häufigste Form der Inkontinenz. Sie liegt dann vor, wenn eine Frau Urin verliert, während sie einer Aktivität nachgeht (Lachen, schnelles Aufstehen, Sport treiben, etc.), die den Druck im Inneren ihrer Bauchhöhle (intraabdominal) erhöht und damit den Schließmuskel (Sphinkter) ihrer Harnröhre überlastet, sodass er nicht länger geschlossen bleibt. Der Grund dafür können Probleme mit dem Sphinkter selbst sein, es ist aber auch möglich, dass der Winkel des Blasenhalses sich verändert hat und seine Beweglichkeit krankhaft gesteigert ist, sodass er nicht mehr richtig funktioniert – ein Zustand, den man als Hypermotilität der Harnröhre bezeichnet. Eine Reihe von Faktoren, die in den Wechseljahren zunehmend häufiger auftreten, können zu dieser Situation führen:

● Schwache Beckenbodenmuskulatur. Wenn Sie nicht regelmäßig trainieren und Ihre Beckenbodenmuskulatur mit einbeziehen, dann sind diese Muskeln genau wie beispielsweise Ihre Bizepsmuskeln unter Umständen schwächer, als sie sein sollten.

● Verdünnung des Gewebes im unteren Harnröhrenbereich aufgrund eines Östrogenmangels.

● Nervenschäden, die von Geburten, operativen Eingriffen im Beckenbereich, Bestrahlungen, Rauchen oder überschüssiger Fetteinlagerung im Unterbauchbereich (durch die die Harnröhre jedes Mal, wenn Sie Wasser lassen, aus der richtigen Lage gedrückt wird) herrühren. Die Innervation des Blasenschließmuskels nimmt zudem oft mit steigendem Alter ab, aber Alter allein führt nicht zwangsläufig zu einem Funktionsverlust. (Wie Untersuchungen gezeigt haben, variiert die Nervendichte in diesem Bereich bei Frauen in den Wechseljahren stark.)[10]

Was auch immer die spezielle Ursache für Ihr Problem ist: Es gibt eine Menge Alternativen dazu, den Rest Ihres Lebens Windeln zu tragen!

Nicht invasive Lösungen für Inkontinenz

● **Führen Sie Tagebuch:** Ein Tagebuch wird Ihnen und Ihrem Arzt helfen festzustellen, welche Substanzen und Situationen unter Umständen zu Ihrer Inkontinenz beitragen. Halten Sie fest, wie oft Sie dieses Problem haben, welche Aktivität ihm vorangeht, wie viel Urin abgeht, ob Sie vorgewarnt werden, ob Sie nachts wegen Inkontinenz geweckt werden, ob die Inkontinenz auf den Verzehr gewisser Lebensmittel, Getränke oder Medikamente folgt. Manchmal können Sie Ihr Problem allein dadurch erleichtern, dass Sie sich bewusst werden, was passiert, und entsprechende Anpassungen vornehmen. Viele Frauen erleben am ersten Tag ihrer Periode, wenn sie die prämenstruelle Flüssigkeit ausscheiden, ein verstärktes Harnaufkommen. An diesen Tagen erscheint Stressinkontinenz stets schlimmer, weil sich ihre Blase rascher füllt.

● **Reduzieren Sie Ihren Konsum an koffeinhaltigen Getränken oder verzichten Sie ganz darauf:** Viele Frauen leiden nur dann unter Stressinkontinenz, wenn das Harnvolumen durch Kaffee oder Tee erhöht wird. Selbst entkoffeinierter Kaffee wirkt harntreibend (diuretisch) – und das Gleiche gilt für kaltes Wetter. (Ich trinke niemals morgens eine Tasse Kaffee, wenn ich Ski fahre, sonst müsste ich nach jeder Abfahrt auf die Toilette.) Kaffee ist überdies ein bekanntes Blasenreizmittel. Allein diese Informationen halfen einigen meiner Patientinnen, ihr Inkontinenzproblem völlig zu beheben.

● **Medikamente:** Da es zwischen reiner Stressinkontinenz und Dranginkontinenz zahlreiche Gemeinsamkeiten gibt, kann vielen Frauen auch mit Medikamenten zur Entspannung des Blasenmuskels geholfen werden (siehe Seite 268).

● **Stärken Sie Ihre Beckenbodenmuskulatur:** Viele Frauen können ihr Inkontinenzproblem lösen oder zumindest stark lindern, indem sie die Muskeln ihres Beckenbodens und ihrer Harnröhre kräftigen, sodass diese einem erhöhten intraabdominalen Druck standhalten können, ohne dass Urin abgeht. Eine starke Beckenbodenmuskulatur verbessert auch die Durchblutung und Innervierung der Beckenorgane. Genau das schwebte Dr. Kegel 1948 vor, als er seinen Patientinnen empfahl, in Vorbereitung auf eine Geburt zu üben, ihre Scheidenmuskeln bewusst zu kontrahieren und zu entspannen. Idealerweise sollte jede schwangere Frau vor und nach der Geburt regelmäßig die Kegel'schen Übungen absolvieren, sodass diese Muskeln den Belastungen einer Geburt gewachsen sind. Wenn man die Kegel'schen Übungen konsequent und richtig ausführt, funktionieren sie sehr gut und verbessern oft darüber hinaus auch noch Ihre Sexualität. Einige Studien haben ergeben, dass bis zu 75 Prozent aller Frauen ihre Stressinkontinenz allein mit Kegel'schen Übungen überwinden konnten.[11] Leider wird die übergroße Mehrheit aller Frauen, denen Kegel'sche Übungen empfohlen werden, nicht unterwiesen, wie man sie richtig ausführt – und genau das ist der Grund, warum so viele Frauen denken, sie würden nicht funktionieren, und warum die Behandlungserfolge so unterschiedlich ausfallen. So ist es richtig: Kontrahieren Sie die Scheidenmuskeln (dieselben Muskeln, die Sie benutzen, um den Urinfluss zu stoppen), und zählen Sie langsam bis zehn (zehn Sekunden). Entspannen Sie die Muskeln, und zählen Sie bis fünf, dann wiederholen Sie den ganzen Vorgang. Machen Sie dreimal pro Tag fünf solche Kontraktions-Entspannungs Zyklen. Und bleiben Sie dabei. Ergebnisse werden innerhalb von drei bis fünf Wochen spürbar.

Die Kegel'schen Übungen funktionieren nicht, wenn Sie gleichzeitig mit Ihren Scheidenmuskeln Ihre Bauch-, Oberschenkel- oder Gesäßmuskeln anspannen. Das führt nur dazu, dass sich der intraabdominale Druck erhöht, was das Problem verschärft. Überprüfen Sie sich selbst, indem Sie einen oder zwei Finger in Ihre Scheide stecken, während Sie Ihre Muskeln anspannen. Die Scheidenmuskeln sind die einzigen Muskeln, die sich kontrahieren sollten. Legen Sie Ihre andere Hand auf Ihren Unterbauch, um sich daran zu erinnern, dass die Bauchdecke weich und entspannt bleiben sollte.

Es gibt noch eine einfachere Methode, um Kegel'sche Übungen durchzuführen. Bei dieser Methode muss man weder bis zehn zählen noch sich darauf konzentrieren, welche Muskeln man kontrahiert. Sie beruht auf einer chinesischen Technik: Man führt einen Kegel mit einem Gewicht in die Vagina ein und hält ihn zweimal pro Tag wenigstens fünf Minuten an Ort und Stelle, wobei man die Verweildauer allmählich auf bis zu 15 Minuten zweimal pro Tag steigert. Man beginnt mit demjenigen Kegel, den man eine Minute lang problemlos halten kann, geht allmählich zu schwereren Kegeln und schließlich zu einem Dauerprogramm über. Wenn Sie den Kegel in der Scheide halten, benutzen Sie automatisch die richtigen Muskeln. Ich empfehle diese Kegel seit Jahren, und meine Patientinnen haben ausgezeichnete Resultate damit erzielt, vorausgesetzt, es gibt keine Komplikationsfaktoren wie Infektionen, neurologische Schäden, Einnahme von Diuretika oder Koffeingenuss. Rund 70 Prozent aller Frauen können in vier bis sechs Wochen konsequenten Gebrauchs eine Linderung oder ein völliges Verschwinden ihrer Beschwerden erwarten.[12]

● **Östrogencreme:** Das untere Drittel der Harnröhre ist genau wie das Vaginalgewebe östrogensensitiv. Wie sich gezeigt hat, verbessert ein Tupfer Östrogencreme auf die Oberfläche des unteren Drittels der Vagina bei post- oder perimenopausalen Frauen mit Stressinkontinenz die Nervenfunktion und die Durchblutung der Harnröhre, was seinerseits wieder die Muskelmasse und Muskelkraft erhöht. Rund die Hälfte aller Frauen, deren Inkontinenz mit einem Östrogenmangel zusammenhängt, können ihr Problem beheben oder zumindest sehr erleichtern, wenn sie dem Harnröhrenbereich Östrogen zuführen. Die Erfolgsrate steigt bei Frauen, die gleichzeitig ihre Beckenbodenmuskulatur stärken.

Auch wenn eine systemische Hormonersatztherapie ebenfalls zur Erleichterung von Harnproblemen beiträgt, empfehle ich zu diesem Zweck Östradiol-Vaginalcreme. Sie wirkt ausgezeichnet, wenn sie lokal appliziert wird, und geht praktisch nicht in den Blutstrom über. Das ist ideal für Frauen, die sich wegen des Östrogenrisikos Sorgen machen, einschließlich solcher, die Brustkrebs hatten oder Risikofaktoren für Brustkrebs aufweisen.

● **Alternative Vorrichtungen zur Kontrolle des Harnflusses:** Die FDA hat in den letzten Jahren eine Reihe von prothetischen Vorrichtungen zur Kontrolle des Harnflusses zugelassen. Diese Einsätze sind sehr hilfreich bei Stressinkontinenz, die durch eine Hypermotilität der Harnröhre verursacht wird, und eignen sich vor allem für Frauen, die nur bei bestimmten Aktivitäten, wie Golf oder Aerobic, inkontinent sind.

Das *Impress Softpatch** ist ein kleines, weiches Schaumgummikissen mit Gelrücken, das auf die Harnröhrenöffnung gesetzt wird und wie ein Stöpsel wirkt, der einen leichten bis mittleren Harnabgang stoppt. Zum Wasserlassen wird es entfernt und weggeworfen.[13]

Der *Reliance Urinary Control Insert** ist ein kleiner, katheterähnlicher Einsatz mit einem Ballon an der Spitze, der in die Harnröhre eingeführt wird. Der Ballon wird mit ein wenig Luft aufgeblasen, sodass er an Ort und Stelle bleibt. Soll die Blase entleert werden, wird der Einsatz mit Hilfe eines Fadens entfernt. Der Einsatz funktioniert sehr gut, auch wenn einige Patientinnen eine erhöhte Anfälligkeit für Harnwegsinfektionen zeigen.[14] Beim Geschlechtsverkehr sollte er eigentlich nicht benutzt werden, doch viele Frauen finden, dass er Inkontinenz beim Sex wirksam verhindert.

---

* Nur in den USA erhältlich

Fem-Assist und *CapSure Shield** sind Vorrichtungen aus Silikon, die wie eine Saugkappe über die Harnröhrenöffnung passen und mit Hilfe einer Salbe »versiegelt« und an Ort und Stelle gehalten werden. Der leichte Unterdruck, der daraus resultiert, unterstützt das umliegende Gewebe und hält die Harnröhre geschlossen. Einmal angebracht, verschwinden diese Kappen zwischen den Schamlippen, sodass man sie auch unter Bodys oder Badeanzügen tragen kann. Zum Wasserlassen muss man nur ein wenig am Rand ziehen, um die Kappe zu entfernen. Man kann sie dann mit einer milden Seife und warmem Wasser waschen und wieder einsetzen. Eine Kappe kann etwa eine Woche lang benutzt werden, bevor sie durch eine neue ersetzt wird. Derartige Kappen sind verschreibungspflichtig.[15]

Es gibt überdies speziell entwickelte »Inkontinenz-Pessare«, die den Blasengrund stabilisieren und den richtigen Winkel zwischen der Blase und der Harnröhre wiederherstellen, indem sie den Blasenhals heben. (Sie haben vielleicht bemerkt, dass es schwieriger ist, Wasser zu lassen, wenn Sie ein Tampon tragen. Der Grund: Ein Tampon hebt den Blasenhals.) Diese Pessare sollen die Wirkung eines minimalinvasiven Eingriffs, einer so genannten Urethropexie, nachahmen, durch den der Blasenhals wieder auf Dauer an Ort und Stelle gebracht wird. Sie müssen von einem Arzt angepasst werden (es gibt viele Größen) und alle 24 Stunden entfernt und gereinigt werden.[16]

Viele Frauen, die derartige Hilfsmittel benutzen, berichten über ein erhöhtes Gefühl von Selbstvertrauen und Freiheit. Die Kappen und Pessare können bei Bedarf benutzt werden und sind praktisch nebenwirkungsfrei. Sie können auch zeitweise benutzt werden, während Sie Ihre Beckenbodenmuskulatur stärken.

Operative Techniken, um Blasenprobleme zu beheben

- **Die chirurgische Standardoperation:** Es gibt eine ganze Reihe erprobter chirurgischer Techniken, um Stressinkontinenz zu behandeln, die, wenn sie von einem erfahrenen Operateur durchgeführt werden, eine langfristige Erfolgsrate von 60 bis 95 Prozent garantieren. Bei allen Verfahren werden im Gewebe nahe der Harnröhre Nähte gesetzt, die den Blasenhals heben, sodass er richtig funktioniert. Der Nachteil dieser Operationen ist, dass sie eine Eröffnung der Bauchdecke erfordern und die Erholungsphase relativ lang ist.[17]
- **Minimal-invasive Eingriffe:** In letzter Zeit ist eine ganze Reihe neuer chirurgischer Techniken entwickelt worden, die bewirken, dass der Blasenhals auf Dauer wieder in die richtige Lage gebracht wird,

sodass die Harnröhrenfunktion wiederhergestellt wird. Sie werden ambulant laparoskopisch durchgeführt. Bisher liegen noch keine Langzeituntersuchungen vor; kurzfristig beträgt die Erfolgsquote rund 82 Prozent.[18]

● **Injektionen:** Eine Reihe von Substanzen, darunter Fettgewebe und Rinderkollagen, kann unter örtlicher Betäubung rund um die Harnröhre injiziert werden. Diese Injektionen vermehren das Volumen des Harnröhrengewebes und erlauben ihm, sich richtig zu schließen: So wird verhindert, dass Harn abgeht, wenn sich der intraabdominale Druck durch Husten, Niesen, Lachen oder Positionsveränderung erhöht. Sie wirken sofort. Vier Wochen vor dem Eingriff muss ein Hauttest durchgeführt werden, um sicherzustellen, dass die Patientin nicht allergisch auf das Injektionsmaterial reagiert. In der Regel bedarf es zweier oder dreier Injektionen über einen gewissen Zeitraum verteilt, um das gewünschte Ergebnis zu erzielen, und unter Umständen muss die Prozedur später noch einmal wiederholt werden. Die Erfolgsquote (Linderung oder eine vollständige Heilung) schwankt zwischen 82 und 96 Prozent, je nachdem, um welche Form von Inkontinenz es sich handelt.[19]

Reizblase: Dranginkontinenz

Einige Formen der Inkontinenz werden durch unwillkürliche Kontraktionen des Blasenmuskels (Detrusor-Muskel) hervorgerufen. Die unwillkürlichen Kontraktionen führen zu einem plötzlichen starken Drang zu urinieren und dem Gefühl, dass Sie sich vielleicht gleich nass machen – was manchmal auch passiert. Frauen mit einer überaktiven Blase fühlen sich in ihrem Alltag oft eingeschränkt, weil sie so häufig die Toilette aufsuchen müssen und sich sorgen, ob auch immer ein WC in Reichweite ist.

Dranginkontinenz wird in der Regel mit Medikamenten behandelt, die die Kontraktionen des Detrusor-Muskels verhindern. Zu den Nebenwirkungen gehören Kopfschmerzen, Mund- und Augentrockenheit, Verstopfung und Verdauungsstörungen. Obwohl diese Art der Medikation sehr hilfreich sein kann, gibt es noch andere Möglichkeiten.

Manchmal geht die Blasenreizung auf einen lokalen Östrogenmangel in der Blasen- und Harnröhrenregion zurück, wie er bei Frauen in den Wechseljahren und danach nicht selten ist. Dieses Problem lässt sich mit einer lokalen oder systemischen Östrogentherapie lösen.

Das Reizblasensyndrom kann auch mit stressreichen psychologischen Situationen einhergehen, wie Examina, berufliche Belastung oder Sorgen um einen bestimmten Aspekt in Ihrem Leben, der nicht funktioniert.

Viele Frauen in den Wechseljahren stellen fest, dass sie nachts öfters aufstehen müssen, um Wasser zu lassen, wenn ihr Schlaf durch Sorgen oder Ängste unterbrochen wird. Nach meiner Erfahrung besteht eine starke Verbindung zwischen dem »Sorgenzentrum« im Gehirn und der Blase. Zum Glück steht es in unserer Macht, bewusst mit diesem Zentrum in Kontakt zu treten und es dazu zu bringen, mit uns zu kooperieren. So kann durch Biofeedback unterstütztes Verhaltenstraining Inkontinenzperioden nachweislich um rund 80 Prozent reduzieren (eine medikamentöse Therapie führt zu einer 68-prozentigen Reduktion).[20] In einer kontrollierten Untersuchung wurden Frauen aufgefordert, schriftlich festzuhalten, wann der Harndrang auftrat und was sie gerade taten, sodass das Muster ihres Wasserlassens und die Umstände rundherum deutlich wurden. Dann lernten sie, ihre Beckenbodenmuskulatur zu identifizieren und anschließend diese Muskeln bewusst zu spannen und zu entspannen, während sie ihre Bauchmuskulatur entspannt hielten (wie bei den Kegel'schen Übungen) – eine Übung, die nur eine einzige Sitzung erforderte. Anschließend lernten die Frauen, auf das Gefühl des Harndrangs zu reagieren, indem sie innehielten, sich, wenn möglich, setzten, ihren ganzen Körper entspannten und dann wiederholt ihre Beckenbodenmuskulatur anspannten. Dadurch verringerten sie den Drang, das Detrusormuskel-Gefühl zu hemmen und den Harnabgang zu verhindern. Wenn der Harndrang nachließ, lernten sie, in normaler Geschwindigkeit zur Toilette zu gehen. Den Frauen wurde empfohlen, die Beckenmuskelkontraktionen zu Hause in verschiedenen Positionen zu üben, auch bei Aktivitäten, bei denen es wahrscheinlich zu Dranginkontinenz kommt. Außerdem trainierten sie, einmal am Tag ihren Urinstrahl beim Wasserlassen zu unterbrechen oder zu verlangsamen.

Wiederholte Harnwegsinfektionen

Harndrang und häufiges Wasserlassen sind oft die Folge von wiederholten Harnwegsinfektionen.

● Lassen Sie sich untersuchen, um sicherzustellen, dass Sie kein anatomisches Problem haben, das die Ursache für Ihre Infektionen sein könnte. Sorgen Sie dafür, dass das untere Drittel Ihrer Harnröhre gut mit Östrogen versorgt ist. Ihr Arzt sollte dies bei einer gynäkologischen Untersuchung feststellen können, weil die Harnröhre direkt über dem Anfangsstück der Vagina verläuft und sich leicht tasten lässt. Wenn es so aussieht, als sei das Gewebe im Bereich der unteren Harnröhre verdünnt, lassen Sie sich Östrogencreme verschreiben.

- Trinken Sie viel Wasser oder ungesüßten (bzw. mit Süßstoff gesüßten) Preiselbeersaft, sobald Sie irgendwelche Blasensymptome fühlen. Die zusätzliche Flüssigkeit hilft, häufiges Wasserlassen zu provozieren, wodurch Bakterien, die im Harnsystem lauern, ausgespült werden. Der Preiselbeersaft erschwert es den Bakterien zudem, in dem Gewebe, das Blase und Harnwege auskleidet, eine Infektion hervorzurufen.

- Versuchen Sie Preiselbeerkapseln. Preiselbeeren enthalten eine Substanz, die Bakterien davon abhält, sich in der Blasenwand festzusetzen, und senkt so das Risiko von wiederholten Infektionen.

- Nehmen Sie regelmäßig ein Probiotikum, um Ihren Darm wieder mit »guten« Bakterien zu besiedeln. Da After und Harnröhre anatomisch so nahe beieinander liegen, fördert das Wachstum von nützlichen Bakterien in der einen Region des Körpers auch dasjenige in der anderen.

- Wenn das alles nicht hilft, überlegen Sie, ob Sie es nicht einmal mit Akupunktur und chinesischen Heilkräutern versuchen wollen. Das funktioniert bei wiederkehrenden Harnwegsinfektionen oft sehr gut.

Ich hoffe, diese Informationen haben Ihnen Hoffnung und ein wenig innere Ruhe gegeben, was das Problem der Harninkontinenz angeht. Resignieren Sie nicht. Sie sind nicht dazu verurteilt, den Rest Ihres Lebens mit Windeln herumzulaufen, dafür gibt es bei so vielen guten Alternativen keinen Grund. Sie sind nicht allein – Inkontinenz ist weiter verbreitet als Diabetes. Und sie ist überdies oft auch leichter zu behandeln! Aber Sie müssen den ersten Schritt tun. Suchen Sie sich Hilfe.

Neuntes Kapitel

Sexualität und Wechseljahre: Mythos und Realität

*E*rinnern Sie sich daran, als Sie zum ersten Mal verliebt waren? Sie dachten, Sie hätten den Mond und die Sterne entdeckt. Die Songs im Radio klangen, als seien sie speziell für Sie geschrieben worden. Und wahrscheinlich fühlten Sie sich so »high« und voller Leben, dass Sie nicht einmal viel Hunger verspürten. Wenn sich eine Frau verliebt, erlebt sie einen fast überwältigenden Energieschub, der sie mit Hochstimmung, Menschenfreundlichkeit, Vitalität, Kreativität ... und einem starken, oft unersättlichen Sexualtrieb erfüllt.

Dieses wohlbekannte Ich-kann-nicht-essen-ich-kann-nicht-schlafen-Gefühl ist nicht auf junge Frauen beschränkt, die sich zum ersten Mal verlieben. Es kann Frauen jeden Alters treffen, jedes Mal, wenn wir uns aufs Neue auf einer tiefen emotionalen und spirituellen Ebene mit einem anderen Menschen verbinden. Wenn es zu einer derartigen Verbindung kommt, erfüllt uns die freudige Gewissheit, dass wir zwei Menschen sind, die als ihr wahres Selbst sehen und gesehen werden.

Man hat uns gelehrt, dieses wundervolle Gefühl der Verbundenheit könne nur von Verliebten empfunden werden. Unsere Kultur stellt Liebe und Sexualität in ihren Büchern, Filmen und Medien als den wichtigsten, wenn nicht gar den einzigen Weg zum wirklich Glücklichsein dar. Aber das ist nur ein Teil der Wahrheit. Wenn wir uns der Energie, die das Universum geschaffen hat, vollständig öffnen – was nichts anderes besagt, als dass wir unser Leben lieben –, dann können wie die Chemie des Verliebtseins neu erschaffen, indem wir uns einfach auf die Lebenskraft der Welt um uns und in uns einstimmen. Sie steckt überall – in der Schönheit der Natur, in der Verfolgung eines Ziels, an das wir glauben, in der Wahrnehmung unserer kreativen Kräfte. Sich in das Leben selbst zu verlieben, welche Form es auch annehmen mag, ist eine überwältigende Erfahrung. Ich habe erlebt, dass selbst Frauen, die ihre Menopause längst hinter sich hatten, nach einer derartigen Erfahrung wieder zu menstruieren begannen.

Mit anderen Worten: Wenn wir uns sexuelle Energie im größtmöglichen Zusammenhang vorstellen – als Lebenskraft oder Quellenenergie –, dann wird die Beziehung zwischen beidem deutlich: Die Gesundheit und Vitalität unserer Sexualität ist unentflechtbar verwoben mit der Gesundheit und Vitalität unseres Lebens.

Die Anatomie des Begehrens

Wenn wir die Lebensmitte erreichen, liegt die Herausforderung für jeden von uns darin, nicht nur in einem anderen Menschen Erfüllung und Befriedigung zu finden, sondern dieses Gefühl der Verliebtheit auch auf anderem Wege zu erleben. Wir alle sind aufgerufen, unser persönliches Repertoire zu erweitern, um Zugang zu der Quellenenergie in unserem Leben zu finden. Viele Männer entscheiden sich dafür, diesen Entwicklungsschritt zu umgehen, indem sie neue sexuelle Beziehungen mit viel jüngeren Partnerinnen eingehen. Wir Frauen haben in dieser Hinsicht erst seit kurzem annähernd gleiche Möglichkeiten. In dem Film *Moonstruck* möchte die Frau, die von der Schauspielerin Olympia Dukakis gespielt wird, wissen, warum Männer im Allgemeinen und ihr Ehemann im Besonderen ihre Frauen betrügen. Der etwas exzentrische Verlobte ihrer Tochter gibt ihr zur Antwort:»Weil sie sich vor dem Tod fürchten.« Viele Männer in der Lebensmitte erneuern ihre schwindende Lebenskraft durch den Körper und die Fruchtbarkeit jüngerer Frauen. Damit umgehen diese Männer ein wichtiges Entwicklungsstadium: zu lernen, wie sie ihre innere Quellenenergie direkt anzapfen können.

Viele Frauen, die gerade dabei sind, diesen Entwicklungsschritt zu tun, stellen fest, dass ihr Sexualtrieb eine Weile lang abnimmt. In einer Studie berichteten 86 Prozent aller Frauen in den Jahren kurz vor und direkt nach der Menopause von sexuellen Problemen. In der Regel handelt es sich um den Rückgang des sexuellen Begehrens, oft gekoppelt mit Scheidentrockenheit, Dyspareunie (Schmerzen bei der Penetration und beim Geschlechtsverkehr), Spasmen in den Scheidenmuskeln (Vaginismus), Verlust der Klitorissensibilität und Störung des Tastempfindens.[1] Dafür wird häufig ein wechseljahrsbedingter Hormonmangel verantwortlich gemacht. Doch die Wahrheit ist, dass es unter Umständen sehr schwierig sein kann, die Ursache des Problems herauszufinden. Die sexuelle Funktion ist ein komplexes, integriertes Phänomen, das nicht nur die Gesundheit der Ovarien und die Ausgewogenheit der Hormone widerspiegelt, sondern auch den Zustand des Herz-Kreislauf-Systems, des Gehirns, des Rückenmarks und des peripheren Nervensystems. Überdies ist jeder Faktor, der die Sexualfunktion beeinflusst, spezifischen und fundamentalen psychologischen, soziokulturellen, interpersonalen sowie biologischen Einflüssen unterworfen.

In der oben erwähnten Studie erklärte ein Drittel derjenigen Frauen, die keine sexuellen Probleme in den Wechseljahren hatten, sie hätten zuvor Probleme gehabt, diese hätten sich aber gelöst, als sie neue Sexualpartner fanden. So viel dazu, dass eine Hormonersatztherapie die einzig sinnvolle Lösung für Libidoprobleme in der Lebensmitte ist! Wenn es gelingt, die Probleme in einer bestehenden Beziehung zu lösen, kann dies einen Effekt auf das Sexualleben haben, der dem eines neuen Sexualpartners vergleichbar ist – wenn eine Frau eine *echte* Partnerschaft mit dem Mann (oder der Frau) erreicht, den (die) sie liebt, erlebt sie ein Aufflammen der Lebensenergie, das zu einem Schub an sexueller Energie führt.

Ein aktives und erfülltes Liebesleben kann seinerseits erstaunliche Effekte auf die Lebenskraft haben und sie wiederherstellen. Nichts illustriert diese Parallelität von sexueller Energie und Lebensenergie besser, als die Kraft der Sexualität zu heilen, wenn sie sich frei entfalten kann. In ihrem 1999 erschienenen Buch *Reclaiming Goddess Sexuality: The Power of the Feminin Way* schreibt Linda Savage darüber, wie sie von Morbus Crohn genas, einer chronischen entzündlichen Darmerkrankung, die mit Gewichtsverlust, blutigem Stuhl, Durchfall und einem erhöhten Risiko für Dickdarmkrebs einhergeht. Sie wog nur noch 36 kg, als sie einen Mann traf, mit dem sie eine sehr bemerkenswerte Beziehung begann. Innerhalb weniger Wochen waren alle Spuren ihres Morbus Crohn verschwunden. Sie schreibt ihre Wiederherstellung ausschließlich der heilenden Kraft der sexuellen Energie zu, die lediglich eine der vielen Formen ist, die die Lebensenergie annehmen kann.

Das heißt nicht, dass ich Ihnen empfehle, loszuziehen und Sex zu haben, um sich von einer Krankheit zu heilen. Sexuelle Energie kann im Kontext einer bedingungslosen, liebenden Beziehung als heilende Kraft wirken, in der Ihr Körper, Ihre Seele und Ihre Psyche gleichermaßen von einem anderen geliebt und geehrt werden – oder von Ihnen selbst. *Denken Sie daran, Sie müssen nicht unbedingt einen Partner haben, um die verjüngende Energie Ihrer eigenen Sexualität zu erfahren.*

Darüber hinaus ist es wichtig zu wissen, dass sich die Libido eine Weile zurückziehen kann, wenn eine Frau den klimakterischen Übergang durchschreitet, in ihrem Leben neue Schwerpunkte setzt und ihre

Energien im Alltag neu verteilt. Das ist eine völlig normale Umlagerung von Lebensenergie – eine Investition, die hohe Zinsen bringen kann –, aber sie ist nur zeitweilig. Es gibt keinen Grund dafür, dass ein verringerter Sexualtrieb im Leben einer menopausalen Frau zu einem Dauerzustand wird.

Sexualität in den Wechseljahren: Unser kulturelles Erbe

Ob wir wollen oder nicht, unsere Sexualität ist von einer männlich dominierten Kultur, die mit zweierlei Maß misst, geprägt worden und wird auch weiterhin davon beeinflusst. In einem kürzlich erschienenen Bestseller, in dem es darum geht, wie sich der Alterungsprozess verzögern lässt, wurde die Qualität des Sexuallebens eines Mannes und der angebliche Effekt auf seine Gesundheit beispielsweise ausschließlich und peinlich genau an der jährlichen Zahl der Orgasmen gemessen – wobei eine Zahl über dreihundert als am gesündesten betrachtet wurde. Was Frauen anging, machte sich der Autor nicht die Mühe, zu tabellieren oder zu quantifizieren, wie viele Orgasmen pro Jahr die Lebensdauer fördern könnten. Wir bekamen nur Punkte dafür, ob und wie wir »mit der Menge und Qualität [der Orgasmen] zufrieden« waren. Warum gibt es eine derartige Fülle von Daten über Männer und so wenige über Frauen?

Die unterschiedlichen Maßstäbe spiegeln sich auch in der Tatsache, dass Männer in den Vereinigten Staaten über hunderte von Internetadressen Viagra bestellen können, während Frauen Antibabypillen noch immer nirgendwo ohne Arztbesuch und Verschreibung bekommen können. Im amerikanischen Fernsehen wird sogar um das Drittel Männer geworben, das angeblich an erektiler Dysfunktion leidet, und ihnen wird suggeriert, sie könnten sich eine perfekte Kur in Tablettenform kaufen: Nehmen Sie eine Tablette, und schon bekommen Sie eine zuverlässige Erektion, ohne dass Ihr Herz in irgendeiner Weise mit Ihrem Penis verknüpft sein muss. Kein Wunder, dass der bekannteste Nebeneffekt dieses Medikaments plötzlicher Herzstillstand ist!

Dieselbe phallozentrische Sichtweise spiegelt eine laufende Studie wider, über die ich kürzlich gelesen habe; darin wird Premarin-Vaginalcreme (siehe Seite 145 ff.) als eine Art »weibliches Viagra« für Frauen getestet, deren Männer bereits Viagra nehmen. Die Grundannahme ist, dass der Sexualtrieb von Frauen in mittleren Jahren abnimmt, weil sich das Scheidengewebe verdünnt und austrocknet. Die Applikation von Premarincreme in die Vagina, stellen sich die Forscher vor, wird zu einer

Veränderung der Sexualität in mittleren Jahren

Die folgenden Veränderungen in der Sexualität sind mit den Wechseljahren in Zusammenhang gebracht worden. Wenn Sie die Liste lesen, wird Ihnen rasch klar werden, dass der Wechsel selbst – und nicht die Art des Wechsels – das einzige Bindeglied ist.

- erhöhtes sexuelles Begehren
- Veränderung der sexuellen Orientierung
- vermindertes sexuelles Begehren
- Scheidentrockenheit und Verlust der vaginalen Elastizität
- Schmerzen oder Brennen beim Geschlechtsverkehr
- verminderte Klitorisempfindlichkeit
- erhöhte Klitorisempfindlichkeit
- verminderte sexuelle Reaktion
- erhöhte sexuelle Reaktion
- weniger Orgasmen, geringere Orgasmusintensität
- mehr Orgasmen, sexuelles Erwachen

Reöstrogenisierung der Vagina führen, was das sexuelle Erleben für die Frau angenehmer macht (die, so nehmen wir an, bereits regelmäßig Geschlechtsverkehr mit einem durch Viagra verstärkten Penis hat). Als ich diese Untersuchung mit Dr. Mona Lisa Schulz diskutierte, meinte sie: »Östrogencreme in die Vagina zu applizieren und zu erwarten, es wäre das weibliche Viagra, ist ein schlechter Witz. Damit reduziert man die Vagina und die weibliche Sexualität auf eine Startbahn, die enteist werden muss, damit das Flugzeug leichter abheben kann.« Bei den meisten Frauen ist sexuelle Lust mit weit mehr verknüpft als mit dem Östrogenstatus ihrer Vagina (obwohl Östrogencreme manchen Frauen sicherlich helfen kann). Die weibliche sexuelle Reaktion ist mit dem gesamten Sein einer Frau verbunden: physisch und hormonell, aber darüber hinaus emotional, psychologisch und spirituell. Und wir werden stark von Berührung, Geschmack und Geruch sowie von Emotionen beeinflusst. All dies ist Teil unserer Sexualität.

In diesem Zusammenhang fällt mir ein, dass sich unser Begriff Vagina von dem lateinischen Wort für »Schwertscheide« ableitet. Es sieht so aus, als ob wir in dieser Hinsicht seit den alten Römern nicht sehr viel weitergekommen sind. Wir sehen weibliche Sexualität noch immer vorwiegend im Hinblick darauf, wie gut unser Körper die Bedürfnisse und

Wünsche von Männern befriedigt statt unsere eigenen. Diese Haltung und die Überzeugungen, die damit einhergehen, sind in allen Aspekten unseres Lebens präsent, nicht zuletzt in der medizinischen Forschung, auf der die Gesundheitsfürsorge für Frauen basiert.

In einer neueren Untersuchung mit dem Titel »Vaginalveränderungen und Sexualität bei Frauen mit Zervixkrebs« stellten die Autoren fest, dass Frauen, die wegen Zervixkrebs behandelt worden sind, anschließend Veränderungen in Anatomie und Funktion ihrer Vagina erlebten, die negative Auswirkungen auf ihr Sexualleben hatten, beispielsweise verminderte Befeuchtung, Elastizität und Genitalschwellung während der sexuellen Erregung. Den Autoren zufolge litten Frauen unter diesen Veränderungen und fanden sie »traurig«. Die Autoren fuhren fort:

> Während zahlreiche Studien den Kummer dokumentiert haben, der mit dem Verlust einer Brust einhergeht, sind Veränderungen der Vagina in dieser Hinsicht vernachlässigt worden. Eine Literatursuche Mitte 1998 mit den kombinierten Begriffen »Krebs«, »Brust« und »Kummer« erbrachte 197 Referenzen. Als »Brust« hingegen von »Vagina« ersetzt wurde, fanden sich lediglich zwei Artikel. Man könnte annehmen, dass vaginale Veränderungen die Sexualfunktion mindestens so stark beeinflussen wie der Verlust einer Brust. Ein offensichtlicher Grund für das vorwiegende Interesse an der Brust ist, dass Brustkrebs in Industrienationen häufiger ist als Krebs der weiblichen Geschlechtsorgane. Nichtsdestoweniger ist die Spärlichkeit der Literatur über die Auswirkungen von vaginalen Veränderungen bemerkenswert, und vielleicht sollte man einmal über nichtwissenschaftliche Gründe spekulieren. Für Männer haben die weiblichen Brüste einen ästhetischen wie auch sexuellen Wert. Das könnte die Forschungspolitik in akademischen medizinischen Kreisen beeinflussen, wo männliche Forscher dominieren.[2]

Kulturelle Barrieren überwinden: Der erste Schritt, eine schlafende Libido zu wecken

Auch wenn es Fortschritte gibt, vollziehen sich Veränderungen in der Haltung unserer Kultur gegenüber Frauen und Sexualität nur langsam, und viele Frauen haben niemals das Gefühl gehabt, sie dürften ihre eigene sexuelle Energie zu ihren eigenen Bedingungen erforschen. In *Reclaiming Goddess Sexuality* schreibt Linda Savage:

> Frauen wünschen sich, dass die Schönheit des Kontextes sexueller Begegnungen wichtiger ist als der Akt selbst. Sie wollen langsam und sinnlich angefasst werden. Sie wollen mit intensiver Leidenschaft erobert werden, die zeigt, wie sehr ihr Partner *sie* braucht – statt nur einen Orgasmus, der ihn entspannt. Alles in allem wollen Frauen als kostbare weibliche Wesen geschätzt werden.[3]

Die Tatsache, dass dieses weibliche Bedürfnis in unserer Kultur nicht vollständig befriedigt wird, hält die millionenschwere Liebesroman-Industrie in Schwung. Viele Frauen sind geradezu süchtig nach diesen Geschichten, weil sie stets Frauen schildern, die für das geliebt werden, was sie sind, nicht nur wegen ihres Körpers.

Loris Geschichte: Sex als Stressabbau
Im Lauf der Jahre war Lori allmählich bewusst geworden, dass ihr Liebesleben mit ihrem Mann Roy ihr nicht das gab, was sie suchte.»Wir haben niemals geschmust, nichts, was mich in Stimmung gebracht hätte. Und er wollte es mindestens einmal pro Tag – je härter sein Tag im Büro gewesen war, desto dringender brauchte er es. Für mich war es mit der Zeit mechanisch und ziemlich unbefriedigend geworden.« Mit Hilfe eines Eheberaters wurde sich Roy der Bedürfnisse seiner Frau bewusst, und zusammen lernten sie Techniken, die ihnen beiden eine ganz neue Welt eröffneten.»Sex wurde zu einer tollen Sache«, schrieb Lori. Doch Roys Bedarf nach regelmäßigem»Druckablassen«nach der Arbeit blieb bestehen, und diese Art von Sex erschien Lori wie ein Schritt zurück. »Um ehrlich zu sein, es machte mich verrückt«, berichtete sie.»Ich hätte schreien können:›Hast du denn nichts begriffen?‹« In den darauf folgenden Sitzungen überzeugte der Berater Lori, dass sie in einer fairen Partnerschaft willens sein müsse, auch Roys Bedürfnisse zu befriedigen.

Allgemein gesprochen, hatte Loris Berater Recht. Alle Paare müssen lernen, Kompromisse zu schließen, um die Bedürfnisse beider Partner zu befriedigen, und Sex bildet da keine Ausnahme. Doch es gab Aspekte in Loris und Roys Geschichte, die mich tief betroffen machten, als ich zu ersten Mal mit Lori sprach; sie hatte mich mit 45 Jahren, als ihre Periode unregelmäßig wurde, aufgesucht, um sich wegen einer Hormonersatztherapie beraten zu lassen.

Ich wollte sicher sein, dass Lori nicht glaubte, es sei ihre»Aufgabe«, Roys Spannungen und seinen Stress zu erleichtern, indem sie zuließ, dass er ihren Körper jeden Tag auf diese Weise benutzte. Ich erklärte ihr zunächst, ich könne ihren Zorn darüber gut verstehen; dieser Zorn war ihr Barometer, das sie wissen ließ, dass ihr Problem real sei und angegangen werden müsse. Wenn ein Mensch so viel Sex braucht, um seinen Stress zu bewältigen, dann spricht überdies vieles dafür, dass irgendetwas mit seinem Leben nicht in Ordnung ist. Ich fragte Lori daher, ob ihr Therapeut Roy vorgeschlagen habe, sein Leben, seinen Job und sein Stressniveau einmal kritisch zu überprüfen. Lori meinte, sie habe dieses Thema in der Therapie angeschnitten, aber der Berater habe gemeint, dies sei ein Einzel-, kein Paarproblem. Und da Roy eine Einzeltherapie abgelehnt hatte, kam dieses Thema während der Sitzungen nicht mehr zur Sprache.

Das ist ein perfektes Beispiel dafür, was passieren kann, wenn eine Paartherapie schief läuft. 96 Prozent aller Paartherapien bei heterosexuellen Partnerschaften kommen auf Initiative der Frau zustande, die eine derartige Therapie in der Regel als letzten Versuch, die Ehe zu retten, wie ein Damoklesschwert über das Haupt ihres Mannes hält. Er begleitet sie meist widerwillig und oft mit dem Gefühl: »Es ist ihr Problem, aber ich mache mit.« Er kann oder will nicht verstehen, dass seine eigenen Probleme Teil der Paardynamik sind. Viele Therapeuten haben mir offen gesagt, dass sich die Männer, falls ihre Probleme direkt angesprochen würden, so unwohl fühlten, dass sie die Therapie in einem solchen Fall lieber ganz abbrächen. So versucht der Therapeut, sie mit so genannten Paarthemen bei der Stange zu halten. Aber allzu oft werden die individuellen Probleme und Belange der Frau ebenfalls den Bedürfnissen des »Paares« untergeordnet. Diese Art von Therapie kann sich jahrelang hinziehen und die Spannung in der Beziehung gerade genug lockern, um das Paar zusammenzuhalten, während sich die fundamentale Machtdynamik der Beziehung um kein Jota verändert, weil sich die entscheidenden Verhaltensweisen nicht verändern. Wenn das passiert, gibt es keine Chance für die transformierende Macht einer echten Partnerschaft.

Um eine echte Partnerschaft zu schaffen, müsste Roy einsehen, dass er Lori sexuell als Opiat benutzt, um seinen Stress zu lindern. Solange Stressabbau die Hauptenergiequelle für sein »Liebemachen« war, konnte Lori nie das Gefühl einer echten Zwiesprache haben, nie das Gefühl, von ihm geliebt und geschätzt zu werden. Auch wenn es für beide völlig vernünftig wäre, sich hin und wieder auf einen »Quickie« zu einigen, erschien mir Roys Muster von täglichem Sex als Selbstmedikation gegen Stress wie ein sexuelles Suchtverhalten und eine sexuelle Störung. Es untergrub sicherlich Loris Fähigkeit, sich in ihrer sexuellen Beziehung wohl zu fühlen. Roy müsste für sein Bedürfnis nach Stressreduktion Verantwortung übernehmen, und um dies zu erreichen, benötigte er ein breiteres Repertoire an Maßnahmen. Dazu könnten sportliche Betätigung, Meditation oder sogar Selbstbefriedigung gehören. Jahrhundertelang wurde von Ehefrauen erwartet, auf diese Weise ihren »ehelichen Pflichten« nachzukommen, und sie sind diesen nachgekommen aus Angst, er könne woanders hingehen, um »seine Bedürfnisse zu befriedigen«. Doch wenn ein Paar die erfüllte Zwiesprache erreichen will, die in mittleren Lebensjahren möglich ist, ist für dergleichen heute kein Platz mehr.

Als Lori das nächste Mal zu ihrer jährlichen Routineuntersuchung kam, erzählte sie mir, Roy habe im vergangenen Jahr zu erkennen begonnen, dass er eine berufliche Veränderung herbeiführen müsse, wenn er nicht in die Fußstapfen seines Vaters treten wollte; sein Vater war mit 60 Jahren gestorben, nur ein Jahr nachdem er sich aus seinem Beruf, den er hasste, zurückgezogen und zur Ruhe gesetzt hatte. Roy hatte zudem andere Wege gefunden, um seinen Stress zu reduzieren: Er besuchte zweimal pro Woche einen Yoga-Kurs und spielte Basketball. Dank dieser Veränderungen waren Roys Blutdruck und sein Cholesterinspiegel auf Normalwerte gesunken, und er begann sich insgesamt besser zu fühlen, weil er feststellte, dass er Kontrolle über sein Leben gewinnen und sich selbst von einem Muster befreien konnte, das wahrscheinlich zum vorzeitigen Tod seines Vaters beigetragen hatte. Als Lori sah, dass er emotional selbstgenügsamer geworden war, fand sie ihn sexuell attraktiver – so sehr, dass sie manchmal die Initiative zum Sex ergriff.

Was uns Viagra über Sexualität erzählt

Viagra und das ganz enorme Interesse der Öffentlichkeit daran sprechen Bände über die Werte in unserer Kultur. Ohne Frage kann dieses Medikament ein wahrer Segen für viele Paare sein, bei denen der Mann unter Erektionsstörungen leidet. Aber eine erhöhte sexuelle Leistungsfähigkeit durch medizinische Manipulation der männlichen Genitalien allein kann keine Beziehung heilen, die nicht funktioniert.

Unsere Kultur vergisst gerne die ganzheitliche Natur der Sexualfunktion und die tief greifende Verstärkung, die sie erfährt, wenn ein Paar wirklich durch Herz und durch Geist verbunden ist. Die Sexualforscher Masters und Johnson haben beschrieben, wie die Erregungs- und die Plateauphase der sexuellen Reaktion verlängert werden können, wenn Mann und Frau nicht nur genital, sondern auch durch Herz und Verstand verbunden sind. In der Lebensmitte stellen viele Paare fest, dass sie die Zeit und den Wunsch haben, in dieser Weise voll füreinander präsent zu sein, und infolgedessen erleben sie den besten Sex ihres Lebens. Ich habe solche Geschichten wiederholt in meinem Sprechzimmer gehört. Doch für andere ist Beischlaf nur eine weitere Aufgabe auf einer Liste, die abgehakt werden muss. Die Sexualtherapeutin Dr. Patricia Love schreibt dazu:

> Sinnlichkeit, die Fähigkeit, sich in seinem Körper wohl zu fühlen, sich Zeit zu lassen und durch die Haut zu kommunizieren, ist das, was in vielen Ehen fehlt ... Allzu oft gehen Männer und Frauen ins Bett und fühlen sich abgelenkt und empfindungslos und greifen nur reflexartig nach den Geni-

talien des anderen. Das unausgesprochene Ziel ist, innerhalb von nur 15 Minuten zum Orgasmus zu kommen, wie ein Auto, das von null auf 100 beschleunigt.[4]

Das führt zu einer Form des Beischlafs, die Sexualtherapeuten als »Zuschauen« (*spectatoring*) bezeichnen, eine mentale Trennung während des Liebesaktes, bei dem die Beteiligten mehr an die Arbeit oder an Haushaltsdinge denken als an den Partner an ihrer Seite. Beim Mann kann das zu Erektionsstörungen führen, bei der Frau zu Schwierigkeiten, zum Orgasmus zu kommen. Der Mann, der zuerst nach dem »Rettungsanker« Viagra greift, übersieht vielleicht, wie wichtig eine echte Beziehung zu seiner Partnerin ist. Eine Frau, deren Mann das Gefühl hat, er benötige Viagra zur Behebung einer psychogenen Impotenz, wäre gut beraten, wenn sie sich Gedanken über die Qualität ihrer Beziehung machte. Die Dinge, die zwischen ihnen unausgesprochen bleiben, die Probleme und Gefühle, über die man nicht sprechen möchte, blockieren unter Umständen eine volle Erektion und einen Orgasmus und können überdies ihrer beider Gesundheit aufs Spiel setzen.

Victor und Viagra: Ginnys Klage

Ginny und Victor waren seit 30 Jahren verheiratet und führten eine recht glückliche Ehe. Victor war immer stolz auf seine Männlichkeit gewesen, und sie hatten all die Jahre ein aktives, erfülltes Sexualleben gehabt; sie hatten etwa dreimal pro Woche miteinander geschlafen. Als Victor 52 wurde, bemerkte er, dass sein Penis nicht mehr so steif wie früher wurde und es länger dauerte, bis er eine Erektion bekam. Es kam sogar vor, dass seine Erektion nicht lang genug anhielt, um Ginny zum Orgasmus zu bringen. Er und Ginny schliefen inzwischen seltener miteinander, nur noch etwa einmal alle zwei Wochen. Das störte Ginny nicht, besonders deshalb, weil sie sehr damit beschäftigt war, einen neuen Cartering-Service aufzubauen – etwas, von dem sie stets geträumt hatte. Ihr Geschäft kam gerade in Gang, und nun, da ihr jüngstes Kind das Haus verlassen hatte und das College besuchte, drehte sich ihr Leben nicht länger ausschließlich um die Bedürfnisse ihres Mannes und ihrer Kinder. Aber Victor, der plante, sich in einem oder zwei Jahren zur Ruhe zu setzen, war nicht annähernd so zufrieden mit seinem Leben. Offenbar begann er, sein Tempo zu drosseln, während Ginny aufbrach, die Außenwelt zu erobern.

Victor suchte seinen Arzt auf, der ihm Viagra verschrieb. Victor war begeistert von dem Resultat. Ginny war es nicht. Viagra führte ein »mechanisches« Element in ihr Liebesleben ein, das es zuvor nie gegeben hatte. Sie mochte es nicht, sexuell verfügbar zu sein, nur weil Victor seine Pille genommen hatte, und sie begann, mehr und mehr Zeit außerhalb des Hauses zu verbringen, teilweise deshalb, weil sie so viel Spaß an ihrer Arbeit hatte, teilweise aber auch, weil sie keinen Sex »auf Bestellung« haben wollte. Gefragt, was sie von Viagra halte, antwortete Ginny: »Ich denke, wir waren ohne es besser dran. Ich liebe Victor, und es hat mich wirklich nicht gestört, wenn er etwas länger brauchte, um einen steifen Penis zu bekommen. Ich wusste in der Regel, wie ich ihm helfen konnte. Nun habe ich das Gefühl, als ob eine wichtige Komponente unseres Liebeserlebens durch eine Pille ersetzt worden ist.«

Die Situation ist nicht ungewöhnlich. Victors veränderte Sexualfunktion hängt zumindest zum Teil mit seinem Gespür für seine sinkende Macht in der Außenwelt zusammen, selbst wenn es sein eigener Wunsch ist, sich zur Ruhe zu setzen. Auch wenn Viagra für ihn eine Zeit lang wahrscheinlich eine relativ angenehme Lösung ist, wäre es am besten für ihn, ein neues Lebensziel zu finden, in das er seine Energie investieren kann. Sonst wird er unter Umständen weder im Schlafzimmer noch anderswo mit seiner Frau mithalten können, ohne zu einer Pille zu greifen. Das heißt nicht, dass es nicht sinnvolle Indikationen für Viagra gibt. Sexualität lässt sich jedoch nicht auf die Stärke und Dauer einer Erektion reduzieren.

Die Wechseljahre sind eine Zeit, in der wir unsere Beziehungen neu definieren

Vor fünf Jahren hätte ich all dies geschrieben und ware mir sicher gewesen, dass es auf mich nicht zutrifft. Ähnlich mögen vielleicht viele von Ihnen denken: »Das ist interessant, aber meine Beziehung zu meinem Partner ist in Ordnung.« Viele von uns haben sich in den Beziehungen, die wir über die Jahre aufrechterhalten haben, wohl gefühlt; sie waren für beide Partner befriedigend, sogar leidenschaftlich. Aber sehr oft müssen einige der stillschweigenden Übereinkünfte neu verhandelt werden, wenn Sie in die transformierenden Jahre der Lebensmitte eintreten. Unabhängig davon, wie gut diese Beziehung gewesen sein mag – was für Sie in Ihrem »vorherigen« Leben funktioniert hat, wird höchstwahrscheinlich einer gewissen Aktualisierung bedürfen, damit die Beziehung noch zu der Frau passt, die Sie dabei sind zu werden.

Ein Problem, das die Notwendigkeit für eine Veränderung offensichtlich machen kann, ist das Nachlassen der weiblichen Libido. Genauso, wie sich wilde Tiere in Gefangenschaft nicht fortpflanzen, wenn nicht alles in ihrer Umgebung im Gleichgewicht ist, können eine Frau und ihr Partner unter Umständen Probleme beim Intimleben feststellen, wenn ihre Beziehung einer neuen Ausbalancierung bedarf. Die Wechseljahre sind auch eine Zeit, in der sich das, was eine Frau von einer Beziehung wünscht, zu verändern beginnt.

Wie wir gesehen haben, ist es in der Regel die Frau, die ihre Karriere und ihr persönliches Wachstum opfert, um ihre Familie zusammenzuhalten und für sie zu sorgen, selbst wenn sie Vollzeit außer Haus arbeitet. Nicht nur die ungeschriebenen Gesetze der Gesellschaft, sondern auch die Hormone, die durch ihre Adern strömen, ermutigen sie, Familie, Heim sowie der Sorge und dem Schutz ihrer Lieben hohe Priorität einzuräumen. In den Wechseljahren sind die hormonellen Veränderungen nur ein Teil der Transformation einer Frau, die auf einem energetischen Niveau beginnt und nicht nur in ihrer Biologie, sondern auch in ihrer Wahrnehmung, ihrer Intuition, ihren neuronalen Verknüpfungen, Emotionen, kreativen Kräften und Schwerpunkten insgesamt Veränderungen auslöst. Während sie die erste Hälfte ihres Lebens damit verbringt, andere zu gebären (buchstäblich und im übertragenen Sinn), soll sie sich bei ihrem menopausalen Übergang in der zweiten Hälfte ihres Lebens selbst gebären.

Wenn Sie durch das Vergrößerungsglas Ihres sich wandelnden Selbsts entdecken, dass Sie Ihr Leben nicht lieben, kann Ihre Libido darunter leiden. Tatsächlich könnte ein nachlassender Sexualtrieb die erste rote Flagge sein, die hochgezogen wird, um Ihnen eine nachlassende Liebe zum Leben zu signalisieren – eine schwindende Lebenskraft. Nur wenn Sie und Ihr Partner bereit sind, das in Frage zu stellen, was in Ihrer Beziehung nicht länger lebensfähig ist, und gemeinsam an der notwendigen Neuorientierung arbeiten, haben Sie die Chance, Ihre Lebensenergie wieder zu verjüngen und Ihre Leidenschaft in sexueller wie in anderer Beziehung neu anzufachen. Heilung verlangt Anstrengungen von beiden Seiten – Sie selbst wie auch Ihr Partner müssen bereit sein, sich einige schwierige Fragen zu stellen und auf die Antworten zu hören, damit Sie Ihre Beziehung erneuern können.

Ständige Überbeanspruchung führt zu Erschöpfung und schwindender Libido

Über das Internet bekam ich die folgende anonyme Notiz. Dieser eine kurze Text fasst die Misere vieler Frauen in mittleren Jahren zusammen – und zeigt den Unterschied zwischen ihrem Leben und demjenigen ihrer Ehemänner.

Mutter und Vater sahen fern, als Mutter sagte:»Ich bin müde, und es ist schon spät. Ich denke, ich gehe ins Bett.«Sie ging in die Küche, um Sandwiches für den nächsten Tag vorzubereiten, wusch die Popcornschalen aus, nahm Fleisch für das morgige Abendessen aus der Gefriertruhe, sah nach, ob noch genug Cornflakes in der Dose waren, füllte die Zuckerdose nach, stellte Schalen samt Löffel auf den Tisch und programmierte die Kaffeemaschine für den nächsten Morgen. Dann stopfte sie ein paar nasse Sachen in den Trockner und einen Haufen Wäsche in die Waschmaschine, bügelte ein T-Shirt und nähte einen losen Knopf an. Sie sammelte die Zeitungen ein, die verstreut auf dem Boden lagen, räumte das Spiel auf, das noch auf dem Tisch stand, und legte das Telefonbuch zurück in die Schublade. Sie goss die Pflanzen, leerte einen Papierkorb und hängte ein Handtuch zum Trocknen auf. Sie gähnte und streckte sich und ging in Richtung Schlafzimmer. Am Schreibtisch blieb sie stehen und schrieb eine kurze Mitteilung an den Lehrer, zählte Geld für einen Ausflug ab und zog ein Schulbuch unter dem Stuhl hervor. Sie unterschrieb eine Geburtstagskarte an eine Freundin, adressierte sie und frankierte den Umschlag und schrieb einen kurzen Einkaufszettel. Umschlag und Zettel legte sie neben ihr Portemonnaie. Mutter cremte dann ihr Gesicht ein, putzte ihre Zähne, reinigte sie mit Zahnseide und feilte ihre Nägel. Ihr Mann rief:»Ich dachte, du wolltest ins Bett gehen.«
»Ich bin schon dabei«, entgegnete sie. Sie tat etwas Wasser in den Hundenapf, ließ die Katze nach draußen und überprüfte dann, ob die Tür auch geschlossen war. Sie sah bei jedem der Kinder herein und machte eine Nachttischlampe aus, hängte ein Hemd auf, steckte einige dreckige Sokken in den Wäschekorb und unterhielt sich kurz mit demjenigen Kind, das noch an seinen Hausaufgaben saß. In ihrem Zimmer stellte sie den Wecker, legte die Kleidung für den nächsten Tag bereit und ordnete kurz die Schuhe im Regal. Sie schrieb drei weitere Dinge auf die Liste der Sachen, die sie morgen erledigen wollte.
Etwa zur selben Zeit stellte ihr Mann den Fernseher ab und verkündete zu niemandem im Besonderen:»Ich gehe ins Bett.«Und das tat er dann auch.

Mary: *Überbeanspruchung und* Burnout *lassen die Libido verstummen*

Mary war ausgebildete Krankenschwester. Als Älteste von fünf Kindern einer irisch-katholischen Familie war stets von ihr erwartet worden, dass sie sich um ihre Eltern und ihre jüngeren Geschwister kümmerte. Als ihre Mutter plötzlich starb, zog Marys Vater, ein Alkoholiker im Frühstadium der Demenz, zu Mary und ihrem Mann Jeff, einem Polizisten. Obwohl Mary vier Geschwister hatte, stellte sie ihre Rolle als designierte Fürsorgerin der Familie nie in Frage. Doch ihr zunehmendes Bedürfnis nach »Zeit für sich allein«, das so viele Frauen in den Wechseljahren verspüren, führte bei Mary dazu, dass sie nicht nur jedes sexuelle Begehren verlor, sondern resultierte auch in einem vollständigen emotionalen Ausgebranntsein, einem *Burnout*. Kurz zuvor war bei ihr eine Schilddrüsenunterfunktion festgestellt worden, und sie litt unter Gewichtszunahme, Depressionen, Lethargie, Müdigkeit, trockener Haut und dem Wunsch, ständig zu schlafen. Obwohl ihr Hausarzt ihr eine Schilddrüsenhormonsubstitution verschrieben hatte, besserten sich Marys Depressionen kaum. Und trotz eines normalen Östrogen-, Progesteron- und Testosteronspiegels blieb ihre Libido stumm.

Wenn eine Frau einen *Burnout* erleidet, weil sie sich zu viel um andere kümmern muss, läuft ihr Körper oft ganz buchstäblich leer. Sie ist vielleicht nicht ausreichend mit Vitaminen und Mineralstoffen versorgt (wie Vitaminen des B-Komplexes oder Magnesium), was zu ihrer Erschöpfung beiträgt. Und ihre Nebennieren produzieren vielleicht zu viel Kortisol oder nach vielen Jahren ungemindertem Stress ohne Erholung zu wenig Kortisol. So oder so ist das Endresultat physische Erschöpfung. Frauen wie Mary träumen vom Schlafen, nicht von Sex.

Ich verschrieb Mary ein Programm, das sich darauf konzentrierte, sie von innen heraus zu verjüngen. Ich sagte ihr, dass sie zu Hause zweimal pro Woche Hilfe brauche. Sie musste auch ihre Ernährungsgewohnheiten ändern, das heißt, ihren Konsum von raffinierten Kohlenhydraten, wie Kuchen, Süßigkeiten und Plätzchen, einschränken und ihre Zufuhr von Proteinen, essenziellen Fettsäuren, frischen Früchten und Gemüse erhöhen. Ich empfahl ihr überdies ein Multivitaminpräparat und erklärte ihr, dass sie jeden Abend um zehn Uhr zu Bett gehen müsse. Mary hatte die ganze Zeit über gewusst, dass sie ihr Leben würde ändern müssen. Sie war jedoch erleichtert, endlich eine medizinische Autorität zu haben, die sie bei den Veränderungen unterstützte, die notwendig waren, damit sie wieder optimal funktionierte – was das Wiederanfachen ihrer Libido einschloss. Wenn sie das chronische Versickern ihrer Lebenskraft nicht zum Stillstand bringen und dafür sorgen würde, dass sie genug Ruhe bekam, sich ausreichend sportlich betätigte und gesund ernährte, würde ihre Libido wie jeder andere Aspekt ihrer Gesundheit den Preis zahlen. Es ist schlimm, dass so viele Frauen, die die Rolle der Fürsorgerin übernehmen, eine ärztliche »Verschreibung« brauchen, um gesünder leben zu dürfen.

Hormonspiegel sind nur ein Teil der Libido

Eine meiner Kolleginnen unterzog sich im Alter von 48 Jahren einer Hysterektomie. Die Gebärmutter entfernt, die Eierstöcke intakt gelassen, ein Eingriff, der zu einem messbaren Absinken des Östrogen- und des Testosteronspiegels führt, weil dabei die Blutversorgung der Ovarien beeinträchtigt wird. Das ist der Grund dafür, dass viele Frauen nach einer Hysterektomie einige sexuelle Probleme haben. Doch meine Kollegin, die kurz vor dem Eingriff eine neue Beziehung begonnen hatte, konnte es kaum erwarten, aus dem Krankenhaus entlassen zu werden und wieder zu ihrer neuen Liebe zurückzukehren. Sie meinte zu mir: »Wenn du jemanden hast, der auf dich wartet und in den du total verliebt bist, dann kannst du darauf wetten, dass du keine großen Probleme mit Lust oder Scheidenfeuchtigkeit oder irgendetwas anderem hast.« Wenn Sie auf der anderen Seite in einer Beziehung leben, die seit Jahren problematisch ist, eine Beziehung, in der Sie wenig oder gar kein Interesse am Sex hatten, sondern ihn nur ertragen haben, dann können Sie darauf wetten, dass Ihr Körper wirklich alles tun wird, was er kann, um Sie davon abzuhalten, wieder in eine solche Lage zu kommen. Es ist gut belegt, dass Frauen, die Sex ablehnen, in gestörten sexuellen Partnerschaften genital weniger leicht erregbar sind und seltener, wenn überhaupt, einen Orgasmus erleben.

Auf der anderen Seite berichten Frauen, die dem Sex gegenüber positiv eingestellt sind, über eine stärker ausgeprägte Libido, eine höhere Orgasmushäufigkeit und größere Zufriedenheit mit ihrer sexuellen und ehelichen Beziehung.[5]

Die Psychiaterin und Neurowissenschaftlerin Mona Lisa Schulz weist darauf hin, dass sexuelle Impulse und Wünsche teilweise von den Stirnlappen des Großhirns kontrolliert werden und dass alles, was die Aktivität der Stirnlappen verändert, die Libido beeinflussen kann – in beiden Richtungen. Bei einer bekannten Störung der Stirnlappenfunktion, der Depression, ist die Libido oft vermindert. Bei einer anderen Stirnlappenstörung, der Demenz, können sexuelle Impulse hingegen außer Rand und Band geraten, was manchmal zu einem sozial peinlichen Verhalten führt. Ein Beispiel dafür ist eine Nonne, die ich einmal behandelt habe. Sie hatte einen unkontrollierbaren Drang entwickelt, die ganze Zeit über zu masturbieren, was sie selbst nicht weiter störte, ihre Ordensschwestern jedoch peinlich berührte. Schließlich endete sie mit der Diagnose Demenz bei einem Neurologen.

Veränderungen der Libido können natürlich von sinkenden Hormonspiegeln ausgelöst werden; das gilt besonders für Frauen, die durch Medikamente oder einen chirurgischen Eingriff in die Menopause gekommen sind.[6] Nach meiner beruflichen Erfahrung ist es jedoch genauso wahrscheinlich, wenn nicht wahrscheinlicher, dass eine schwindende Lebenskraft die Ursache für das abnehmende sexuelle Begehren ist. Zwei Dinge werden im Allgemeinen unterschätzt, wenn es um ihren potenziellen Einfluss auf die Libido geht: die Beziehung einer Frau zu ihrem sexuellen Partner und ihre emotionelle und spirituelle Liebe zum Leben insgesamt. Und interessanterweise haben beide Faktoren durchaus das Potenzial, aus sich selbst heraus den Hormonspiegel zu verändern.[7] Eine Frau mit einer stark strömenden Lebenskraft, die ihr Leben liebt, kann weiterhin eine starke Libido haben, gleichgültig, was ihre Hormone tun. Diese Tatsache wird von Untersuchungen untermauert, die zeigen, dass die hormonellen Veränderungen in den Wechseljahren allein nicht der Grund für eine abnehmende Libido sind. Letztlich könnte die Frage nach der Beziehung zwischen Hormonen und Libido eine Frage nach dem Motto »Wer war zuerst da, das Huhn oder das Ei?« sein, weil es gleichermaßen plausibel erscheint, anzunehmen, dass eine schwindende Lebenskraft das Ergebnis statt die Ursache für ein abnehmendes Liebesleben ist.

Daher möchte ich jede Frau ermutigen, neben den konventionell eher akzeptierten hormonellen Problemen die Gesundheit und die Vitalität ihrer Beziehung zum Leben – ihre Verbindung zur Quellenenergie – zu überdenken, wenn sie ihr Liebesleben analysiert und wissen möchte, ob sie in diesem Stadium ihres Lebens vielleicht Hilfe braucht.

Sekundäre Unterstützung für die Libido: Östrogen und Progesteron

Behält man all das im Hinterkopf, ist es möglich, dass eine Frau in und nach den Wechseljahren auch dann eine schwindende Libido feststellt, wenn sie in einer echten Partnerschaft lebt, die ihre Lebenskraft eher erhält als aussaugt. Wenn eine Frau ihr Leben liebt, wenn ihre Lebenskraft – ein Speicher für sexuelle Energie – frei und kräftig strömt, dann kann eine schwächelnde Libido von sekundären, hormonellen Faktoren hervorgerufen werden.

Heute, da wir jeden Tag mehr über die Rollen von Östrogen und Progesteron bei der Aufrechterhaltung körperlicher Funktionen wie Blutkreislauf, Nervenleitung und Zellteilung lernen, wird immer deutlicher, wie der abnehmende Spiegel dieser Hormone zu Veränderungen der sexuellen Reaktion führen kann:

- Das gesamte Nervensystem ist von östrogensensitiven Zellen umgeben.[8] Es ist daher vernünftig anzunehmen, dass eine Verminderung von Östradiol einen dämpfenden Effekt auf die Nervenübertragung beim Geschlechtsverkehr hat. Forschungen haben gezeigt, dass ein Östrogenmangel tatsächlich zu einer peripheren Neuropathie führen kann – einer Form der Nervenstörung, die eine Frau für Berührung und Vibration desensibilisiert. Eine Östradiolsubstitution kann diese Sensibilität auf einem Niveau wiederherstellen, das sich demjenigen von noch menstruierenden Frauen annähert.

- Abnehmende Östradiol- und Progesteronspiegel können sich negativ auf die sexuelle Erregung, das sexuelle Empfinden und die Orgasmushäufigkeit einer Frau auswirken, weil diese Hormone die Durchblutung der erogenen Regionen verstärken. Die physische Reaktion einer Frau ist wegen der verringerten Durchblutung der erogenen Zonen unter Umständen langsamer, und es ist weniger wahrscheinlich, dass sie sich bis zum Orgasmus aufbaut; dazu kommt, dass die erogenen Zonen wegen der Nervenfehlfunktion, die manchmal mit einem Östrogenmangel einhergeht, möglicherweise sowieso weniger sensibel sind als zuvor.
- Ein zu niedriger Östrogenspiegel kann zu einer Zellatrophie im Genitalbereich führen. Das hat gelegentlich eine Verdünnung des Scheiden- und Harnröhrengewebes zur Folge, wodurch der Geschlechtsverkehr schmerzhaft wird. Frauen mit einem Östrogenmangel haben manchmal auch Probleme mit den Harnwegen, wie wiederholte Harnwegsinfektionen oder sogar Stressinkontinenz.
- Die Produktion von Vaginalflüssigkeit während der sexuellen Erregung und beim Geschlechtsverkehr ist ebenfalls östrogenabhängig. Wenn der Östrogenspiegel niedrig ist, wird unter Umständen weniger Vaginalflüssigkeit gebildet, was mit Scheidentrockenheit und Schmerzen beim Geschlechtsverkehr einhergeht. Da der Grad der sexuellen Erregung bei einer Frau oft nach der Menge und Leichtigkeit der erreichten Vaginalbefeuchtung beurteilt wird, kann ein Mangel an Gleitsubstanz zu der Auffassung führen, dass sie sexuell nur schwer erregbar ist. Während die sexuelle Erregung durch das Erwarten von Schmerzen negativ beeinflusst werden kann, ist die Libido unter diesen Umständen nicht das wirkliche Problem.
- Progesteron hat zusätzliche Effekte auf die Libido, die nicht so gut untersucht, aber nicht weniger wichtig sind als die von Östrogen. Sein Effekt besteht offenbar weitgehend darin, die Libido einer Frau aufrechtzuerhalten. Darüber hinaus ist Progesteron als Vorläufer von Östrogen und Testosteron wichtig zum Erhalt genügend hoher Spiegel dieser anderen, für die sexuelle Lust wichtigen Hormone. Ein normales Progesterongleichgewicht wirkt auch als Stimmungsstabilisator und stützt die normale Schilddrüsenfunktion, wodurch es die Libido sowohl emotional als auch metabolisch verstärkt.

Der Grundgedanke ist folgender: Ein Östrogendefizit und/oder ein Progesterondefizit können die Libido einer Frau mindern, indem sie körperliche Veränderungen bewirken, die den Geschlechtsakt ganz einfach weniger lustvoll machen. Scheidentrockenheit und eine Verdünnung des Scheidengewebes können beim Geschlechtsverkehr zu einem körperlichen Unbehagen führen, das Gleiche gilt für Krämpfe der Scheidenmuskulatur. Veränderungen der Nervenfunktion können in der Regel sehr sensible Körperpartien desensibilisieren, und Durchblutungsstörungen können die körperliche Reaktion auf Stimulation verringern. Das macht es noch schwieriger, zum Orgasmus zu kommen.

Wie die Forschung gezeigt hat, treten Libidodämpfende Effekte mit größter Wahrscheinlichkeit dann auf, wenn die Konzentration von Östradiol im Blut einer Frau (Östradiol ist das biologisch wirksamste natürliche Östrogen in unserem Körper) unter 50 pmol/l fällt. Man kann auch den Östradiolgehalt im Speichel messen, wobei 1pg/ml die untere Schwelle für eine normale Sexualfunktion ist.[9] Die Durchblutung von Vagina und Vulva erhöht sich stark, wenn Östradiol durch eine Hormonsubstitution auf dieses Niveau zurückgebracht wird, und oft reicht dies aus, um die sexuelle Reaktion wiederherzustellen. Mit Hilfe eines Arztes lässt sich dieses Niveau leicht erreichen.

Je nach den individuellen Bedürfnissen einer Frau ist ein Hautpflaster mit Östradiol oder zweimal pro Tag eine orale Dosis von 0,5 bis 1 mg Östradiol ausreichend, um den Östradiolspiegel sanft und dauerhaft auf diesem Niveau zu halten. Und zu Beginn der Wechseljahre, wenn bei vielen Frauen der Progesteronspiegel zurückgeht, der Östrogenspiegel jedoch noch im normalen Bereich liegt, kann $1/4$ Teelöffel Hautcreme mit natürlichem Progesteron, zweimal am Tag in die Handflächen oder andere weiche Hautpartien einmassiert, eine leicht abgesunkene Libido wieder in Schwung bringen.

Jeanette: Wo ist mein Sexualtrieb geblieben?

»Dave und ich haben einige stürmische Zeiten durchgemacht«, erzählte mir Jeanette, »doch ich habe wirklich das Gefühl, dass unsere Beziehung mit uns gewachsen ist – wir kommen besser miteinander zurecht als je zuvor. Das Problem ist, dass ich überhaupt keine Lust auf Sex habe. Ich liebe Dave wirklich, aber ich könnte den Rest meines Lebens ohne Sex auskommen, und es würde mir nichts ausmachen.«

Jeanette, 45 Jahre alt, hatte bei sich einige frühe Anzeichen der Wechseljahre bemerkt. Sie hatte keine Hitzewallungen oder Scheidentrockenheit erlebt, doch ihre Perioden, die gewöhnlich »wie ein Uhrwerk« arbeiteten, waren unregelmäßiger geworden, und sie meinte, sie habe möglicherweise einige nächtliche Schweißausbrüche gehabt (»entweder das, oder ich hatte ein paar Decken zu viel«).

Ein Speicheltest (siehe Fußnote auf Seite 124) ergab, dass Jeanettes Östrogenspiegel noch innerhalb der recht breiten Normskala lag, ihr Progesteronspiegel war jedoch ziemlich niedrig, und ihr Testosteronspiegel lag deutlich unter dem Normalwert für ihr Alter. Wir entschieden uns dafür, ihren Progesteronspiegel mit einer Progesteroncreme zu heben, die zweimal pro Tag in die Handflächen einmassiert werden sollte. Als Testosteronsubstitution entschied sich Jeanette für oral einzunehmende Testosterontabletten, die ich ihr daraufhin verschrieb. »Es machte einen großen Unterschied«, berichtete sie mir später. »Ich stelle fest, dass ich öfters in Stimmung bin, und selbst wenn ich nicht in Stimmung bin, lasse ich mich viel schneller als früher erregen.«

Testosteron: Das Hormon der Lust

Zwar ist in der populären Presse eine Menge über die Rolle von Testosteron beim Sexualtrieb geschrieben worden, doch ein Testosterondefizit ist wahrscheinlich der seltenste Grund für die schwindende Libido einer Frau; es steht weit hinten an vierter Stelle, hinter den Beziehungsproblemen und dem Progesteron- und/oder dem Östrogenrückgang. Abgesehen davon, dass Testosteron allgemein als männliches Hormon gilt, hat es jedoch zum Teil deshalb so viel Aufmerksamkeit erregt, weil es so spezifisch wirkt. Während also Östrogen und Progesteron eine unterstützende Rolle bei der gesunden Libido einer Frau spielen, kann zusätzliches Testosteron den Sexualtrieb in beiden Geschlechtern direkt und rasch stimulieren, wenn die reduzierte Libido auf einen Testosteronmangel zurückgeht.

Anders als allgemein angenommen sinkt der Testosteronspiegel nach der Menopause jedoch nicht merklich ab. Tatsächlich sondern die Ovarien bei den meisten (aber nicht bei allen) Frauen nach der Menopause *mehr* Testosteron ab als in der Perimenopause. Bei einigen Frauen sinkt der Testosteronspiegel jedoch allmählich ab; dieser Prozess beginnt Ende zwanzig und setzt sich durch die mittleren Jahre hindurch fort, und es kann sein, dass der Spiegel so stark sinkt, dass die Libido leidet.

Manchmal erfolgt der Testosteronabfall nicht allmählich, sondern plötzlich, und dann geht auch die Libido plötzlich zurück. Das kann nach einer Entfernung oder einem Funktionsverlust der Eierstöcke eintreten, oder aber auch, wenn die Nebennieren erschöpft sind (siehe Viertes Kapitel). Der Grund ist, dass die Eierstöcke und die Nebennieren (wie auch die Leber und das Fettgewebe) alle die Steroidhormone produzieren, die unter der Sammelbezeichnung Androgene bekannt sind, und eines davon ist Testosteron. Wenn Sie Ihre Ovarien verloren oder diese plötzlich einen Funktionsminderung erlitten haben, sei es aufgrund von Chemotherapie, Bestrahlung oder Operation, dann werden Sie unter Umständen feststellen, dass Ihre Libido drastisch abnimmt. In diesem Fall hatte Ihr Körper nämlich keine Zeit, die Androgenproduktion an andere Produktionsstellen im Körper zu verlagern. Frauen mit diesem Problem klagen oft, sie fühlten sich nicht mehr wie sie selbst: »Es ist, als ob all meine Lebensenergie verschwunden sei.« Und sie verlieren überdies ihre Libido, ihre sexuelle Energie. Der Grund, warum es nicht allen Frauen so geht, die ihre Eierstöcke verlieren, ist, dass der Körper einiger Frauen die Androgenproduktion ohne große Unterbrechung des hormonellen Outputs an andere Körperstellen verlagern kann. Doch bei denjenigen, deren Körper sich nicht so rasch auf die neue Situation einstellen können, ist unter Umständen eine Hormonsubstitution erforderlich, um den Androgenspiegel wiederherzustellen.

Bei Frauen, deren Testosteronspiegel aus welchem Grund auch immer signifikant abgesunken ist, hat eine Testosteronsubstitution oft den gewünschten Effekt auf die Libido. Untersuchungen haben gezeigt, dass 65 Prozent der klimakterischen Frauen mit einem zu niedrigen Testosteronspiegel, die eine Testosteronersatztherapie erhielten, eine Zunahme ihrer Libido, eine verstärkte sexuelle Reaktion, eine erhöhte Frequenz sexueller Aktivität, verstärkte sexuelle Fantasien feststellten und eine erhöhte Sensibilität der erogenen Zonen verspürten.[10]

Meiner Erfahrung nach sind die Ergebnisse nur dann völlig zufrieden stellend, wenn die intime Beziehung einer Frau gesund ist und auf Gegenseitigkeit beruht. Das gilt besonders für die Lebensmitte, wenn eine Frau nicht mehr so leicht Probleme unter den Teppich kehrt. Wenn ihre Beziehung in Schwierigkeiten steckt, dann ist die Wahrscheinlichkeit, dass eine Testosteronsubstitution ihren Sexualtrieb wirksam stimuliert, sehr viel geringer. Wenn Sie jedoch meinen, dass Ihre verringerte Libido mit einem zu niedrigen Testosteronspiegel (oder dem eines der anderen Androgene) zusammenhängen könnte, lassen Sie Ihre Konzentration an ungebundenem (freiem) Testosteron und/oder DHEA überprüfen, sei es mit einem Blut- oder einem Speicheltest (siehe Fußnote auf Seite 124).

Wenn Sie tatsächlich einen zu niedrigen Spiegel haben sollten, kann Ihnen Ihr Arzt natürliches Testosteron verschreiben. Die Anfangsdosis beträgt in der Regel 1 bis 2 mg pro Tag und kann, falls nötig, allmählich erhöht werden. Eine andere Möglichkeit ist, das nicht verschreibungspflichtige DHEA in einer Dosis von 5 bis 10 mg ein- bis zweimal pro Tag einzunehmen. Bei einigen Frauen erhöht dieser Testosteronvorläufer den Testosteronspiegel genügend, um einen schwindenden Sexualtrieb wieder anzufachen.

Hilfen bei Scheidentrockenheit

Einige Frauen in mittleren Jahren stellen fest, dass der Geist zwar willig ist der Körper jedoch nicht. Ihre Libido ist unvermindert, doch aus Gründen, die sie nicht verstehen, werden sie nicht feucht genug. Es gibt jedoch zahlreiche Möglichkeiten, dieses Problem zu behandeln.

Natalie: Eine bestehende Beziehung stützen

Natalie suchte mich erstmals mit 52 Jahren auf. Ihr Mann, Brad, begleitete sie. Natalie war bei guter Gesundheit, aber sie hatte Probleme beim Geschlechtsverkehr. Sie konnte anscheinend nicht genügend Gleitsubstanz produzieren, was den Koitus schwierig machte. Und sie verspürte auch manchmal ein Brennen in den Harnwegen oder hatte das Gefühl, dass ihre Harnwege entzündet seien.

Als ich Brad und Natalie zusammen beobachtete, gewann ich den Eindruck, dass sich Brad wirklich Sorgen um seine Frau machte, auch wenn es ihm unangenehm war, über diese Dinge zu sprechen. Er wollte sie nicht verletzen, aber er verstand nicht, wo ihre Probleme herrührten. Und beide fürchteten, dass sich ihr sexuelles Problem ausweiten und zu einer Entfremdung zwischen ihnen führen könnte. Ich untersuchte Natalie gynäkologisch und stellte fest, dass die Wand ihrer Scheide deutlich verdünnt war, was sie weniger flexibel und empfindlicher gegenüber Reizungen und Beanspruchungen durch Dehnung und Reibung machte, wie sie beim Koitus zwangsläufig auftreten. Die Verdünnung ihres Scheidengewebes erklärte auch ihre Harnwegssymptome, denn diese Gewebsverdünnung geht mit einer Ausdünnung und Reizung des unteren Drittels der Harnröhre einher. Natalies Untersuchung ergab darüber hinaus einen offensichtlichen Mangel an natürlicher Befeuchtung, was den Sex für sie traumatischer und für beide Partner weniger lustvoll machte. Da ich vermutete, dass Natalie in den Wechseljahren war, machte ich einen Scheidenabstrich und sandte ihn zu einem Labor, um einen Test machen zu lassen, der zeigt, wie viele Zellen gut mit Östrogen versorgt sind und wie viele nicht. Ich ließ auch ihren Östrogen-, Progesteron- und Testosteronspiegel bestimmen. Ihr Testosteron lag im normalen Bereich, doch Östrogen und Progesteron waren niedrig. Der Test bestätigte, dass sie unter einer so genannten atrophischen Vaginitis litt, was nichts weiter bedeutet, als dass den Zellen, die die Scheide auskleiden, Östrogen fehlt. Das macht das Scheidengewebe dünn und leicht entzündlich.

Ich erklärte Natalie die verschiedenen Behandlungsmöglichkeiten, die ihr offen standen, und verschrieb ihr schließlich Östrogencreme für ihre Scheide sowie Progesteroncreme, die sie überall auf der Haut auftragen konnte. Durch wiederholtes Testen ihrer Hormonspiegel und Anpassung der Dosis entsprechend ihrem Befinden konnten wir innerhalb von drei Monaten einen für Natalies Alter optimalen Östrogen- und Progesteronspiegel etablieren. Bei einem Folgebesuch ein paar Wochen später berichtete Natalie, ihr Geschlechtsleben sei »wieder völlig normal«. Genau das hatte ich erwartet. Die Behandlung von Scheidentrokkenheit und Ausdünnung des Scheidengewebes in den Wechseljahren ist sicher, einfach und sehr effektiv.

Grace: Eine neue Beziehung
Grace war 55 Jahre, als sie mich aufsuchte. Ihr Mann, mit dem sie 20 Jahre lang in einer guten, monogamen Beziehung gelebt hatte, war vor fünf Jahren gestorben. Ihre Ehe war glücklich und erfüllt gewesen, und sie suchte nach seinem Tod nicht nach einem neuen Partner. Sie führte ein aktives Leben, unterrichtete Tennis, liebte es, im Garten zu arbeiten, und reiste viel. Doch dann traf sie einen Mann wieder, mit dem sie auf der High School befreundet gewesen war und den sie viele Jahre lang nicht gesehen hatte. Er war ebenfalls verwitwet – seine Frau war vor mehreren Jahren verstorben.

Da er in Utah lebte und sie in Maine, begannen sie, einander Briefe zu schreiben und gelegentlich auch miteinander zu telefonieren. Ihr Besuch bei mir war durch seine Einladung, ihn zu besuchen und ein paar Wochen auf seiner Ranch zu verbringen, veranlasst worden. Er hatte sie überdies gefragt, ob sie sich vorstellen könne, ihn zu heiraten. Auch wenn sie nicht unbedingt plante, während ihres Besuchs Sex mit ihm zu haben, wollte sie vorbereitet sein. Wie viele Frauen befürchtete Grace, dass ihre Scheide »ausgetrocknet« sei, weil sie so viele Jahre keinen Geschlechtsverkehr gehabt hatte. Ich versicherte ihr, dass ihre Vagina darauf ausgelegt sei, ihr ganzes Leben lang zu funktionieren, auch wenn sie nach Jahren der Abstinenz anfangs vielleicht einiger Hilfe bedürfe. (Das ist nicht immer der Fall. Frauen, die in einer Weise masturbieren, bei der es zu einer vaginalen Penetration kommt, behalten oft eine exzellente Vaginalfunktion, selbst wenn sie keinerlei Geschlechtsverkehr haben. Und natürlich kommen viele Frauen auch ohne vaginale Penetration zum Orgasmus.)

Grace war seit fünf Jahren postmenopausal und hatte sich gegen eine Hormonersatztherapie entschieden, weil es in ihrer Familie keine Herzkrankheiten oder Osteoporose gab, ihre Knochendichte exzellent war und sie ein erhöhtes Brustkrebsrisiko vermeiden wollte. Da sie immer noch keinen zwingenden Grund sah, mit einer Hormonersatztherapie zu beginnen, sah ich in ihrem Fall keine Notwendigkeit, eine solche zu verschreiben.

Bei der gynäkologischen Untersuchung sah Graces Vagina jedoch etwas gerötet aus und die Auskleidung, die Scheidenschleimhaut (Tunica mucosa vaginae), erschien etwas dünn. Das kann unter Umständen zu Schmerzen beim Geschlechtsverkehr führen, muss aber nicht – das hängt vom Einzelfall ab. Es war durchaus möglich, dass Grace völlig problemlos Geschlechtsverkehr haben könnte, doch auf der anderen Seite hielt ich es eingedenk der für sie neuen Situation für das Beste, ihr eine Reihe von Möglichkeiten vorzuschlagen. Grace meinte ebenfalls, sie wolle keine Risiken eingehen. Obwohl sie in den vergangenen zehn Jahren keinerlei Gefühl von Scheidentrockenheit oder Beschwerden verspürt hatte, wollte sie sichergehen, dass sie angenehmen Geschlechtsverkehr haben könne.

Ich bot ihr zwei Optionen an: eine Verschreibung für eine östriolhaltige Vaginalcreme oder ein sehr wirksames und sicheres nichthormonhaltiges Gleitmittel. Grace entschied sich für die östriolhaltige Vaginalcreme, um sicherzustellen, dass ihr Vaginalgewebe in drei Wochen, wenn sie nach Utah reisen würde, sehr gut mit Östrogen versorgt und dicker sein würde als jetzt. Sie wollte zudem kurz vor ihrer Abreise nochmals vorbeikommen, sodass ich ihren Fortschritt beurteilen könnte. Das Hormon Östriol ist ein natürliches Östrogen, das das Wachstum von Brust- und Uterusgewebe nicht so stark anregt wie die anderen Östrogene Östron und Östradiol. Es kann oral eingenommen oder lokal appliziert werden, um Scheidentrockenheit zu lindern. Wenn es nur lokal in der Scheide angewendet wird, ist die Benutzung selbst dann sicher, wenn Sie Brustkrebs, Gebärmutterkrebs oder Eierstockkrebs gehabt oder östrogenbedingte Probleme haben. Östriol ist verschreibungspflichtig und wirkt sehr positiv auf das östrogensensitive Scheidengewebe. (Alle konventionellen Östrogencremes wirken bei Scheidentrockenheit oder bei Ausdünnung des Scheidengewebes ebenfalls gut, doch das darin enthaltene Östrogen kann als Wachstumsfaktor für

Brust- und Uterusgewebe wirken. Das kann von Bedeutung sein, wenn Sie Krebs in einem dieser Organe hatten. In niedriger Dosierung verursachen diese Präparate jedoch offenbar keine Probleme. Wie mit Östriol lassen sich mit diesen Cremes auch jene Inkontinenzprobleme sehr wirksam behandeln, die auf einem lokalen Östrogenmangel beruhen.) Ich verschrieb den täglichen Gebrauch der Creme über eine Woche, um die Epithelschicht in der Vagina aufzubauen, anschließend eine bis drei Applikationen pro Woche, um die Weichheit, Flexibilität und Feuchtigkeit ihres Scheidengewebes zu erhalten. Wenn sie regelmäßigen Geschlechtsverkehr haben würde, erklärte ich ihr, würde sich die Durchblutung ihrer Vagina verbessern. Dies in Kombination mit der wiederholten Stimulation und Streckung der Vagina würde dazu führen, dass der Bedarf an Creme zurückgeht – vielleicht bis zu dem Punkt, wo man sie ganz weglassen oder nur im Bedarfsfall einen Tupfer eines nicht verschreibungspflichtigen Gleitmittels verwenden könnte.

Nicht verschreibungspflichtige Hilfsmittel bei der Scheidenbefeuchtung

Neben Östriolpräparaten gibt es mehrere Möglichkeiten, die gut funktionieren, wenn es nur darum geht, Scheidentrockenheit zu lindern. Eine Reihe von pflanzlichen Heilmitteln kann, regelmäßig eingenommen, dazu beitragen, die Scheidenfeuchtigkeit wiederherzustellen. Wanzenkraut, wilde Yamswurzel, Don Quai oder Mönchspfeffer sind dafür gute Beispiele. Auch Vitamin-E-Präparate helfen. Und viele Frauen stellen fest, dass die Elastizität und Feuchtigkeit ihrer Vagina wiederhergestellt wird, wenn sie beginnen, regelmäßig vollwertige Sojaprodukte zu sich zu nehmen – je höher die tägliche Dosis an Isoflavonen, desto wirksamer. (Denken Sie daran, dass Gleitmittel auf Ölbasis Latexkondome und Diaphragmen schädigen können und damit ihre Wirksamkeit mindern.)

Ein anderer Ansatz zu Scheidengesundheit besteht darin, regelmäßig Kegel'sche Übungen durchzuführen, um die Scheidenmuskeln zu stimulieren und zu stärken. Diese Übungen sind leicht durchzuführen, und Sie können sie jederzeit und überall machen; niemand kann erkennen, was Sie gerade tun. Studien haben gezeigt, dass diese Übungen nicht nur die Durchblutung steigern (was zu einer Verdickung der Scheidenwand wie zu einer verstärkten Lubrikation führt), sondern auch die Libido verbessern können, weil sie das Anschwellen und die Sensibilität der Klitoris sowie die Orgasmusintensität verstärken. Als positiver Nebeneffekt können Kegel'sche Übungen auch dazu beitragen, einer Harninkontinenz vorzubeugen oder sie rückgängig zu machen (siehe Achtes Kapitel).

Die Wahrheit sagen

In der Lebensmitte macht es immer mehr Frauen immer weniger aus, offen über ihre Sexualität zu sprechen – untereinander oder mit anderen. Hier sind einige Themen, denen Sie vielleicht eine neue Perspektive abgewinnen können.

● **Kommen Sie mit Ihrer eigenen Sexualität ins Reine:** Alle Menschen sind von Natur aus sexuelle Wesen – das ist Teil ihres Menschseins. Bei Frauen wird im Schlaf in regelmäßigen Abständen die Scheide feucht, und Männer bekommen Erektionen. Wie Sie Ihre Sexualität jedoch ausleben, wenn Sie wach sind, hängt von vielen Faktoren ab, beispielsweise von Ihrer Erziehung, Ihrem Hormonspiegel, Ihrem gesundheitlichen Allgemeinzustand und davon, wie zufrieden Sie mit Ihrem Sexualpartner sind, wenn Sie gegenwärtig einen haben.

● **Hören Sie auf, Buch zu führen:** Was ist ein normales Sexualleben? Nur Sie allein können diese Frage für Ihre Person beantworten. Um Ihnen zu helfen, Ihre persönliche Wahrheit in dieser Hinsicht zu finden, möchte ich Sie daran erinnern, dass wir in einer Gesellschaft leben, die oft Quantität mit Qualität verwechselt. Selbst die Mediziner setzen die Qualität der Sexualität mit der Häufigkeit des Geschlechtsverkehrs gleich. Damit erweisen sie vielen Paaren einen Bärendienst, denn viele gewinnen dann zwangsläufig den Eindruck, sie könnten das »Soll« nicht erfüllen. Um all dies in die richtige Perspektive zu rücken, finden Sie vielleicht Folgendes beruhigend: Nach einer aktuellen Untersuchung der Universität von Chicago kommt es recht häufig vor, dass Paare dreimal im Monat Sex haben und völlig zufrieden damit sind. Stellen Sie sich die folgende Frage, und beantworten Sie sie ehrlich: Wie viel Zeit würden Sie unter Idealbedingungen jede Woche mit sexuellen Aktivitäten verbringen – sei es mit sich selbst oder mit einem Partner?

● **Respektieren Sie Ihren inneren Sexualtrieb:** Die Sexualtherapeutin Dr. Patricia Love hat festgestellt, dass man die Menschen im Hinblick auf ihren Sexualtrieb in drei unterschiedliche Kategorien einteilen kann: stark, mittel und schwach.[11] Menschen mit einem relativ hohen Testosteronspiegel haben in der Regel einen stärkeren Sexualtrieb als diejenigen mit einem niedrigeren Spiegel; Menschen mit einem niedrigen Testosteronspiegel stellen dagegen oft fest, dass es sie nach der anfänglichen Verliebtheit eine Menge Energie kostet, sexuell die Initiative zu ergreifen oder sexuelles Interesse zu zeigen. Da Personen mit einem hohen Testosteronspiegel von solchen mit einem niedrigen Testosteronspiegel angezogen werden, ist es keineswegs unwahrscheinlich, dass der sexuelle Appetit eines Paares von Zeit zu Zeit differiert. Aber das macht keinen der Partner »schlecht« oder »anomal«. Und auch wenn unsere Kultur uns lehrt, dass mit uns etwas nicht stimmt, wenn wir unser Geschlechtsleben nicht auf der ursprünglichen Hitze »am Kochen« halten können, ist die Wahrheit, dass das anfängliche emotionale und physiologische Hoch einer neuen sexuellen Beziehung schließlich von einer bewussteren und raffinierteren Form von Leidenschaft und Intimität ersetzt werden muss.

- **Praktizieren Sie Safer Sex:** Viele der Frauen, die heute in den Wechseljahren sind, wurden während der sexuellen Revolution der sechziger Jahre volljährig, als es durchaus üblich war, mehrere Sexualpartner zu haben. Anschließend waren viele verheiratet oder lebten in monogamen Beziehungen, als Anfang 1980 die AIDS-Epidemie ins öffentliche Bewusstsein trat. Wenn Sie seitdem geschieden oder verwitwet sind, sind Ihnen die Risiken, die Sie bei ungeschütztem Geschlechtsverkehr eingehen, vielleicht gar nicht bewusst. Sie müssen wissen, dass in den Vereinigten Staaten 11 Prozent aller neuen HIV-Infektionen bei Personen über fünfzig auftreten und dass die HIV-Infektionsrate in dieser Population zwischen 1991 und 1996 mehr als doppelt so rasch gestiegen ist wie unter jungen Erwachsenen.[12]

  Es ist allzu einfach anzunehmen, dass jemand, den Sie zum Partner wählen, wahrscheinlich nicht infiziert ist. Sie mögen Charaktere gut einschätzen können, doch ein Sexualpartner oder eine Sexualpartnerin ist nur so sicher wie jeder Partner, den er oder sie jemals hatte. Denken Sie auch daran, dass es viele andere sexuell übertragene Krankheiten gibt, darunter nicht heilbare wie Genitalherpes, Genitalwarzen und Hepatitis B. Perimenopausale und postmenopausale Frauen gehen ein größeres Risiko ein, sich an diesen sexuell übertragenen Krankheiten anzustecken, als jüngere Frauen. Rückgang der Scheidenfeuchtigkeit und Verdünnung der Scheidenwand führen dazu, dass beim Geschlechtsverkehr leichter mikroskopisch kleine Risse entstehen. Die schafft Eintrittspforten für Bakterien und Viren.

  Safer Sex heißt, die Körperflüssigkeiten Ihres Partners aus Ihrer Scheide, Ihrem After und Ihrem Mund fern zu halten. Zu den Körperflüssigkeiten gehören Samenflüssigkeit, Scheidensekretionen, Blut und der Ausfluss aus Pusteln wie Herpesbläschen. Obwohl die meisten Leute das Konzept des *Safer Sex* auf den Gebrauch eines Kondoms reduzieren, umfasst es in Wirklichkeit viel mehr. Dazu gehört, ehrlich zu sich selbst zu sein und sich das Risiko klar zu machen, das Sie eingehen, wenn Sie ungeschützten Sex mit einem Partner haben, über dessen mögliche Geschlechtskrankheiten Sie nichts wissen.

Dazu gehört auch, mit dem Geschlechtsverkehr zu warten, bis Sie einander gut genug kennen, um über Ihr sexuelles Vorleben zu sprechen und solche Themen wie die Benutzung eines Kondoms und/oder die Durchführung eines Bluttests anzuschneiden. Obwohl derartige Gespräche selten einfach sind, stellen sie einen guten Test für die Intimität dar, die zwischen Ihnen und Ihrem Partner möglich ist.

● **Benutzen Sie, wenn nötig, Verhütungsmittel:** Ich habe zu viele Schwangerschaften bei Frauen erlebt, die sich sicher waren, dass sie nicht mehr schwanger werden könnten, und die dachten, Kinderwagen und Windeln gehörten ein für alle Male der Vergangenheit an. Selbst wenn Sie keine regelmäßigen Perioden mehr haben, können Sie noch immer einen Eisprung haben. Generell sollten Sie noch ein ganzes Jahr nach Ihrer letzten Menstruation Verhütungsmittel benutzen. Und natürlich können Sie nicht genau wissen, welches Ihre letzte Menstruation war, bis Sie die Ein-Jahres-Grenze erreicht haben.

Neun Schritte, um die Libido neu zu entfachen

Die Psychiaterin Helen Singer Kaplan, eine Pionierin auf dem Gebiet der menschlichen Sexualität, prägte den Terminus »heiße Monogamie« und meinte damit das Potenzial für dauerhafte sexuelle Leidenschaft in einer festen monogamen Beziehung. Dr. Patricia Love hat neun Faktoren identifiziert, die helfen können, diesen Zustand des Begehrens zu erhalten. Wie sie in ihrem Buch *Hot Monogamy* erklärt, sind all diese Faktoren miteinander verknüpft, sodass Fortschritte auf einem Gebiet positive Effekte auf anderen Gebieten nach sich ziehen.[13]

Kommunikation: Selbst wenn Sie und Ihr Partner bisher nicht viel über ihre sexuelle Beziehung gesprochen haben, wird es zunehmend wichtiger, offen und ohne Vorbehalte über sexuelle Veränderungen zu reden. Ihren Partner wissen zu lassen, was in Ihnen und mit Ihnen vorgeht, ist ein guter erster Schritt, um dann über Veränderungen zu sprechen, die Sie gerne vornehmen würden.

Stimmung: In der Lebensmitte können Frauen dafür Verantwortung übernehmen, in Stimmung zu kommen, selbst wenn Begehren nicht so spontan aufkommt wie früher. Eine 56-jährige Kollegin meinte zu mir:

»Älter werden heißt, sich dafür zu *entscheiden*, ein Liebesleben zu haben, statt dazu *getrieben* zu werden.« (Was diesbezügliche Hilfe angeht, siehe unten bei »Sinnlichkeit«.)

Intimität: Nehmen Sie sich Zeit, eine persönliche Beziehung herzustellen. Nichts ist wichtiger für ein erfülltes Liebesleben als die Fähigkeit, die eigenen Gedanken und Gefühle regelmäßig mit dem Partner zu teilen. Eine der wirklich guten Dinge in der Lebensmitte ist, dass wir oft mehr Zeit mit unserem Partner verbringen können je als zuvor. Diese Zeit kann sich in zweite Flitterwochen verwandeln. Einer meiner Kollegen und seine Frau haben kürzlich einen ausgedehnten Europatrip unternommen – ihre erste größere gemeinsame Reise seit der Geburt ihrer vier Kinder. Als ich ihn zu der Reise befragte, meinte er: »Wir haben einander wieder kennen gelernt. Ich habe mich daran erinnert, warum ich sie überhaupt geheiratet hatte.« Eine meiner Patientinnen beschrieb, wie erfrischend es war, sich ohne Kinder im Haus zu lieben. Sie lachte und meinte: »Wir können richtig laut sein!«

Technik: Es bedarf Geschick und Übung zu lernen, was Ihren Partner erregt und was Sie erregt. Zu lernen, sich selbst bis zum Orgasmus zu befriedigen, ist eine unschätzbare Fähigkeit, wenn es darum geht, mit einem Partner zu schlafen, weil Sie bereits entdeckt haben und weitergeben können, was bei Ihnen funktioniert und was nicht.

Sexuelle Abwechslung: Sie und Ihr Partner müssen ihre Bereitschaft zeigen, in der Liebe neue und kreative Wege zu gehen.

Romantik: Sie und Ihr Partner müssen lernen, wie Sie einander konkret Ihre Liebe zeigen können. Blumen, Karten, Einladungen ins Restaurant und so weiter sind alles Dinge, die dazu beitragen, die Romantik in Ihrer Beziehung wach zu halten.

Körperbild: Patricia Love beschreibt das Körperbild als »dein inneres Bild deines äußeren Selbst«. Viele von uns haben kein gutes Körpergefühl, weil wir gelernt haben, uns mit den perfekten, auf Hochglanz polierten Models in den Medien zu vergleichen. Das gilt besonders dann, wenn sich unser Körper in der Lebensmitte zu verändern beginnt. Wenn wir unseren Körper nicht mögen, ist es sehr schwierig, bei der Liebe ganz präsent zu sein. Wenn Ihr Körperbild ein Problem für Sie ist, machen Sie meine Spiegelübung: Stellen Sie sich einen Monat lang zweimal pro Tag vor den Spiegel, sehen Sie sich tief in die Augen, und sagen Sie laut:»Ich akzeptiere mich hier und jetzt bedingungslos.«Das mag sich dumm anhören, aber es funktioniert – und es kann Ihnen sofort die Gebiete in Ihrem Leben zeigen, die der Liebe und des Mitgefühls bedürfen.

Sinnlichkeit: Um Ihre Libido zu stärken, müssen Sie bereit sein, sich zu entspannen und all Ihre Sinne an Ihrem Liebesleben teilhaben zu lassen.

● **Sehen:** Der Lehre des Feng Shui, der chinesischen Kunst des Einrichtens, zufolge sollte das Schlafzimmer ein Ort der Ruhe sein, kein Ort, um Rechnungen zu bezahlen oder fernzusehen. Das Schlafzimmer sollte auch ein sinnlicher Ort sein. Um es dazu zu machen, sollten Sie zusammen mit Ihrem Partner Tapeten und Bettbezüge auswählen, die die Romantik Ihrer Umgebung verstärken. Viele Paare schauen sich gern zusammen sinnliche Filme an. Weil die Geschmäcker in dieser Hinsicht so verschieden sind, zögere ich, hier irgendetwas vorzuschlagen. Viele meiner Patientinnen mögen auch erotische Literatur, die der eigenen Fantasie meist mehr überlässt als Filme. Hier zwei meiner Lieblingsbücher, beide haben großartige erotische Sequenzen: *Das Tal der Pferde* von Jean Auel und *Outlander* von Jane Bile. Seien Sie wählerisch, was erotisches Material angeht, und stellen Sie sicher, dass die Filme, Fotos oder Bücher, die Sie sich ansehen, Frauen nicht in irgendeiner Weise herabwürdigen. So etwas wirkt wie ein Guss kaltes Wasser. Sich zu lieben sollte eine Aktivität sein, die das Wohlbefinden und das Selbstwertgefühl beider Partner stärkt. Wenn Sie gegenwärtig einen Partner haben, dessen sexuelle Ansprüche auf Sie auf irgendeine Weise degradierend wirken, suchen Sie fachliche Hilfe.

● **Geruch:** Frauen reagieren empfindlicher auf Gerüche als Männer, und wir mögen auch sehr oft andere Gerüche als Männer. Sie und Ihr Partner sollten ehrlich sagen, welchen Geruch einer von Ihnen abstoßend findet, sei es Schweiß, Mundgeruch oder was auch immer. Aromatherapie kann wunderbar sein – aber Sie müssen sich auf einen Duft einigen.

● **Berührung:** Üben Sie es, einander die Schulter oder die Füße zu massieren. Lernen Sie es, zu empfangen. Sie wären überrascht, wenn Sie wüssten, wie vielen Frauen es schwer fällt, still zu liegen und auf diese Weise Lust zu erfahren. Üben Sie es auch, Ihrem Partner zu sagen, was sich gut anfühlt und was nicht.

● **Geschmack:** Auf diesem Gebiet gibt es, wenn es Ihnen zusagt, viele Möglichkeiten, zum Beispiel parfümierte Öle.

- **Klang:** Spielen Sie sinnliche Musik, um die richtige Stimmung zu erzeugen. Schalten Sie den Anrufbeantworter ein, damit Sie nicht vom Telefon gestört werden, stellen Sie sicher, dass die Kinder aus dem Weg sind oder die Tür abgeschlossen ist und so weiter. Nichts lenkt die meisten Frauen bei der Liebe stärker ab als die Furcht, dass jeden Augenblick die Kinder ins Schlafzimmer kommen könnten.

Leidenschaft: Dr. Love hat festgestellt, dass es unmöglich ist, jemanden leidenschaftlich zu lieben, den man nicht kennt. Sie beschreibt Leidenschaft als »die Fähigkeit, ein intensives Gefühl der Erregung mit der Liebe zum Partner« zu kombinieren. Wie weit wir von diesem Zustand auch abgewichen sein mögen, er ist sicherlich ein Ziel, das wir alle anstreben können – ein Beispiel dafür, was in der Lebensmitte möglich ist, wenn unsere Kundalini-Energie zu unserem Herzen aufsteigt und wir eine Verschmelzung von Sexualität und Spiritualität erleben, nicht nur mit unseren Genitalien, sondern außerdem mit Herz und Seele.

Denken Sie daran, dass das Gehirn das größte Sexualorgan unseres Körpers ist. Reden Sie mit Ihrem Partner, gehen Sie Risiken ein, seien Sie verwundbar, lachen Sie miteinander. Wagen Sie es, gemeinsam in die schöne neue Welt heißer Monogamie einzutreten. Wenn Sie gegenwärtig keinen Partner haben, kultivieren Sie eine sinnliche Beziehung zu sich selbst.

Zehntes Kapitel

Das Gehirn nähren – Schlaf, Depressionen und Gedächtnis

*D*ie Veränderungen, die das Gehirn einer Frau in der Lebensmitte durchmacht, bereiten uns darauf vor, weiser durchs Leben zu gehen als je zuvor. Diese neue Weisheit wird in unserem Gehirn verkabelt, wenn wir nach der Menopause vom Wechselstrom der Jahre, in denen wir menstruieren, zum Gleichstrom umschalten. Während sich diese natürliche Anpassung vollzieht, erleben wir unter Umständen beunruhigende Symptome, die von Schlaflosigkeit über Depressionen bis zu Vergesslichkeit reichen können. Statt sich die herrschende kulturelle Ansicht zu Eigen zu machen, dass wir dabei sind, den langen, langsamen Weg in Senilität und Depression zu beginnen, sollten wir erkennen, dass die Hirnveränderungen, die wir erleben, in der Regel ganz normal sind – temporäre Schlaglöcher auf der Straße, die abgefedert werden können, wenn wir den Mut haben, sie als Botschaften unserer inneren Weisheit anzusehen. Es gibt keine einzige Untersuchung, die belegen würde, dass die Menopause als solche das Risiko einer Frau erhöht, an einer mentalen Störung, ob nun Depressionen, Vergesslichkeit oder auch Angststörungen, zu erkranken, es sei denn, wir sind von vornherein dafür prädisponiert. Die Wechseljahre verstärken unsere Gehirn- und Denkmuster und werfen ein Licht auf jene Gebiete, die der Unterstützung und Veränderung bedürfen.

Der Versuch, mentale Symptome durch Verleugnen, Psychopharmaka oder selbst durch eine überzogene Abhängigkeit von mentalen Techniken wie Meditation zu bekämpfen oder zu kontrollieren, ist letztlich zum Scheitern verurteilt. Vielmehr müssen wir die Botschaft entschlüsseln, die hinter unseren Symptomen steckt, müssen uns umfassend informieren und gegebenenfalls bereit sein, unser Leben zu verändern. Da unsere Kultur derart auf Kontrolle fixiert ist, verlangt dieser Ansatz viel

Mut und Vertrauen: Einige Frauen müssen erst einen schmerzhaften Zusammenbruch erleiden, bevor sie bereit sind, diesen Kampf um Kontrolle aufzugeben.

Prudence: Die ängstliche Sirene

Prudence, Rechtsanwältin in einer Gemeinschaftskanzlei und mit einem College-Professor verheiratet, suchte mich auf, als sie im Alter von 34 Jahren das erste Mal schwanger wurde. Sie und ihr Mann wirkten nach außen wie das perfekte Paar mit der Art von Doppelkarriere, wie es sich viele von uns wünschen. Prudences Schwangerschaft, Wehen und Geburt verliefen normal, doch nach der Geburt verfiel sie in eine schwere Depression, die rund sechs Monate anhielt. In dieser Zeit suchte sie bei einem Psychiater Hilfe und nahm etwa ein Jahr lang Antidepressiva. Im Anschluss daran blieb ihr Zustand stabil, sie litt jedoch unter ziemlich starken PMS-Symptomen, wie Angst, Stimmungsschwankungen und Appetit auf Süßigkeiten, die von der Zyklusmitte bis in die ersten Tage der Periode anhielten. Prudence konnte diese Symptome mit Progesteroncreme, entsprechender Ernährung und körperlicher Bewegung kontrollieren. Ich drängte sie nie weiter dazu, darüber nachzudenken, was in ihrem Leben diese PMS-Symptome hervorrufen könnte. Ihr Programm funktionierte, sie war zufrieden, und ich fühlte intuitiv, dass Prudence nicht daran interessiert war, tiefer in ihr Leben oder in ihre Psyche zu schauen. Das alles änderte sich in der Perimenopause.

Als Prudence Mitte vierzig wurde und ihre Periode hin und wieder auszufallen begann, schien es, als könne sie ihre PMS-Symptome nicht mehr in den Griff bekommen. Sie wusste nicht genau, wann sie ihre Progesteroncreme benutzen sollte, und sie verlor ihre frühere Selbstdisziplin in Bezug auf Ernährung und Fitnesstraining. Darüber hinaus konnte sie häufig nachts nicht schlafen. Doch Prudence hatte eine andere Sorge, die mich völlig überraschte: Jedes Mal, wenn bei ihr eine Periode ausfiel, fürchtete sie, schwanger zu sein. Da sich ihr Mann nach der Geburt ihres Kindes die Samenleiter durchtrennen und sich auf diese Weise hatte sterilisieren lassen, wusste ich, dass irgendetwas ihr Leben definitiv verändert hatte.

Als ich Prudence fragte, ob sie momentan unter besonderem Stress stünde, erzählte sie mir, sie habe eine Affäre mit einem Kollegen. »Ich weiß nicht, was in mich gefahren ist«, meinte sie. »Ich dachte immer, dass ich so etwas niemals tun würde. Aber ich bin wie behext. Wenn ich mit David zusammen bin, fühle ich mich jung und wild – als ob ein Teil von mir erwacht wäre, von dem ich nicht einmal wusste, dass er existiert.

Ich interessiere mich zum ersten Mal in meinem Leben für erotische schwarze Unterwäsche. Ich sitze an meinem Schreibtisch, und statt juristische Unterlagen durchzusehen, fantasiere ich über meine nächste Geschäftsreise mit ihm. Wenn wir zusammen sind oder ich auch nur an ihn denke, fühle ich mich wie im Himmel. Aber wenn ich zu Hause sein muss und ihn eine Zeit lang nicht sehen kann, breche ich zusammen. Ich fühle mich ängstlich und deprimiert und kann nicht schlafen.«

Zunächst wollte Prudence einfach meine Meinung über Verhütung hören und mit mir besprechen, ob sie wieder zu Antidepressiva greifen bzw. Schlaftabletten nehmen sollte. Sie wollte auch wissen, welche Wirkung Medikamente auf ihren neu erwachten Sexualtrieb haben könnten. Doch obwohl ich Prudence beipflichtete, dass Medikamente eine Möglichkeit wären, ihre Symptome zu lindern, wollte ich ihr auch helfen, die Verbindung zwischen ihren mentalen klimakterischen Symptomen und ihrem Leben herzustellen.

Warum hatte sie gerade jetzt eine Affäre? Anfangs erklärte sie, ihre Ehe sei in Ordnung und ihr Ehemann ein guter Mann. Aber nach ein paar Minuten brach sie in Tränen aus und erzählte mir, dass er keine Festanstellung an seiner Universität erhalten habe und es im letzten Jahr ziemlich schwierig geworden sei, mit ihm zu leben. Wie es so häufig der Fall ist, durchlebte Prudences Mann seine eigene Midlife-Crisis, über die er aber nicht reden wollte. Das war für Prudence besonders schwierig, weil ihr eigenes Berufsleben besser lief als je zuvor. Weil ihr Mann so entmutigt und deprimiert war, verbrachte sie überdies lieber zunehmend mehr Zeit im Büro als zu Hause.

Ich fragte Prudence, wie die Affäre sie verändert hatte. Sie dachte eine Weile darüber nach und meinte dann: »Sie gibt mir das Gefühl, lebendig, stark und sexy zu sein, und zwar in einer Weise, wie ich es nie zuvor erlebt habe.« Prudences untypische Affäre erlaubte ihr, in einen Teil ihres Gehirns – die Schläfenlappen – vorzudringen, der wahrscheinlich seit Ende ihrer Teenagerzeit bzw. Anfang zwanzig relativ brachgelegen hatte, in den Wechseljahren jedoch, wie schon erwähnt, zunehmend aktiviert wird. Die Neurowissenschaftlerin Dr. Mona Lisa Schulz weist darauf hin, dass dieses Gehirnareal mit Ekstase, Sinnlichkeit und Kreativität verknüpft ist; seine Botschaften werden jedoch häufig von unserem Stirnlappen »übertönt« – demjenigen Zentrum des Gehirns, das mit Regeln, Vorschriften und konventioneller Moral verknüpft ist.

In der Lebensmitte rufen unser Körper und unser Geist nach Ausgewogenheit. Diejenigen, die allzu intellektualisiert und kontrolliert waren, müssen sich davon frei machen und flexibler und spontaner werden, während diejenigen, die für den Augenblick gelebt und mit Hingabe Lust und kreative Selbstverwirklichung gesucht haben, sich nun zügeln und zu mehr Struktur und Selbstdisziplin finden müssen, wenn sie gesund bleiben wollen.

Auch wenn ich keine Affären in der Lebensmitte verschreibe, sehe ich, wie therapeutisch eine leidenschaftliche, unkontrollierbare Erfahrung der einen oder anderen Art für Frauen wie Prudence sein kann. Leider liefert eine Affäre selten eine tragfähige Basis, um das Bedürfnis nach Kontrolle aufzugeben und zu lernen, wie man Ekstase und Kreativität bewusst vertraut und mit ihnen arbeitet. Letztlich wird eine Affäre oft nur zu einem anderen Mittel, um Glück zu kontrollieren, weil Sie sich derartige Gefühle nur im Rahmen von Sexualität und nur innerhalb eines eingeschränkten, heimlichen Umfeldes erlauben.

Ich schlug Prudence vor, ein paar Monate lang über folgende Fragen nachzudenken, sei es allein oder mit Hilfe eines Therapeuten: Liebte sie ihren Mann? Hatte sie die Absicht, mit ihm verheiratet zu bleiben und mit ihm alt zu werden? Welche Umstände hatten zu der Affäre geführt? Welche Gefühle hatte sie ihr vermittelt? Glaubte sie, sie könne die Ekstase der Affäre in anderen Teilen ihres Lebens spüren? War ihr ihre Affäre wichtig genug, um zu riskieren, das Leben aufzugeben, das sie gemeinsam mit ihrem Mann aufgebaut hatte? War sie willens, die Verbindung zwischen ihren Symptomen und ihrem Leben zu sehen?

Prudence meinte, sie werde über das, was ich gesagt hatte, nachdenken. Wegen der Depressionen, Angstzustände und Schlaflosigkeit suchte sie einen Psychiater auf. Im Lauf der nächsten beiden Jahre nahm sie eine ganze Reihe von Medikamenten, die alle nicht sehr lange wirkten und allesamt Nebenwirkungen hatten. Trotz all dieser Versuche, Frieden durch Pillen zu finden, waren viele ihrer Symptome noch immer präsent.

Prudence kam erst zweieinhalb Jahre später wieder zu einer Untersuchung. Ihre Affäre war zu Ende, wie sie mir anvertraute, und sie war noch immer verheiratet. Als ich sie fragte, wie es ihrem Mann gehe, erzählte sie mir, er habe eine andere Stelle gefunden, sitze aber offenbar nur seine Zeit bis zur Pensionierung ab. Als ich sie untersuchte, fand ich einen kleinen, aber auffälligen Knoten in ihrer linken Brust, der mir Sorgen machte. Ich überwies Prudence zur Diagnose und möglichen Behandlung an ein Zentrum für Brustuntersuchungen. Bevor sie mich verließ, begann Prudence plötzlich zu schluchzen. Unter Tränen meinte sie:»Ich habe das Gefühl, mein Körper ist völlig außer Kontrolle geraten. Je mehr ich versuche, meine Symptome zu kontrollieren, desto schlimmer wird alles. Ich weiß nicht mehr, was ich tun soll.« Ich erklärte Prudence, sie habe endlich den Zusammenbruch erreicht, der ihr zum Durchbruch verhelfen könne – ein Stadium, das zwar unbequem, aber in der Regel der erste Schritt zu einem erfüllteren Leben ist.

Prudence arbeitet jetzt mit einem Therapeuten, um sich den Aspekten ihres Lebens zu stellen, die nach Veränderung rufen. Ihr Brustknoten stellte sich als ein präinvasives Karzinom (Carcinoma in situ) heraus, und sie steht unter regelmäßiger ärztlicher Beobachtung. Ihre Diagnose lässt sie im Ungewissen über die Zukunft: Die medizinische Wissenschaft kann noch immer nicht entscheiden, welche Form eines präinvasiven Karzinoms sich später zu einer invasiven Krebsgeschwulst entwickelt und welche nicht. Prudences Körper hat sie mit einem Dilemma konfrontiert, das sich einfach nicht durch noch mehr Kontrolle oder mehr Information lösen lässt. Sie hat schließlich nachgegeben und weiß nun, dass ihr nichts anderes übrig bleibt, als ihr Leben und ihre Gesundheit von Tag zu Tag neu anzunehmen.

Die mittleren Lebensjahre lehren uns eine Wahrheit: Viele Aspekte unseres Lebens, wie die Beziehung zu unserem Partner, die Dynamik in unseren Familien, die Entwicklung unserer Kinder und unser Beruf, lassen sich nicht unter Kontrolle bringen. Wahre geistige Gesundheit heißt immer, eine Balance zu finden zwischen »sicherer« Eindeutigkeit und Mehrdeutigkeit. In der Lebensmitte muss die Art von Sicherheit und Kontrolle, die uns früher in unserem Leben oft gut gedient hat, nun Platz machen für eine andere irdische Daseinsform. Wir müssen lernen, unserer inneren Weisheit zu trauen, einer Realität, die wir nicht sehen, fühlen, schmecken oder messen können – und schon gar nicht kontrollieren.

Besser schlafen in der Lebensmitte

Frauen in mittleren Jahren erleben oft, dass sich ihr Schlafmuster ändert, wie es auch häufig in der Pubertät der Fall ist. Manche von uns brauchen dann mehr Schlaf als je zuvor, andere leiden unter Schlaflosigkeit, und wiederum andere finden ihren Schlaf nicht mehr so erholsam wie zuvor.

Schlaflosigkeit kann den Übergang in der Lebensmitte beträchtlich erschweren. Zu wenig Schlaf erhöht die Konzentration von Kortikosteroiden und Katecholaminen, Stresshormonen, die auf die Dauer unser Hormongleichgewicht stören und unser Immunsystem unterdrücken können. Wie Untersuchungen zeigen, klagen 20 bis 40 Prozent aller Frauen über Schlafstörungen und leiden, wenn sie älter als 35 Jahre sind, viel eher als Männer an Schlaflosigkeit.[1] Frauen in den Wechseljahren brauchen oft mehr Schlaf als Männer desselben Alters.[2]

Schlaf stellt die körperliche und geistige Energie wieder her. Tierexperimente haben gezeigt, dass Schlafentzug tödlich sein kann. Wenn wir nicht ausreichend schlafen, werden wir benommen, müde und reizbar. Wir leiden dann auch unter Konzentrationsstörungen, geringerer Leistungsfähigkeit, mangelnder Arbeitsmotivation und fällen häufiger Fehlurteile. Aus diesem Grund hat die *Federal Aviaton Administration* (Bundesflugbehörde) strikte Regeln hinsichtlich der Ruhezeiten für Flugzeugbesatzungen erlassen. Wenn wir unter Schlafmangel leiden, sind wir stärker unfallgefährdet, denn unser Gehirn legt unter Umständen zwischendurch »Sekundenschlafpausen« ein, die die Menschen um uns herum gar nicht bemerken.

Schlaflosigkeit ist oft eine Botschaft unseres inneren Leitsystems

In den Wechseljahren sind Schlaflosigkeit und Erschöpfung oft das Resultat von unverarbeiteten und ungelösten Emotionen wie Wut, Trauer oder Angst, die oft mit den drastischen Veränderungen in mittleren Jahren einhergehen. Der Gehirnstoffwechsel, der für den Schlaf so wichtig ist, verändert sich bei vielen Frauen im Klimakterium, und er wird auch tief greifend von unseren Gefühlen beeinflusst.

Es ist beispielsweise nicht ungewöhnlich, nach einer Auseinandersetzung mit dem Partner emotional so erschöpft zu sein, dass Sie sich trotz frühem Zubettgehen und zehn Stunden Schlaf noch immer müde fühlen. Eine meiner Patientinnen erkannte, dass ihre Schlaflosigkeit mit den ständigen Sorgen um ihre Tochter zusammenhing, die offenbar nicht in der Lage war, einen Job und Lebensumstände zu finden, die ihr zusagten. Ihr Schlafproblem verschwand, als sie sich entschloss, diese Dreiundzwanzigjährige nicht weiter dadurch zu unterstützen, dass sie ihr erlaubte, zu Hause zu leben, ohne irgendeinen Beitrag zum Haushalt zu liefern. Sie bestand darauf, dass sich ihre Tochter einen Job suchte – gleichgültig, welchen – und lernte, für sich selbst zu sorgen.

Eine meiner Patientinnen, die im Klimakterium war, konnte nicht verstehen, warum sie Schlafprobleme hatte. Sie erklärte, sie habe weder Hitzewallungen noch nächtliche Schweißausbrüche, trinke keinen Kaffee und stehe nicht besonders unter Stress. Ich fragte sie, ob sie besser schlafe, wenn sie nicht im selben Bett wie ihr Mann liege. »Ja, ich habe festgestellt, dass das so ist«, antwortete sie. Ich erklärte ihr, das sei ein Zeichen ihrer inneren Weisheit. »Aber was soll ich tun?«, fragte sie zurück. »Es geht nicht an, nicht bei seinem Mann zu schlafen.« Ich entgegnete, ich könne ihr hinsichtlich ihrer Schlafarrangements keinen Rat geben, doch sie solle sich der Verbindung bewusst sein. Vielleicht sollte sie die Möglichkeit in Betracht ziehen, eine Weile allein zu schlafen. Aus der Reaktion ihres Mannes auf diesen Vorschlag würde sie eine Menge über ihre Beziehung lernen.

Wie viel Schlaf ist genug?

Unsere angeborenen biologischen Rhythmen werden auch durch die Anforderungen, die das moderne Leben an unser sympathisches Nervensystem stellt, auf eine harte Probe gestellt. Das sympathische Nervensystem ist für unsere Aufmerksamkeit verantwortlich. Wir vergessen leicht, dass es, evolutionsbiologisch gesehen, erst seit sehr kurzer Zeit elektrisches Licht gibt und die meisten von uns nicht so weit daran angepasst sind, dass sie jeden Tag bis Mitternacht wach bleiben können. In unserer Kultur werden Menschen, die morgens lange schlafen, bei Sonnenuntergang zu Bett gehen oder eine kleine Mittagsruhe halten, mit Geringschätzung betrachtet. Stattdessen bewundern wir hyperaktive Menschen, die 16 Stunden pro Tag arbeiten, und wir prahlen sogar damit, wie wenig Schlaf wir bekommen!

Als Medizinstudentin wünschte ich mir oft, wenn ich nach dem Mittagessen in der Vorlesung saß, auf dem Podium stünde ein Bett, in dem ich schlafen könnte, während die Vorlesung weiter dahinplätscherte. Ein Teil dieser Müdigkeit ging auf einen niedrigen Blutzuckerspiegel zurück; ich aß zu viele Kohlenhydrate. Doch selbst bei einer besseren Ernährung hätte ich mit nur fünf bis sechs Stunden Schlaf pro Nacht nicht munter bleiben können. Wenn ich zu wenig Schlaf bekomme, fühle ich mich am nächsten Morgen wie benommen und habe Schwierigkeiten, mein Tagespensum mit der nötigen Motivation anzugehen. Es ist wichtig, flexibel und mitfühlend auf unsere Bedürfnisse zu reagieren, wenn das Leben zusätzliche Anforderungen stellt. Ob es uns nun passt oder nicht, was wir in Zeiten ungewöhnlich hoher Anforderungen wirklich tun müssten, wäre, ins Bett zu gehen und uns von unserem parasympathischen Nervensystem regenerieren zu lassen. Das oft verteufelte Mittagsschläfchen kann wie eine Verjüngungskur wirken. Einige Unternehmen haben sogar festgestellt, dass die Produktivität ihrer Angestellten steigt, wenn sie zwischendurch ein Nickerchen machen können. Schlaf ist eine unverzichtbare Körperfunktion, genauso wichtig wie Atmen und Essen. Zwar wissen Ärzte und Forscher bisher nicht genau, warum Schlaf physiologisch so wichtig ist, doch die meisten stimmen darin überein, dass er zum Ausruhen und zur Konsolidierung von Lernen und Gedächtnis von entscheidender Bedeutung ist. Darüber hinaus hilft er uns körperlich und geistig, die Dinge zu ordnen, die wir im Laufe des Tages gelernt und erfahren haben. Sie haben wahrscheinlich schon festgestellt, wie sehr eine gute Nachtruhe Ihnen hilft, neue Informationen aufzunehmen oder sogar neue körperliche Fertigkeiten zu erwerben, wie Fitnessübungen oder Tanzschritte, mit denen Sie am Tag zuvor vielleicht noch Schwierigkeiten hatten. Wenn wir uns die Zeit nehmen, etwas zu »überschlafen«, erlauben wir uns, im Schlaf Verbindungen zu ziehen, die wir zuvor nicht herstellen konnten.

Wie die Forschung gezeigt hat, schlafen wir am besten, wenn wir unserem inneren biologischen Rhythmus folgen. Für mich heißt das, früh aufzustehen und relativ früh – zwischen neun und zehn Uhr – zu Bett gehen. Ich habe stets gefunden, dass ich am produktivsten und glücklichsten bin, wenn ich diesem Muster folge. Das verlangt jedoch Disziplin. Ich bin immer versucht, die Abendstunden länger auszudehnen, um etwas Zeit für mich zu haben. Denken Sie an die Zeit in Ihrem Leben zurück, in der Sie sich am besten und ausgeruhtesten fühlten. Um welche Zeit sind Sie zu Bett gegangen und wann sind Sie aufgewacht? Mit anderen Worten, synchronisieren Sie Ihren Tagesrhythmus mit Ihrer biologischen Uhr.

Viele meiner Patientinnen haben in den Wechseljahren zu ihrer Bestürzung festgestellt, dass die Schlafmenge, die ihnen ein oder zwei Jahre zuvor völlig genügte, jetzt offenbar nicht mehr ausreicht. Ich persönlich habe festgestellt, dass ich heute mehr Schlaf brauche als noch vor ein paar Jahren. Aber ich weiß auch, dass dies der Weg meines Körpers ist, die Erholung zu finden, die er wegen all der Veränderungen in meinem Leben benötigt. In der Pubertät wie in den Wechseljahren ist es eine biologische Tatsache, dass wir mehr Schlaf benötigen als in anderen Lebensphasen. Es ist wichtig für eine Frau, das zu wissen, dieses Bedürfnis zu respektieren und sich auf jede ihr mögliche Weise die Ruhe zu verschaffen, die sie braucht.

Tipps für einen besseren Schlaf

Im Folgenden möchte ich Ihnen einige Vorschläge für einen besseren Schlaf in den Wechseljahren machen. Was bei der einen Frau wirkt, muss allerdings nicht unbedingt bei der anderen funktionieren; daher sollten Sie sich auf einige Experimente nach der Methode von Versuch und Irrtum einrichten. Experimentieren Sie mit Schlafhilfen wie Meditation, Tiefenentspannung, beruhigender Musik oder einem Becher warmem Kamillentee. Welche Einschlafroutine auch immer Sie wählen, achten Sie darauf, frei von Erfolgsdruck zu bleiben – denken Sie nicht daran, wie wenig Schlaf Sie bekommen werden, wenn Sie nicht sofort einschlafen, schauen Sie nicht auf die Uhr. Und vor allem beginnen Sie nicht zu überlegen, was alles noch zu erledigen ist, und fangen Sie nicht an, aktiv zu werden. Dann werden Sie unter Umständen zur Nachteule, und diese Angewohnheit ist auf lange Sicht sehr viel schwieriger wieder abzulegen.

● **Lindern Sie Ihre Hitzewallungen.** Hitzewallungen und nächtliche Schweißausbrüche sind die bei weitem häufigsten Gründe für Schlafmangel in den Wechseljahren. Wenn Sie tagsüber kein Nickerchen halten können, sollten Sie vor allem versuchen, Ihre Hitzewallungen zu behandeln, sodass Sie nachts die nötige Ruhe finden.

Wie ich bereits erklärt habe, werden Hitzewallungen und nächtliche Schweißausbrüche von Neurotransmitterveränderungen im Gehirn ausgelöst, die teilweise aus einem schwankenden Östrogenspiegel resultieren oder durch ein starkes Ungleichgewicht zwischen Östrogen- und Progesteronspiegel bedingt sind (selbst wenn die Östrogenkonzentration im Normbereich liegt). Über den Erhalt der hormonellen Balance hinaus wirkt Progesteron beruhigend auf das Zentralnervensystem und ganz besonders auf das Gehirn.[3] Daraus folgt, dass ein unausgewogener Östrogenspiegel auf das Gehirn wie ein Reizmittel wirken kann und damit den Körper ähnlich wie Adrenalin hochputscht.

Schlafstörungen sind in meiner Praxis der häufigste Anlass, Creme mit natürlichem Progesteron, eine Östrogensubstitution, Akupunktur oder pflanzliche Heilmittel (einzeln oder in Kombination) zu verschreiben, um einer Frau zu helfen, ihr hormonelles Milieu zu stabilisieren. Aber denken Sie daran, dass schwankende Hormone nicht die einzige Ursache für Schlafstörungen sind. Hitzewallungen werden auch durch Stress, Angstgefühle und die ungelösten Probleme verschärft, die diese Symptome speisen.

● **Essen Sie für einen besseren Schlaf.** Die wichtigste Daumenregel ist: Gehen Sie nicht mit vollem Magen zu Bett. Waagerechtes Liegen kann, wenn Ihr Magen voll ist, zum Rückfluss aus dem Magen führen (gastrischer Reflux), weil der untere Schließmuskel der Speiseröhre dem Druck des Mageninhalts nicht standhalten kann, sodass Nahrungsbrei (oder Magensäure) in die Speiseröhre zurückfließt. Das führt zu Sodbrennen, saurem Aufstoßen, einem schlechten Geschmack im Mund und unter Umständen auch zu asthmaähnlichen Atembeschwerden. Im Idealfall sollten Sie mindestens drei Stunden warten, bevor Sie nach dem Essen ins Bett gehen (oder sich auf die Couch legen).

Auf der anderen Seite kann ein sorgfältig ausgesuchter Snack vorm Zubettgehen gut für Sie sein. Ein kleiner Imbiss, der relativ reich an Proteinen und arm an Kohlenhydraten bzw. reich an komplexen (unraffinierten) Kohlenhydraten ist, wird in der Regel gut vertragen. Dazu gehören frisches Obst, Käse, ungeschälter Reis, eine gebackene Kartoffel, fettarmes Fleisch, Tofu oder Hüttenkäse. *Nicht* dazu gehören Plätzchen, übrig gebliebene Pasteten, Schokoladenkuchen, Eiskrem oder Kartoffelchips. Raffinierte und weiterverarbeitete Nahrungsmittel fördern nun einmal nicht die Ruhe, die Entspannung und damit die so notwendige Einzahlung auf Ihr Gesundheitskonto, während Sie sich für den nächsten Tag regenerieren. Auch die Einnahme von Antioxidanzien ein- bis zweimal pro Tag kann einen erfrischenden Schlaf unterstützen.

- **Meiden Sie Koffein.** Selbst eine einzige Tasse Kaffee am Morgen kann zu einer Störung der Nachtruhe führen. Koffein wird von Frauen viel langsamer abgebaut und ausgeschieden als von Männern. Zusätzlich zu seinen Wirkungen auf das Zentralnervensystem reizt Koffein besonders dann, wenn es in Form von Kaffee genossen wird, die Blase: Sie müssen dann nachts aufstehen und Wasser lassen.

- **Meiden Sie Alkohol.** Alkohol ist ein Sedativum, doch es stört den Schlafmechanismus des Hirnstammes, was zu einem so genannten Rebound-Phänomen führt, das heißt zu einer überschießenden, der ursprünglichen Wirkung entgegengesetzten Reaktion: So kann es passieren, dass Sie mitten in der Nacht aufwachen, weil Ihr Körper mehr von diesem Beruhigungsmittel braucht, um wieder einzuschlafen.

- **Verschaffen Sie sich regelmäßig körperliche Bewegung.** Neben vielen anderen Vorzügen wirkt sich regelmäßige körperliche Bewegung positiv auf die Nachtruhe aus. Anstrengende sportliche Betätigung drei bis sechs Stunden vor dem Zubettgehen ist jedoch kontraproduktiv. Die erhöhte Aktivität regt den Stoffwechsel an und stimuliert das Zentralnervensystem, was einen erholsamen Schlaf verhindert. Entspannungsübungen wie Hatha-Yoga und Meditation können hingegen sehr hilfreich sein. Experimentieren Sie und finden Sie heraus, wie Ihr Körper auf Aktivitäten vor dem Schlafengehen reagiert. Als allgemeine Regel verbringt man die letzten ein bis zwei Stunden vor dem Zubettgehen am besten damit, sich zu entspannen.

- **Schlafen Sie im Dunkeln.** Elektrisches Licht, die Scheinwerfer von vorbeifahrenden Autos, selbst Mondlicht, das durch Ihr Fenster scheint, kann die Nachtruhe stören. Wenn Sie schlecht schlafen, weil es in Ihrem Schlafzimmer nicht dunkel genug ist, sollten Sie darauf achten, dass die Jalousien geschlossen bzw. die Rollos herabgezogen sind und Sie Ihren Wecker nicht ablesen können. Die Uhrzeit zu sehen kann beunruhigend sein, wenn Sie zu Schlaflosigkeit neigen. Vielleicht möchten Sie auch eine Schlafbrille tragen, wie ich es tue, wenn ich in einem zu hellen Raum schlafe. Zusätzlich parfümiere ich meine Schlafbrille mit beruhigendem Lavendelöl.

● **Decken Sie nachts die Spiegel in Ihrem Schlafzimmer ab, oder entfernen Sie sie.** Wenn Sie im Schlafzimmer Spiegel haben, die Sie im Liegen sehen können, halten diese Sie unter Umständen vom Schlafen ab. Die Reflexionen können Sie nervös und unsicher machen. Nach den Prinzipien des Feng Shui, der alten asiatischen Kunst, mit der Umgebung zu arbeiten, beleben Spiegel einen Raum und erhöhen den Energiefluss darin. Das ist genau das Gegenteil dessen, was Sie an einem Ort wünschen, der zum Schlafen und zur Entspannung dient. Eine Lösung besteht darin, Ihre Spiegel mit Vorhängen zu versehen, die tagsüber zurückgezogen werden können.

● **Entwickeln Sie ein Zubettgehritual, dem Sie tagtäglich folgen.** Einschlafhilfen wie Melatonin oder Baldrian (siehe Seite 313 f.) können eine wunderbare Sache sein, um Ihnen durch ein oder zwei ruhlose Nächte zu helfen, aber Sie sollten ein Zubettgehritual entwickeln, an das Sie sich halten und das insgesamt auf gesunden Schlafgewohnheiten basiert. Unter Fachleuten spricht man in diesem Zusammenhang von »guter Schlafhygiene«.

Als Erstes sollten Sie von Ihrer bevorzugten Aufwachzeit zurückrechnen, um eine Zubettgehzeit festzulegen, die Ihnen genügend Schlaf garantiert. Halten Sie sich jeden Tag an diese Bettzeit, selbst an Wochenenden, damit sich Ihre körpereigene innere Uhr stabilisiert.

Etwa eine halbe Stunde vor dem Schlafengehen sollten Sie Ihre Straßenkleidung ausziehen und in etwas Bequemeres (und sei es Ihr Pyjama) schlüpfen, um Ihrem Körper zu signalisieren, dass es an der Zeit ist, sich zu entspannen. Machen Sie sich auch mindestens eine halbe Stunde vor dem Zubettgehen im Badezimmer fertig, einschließlich Zähneputzen, Gesichtwaschen und eventueller Medikamenteneinnahme, sodass Sie später direkt ins Bett gehen können und nicht noch einmal aufstehen müssen.

● **Seien Sie Ihre eigene Programmgestalterin.** Lesen, hören oder sehen Sie vor dem Schlafengehen nichts, was Sie beunruhigen könnte, denn das könnte Ihr sympathisches Nervensystem aktivieren und damit die erfrischende und erneuernde Funktion des parasympathischen Nervensystems außer Kraft setzen. (Nachdem ich mir mit meinen Kindern den Film *Titanic* angesehen hatte, konnte ich nachts nicht schlafen, weil mir die Bilder von den frierenden, ertrinkenden Opfern nicht aus dem Kopf gingen.) Und verbannen Sie bitte auch das Fernsehgerät aus dem Schlafzimmer. Auf einem energetischen Niveau bedeutet schon die bloße Anwesenheit eines Fernsehers in Ihrem Schlafzimmer, dass Sie nur einen Knopfdruck von all den Plagen und Sorgen der Welt entfernt sind.

- **Meiden Sie emotional belastende Diskussionen oder potenziell schwierige Telefongespräche kurz vor dem Schlafengehen.** Für manche Menschen führt ein dringendes ungelöstes Problem mit einem geliebten Menschen jedoch zu einer schlaflosen Nacht. Wichtig ist, sich selbst zu kennen und bewusst zu entscheiden, welcher Weg im Einzelfall der beste ist.

- **Entfernen Sie das Hamsterrad aus Ihrem Kopf.** Zu den häufigsten Phänomenen, die uns keine Ruhe finden lassen und den Schlaf vertreiben, gehört das Hamsterrad-im-Kopf-Syndrom: Wir brüten über Sorgen, über ungesagte oder ungetane Dinge oder solche, die am nächsten Tag erledigt werden müssen. Wenn ich dieses Stadium erreiche, stehe ich auf, nehme Kavapfeffer oder Baldrian (siehe auch Seite 313), steige in ein warmes Bad und lese ein gutes Buch. Dann, wenn ich schläfrig bin, sende ich bewusst Gottes Liebe in meinen Schlaf und meine Träume. Nach etwa einer halben Stunde gehe ich wieder ins Bett und schaue dabei nicht auf die Uhr.

- **Legen Sie Ihre Sorgen schlafen.** Eine andere Möglichkeit, das Hamsterrad aus dem Kopf zu bekommen, besteht darin, alles niederzuschreiben, was Sie beunruhigt, bevor Sie das Licht löschen. Anschließend vertrauen Sie Ihre Sorgen der höheren Macht Ihrer Wahl an und bitten Sie diese Macht, Sie zu einer Lösung Ihrer Probleme zu führen, während Sie schlafen. Stellen Sie sich vor, dass Sie die Dinge am nächsten Morgen in einem anderen Licht sehen und die richtige Inspiration haben werden, um Ihre Lage zum Besseren zu wenden.

- **Verbessern Sie Ihre Schlafunterlage.** Viele Leute versuchen, auf einer Matratze erfrischenden Schlaf zu finden, die ihre besten Jahre bereits lange hinter sich hat.

Verschreibungspflichtige Schlafmittel: Vorsicht!

Nehmen Sie verschreibungspflichtige Schlafmittel, wenn überhaupt, nur sparsam. Viele Ärzte verschreiben Schlafmittel auf Benzodiazepin-Basis wie Diazepam (Valium), Lorazepam und Temazepam. Ihre Wirkung beruht darauf, dass sie an GABA-Rezeptoren im Gehirn binden und dadurch beruhigend wirken. Diese Psychopharmaka machen abhängig und verlieren mit der Zeit ihre Wirksamkeit, weil das Gehirn eine Toleranz aufbaut. Sie brauchen deshalb eine immer höhere Dosis, um denselben Effekt zu erzielen. Ich habe viele ältere Frauen gesehen, denen in den Wechseljahren Valium gegen Angstzustände und Schlaflosigkeit verschrieben wurde und die noch 20 Jahre später davon abhängig waren.

Zu anderen Medikamenten, die anfangs bei Schlafproblemen helfen können, gehören SSRI-Antidepressiva (SSRI steht für selektive Serotoninrückaufnahme-Inhibitoren) wie Fluoxetin (deutsches Präparat Fluctin) und Sertralin (deutsche Präparate Gladem oder Zoloft). Wie die Benzodiazepine können auch sie mit der Zeit an Wirksamkeit verlieren.

Schlafmittel auf Diphenhydramin-Basis, wie Sominex und Benadryl, die in den Vereinigten Staaten frei über die Ladentheke verkauft werden dürfen, stören die Produktion eines Botenstoffes im Gehirn, Acetylcholin, der wichtig für die Gedächtnisbildung ist. Auf die Dauer kann die Einnahme solcher Medikamente zu ernsthaften Gedächtnisproblemen und Verwirrtheit führen.

Natürliche Schlafhilfen

Natürliches Progesteron: Lassen Sie sich eine natürliche Progesteroncreme verschreiben, und wenden Sie $1/4$ bis $1/2$ Teelöffel davon zur Schlafenszeit an. Natürliches Progesteron bindet ebenfalls an die GABA-Rezeptoren im Gehirn und wirkt dadurch beruhigend. Eine Abhängigkeit von seinen Gehirneffekten ist sehr selten, aber dokumentiert. Ich habe so etwas in mehr als zwanzig Jahren Praxis nur bei einer einzigen Patientin beobachtet.

Kava- oder Rauschpfeffer: Kavapfeffer führt innerhalb von 30 Minuten nach der Einnahme zu Entspannung und Schlaf. Die Pflanze ist überall in Naturkostläden bzw. Reformhäusern/Drogerien zu finden. Suchen Sie nach einem standardisierten Produkt, bei dem die Menge an Kavalactonen in jeder Kapsel angegeben ist. Die Dosis bei Schlaflosigkeit beträgt 150 bis 200 mg Kavalacton eine Stunde vorm Zubettgehen.

Baldrian: Wenn Kavapfeffer nicht genügend hilft, geben Sie Baldrian hinzu. Studien, in denen Baldrian mit kleinen Benzodiazepin- und Barbituratdosen verglichen wurde, haben erbracht, dass dieses pflanzliche Präparat den Schlaf genauso wirksam fördert und nächtliches Aufwachen verhindert, ohne jedoch zu morgendlicher Müdigkeit zu führen.[4] Baldrian schmeckt nicht besonders gut, daher empfehle ich, ihn in Kapseln einzunehmen. Die Dosis beträgt 150 bis 300 mg eines Produktes, standardisiert auf 0,8 Prozent Valeriansäure, einzunehmen vor dem Zubettgehen.

Melatonin: Das Hormon Melatonin wird von der Zirbeldrüse (Epiphyse) im Gehirn als Antwort auf den Hell/Dunkel-Zyklus ausgeschaltet. Es führt zu Benommenheit. Unsere natürliche Melatoninsekretion wird bei Depressionen, Schichtarbeit, jahreszeitlich bedingten Affektstörungen (SAD) und Dysrhythmie (wie beim Jetlag) gestört, und eine Melatoninsubstitution kann oft helfen, die Schlafprobleme, die mit diesem Zustand einhergehen, zu lindern. Die übliche Dosis beträgt 0,5 bis 3 mg, einzunehmen eine Stunde vor dem Zubettgehen. Wenn Sie Schichtarbeiterin sind, können Sie ein normales Schlafmuster dadurch aufrechterhalten, dass Sie, etwa eine Stunde bevor Sie zu Bett gehen, Melatonin einnehmen – selbst wenn es mitten am Tag ist. Melatonin hilft darüber hinaus, unsere biologische Uhr wieder auf null zu stellen, wenn Sie einen neuen Schlaf/Wach-Rhythmus einstellen müssen.

5-HTP: Melatonin wird aus dem Vorläufermolekül 5-HTP (5-Hydroxytryptophan) synthetisiert. Es hat sich ebenfalls bei der Behandlung von Schlafstörungen, wie auch bei PMS und SAD, als sehr wirksam erwiesen. Es ist sicher und überall erhältlich. Die Anfangsdosis beträgt in der Regel 100 mg dreimal am Tag. Diese Dosis kann über mehrere Monate hinweg sehr langsam auf 200 mg dreimal pro Tag gesteigert werden.[5]
   Anmerkung: Selbst natürliche Substanzen wie Baldrian, natürliches Progesteron und Kavapfeffer können im Lauf der Zeit an Wirksamkeit einbüßen, weil sie an denselben Stellen im Gehirn binden wie verschreibungspflichtige Schlafmittel. Am besten wenden Sie sie sparsam an und erst, nachdem Sie alle anderen Möglichkeiten, nachts zu einem erfrischenden Schlaf zu kommen, ausgeschöpft haben.[6]

Depressionen: Eine Chance zu wachsen

Rund ein Viertel aller Frauen erleiden im Laufe ihres Lebens zumindest eine schwerwiegende Depression. Antidepressiva werden in den Vereinigten Staaten ganz überwiegend Frauen verschrieben.
   Doch ganz im Gegensatz zu dem, was gemeinhin angenommen wird und früher auch ärztliche Meinung war, treten Depressionen unter Frauen in mittlerem Alter *seltener* auf als bei ihren jüngeren oder älteren Geschlechtsgenossinnen.[7] Dennoch gibt es eine bedeutende Zahl von

Frauen, die in der Lebensmitte unter Depressionen leiden oder deren unterschwellige Depression sich in der Lebensmitte verschlimmert. Meine Freundin Dr.

Gladys McGarey, die über 40 Jahre als Hausärztin praktiziert hat, erzählte mir, sie habe in den Zeiten vor Hormonsubstitution und Behandlung mit Antidepressiva manchmal Frauen erlebt, die den Wechsel verarbeiteten, indem sie die Tür schlossen, sich ins Bett legten und es ihrer Familie überließen, sich um all die Dinge des täglichen Lebens zu kümmern. Monate später schlüpften viele verjüngt aus dem Kokon ihrer Depression und waren bereit, die zweite Hälfte ihres Lebens in Angriff zu nehmen. Die Erwartungen ihrer Familie hinsichtlich ihrer Rollen und Pflichten hatten sich bis dahin natürlich gewandelt.

Zum Glück kann man heute sehr viel mehr tun, um den Körper einer Frau bei Depressionen in der Lebensmitte zu unterstützen. Wenn Sie unter Depressionen leiden, dann ist es wichtig, dass Sie aktiv werden und Hilfe suchen. Depressionen können Ihnen die Freude an allem nehmen, was Sie erreicht haben, oder die Initiative, Ihre Situation zum Besseren zu wenden. Sie stellen einen unabhängigen und hoch signifikanten Risikofaktor für Herzkranzgefäßerkrankungen und Osteoporose dar.[8]

Denken Sie daran, dass Depression, Niedergeschlagenheit oder Wut oft Begleiterscheinungen des emotionalen Wachstumsschubs sind, den unsere Psyche durchmacht. Allein dies zu wissen reicht manchmal aus, die dunklen Tage zu überstehen. Manchmal ist aber auch Hilfe von außen in Form von Ernährungsumstellung, Heilpflanzen oder sogar antidepressiv wirkender Medikamente notwendig. Bevor Sie entscheiden, welche Maßnahme Sie ergreifen wollen, sollten Sie sich die folgenden Fragen stellen: Habe ich Depressionen? (Eine Depression versteckt sich häufig hinter unerklärlichen Symptomen, wie chronischen Schmerzen, Verstopfung, Kopfschmerzen, Stimmungsschwankungen oder Kreuzschmerzen.) Womit hängt meine Depression zusammen? Würden Medikamente mir helfen? Die folgende Diskussion hilft Ihnen vielleicht, diese Fragen zu beantworten.

Die Anatomie der Depression

Der Begriff »Depression« beschreibt ein ganzes Spektrum von Symptomen, von Melancholie (the blues), die von allein verschwindet, über normale Trauer, die auf einen Verlust folgt, bis zu einer hartnäckigeren und gefährlichen Störung. Bei einer schweren depressiven Störung, wie sie von psychiatrischen Handbüchern definiert wird, leidet eine Person nicht nur unter depressiver Stimmung, sondern zeigt auch Veränderungen im Äußeren, im Verhalten, bei Sprache, Wahrnehmung und Denken. Wenn Sie depressiv sind, können Ihre Einsicht und Ihre Urteilskraft beeinträchtigt sein, ebenso Ihre Arbeitsfähigkeit, Ihre Umsicht und Ihre Funktion in der Gesellschaft. Depressive Menschen können traurig erscheinen oder ein ausdrucksloses Gesicht zeigen. Manchmal sind schlechte Haltung und mangelnde Körperpflege auffällig. Wenn Sie depressiv sind, haben Sie unter Umständen an den normalen täglichen Aktivitäten sehr wenig Freude und beginnen vielleicht, über zahlreiche körperliche Beschwerden und Schmerzen zu klagen, unter denen Sie nie zuvor gelitten haben. (Statistiken, die an Zentren für chronische Schmerzbehandlung aufgestellt wurden, belegen, dass bis zu 90 Prozent der Menschen mit chronischen Schmerzen emotionale Stressfaktoren wie Depressionen aufweisen, die signifikant zu ihrer Schmerzsymptomatik beitragen.[9]) Depressionen gehen oft mit Schlafstörungen einher: Sie kommen morgens vielleicht nicht aus dem Bett, oder Sie leiden unter Schlaflosigkeit oder frühmorgendlichem Aufwachen. Appetitstörungen – entweder Heißhunger oder Appetitverlust – können zu bedeutenden Gewichtszunahmen bzw. -verlusten führen. Ihr Denken kann von Depressionen beeinflusst werden, und es fällt Ihnen unter Umständen schwer, sich zu konzentrieren und sich an bestimmte Dinge zu erinnern. (Viele Frauen in mittleren Jahren geben ihrem Alter die Schuld an ihrem Gedächtnisverlust, während er in Wahrheit von Depressionen hervorgerufen wird.[10]) Ihre Gedanken drehen sich möglicherweise ständig im Kreise, und Sie brüten vielleicht über Gefühlen wie Schuld, Selbstvorwürfen, Hoffnungslosigkeit und Wertlosigkeit. Wenn die Depression sich vertieft, können Gedanken an Tod und Selbstmord aufkommen.

Wenn Sie sich in dieser Beschreibung wiederfinden, dann sollten Sie dringend einen Arzt oder Psychiater aufsuchen und sich unverzüglich in Behandlung begeben. Sie und Ihr Arzt/Psychiater werden abwägen können, ob Sie unter einer schweren depressiven Störung leiden oder nicht und ob Sie eine medikamentöse Behandlung und professionelle Unterstützung brauchen, um sich durch den Rückstand an ungelösten emotionalen Problemen hindurchzuarbeiten, der zu derartigen Depressionen beitragen kann. Nun ist es an der Zeit, sich mit Ihren unerfüllten Bedürfnissen zu beschäftigen. Eine Behandlung kann lebensrettend sein.

Depressionen und Hormonsubstitution

Alle Geschlechtshormone, einschließlich Progesteron, Östrogenen und Androgenen, können die Stimmung, das Gedächtnis und das Denken auf komplexe und interaktive Weise beeinflussen. Rezeptorstellen für die Hormone finden sich im ganzen Gehirn und Nervensystem, und wie sich herausgestellt hat, produziert das Nervensystem sie selbst. Östrogen, das Hormon, das in der ersten Hälfte des Menstruationszyklus dominiert, erhöht bei Frauen in den Wechseljahren wie bei menstruierenden Frauen den Spiegel der stimmungsaufhellenden β-Endorphine.[11] Es steigert überdies nachweislich die Konzentration von Serotonin und Acetylcholin im Blut, beides Neurohormone, die mit positiver Stimmung und normalem Gedächtnis einhergehen.[12] Androgene wie Testosteron sind zwar möglicherweise noch nicht so gut untersucht wie Östrogen, doch auch sie sind offenbar mit einer verbesserten Stimmung und einer erhöhten Vitalität assoziiert.[13] Dessen eingedenk ist es nicht überraschend, dass viele Frauen berichten, sie fühlten sich besser, wenn sie sich einer Hormonsubstitution unterziehen. Wenn die Dosis an Östrogen oder Androgen jedoch zu hoch ist, berichten Frauen oft über negative Auswirkungen auf das Zentralnervensystem, wie Kopfschmerzen und erhöhte Ängstlichkeit. Synthetisches Progesteron wird häufig mit Depressionen bei Frauen in Verbindung gebracht. Bioidentisches Progesteron wirkt sich nur selten in dieser Weise aus.

Iris: In der Lebensmitte senkt sich eine dunkle Wolke herab
Iris suchte mich zum ersten Mal mit 51 Jahren auf. Sie hatte die letzten sechs Monate keine Periode gehabt. Iris war eine sehr schlanke, attraktive, gesunde Frau, die regelmäßig Sport trieb, Nahrungsergänzungsmittel nahm und einen Beruf ausübte, der sie erfüllte. Sie erzählte mir, dass sich seit etwa einem Jahr eine dunkle Wolke über ihre Stimmung gelegt habe, die sie nicht vertreiben könne. Sie konnte keine bestimmte Lebenskrise oder andere Veränderungen ausmachen, die ihre düstere Stimmung hätten erklären können. Da ihr Östrogen- und ihr Progesteronspiegel niedrig waren, entschieden wir, einen Versuch mit einer Östrogensubstitution samt natürlichem Progesteron zu starten.
Als Iris zwei Monate später wieder kam, wirkte sie wie ein anderer Mensch. Sie meinte zu mir:»Innerhalb von ein paar Tagen, nachdem ich mit der Einnahme der Hormone begonnen hatte, war mir, als ob es in meinem Kopf wieder hell würde.«
Die zwei nächsten Jahre hindurch ging es Iris gut. Doch dann kehrte ihre Depression trotz der Hormontherapie zurück. Iris erzählte mir, sie habe immer wieder Flashbacks und Erinnerungen an sexuellen Missbrauch aus ihrer frühen Kindheit. Rückblickend erkannte sie, dass diese Erinnerungen in den Wechseljahren wieder an die Oberfläche gedrängt hatten. Zwar hatte Iris versucht, sie zu ignorieren und ihr Leben wie gewohnt weiterzuführen, doch diese Erinnerungen hatten sich schließ-

lich in Depressionen manifestiert, die sie anfangs noch mit Östrogen und Progesteron unterdrücken konnte. Als selbst das nicht mehr half, erkannte sie:»Der einzige Weg hinaus ist der Weg hindurch.« Sie musste bereit sein, ihrem Körper zu erlauben zu fühlen und ihrem Gehirn zu wissen, was ihr als Kind zugestoßen war, sodass sie den Schmerz schließlich freisetzen konnte, den sie ein Leben lang in ihrem Inneren begraben hatte.

Iris konsultierte eine fähige Kunsttherapeutin, die ihr half, aktiv mit ihren Träumen und kreativen Prozessen zu arbeiten. Sie ließ sich außerdem wöchentliche Ganzkörpermassagen verabreichen, die ihr halfen, ihre Muskelspannung zu lockern. Später erzählte sie mir:»Ich war so überrascht, weil mir die Tränen kamen, als die Massagetherapeutin mich das erste Mal berührte. Aber ich fühlte mich sicher und geborgen, und sie wusste ganz intuitiv, dass es das Beste war, mich einfach tun zu lassen, was mein Körper tun musste. Ich lag nur da und ließ meine Gefühle zu, ließ meinen Tränen freien Lauf. Innerhalb von sechs Monaten verschwand Iris' Depression vollständig und ist nicht wiedergekehrt. Sie nimmt weiter Hormone, weil sie das Gefühl hat, es sei das Richtige für sie.

Viele Frauen in den mittleren Jahren haben schließlich genug Kraft, Selbstbewusstsein, Lebenserfahrung und Unterstützung von außen, die ihnen die Sicherheit geben, den verleugneten Schmerz aus ihrer Vergangenheit zu fühlen und freizusetzen. Bei denjenigen, die bereit sind, diese Art Arbeit zu leisten, verschwinden Depressionen und andere Symptome unter Umständen sehr schnell.

Die Behandlung von Depressionen: Der konventionelle Ansatz

Heutzutage sind Antidepressiva in der Regel die erste Form der Behandlung, die Ihnen angeboten wird, wenn Sie unter einer Depression leiden. Die in den Vereinigten Staaten so populären Psychopharmaka Fluoxetin, Paroxetin und Sertralin wirken teilweise dadurch, dass sie die Verfügbarkeit des Neurotransmitters Serotonin in Ihrem Gehirn erhöhen. Eine weitere in den Vereinigten Staaten häufig verschriebene Gruppe von Psychopharmaka, die trizyklischen Antidepressiva, werden seit vielen Jahren erfolgreich eingesetzt. Trotz ihres Nutzens sollten Sie jedoch wissen, dass Antidepressiva wie jedes Medikament, das die Gehirnchemie verändert, unter Umständen Nebenwirkungen haben, die recht unangenehm sein können. Sie können zu Übelkeit, Appetitverlust, Kopfschmerzen, Nervosität, Schlaflosigkeit, Restless-Leg-Syndrom (Syndrom der unruhigen Beine), Libidoproblemen und sexuellen Funktionsstörungen führen.

Trizyklische Antidepressiva können eine verschwommene Sicht, Benommenheit, Mundtrockenheit, Herzrhythmusstörungen, Verstopfung und Gedächtnisprobleme hervorrufen. Sie müssen unter Umständen ein anderes Medikament oder eine andere Dosierung ausprobieren, um diejenige Kombination zu finden, die bei Ihnen am besten wirkt.

Trotz dieser Schwierigkeiten lohnt es sich, einen sechsmonatigen Versuch mit Antidepressiva zu starten, wenn Sie sich sehr elend fühlen und nicht mehr weiter wissen. Sie sollten sich hierfür jedoch unbedingt einen Arzt oder eine Ärztin Ihres Vertrauens suchen. Im besten Fall führt die medikamentöse Behandlung zu einem allmählichen Rückgang Ihrer Depression. Das wird Ihnen die Energie geben, Ihre eigenen Ressourcen zu mobilisieren, um Ihr Leben positiv zu verändern.

Um die Behandlung zu unterstützen, empfehle ich Ihnen Folgendes:

● **Hören Sie auf, Alkohol zu trinken.** Der Alkoholkonsum kann eine Depression besonders hartnäckig werden lassen. Das liegt teilweise daran, dass Alkohol selbst ein Depressivum ist, und auch daran, dass Frauen Alkohol zu oft dazu benutzen, ihre Gefühle zu unterdrücken.

● **Betreiben Sie regelmäßig Sport.** Körperliche Bewegung verändert die Gehirnchemie (weil sie die β-Endorphine und die Monoamine erhöht und die Katecholamine senkt) und führt in jeder Form bei Menschen mit leichten oder mittelschweren Depressionen nachweislich zu einer Besserung des Befindens. (Einigen Untersuchungen zufolge ließen sich Depressionen bei 50 Prozent der Versuchspersonen allein durch Sport heilen.[14]) Zwanzig bis dreißig Minuten Sport pro Tag vier- bis fünfmal in der Woche kann einen signifikant positiven Effekt auf Ihre Stimmung haben. Es kommt nicht darauf an, was Sie tun – selbst zu Radiomusik im Haus herumtanzen hilft.

● **Gehen Sie nach draußen, und tanken Sie so viel natürliches Sonnenlicht wie möglich.** Sonnenlicht hilft gegen jahreszeitlich bedingte Affektstörungen (SAD) und hebt auf natürliche Weise Ihren Serotoninspiegel. Im Winter brauchen Sie unter Umständen eine Lampe mit natürlichem Tageslicht, damit Sie genug Licht bekommen.

● **Nehmen Sie ein gutes Multivitaminpräparat, das Ihren Körper und Ihr Gehirn unterstützt, und versuchen Sie, sich gesund zu ernähren.** Wenn Sie optimal funktionieren wollen, ist es wichtig, dass Ihr Gehirn einen ausgewogenen Spiegel an Serotonin, essenziellen Fettsäuren und Glukose aufweist. Meiden Sie raffinierte Kohlenhydrate, nehmen Sie mindestens dreimal am Tag Proteine zu sich, und stellen Sie sicher, dass Ihre Ernährung stets genügend gesunde Fette enthält. Der Verzehr ausgewogener Mengen an komplexen Kohlenhydraten (mit Proteinen) liefert dem Körper ausreichende Mengen an Tryptophan, einem Baustein für Serotonin.

● **Meiden Sie den häufigen Konsum von koffeinhaltigen Getränken und raffiniertem Zucker.** Einiges spricht dafür, dass beide eine Rolle bei regelmäßig wiederkehrenden Depressionen spielen.

● **Geben Sie Ihren Medikamenten eine Chance zu wirken.** Die Hälfte all derjenigen Personen, die ihre Medikamente innerhalb von drei Monaten nach Einnahmebeginn absetzen, wird wieder depressiv. Um dies zu vermeiden, sollten Sie mindestens sechs Monate mit der Einnahme fortfahren, wenn Ihre Depressionen von Anfang an so gravierend waren, dass sie eine medikamentöse Behandlung erforderlich machten.

Antidepressiva können Depressionen nicht heilen

Viele Experten sind der Meinung, dass Depression eine regelmäßig wiederkehrende Erkrankung ist. Von den Patienten, die eine schwere depressive Störung erleben, haben 50 bis 85 Prozent nach erfolgreicher Behandlung weitere depressive Phasen. Wie Untersuchungen gezeigt haben, kommt es bei rund 80 Prozent aller Patienten, die Antidepressiva nehmen, innerhalb von drei Jahren nach Absetzen des Medikaments zu einem erneuten Aufflammen der Depression.[15] Diese Statistik erscheint düster, doch sie wäre es weit weniger, wenn wir alle bereit wären, einmal genau darüber nachzudenken, was Depression eigentlich ist.

Nur allzu häufig werden Antidepressiva in ein Vakuum hinein verschrieben, als ob Depression nichts weiter als ein Defizit an Psychopharmaka wäre. Aber hinter einer Depression verbirgt sich mehr als eine einfache chemische Störung, die Ihnen zustößt, wenn Sie es am wenigsten erwarten. Und Depression ist auch kein normaler menschlicher Zustand. Wie Untersuchungen gezeigt haben, sind Depressionen bei vielen eingeborenen Völkern praktisch unbekannt. Depression ist eine Folge unserer Lebensführung. Um sie zu überwinden, müssen wir bereit sein, einige Veränderungen vorzunehmen, die eine gesunde Gehirnbiochemie unterstützen. Anderenfalls wird die Depression wahrscheinlich wiederkehren. Ich habe nie Antidepressiva in irgendeiner Form verschrieben, wenn meine Patientin nicht auch zusätzlich bereit war, sich auf psychotherapeutische Hilfe einzulassen und Aspekte ihres Lebens aufzudecken, die verbesserungsbedürftig waren. Als Gesellschaft und als Individuen müssen wir verstehen, dass die Einnahme des richtigen Medikaments keine Heilung der Depression bedeutet.

Wie alle Symptome sind Depressionen ein Weg, auf dem die innere Weisheit Ihres Körpers Ihnen mitteilt, dass irgendetwas in Ihrem Leben aus dem Ruder gelaufen ist. Oft lautet seine Botschaft, dass ein Teil von Ihnen aufgehört hat zu wachsen oder dass Sie Ihre Lebenslust verloren haben, die ein natürlicher Teil des Lebendigseins ist. Es könnte auch ein Hinweis darauf sein, dass Sie auf jemanden wütend sind, sich aber nicht frei fühlen, diese Wut direkt auszudrücken. Depressionen können auch aus unverarbeiteten Verlusten und Trauer über den Verlust eines lieben Menschen durch Trennung oder Tod resultieren.

Die beste Therapie für Depressionen, die ich kenne, besteht darin, völlig ehrlich zu sich selbst zu sein und sich alles einzugestehen, was Sie fühlen – das gilt ganz besonders für diejenigen Gefühle, die man Ihnen untersagt hat, wie Eifersucht, Ärger, Schuld, Kummer und Wut. All diese Gefühle gehören zum Menschsein. Sie werden Ihnen nicht schaden, wenn Sie sie einfach zur Kenntnis nehmen, sie ausdrücken und schließlich akzeptieren, dass Sie derart empfinden. Dann müssen Sie handeln. Ich habe noch nie erlebt, dass Depressionen verschwinden, ohne dass der oder die Leidende die Initiative ergriffen und gehandelt hätte, um sich zu helfen. Das kann so eine einfache Maßnahme sein, wie sich bereit zu erklären, ehrenamtlich in einem Tierheim mitzuarbeiten.

Nach meiner Erfahrung ist der Verbleib in einer beruflichen Sackgasse und/oder einer ausweglosen Beziehung ein Hauptfaktor, der mit unablässigen chronischen Depressionen bei Frauen einhergeht. Wenn Sie sich depressiv und »tot« fühlen und dies seit sechs Monaten oder länger, leiden Sie wahrscheinlich entweder unter einem unverarbeiteten Kummer über einen wichtigen Verlust in Ihrem Leben oder Sie leben weiterhin in einer Beziehung bzw. üben eine berufliche Tätigkeit aus, die Sie auf tiefster Ebene nicht erfüllt. Kein Medikament, kein Vitaminpräparat, kein Sport und kein Kraut wird dieses Problem lösen. All dies kann jedoch eine wertvolle Unterstützung sein, während Sie an den Problemen arbeiten, die Sie daran hindern, in Ihrem Leben voranzuschreiten.

Ich schlage Ihnen eine Behandlung mit Antidepressiva vor, wenn Sie:

- drei oder mehr depressive Episoden hatten,
- Ihr ganzes Leben lang unter einer Depression auf niedrigem Niveau gelitten haben und überdies eine schwere depressive Episode hatten (medizinisch als doppelte Depression bezeichnet),
- noch Symptome hatten, nachdem Sie die Einnahme von Antidepressiva in einem früheren Fall eingestellt hatten,
- Ihre erste Depression in der Lebensmitte oder später hatten.

Haben Antidepressiva Nebenwirkungen?

In der Regel treten bei langfristigem Gebrauch aller Pharmaka, die die Gehirnchemie verändern, Nebenwirkungen auf, und viele der populären, auf die Psyche wirkenden Pharmaka, die heute auf dem Markt sind, sind noch zu neu, als dass irgendjemand mit Sicherheit sagen könnte, dass ihre Einnahme auf Dauer gesehen nebenwirkungsfrei ist. Die Wissenschaftlerin Candace Pert hat die Rezeptororte für viele wichtige Verbindungen im Gehirn entdeckt, die mit der Stimmung in Zusammenhang stehen; sie meinte dazu:

> Ich bin bestürzt über das Monster, das der Neurowissenschaftler Solomon Snyder vom John Hopkins und ich geschaffen haben, als wir vor 25 Jahren die einfache Bindungsprüfung für Pharmakonrezeptoren entdeckten. Fluctin und andere antidepressiv wirkende Serotoninrezeptor-aktive Verbindungen können bei Langzeitgebrauch, der trotz mangelnder Langzeituntersuchungen allgemein üblich geworden ist, bei einigen empfindlichen Menschen auch zu kardiovaskulären Problemen führen. Die Öffentlichkeit wird über diese Antidepressiva falsch informiert. Der ärztliche Berufsstand stellt ihre Wirkung im Gehirn stark vereinfacht dar und ignoriert den Körper, als sei er nur dazu da, den Kopf spazieren zu tragen.[16]

Ich kann dem nur aus ganzem Herzen zustimmen. Stellen Sie sich Psychopharmaka als eine Brücke vor, die Ihnen hilft, einen besonders turbulenten Fluss in Ihrem Leben zu überqueren. Aber planen Sie nicht, auf Dauer auf dieser Brücke zu leben. Die wahre Heilung von Depression besteht darin, die Fertigkeiten zu erlernen, die mit einer vollen emotionalen Ausdrucksfähigkeit einhergehen, und dann positiv zu handeln.

Ergänzende Präparate, um Depressionen zu bekämpfen

Wenn Sie es vorziehen, statt verschreibungspflichtiger Medikamente Alternativen zu versuchen, so haben sich die folgenden Vitamine, Heilpflanzen und andere Ergänzungsstoffe als klinisch wirksam erwiesen. (Denken Sie daran, überdies den Vorschlägen für eine gesunde Lebensweise zu folgen, die auf Seite 319 f. aufgeführt sind.) Nehmen Sie diese Präparate nicht zusammen mit verschriebenen Medikamenten ein, ohne vorher Ihren Arzt zu konsultieren.

Vitamine und andere Nährstoffe: Mangel an Biotin, Folsäure, Vitamin B_6 (Pyridoxin), Vitamin B_{12} und Vitamin C sind alle mit Depression in Verbindung gebracht worden. Wie sich beispielsweise gezeigt hat, senkt ein Vitamin-B_6-Mangel den Serotoninspiegel. Vitamin B_6 spielt eine Rolle bei der Produktion der monoaminen Neurotransmitter, die wichtig für die Stabilisierung der Stimmung sind. Ein Mangel an Kalzium, Kupfer, Magnesium und Omega-3-Fettsäuren steht unter Umständen ebenfalls mit Depressionen in Zusammenhang. Überlegen Sie, ob Sie die folgenden Nährstoffergänzungen aus Gründen der Vorbeugung und/ oder der Therapie in Ihren Speiseplan aufnehmen:[17]

● **Pyridoxin (B6):** empfohlene Dosis 50 bis 500 mg pro Tag. (Pyridoxin sollte zusammen mit den anderen auf Seite 226 aufgeführten Vitaminen des B-Komplexes eingenommen werden.)
● **Vitamin C:** empfohlene Dosis 1000 mg pro Tag.
● **DHA (Dokosahexaensäure):** 100 bis 200 mg zweimal pro Tag.

Johanniskraut: Dieses Kraut, das als aktiven Inhaltsstoff Hypericin enthält, ist sehr gut untersucht; einige Studien sprechen dafür, dass es bei leichten bis mittelschweren Depressionen ebenso gut hilft wie Antidepressiva. Die übliche Dosis beträgt 300 mg der Pflanze, standardisiert auf 0,3 Prozent Hypericin, dreimal pro Tag.

Baldrian: Wenn bei Ihren Depressionen Angstzustände eine Rolle spielen, fügen Sie zum Johanniskraut Baldrian hinzu. Die übliche Dosis beträgt 100 bis 300 mg standardisiertes Extrakt mit 0,8 Prozent Valeriansäure.

Ginkgo: Wenn Ihre Depressionen mit Konzentrations- und Gedächtnisproblemen einhergehen und Sie 50 Jahre oder älter sind, sollten Sie zusätzlich zum Johanniskraut vielleicht Extrakte des Fächerblattbaumes *(Ginkgo biloba)* einnehmen. Die übliche Dosis beträgt 40 bis 80 mg dreimal pro Tag.

Inositol: Inositol ist eine wirksame, frei verkäufliche Alternative zu vielen häufig verschriebenen Antidepressiva.[18] Der exakte Wirkmechanismus ist noch ungeklärt, doch offensichtlich besteht eine Beziehung zum Serotoninsystem, und es werden dieselben Bahnen der Gehirnchemie wie bei den trizyklischen oder SSRI-Antidepressiva beeinflusst, doch ohne deren Nebenwirkungen. Inositol wird in Dosen von 18 bis 20 g pro Tag gut vertragen.

5-HTP: 5-Hydroxytryptophan ist eine Verbindung, die natürlicherweise im Körper aus der Aminosäure Tryptophan, einem wichtiger Serotoninvorläufer, synthetisiert wird. Obwohl Tryptophan in vielen Nahrungsmitteln vorkommt, kann es schwierig sein, genug Tryptophan zu sich zu nehmen, um einen Serotoninmangel auszugleichen. 5-HTP lässt sich aus Pflanzen extrahieren und ist inzwischen als Nahrungsergänzungsmittel verfügbar. Es ist in Europa seit Jahrzehnten als anerkanntes Mittel zur Behandlung von Depressionen und Schlafproblemen eingesetzt worden. Manchmal wird über Nebenwirkungen wie Übelkeit berichtet, doch durch Verabreichung in Kapseln, die sich dann erst im Darm auflösen, sollte sich dies vermeiden lassen. Die übliche Dosis beträgt 100 bis 200 mg dreimal pro Tag. Wenn Ihr primäres Problem eine leichte Depression ist, würde ich Ihnen empfehlen, mit Johanniskraut zu beginnen. Es ist seit vielen hundert Jahren erprobt und sicher. Wenn Sie nach zwei Monaten noch immer keine Besserung feststellen, wechseln Sie zu 5-HTP über. Besonders positiv haben diejenigen Menschen über 5-HTP berichtet, die über Depressionen hinaus unter Gewichtsproblemen und Schlaflosigkeit leiden. Wenn Sie außerdem unter Panikattacken, Zwangsstörungen oder Angstgefühlen plus Depression leiden, dann würde ich Ihnen empfehlen, es mit Inositol zu versuchen.

Denken Sie daran, dass jeder der oben aufgeführten Vorschläge bei einigen Menschen gut funktioniert, bei anderen hingegen nicht. Das ist immer so, gleichgültig, ob Sie nun für eine medikamentöse Behandlung, Sport, Psychotherapie, Nahrungsergänzungsmittel oder einen anderen Ansatz optieren. Sie müssen bereit sein zu experimentieren, um den Ansatz zu finden, mit dem Sie am besten zurechtkommen.

Gedächtnisverlust in den Wechseljahren: Ist es Alzheimer?

Viele Frauen fühlen sich in den Wechseljahren so, als sei ihr Denken verschwommen und als hätten sie »Watte im Kopf«. Sie beklagen sich darüber, dass sie beispielsweise Namen vergessen, Dinge verlegen oder auch Schwierigkeiten haben, ihr Konto richtig zu führen. Das ist nicht der Beginn der Alzheimer-Krankheit, sondern ein ziemlich normaler Zustand, den viele Frauen durchmachen, wenn sich unsere hormonelle Situation ändert und unsere Gehirn neu verkabelt wird. Einige finden dieses »Wattekopfgefühl« sehr erschreckend, weil sie das Bedürfnis nach einem hohen Grad an intellektueller Kontrolle haben. Andere sind bereit, sich diesem Prozess anzuvertrauen, sobald sie wissen, dass er normal ist – ein Teil der Weisheit der Wechseljahre, die unseren Blick nach innen richtet. Dasselbe spielt sich oft vor der Menstruation und nach der Niederkunft ab.

Gedächtnisprobleme in der Lebensmitte gehen auch auf die zeitweilige Überlastung zurück, die aus den vielen, von außen kommenden Anforderungen an Ihre begrenzte Zeit resultieren. Es ist so, als ob Sie am Muttertag einen Telefonanruf machen wollten: Sie kommen nicht durch, weil alle Leitungen belegt sind. Wenn Sie sich nicht sofort an etwas erinnern können, entspannen Sie sich, tun Sie eine Weile etwas anderes, und gestehen Sie sich die Zeit, den Raum und den Respekt zu, die Ihrem Gehirn erlauben, die gespeicherte Information wiederzufinden. Ängstlich zu reagieren und sich Vorwürfe zu machen, weil man etwas vergisst, verschlimmert das Problem nur.

Verlieren wir nicht ständig Gehirnzellen?

Das Gehirn einer Frau erreicht seine größte Ausdehnung, wenn sie etwa 20 Jahre alt ist, gefolgt von einer allmählichen Reduzierung der Größe, die sich durch den Rest ihres Lebens zieht. Wenn größer gleich besser ist, dann würde das bedeuten, dass wir alle mit zwanzig den Gipfel unserer Weisheit und Intelligenz erreichen. Dass dies eine vollkommen lächerliche Vorstellung ist, wird sofort deutlich, wenn Sie viel MTV sehen.

Tatsächlich haben Untersuchungen gezeigt, dass unsere Gehirnfunktionen unser ganzes Leben hindurch, während wir uns von Naivität zur Weisheit bewegen, von unserer Erfahrung moduliert und geformt werden. Stellen Sie sich Ihr Gehirn als Baum vor, der regelmäßig beschnitten werden muss, wenn er seine optimale Form, Größe und Funktion erreichen soll. Der Verlust von Gehirnzellen mit zunehmendem Alter ist vergleichbar mit dem Auslichten überflüssiger Zweige. Und während die Zahl der Neuronen auch zurückgehen mag, so wachsen die Verbindungen zwischen ihnen doch weiter. Die Dichte dieser Verbindungen, die aus den dendritischen und axonalen Verzweigungen resultiert, nimmt tatsächlich mit zunehmendem Alter zu; gleichzeitig wächst unsere Fähigkeit zu komplexen Assoziationen. Kurz gesagt, je älter und erfahrener Sie werden, desto effizienter und raffinierter wird Ihr Gehirn.

Vorbeugung gegen Alzheimer: Einige Lehren aus der Nonnen-Studie

Selbst wenn man Ihnen versichert, dass einige vorübergehende kognitive Veränderungen in den Wechseljahren normal sind, fürchten viele Frauen, geistig verwirrt zu werden und im Alter nicht mehr unabhängig leben zu können. Gegenwärtig leiden in den Vereinigten Staaten rund vier Millionen Menschen an der Alzheimer-Krankheit; sie ist der Hauptgrund für Abhängigkeit und Heimunterbringung bei älteren Menschen.

Diese Erkrankung setzt bei Frauen früher ein als bei Männern, und bis zu zwei Drittel der dokumentierten Fälle betreffen Frauen – teilweise auch deshalb, weil Frauen länger leben. Gegenwärtig leiden rund 5 Prozent aller Frauen im Alter von 60 Jahren an irgendeiner Form von Demenz; bei Frauen ab 75 Jahren und älter steigt diese Zahl auf 12 Prozent. Bei Menschen, die älter als 85 Jahre sind, beträgt der Prozentsatz derjenigen, die an einer Demenzerkrankung leiden, 28 bis 50 Prozent, je nachdem, welcher Studie Sie Glauben schenken. (Die 50-Prozent-Angabe wird von vielen Fachleuten als übertrieben angesehen.[19]) Eingedenk dieser Zahlen wird jede von uns alles tun, was sie kann, um ihre Gehirnfunktion in den Wechseljahren zu erhalten und zu fördern – lange Zeit bevor Gedächtnisprobleme oder Demenz eine echte Chance haben, sich zu entwickeln.

Die Alzheimer-Krankheit ist nach Alois Alzheimer benannt, einem deutschen Neuropathologen, der Anfang des 20. Jahrhunderts unterm Mikroskop das Hirngewebe einer 55-jährigen Frau betrachtete, die die letzten Jahre ihres Lebens in einem Heim für geistig Behinderte verbracht hatte, wo sie immer wieder unter Anfällen von Verfolgungswahn und Wut gelitten hatte. Alzheimer identifizierte in ihrem Gehirn zwei auffällige strukturelle Veränderungen, die heute für diese Erkrankung als typisch angesehen werden: dichte *Plaques*, die außerhalb der Gehirnzellen von dem Protein β-Amyloid gebildet werden, und fädige *Fibrillenbündel* (Alzheimer-Degenerationsfibrillen) im Inneren der Nervenzellen. Ob diese Amyloid-Plaques und die Fibrillenbündel die Ursache für die Alzheimer-Demenz sind, wird kontrovers diskutiert. Wir wissen jedoch, dass eine beträchtliche Überschneidung zwischen der senilen Demenz, die von einer Schwäche der Gehirngefäße und Schlaganfällen hervorgerufen wird, und der Demenz existiert, die mit den Plaques und Fibrillenbündeln einhergeht.

Die Alzheimer-Krankheit weist auch eine genetische Komponente auf.[20] Aber selbst wenn in Ihrer Familie gehäuft Alzheimer auftritt, bedeutet das nicht, dass Sie zwangsläufig daran erkranken werden. Die Gehirnfunktion ist multifaktoriell, das heißt, sie wird von vielen verschiedenen Aspekten unseres Lebens beeinflusst, von der Menge an antioxidanzienreichem Gemüse, das wir zu uns nehmen, bis zu unserem Bildungsniveau. Sie wird überdies von Ereignissen und Verhaltensweisen geformt, die in der Kindheit einsetzen und bis ins hohe Alter weitergehen. Aus diesem Grund wird es niemals eine Hormonpille oder ein magisches Amulett geben, die lebenslangen Schutz bieten können. Sie können die Gesundheit Ihres Gehirns jedoch durch Ihre Lebensweise beeinflussen.

Nirgendwo ist dies überzeugender demonstriert worden als in der berühmten *Nun Study:* Viele hundert Nonnen, die zu *School of Sisters of Notre Dame* gehörten, vermachten ihr Gehirn nach ihrem Tod der Wissenschaft.[21] Da diese Frauen einen großen Teil ihres Lebens in ihrem Orden verbracht haben, gibt es über jede von ihnen eine Fülle von Daten, die oft viele Jahrzehnte umspannen. Einer der überraschenden Befunde war, dass eine höhere oder geringere Kapazität für komplexes Denken in jungen Jahren mit der Wahrscheinlichkeit korreliert war, im späteren Leben Alzheimer zu entwickeln. Beim Eintritt ins Kloster (in der Regel mit Anfang zwanzig) wurde jede der Nonnen aufgefordert, eine Autobiografie zu schreiben. Als Linguisten diese Berichte Jahre später analysierten, fanden sie eine verblüffende Korrelation zwischen den sprachlichen Fähigkeiten der Nonnen und dem schließlichen Auftreten von Alzheimer. Je geringer die Fähigkeit für komplexes Denken, desto höher war das Alzheimer-Risiko.

Ein weiterer faszinierender Befund aus der *Nun Study* war, dass das Vorhandensein von Plaques und degenerierten Fibrillenbündeln nicht immer etwas über den mentalen Status eines Individuums aussagt. Eine der Nonnen war bis zu ihrem Tod mit Ende achtzig geistig außerordentlich fit und rege gewesen, daher waren die Forscher überrascht, bei der Autopsie einen schweren Neuronenverlust und zahlreiche Amyloid-Plaques in ihrem Gehirn zu finden. Dieser Befund stützt eine wichtige Erkenntnis, nämlich, dass der physische Körper und der Geist untrennbar miteinander verflochten sind. Bei Menschen, die optimistisch, lebhaft und engagiert sind, wie es diese Nonne war, führen anatomische Einschränkungen anscheinend oft nicht zu Behinderungen.

Auf der anderen Seite hat die *Nun Study* gezeigt, dass eine Schädigung der kleinen Blutgefäße in Form von Mini-Gehirnschlägen ein aussagekräftiges Anzeichen für Demenz ist. Chronische Depressionen sind offenbar ebenfalls positiv mit der Alzheimer-Krankheit korreliert. Wenn wir die Durchblutung einer Körperregion drosseln, schalten wir die Lebenskraft ab. Ähnlich drosselt eine Depression die Lebenskraft in uns.

Östrogen und Alzheimer

Eine beeindruckende Zahl von Untersuchungen hat eine Beziehung zwischen einer Östrogeneinnahme und der Verzögerung oder sogar der Vorbeugung gegen Alzheimer belegt.[22] Diese Verbindung macht biologisch Sinn, denn Östrogen (wie Progesteron und Testosteron) stimuliert nachweislich die Regeneration geschädigter Neuronen. Östrogen erhöht anscheinend auch die Produktion des Neurotransmitters Acetylcholin, der eine wichtige Rolle beim Erinnern, Lernen und anderen kognitiven Funktionen spielt. Östradiol (ein natürliches Östrogen) bindet in den Arealen im Gehirn, die mit dem Gedächtnis verknüpft sind: im Cortex, im Hippocampus und im basalen Teil des Vorderhirns. Wie sich gezeigt hat, fördert Östrogen auch die Verzweigung der Nervenzellen.[23] Einige Studien, aber keineswegs alle, sprechen dafür, dass eine Hormonsubstitution das Risiko für einen Schlaganfall bei Frauen in den Wechseljahren senken könnte.[24] Untersuchungen haben zudem auch gezeigt, dass Frauen mit dem höchsten endogenen Östradiolspiegel das geringste Alzheimer-Risiko haben.[25]

Das sind sicherlich gute Nachrichten für diejenigen unter Ihnen, die sich wegen Alzheimer Sorgen machen. Viele Ärzte verschreiben Östrogen als Vorbeugung gegen die Alzheimer-Krankheit, eine Praxis, die ich in manchen Situationen für vernünftig halte.[26] Doch die Daten über Alzheimer und Östrogen müssen dennoch ins richtige Licht gerückt werden. Die Alzheimer-Krankheit ist schließlich nicht einfach das Ergebnis eines Östrogenmangels. Und sicherlich gibt es Unterschiede zwischen Frauen, die nach der Menopause kleine Mengen von Östradiol produzieren können, und denjenigen, die dazu nicht in der Lage sind – Unterschiede, die sich nicht einfach durch Östrogeneinnahme wettmachen lassen.

Demenzerkrankungen aller Art, darunter auch Alzheimer, hängen wahrscheinlich auch mit der Schädigung des Hirngewebes durch freie Radikale zusammen, die aus der Überproduktion von Eikosanoiden der Serie 2 und Entzündungen resultieren und schließlich zur Schädigung oder zum Absterben von Gehirnzellen führen. Die Schädigung durch freie Radikale und die daraus resultierende Gewebsentzündung bilden das gemeinsame letzte Wegstück, über das emotionale, physische und umweltbedingte Stressoren aller Art jedes Gewebe in unserem Körper, einschließlich unseres Gehirns, negativ beeinflussen.[27]

Untersuchungen haben auch gezeigt, dass diejenigen, die eine gute Ausbildung haben, bei guter Gesundheit und zudem finanziell abgesichert sind, über eine überdurchschnittliche Intelligenz verfügen, einen gehobenen sozialen Status haben und die aktiv ihren Interessen nachgehen, während sie älter werden, eine sehr gute Chance haben, ihr Gedächtnis im Alter zu behalten. Tatsächlich können sie es unter Umständen sogar verbessern, ob sie nun Östrogen nehmen oder nicht.[28]

Der Einfluss all dieser Faktoren macht es schwierig, eine Ursache-Wirkungs-Beziehung zwischen Östrogen und Alzheimer-Vorbeugung zu belegen: Wenn man Frauen, die Östrogen nehmen, mit solchen vergleicht, die keines nehmen, dann entsprechen Erstere viel besser dem Profil derjenigen, bei denen mit hoher Wahrscheinlichkeit eine gesunde Gehirnfunktion erhalten bleibt.

Das ist eine inhärente Schwäche aller epidemiologischen Studien: Sie vermögen Assoziationen und Trends aufzuzeigen, aber die Schlussfolgerungen, die daraus gezogen werden, können sich als völlig falsch herausstellen. (Mich erinnert das an den Witz über den Dorftrinker, dessen Lieblingsdrink Scotch mit Soda war und der dem Dorfpolizisten gegenüber meinte:»Ich muss weniger von diesem Sodazeug trinken – es beeinträchtigt mein Urteilsvermögen.«) Nur eine kontrollierte, wirklich randomisierte, doppelblinde, prospektive, fallkontrollierte Studie mit einer großen Zahl von Frauen kann uns definitiv sagen, ob Östrogen der Schlüsselfaktor bei der Vorbeugung vor Alzheimer ist oder ob andere Faktoren wichtiger sind und Östrogen nur eine Nebenrolle spielt.

Die Daten uber Östrogen und Gehirnfunktion spiegeln gerade jetzt die Situation wider, wie sie Anfang der neunziger Jahre im Hinblick auf die Beziehung zwischen Östrogen und Herzkrankheiten herrschte. Damals waren viele Forscher und Ärzte absolut davon überzeugt, dass Östrogen Herzattacken vorbeugen könnte, und konnten viele retrospektive und epidemiologische Studien zitieren, um dies zu»beweisen«. Als dann zwei sehr langfristige Studien über Östrogensubstitution (die HERS-Studie und die *Women's Health Initiative*) keinen Beleg dafür erbrachten, dass eine konventionelle Östrogenersatztherapie zu einer Verringerung der Herzinfarkte führt, waren sie schockiert (siehe Fünftes und Vierzehntes Kapitel). Es ist möglich, dass dieselbe Art Langzeitstudie über Östrogen und Alzheimer irgendwann einmal ebenfalls keinen definitiven Nutzen aufzeigt. Wir wissen es einfach noch nicht.

Auch wenn weitere Bestätigung nötig ist, gibt es dennoch einige recht überzeugende Belege für den positiven Effekt von Hormonen – nicht nur von Östrogen – auf die Gehirnfunktion.[29] Bei Frauen, die eine verfrühte Menopause hatten, ist das Risiko für eine frühe Demenz leicht erhöht. Und es gibt Hinweise darauf, dass eine geringe Grundmenge von Östrogen für gewisse Gedächtnisfunktionen wesentlich ist. Bei vielen Frauen produziert der Körper das ganze Leben hindurch genügend Östrogen, bei manchen jedoch nicht. Wie Dr. Barbara Sherwin in ihren Untersuchungen gezeigt hat, verschlechtert sich bei Frauen nach einer Hysterektomie mit Entfernen der Eierstöcke das verbale Gedächtnis, verbessert sich aber nach einer Hormonsubstitution wieder bis zum Normalzustand.[30] Sherwin testete in ihrer Studie nur eine Östrogensubstitution, doch andere Untersuchungen sprechen dafür, dass Progesteron sowie wahrscheinlich Androgene ebenfalls eine Rolle spielen.[31]

Die Eierstockhormone binden auch an Areale im Gehirn, die wichtig für die Stimmungsregulierung sind. Damit lassen sich Befunde erklären, die zeigen, dass Östrogen einen signifikanten antidepressiven Effekt hat und dass Progesteron Angstzustände lindert und einen erholsamen Schlaf fördert. Die Untersuchungen über Östrogen und Gedächtnis sind zwar noch nicht abgeschlossen, doch je nach Ihrem Hormonspiegel, Ihrer Familiengeschichte und Ihrer Lebensweise könnte eine kleine Menge an bioidentischem Östrogen (und/oder Progesteron oder Testosteron) durchaus eine plausible Entscheidung sein.

Nichthormonelle Möglichkeiten, Ihr Gehirn zu schützen

Die folgenden Praktiken fördern die Gesundheit Ihres Gehirns:

● **Versorgen Sie Ihr Gehirn mit Nährstoffen.** Eine Ernährung, die reich an raffinierten Zuckern und teilweise hydrogenierten Fetten ist, geht mit der Erschöpfung vieler Nährstoffe einher, die für eine optimale Gehirnfunktion notwendig sind. Für die Gehirnfunktion wie für andere Aspekte Ihrer Gesundheit empfehle ich eine relativ fettarme Ernährung mit viel Obst und Gemüse und vollwertigem Getreide. Wie Untersuchungen gezeigt haben, weisen Patienten mit Demenz und Depressionen im Vergleich zu Patienten mit normalen mentalen Funktionen oft einen zu niedrigen Spiegel an Zink, Vitaminen des B-Komplexes (insbesondere Vitamin B_1 oder Thiamin), Selen sowie Antioxidanzien wie Vitamin E und C auf.

Zink ist beispielsweise notwendig für einen optimalen Transport von B-Vitaminen in die Zerebrospinalflüssigkeit. Diese Flüssigkeit badet und nährt das Gehirn und das Rückenmark. Viele Frauen nehmen mit ihrer täglichen Nahrung nicht genug Zink auf.[32] In einer Untersuchung mit schwer demenzkranken Patienten erhielten zehn Patienten zwei Monate lang Vitaminergänzungen, eine Kontrollgruppe hingegen nicht. Nach einem Monat zeigten diejenigen Patienten, die Vitamine erhielten, klinisch ein verbessertes Erinnerungsvermögen.[33] Einige Fachleute sind zudem der Überzeugung, dass die Alzheimer-Krankheit mit dem Unvermögen einiger älterer Menschen zusammenhängt, genug Mineralstoffe, Vitamine und essenzielle Spurenelemente aus ihrer Nahrung zu resorbieren.[34] Sie haben möglicherweise auch Probleme, diese Nährstoffe aus dem Blut ins Gehirn zu transportieren. Da eine Nährstoffergänzung das Gedächtnis bei

Menschen verbessert, die bereits an Demenz leiden, stellen Sie sich die potenzielle Vorbeugewirkung vor, wenn Sie Ihr Gehirn richtig ernähren!

● **Vermindern Sie eine potenzielle Schädigung Ihres Gehirngewebes durch freie Radikale.** Freie Radikale stellen eine große Gefahr für das Gehirngewebe dar. Machen Sie Ernst mit Antioxidanzien! Stellen Sie sicher, dass Ihre Ernährung reich an Vitamin C und E, den B-Vitaminen (einschließlich Folsäure) und Selen ist.[35] Eine weitere Klasse starker Antioxidanzien sind die Proanthocyanidine, wie man sie in Kiefernrinde und Traubenkernen findet (Dosierung siehe Vierzehntes Kapitel). Wie Untersuchungen gezeigt haben, ist das Risiko, einen Schlaganfall zu erleiden, bei Frauen, die mindestens fünf Portionen Obst und Gemüse pro Tag essen, sehr gering. Der Schutz des Gehirns ist eindeutig ein weiterer Grund, möglichst viel von diesen gesunden Nahrungsmitteln zu essen.

● **Rauchen Sie nicht und trinken Sie nicht zu viel Alkohol.** Rauchen führt nachweislich zu kardiovaskulären Erkrankungen und Veränderungen der kleinen Blutgefäße, die unter anderem auch die Sauerstoffversorgung Ihres Gehirns verringern. Exzessiver Alkoholkonsum schädigt die Basalregion des Vorderhirns, ein Gebiet, das mit dem Gedächtnis assoziiert ist.

● **Erhöhen Sie den Acetylcholinspiegel in Ihrem Gehirn.** Viele Faktoren können den Acetylcholinspiegel und damit Ihr Gedächtnis beeinflussen. Wenn Sie bereits Östrogene oder andere Hormone nehmen, um andere Symptome zu behandeln, bleiben Sie dabei. Auch wenn ich Hormone nicht allein zur Alzheimer-Vorbeugung empfehlen würde, seien Sie versichert, dass sie Ihrem Acetylcholinspiegel wahrscheinlich zugute kommen. Und meiden Sie Medikamente, von denen bekannt ist, dass sie den Acetylcholinspiegel senken.[36] Sie waren überrascht darüber, wie viele das sind und wie wenig Ärzte sich des negativen Effekts dieser Präparate auf die Gehirnfunktion bewusst sind. Lesen Sie den Beipackzettel eines jeden Schlafmittels oder Medikaments gegen Erkältungen oder Allergien, und schauen Sie nach, ob das Präparat Diphenhydramin enthält. Wenn dies der Fall ist, verzichten Sie lieber darauf.

● **Versuchen Sie Pregnenolon, Progesteron oder DHEA.** Untersuchungen sprechen dafür, dass Pregnenolon, Progesteron und DHEA – verwandte Hormone, die im Gehirn als Neurotransmitter fungieren – dieselben dendritischen und axonalen Verzweigungen zwischen Hirnzellen fördern können, die man bei Östrogengaben beobachtet.

Pregnenolon ist besonders viel versprechend. Es ist ein gemeinsames Zwischenprodukt bei der Biosynthese von DHEA und vielen anderen Hormonen und wird von vielen Frauen besser vertragen als DHEA. Da es sich um ein nicht patentierbares Hormon handelt, wird bei weitem nicht so intensiv daran geforscht wie an Östrogen, doch ich betrachte es als eine ausgezeichnete Alternative für diejenigen Frauen, die kein Östrogen nehmen können. Die empfohlene Anfangsdosis beträgt 25 bis 50 mg pro Tag, aber selbst Dosen von 100 bis 200 mg pro Tag haben sich als ungefährlich erwiesen. Beginnen Sie mit einer niedrigen Dosierung, und erhöhen Sie diese allmählich. Wenn Sie bereits natürliches Progesteron nehmen, wird Ihnen dies wahrscheinlich ähnlich nutzen, weil Pregnenolon ein Vorläufer von Progesteron ist. Wie sich gezeigt hat, spielt auch DHEA eine entscheidende Rolle beim Erhalt der Gehirnfunktion.[37] Die übliche DHEA-Dosis für Frauen beträgt 5 bis 25 mg pro Tag (siehe Seite 129 f.). Lassen Sie Ihren DHEA-Spiegel zunächst prüfen, und nehmen Sie nur dann DHEA, wenn er zu niedrig ist.

Anmerkung: Diese Hormone sollten von denjenigen Menschen, die Epilepsie gefährdet sind, mit Vorsicht gebraucht werden.

Weiteres Gehirnfutter

Die Nahrungsergänzungs- bzw. Nahrungsmittel auf der unten aufgeführte Liste haben die Gedächtnisleistung bei vielen Menschen unterstützt. Versuchen Sie nur immer eines auf einmal, sodass Sie feststellen können, was bei Ihnen wirkt. Nutzen Sie Ihre Intuition, um sich dasjenige herauszupicken, mit dem Sie beginnen.

Ginkgo: Der Fächerblattbaum (*Ginkgo biloba*) ist Heilpflanze Nummer eins in Europa; mehr als 40 Doppelblindstudien belegen ihre Wirksamkeit. Ginkgo bewirkt offenbar eine Steigerung der Hirndurchblutung und wird häufig zur Behandlung von arteriosklerotisch blockierten kleinen Gehirngefäßen eingesetzt. Die übliche Dosis beträgt 40 bis 80 mg dreimal pro Tag.

Gotu Kola: Allgemein bekannt als »Gedächtniskraut« erhöht Gotu Kola oder Asiatischer Wassernabel (*Hydrocotyle asiatica*) ebenfalls die Hirndurchblutung. Die übliche Dosis beträgt 90 mg pro Tag. *Anmerkung*: Gotu Kola ist ein Anregungsmittel und sollte nicht vor dem Zubettgehen eingenommen werden.

Gute Fette: Im ganzen Körper sind die Nervenfasern von einer fettähnlichen organischen Substanz namens Myelin eingehüllt. Um Ihre Nerven- und Gehirnfunktion gesund zu erhalten, sollten täglich kleine Mengen von hoch qualitativem Fett (keine teilweise gehärteten Fette) auf Ihrem Speiseplan stehen. Ich empfehle dazu Olivenöl, Sesamöl oder auch fetten Fisch wie Lachs oder Sardinen.

Wenn es darum geht, Öl als Nahrungsergänzung zu nehmen, bevorzuge ich aus Algen hergestellte DHA (Dokosahexaensäure) in einer Dosierung von 100 bis 200 mg pro Tag.

Soja: In Japan, wo der Sojakonsum viel höher als in den Vereinigten Staaten und in Europa ist, ist die Inzidenz von Alzheimer und anderen Demenzkrankheiten viel niedriger als bei uns. Die *Boward Gray School of Medicine* an der Wake Forest-Universität hat kürzlich ein Patent für den Einsatz von Soja zur Vorbeugung vor Alzheimer erhalten.[38] Wie vorläufige Untersuchungsergebnisse zeigen, wirken die in Soja enthaltenen Phytoöstrogene im Gehirn wie Östradiol, jedoch nicht so stark.[39] Und da Soja nachweislich dem Herz-Kreislauf-System hilft, beugt es unter Umständen den Schlaganfällen vor, die bei den Demenzerkrankungen so häufig sind.

Substanzen, die Ihr Gehirn nicht braucht

Aluminium: Man hat im Gehirn von Alzheimer-Patienten Aluminium gefunden, und diese Erkrankung ist mit einem erhöhten Gehalt von Aluminium sowie einem verringerten Gehalt an Zink und Selen im Gewebe in Zusammenhang gebracht worden. Auch wenn die Art dieser Verknüpfung nicht klar ist, gibt es Befunde, die dafür sprechen, dass Aluminium in der Tat ein Gehirngift für Menschen ist, die genetisch für Alzheimer prädisponiert sind. Wenn jemand in Ihrer Familie an der Alzheimer-Krankheit leidet, empfehle ich Ihnen, auf Aluminiumgeschirr und -töpfe, Deodorants mit Aluminium, Mineralwasser aus Aluminiumdosen und Backpulver mit Aluminium zu verzichten.[40]

Aspartam: Aspartam, ein Süßstoff, ist ein Exzitotoxin, das heißt, es regt Nervenzellen zum verstärkten Feuern an. Bei empfindlichen Menschen kann dies zum Absterben von Gehirnzellen führen. Das ist einer der Gründe, warum Aspartam mit einem Multiple-Sklerose-ähnlichen Syndrom bei einigen Frauen in Verbindung gebracht worden ist.[41] Das Aspartam in Diätcola führt bei empfindlichen Frauen ganz offenbar zu schwerwiegendsten Problemen.

Viele Frauen sind von Diätcola abhängig und trinken pro Tag mehrere Liter, ohne nennenswerte andere Nährstoffe zu sich zu nehmen. Das führt bei empfindlichen Frauen unter Umständen zu einer äußerst breiten Palette von neurologischen Symptomen, darunter sehr häufige Kopfschmerzen, Benommenheit, Angstattacken, Gedächtnisverlust, undeutliche Sprache, Taubheitsgefühl, Muskelspasmen, Stimmungsschwankungen, schwere Depressionen, Persönlichkeitsveränderungen, PMS, Schlaflosigkeit, Erschöpfung, Hyperaktivität, Herzrasen, Arrhythmien, Brustschmerzen, Hörverlust, Tinnitus, verschwommene Sicht, herabgesetzte Tastempfindlichkeit, Hautläsionen, Übelkeit, Verdauungsstörungen, Flüssigkeitsansammlung im Gewebe und Schlaganfall. Wenn Sie in der Vergangenheit in dieser Hinsicht Probleme hatten, sollten Sie diesen künstlichen Süßstoff meiden, besonders in Form von Diätcola. Andere sicherere Süßstoffe sind zum Beispiel Süßkraut (*Stevia*) und Sucralose.

Die Weisheit der Lebensmitte voll ausschöpfen

Mit Ihrem Gehirn ist es genauso wie mit Ihren Muskeln. Wenn Sie in Topform bleiben wollen, müssen Sie es regelmäßig benutzen und trainieren. Die Gehirnfunktion wird stark von unseren Erwartungen und Haltungen im Leben beeinflusst. Zwar gibt es keine Rezeptur – weder ein Hormon noch etwas anderes –, die Sie vom Altern »kurieren« kann, aber es gibt viele Dinge, die Sie tun können, um Ihre geistige Vitalität und Beweglichkeit zu erhalten.

Schritt Nummer 1: Hören Sie auf, über den Alterungsprozess in Klischees zu denken. Beginnen Sie, sich als eine jüngere Person zu sehen, unbeeinträchtigt von den altersbedingten Problemen, denen wir den Medien zufolge alle entgegensehen. Wenn Sie beispielsweise etwas vergessen, dann sagen Sie nicht: »Das ist das Alter!« Und kommen Sie gar nicht erst auf den Gedanken zu sagen: »Dazu bin ich zu alt!« Ich habe diese Art Denken schon bei Frauen erlebt, die erst Anfang dreißig sind! Meine Mutter hat mir erzählt, dass ihr Briefkasten nach ihrem 60. Geburtstag plötzlich überquoll mit Anzeigen für Hygieneartikel und Prothesen aller Art, von Erwachsenenwindeln bis zu Hörgeräten. Sie hat diese Informationen einfach im Abfallkorb des Postbüros »entsorgt«.

Schritt Nummer 2: Bleiben Sie geistig aktiv und sozial eingebunden. Setzen Sie sich auch weiterhin mit neuen Ideen auseinander, lernen Sie neue Leute und neue Umgebungen kennen; das ist ebenso notwendig,

um geistig gesund zu bleiben, wie körperliche Bewegung es ist, um Ihr
Herz, Ihre Muskulatur und Ihr Knochengerüst gesund zu erhalten.[42]
Denken Sie daran, dass Lernen selbst in einem älteren Gehirn das
Wachstum neuer Neuronenverbindungen fördert.[43] Verlassen Sie den
Komfort des vertrauten Territoriums. Kultivieren Sie ein weites soziales
Netzwerk von Personen aus unterschiedlichen Altersgruppen. Nehmen
Sie an Kursen teil, kommen Sie mit Freunden zusammen, lernen Sie eine
neue Sportart oder sonstige Fertigkeit, beginnen Sie eine neue Karriere
oder starten Sie ein neues Unternehmen, engagieren Sie sich ehrenamt-
lich. Beschäftigen Sie Ihre Gehirnzellen und Ihre neuronalen Bahnen
jeden Tag mit neuen Ideen, neuen Beziehungen und neuen Gedanken.

Ich habe festgestellt, dass einige meiner älteren Freundinnen und
Freunde häufig einen leeren Gesichtsausdruck bekommen, wenn sie mit
einer Gruppe neuer Leute zusammentreffen oder sich in einem unge-
wohnten Umfeld wiederfinden. Auch wenn sie zu Hause anscheinend
gut zurechtkommen, können sie offenbar nicht mithalten, wenn sie mit
einer neuen Situation konfrontiert werden. Sie haben zu viel Zeit damit
verbracht, aus ihrer Umgebung alles Neue zu verbannen, und sich immer
tiefer in die Sicherheit ihrer alltäglichen Routine vergraben, sodass sie
die Fähigkeit verloren haben, sich Veränderungen anzupassen. Es ist tra-
gisch zu sehen, was mit Gesicht, Körper und Geist dieser früher so vitalen Leute geschieht, wenn dieser Niedergang beginnt.

Der berühmte Hirnforscher Marian Diamond meint dazu: »Wenn es
ums Gehirn geht, gibt es ein sehr einfaches Prinzip: *Use it or loose it.*«
Wenn unser Nervensystem nicht länger neue Inputs erhält, bildet es sich
zurück, ein Phänomen, das im Labor eindeutig bewiesen worden ist. In
einer Untersuchung an alternden Ratten gab Diamond ins Gehege der
einen Rattengruppe neues Spielzeug und andere ungewohnte Dinge, um
die Umgebung abwechslungsreicher zu gestalten, während die Kontrollgruppe in ihrer gewohnten reizarmen Umgebung blieb. Am Ende der
Untersuchung wiesen die Ratten in der abwechslungsreicheren Umgebung deutlich mehr kortikales Gehirngewebe auf als diejenigen in der
Standardumgebung. Interessanterweise trat diese Veränderung der Ge-
hirnstruktur selbst bei älteren Ratten auf, die drei Viertel ihres Lebens
bereits hinter sich hatten.[44]

Schritt Nummer 3: Entwickeln Sie eine optimistische Lebenshaltung.
Optimismus – die Fähigkeit, ein Glas als halb voll statt als halb leer zu
betrachten – ist ein natürlicher Schutz gegen Depressionen. Darüber
hinaus hat sich eine Fülle von wissenschaftlichen Belegen dafür ange-

sammelt, dass Optimisten gesünder sind und länger leben als Pessimisten. In einer Studie über Individuen ohne Risikofaktoren für Herzerkrankungen stellte sich beispielsweise heraus, dass depressive Menschen ein vierfach höheres Risiko hatten, einen Herzanfall zu erleiden, als ihre optimistischen nicht-depressiven Pendants. Da Herzkrankheiten auch mit Demenzerkrankungen in Zusammenhang stehen, lässt sich die Verbindung zwischen einer positiven, gesunden Lebenseinstellung und einem gesunden Gehirn direkt erkennen.

Schritt Nummer 4: Arbeiten Sie aktiv an Ihren Gedanken und an Verhaltensweisen, um solche persönlichen Züge – wie beispielsweise Feindseligkeit, pessimistische Gedanken und die Neigung, sich sozial zu isolieren – zu verändern, die bekanntermaßen mit verfrühtem Tod und Behinderung einhergehen. Wenn nötig, suchen Sie Hilfe bei einem Therapeuten. Eine kognitive Verhaltenstherapie kann Ihnen Ihre negativen, selbsteinschränkenden Gedanken bewusster machen und Ihnen helfen, einen Weg zu finden, sie in eine positivere Richtung zu lenken. Das heißt nicht, die Schwierigkeiten des Lebens zu verleugnen. Die kognitive Verhaltenstherapie lehrt Sie auch, wie Sie Ihre Situation akzeptieren, aber gleichzeitig konstruktiver damit umgehen können. Infolgedessen lernen Sie, sich weniger Sorgen zu machen.

Schritt Nummer 5: Entwickeln Sie einen gesunden Sinn für Humor und verleihen Sie ihm Ausdruck. Sehen Sie sich Sketche bzw. Filme von Loriot und Mr. Bean an oder Wiederholungen von Komödien, die Ihnen früher gut gefallen haben.

Schritt Nummer 6: Ernähren Sie sich gesund, und halten Sie sich fit. Eine Fülle von Forschungsergebnissen belegt, dass fast alle Demenzerkrankungen unter anderem auf die Schädigung kleiner Blutgefäße im Gehirn zurückgehen. Der Hauptgrund, warum so viele von uns unter derartigen Veränderungen der Blutgefäße leiden, besteht darin, dass wir uns schlecht ernähren und zu wenig bewegen. Bewegen Sie sich jeden Tag ausgiebig – sei es durch Walking, Aerobic, Schwimmen oder Krafttraining. Bewegung fördert die Durchblutung aller Organe, einschließlich Ihres Gehirns, und versorgt Ihre Gewebe dadurch besser mit Sauerstoff und Nährstoffen. Wenn Sie wollen, können Sie gleichzeitig Ihr Bedürfnis nach Bewegung und sozialem Kontakt erfüllen, indem Sie eine Sportart zusammen mit Menschen betreiben, die nicht wettbewerbsorientiert sind und nur Spaß an der Bewegung haben.

Schritt Nummer 7: Machen Sie aus Ihrem Herzen keine Mördergrube. Drücken Sie Ihre Gefühle ungehemmt aus, und heilen Sie Ihr Leben, während Sie voranschreiten. Ein emotionales Muster, das man bei Herzkrankheiten einschließlich Arterienverkalkungen im Gehirn häufig findet, ist das Unterdrücken von Emotionen – ob diese Emotionen nun positiv oder negativ sind. Eine meiner Patientinnen in den Wechseljahren erzählte mir:

Ich wuchs in einem Haushalt auf, in dem uns beigebracht wurde, uns vor starken Gefühlen zu fürchten. Es war uns nicht erlaubt, uns wegen irgendetwas zu gut zu fühlen – oder zu schlecht. Wenn wir weinen mussten, wurden wir angewiesen, in den Keller zu gehen und unser Gesicht in einem Kissen zu vergraben, um den Rest der Familie nicht zu stören. Wenn wir laut jubelten, weil wir eine gute Note geschrieben oder ein Spiel gewonnen hatten, hieß es stets, wir sollten nicht so angeben. So lernte ich, einer ganzen Palette von Gefühlen zu misstrauen – grundsätzlich allem mit Ausnahme von ausdruckslos-höflicher und langweiliger Freundlichkeit. Nicht überraschend sind Demenzerkrankungen, Depressionen und Herzkrankheiten in meiner Familie väterlicher- und mütterlicherseits sehr häufig. In der Lebensmitte habe ich das Gefühl, als ob ich vollständig neu lernen müsste, wie man fühlt. Oft muss ich mich auf die Symptome in meinem Körper einstellen und nur so mit ihnen dasitzen und in mich hineinhören, bis ich dann die Emotionen zu fühlen beginne, die mit ihnen einhergehen.

Wenn Sie merken, dass Sie sich traurig fühlen, erlauben Sie sich die Fülle dieses Gefühls, und Sie werden feststellen, dass es verschwindet. Aber wenn Sie stattdessen versuchen, willentlich etwas anderes zu fühlen, und sich selbst Vorwürfe machen, weil Sie eine »unangenehme« Emotion haben, dann wird dieses Gefühl in Ihrem Körper eingeschlossen bleiben und sich unter Umständen später als Krankheit manifestieren.

Auf der anderen Seite ist Feindseligkeit ein festgefahrenes emotionales Muster. Es kann selbstzerstörerisch sein, sich diesem Gefühl sehr lang hinzugeben. Der beste Weg, sich davon zu lösen, besteht darin, in jeglicher Situation irgendetwas zu finden, das man schätzen kann, wie geringfügig es auch sein mag. Schließlich wird dieses Gefühl der Wertschätzung beginnen, die Feindseligkeit als geistiges und emotionales Muster zu ersetzen.

Schritt Nummer 8: Setzen Sie sich nie zur Ruhe. Erlauben Sie sich nicht, in der Lebensmitte zu beginnen, über den »Ruhestand« nachzudenken, wie es so viele Leute tun. Stattdessen sollten Sie tun, was Dolly Parton tut: Finden Sie heraus, was Sie wirklich gerne tun würden, und

Sie werden niemals auch nur einen Tag in Ihrem Leben arbeiten! Sie möchten vielleicht aufhören, für ein Unternehmen oder für einen anderen Menschen zu arbeiten, aber Sie brauchen zeit Ihres Lebens etwas, das Sie interessiert, gleichgültig, ob es eine bezahlte oder eine unbezahlte Tätigkeit ist.

Zum Abschluss möchten ich Ihnen ein Experiment schildern, das zu denken gibt: In einer aktuellen Untersuchung am Bostoner *Beth Israel Deaconess Hospital* testeten der Gerontologe Dr. Jeffrey Hausdorff und die Harvardstudentin Becca Levy die Auswirkungen von unterbewussten Überzeugungen auf die Gehgeschwindigkeit. Oft nimmt die Gehgeschwindigkeit mit zunehmendem Alter ab, was in Kombination mit Gleichgewichts- und Koordinationsproblemen und anderen Faktoren wie Medikamenteneinflüssen das stereotype »Schlurfen« älterer Menschen produziert. Die Forscher testeten gesunde Versuchspersonen im Alter von 63 bis 82 Jahren, die sie zuerst einen Gang von der Länge eines Football-Feldes entlanggehen ließen. Dabei maßen sie sowohl die Gehgeschwindigkeit als auch die »Schwingzeit« – die Zeit, die der Fuß ohne Bodenkontakt in der Luft verbringt. Anschließend spielten die Teilnehmer ein kurzes Computerspiel. Auf der Hälfte der Computer erschienen dabei positive Begriffe wie *fähig, lebensklug* und *scharfsinnig* auf dem Schirm, und zwar gerade lang genug, um unterbewusst registriert zu werden. Bei der anderen Hälfte waren die Begriffe, die über den Schirm blitzten, negativ, zum Beispiel *senil, abhängig* und *krank.* Dann wurden die Teilnehmer noch einmal dieselbe Strecke im Gang entlanggeschickt. Diesmal ging die positiv beeinflusste Gruppe neun Prozent schneller; sie hatte eine viel längere »Schwingzeit« und schlurfte weit weniger. Die negativ beeinflusste Gruppe verschlechterte sich nicht, vielleicht, weil ihre Aufnahmekapazität für negative Klischees unserer Gesellschaft gegenüber dem Alter bei ihnen wie bei den meisten bereits erschöpft war.[45]

Diese Studie ruft uns eindringlich dazu auf, uns unserer Überzeugungen im Hinblick auf das Altern und der physischen Folgen dieser Überzeugungen bewusst zu werden. Ich habe viel zu viele Frauen gesehen, die sich in physischen Niedergang hineingeredet haben, und dabei waren sie gerade einmal dreißig! Und wer hat bei Geburtstagspartys für Freunde und Freundinnen, die 40 wurden, nicht schon Sprüche gehört wie: »Die besten Jahre sind aber jetzt vorbei«?

Die Harvard-Psychologin Dr. Ellen Langer, Verfasserin des klassischen Buches *Mindfulness*, meinte dazu: »Die regelmäßigen und ›irreversibeln‹ Zyklen des Alterns, die wir in den späteren Stadien des

menschlichen Lebens beobachten, sind möglicherweise das Produkt
bestimmter gesellschaftlicher Annahmen darüber, wie man angeblich alt
werden sollte. Wenn wir uns nicht gezwungen fühlten, dieser einschrän-
kenden Geisteshaltung zu folgen, hätten wir unter Umständen eine
größere Chance, Jahre des Niedergangs durch Jahre des Wachstums und
der Sinnerfüllung zu ersetzen.«[46]

Elftes Kapitel

Von der Rosenknospe zur Hagebutte: Schönheit in der Lebensmitte

Vor ein paar Wochen besuchte mich meine frühere Harfenlehrerin Alice Chalifoux, die seit über sechzig Jahren Harfenunterricht gibt. Obwohl Alice sich nie sehr um Ernährung, körperliche Bewegung oder Nahrungsergänzungsmittel gekümmert hat, ist ihre Haut rosig, frisch und glatt, ihre Augen leuchten, sie ist nie krank und ihr respektloser und erdverbundener Sinn für Humor ist herzerfrischend. Mit einem Zwinkern in den Augen erzählte sie mir, dass sie diesen Sommer etwas kürzer treten werde. Sie unterrichte nur 36 Stunden pro Woche – nach ihren Maßstäben ist das ein Halbzeitjob. Sie ist ein perfektes Beispiel für eine Frau, die wunderbar auf die Kraft dessen eingestimmt ist, was ich das Hagebuttenstadium des Lebens nenne; sie sät ihre Samen der Weisheit aus und inspiriert andere, wohin auch immer sie geht. Ihre verschmitzte Seele leuchtet durch jede Pore hindurch und lässt ihr Gesicht jung erscheinen. Alice Chalifoux ist 92 Jahre alt.

Niemand würde bestreiten, dass jede Jahreszeit ihre eigene, besondere Schönheit und Weisheit mit sich bringt. Dasselbe gilt für die Jahreszeiten unseres Lebens. Die meisten von uns kennen mindestens eine Frau wie Alice Chalifoux, die der lebende Beweis dafür ist, dass Schönheit bei der richtigen Lebenseinstellung in jedem Lebensalter möglich ist.

Frauen in den Wechseljahren sind mit der voll erblühten Rose des Spätsommers und Herbstes vergleichbar, die beginnt, sich in eine leuchtend rote, saftige Hagebutte zu verwandeln – der Teil der Rose, der die Samen enthält, aus denen potenziell hunderte von neuen Rosen wachsen können. Leider schätzt unsere Kultur nur das Rosenknospenstadium der Entwicklung und verschleiert dadurch die Schönheit anderer Stadien. Tatsächlich wurde die betaute Rosenknospe vor noch nicht allzu langer Zeit in der Werbung als augenfälliges Symbol für Anzeigen eingesetzt, mit denen konventionelle Medikamente zur Hormonsubstitution an die Frau gebracht werden sollten. Die unterschwellige Botschaft ist offenkundig: Wenn Sie sich für einen Hormonersatz entscheiden, können Sie den Rest Ihres Lebens im Rosenknospenstadium der Schönheit verbringen und müssen niemals den Prozess der Reifung zur Hagebutte durchlaufen. Aber das ist nicht wahr. Wenn Sie einmal auf dem Weg sind, eine Hagebutte zu werden, können Sie nicht zurück zur Rosenknospe, auch wenn unsere Kultur uns sicherlich dazu drängt, es zu versuchen. Bis vor kurzem gab es in den Mainstream-Medien praktisch kaum ein Kleider- oder Make-up-Model, das älter als 25 Jahre alt war! Es ist nicht immer einfach, den verführerischen Reiz des Rosenknospenstadiums zu verlieren und zu lernen, wie man ihn durch die Stärke und Spannkraft einer Hagebutte ersetzt, doch es ist unbedingt notwendig, wenn Sie sich als Frau in der vollen Blüte der mittleren Jahre optimal fühlen und auch so aussehen wollen. Denken Sie daran: Wenn Sie sich in eine Hagebutte verwandeln, wirkt jeder Versuch, im Rosenknospenstadium zu verharren, verzweifelt und lächerlich. Es ist wie der Versuch, die Herbstblätter wieder an den Baum zu leimen und grün anzumalen, um vorzugeben, es sei Frühling. So etwas funktioniert einfach nicht. Vielmehr ist es unsere Aufgabe zu lernen, die Schönheit und Stärke des Lebensstadiums zu schätzen, in dem wir sind, statt uns nach dem zu verzehren, was wir nicht länger sein können.

Das ist besonders schwierig, wenn Sie vor den Wechseljahren zu dem Typ Frau gehörten, die gewohnt war, die Macht ihres Aussehens und ihres Körpers zu gebrauchen, um, wo sie auch ging und stand, die Aufmerksamkeit von Männern auf sich zu ziehen. Falls das auf Sie zutrifft, dann sind Sie von innen heraus mit der Macht äußerer weiblicher Schönheit vertraut und haben vielleicht seit Ihrer Jugend Kapital daraus geschlagen. Wenn Ihr Aussehen Menschen jahrelang fasziniert hat, wird Ihnen der Übergang zur Hagebutte wahrscheinlich schwerer fallen als einer Frau, die diese Erfahrung nicht gemacht hat oder sich daher bereits früher nach innen wenden musste, um ihr Gefühl für ihren Wert und ihre Schönheit zu entdecken.

Ich hatte einmal so eine Bekannte. Als sie 45 Jahre alt wurde, beklagte sie die Tatsache, dass sich die Männer nicht mehr nach ihr umdrehten, wenn sie einen Raum betrat. Da sie all ihren Einfluss und all ihren Reichtum ihrem Aussehen und dessen Wirkung auf mächtige Männer zu verdanken hatte, war der Übergang zur Hagebutte für sie sicherlich ein äußerst rauer Weckruf, der sie wissen ließ, dass ihre früheren Strategien in der zweiten Lebenshälfte nicht mehr weiterhelfen würden. Denjenigen unter Ihnen, die diese Erfahrung von vornherein niemals gemacht haben, wird es wahrscheinlich viel leichter fallen, sich im Hagebuttenstadium zurechtzufinden.

Aber ob wir jemals hinreißende Schönheiten waren oder nicht, wir alle möchten in jedem Alter möglichst gut aussehen. In den Wechseljahren werden wir zwar keine Rosenknospen mehr werden, aber wir können noch immer so attraktiv wie möglich bleiben, indem wir auf eine gesunde Haut und gute Körperpflege achten. Und wir möchten uns unter Umständen auch der plastischen Chirurgie oder anderer kosmetischer Verfahren bedienen. Für werdende Hagebutten gibt es heutzutage mehr Möglichkeiten als je zuvor.

Frieden schließen mit Ihrer alternden Haut

Was viele Frauen in mittleren Jahren besonders bekümmert, ist zu erleben, wie ihre Haut schlaff und faltig zu werden beginnt. Ich bemerkte erste Veränderungen meiner Haut – eine Tendenz zu mehr Trockenheit und einige feine Fältchen um die Augen – mit Ende dreißig. Als diese Fältchen erstmals sichtbar wurden, entschied ich mich, sie zu mögen, weil sie mich an die Augen meines Vaters erinnerten, die stets von Lachfältchen umgeben waren. Doch ich wollte trotzdem alles tun, was in meiner Macht stand, damit diese Linien mit der Zeit nicht tiefer und unattraktiver würden.

Eine meiner Rundbrief-Abonnentinnen beschreibt anschaulich das häufige Dilemma der Hautveränderungen in der Lebensmitte und deren potenzielle emotionale Auswirkung:

> Ich bin 48 Jahre alt, habe Idealgewicht und bin außerordentlich fit. Ich treibe regelmäßig Sport, und zu meinem Programm gehört auch Krafttraining. Ich wandere, wann immer ich die Gelegenheit dazu habe. Es scheint jedoch, als ob die Haut meiner Beine fast über Nacht extrem schlaff geworden ist. Wenn ich an mir hinabschaue, während ich gehe, kann ich die Haut auf meinen Oberschenkeln bei jedem Schritt zittern sehen. Ich bin mir sicher, dass dies das Resultat kumulativer Sonnenschäden ist; dazu kommen viele Jahre, während deren ich diese hartnäckigen zehn Pfund abwechselnd ab- bzw. wieder zugenommen habe. Gibt es irgendetwas, das ich tun kann? Ich benutze nun eine Sonnencreme, wenn ich im Freien bin, lasse mich niemals in der Sonne braten und versuche, mein Gewicht konstant zu halten. Muss ich mich damit abfinden, dass ich nur noch lange Kleider tragen kann? Gibt es irgendwelche Nahrungsergänzungsmittel, die ich nehmen kann? Gibt es irgendetwas, was das Kollagen wiederaufbauen könnte? Irgendeine Operation, die helfen würde? Ich bin gerade dabei, mich nach 27 Jahren Ehe scheiden zu lassen, und natürlich besorgt um mein Aussehen. Ich bin für jeden Vorschlag sehr dankbar.

Zum Glück gibt es eine Menge, das wir tun können, um die Gesundheit der Haut in mittleren Jahren zu bewahren und sogar einen Teil der bereits eingetretenen Schäden zu beheben.

Während wir das tun, dürfen wir jedoch trotz solcher Dinge wie einer alternden Haut und einem sich wandelnden Körper nicht vergessen, mutig durch die Lebensmitte zu gehen und unser Leben freudig und aus vollem Herzen zu genießen. Ich kenne die körperlichen Veränderungen aus meiner Praxis wie auch aus eigener Erfahrung und weiß, dass dies viel schwieriger ist, wenn man gerade eine Scheidung durchmacht oder den Lebenspartner verliert.

Dennoch sollten wir uns daran erinnern, dass viele Frauen Liebe und Glück in und jenseits der Lebensmitte finden – trotz einiger Sonnenschäden oder ein paar Falten. Dies wurde mir kürzlich während einer Veranstaltung, auf der ich mit zwei ganz verschiedenen Frauen sprach, auf eindrucksvolle Weise vor Augen geführt. Eine der beiden, eine umwerfend aussehende Frau Ende dreißig mit makelloser Haut und einer fast perfekten Figur, darüber hinaus eine sehr erfolgreiche Geschäftsfrau, klagte, es gebe rundum einfach keine vernünftigen Männer, mit denen sie glücklich werden könne.

Etwa eine halbe Stunde später traf ich eine andere Frau. Sie war Mitte fünfzig und hatte ein nicht besonders hübsches, ungeschminktes, aber lebhaftes Gesicht und mindestens 12 bis 15 kg Übergewicht. Da wir medizinische Themen diskutierten, erzählte sie mir von einer Jahre zurückliegenden Mastektomie (Entfernung der Brustdrüse), die ihre linke Brust entstellt hatte. Im Laufe der Unterhaltung meinte sie zu mir:»Ich denke, wir unterschätzen Männer, glauben Sie nicht auch? Sie können so nett sein.« Wie sich herausstellte, hatte sie Beziehungen zu drei verschiedenen Männern, und bei einem hatte sie das Gefühl, er sei für sie bestimmt und der Richtige zum Heiraten! Die innere Schönheit dieser Frau und ihr Sinn für Humor machten mich froh, in ihrer Gesellschaft zu sein. Als ich ihre Energie und positive Lebenshaltung mit derjenigen der atemberaubend schönen Frau verglich, die ich zuvor getroffen hatte, erkannte ich, wie flüchtig der Eindruck bloßer physischer Schönheit sein kann, wenn sie nicht von innen von einer wunderbaren Seele erhellt wird.

Ich finde das, was ich an diesem Tag von diesen Frauen und ihren Erfahrungen gelernt habe, sehr tröstlich, und ich denke immer wieder daran, wenn ich Gefahr laufe, der kulturellen und von den Medien propagierten Meinung zu erliegen, dass es nach 35 für Frauen nur noch abwärts gehen kann, die besten Jahre hinter uns liegen und niemand uns mehr lieben wird, weil wir über 25 sind. Ich habe inzwischen erkannt, dass nichts weiter von der Wahrheit entfernt sein könnte als das.

Ein Signalsystem in unserer Haut:
Unser subkutanes Nervensystem

Um eine unnötige Alterung der Haut zu verhindern – die sich in Mattheit, Blässe, unregelmäßiger Pigmentierung, Trockenheit und Falten äußert –, müssen Sie zunächst einmal verstehen, was Ihre Haut für Sie tut und wie sie das tut.

Die Haut leitet sich von einer embryonalen Gewebsschicht ab, die als Neuroektoderm bezeichnet wird, dieselbe Gewebsschicht, aus der sich später Gehirn und peripheres Nervensystem entwickeln. Sie funktioniert wie ein großflächiges Sinnesorgan und sammelt dank ihrer Fähigkeit, Druck, Temperatur, angenehme Berührung und Schmerz zu empfinden, wichtige Informationen über unsere Umwelt.

Die Untersuchungen von Dr. Tiffany Field über die erstaunlich positiven Auswirkungen von Massage auf das Immunsystem liefern überzeugende Belege dafür, wie eng unsere Haut mit unserer Gesundheit verbunden ist, von unseren Emotionen bis zu unserer Nährstoffaufnahme, und wie sie von all diesen Aspekten beeinflusst wird. Unsere Haut ist buchstäblich die Grenze zwischen uns und unserer Umwelt. Als unsere erste Verteidigungslinie gegen die Gefahren dieser Umwelt, darunter Viren, Bakterien, übermäßige Ultraviolettstrahlung von der Sonne, Wind, Luftverschmutzung und Passivrauchen reagiert sie nicht nur empfindlich darauf, was um uns herum vorgeht, sondern wird auch von unserem inneren, emotional wie ernährungsphysiologisch bedingten Milieu beeinflusst.

Der Zustand Ihrer Haut sagt viel darüber aus, wie gut Sie in Ihre gegenwärtige Umwelt hineinpassen und wie gut Sie sich von ihr unterstützt fühlen. Wenn Sie aus irgendeinem Grund das Gefühl haben, dass Sie in der Umgebung, in der Sie leben, nicht sicher sind oder sich selbst gegenüber nicht ehrlich sein können und Sie sich dessen nicht klar bewusst sind, dann kann es sein, dass Ihre Haut an Ihrer Stelle reagiert. Aus diesem Grund ist in der Dermatologie wohl bekannt, dass unter Umständen Haut, Geist und Emotionen von Patienten in die Behandlung einbezogen werden müssen, um optimale Resultate zu erzielen. So weiß man beispielsweise inzwischen, dass Hautleiden wie Dermatitis (Hautentzündung) und Urtikaria (Quaddelausschlag) durch eine Mischung von psychischen und physischen Faktoren hervorgerufen werden und psychische Faktoren auch bei Erkrankungen wie Psoriasis (Schuppenflechte), Haarverlust und Ekzem (Juckflechte) eine Rolle spielen können. Fast jede Frau hat schon einmal die Erfahrung gemacht, dass sich gerade dann an einer auffälligen Stelle im Gesicht ein großer Pickel entwickelt, wenn es ihr sehr wichtig ist, auf einem großen gesellschaftlichen Ereignis so vorteilhaft wie möglich auszusehen, dass Lippenherpes kurz vor einer Verabredung ausbricht oder dass sich juckende Quaddeln bilden, wenn man eine neue Stelle antritt oder in eine fremde Stadt zieht. Früher oder später zeigt sich in unserem Gesicht, wer wir sind und wer wir gewesen sind.

Der Aufbau der Haut

Die Haut besteht aus drei Schichten: der außen gelegenen Oberhaut (Epidermis), der in der Mitte liegenden Lederhaut (Dermis oder Korium) sowie einer darunter liegenden Fettschicht (Subcutis). Die papierdünne Epidermis besteht aus einer schützenden Schicht toter Hautzellen, die Feuchtigkeit und Fett in der Haut hält. Sie wird ständig abgestoßen und durch frische Zellen ersetzt, die zur Oberfläche emporstoßen, sich abflachen und schließlich absterben. Wenn wir altern, verlangsamt sich dieser Regenerationsprozess, was einer der Gründe dafür ist, dass die Haut dazu tendiert, ihre »Frische« zu verlieren.

In der Basalschicht der Epidermis liegen die Basalzellen; dazu gehören auch die Melaninproduzierenden Zellen, die so genannten Melanozyten. Menge und Typ des Melanins bestimmen die Tönung unserer Haut – ein Merkmal, das wir von unseren Eltern erben.

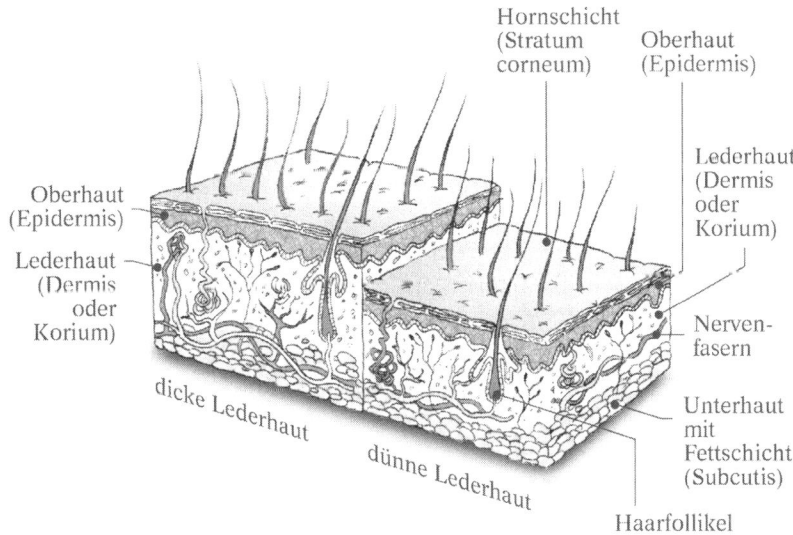

Abbildung 11: Die Anatomie der Haut

In der Lederhaut, die rund 90 Prozent der Haut ausmacht, liegen die sensiblen Nervenendigungen und die Blutgefäße. Sie enthält auch die Schweißdrüsen und die Talgdrüsen; Letztere produzieren Fett, und ihre Ausführgänge münden in die Haarfollikel. Wenn Talgdrüsen an der Wurzel der Haarbälge verstopfen, entwickeln sich unweigerlich Mitesser und Pickel. Der Schweiß und die fettigen Absonderungen aus der Lederhaut tragen dazu bei, die Haut vor Infektionen zu schützen, indem sie einen Säureschutzmantel ausbilden. Dieser Mantel wird jedoch leicht zerstört, wenn man zum Beispiel scharfe Reinigungsmilch oder Seifen benutzt, die nicht pH-neutral sind.

Zwei Proteine, Kollagen und Elastin, die der Haut ihre Dehnbarkeit und ihre Geschmeidigkeit verleihen, liegen ebenfalls in der Lederhaut. Im statistischen Mittel beginnt sich die Kollagenproduktion bereits in unseren Zwanzigern zu vermindern, und zwar um rund ein Prozent im Jahr. In der Lebensmitte haben wir unter Umständen schon bis zu 20 Prozent unserer Kollagenschicht verloren, obwohl dieser Prozentsatz individuell sehr stark variiert. Je dunkler Ihr Teint jedoch ist, desto mehr Elastin und Kollagen enthält Ihre Haut.

Aus diesem Grund widerstehen Haut und Knochen dunkelhäutiger Frauen dem Altersverschleiß in der Regel besser als diejenigen von Frauen europäischer Abstammung, und ebenso aus demselben Grund haben schwarz- bzw. braunhäutige Frauen im Vergleich zu weißhäutigen Frauen seltener eine faltige Haut. Frauen mit gelblicher Hauttönung nehmen in dieser Beziehung eine Mittelstellung ein.

Mit zunehmendem Alter kommt es nicht nur zu einer Ausdünnung der Kollagenschicht unserer Haut, sondern unsere Talgdrüsen vermindern häufig überdies ihre Sekretproduktion, was zu einer größeren Hauttrockenheit führt. Mit rund 50 Jahren nimmt aus noch nicht völlig geklärten Gründen auch die Fähigkeit der Haut ab, sich zu regenerieren; möglicherweise spielen dabei Schäden durch freie Radikale eine Rolle (siehe nächsten Abschnitt).

Freie Radikale und Hautalterung

Wenn Sie einen Blick auf die Haut in Ihrer Gesäß- und Kreuzregion werfen, werden Sie etwas Wichtiges bemerken: Haut, die vor Umweltgiften und exzessiver Sonnenbestrahlung geschützt worden ist, ist glatter und faltenfreier als in anderen Regionen unseres Körpers. Das heißt, die Hautalterung hängt von mehr Faktoren ab als nur vom chronologischen Alter. Sie reflektiert auch unsere Umwelt – innerhalb wie auch außerhalb unseres Körpers.

Ein vorzeitiges Altern der Hautzellen – und aller anderen Körperzellen – steht mit der Produktion von Molekülen in Zusammenhang, die als freie Radikale bezeichnet werden.

Dabei handelt es sich um Sauerstoffmoleküle, die instabil geworden sind, weil sie durch Wechselwirkung mit anderen körpereigenen Molekülen im Zuge so grundlegender Stoffwechselprozesse wie Atmung und Verdauung ein Elektron verloren haben.

Freie Radikale entstehen auch dann, wenn Sonnenlicht auf die Haut trifft, und sie werden von Giften aller Art produziert, einschließlich Zigarettenrauch und Luftschadstoffen. Im Körper hüpfen diese instabilen freien Radikale hin und her und heften sich an die Zellmembranen eines jeden verfügbaren Gewebes, um sich mit einem Elektron aus diesem Gewebe zu stabilisieren. Wenn sie zum Beispiel dem Kollagen unserer Haut ein zusätzliches Elektron entreißen, kann dies die Kollagenmatrix schädigen. Im Lauf der Zeit wird unsere Haut spröde und farblos und verliert ihre Elastizität. Dieser Vorgang ähnelt dem Prozess, durch den Eisen rostet, wenn man es ungeschützt im Freien lässt. Falten resultieren aus dem Abbau von Elastin- und Kollagenfasern in tieferen Hautschichten. Kollagen und Elastin sind für die Spannkraft der Haut verantwortlich und ermöglichen ihr, sich zu dehnen und zusammenzuziehen. Wenn Kollagen abgebaut wird, wird die Haut in der Regel schlaff und faltig.

Freie Radikale können auch Fette in unseren Zellen und Zellmembranen sowie die DNA im Zellkern, die den genetischen Code enthält, schädigen bzw. abbauen. Viele Wissenschaftler sind zu der Ansicht gekommen, dass die Schädigung durch freie Radikale eine der Hauptursachen für Alterserscheinungen, einschließlich Hautfalten, und alterskorrelierte Erkrankungen wie Herzleiden, Alzheimer, Arthritis usw. sind.

Da ein gewisser Teil an freien Radikalen als unvermeidlicher Teil des täglichen Lebens produziert wird, kann es nicht überraschen, dass unser Körper ein Verteidigungssystem entwickelt hat, um mit ihnen fertig zu werden. Dieses Verteidigungssystem basiert auf der Wirkung spezifischer Moleküle, so genannter Antioxidanzien. Dazu gehören die Vitamine C und E, die man in Nahrungsmitteln findet, sowie andere, die im Körper selbst produziert werden, wie Gluthation, Katalase und Superoxiddismutase. Die Schutzwirkung von Antioxidanzien beruht darauf, dass sie den instabilen freien Radikalen Elektronen abgeben und sie unschädlich machen; dadurch wird verhindert, dass sich die freien Radikale an andere Moleküle binden und unser Gewebe schädigen.

Wenn es ein derartiges Verteidigungssystem gibt, dann stellt sich die Frage, warum wir überhaupt altern. Wie bei allen Dingen ist dies eine Frage der Kapazität. Auch wenn unser Körper Antioxidanzien produziert und wir sie zudem mit unserer Nahrung und in Form von Nahrungsergänzungsstoffen aufnehmen, wird unser Antioxidanzsystem manchmal von der schieren Menge der freien Radikale überrollt, die unter anderem von Zigarettenrauch, Luftschadstoffen, Sonnenlichtexposition, einer an gehärteten Fetten oder anderen nicht optimalen Ingredienzien reichen Ernährung sowie emotionalem Stress aller Art erzeugt wird. Hunderte von wissenschaftlichen Studien sprechen dafür, dass wir den oxidativen Stress in unserem Körper auf einem Minimum halten können, wenn wir Antioxidanzien zu uns nehmen, Umweltgifte meiden und unser emotionales Gleichgewicht bewahren.

Wie Rauchen Ihre Haut schädigt

Die Lebensmitte ist die Zeit, in der die negativen Effekte des Rauchens so deutlich sichtbar werden wie die Nase in Ihrem Gesicht. Starke Raucherinnen haben eine blassere Hautfarbe sowie mehr Falten und Linien als Nichtraucherinnen. Ein Teil dieses Effektes geht auf die nikotinbedingte schlechtere Hautdurchblutung zurück. Eine verringerte Durchblutung der Haut führt dazu, dass weniger Nährstoffe in die Haut gelangen und die Fähigkeit der Haut abnimmt, die giftigen Abbauprodukte des Zellstoffwechsels abzugeben. Das wiederum hat eine Verlangsamung des Hautwachstums und der Hautregeneration zur Folge.

Zudem vergiftet Rauchen direkt Ihre Eierstöcke. Das führt zu einem niedrigeren Östrogenspiegel und beeinträchtigt den Erhalt der Elastin- und Kollagenfasern.

Wie exzessive ultraviolette Strahlung die Haut schädigt

Man schätzt, dass 70 Prozent der Veränderungen, die wir in unserer Haut sehen, wenn wir älter werden, aus einer Schädigung der Kollagenfasern in der Lederhaut resultiert. Insbesondere Sonnenschäden führen dazu, dass die Haut Spannkraft und Elastizität verliert.[1] Haut, die chronisch zu lange der Sonne ausgesetzt ist, ist ständig leicht entzündet. Auch wenn man uns in unserer Jugend gelehrt hat, Sonnenbräune lasse uns jugendlicher aussehen, ist dies eine Illusion. Die leichte Entzündung und die damit einhergehende Anschwellung der gebräunten Haut »pumpt« die Hautzellen auf, glättet dadurch zeitweilig Falten und lässt uns jünger aussehen. Aber sobald die Bräune verblasst ist, erscheinen die Falten wieder, und was Ihnen dann bleibt, ist eine Haut, die ihre normale Struktur verloren hat.

Ist die Haut zu lange einer zu starken ultravioletten Strahlung ausgesetzt, so führt dies zu einer Entzündung des Gewebes. Diese Entzündung beginnt mit einer Schädigung der Zellmembranen in der Haut durch freie

Radikale, gefolgt von der Freisetzung entzündungsfördernder Verbindungen (Eikosanoide; siehe Seite 211 f.), die letztlich die Kollagen- und Elastinfasern schädigen. Schließlich werden die Kollagen- und Elastinfasern, die ursprünglich flexibel und gelartig waren, steif und spröde. Der Alterungsprozess, den Ihr Hautkollagen durchmacht, ähnelt dem, was passiert, wenn man flüssiges Eiklar in die heiße Pfanne gibt: Das flüssige Protein im Eiklar wird in denaturiertes Protein verwandelt, das heißt in einen verdichteten, inflexiblen Proteintyp. Ultraviolette Strahlung schädigt überdies die Blutgefäße in der Haut, sodass sich die Zufuhr von Sauerstoff und Nährstoffen in der Haut vermindert. Das ist ein Grund für diese höchst störenden erweiterten Blutgefäße auf Wangen und Nase.

Falten vorbeugen oder behandeln

Der Schlüssel zu einer jünger aussehenden Haut in den Wechseljahren besteht darin, nicht zu rauchen, zu viel Sonnenlicht zu meiden (je früher, desto besser) und ausreichend Antioxidanzien zu sich zu nehmen, sowohl äußerlich (topisch) als auch innerlich. Leider bemerken viele Frauen den Schaden, den die Sonne ihrer Haut zufügt, erst dann, wenn sie bereits ihre Teenagerjahre, ihre Zwanziger und Dreißiger damit verbracht haben, in der Sonne zu braten. Dann ist es schwer, den Schaden zu beheben, wenn auch nicht unmöglich. Einige Frauen haben dank ihrer Gene offenbar ihr ganzes Leben lang eine faltenfreie, jugendliche Haut, ganz unabhängig davon, wie viel Sonne sie bekommen. Die meisten von uns müssen ihre Haut jedoch unterstützen, wenn es darum geht, die Hautqualität in mittleren Jahren zu erhalten oder gar zu verbessern.

Hautpflege in mittleren Jahren

● **Reinigen Sie Ihre Haut regelmäßig.** Die Haut wird manchmal als die »dritte Niere« bezeichnet, weil sie jeden Tag fast ebenso viel Abfallstoffe aus dem Körper herausschafft wie die Nieren. Wenn Sie eine trockene Haut haben, sollten Sie diese einmal pro Tag gründlich reinigen. Wenn Ihre Haut eher fettig ist, ist zweimal pro Tag unter Umständen noch besser. Entfernen Sie jeden Abend sämtliches Makeup. Wenn Sie Wert auf Ihr Gesicht legen, vergessen Sie Ihren Hals nicht – es ist die erste Stelle, an der man die Auswirkungen des Alters bemerkt. Eine gründliche Reinigung Ihrer Haut säubert die Poren und gibt Ihrer Haut die Gelegenheit, Abfallprodukte effektiv aus Ihrem Körper zu entfernen, während Sie schlafen, einer Zeit, in der sich Ihr Körper verjüngt.

Verwenden Sie eine Reinigungslotion oder eine Seife, die den Säureschutzmantel Ihrer Haut erhält, weil dies einer der natürlichen Verteidigungsmechanismen gegen Infektionen und Pickel ist. Halten Sie nach dem Begriff »pH-neutral« Ausschau, wenn Sie eine Seife oder Reinigungslotion kaufen. Falls Ihre Haut trocken ist, achten Sie darauf, dass Sie eine Reinigungsmilch erwerben, die Ihre Haut nicht zusätzlich austrocknet, sondern ihr Feuchtigkeit gibt. Ist Ihre Haut eher fettig, können Sie ein stärkeres Reinigungsprodukt und eine fettfreie Feuchtigkeitscreme verwenden. Frauen mit einer Mischhaut sollten eine Reinigungsmilch verwenden, die speziell auf diesen Hauttyp abgestimmt ist. Es gibt viele gute Markenartikel. Wenn Sie eine fettige Haut haben, verzichten Sie auf Gesichtswasser, das Alkohol enthält. Das kann das Problem verschlimmern und im Lauf der Zeit auch Ihre Haut schädigen.

● **Schließen Sie nach der Reinigung Ihre Poren.** Am besten mit kaltem Wasser. Das funktioniert bei allen Hauttypen gut.

● **Erneuern Sie Ihre Haut durch regelmäßiges Peeling und Cremes, die Antioxidanzien enthalten.** Einer der Gründe dafür, dass die Haut in der Lebensmitte matt und alt auszusehen beginnt, ist, dass sich Hautwachstum und Zellumsatz verlangsamen. Infolgedessen bleiben die pralleren neuen Hautzellen, die Ihrem Gesicht ein strahlendes Aussehen verleihen, vermehrt unter der Oberfläche. Um alte tote Haut von der Oberfläche zu entfernen, Ihre Poren zu öffnen und das Wachstum neuer Zellen zu beschleunigen, werden Sie Ihre Haut regelmäßig schälen müssen. Das lässt sich entweder mechanisch mit einem Waschlappen bewerkstelligen oder chemisch mit Produkten, die Fruchtsäuren enthalten, wie Alpha-Hydroxy-, Beta-Hydroxy- oder Glykolsäure (siehe unten).

Meiden Sie Reinigungsmilch mit Schleifmitteln, zum Beispiel aus zerkleinerten Nussschalen; das wäre so, als wollten Sie Ihre Haut mit Sandpapier abschmirgeln. So etwas kann zu einem Bruch der Kapillaren und zu kleinsten Hautabschürfungen führen, die das Risiko für Akne und Infektionen erhöhen.

Wenn Sie eine fettige Haut haben, geben Sie eine milde Reinigungsmilch auf einen Waschlappen, und benutzen Sie diese jeden Abend für ein leichtes Gesichtspeeling. Verwenden Sie jedes Mal einen frischen Waschlappen, um die Zahl der Keime zu verringern, mit denen Ihre Haut in Kontakt kommt. Tragen Sie anschließend ein mildes Alpha-Hydroxy-, Beta-Hydroxy- oder Glykolsäureprodukt und/oder eines der Antioxidansprodukte auf, die ich weiter unten empfehle. Viele Produkte, die heute auf dem Markt sind, enthalten sowohl Fruchtsäuren als auch Antioxidanzien. Wenn Sie eine trockene oder empfindliche Haut haben, lassen Sie den Waschlappen weg, und benutzen Sie einfach Alpha-Hydroxysäuren oder Antioxidansmittel, die das Peeling für Sie übernehmen.

● **Cremen Sie Ihr Gesicht, Ihren Hals und Ihre Hände jeden Morgen mit einem Sonnenschutzmittel mit Lichtschutzfaktor 15 oder höher ein.** Verzichten Sie aber dennoch nicht auf ein kurzes »Sonnenbad« am frühen Morgen oder am späten Nachmittag, das ich für einen optimalen Vitamin-D-Spiegel empfehle (siehe Zwölftes Kapitel).

● **Führen Sie Ihrer Haut Feuchtigkeit zu.** Wenn Ihre Alpha-Hydroxysäure, Ihr Antioxidans- oder Ihr Sonnenschutzmittel nicht auf einer Feuchtigkeitsgrundlage ist, dann vervollständigen Sie Ihre tägliche Hautpflege mit einer leichten Feuchtigkeitscreme für den Tag und eine gehaltvolleren für den Abend. Das trägt dazu bei, die dringend benötigte Feuchtigkeit in Ihren Hautzellen zu erhalten, sodass die Haut straff bleibt.

Peeling und Antioxidanzien

Fruchtsäuren: Alpha-Hydroxysäuren und andere Fruchtsäuren wirken doppelt, nämlich als Peeling wie auch als Antioxidanzien. Als Peeling wirken sie auf dreierlei Weise: 1. Sie tragen dazu bei, den »Leim« aufzulösen, der abgestorbene Hautzellen zusammenhält, und erleichtern damit das Entfernen, sodass neue und straffere Zellen an die Oberfläche vordringen können. 2. Sie erhöhen den Feuchtigkeitsgehalt der Haut. 3. Sie fördern den Wiederaufbau von Elastin und Kollagen in der Haut und helfen unter Umständen sogar, sie ein wenig zu verdicken.

Die kommerziellen Produkte enthalten in der Regel 5 bis 10 Prozent Fruchtsäuren; diese Konzentrationen sind so niedrig, dass sie bei allen Hauttypen und Hauttönen gefahrlos angewandt werden können. Es ist jedoch immer am besten, jedes Produkt zunächst zu testen, entweder in Ihrer Ellenbogenbeuge oder direkt unter Ihrer Kinnlinie. Wenn Ihre Haut empfindlich ist, beginnen Sie mit einem Fünf-Prozent-Produkt. Falls Sie das vertragen, steigern Sie sich allmählich und verwenden schließlich Produkte mit 10 oder 12 Prozent Fruchtsäuren. Vielleicht verspüren Sie bei einigen Produkten ein leichtes Brennen, bis Sie sich daran gewöhnt haben. Stärkere Alpha-Hydroxysäuren-Produkte (bis zu 70 Prozent) dienen dazu, die Haut aufzuhellen oder ein tieferes Peeling zu erreichen, und sollten nur von professionellen Kosmetikerinnen oder Ärzten angewandt werden.

Fruchtsäuren helfen, Ihre Haut zu normalisieren, ob sie nun trocken oder fettig ist. Ist sie fettig, entfernen sie die oberste Schicht der toten Zellen, sodass der Talg leichter aus den Haarfollikeln fließen und entfernt werden kann, ohne dass die so wesentliche Feuchtigkeit verloren geht. Haben Sie eine trockene Haut, entfernen Fruchtsäuren die trockene tote Schicht und regen die Zellregeneration an.

In der Regel dauert es zwei Wochen, bis Sie bei regelmäßigem Gebrauch von Fruchtsäuren einen Unterschied an Ihrer Haut sehen. Die meisten Frauen benutzen Alpha-Hydroxysäuren zunächst nur nachts, aber sobald Sie festgestellt haben, dass diese Präparate bei Ihnen wirken, können Sie sie zweimal pro Tag anwenden.

Als Antioxidanzien können Fruchtsäuren auch einen Teil der Schäden durch freie Radikale lindern, die aus Sonneneinstrahlung und Luftschadstoffen resultieren.

Antioxidativ wirkende Vitamine und Kräuter: Wie Untersuchungen gezeigt haben, helfen Vitamin C, Extrakt aus grünem Tee, Vitamin E und Vitamin A bei äußerlicher Anwendung der Haut, Schädigungen durch ultraviolettes Licht besser zu widerstehen und sie zu reparieren, wenn sie doch eingetreten sind.[2] Diese Verbindungen finden sich in einer Vielzahl von Produkten.

Damit ein äußerlich angewandtes (topisches) Antioxidansmittel positive Ergebnisse liefert, muss es jedoch in einer Form appliziert werden, die von der Haut optimal resorbiert wird. Der Dermatologieprofessor Dr. Nicolas Perricone von der Yale-Universität hat, was die Anwendung von Antioxidanzien angeht, Pionierarbeit geleistet.[3] Er fand heraus, dass Vitamin-C-Ester (fettlöslich), Alpha-Liponsäure (fett- und wasserlöslich) sowie eine Substanz namens DMAE, die allesamt äußerlich angewandt werden, besonders wirksam sind und oft schon innerhalb weniger Tage sichtbare Resultate erbringen.[4]

Vitamin-C-Ester: Wie Untersuchungen gezeigt haben, kann Vitamin C, ein starkes und allgegenwärtiges Antioxidans, in der richtigen Form alternder Haut eine glatte Oberfläche und einen jugendlichen Schimmer wiedergeben. Das ist nur ein Effekt der sehr gut dokumentierten Rolle, die Vitamin C dabei spielt, praktisch jedes Organ unseres Körpers vor den Auswirkungen des Alters zu schützen. In der Haut ist Vitamin C unverzichtbar für die Produktion von Kollagen. Es trägt auch zur Heilung von Entzündungen bei, weil es die Produktion einiger entzündungsfördernder Eikosanoid-Typen blockiert.

Das Problem bei der äußerlichen Anwendung von Vitamin C besteht darin, dass es sehr sauer ist, was die Haut reizt. Es ist außerdem wasserlöslich, wird rasch abgebaut und verliert seine Potenz innerhalb von 24 Stunden. Aus diesem Grund sind die meisten Produkte, die konventionelles Vitamin C enthalten, unwirksam. Doch wenn Vitamin C mit Palmöl kombiniert wird, sodass eine Verbindung entsteht, die man als Ester bezeichnet, verliert es seinen Säurecharakter, während es seine antioxidativen und seine Kollagen förderlichen Eigenschaften behält. Da Vitamin-C-Ester fettlöslich ist und die dünne Membran durchdringen kann, die jede Zelle umgibt, bietet die Verbindung dort maximalen Schutz gegen freie Radikale, wo diese den meisten Schaden anrichten – an den Außenmembranen der Zellen. Wie Untersuchungen gezeigt haben, wird Vitamin-C-Ester (auch als Ascorbylpalmitat bekannt) viel schneller resorbiert und erreicht eine Konzentration in der Haut, die zehnmal höher ist als die von natürlichem Vitamin C (Ascorbinsäure). Vitamin-C-Ester ist zudem stabil und kann Cremes und Lotionen beigefügt werden, wo es seine Wirksamkeit monatelang behält.

Wie Dr. Perricones Forschungen gezeigt haben, trägt Vitamin-C-Ester-Creme dazu bei, Sonnenbrand zu heilen, und hilft offenbar selbst bei Schuppenflechte. Und da Vitamin-C-Ester zudem das Wachstum von Fibroblasten fördert – der Zellen, die bei der Produktion von Elastin und Kollagen in der menschlichen Haut eine wichtige Rolle spielen –, reduziert es nachweislich auch die feinen Linien und Falten, festigt Hautpartien, die aufgrund von Kollagenschäden schlaff geworden sind, und heilt gereizte oder entzündete Haut.

Tocotrienole, eine hoch potenzierte Form von Vitamin E: Bis vor sehr kurzer Zeit waren Wissenschaftler der Ansicht, die Tocopherole, insbesondere das d-Alpha-Tocopherol, seien der potenteste Anteil des Vitamin-D-Komplexes, und Alpha-Tocopherole waren über 30 Jahre lang in kosmetischen und anderen Produkten weit verbreitet. Aktuelle Untersuchungen haben nun jedoch belegt, dass die Tocotrienole, ein anderer Teil des Vitamin-E-Komplexes, effektiver sind. Sie hemmen die Peroxidbildung – ein Maß für die Schädigung durch freie Radikale – und erhöhen die Konzentration mehrerer Hautenzyme, die die Haut vor Schäden durch ultraviolette Strahlung schützen, weitaus wirksamer als Alpha-Tocopherol. Diese Untersuchungen sprechen sogar dafür, dass die Tocotrienole 40- bis 50-mal stärker als andere Formen von Vitamin E wirken.[5] Dieses hochwirksame Vitamin E neuen Typs wird durch einen speziellen Extraktionsprozess aus Bestandteilen des Reis oder Palmöl gewonnen. Die auf diese Weise gewonnene Flüssigkeit lässt sich leicht in Cremes, Lotionen, Shampoos oder andere Kosmetikartikel mischen. Wie Dr. Perricones Untersuchungen gezeigt haben, können diese Produkte bei trockenem, geschädigtem Haar, sehr trockener Haut und brüchigen Fingernägeln helfen. Achten Sie auf die Begriffe »hochwirksames Vitamin E« auf dem Etikett, um sicherzugehen, dass Sie die richtigen Produkte erhalten.

Alpha-Liponsäure: Alpha-Liponsäure ist ein vollständig natürliches, antioxidativ wirkendes Molekül, das in allen unseren Körperzellen präsent ist. Alpha-Liponsäure ist sowohl fett- als auch wasserlöslich, sodass sie anders als Vitamin C (wasserlöslich) und Vitamin E (fettlöslich) an der Zelloberfläche wie auch im Zellinneren wirken kann. Aufgrund dieser universellen Löslichkeit kann Alpha-Liponsäure die positiven Effekte anderer Antioxidanzien verstärken. Sie ist zudem das einzige Antioxidans, das den Zellstoffwechsel anregen kann, der sich in der Regel mit zunehmendem Alter verlangsamt. Das fördert die Kapazität der Zelle, sich zu regenerieren.

Wenn es darum geht, Entzündungen – der Zustand, der Fältchen und Falten vorausgeht – zu unterdrücken, spielt Alpha-Liponsäure eine wirklich ganz besondere Rolle. Sie verhindert, dass die Zelle die Eikosanoidtypen (Cytokinine) produziert, die ganz besonders zellschädigend sind. Darüber hinaus aktiviert sie einen Faktor in der Zelle, der bestimmte Enzyme aktiviert; diese wiederum verdauen das Kollagen, das bereits durch freie Radikale geschädigt ist. Daher führt die äußere Anwendung von Alpha-Liponsäure bei Falten und Gesichtsnarben zu einer bemerkenswerten Verbesserung.

Alpha-Liponsäure trägt auch dazu bei, den toxischen Effekte von zu viel Zucker in den Zellen vorzubeugen. Überschüssige Zuckermoleküle in den Zellen binden an praktisch jedes Protein im Körper; wenn sie sich an Kollagen anheften, wird das Kollagen steif und unflexibel – wie das Spiegelei, das ich bereits erwähnt habe. Darüber hinaus fördert Alpha-Liponsäure eine gesunde Konzentration von Stickoxid, einer Substanz, die unter anderem bei der Durchblutungsregulierung der Haut eine wichtige Rolle spielt (darauf basiert die Wirkung von Viagra). Eine gesteigerte Durchblutung wiederum mindert Schwellungen und Ödeme und verringert damit die Bildung von Tränensäcken unter den Augen. Sie verleiht der Haut zudem einen gesunden Schimmer. Und schließlich vermindert Alpha-Liponsäure aus noch ungeklärten Gründen eine Gesichtsrötung und lässt große Poren schrumpfen.

Hautpflege auf Rezept

Wenn Sie den Ernährungsvorschlägen zur Normalisierung des Insulinspiegels folgen, die ich im Siebten Kapitel diskutiert habe, die oben umrissenen Hautpflegetipps befolgen und ein gutes Antioxidansmittel mit Alpha-Liponsäure, Vitamin-C-Ester oder Tocotrienolen verwenden, dann brauchen Sie wahrscheinlich nichts anderes für Ihre Haut. Dennoch lohnt es sich, etwas über die zur Verfügung stehenden populären Hautpflegemedikamente zu wissen. Grundsätzlich gibt es zwei verschiedene Arten: Derivate der Vitamin-A-Säure (Retinoide) und Produkte, die Hormone enthalten.

Derivate der Vitamin-A-Säure (Retinoide): Retin-A, Retin-A Micor und Renova sind allesamt verschreibungspflichtige Medikamente auf dem amerikanischen Markt, die sich von Vitamin-A-Säure ableiten und dazu beitragen, Fältchen und Falten vorzubeugen, Sonnenschäden zu beheben und Akne zu heilen.

Diese Substanzen sind starke Antioxidanzien, und der regelmäßige Gebrauch von Vitamin-A-Säure, wie von einem Arzt verschrieben, kann Falten vorbeugen oder sie zurückbilden, die Hautdurchblutung stimulieren und die Pigmentation angleichen.

Aber Vitamin-A-Säure ist nichts für jedermann. Zu den Nebenwirkungen gehören Rötung, Trockenheit, Juckreiz und auch eine erhöhte Sonnenempfindlichkeit. Es dauert zwei bis sechs Monate, bis man einen echten Unterschied feststellt, wenn Sie keine anderen Schritte unternehmen, um Ihren Teint zu verbessern, und Sie müssen streng darauf achten, regelmäßig Sonnencreme zu benutzen.

Ich persönlich habe eine Form von Retin-A benutzt, die vielen Frauen verschrieben wurde, bis ich auf die Forschungen und Produkte von Dr. Perricone stieß. Obwohl Retin-A bei mir wirkte und meine Haut nicht reizte, führte es zu einer starken Schuppung, die ich manchmal zur allerungünstigsten Zeit an Wangen und Kinnlinie bemerkte – in der Regel dann, wenn ich in den Spiegel schaute, kurz bevor ich das Haus verließ, um einen Vortrag zu halten! Nicht bei allen Frauen zeigt sich dieser Effekt, doch ich habe festgestellt, dass ich mit dem äußerlich angewandten und auf den ganzen Körper bezogenen Antioxidansprogramm, das ich jetzt benutze, viel bessere Ergebnisse erziele.

Lokale Hormonsubstitution: Die Haut enthält Rezeptorstellen, an denen Hormone andocken, und es ist gut dokumentiert, dass Östrogen, welches ebenfalls antioxidativ wirkt, hilft, die Kollagenschicht der Haut zu erhalten. Abnehmende Hormonkonzentrationen sind einer der Gründe für die Ausdünnung der Kollagenschicht in den Wechseljahren. Frauen, deren Menopause durch einen operativen Eingriff oder Medikamentengabe ausgelöst wird, bemerken innerhalb weniger Monate nach dem Verlust ihrer Hormonproduktionsstätten, dass sich ihre Haut verändert, es sei denn, sie substituieren diese Hormone oder nehmen Phytohormone.

Wie Untersuchungen gezeigt haben, kann die äußerliche Anwendung von Östrogen die Stärke der Kollagenschicht erhöhen, die Porengröße verringern und zum Feuchtigkeitserhalt der Haut beitragen. In Europa wird zur Hautverbesserung oft die orale Einnahme von Östrogen verschrieben. Sie können dieselben Vorzüge genießen, wenn Sie Östrogen äußerlich applizieren.

Wenn Sie sich bereits einer Substitution mit bioidentischen Hormonen unterziehen (siehe Seite 148 ff.), bitten Sie Ihren Arzt, Ihnen Ihre Hormone so zu verschreiben, dass sie vom Apotheker in eine Hautlotion gemischt werden können. Eine Rezeptur, die von Dr. med. Joel Hargrove, Leiter des Menopause-Zentrums im Medizinischen Zentrum der Vanderbilt-Universität, entwickelt wurde, enthält 150 mg Östradiol und 1500 mg natürliches Progesteron pro 10-Unzen-Flasche (rund 0,3 l) parfumfreier Lotion. Das entspricht. 2,5 mg Östradiol und 25 mg Progesteron pro Teelöffel (5 cm^3). Die übliche Dosis ist 1 Teelöffel, täglich nach dem Baden auf die Haut gegeben. (Diese Menge lässt sich natürlich leicht nach Ihren individuellen Bedürfnissen abwandeln.) Bei allen Frauen, die diese Menge verwendeten, lagen die Konzentrationen Bluttests zufolge im therapeutischen Bereich für eine Hormonsubstitution, ohne dass Nebeneffekte aufgetreten wären.[6] Wie Untersuchungen gezeigt haben, schützt dieses ausgewogene Östrogen/Progesteron-Verhältnis überdies die Schleimhautauskleidung der Gebärmutter (Endometrium) vor einer Überstimulation durch Östrogen.[7]

Meiner Erfahrung nach reagieren die meisten Frauen sehr positiv auf diese Methode der Hormonsubstitution. Sie verbessert die Haut, erhöht die Hautfeuchtigkeit und bietet gleichzeitig alle Vorzüge einer Hormonsubstitution. Wie bei jeder Form von Hormonsubstitution ist es stets am besten, die niedrigste Dosis zu verwenden, die den gewünschten Effekt erbringt. Zu hohe Konzentrationen können zu exzessiver Talgproduktion, Akne und sogar verstärktem Haarwuchs im Gesicht führen.

Äußerlich angewandtes Östrogen: Wenn Sie sich bisher noch keiner Hormonersatztherapie unterziehen, aber Östrogen wegen seiner positiven Auswirkungen auf die Haut versuchen möchten, bitten Sie Ihren

Arzt, Ihnen nur zu diesem Zweck eine kleine Menge Östrogen zu verschreiben. Ein Apotheker kann ein wenig Östradiol oder Östrogen in eine Salbe oder Creme mischen. Die Anwendung dieser Creme ist nebenwirkungsfrei; Nebenwirkungen, wie sie bei einer Überdosierung von Östrogen auftreten können, bleiben aus. Eine Untersuchung aus dem Jahre 1996 hat ergeben, dass die Anwendung von verdünntem, äußerlich angewandtem Östrogen eine deutliche Verbesserung der Hautelastizität und -festigkeit erbrachte, dazu einen erhöhten Feuchtigkeitsgehalt und eine verminderte Porengröße sowie Faltentiefe. Die in der Studie verwandte Dosis betrug 1 g einer Salbe, die 0,01 Prozent Östradiol sowie 0,3 Prozent Östriol enthielt und täglich auf Gesicht und Hals aufgetragen wurde. Eine monatliche Bestimmung des Bluthormonspiegels von Östradiol, Follikelstimulierendem Hormon (FSH) und Prolactin ergab bei Applikation dieser verdünnten Mengen auf die Haut keine signifikanten systemischen Hormonveränderungen.[8]

Äußerlich angewandtes Progesteron: Bei vielen meiner Patientinnen hat die Applikation einer Creme mit natürlichem Progesteron zu einer verbesserten Haut geführt; dazu gehörte ein Rückgang von Midlife-Akne, ein höherer Feuchtigkeitsgehalt der Haut und ein Verblassen von Hautflecken. Eine derartige Creme ist unter Umständen alles, was Sie brauchen, ohne auf eine Verschreibung für Östrogencreme zurückgreifen zu müssen.

Eine wunderbare Haut, die von innen kommt: Ernährung und Nahrungsergänzungsmittel

Eine gute Haut ist nicht nur eine »äußerliche Angelegenheit«. Die Haut spiegelt die Gesundheit Ihres Inneren ebenso wie die Ihres Äußeren wider. Nehmen Sie antioxidativ wirkende Vitamine (mehr dazu weiter unten), und essen Sie wenigstens fünf Portionen Obst und Gemüse täglich. Eine ganze Reihe der vielen hundert Substanzen, die in diesen Nahrungsmitteln stecken, wie Lycopen in Tomaten und Lutein in dunkelgrünem und gelbem Gemüse, können klinischen Studien zufolge nachweislich Sonnenschäden der Haut vorbeugen bzw. sie heilen. Da Antioxidanzien »im Verbund« arbeiten, gilt: Je abwechslungsreicher Ihr Obst- und Gemüseangebot ist, desto besser.

Die Ernährung, die den Insulinspiegel normalisiert und die ich zur Ausbalancierung der Hormone in der Lebensmitte empfehle (siehe Seite 148 ff.), hält auch Ihre Haut in Form. Begrenzen Sie Ihren Koffeinkonsum, und reduzieren Sie Nahrungsmittel mit einem hohen Glykämie-

Index, wie Plätzchen, Süßigkeiten, Törtchen, Kuchen und Brotsorten, die nicht aus Vollkornmehl bestehen, so weit wie möglich; all diese Produkte können aufgrund einer überhöhten Insulinfreisetzung zu einer Flüssigkeitsansammlung im Gewebe führen. Ihnen fehlen hautnährende Vitamine und Mineralstoffe, und sie werden rasch zu Zucker abgebaut, was, wie oben bereits erwähnt, dazu führt, dass das Kollagen seine Geschmeidigkeit verliert. (Das ist einer der Gründe dafür, dass Diabetiker, deren Blutzuckerspiegel nicht strikt kontrolliert wird, in den kollagenreichen Linsen ihrer Augen oft Katarakte [Trübung der Augenlinse] entwickeln und Schwierigkeiten mit der Wundheilung haben. Aus dem gleichen Grund lindern orale Gaben von Alpha-Liponsäure einige Nebeneffekte des Diabetes.)

Ballaststoffe: Achten Sie darauf, genug Ballaststoffe zu sich zu nehmen. Nichts wirkt sich so rasch auf die Haut aus wie chronische Verstopfung! Ich habe erlebt, wie sich viele Fälle von Akne auf wunderbare Weise »ganz von selbst« erledigen, sobald sich der Stuhlgang normalisiert. Eine der wirksamsten Methoden, einen normalen Stuhlgang zu erreichen, besteht darin, jeden Tag einfach eine viertel Tasse gemahlene Leinsamen zu essen. Zusätzlich zu den 11 g Ballaststoffen, die Sie damit zusätzlich zu sich nehmen, ist Leinsamen auch sehr reich an hautverschönernden Omega-3-Fettsäuren und an Phytoöstrogenen. Obst und Gemüse sind über ihre antioxidative Wirkung hinaus ebenfalls reich an Ballaststoffen.

Wasser: Sie erleben unter Umständen eine ganz drastische Verbesserung Ihrer Haut, wenn Sie acht Mal pro Tag je einen Viertelliter Wasser trinken.

Fisch: Fisch, besonders Lachs, Sardinen und Schwertfisch, ist reich an Omega-3-Fettsäuren, die im ganzen Körper beim Aufbau gesunder Zellmembranen eine wichtige Rolle spielen, und ebenso beim Aufbau von DMEA, einem antioxidativ wirkenden Zellstabilisator.

Soja: Frauen bemerken nach mehrmonatiger Ergänzung ihres Speiseplans mit reichlich Sojaprotein (100 bis 160 mg Sojaisoflavone pro Tag) in häufigen Fällen eine deutliche Verbesserung von Teint, Haaren und Nägeln. Eine Frau schrieb mir:»Innerhalb von zwei Monaten, nachdem ich begonnen hatte, regelmäßig Sojadrinks zu trinken, wurden meine Nägel stärker und widerstandsfähiger als je zuvor, mein Haar hat mehr

Fülle, und meine Haut war nie strahlender.«Der hohe Gehalt an Phytoöstrogenen in Sojaprodukten trägt zur Stärkung des Kollagens im ganzen Körper bei, in der Gesichtshaut ebenso wie im Scheiden- oder im Knochengewebe.

Nahrungsergänzungen, die der Haut helfen: Auch wenn alle der verschiedenen Nahrungsergänzungen, die ich in der Lebensmitte empfehle, gut für Ihre Haut sind (siehe auch Siebtes Kapitel), spielen die Antioxidanzien wie beispielsweise Coenzym Q_{10}, Vitamin C, Vitamin E, Proanthocyanidine und Alpha-Liponsäure in diesem Zusammenhang eine besonders wichtige Rolle.

Wie viele Untersuchungen gezeigt haben, schützen Proanthocyanidine aus der Kiefernrinde oder aus Traubenkernen die Haut beispielsweise vor den schädlichen Auswirkungen von zu viel ultravioletter Strahlung. Eine Studie konnte belegen, dass dieses starke Antioxidans der durch UV-Licht hervorgerufenen Aktivierung eines gewissen Areals im Kern von Hautzellen vorbeugt und auf diese Weise die Entzündung nach einem Sonnenbrand lindert.[9] Viele Menschen haben entsprechende positive Veränderungen bei Haut, Haaren und Nägeln festgestellt. Die übliche Dosis beträgt 40 bis 120 mg pro Tag; ich persönlich nehme 60 bis 80 mg pro Tag.

Coenzym Q_{10} findet sich in jeder Körperzelle; es ist fettlöslich und konzentriert sich in der Plasmamembran, wo es die Zellen vor Schäden durch freie Radikale schützt. Dieses Antioxidans wird aufgebraucht, wenn die Haut UV-Strahlung und anderen umweltbedingten Belastungen ausgesetzt wird; daher erscheint es sinnvoll, die Ernährung damit zu ergänzen oder es äußerlich anzuwenden. Man findet Coenzym Q_{10} außerdem in rotem Fleisch, Lachs und Nüssen; es fördert wie Alpha-Liponsäure den Zellstoffwechsel, und beide wirken gut zusammen. Die übliche Dosis in Supplementform beträgt 30 bis 100 mg pro Tag. Einer deutschen Untersuchung zufolge kam es bei äußerlicher Anwendung einer Creme mit Coenzym Q_{10} zu einer 23-prozentigen Verringerung der feinen Fältchen im Gesicht.[10] Cremes mit Coenzym Q_{10} (wie zum Beispiel Nivea-Anti-Faltencreme) werden überall angeboten.

Wie in einer Studie gezeigt werden konnte, tragen auch Vitamin E und Vitamin C als Nahrungsergänzung dazu bei, die Hautzellen vor den Schäden durch die freien Radikale zu bewahren, wie sie von der UV-Strahlung erzeugt werden. Die im Siebten Kapitel empfohlenen Nahrungsergänzungen geben Ihrer Haut all die hautnährenden Substanzen, die sie braucht.

Hautpflege aus dem Kühlschrank

Wenn Sie die Zeit haben, können Sie Ihr Gesicht ein- bis zweimal die Woche mit einer gesunden Dosis an Antioxidanzien, Fruchtsäuren und Pflanzenhormonen versorgen – und zwar mit Ingredienzien, die Sie in Ihrem Kühlschrank finden. Wählen Sie die Nahrungsmittel, die Ihren Geruchssinn am meisten ansprechen; Sie können dann nicht nur die direkten Vorzüge für Ihre Haut genießen, sondern gleichzeitig auch diejenigen der Aromatherapie. Reiner Joghurt, auf Ihr Gesicht aufgetragen, ergibt eine nahrhafte Maske; Ihre Haut profitiert sowohl von der Milchsäure als auch von der feuchtigkeitsspendenden Wirkung der Milchproteine. Sie können überdies pürierte frische Früchte zugeben. (Verwenden Sie keinen gesüßten Joghurt. Der Zucker schädigt die Haut.)

Ich lege gern dünn geschnittene Gurkenscheiben auf meine Augenlider und Wangen; das hilft mir, mich zu entspannen und mich auf den Abend vorzubereiten. Feuchte Grüntee-Beutel, auf die Augenlider gelegt, beruhigen und versorgen Ihre Augenregion mit Antioxidanzien. Und pürierte frische Früchte wie Pfirsiche, Erdbeeren oder Äpfel lassen sich mit fein gemahlenem Weizenmehl vermischen, um eine nährende Gesichtsmaske zu formen. Sie können auch Petersilie oder sogar frisches Basilikum, Rosmarin oder Thymian verwenden. Die Haut resorbiert die Nährstoffe aus diesen Nahrungsmitteln innerhalb von rund 15 Minuten, daher müssen Sie nicht länger als eine Viertelstunde liegen, um von einer verjüngenden Gesichtsmaske zu profitieren.

Akne in der Lebensmitte

Alles, was das Immunsystem belastet, ob emotionaler Stress oder Ernährungsmängel, verstärkt die Akneneigung. Das Gleiche gilt für hormonelle Unausgewogenheiten, bei denen der Körper zu viel Androgen produziert. Jedes Mal, wenn Sie unter Stress stehen, steigt die Wahrscheinlichkeit, dass Ihr Kortisol- und Ihr Insulinspiegel aus dem Gleichgewicht geraten; auch das kann Ihre Haut negativ beeinflussen – und Ihren übrigen Körper ebenso. In den Wechseljahren tauchen häufig wieder dieselben stürmischen Emotionen wie in der Pubertät auf; dazu kommen hormonelle Schwankungen, die die Situation verschärfen. Kein Wunder, dass Hautausschläge in dieser Lebensphase so häufig sind.

Sind Sie dünnhäutig und müssen lernen, sich abzugrenzen?

Die Pubertät wie auch die mittleren Jahre sind als Entwicklungsphasen in unserem Leben von entscheidender Bedeutung; in diesen Phasen machen wir einen Individualisierungsprozess durch und definieren uns und unsere Beziehung zu anderen. Die Haut ist das erste Kontaktorgan zwischen Mutter und Kind, und unser ganzes Leben hindurch stellt sie eine Grenze zwischen uns und anderen Menschen dar. Einige Forscher meinen, man könne sich Hauterkrankungen als Versuch vorstellen zu definieren, wer wir in Beziehung zu anderen Menschen sind und wie eine gesunde Abgrenzung zwischen uns aussehen sollte.[11] Ich teile diese Auffassung.

Als ich Anfang dreißig war, eine Zeit im Leben, in der die Hormone relativ stabil sind und die Haut in der Regel in Bestform ist, entwickelte ich eine sehr lästige Form von Akne. Ich brauchte eine ganze Weile, bis ich verstand, was da vor sich ging. Während meiner Teenagerzeit hatte ich kaum Hautprobleme, und da ich regelmäßig Sport trieb, Vitamine nahm und mich gesund ernährte, erschien es mir seltsam, dass ich in meinem Alter plötzlich eine Akne entwickeln sollte. Ich arbeitete zu diesem Zeitpunkt jedoch in einer Praxis, wo meine Vorstellungen über Ernährung, Emotionen und Körper-Geist-Beziehung auf wenig Resonanz stießen. Diese Ablehnung versuchte ich durch viel Selbstironie aufzufangen in der Hoffnung, das würde mir erlauben, mit der Situation so

Die Anatomie der Akne

1. Androgene Hormone, wie DHEA und Testosteron, erhöhen die Talgproduktion der Talgdrüsen.
2. Talg führt dazu, dass sich der Umsatz der verhärteten äußeren Hautschicht (das heißt der keratinreichen Zellen der so genannten Hornschicht) erhöht. Infolgedessen kommt es dazu, dass Poren und Haarfollikel von toten Hautzellen und Talg verstopft werden.
3. Hautbakterien vom Typus Propionibacterium acnes ernähren sich von Talg und bauen ihn zu freien Fettsäuren ab.
4. Freie Fettsäuren locken weiße Blutkörperchen und andere entzündungstypische Moleküle (Eikosanoide) aus dem Immunsystem an.
5. Das Ergebnis ist ein Aknepickel oder ein Mitesser.

unbeschadet wie möglich zurechtzukommen. Ich wünschte mir verzweifelt die Zustimmung meiner Kollegen und war so dünnhäutig, dass ich ständig versuchte, jeder Kritik an meinen Ideen und Überzeugungen zuvorzukommen. Schließlich, mit 35 Jahren, realisierte ich, dass ich nicht weiterhin einen so großen Teil meiner Energie darauf verwenden konnte, zu versuchen, mich anzupassen. Nach einer gründlichen Gewissenserforschung nahm ich mein Herz in beide Hände und verließ die Praxis, um zusammen mit zwei Partnerinnen das Frauengesundheitszentrum *Women to Women* zu gründen. Mein Hautproblem, das mich vier Jahre lang geplagt hatte, war innerhalb von drei Monaten verschwunden und ist nie wieder zurückgekehrt, obwohl ich inzwischen mitten in den hormonellen Veränderungen der Lebensmitte stecke!

Hormone und Akne in mittleren Jahren

Zahlreiche Studien belegen, dass die Aktivität der Talgdrüsen von Androgenen, wie DHEA und Testosteron, gesteigert und von Östrogen (bzw. durch das Entfernen der Eierstöcke, das zu einem Rückgang der Androgenkonzentration führt) vermindert wird.[12] Das ist der Grund dafür, dass Akne bei der Einnahme der Antibabypille oft verschwindet. Aber ob hohe Hormonkonzentrationen zu Akne führen oder nicht, ist eine individuelle Angelegenheit. Frauen mit besonders schweren Akneformen weisen im Allgemeinen eine genetische Prädisposition für eine Androgensensitivität auf, die selbst bei einem normalen Hormonspiegel zu Akne führen kann.

Wenn die Talgdrüsen klein sind, wie bei Kindern und älteren Menschen, tritt keine Akne auf; sie entwickelt sich in der Regel erstmals in der Pubertät, wenn es zu einem Wachstum der Talgdrüsen kommt. Akne tritt primär im Gesicht, auf dem Rücken und auf der Brust auf. Endokrinologen sind der Ansicht, dass Akne eine endokrine Krankheit ist, die aus einer abnormen Androgenproduktion resultiert. Haarfollikel und die begleitenden Talgdrüsen enthalten ein spezielles Enzym, die 5-Alpha-Reductase, die Östrogen in das Androgen Testosteron umwandeln kann. Aus diesem Grund nimmt die Zahl der Aknepickel bei einigen Frauen zu, wenn ihr Östrogenspiegel steigt, sei es aufgrund der Wechseljahre oder weil die Östrogenkonzentration bei ihrer Hormonersatztherapie zu hoch bemessen ist. Aber zwei Frauen mit identischer Hormonersatztherapie, die dasselbe essen und demselben Stress ausgesetzt sind, zeigen unter Umständen ganz unterschiedliche Hautreaktionen. Aus diesem Grund haben alle Behandlungsformen, einschließlich einer medikamentösen Behandlung, ihre Berechtigung und können hilfreich sein.

Natürliche Behandlungen für Akne

Wenn Ihre Akne mild bis mittelschwer ausgeprägt ist, dann empfehle ich Ihnen, dem natürlichen Behandlungsprogramm zu folgen, das ich weiter unten schildere. Wenn Ihre Akne schwer ist, dann möchten Sie vielleicht zusätzlich eines der Medikamente versuchen, die ich unten diskutiere, oder dem Rat eines Hautarztes folgen.

- **Ernähren Sie sich gesund.** Folgen Sie der ballaststoffreichen und der insulinspiegelsenkenden Ernährung, wie sie im Siebten Kapitel beschrieben worden ist, weil eine Ernährung, die zu reich an Kohlenhydraten mit einem hohen Glykämie-Index ist, zu überhöhten Insulinwerten führt. Das wiederum kann eine Überproduktion von Androgenen auslösen. Bei vielen Frauen genügt eine Ernährungsumstellung, damit die Akne verschwindet.
- **Nehmen Sie Nahrungsergänzungsmittel.** Nehmen Sie täglich ein kombiniertes Vitamin- und Mineralergänzungspräparat (siehe Siebtes Kapitel). Zink, Vitamin C und die B-Vitamine sind nachweislich für eine gesunde Hautfunktion unverzichtbar. Viele Frauen stellen fest, dass sich ihr Haar und ihre Haut drastisch verbessern, wenn sie ein gutes Kombinationspräparat nehmen.
- **Verlieren Sie überflüssiges Körperfett.** Sorgen Sie dafür, dass Ihr Prozentsatz an Körperfett im gesunden Bereich liegt. Überschüssiges Körperfett geht mit anomal hohen Androgenwerten einher. Selbst ein geringfügiger Gewichtsverlust von 2 bis 5 kg kann bezüglich der Insulin- und Androgenspiegel einen bedeutenden Unterschied machen, weil diese Hormone die Talgdrüsen beeinflussen.
- **Folgen Sie den allgemeinen Empfehlungen für Hautpflege in mittleren Jahren** (siehe Seite 349 ff.). Denken Sie daran, dass sich bereits mit Fruchtsäuren allein bei Akne oft sehr gute Erfolge erzielen lassen. Alpha-Liponsäure wirkt ebenfalls oft wirksam gegen Akne und hilft unter Umständen überdies, Aknenarben zu reduzieren oder vollständig zum Verschwinden zu bringen.
- **Versuchen Sie Hausmittel gegen Pickel.** Wenn Sie einen Pickel bemerken, der noch nicht »reif« ist, betupfen Sie ihn über Nacht mit Teebaumöl. Die antibakteriellen Eigenschaften dieses Öls führen oft zu einem deutlichen Rückgang des Pickels bis zum Morgen. Einige Frauen verwenden täglich Teebaumöl. Eine weitere wirksame Behandlung besteht darin, eine Paste aus Backsoda und Zitronensaft zu machen und auf den Pickel zu geben. Backsoda ist zudem ein sehr gutes Peeling, wenn Ihre Haut nicht empfindlich ist.

• **Entfernen Sie Mitesser.** Lassen Sie Ihre Mitesser ungefähr einmal pro Monat von einer erfahrenen Kosmetikerin entfernen, bis sich Ihre Haut geklärt hat.

Aknemedikamente

Vitamin-A-Derivate: Das sind verschreibungspflichtige Medikamente, die den Umsatz der Hautzellen erhöhen und die Talgabgabe erleichtern, sodass die Poren nicht verstopfen. Accutane ist ein oral einzunehmendes Vitamin-A-Derivat, das sowohl die Talgproduktion als auch das Wachstum Akneauslösender Bakterien stark vermindert. Es ist das wirksamste Medikament zur Behandlung schwerer Akne, die sich mit anderen Maßnahmen nicht in den Griff bekommen lässt. Es ist jedoch stark reizend und sollte niemals von Frauen eingenommen werden, die schwanger sind oder versuchen, schwanger zu werden, weil es fruchtschädigend wirken kann.[13]

Produkte, die Benzoylperoxid oder Schwefel enthalten: Verschiedene Lotionen, Cremes und Gele, die Benzoylperoxid oder Schwefel enthalten, werden häufig wegen ihrer antibakteriellen und trocknenden Eigenschaften angewendet. Benzoylperoxid dringt in die Haarfollikel ein und produziert dort Sauerstoff. Damit unterdrückt es das Wachstum von Akneverursachenden Bakterien, die in einer anaeroben (sauerstofffreien) Umgebung gedeihen. Diese Behandlung ist häufig erfolgreich, kann die Haut aber sehr reizen.

Antibiotika: Tetracyclin oder Erythromycin verhindern, dass die Aknebakterien den Talg zu freien Fettsäuren abbauen, die dann wiederum zu Pickeln führen. Ich empfehle den Gebrauch von Antibiotika nicht, weil sie die äußerst nützlichen Bakterien im Darm abtöten. Das führt zu einer nicht optimalen Nährstoffaufnahme, Durchfall und zu wiederholten Infektionen mit Hefepilzen. Darüber hinaus kann es zu einer Antibiotikumresistenz kommen.

Antibabypillen: Oft werden orale Verhütungsmittel eingesetzt, um die Talgproduktion zu verringern. Sie wirken, indem sie die Stärke des Gehirnsignals reduzieren, das die Ovarien anweist, Hormone zu produzieren. Ich würde diese synthetischen Hormone meiden, es sei denn, Sie haben das Gefühl, keine andere Wahl zu haben, und können bzw. wollen sich nicht gesünder ernähren oder einem der oben empfohlenen Behandlungsvorschläge folgen.

Rosacea

Rot- oder Kupferfinnen (Rosacea oder Cuperose) tritt in mittleren Lebensjahren häufig auf und ist bei Frauen viel weiter verbreitet als bei Männern. Typisch für diese Hauterkrankung sind erweiterte Blutgefäße im Gesicht und im oberem Brustbereich (also in den Regionen, die sich beim Erröten verfärben), oft begleitet von roten, erhabenen Papeln und Pusteln. Wenn man sich die Haut von Rosacea-Patienten unter dem Mikroskop ansieht, erkennt man Ödeme (Schwellungen), erweiterte Blutgefäße und eine Ansammlung weißer Blutkörperchen in den roten Pusteln. Rosacea demonstriert deutlich die enge Verbindung zwischen Emotionen und Haut, denn die Erkrankung verschlimmert sich regelmäßig, wenn Frauen unter starkem emotionalen Stress stehen. Psychologischen Untersuchungen zufolge besteht ein Zusammenhang zwischen Rosacea und einer gestörten Errötungsreaktion. Erröten ist zwar eine normale Reaktion auf Emotionen wie Aufregung, Scham oder Verlegenheit, doch bei Menschen mit Rosacea geht die normale Körperreaktion zu weit, weil die Emotion zu häufig auftritt oder zu lang anhält. Wie Untersuchungen beispielsweise gezeigt haben, sind Menschen, die für diese Störung anfällig sind, häufig Perfektionisten und haben ein großes Bedürfnis, anderen gefällig zu sein. Sie zeigen überdies eine Prädisposition für überstarke Schuld- und Schamgefühle.[14] Kulturell gesehen ist es nicht überraschend, dass mehr Frauen als Männer an Rosacea leiden.

Cheryl: Rosacea und Scham

Cheryl suchte mich zum ersten Mal mit 42 Jahren wegen Unregelmäßigkeiten ihrer Periode auf. Ihre Haut um die Nase und in der Wangenregion zeigte eine hartnäckige Rötung, die von ihrem Dermatologen als Rosacea diagnostiziert worden war. Sie hatte diese Rötung mit verschiedenen Antibiotika behandelt, doch ohne großen Erfolg. Ihr Problem schien sich kurz vor Einsetzen ihrer Periode stets zu verschlimmern, und mit so unregelmäßigen Perioden, die manchmal alle zwei Wochen einsetzten, wusste sie nie, wann ihre Haut gut aussehen und wann sie »aufblühen« würde.

Als ich das nächste Jahr hindurch mit Cheryl arbeitete, stellten wir beide fest, wie präzise ihre Haut auf emotionalen Aufruhr reagierte. Und davon hatte Cheryl genug. In dem Jahr, in dem sich ihre Rosacea erstmals bemerkbar gemacht hatte, steckte sie mitten in einer Affäre mit einem verheirateten Arbeitskollegen – einer Affäre, die in seinem Büro stattfand. Irgendwann stellte sie fest, dass sie nicht die einzige Frau war,

Der Körper-Geist-Ansatz bei Hautproblemen

Trifft meine Beschreibung des psychologischen Profils einer Rosa-cea-Patientin oder einer Frau, die unter Akne in der Lebensmitte lei-det, auf Sie zu? Wenn das der Fall ist, dann versuchen Sie Folgendes, wenn Sie sich das nächste Mal von Emotionen wie Scham, Angst oder Ärger überwältigt fühlen:

1. Holen Sie lang und tief Atem – bis in den Bauch hinein. (Wenn wir starke Gefühle in uns verspüren, hören wir oft auf zu atmen, um sie nicht länger zu fühlen.) Atmen Sie aus und atmen Sie weiterhin tief durch.
2. Schließen Sie Ihre Augen.
3. Finden Sie heraus, wo in Ihrem Körper Sie die Emotion fühlen.
4. Beschreiben Sie, was Sie fühlen. Hat es eine Form, eine Farbe oder einen Klang?
5. Versuchen Sie nicht, Ihr Gefühl zu verändern. Erlauben Sie sich, es in seinem ganzen Ausmaß so zu fühlen, wie es ist.
6. Atmen Sie weiter, und gehen Sie dabei umher – Atmen und Umhergehen wird Ihnen helfen, die Emotion durch Ihren Körper und Ihren Geist hindurchfließen zu lassen.

Dabei werden Sie wahrscheinlich Folgendes bemerken: In dem Au-genblick, in dem Sie Ihre Emotion ganz und bewusst wahrnehmen, verschwindet sie. Sie können diese Technik jedes Mal anwenden, wenn Sie eine schwierige Emotion fühlen. Sie werden feststellen, dass Sie ohne fremde Hilfe damit fertig werden können.

mit der dieser Mann sexuellen Kontakt hatte. Als sie dies entdeckte, fühl-te sie sich tief beschämt. Wie sich herausstellte, war sie von ihrem Vater missbraucht worden, etwas, das sie jahrelang geheim gehalten hatte. Doch Cheryl hatte sehr viel Mut. Sie begann, Gruppen für Inzestopfer zu besuchen, und begann auch eine Einzeltherapie. Gleichzeitig bemühte sie sich, ihre Ernährung und ihre Lebensweise auf allen Ebenen zu ver-bessern. Im Verlauf der nächsten Jahre wurde Cheryl stärker und unab-hängiger. Schließlich fand sie sogar den Mut, sich zu vergeben, dass sie sich überhaupt mit einem derart skrupellosen Mann eingelassen hatte. Als Cheryl die Verbindung zu ihrer inneren Weisheit aufnahm und sich physisch durch gute Ernährung und körperliche Bewegung unterstützte, verschwand ihre Rosacea langsam, aber sicher. Sie erlebt nun nur noch gelegentliche »Rückfälle«, und zwar ausschließlich dann, wenn sie in ihre alten emotionellen Verhaltensmuster von Scham und Bedürftigkeit zurückfällt, Gefühle, die sie inzwischen dank ihrer neuen Fertigkeiten und ihres verbesserten Selbstwertgefühls gut verarbeiten kann.

Behandlungsmöglichkeiten

Zur Standardtherapie bei Rosacea gehören zeitweise Gaben von Antibiotika und äußerlich anzuwendende Steroide, um die Entzündung und die Ansammlung weißer Blutkörperchen in den Papeln zu vermindern. Obwohl diese Behandlung eine gewisse Wirkung zeigt, hilft sie nicht gegen die gerötete Haut. Äußerlich anwendbare Steroide und Antibiotika haben überdies auf lange Sicht Nebenwirkungen wie ein erhöhtes Infektionsrisiko und eine dünnere Haut.

Zu einer konventionellen Behandlung zu einer Verringerung der Rötungsreaktion gehört der Gebrauch von angstlösenden Psychopharmaka wie zum Beispiel Valium. Diese Medikamente können sicherlich Angstgefühle vermindern, doch sind sie höchst Sucht erzeugend.

Der bereits erwähnte Forscher und Dermatologe Dr. Nicolas Perricone hat berichtet, dass Alpha-Liponsäure-Präparate bei Rosacea ebenfalls sehr gute Erfolge bringen. Inzwischen empfehle ich all meinen Patientinnen mit Rosacea Alpha-Liponsäure-haltige Präparate. Ich habe auch schon erlebt, dass Rosacea bei Frauen verschwunden ist, die den Empfehlungen für eine Ernährung, die den Insulinspiegel senkt, gefolgt sind (siehe Siebtes Kapitel).

Haare an den falschen Stellen

Viele Frauen stellen fest, dass in der Lebensmitte am Kinn und auf der Oberlippe zunehmend mehr grobe oder dunkle Haare wachsen. Auch wenn so etwas sehr störend sein kann, ist es doch völlig natürlich und das Resultat des veränderten Androgen-Testosteron-Verhältnisses, das in den Wechseljahren vorherrscht. Androgen vermag feines Haar vom Wollhaartyp (so genanntes Vellushaar) in gröberes Haar (so genanntes Terminalhaar) umzuwandeln. Manchmal kann eine verstärkte Gesichtsbehaarung jedoch auf ein hormonelles Ungleichgewicht hinweisen, wie beim polyzystischen Ovarialsyndrom. Grobes Gesichtshaar ist auch bei Frauen häufig, deren Speiseplan zu viele raffinierte Kohlenhydrate enthält, die das Hormonverhältnis in Richtung Androgene verlagern. In der Regel ist das vermehrte Auftreten von Gesichtshaaren in der Lebensmitte kein Zeichen für ein hormonelles oder ernährungsphysiologisches Problem, sondern ganz einfach das normale Resultat eines proportional höheren Androgenspiegels.

Dieselben androgenen Hormone, die ein Verdicken und Nachdunkeln der Haare auf Ihrer Oberlippe und Ihrem Kinn bewirken, können zu Haarverlusten in anderen Körperregionen, zum Beispiel auf dem Kopf, führen. Androgene Hormone wirken auf die Haarfollikel in der Kopfhaut, weil sie die so genannte Anagen- oder Wachstumsphase der Haare verkürzen. Dadurch nimmt das Haar eine feinere, dünnere Struktur an. Wie Androgen auf das Haar wirkt, hängt jedoch teilweise davon ab, wo das Haar sitzt.

Die Androgenrezeptoren in den Haarfollikeln anderer Körperregionen unterschieden sich in ihrer Anzahl und Empfindlichkeit. Aus diesem Grund kann überschüssiges Androgen Ihr Haar auf dem Kopf ausdünnen, während es das Haar in Ihrem Gesicht vermehrt und verdickt. Natürlich variiert die Androgensensitivität nicht nur in verschiedenen Körperregionen eines Menschen, sondern ist außerdem von Mensch zu Mensch unterschiedlich. Daher kann ein relativ niedriger Androgenspiegel unter Umständen bei einigen Frauen zu vermehrtem Haarwachstum im Gesicht führen, bei anderen hingegen nicht.

Methoden zur Haarentfernung

So normal eine starke Gesichts- oder Körperbehaarung auch sein mag, vielleicht möchten Sie etwas dagegen tun. Im Allgemeinen empfehle ich Auszupfen, die Entfernung mit Wachs oder Rasieren nicht, weil derartige Prozeduren im Lauf der Zeit die Haarfollikel schädigen können, was eine dauerhafte Haarentfernung schwieriger macht, wenn Sie sich später dafür entscheiden sollten.

Als kosmetische Zwischenlösung ist es am besten, die unerwünschten Haare so nah wie möglich an der Haut abzuschneiden oder sie zu bleichen. Wenn Sie sich für eine permanente Haarentfernung entscheiden, denken Sie daran, dass feines, nicht androgenisiertes Haar (das Wollhaar, das sich überall an Ihrem Körper findet) zu jedem Zeitpunkt in oder nach den Wechseljahren Androgen-empfindlich werden kann. Daher kann es passieren, dass Ihnen, obwohl Sie die vorhandenen groben Haare haben entfernen lassen, regelmäßig neue derartige Haare wachsen, besonders in Stresszeiten, wenn die Konzentration an androgenen Hormonen steigt. In manchen Fällen wird das Haarwachstum auch von den Hormonen, die Sie nehmen, durch Ihre Ernährung oder Ihr Stressniveau angeregt.

Elektrolyse: Elektrolyse ist ein dermatologisches Verfahren, das von einer ausgebildeten Fachkraft, zum Beispiel einer Kosmetikerin, durchgeführt wird. Dabei wird elektrischer Strom mittels einer sorgfältig platzierten Nadel in die Haarfollikel geleitet. Um ein Haarfollikel wirklich zu zerstören und ein erneutes Haarwachstum zu verhindern, sind unter Umständen mehrere Behandlungen nötig. Eine Elektrolyse ist unangenehm, daher sollten Sie Ihren Arzt vielleicht bitten, Ihnen ein örtliches Betäubungsmittel (Lokalanästhetikum), wie Lidocain oder Prilocain, zu verschreiben, das eine Stunde vor der Behandlung auf die Haut aufgebracht werden muss. Mit der Zeit – in der Regel innerhalb einiger Wochen oder Monate – führen regelmäßige Elektrolysebehandlungen zu einer signifikanten Verringerung dunkler Haare. Aber Sie müssen die Behandlung unter Umständen Monat um Monat fortsetzen, wenn neues Vellushaar in Terminalhaar umgewandelt wird. Vergewissern Sie sich, dass Ihre Kosmetikerin, die die Elektrolyse durchführt, gut ausgebildet und erfahren ist.

Haarentfernung via Laser: Die Lasertechnologie zur Haarentfernung wird ständig weiter verbessert und kann sehr effektiv sein. Wie die Elektrolyse ist sie schmerzhaft, daher wird vor der Behandlung ein örtliches Betäubungsmittel eingesetzt. Vergewissern Sie sich, dass der Arzt/die Ärztin, zu dem/der Sie gehen, in der Lasertechnologie auf dem neuesten Stand ist, denn dabei handelt es sich um ein Gebiet, das sich rasch weiterentwickelt.

Verschreibungspflichtige Medikamente: Mit den auf Seite 373 f. besprochenen Medikamenten für die Behandlung von Haarausfall auf dem Kopf lässt sich ironischerweise unter Umständen auch Haarwachstum im Gesicht behandeln, weil beides häufig aus den hormonellen Verschiebungen resultiert, die in den Wechseljahren auftreten. Spironolacton ist ein besonders wirksames Antiandrogen, das manchmal bei lokaler Anwendung gute Resultate erbringt.

Alopecia androgenica: Haarausfall in mittleren Jahren aufgrund eines hormonellen Ungleichgewichts

Zwar erleiden einige Frauen in den Wechseljahren aufgrund hormoneller Verschiebungen Haarausfall, doch für die meisten trifft das nicht zu. Zu behaupten, ein signifikanter Haarausfall sei in den Wechseljahren normal, ist so, als würde man behaupten, Demenz sei ein normaler Teil des Alterungsprozesses. Nichtsdestotrotz ist Haarausfall in den Wechseljahren ein Problem, das das Selbstvertrauen und das Selbstwertgefühl untergräbt und es schwierig macht, ein gesellschaftliches Ereignis unbeschwert zu genießen.

Alopecia androgenica, die zu der so genannten Kahlköpfigkeit von männlichem Typ führt, ist bei Frauen in den Wechseljahren der weitaus häufigste Grund für gelichtetes Haar und Haarverlust. In der Regel wird das Haar feiner und dünner und kann schließlich zurückweichen, auch wenn bei Frauen die Stirnhaarlinie in der Regel erhalten bleibt. Bis zu 13 Prozent aller Frauen in der Wechseljahren und 37 Prozent aller Frauen nach der Menopause leiden mehr oder minder stark unter hormonell bedingtem Haarverlust.

Vor kurzem erhielt ich von Evelyn, einer meiner Rundbriefabonnentinnen, folgenden anschaulichen Brief:

Ich schreibe Ihnen, weil ich einiges über eine Substitution mit natürlichen Hormonen klären möchte. Ich hatte letzten Juli im Alter von 44 Jahren eine vollständige Hysterektomie aufgrund von Myomen. Mein Arzt verschrieb mir daraufhin Premarin, und ich hatte keine Probleme, die mir bewusst gewesen wären. Ich hatte jedoch viele Bücher über eine natürliche Hormonsubstitution gelesen und entschied mich dafür, es mit Dr. Hargroves Rezeptur zu versuchen, die mir mein Arzt auch verschrieb. Um Hitzewallungen zu kontrollieren, habe ich vier Tropfen der Hormonlotion genommen. Nach einer Weile wurde meine Haut fettig; inzwischen habe ich Probleme mit Akne. Und was mich am meisten beunruhigt, ist die Tatsache, dass mein Haar rasch immer dünner wird.
Ich habe einen Bluttest auf Hormone und Schilddrüse machen lassen – alles im Normalbereich. Der Speicheltest (siehe Fußnote Seite 124) zeigte, dass meine Hormonspiegel höher als bei jungen, gesunden Frauen waren. Jetzt habe ich die Dosis reduziert, um zu sehen, ob das irgendeinen Effekt auf mein Haar hat. Soviel ich weiß, kann zu viel Östrogen zu Haarausfall führen. Mein Arzt rät mir, zu den pharmazeutischen Alternativen zurückzukehren, die er nach eigenem Bekunden seit mehr als 20 Jahren erfolgreich einsetzt. Im Moment bin ich sehr verwirrt und würde fast alles tun, damit mein Haar nicht weiter ausfällt. Bitte helfen Sie mir, mit diesem Problem fertig zu werden!

Klar ist, dass Evelyn Östrogen in Androgen umwandelt, und die Androgene wirken auf ihre Haarfollikel. Darum wird ihre Haut fettig, sie bekommt Akne, und ihr Haar dünnt aus.

Obwohl eine äußerliche Hormonsubstitution bei vielen Frauen gut funktioniert, gelangen Hormone, die auf die Haut gegeben werden, direkt in den Blutstrom und können daher mit geringeren Dosierungen höhere Hormonspiegel erreichen, als das bei oral eingenommenen Hormonen der Fall ist. Ich riet Evelyn, entweder auf ein orales Östrogen/

Progesteron-Präparat umzusteigen oder die Dosis ihres lokal applizierten Hormonpräparats deutlich zu reduzieren. Aus bisher noch nicht völlig geklärten Gründen kommen einige Frauen mit oralen Hormongaben einfach besser zurecht. Ich schlug Evelyn zudem vor, auf eine Ernährung zu achten, die den Insulinspiegel im Blut senkt, sodass ein Insulinüberschuss, der aus dem Konsum raffinierter Kohlenhydrate resultiert, ihren Körper nicht zu einer höheren Androgenproduktion antreibt. Sie könnte außerdem ein hoch dosiertes Nahrungsergänzungsmittel auf Sojabasis verwenden, um ihre Hitzewallungen zu vermindern und ihre Knochen gesund zu halten. Dank dieser Zufuhr an Phytohormonen kann sie möglicherweise auch ihre Östrogendosis verringern, sodass ihrem Körper weniger Östrogen zur Verfügung steht, das in Androgen umgewandelt werden könnte.

Wenn Ihre Haarfollikeln wie Evelyns besonders empfindlich auf Androgen reagieren, kann jede Hormonsubstitution, die zu viel Androgen für Ihren Körper enthält, zu Haarausfall führen. Das Problem verschwindet, sobald Sie das Medikament absetzen. Der größte Teil von hormonell bedingtem Haarausfall resultiert jedoch nicht aus einer Hormonsubstitution, sondern aus einem Ungleichgewicht der körpereigenen Hormonproduktion.

Ein von Androgenen mitbedingter Haarausfall ist ein Warnsignal. Es ist ein Symptom, das häufig eine viel tiefer gehende hormonelle Unausgewogenheit signalisiert, die viele Frauen in mehr oder minder starkem Maße betrifft. Wie bereits erwähnt, erleben bis zu 37 Prozent aller Frauen nach der Menopause aufgrund der erhöhten Androgenproduktion eine gewisse Ausdünnung ihrer Haare, doch 10 bis 15 von ihnen zeigen ein voll ausgeprägtes Syndrom, das aus einem Androgenüberschuss resultiert und durch Gesichtsakne, Kahlköpfigkeit vom männlichen Typ, Fettansammlung im Bauchbereich (Apfeltyp), Insulinresistenz, verstärkte Gesichtsbehaarung und negative Veränderung des Lipidprofils gekennzeichnet ist.

Dieses Syndrom, das Überschneidungen mit dem im Siebten Kapitel beschriebenen Syndrom X aufweist, ist mit dem polycystischen Ovarialsyndrom, Nebennierenüberfunktion, genetischen Faktoren, Übergewicht oder unbekannten Ursachen verknüpft.

Weil all diese Faktoren die Bühne für früh einsetzende Herz-Kreislauf-Erkrankungen und Diabetes bereiten, muss Ihr hormonell bedingter Haarausfall als nur ein Aspekt eines viel umfassenderen systemischen Ungleichgewichts angesehen werden, zu dessen Linderung Sie eine Menge tun können.

Wie Sie Ihre Haare wiederbekommen – und gleichzeitig Ihre Gesundheit verbessern

Lassen Sie zunächst von Ihrem Arzt untersuchen, ob es einen systemischen (den ganzen Organismus betreffenden) Grund für Ihren Haarausfall gibt. Eine Diagnose des Typs von Haarausfall, an dem Sie leiden, hilft zu klären, welche Optionen am ehesten funktionieren werden. Vergewissern Sie sich, dass Ihre Hormonkonzentrationen im Normbereich liegen. Obwohl die allermeisten Frauen mit Haarausfall einen normalen Androgenspiegel aufweisen, ist es wichtig, seltene, gelegentlich auftretende Anomalien auszuschließen und auch daran zu denken, dass normalerweise nicht der absolute Androgenspiegel im Körper das Problem ist, sondern die erhöhte Empfindlichkeit, mit der Ihre Haarfollikel auf Androgen reagieren. Lassen Sie Ihren Arzt Schilddrüse, DHEA, freies Testosteron und den Androstendionspiegel kontrollieren. Wenn Sie in das Bild einer Frau mit einem voll ausgeprägten Androgenüberschuss-Syndrom passen, dann lassen Sie zusätzlich Blutfettwerte, Blutdruck und Blutzucker kontrollieren.

Selbst wenn Ihre Hormonkonzentrationen sämtlich im Normbereich liegen, sollten Sie Folgendes beachten:

● **Folgen Sie den Ernährungsrichtlinien** zur Ausbalancierung Ihrer Hormone im Siebten Kapitel.

● **Verlieren Sie überschüssiges Körperfett.** Wenn Ihr Prozentsatz an Körperfett über 30 Prozent liegt (gemessen in einer Arztpraxis oder einem Fitnesscenter), ist das überschüssige Fett eine Androgenfabrik und kann Ihren Insulinspiegel, Ihren Blutdruck und Ihre Blutfette in ungesunde Bereiche treiben. Übergewicht, verursacht durch eine sitzende Lebensweise und eine Ernährung, die zu reich an raffinierten Kohlenhydraten und gehärteten Fetten ist, ist wahrscheinlich das Schlüsselproblem zur Bekämpfung des von Androgen mitbedingten Haarverlustes sowie der Gesundheitsprobleme, die oft damit einhergehen.

● **Nehmen Sie zur Nahrungsergänzung ein gutes Vitamin- und Mineralstoffpräparat** (siehe Siebtes Kapitel), damit Ihr nachwachsendes Haar füllig wird.

● **Versuchen Sie chinesische Heilpflanzen.** Shou Wu Pian ist ein chinesisches Heilpflanzenpräparat, das oft sehr gut wirkt, wenn es darum geht, ein gesundes Haarwachstum wiederherzustellen. Meine Akupunkteurin hat es jahrelang benutzt, und ich habe wunderbare Resultate gesehen, darunter auch eine Verringerung der grauen Haare.

Die Oberfläche behandeln – Minoxidil und Tretioninspray
Minoxidil ist gegenwärtig in den Vereinigten Staaten das einzige Medikament, das von der FDA wegen seiner positiven Wirkung auf das Haarwachstum zugelassen worden ist. Es ist ein wirksames Medikament gegen Bluthochdruck, das, wenn es oral eingenommen wird, den Blutdruck senkt, indem es die Blutgefäße erweitert. Zufällig wurde entdeckt, dass es auch das Haarwachstum fördert. Obwohl noch ungeklärt ist, wie es den Haarwuchs bei lokaler Anwendung anregt, steigert es möglicherweise die Größe der Haarfollikel, verlängert die Wachstumsphase eines Haarfollikels, fördert die Durchblutung der Haut oder verstärkt die DNA-Synthese. Nebenwirkungen sind äußerst selten, dazu gehören jedoch unter Umständen Hautreizung und eine kurzfristige Erhöhung der Herzschlagrate. In einer Untersuchung erhöhte eine zweiprozentige Minoxidil-Lösung bei einer Anwendungsdauer von 40 Wochen das Gesamtgewicht der Haare um mehr als 40 Prozent.[15] Als die Forscher eine zweiprozentige Minoxidil-Lösung mit 0,025 Prozent Tretonin (Retin-A) kombinierten und diese Mischung viermal pro Tag als Kopfhautspray anwendeten, zeigten 90 Prozent aller Frauen, die an der Studie teilnahmen, nach sechsmonatiger Anwendung eine sichtbare und kosmetisch signifikante Verbesserung ihrer Haarqualität.[16]

Verschreibungspflichtige Medikamente gegen einen hormonell bedingten Haarausfall
Die Medikamente, die Ärzte verschreiben, um ein systemisches Hormonungleichgewicht wiederherzustellen, zeigen bei einigen Frauen mit hormonell bedingtem Haarausfall gute Erfolge, wenn auch nicht bei allen. Doch allzu oft wirken sie nur gegen die Symptome, ohne die eigentliche Ursache anzugehen – zu viel Körperfett, ungesunde Ernährung, sitzende Lebensweise und so weiter – oder Ihnen helfen zu lernen, wie Sie sich selbst heilen können, indem Sie Ihre körpereigene innere Weisheit nutzen. Wenn Sie eines der folgenden Medikamente verwenden, ergänzen Sie es durch geeignete Ernährung und Veränderungen Ihrer Lebensweise.

Antibabypillen mit Ethinylestradiol, 30 bis 40 μg, für 20 Tage im Zyklus: Antibabypillen können manchmal androgenbedingte Haarverluste stoppen, und zwar aus demselben Grund, aus dem sie bei Akne helfen – sie reduzieren die Empfindlichkeit des Körpers gegenüber den Effekten, die Androgen auf die Haarfollikel und auf die assoziierten Talgdrüsen hat.

Dexamethason, 0,125 bis 0,375 mg vor dem Zubettgehen. Dexamethason ist ein wirksames Steroid, das die Produktion von Androgenen unterdrückt und damit die Haardichte auf dem Kopf erhöht. Es wirkt auch gegen die Akne, welche bei vielen Frauen mit dem männlichen Muster des Haarverlustes einhergeht. Leider zeigt es all die potenziellen Nebenwirkungen von zu viel Kortisol, wie Erhöhung des Insulinspiegels, Verdünnung der Haut, Rückgang der Knochendichte und erhöhte Infektionsanfälligkeit.

Spironolacton ist ein Antiandrogen, das oral eingenommen oder lokal appliziert werden kann. Oral eingenommen, senkt es die Gesamtmenge an freiem Testosteron. Äußerlich angewandt, reduziert es die Menge an Androgen, die direkt auf die Haarfollikel wirkt.

Bei einigen Frauen kann eine individuell angepasste Hormonverschreibung, wie im Fünften Kapitel und oben für die Haut beschrieben, dazu beitragen, die Hormonkonzentrationen auszugleichen und einen Androgenüberschuss zu mildern.

Machen Sie das Beste aus dem Haar, das Sie haben

Auch während Sie sich von innen nach außen – oder von außen nach innen – arbeiten, möchten Sie so gut wie möglich aussehen. Machen Sie daher das Beste aus dem, was Sie haben – und stärken Sie es.

Konsultieren Sie einen Friseur, der auf Haarteile, Haarverlängerung, Haarverdichtung und Dauerwellen spezialisiert ist. Sie könnten sich vielleicht sogar bei einem Dermatologen oder einem plastischen Chirurgen über Haartransplantationen für Frauen informieren.[17]

Hier sind noch einige weitere Tipps, um Ihre Haare möglichst vorteilhaft zur Geltung zu bringen:

- Benutzen Sie ein mildes Shampoo, und waschen Sie Ihre Haare nicht öfter als jeden zweiten Tag.
- Bürsten Sie Ihr Haar nicht, wenn es nass ist – das dehnt die Haarsträhnen.
- Toupieren Sie Ihre Haare nicht – davon können sie brechen.
- Chlor schädigt das Haar. Duschen Sie mit reinem Wasser. Wenn Ihr Wasser chloriert ist, benutzen Sie einen Duschfilter, der das Chlor zurückhält.
- Bitten Sie Ihren Friseur, Ihnen Markenprodukte für feines Haar zu empfehlen, die Ihrem Haar zusätzliche Fülle verleihen.

Wenn gute Hautpflege nicht genug ist:
Kosmetische Eingriffe

Manchmal lassen sich die Ergebnisse, die Sie sich wünschen, mit gesunder Ernährung und guter Hautpflege allein nicht erreichen. Falls irgendetwas in Ihrem Gesicht Sie jedes Mal stört, wenn Sie in den Spiegel schauen, und dieses »Etwas« korrigierbar ist, ist es vielleicht an der Zeit zu überlegen, ob Sie nicht um Hilfe nachsuchen sollten. Ob Sie Ihr Lächeln mit Hilfe kosmetischer Zahnregulierung verschönern oder die Tränensäcke unter Ihren Augen loswerden wollen, die Sie immer müde aussehen lassen, selbst wenn Sie es gar nicht sind, es besteht kein Zweifel, dass die Korrektur eines äußeren Merkmals, das Sie schon immer gestört hat, Ihre Lebensqualität verbessern kann. Deshalb lassen sich so viele Frauen in der Lebensmitte zum Beispiel Zahnspangen anpassen, um ein schöneres Gebiss zu bekommen, das sich auf anderem Wege einfach nicht erzielen lässt. Die kosmetische Chirurgie in all ihren Spielarten nimmt gegenwärtig aufgrund der steigenden Nachfrage und der eindrucksvollen technischen Fortschritte einen rasanten Aufschwung.

Es scheint fast unmöglich, in dieser Kultur durch den normalen Prozess der Gesichtsalterung zu gehen, ohne sich zu wünschen, bei gewissen Gesichtspartien, insbesondere Augenlider und Kinnlinie, irgendetwas zu unternehmen. Wenn Sie eine der Glücklichen sind, die sich von hängenden Augenlidern oder Hängebacken überhaupt nicht stören lassen, dann ist das wunderbar. Wenn Sie jedoch ein Facelifting, eine Augenlidkorrektur, eine Hautschälung, Fettabsaugung, Laserchirurgie oder ein anderes chirurgisches Aufpolieren Ihres Äußeren wünschen, das Ihr Aussehen verbessert, dann ist das ebenfalls völlig akzeptabel. Im Lauf der Jahre habe ich vielen Patientinnen unterschiedliche plastisch-chirurgische oder dermatologische Eingriffe empfohlen. Fast alle waren von den Ergebnissen begeistert – auch wenn in Maine niemand über so etwas spricht.

Als ich noch bei *Women to Women* tätig war, nahm ich sogar an einem Lehrgang für tiefe Gesichtshautschälungen teil. Wir führten die Behandlung in der Praxis durch und pflegten die Frauen dann noch vier Tage lang in einem Privathaushalt. Mich erinnerte dies stets an eine Art »Kokon«-Erfahrung, bei der die frisch behandelten und verletzlichen Frauen warm, sicher und geborgen gehalten wurden, während sie ihre alte Haut abstreiften und sich darauf vorbereiteten, der Welt mit einem neuen Antlitz gegenüberzutreten. Ich muss zugeben, dass die Ergebnisse für die Frauen (und einen Mann), die sich dieser Prozedur unterzogen, spektakulär waren. Es war stets faszinierend, am letzten Tag der »Enthüllung« beizuwohnen, wenn wir unseren Patientinnen halfen, ihre Pudermaske zu entfernen und Make-up aufzulegen, um ihre neue, aber noch sehr rote Haut abzudecken. Das galt besonders für Frauen mit einer schwierigen und leidvollen Lebensgeschichte, in deren Gesicht Empfindungen wie Wut oder Niedergeschlagenheit tiefe Spuren hinterlassen hatten – Gefühle, die sie inzwischen verarbeitet hatten. Buchstäblich alle Frauen, die ich behandelt habe, hatten eine Menge innerer Arbeit geleistet. Nun wünschten sie sich einfach, ihr Äußeres ihrem gewandelten Inneren anzupassen.

Eine meiner Patientinnen ließ sich mit 41 Jahren, etwa ein Jahr nach einer Mastektomie, ihre Tränensäcke operativ korrigieren. Nach der Operation sah sie strahlender und frischer aus als seit Jahren. Ihr neues Aussehen half ihrer Psyche und vielleicht auch ihrem Immunsystem.

Wenn Sie sich dafür entscheiden, einen plastischen Chirurgen zu konsultieren, oder wenn Sie bereits einen Operationstermin haben, empfehle ich Ihnen Folgendes:

- Vergewissern Sie sich, dass Sie sich einem kosmetischen Eingriff unterziehen, weil Sie es wünschen. Tun Sie es nicht Ihrem Mann, Ihrem Freund oder Ihrer Mutter zuliebe. Im Lauf der Jahre habe ich gesehen, dass die Ergebnisse eines operativen Eingriffs stets viel besser sind, wenn unsere Motivation für den Eingriff klar ist.
- Wählen Sie den richtigen Arzt. Wenn es um kosmetische Chirurgie geht, besonders um Lasertechnik, gibt es ein breites Überlappungsfeld zwischen Dermatologie und plastischer Chirurgie. Beispielsweise führen Laser-Hautschälungen in der Augenlidregion (die in der Regel in der ärztlichen Praxis durchgeführt werden) zu einem Ergebnis, das oft ebenso gut ist wie ein Facelifting mit einem chirurgischen Skalpell. Halten Sie nach einem ausgebildeten plastischen Chirurgen Ausschau oder im Fall der Laserchirurgie nach einem Dermatologen bzw. Arzt, der sich mit Lasertechnologie sehr gut auskennt.
- Wählen Sie Ihren Arzt nicht nach dem Preis aus. Alle chirurgischen und lasergesteuerten Verfahren beinhalten ein gewisses Risiko. Dieses Risiko steigt, wenn Ärzte aus Kostengründen bei Sorgfalt und Sicherheit sparen.
- Lassen Sie sich von einem Arzt oder einer Ärztin behandeln, bei dem oder der Sie sich rundum wohl fühlen. (Dasselbe Kriterium gilt für jeden, der auf irgendeine Weise an Ihrem Körper arbeitet – einschließlich eines Zahnarztes.) Fragen Sie sich: »Besitzt dieser Mensch

die Art von klinisch objektiver, heilender Berührung, die es mir erlauben, mich wohl zu fühlen, selbst wenn ich in meiner Unterwäsche dastehe, während er oder sie meinen Körper betrachtet und zur Vorbereitung auf den Eingriff Aufnahmen macht?« Ein guter Arzt wird dafür sorgen, dass Sie sich selbst in einer derartigen Situation entspannt und wohl fühlen. Wenn Sie aus irgendeinem Grund ein schlechtes Gefühl haben, gehen Sie woanders hin. Etwas Derartiges hat eine meiner Freundinnen erlebt, die einen plastischen Chirurgen aufsuchte, um ihre Nase und ihre verkrümmte Nasenscheidewand korrigieren zu lassen. (Sie hatte in ihrer Kindheit eine Nasenbeinfraktur erlitten.) Der Chirurg starrte ständig auf ihre Brüste, die relativ klein waren, während sie weiterhin versuchte, seine Aufmerksamkeit wieder auf ihre Nase zu lenken. Sie verspürte keinen Wunsch nach Brustimplantaten. Obwohl dieser Mann die richtigen Zeugnisse und Referenzen besaß, seine Ausbildung an den besten Universitäten in den Vereinigten Staaten absolviert hatte und technisch überaus kompetent ist, hatte er auch das, was ich inzwischen den »Skandalgeschichten-Faktor« nenne. Seine Haltung stieß sie ab. Daher suchte sie sich einen anderen Chirurgen. Ihr mulmiges Gefühl bestätigte sich, als sie später via Buschtrommel erfuhr, dass er seiner Frau, ebenfalls Ärztin, von einigen seiner chirurgischen Eingriffe erzählt hatte – und an wem er sie durchgeführt hatte. Diese Informationen sprachen sich in der Gemeinde herum wie ein Lauffeuer. Ein derartiger Vertrauensbruch ist völlig unakzeptabel, doch so etwas kommt vor. Sie können solche Situationen vermeiden, wenn Sie Ihrem Bauch ebenso vertrauen wie den Referenzen eines Arztes.

● Behalten Sie Ihre Entscheidung für einen chirurgischen Eingriff möglichst für sich. Je nachdem, wo Sie leben, wären Sie überrascht, wie viele verschiedene Meinungen Ihre Freundinnen in Bezug auf kosmetische Chirurgie haben können. Einige Ihrer Freundinnen werden Sie beispielsweise für spirituell nicht besonders weit entwickelt halten, wenn Sie den Wunsch haben, die Tränensäcke unter Ihren Augen zu entfernen. Ersparen Sie sich das!

● Wenn irgend möglich, lassen Sie den Eingriff in einer anderen Stadt durchführen, und bleiben Sie ein paar Tage von zu Hause fort. Zu viele meiner Patientinnen haben erlebt, wie unangenehm es ist, nach einem plastisch-chirurgischen Eingriff mit einem geschwollenen, verfärbten Gesicht zu Hause zu hocken, wie eine verprügelte Frau auszusehen und dann dem Installateur, dem Postboten oder jedem, der gerade vorbeikommt, die Tür öffnen zu müssen.

- Geben Sie sich genug Zeit. Die Erholungsphase von einen operativen Eingriff an Augenlidern oder Gesicht dauert in der Regel mindestens zwei Wochen, bis Sie wieder präsentabel aussehen. Nutzen Sie diese Zeit daher zum Lesen, oder nehmen Sie eine sehr verdiente Auszeit von Ihrer täglichen Routine. Das wird Ihren Heilungsprozess beschleunigen und Ihrem Inneren ebenso helfen wie Ihrem Äußeren.
- Treffen Sie Vorkehrungen, mindestens die ersten drei Tage nach der Operation versorgt zu werden. Auch wenn Sie sich vielleicht ganz fit fühlen, sind Sie in dieser Zeit höchstwahrscheinlich erschöpfter und verletzlicher als sonst, vielleicht auch etwas weinerlich. Gestatten Sie sich den Spielraum, den Sie verdienen.
- Nehmen Sie zwei Wochen vor und nach dem Eingriff täglich mindestens 2 g Vitamin C, um den Kollagenaufbau in Ihrer Haut zu fördern. Sie können auch eine Hautcreme mit Vitamin-C-Ester benutzen, um die Heilung zu beschleunigen.
- Seien Sie realistisch. Eine kosmetische Operation wird Ihr Leben nicht verändern, trotz allem, was man Ihnen gerne einreden würde. Wenn Sie äußerlich wunderschön sind, innerlich aber hässlich, deprimiert oder unglücklich, wird Ihre Anziehungskraft innerhalb von 30 Sekunden nach Betreten des Raumes zu verblassen beginnen. Sicherlich haben Sie alle schon einmal die Erfahrung gemacht, auf Menschen zu treffen, die rasch an Attraktivität gewinnen, sobald man ihren Humor und ihre Lebensfreude kennen und schätzen lernt.

Krampfadern (Varizen)

Höchstwahrscheinlich mögen Sie den Anblick von hervortretenden blauen Krampfadern nicht und würden alles tun, was in Ihrer Macht steht, um ihnen vorzubeugen oder, wenn Sie bereits ein paar Krampfadern haben, ihre Zahl möglichst gering zu halten. Das Aussehen ist im Zusammenhang mit Krampfadern jedoch nicht das einzige Problem. Starke Krampfadern gehen oft mit einem schmerzhaften Schweregefühl der Beine einher, besonders am Abend eines langen Tages. Zum Glück gibt es eine ganze Reihe von Strategien, die Ihnen helfen, Krampfadern vorzubeugen oder, wenn Sie bereits Krampfadern haben, zu verhindern, dass diese schlimmer werden.

Als *Krampfadern* (Varizen) bezeichnet man in der Medizin Venen, die unregelmäßig schlauchförmig erweitert und geschlängelt sind und direkt unter der Haut verlaufen; bei einem Krampfaderleiden spricht man von einer Varikose. Häufig arbeiten die Klappen, die in gesunden

Venen den Rückfluss des Blutes verhindern, in solchen variösen Venen nicht mehr so, wie sie sollten. Wenn eine oberflächennahe Vene gedehnt wird, sie ihre Elastizität verliert und sich die Klappen nicht mehr richtig schließen, fließt Blut zurück und sammelt sich in der betroffenen Vene an, die sich dann unter der Haut zu einer blauen Gewebsmasse vergrößert. Krampfadern können groß sein und wie ein blauer Wurm aussehen oder sehr klein und purpurviolett gefärbt sein. Diese kleinen »Besenreiser-Varizen« sind oft fächerförmig und treten meist in der Oberschenkelregion auf. Krampfadern, ob große oder kleine, sind stets das Ergebnis einer schlechten Durchblutung.

Ernährung und Krampfadern

Die grundlegende Ursache von Krampfadern ist eindeutig eine Ernährung, die zu viel raffinierte Kohlenhydrate und zu wenig Ballaststoffe enthält – dieselbe Ernährungsart, die auch bei Herzkrankheiten, Brustkrebs und bei schlechter Haut eine bedeutende Rolle spielt. Eine derartige Ernährung führt in häufigen Fällen zu subtilen Ernährungsdefiziten, Übergewicht und Verstopfung, die alle den intraabdominalen Druck (das heißt den Druck im Bauchraum) erhöhen. Das führt im Lauf der Jahre zu einem zu großen Druck auf die Venen in Ihren Beinen.[18] Chronischer Husten hat denselben Effekt – ebenso überschüssiges Fettgewebe im Bauchbereich.

Krampfadern sind im ländlichen Afrika, wo die Ernährung in der Regel ballaststoffreich und sehr arm an raffinierten Lebensmitteln ist, praktisch unbekannt. Doch dank unserer so ganz anderen Ernährung gehen so gut wie alle Menschen in den westlichen Industrienationen ein erhöhtes Risiko ein, zumindest ein paar erweiterte Venen in den Beinen zu entwickeln.

Krampfadern können sich darüber hinaus auch durch die hormonellen Veränderungen verschlimmern, die wir Frauen im Verlauf von drei spezifischen Lebensphasen durchmachen: beim Einsetzen unserer Menstruation, in der Schwangerschaft und zu Beginn der Wechseljahre. Das sind die Phasen, in denen wir am empfindlichsten auf die subtilen Veränderungen unserer Durchblutung reagieren, die uns einem erhöhten Risiko aussetzen, unsere Venenwände zu schädigen. Aufgrund dieser hormonellen Veränderungen können sich Krampfadern bereits im Alter von 20 Jahren bemerkbar machen. Bei Männern entwickeln sich Krampfadern hingegen bis zum Alter von 70 Jahren gleichmäßig das ganze Leben hindurch und stehen offenbar nicht im Zusammenhang mit der hormonellen Situation.

Ein Programm zur Vorbeugung oder Behandlung von Krampfadern

● **Geben Sie Ihren Beinen die Unterstützung, die sie brauchen.** Wenn Sie bereits Krampfadern haben oder wenn Krampfadern in Ihrer Familie häufig vorkommen, dann tragen Sie Kompressions- oder auch Stützstrümpfe, wenn Sie wissen, dass Sie lange Zeit auf den Beinen sein werden. Legen Sie Ihre Beine so oft wie möglich hoch. In meiner Familie sind Krampfadern sehr häufig; daher trug ich als angehende Ärztin stets Kompressionsstrümpfe, wenn ich nachts Rufbereitschaft hatte. Diese Strümpfe anzuziehen gab mir eigentlich stets neuen Schwung. Obwohl ich damals erst in meinen Zwanzigern war, stellte ich fest, dass meine Beine schmerzten und meine Knöchel anschwollen, wenn ich die ganze Nacht über auf den Beinen war und diese Strümpfe nicht trug. Meiden Sie die knie- bzw. oberschenkelhohen Standardstrümpfe, wenn Sie Krampfadern haben, weil deren elastisches Halteband die Venendurchblutung behindert und auch die Blutansammlung in den Venen verstärkt, die ja an erster Stelle zu dem Problem geführt hat.

● **Wenn Sie Östrogen nehmen, vergewissern Sie sich, dass die Dosis stimmt.** Eine niedrig dosierte Hormonersatztherapie führt offenbar nicht zu Krampfadern, doch gelegentlich wird die eine oder andere Frau feststellen, dass ihre Beine schmerzen und häufiger anschwellen, wenn sie zusätzliches Östrogen nimmt; bereits vorhandene Krampfadern können sich unter Umständen verschlimmern. Sollten Sie feststellen, dass sich Ihre Venenprobleme bei einer Östrogensubstitution verschlimmern, überlegen Sie, ob Sie Ihre Hormondosis nicht senken sollten.

● **Vermeiden Sie Verstopfung,** indem Sie sich ballaststoffreich ernähren, viel Wasser trinken und sehr wenig raffinierte Kohlenhydrate zu sich nehmen.

● **Halten Sie Ihren Kreislauf in Schwung:** Bei körperlicher Bewegung wie Gehen, Radfahren, Laufen und Schwimmen nutzt Ihr Kreislauf die mechanische Wirkung Ihrer Muskulatur, um das Blut aus den Venen zurück zum Herzen zu transportieren. Ich habe viele Frauen gesehen, die ihre Krampfadern kuriert und das Aussehen ihrer Beine durch regelmäßige Bewegung verbessert haben.

● **Versorgen und schützen Sie die Auskleidung Ihrer Venen.** Heidelbeeren (Vaccinium myrtillis) enthalten Flavonoidverbindungen, so genannte Anthocyanidine, die starke Antioxidanzien sind, die Mikrozirkulation verbessern und die Auskleidung der Venen schützen. Dieselben Substanzen erhöhen auch den Blutspiegel eines Hormons namens Prostacyclin (ein Eikosanoid), das eine Zusammenballung von Blutplättchen verhindert, sodass das Blut glatter und gleichmäßiger durch die Gefäße strömt. Diese Pflanze ist erfolgreich zur Vorbeugung bzw. Behandlung von Krampfadern in der Schwangerschaft eingesetzt worden.[19] Die übliche Dosis beträgt für eine allgemeine Krampfadervorbeugung 160 mg pro Tag und bis zu 480 mg pro Tag zur Behandlung bereits existierender Krampfadern. Die Flavonoidverbindungen in Beeren, vor allem auch in Brombeeren und Himbeeren, tragen ebenfalls viel dazu bei, das Venengewebe gesund zu erhalten.

● **Halten Sie Ihre Venenwände glatt und geschmeidig.** Wie Untersuchungen gezeigt haben, ist bei Menschen mit Krampfadern die Fähigkeit vermindert, das Fibrin in ihren Venenwänden abzubauen. Fibrin ist ein Protein im Blut, das bei der Blutgerinnung eine wichtige Rolle spielt. Wenn es nicht richtig von einem Enzym namens Plasminogenaktivator metabolisiert wird, lagert es sich an der Innenseite der Vene ab, was dazu führt, dass die Vene und die umliegende Haut hart und knotig werden. Normalerweise enthalten die Venenwände genug Plasminogenaktivator, um zu verhindern, dass sich dort Fibrin ansammelt. Doch wenn Venen varikös werden, nimmt die Konzentration an Plasminogenaktivator ab.[20] Daher müssen Sie Ihren eigenen Aktivator von außen zuführen.

Wie Untersuchungen gezeigt haben, baut eine Verbindung namens Bromelin, die man in Ananas findet, Fibrin ähnlich ab wie das Enzym Plasminogenaktivator.[21] Man kann Bromelin in Form eines Nahrungsergänzungsmittels einnehmen, um bereits bestehende Krampfaderprobleme zu lindern oder – in geringerer Dosierung – um ihnen vorzubeugen.

Die übliche Dosis von Bromelin beträgt 125 bis 450 mg dreimal pro Tag auf leeren Magen. Verwenden Sie bitte für eine allgemeine Vorbeugung die allerkleinste Menge, und größere Mengen nur, um bereits vorhandene Krampfadern zu behandeln. Sie können darüber hinaus Ihrem Körper auch dadurch Bromelin zuführen, dass Sie Ananas verzehren.

● **Nehmen Sie genügend Vitamin E zu sich.** Vitamin-E-Mangel ist mit einer Verschlimmerung von Krampfadern in Zusammenhang gebracht worden. Eine ausreichende Dosis sind 100 bis 400 IU pro Tag, wie ich sie bereits für Ihre tägliche Multivitamin/Mineral-Kombination empfohlen habe.

Chirurgie oder Sklerotherapie?

Wenn Ihre Krampfadern Ihnen Unbehagen oder Beschwerden verursachen, die nicht auf die oben genannten Maßnahmen reagieren, dann empfehle ich, eine Sklerotherapie oder ein chirurgisches Venenstripping in Erwägung zu ziehen, bei dem die Venen mit einer flexiblen Spezialsonde entfernt werden. Eine Sklerotherapie wird von Dermatologen und anderen Spezialisten praktiziert und kann ambulant in der Praxis durchgeführt werden. Dabei wird ein Venenverödungsmittel in Ihre varikösen Venen injiziert, das die Innenseite der Venenwand irritiert. Das bewirkt eine lokale Entzündung und einen Verschluss. In Europa wird Sklerotherapie seit rund 50 Jahren praktiziert; sie hat sich als ein sicheres Verfahren erwiesen. Ein Arzt, der diese Technik beherrscht, wird Ihre Venen zunächst einmal mit einem Doppler-Ultraschallgerät untersuchen, um festzustellen, ob bei Ihnen zusätzlich zur Verödung ein chirurgisches Venenstripping nötig ist.

Die meisten Fälle lassen sich allein mit Injektionen erfolgreich therapieren.[22] Große Krampfadern mit schlechten Klappen, die von Ihrer Leiste bis zu Ihren Knien oder noch weiter fußwärts laufen, lassen sich unter Umständen jedoch nicht allein mit Injektionen behandeln. Venenstripping ist ein Verfahren, bei dem die erweiterten, gewundenen Venen direkt an der Beinoberfläche (die so genannten Venae saphenae) abgebunden (Venenligatur) und chirurgisch entfernt werden. Die meisten Gefäßchirurgen beherrschen dieses Verfahren gut. Venenstripping wird unter Vollnarkose durchgeführt und erfordert einen Krankenhausaufenthalt. Ein guter Sklerotherapeut arbeitet in der Regel mit einem Gefäßchirurgen zusammen, um ein optimales Ergebnis zu garantieren.

Sollten Sie sich für eine Verödung via Injektion oder Laser entscheiden, empfehle ich Ihnen, vor und nach dem Eingriff meinen Vorschlägen zum Erhalt gesunder Venen zu folgen.

Trotz all unserer Bemühungen, jugendlich zu wirken, ist das Leben voller Herausforderungen, die sich früher oder später in Gesicht und Körper eingraben. Zum Glück sind die meisten von uns in der Lebensmitte weitaus besser gerüstet, damit fertig zu werden, als wir es mit 20 waren und noch glaubten, unser Leben würde vollkommen sein, wenn wir nur diese letzten 5 bis 10 Pfund verlieren könnten. Der Schmelztiegel der Wechseljahre nimmt uns einen Teil unserer Hemmungen. Wir haben genug Lebenserfahrung, um glücklich darüber zu sein, dass unsere Beine noch funktionieren, selbst wenn sie nicht mehr perfekt aussehen, glücklich, dass es amüsante Dinge gibt, über die wir lachen können, selbst wenn das Fältchen um die Augen gibt. Was für eine Erleichterung!

Zwölftes Kapitel

Aufrecht durchs Leben – ein gesunder Knochenbau

*L*etzten Sommer hatte ich das große Vergnügen, die Rock-'n'-Roll-Legende Tina Turner live im Konzert zu erleben. In einem Alter (über sechzig Jahre!), in dem die meisten Frauen sich damit abgefunden haben, alles langsamer angehen zu lassen und die Dinge leicht zu nehmen, stürmte Tina in ihren hohen Stöckelschuhen auf die Bühne (schon das allein eine sportliche Leistung!) und schmetterte zwei Stunden lang ihre energiegeladene Musik in den Raum, wobei sie Tänzer in den Schatten stellte, die nicht einmal halb so alt waren wie sie. Ihre staunenswerte Leistung strafte all diejenigen Lügen, die uns einreden wollen, das Älterwerden setze dem körperlichem Durchhaltevermögen zwangsläufig Grenzen. Ich freute mich sehr, dass meine beiden Teenager-Töchter bei mir waren und das Bild dieser Ikone weiblicher Kraft und Gesundheit verinnerlichen konnten. Als ich Tina Turner an diesem Abend zusah, wurde ich mir erneut bewusst, dass wir Frauen in den Wechseljahren unsere körperliche Kraft und unsere physischen Fertigkeiten noch viele Jahre lang erhalten bzw. verbessern können, wenn wir bereit sind, uns zu bewegen, unsere Muskeln regelmäßig zu trainieren – und natürlich allen Ballast abzustreifen, der uns bremst.

Tina Turner – und tausende anderer älterer Frauen, die aufrecht durchs Leben gehen – zeigt, dass man der Osteoporose nicht hilflos ausgeliefert ist. Man muss nicht weit schauen, um Frauen zu finden, die vornübergebeugt gehen oder anders von dieser Krankheit gezeichnet sind. Die Osteoporose setzt bereits verstärkt in den Wechseljahren ein, doch ihre Auswirkungen zeigen sich unter Umständen erst zwanzig Jahre später – oft, wenn es zu spät ist, um noch viel daran zu ändern. Wenn es um die Knochengesundheit geht, ist Vorbeugung ein absolutes Muss. Und diese Vorbeugung muss in den Wechseljahren beginnen.

Osteoporose: Das Ausmaß des Problems

Der Knochenschwund beginnt ganz unauffällig und leise und verursacht zunächst keine Beschwerden. Während er sich zur Osteoporose entwickelt, werden die Knochen zunehmend porös und spröde, und die Anfälligkeit für Knochenbrüche (Frakturen) steigt. Um es ganz deutlich zu sagen: Osteoporose ist eine potenziell tödliche Erkrankung. Schätzungen zufolge werden im Jahre 2020 vierzig Millionen US-Amerikanerinnen älter als 65 Jahre sein, und zwischen 18 und 33 Prozent dieser Frauen werden vor Erreichen ihres 90. Lebensjahrs eine Hüftfraktur erleiden. Von denjenigen, die eine derartige Hüftfraktur erleiden, werden 12 bis 20 Prozent an den damit einhergehenden Komplikationen sterben. (Auf die gesamte Lebensspanne bezogen, ist das Risiko für eine 50-jährige Frau, an einer Hüftfraktur zu sterben, ebenso groß wie dasjenige, an Brustkrebs zu sterben.) Von denjenigen Frauen, die nicht an den Komplikationen sterben, werden 50 Prozent ihre Gehfähigkeit niemals zurückerlangen und werden daher nie wieder unabhängig leben können.

Osteoporose erhöht auch das Risiko für Kompressionsfrakturen (Stauchungsbrüche) der Handwurzelknochen und der Wirbel, die zu starken Schmerzen, Behinderungen und Entstellungen führen können. Diese Kompressionsfrakturen der Wirbel, bei der Wirbelkörper in der

Querschnitt durch den Wirbelkörper

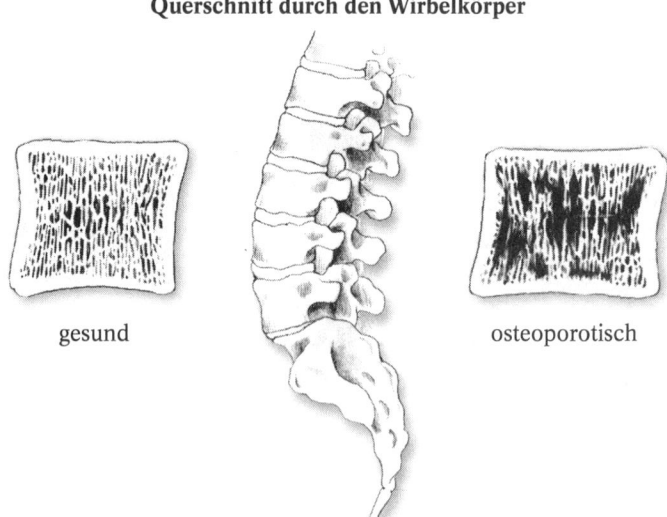

gesund   osteoporotisch

Abbildung 12: Wirbel bei Frauen

Wirbelsäule kollabieren, sind es, die zu der zusammengesunkenen, vornübergebeugten Haltung – komplett mit Witwenbuckel und Spitzbauch – führen, die bei älteren Frauen so häufig ist. Wenn Ihre Mutter oder Ihre Großmutter so aussieht, dann sehen Sie darin vielleicht ein Spiegelbild Ihrer Zukunft – es sei denn, Sie tun jetzt etwas dagegen. Mit 48 Jahren hat die Mehrheit der europäiden Frauen in den Vereinigten Staaten zumindest eine partielle Wirbelsäulendeformation.[1] Für Afro-Amerikanerinnen ist das Risiko geringer, für Amerikanerinnen asiatischer Abstammung liegt es irgendwo dazwischen. Dieser Unterschied hängt zum Teil mit der Tatsache zusammen, dass Frauen mit mehr Pigment in der Haut auch eine dickere Kollagenmatrix haben, auf die ihr Knochengerüst aufbaut. Männer haben ebenfalls dickere, stärkere Knochen als Frauen, teils aus genetischen Gründen, teils aber auch aufgrund ihres höheren Spiegels an knochenaufbauendem Testosteron. Zwar können Männer ebenfalls an Osteoporose erkranken, doch dieses Leiden steht bei ihnen oft mit Alkoholkonsum oder Steroideinnahme in Verbindung und manifestiert sich in höherem Alter als bei Frauen. Osteoporose kostet das amerikanische Gesundheitssystem gegenwärtig rund 18 Milliarden Dollar pro Jahr. Dabei machen Hüftfrakturen 80 Prozent der Gesamtkosten aus, im Mittel entspricht das 35 000 Dollar pro Patient.[2] Eingedenk dieser erschreckenden Statistiken ist es nicht verwunderlich, dass so viele Ärzte schnell mit der Verschreibung von Östrogen oder einer der neuen, knochenaufbauenden Substanzen wie Raloxifen (Handelsname Evista) oder Alendronsäure (Handelsname Fosamax) bei der Hand sind. Denken Sie jedoch daran, dass sich Statistiken auf ganze Populationen beziehen und nichts mit Ihnen persönlich zu tun haben müssen. In meiner Praxis habe ich sowohl 80-jährige Frauen mit Knochendichtewerten einer durchschnittlichen 25-Jährigen als auch 25-Jährige mit den Knochen einer durchschnittlichen 80-Jährigen gesehen. Heute gibt es viele sichere und natürliche Optionen, die Ihnen helfen können, Ihre Knochendichte zu erhalten oder gar zu verbessern.

Wir sind auf lebenslange Standfestigkeit ausgelegt

Die menschliche Physiologie im Allgemeinen oder die von einer Frau in den Wechseljahren im Besonderen enthält keinen angeborenen Mechanismus, der dazu führt, dass unsere Knochen schwach werden und brechen, wenn wir älter werden. Wir sind dafür eingerichtet, gut gestützt von einem robusten Knochengerüst von der Jugend bis ins hohe Alter auf diesem Planeten zu leben. Wie andere Degenerationserkrankungen, die in der westlichen Welt so häufig sind, zum Beispiel Herzkranzgefäßleiden, Bluthochdruck und Fettleibigkeit, ist Osteoporose unter eingeborenen Völkern, die ein Leben in enger Verbundenheit mit der Weisheit der Erde führen, entweder völlig unbekannt oder zumindest sehr selten. Ein tiefes Gefühl der Verbundenheit mit der Erde stützt die Gesundheit unseres ersten emotionalen Zentrums – des Teils unserer emotionalen Anatomie, der mit einem Gefühl der Dazugehörigkeit und des Sich-sicher-Fühlens in der Welt einhergeht. Dieses Grundgefühl beeinflusst unsere Knochen, unser Blut und unser Immunsystem.

Wenn eine ganze Kultur uns lehrt, unseren Körper als unkontrollierbar und unzuverlässig anzusehen, kann es nicht überraschen, dass so viele Frauen ihr Gefühl von Verbundenheit und Unterstützung verloren haben – mit den daraus resultierenden Erkrankungen des ersten emotionalen Zentrums, wie Osteoporose. Ebenfalls nicht überraschend ist, dass der Verlust an Knochendichte bei so vielen Frauen immer früher einsetzt – ein Nebeneffekt des Schlankheitswahns, gespeist von unserem Drang, von einer Kultur akzeptiert zu werden, die geradezu manisch auf das Aussehen fixiert ist.

Wie wir in diesem Kapitel sehen werden, sind die Anziehungskraft der Erde selbst (Krafttraining) und das Sonnenlicht zwei Schlüsselfaktoren, wenn es um Knochengesundheit geht.

Wie gesundes Knochengewebe entsteht

Wenn Sie Ihr Knochengerüst stark und gesund erhalten wollen, müssen Sie die dynamische und mühelose Weise verstehen, in der Ihr Körper Ihr ganzes Leben hindurch Knochenmasse aufbaut und umformt. Der Prozess, der zu Osteoporose führt, ist in Wahrheit ein Überlebensmechanismus, der von der Evolution vor Millionen Jahren entwickelt wurde, um unserem Körper zu helfen, sein biochemisches Gleichgewicht aufrechtzuerhalten. Wenn Sie das verstehen und beginnen, mit dieser essenziellen Körperweisheit zu arbeiten, können selbst Knochen, die bereits geschwächt sind, ihre Kraft wiedergewinnen.

Der Knochenmetabolismus ist ein komplexer Prozess, bei dem Aufbau- und Abrisskommandos Seite an Seite arbeiten. Jeder unserer 206 Knochen beherbergt Zellen, die ständig ein Proteingerüst aus Kollagen ablagern. Mineralstoffe aus dem Blut lagern sich dann in diese Matrix ein und härten zu Knochen aus. In der Kindheit, wenn wir wachsen, haben die Knochenaufbauer einen Vorsprung vor den Knochenzerstörern. Doch dieses Verhältnis kann sich ändern, wenn wir älter werden. Eine breite Palette von Beschwerden – darunter Depression, Mangel an Vitamin D und knochenbildenden Mineralstoffen sowie Steroideinnahme – kann dazu führen, dass die Osteoblasten, die knochenbildenden Zellen, von den Osteoklasten, den knochenabbauenden Zellen, überholt werden. Das Ergebnis sind geschwächte Knochen.

Knochen sind Speicherstätten für essenzielle Mineralstoffe

Knochen sind die Hauptspeicherstätte für Kalzium, Phosphor und Magnesium wie auch für andere Mineralien, die alle für das richtige Funktionieren einer jeden Körperzelle unverzichtbar sind. So reguliert Kalzium beispielsweise Prozesse, die von der Herzschlagfrequenz über die Blutgerinnung bis zur Aktivierung der Nervenzellen reichen. Wenn der Kalziumspiegel im Blut absinkt, wird eine Reihe von miteinander in Verbindung stehenden biologischen Reaktionen aktiviert:

- Die Nebenschilddrüse (Parathyreoidea) am Hals setzt das Parathormon frei.
- Parathormon regt die Nieren dazu an, den körpereigenen Vorrat an Vitamin D in eine aktive Form zu überführen und aus der Knochenoberfläche Kalzium freizusetzen. Es verlangsamt auch die Knochenmineralisierung, für die Kalzium benötigt wird.
- Aktiviertes Vitamin D wirkt auf den Dünndarm, um die Resorption von Kalzium aus der Nahrung zu erhöhen, regt die Nieren an, Kalzium zurückzuhalten, das anderenfalls mit dem Urin ausgeschieden würde, und erleichtert die Freisetzung von zusätzlichem Kalzium aus den Knochen.

Sobald der Kalziumspiegel im Blut wieder auf einen akzeptablen Wert gestiegen ist, werden all diese Ruckkopplungsmechanismen umgekehrt. Ähnlich komplexe Rückkopplungsschleifen spielen bei dem Stoffwechsel der anderen essenziellen Mineralstoffe eine Rolle.[3]

Aufgabe der Osteoklasten ist es, mikroskopisch kleine Knochenstücke abzubauen und damit Mineralien in den Blutstrom freizusetzen. Tagein, tagaus werden mehr als 300 mg Kalzium aus unseren Knochen gelöst. Im Verlauf eines Jahres werden beim Erwachsenen 20 Prozent der Knochenmasse recycelt und ersetzt, weil unsere Knochen als Reaktion auf den Gesamtbedarf unseres Körpers ständig abgebaut und erneuert werden. Wenn mehr Mineralien aus dem Knochen herausgelöst als wieder ersetzt werden, ist das Endergebnis eine geringere Knochendichte.

Knochen formen sich ständig um, um sich an physische Spannung und Belastung anzupassen

Zu den erstaunlichen Eigenschaften der primären Knochenzelle, des Osteozyten, gehört seine Fähigkeit, als Spannungsmesser zu fungieren und das Ausmaß der Belastung zu messen, das auf den Knochen ausgeübt wird. Wie das geschieht, ist noch nicht völlig geklärt, doch wir wissen inzwischen, dass Spannung in einem Knochen einen winzigen elektrischen Stromfluss auslöst, der Kalzium und andere Mineralien an diese Stelle lockt. Das wird als piezoelektrischer Effekt bezeichnet und ähnelt dem Mechanismus, mit dem Quarzkristalle in elektronischen Geräten und in Uhren arbeiten.

Was diesen Prozess so faszinierend macht, ist, dass er genau berücksichtigt, wo Knochensubstanz gebraucht wird und wo sie verringert werden muss. All unsere Knochen sind wie sämtliche übrige Zellen in unserem Körper funktionell miteinander verbunden. Ein Zug an einem Knochen in unserem Bein trägt nicht nur dazu bei, diesen Knochen zu verstärken, sondern erhöht auch die Knochendichte in unserer Wirbelsäule und unserem Schultergürtel.[4] Eine regelmäßige Belastung der Knochen ist absolut unverzichtbar, um starke Knochen zu behalten. Es ist wieder einmal ein Fall von »use it oder loose it« – gebrauche es oder ver-

knochenaufbauende Zelle	knochenabbauende Zelle
Osteoblast	**Osteoklast**
(erhöht die Knochendichte)	*(verringert die Knochendichte)*

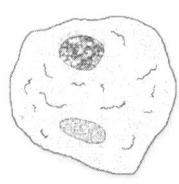
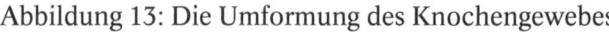
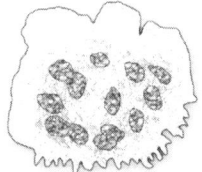

wird stimuliert durch:	**wird stimuliert durch:**
● Progesteron	● Störungen des
● Östrogen	Immunsystems
● Testosteron	● Depression
● Isoflavone	● körperliche Inaktivität
● SERMs	● nährstoffarme Ernährung
● Vitamin D	● steroidhaltige Medikamente
● körperliche Bewegung	● Hormonmangel

Abbildung 13: Die Umformung des Knochengewebes

liere es. So ist beispielsweise gut belegt, dass die Schwerelosigkeit, wie sie Astronauten erleben, zu einem signifikanten Verlust an Knochenmasse führt; dasselbe ist bei langer Bettruhe der Fall.

Ein weiteres Puzzlesteinchen rückt an seinen Platz, wenn man weiß, dass Osteoblasten und Osteoklasten, die Knochenbildner und -zerstörer, miteinander via Proteinen kommunizieren, die als Osteoprotegerin (OPG) und OPG-Ligand bekannt sind. Wie ein Forscher es erklärt: »Der OPG-Ligand ist wie das Gaspedal in Ihrem Auto. Wenn Sie den OPG-Liganden aktivieren, verlieren Sie Knochensubstanz. OPG ist die Bremse. Wenn Sie OPG aktivieren, bilden Sie mehr Knochensubstanz. Das Gleichgewicht zwischen beiden bestimmt, wie viel Knochenmasse wir haben.«[5] Wissenschaftler haben festgestellt, dass fast alle Substanzen, die einen Knochenschwund stimulieren, dies dadurch bewerkstelligen, dass sie die Produktion von OPG bremsen oder die Bildung von OPG-Ligand fördern bzw. beides tun. Das Medikament Prednison kann beispielsweise zu einem raschen und drastischen Knochenschwund führen. Wenn man Osteoblasten (Knochenbildner) in Laborexperimenten mit Prednison behandelt, hemmt dies ihre Fähigkeit, OPG zu produzieren, erhöht aber gleichzeitig die Synthese des OPG-Liganden. Im Gegensatz dazu regt Östrogen die Osteoblasten an, OPG zu produzieren.

Der Immunstatus und die Knochengesundheit sind ebenfalls eng miteinander verknüpft – was nicht überraschend ist, wenn man bedenkt, dass beide unter dem Einfluss des ersten Chakra stehen. Osteoklasten (die Knochenzerstörer) leiten sich von denselben Knochenmarkszellen ab, aus denen weiße Blutkörperchen entstehen. Das hilft zu erklären, warum Menschen mit scheinbar so völlig verschiedenen Krankheiten wie rheumatoide Arthritis, Lupus erythematodes, Diabetes, Multiple Sklerose, Hepatitis, Depression und Lymphom zusätzlich zu ihren anderen Symptomen unter Osteoporose leiden. Wissenschaftler haben her ausgefunden, dass alles, was die ruhenden T-Zellen, einen allgegenwärtigen Teil des Immunsystems, aktiviert, sie auch anregt, die Verbindung OPG-Ligand zu produzieren. Und jedes Mal, wenn die T-Zellen aktiv werden (wie bei chronischen Infektionen und Autoimmunstörungen), kommt es zu einem Verlust an Knochensubstanz.

Die Funktion von Osteoblasten und Osteoklasten wird zudem noch von vielen anderen Faktoren beeinflusst, darunter dem Östrogen-, Testosteron-, Schilddrüsenhormon- und Insulinspiegel, dem Ernährungszustand sowie Hormonen (zum Beispiel Noradrenalin und Kortisol), die bei emotionalem Stress produziert werden.[6] Darüber hinaus spricht manches dafür, dass der OPG-Ligand Osteoklasten oder andere

Substanzen, wie die »schlechten« Eikosanoide, dazu anregt, Knorpel abzubauen. Das führt im Lauf der Zeit zur Zerstörung von Gelenkflächen und zu Arthritis. Inzwischen sind klinische Studien angelaufen, in denen ein synthetischer OPG-Typ mit lang anhaltender Wirkung eingesetzt wird, der die Osteoklasten »abschalten« und damit dem Knochenschwund Einhalt gebieten soll.

Knochenaufbau und Knochenabbau im Lauf des Lebens

Die Entwicklung unseres Skeletts beginnt in der Gebärmutter, und in der Kindheit, in der Adoleszenz und im frühen Erwachsenenalter nimmt es rasch an Größe zu. Seine Maximalgröße und Dichte (so genannte maximale Knochenmasse) erreicht es irgendwann zwischen dem 25. und dem 30. Lebensjahr. Eine Frau kann im Lauf ihres Lebens 38 Prozent ihrer maximalen Knochenmasse verlieren, beim Mann sind es in der Regel nur 23 Prozent.[7] Aber einige Menschen sind offenbar gegen Knochensubstanzverlust resistent.[8] Eine Studie hat beispielsweise gezeigt, dass 38 Prozent der Männer und 2 Prozent der Frauen im Alter von 55 bis 64 Jahren über einen Zeitraum von 11 Jahren praktisch keinen Knochenverlust erlitten.[9] Nichtsdestotrotz beginnt der Knochenschwund bei vielen Frauen bereits Ende dreißig, also lange bevor der Östrogenspiegel anfängt zu fallen. Dieser Schwund beschleunigt sich nicht selten in den Wechseljahren. Eine Frau europäischer Abstammung verliert in den ersten fünf Jahren nach der Menopause pro Jahr im Durchschnitt 2 bis 4 Prozent ihrer Knochenmasse. Danach verlangsamt sich der Knochenschwund deutlich oder hört völlig auf.[10] Bei Männern beginnt ein beschleunigter Knochensubstanzverlust in der Regel in den späten Sechzigern.

Interessant ist, dass eine niedrige Knochendichte allein noch nicht unbedingt zu Knochenbrüchen führt. Täglich laufen tausende von Menschen mit einer sehr niedrigen Knochendichte umher – doch nur ein geringer Prozentsatz von ihnen bricht sich die Knochen. So ist beispielsweise die Hüftknochendichte in Japan nachweislich deutlich geringer als in den Vereinigten Staaten; dennoch ist die Häufigkeit von Hüftfrakturen dort um einen Faktor 2,5 niedriger als in den USA. Und die Japaner konsumieren weniger Kalzium als die Amerikaner.[11]

Was ist der Unterschied zwischen Knochen, die brechen, und solchen, die es nicht tun? Dieser Unterschied betrifft zwei Faktoren: die grundsätzliche Knochenstruktur und das Regenerationsvermögen des Knochens. Offenbar haben selbst Menschen mit Osteoporose noch genug Knochenmasse, um den Belastungen des täglichen Lebens gewachsen zu sein. Wie Untersuchungen gezeigt haben, ist ein Wirbel, der 50 Prozent seiner Knochenmasse verloren hat, noch immer stark genug, dem Fünffachen der Belastung zu widerstehen, der er normalerweise ausgesetzt ist. Mit anderen Worten: Wäre der Knochen ansonsten gesund, sollte er nicht kollabieren. Das heißt, dass viele Frauen, bei denen man eine niedrige Knochendichte diagnostiziert hat, niemals Frakturen erleiden werden.

Wir wissen jedoch alle, dass es bei Frauen mit Osteoporose selbst dann immer wieder zu Knochenbrüchen kommt, wenn die körperliche Belastung sehr gering ist – es ist sogar dokumentiert, dass einige Frauen spontan eine Hüftfraktur erleiden und infolgedessen stürzen, nicht anders herum. Daher müssen bei osteoporotisch bedingten Frakturen mehr Faktoren eine Rolle spielen als eine verringerte Knochenmineraldichte allein. Die Qualität des Knochens und seine Fähigkeit zur Selbstreparatur müssen noch in anderer Hinsicht beeinträchtigt sein.[12] Eine schlechte Knochenqualität resultiert aus Faktoren wie einer defizitären Ernährung, zu wenig Bewegung und zu viel Insulin.[13]

Der Knochenaufbau

Beim Knochengewebe unterscheidet man zwei Typen: die Rindenschicht (Substantia corticalis) und die Schwamm- oder Balkenschicht (Substantia spongiosa oder trabecula). Die Rindenschicht bildet die feste, schützende Außenschicht des Knochens. Diese Schicht ist stärker verkalkt als die innere Schwammschicht, eine poröse Schicht aus dünnen Bälkchen, die das Knochenmark enthält, in dem die roten Blutkörperchen produziert werden. Rund 80 Prozent des Knochengewebes in unserem Körper besteht aus Rindengewebe, 20 Prozent aus Schwamm- oder Balkengewebe. Arm- und Beinknochen bestehen vorwiegend aus festem Rindengewebe, die Beckenknochen aus einer Mischung »halb und halb«, Wirbelsäule, Rippen, Kiefer und die unteren beiden Drittel der Handwurzel überwiegend aus Balkengewebe. Da das Balkengewebe lockerer gepackt und poröser ist und eine größere Oberfläche ausweist als das Rindengewebe, verliert es leichter an Knochenmasse; aus diesem Grund treten Osteoporose-Frakturen in der Regel zunächst in der Wirbelsäule und im Handbereich und erst später in der Hüftregion auf.

Knochen müssen stark genug sein, um mehreren hundert Kilogramm Druck zu widerstehen, aber gleichzeitig flexibel genug, um Zugbelastungen und Achsendrehungen (Torsionen) zu überstehen, ohne zu brechen. Diese Flexibilität liefert das Protein Kollagen, das bis zu 23 Prozent der gesamten Knochenmasse ausmacht. (Dabei handelt es sich um dieselbe Substanz, der die Haut ihre Elastizität und Dicke verdankt. Dünne Haut geht daher auch mit dünnen Knochen einher.) Die Mineralstoffe, die in die Kollagenmatrix eingelagert sind, sind zu einer kristallinen Struktur angeordnet, die dem Knochen seine Festigkeit und Stärke verleiht. Wir sind dazu ausgelegt, unser ganzes Leben lang ein starkes, belastbares Knochengerüst zu besitzen, wie es auch bei allen Tieren der Fall ist. Wenn wir in unseren Zwanzigern die maximale Knochendichte erreichen, dann können wir beim Älterwerden einen gewissen Verlust an Knochenmasse tolerieren, ohne dass unser Risiko für Knochenbrüche zunimmt. Doch aufgrund unserer modernen Lebensweise, die sich durch Bewegungsmangel – aber auch durch Fitnesswahn –, Rauchen, schlechte Ernährung oder Magersucht (Anorexie) bzw. Ess-Brechsucht (Bulimie) auszeichnet, haben viele Frauen mit dreißig nicht ihre maximale Knochendichte erreicht. Und anscheinend ist die dann *vorhandene* Knochenmatrix unter Umständen nicht normal entwickelt. Aus diesem Grund kommen viele Frauen mit einem Defizit auf ihrem Knochenkonto in die Wechseljahre.

Die medizinische Anthropologin Dr. Susan Brown, Direktorin des *Osteoporosis Education Project* und Autorin des wegweisenden Buches *Better Bones, Better Body: Beyond Estrogen and Calcium*, weist darauf hin, dass das Knochengerüst von Menschen, die in westlichen Industrieländern leben, ständig schwächer wird und wir inzwischen, was schlechte Knochengesundheit angeht, eine regelrechte Epidemie zu erwarten haben.[14] Wie Untersuchungen belegen, hatten die Frauen vor vielen Jahrhunderten stärkere Knochen als moderne Frauen, und bei Völkern im Nahen Osten lag die Knochenmasse vor 12 000 Jahren um fast 20 Prozent höher als heute.[15]

Sind Sie Osteoporose gefährdet?

Um Ihr persönliches Risiko für dünne, schlechte Knochen besser einschätzen zu können, sehen Sie sich die folgende Liste an. Wenn keiner der Risikofaktoren auf Sie zutrifft, stehen die Chancen gut, dass Ihre Knochen in Ordnung sind. Sie können einfach so gesund weiterleben, wie Sie es bisher getan haben. Wenn hingegen mehrere dieser Faktoren auf Sie zutreffen, müssen Sie jetzt Schritte unternehmen, um sicherzustellen, dass Sie in Zukunft ganz buchstäblich überhaupt noch Schritte unternehmen können! Beachten Sie, dass sich einige der Risikofaktoren für Osteoporose mit denjenigen für Herzkrankheiten überlappen.[16] Wenn Sie etwas für Ihre Knochengesundheit tun, helfen Sie gleichzeitig Ihrem Herzen.

- Bei Ihrer Mutter ist Osteoporose festgestellt worden, oder sie hatte eine Hüftfraktur bzw. eine andere osteoporosebedingte Fraktur.
- Sie sind hellhäutig und blauäugig. Aufgrund genetischer Faktoren verfügen blonde oder rothaarige Frauen mit blauen Augen über weniger Kollagen in ihren Knochen und in ihrer Haut als Frauen mit braunem, schwarzem, rotem oder gelbem Teint. Dadurch haben sie eine geringer entwickelte Knochenmatrix, in die sich die Mineralstoffe einlagern können. Schwarze Frauen sind weniger Osteoporosegefährdet, weil sie in der Regel dickere Knochen und einen größeren Kollagenvorrat haben als weiße Frauen.
- Sie sind sehr dünn oder groß oder haben einen leichten Körperbau und/oder weniger als 18 Prozent Körperfett. Hochgewachsene Frauen, insbesondere solche mit dünnen Knochen, sind möglicherweise aus rein mathematischen Gründen gefährdet: Wenn sie in die Wechseljahren kommen, haben sie weniger Knochenmasse zu verlieren. Dazu kommt, dass unser Fettgewebe in und nach den Wechseljahren unsere Hauptproduktionsstätte von Östrogen ist. Je weniger Körperfett eine Frau hat, desto weniger knochenstärkendes Östrogen wird ihr Körper synthetisieren.
- Sie sind Raucherin. Gewisse Substanzen im Zigarettenrauch vergiften die Ovarien und senken Ihren Hormonspiegel weit vor der Zeit. Östrogen, Testosteron und Progesteron wirken allesamt knochenschützend.
- Sie verbringen die meiste Zeit im Haus. Frauen, die sehr wenig natürliches Sonnenlicht bekommen, können unter Mangel an Vitamin D leiden, das normalerweise unter Sonneneinwirkung in der Haut produziert wird. Vitamin D ist für eine gesunde Knochenmineralisation unverzichtbar. Die Verbindung Sonnenlicht – gesunde Knochen ist so wichtig, dass ich ihr weiter hinten in diesem Kapitel einen ganzen Abschnitt gewidmet habe (siehe Seite 419 ff.).
- Sie üben eine sitzende Tätigkeit aus und verbringen weniger als vier Stunden pro Tag auf Ihren Beinen. Knochen bleiben nur dann gesund, wenn regelmäßig vertikale Kraftvektoren auf sie einwirken. Bei einer sitzenden Lebensweise wird das Knochenwachstum zu wenig angeregt, weil die Belastungsstimulation fehlt, die das Körpergewicht auf das Knochengerüst ausübt. Wie viele Untersuchungen gezeigt haben, besteht ein Zusammenhang zwischen Bettruhe und Osteoporose. Im Gegensatz dazu kann Krafttraining (wie Gewichtheben) selbst bei postmenopausalen Frauen, die kein Östrogen substituieren, die Knochendichte nachweislich erhöhen.

- Sie sind (oder waren) eine »Fitness-Fanatikerin«, das heißt, Sie werden reizbar und unvernünftig, wenn Sie nicht Ihr tägliches Laufpensum absolvieren oder eine andere Sportart betreiben können. Zur Lebensweise von Fitness-Fanatikern gehören Diäten, um an Gewicht zu verlieren, und/oder regelmäßige anstrengende Sportarten, wie Marathontraining. Diätbedingte Ernährungseinschränkungen und chronischer Stress können die Mineralzufuhr und -resorption beeinträchtigen. Sie bringen auch die so genannte Hypothalamus-Hypophysen-Achse – die komplexe Rückkopplungsschleife zwischen Gehirn, Körper und Hormonspiegel – aus dem Lot. Chronische sportliche Überbelastung ohne adäquate Kalorien- und Mineralienzufuhr führt unter anderen bei Balletttänzerinnen, Turnerinnen, Fußballspielerinnen und professionellen Läuferinnen zu Knochenbrüchen durch Überlastung. Solche Frakturen nehmen bei jungen Sportlerinnen gegenwärtig zu und können die Bühne für eine spätere Osteoporose vorbereiten.

- Sie haben im Zusammenhang mit exzessiver sportlicher Betätigung und/oder Anorexia nervosa (Magersucht) unter Amenorrhoe (Ausbleiben der monatlichen Regelblutung) gelitten.[17] Amenorrhoe führt zu einer Störung der Hypothalamus-Hypophysen-Achse, ähnlich wie man sie bei Depression beobachtet. Daraus resultiert letztendlich eine niedrigere Östrogen-, Androgen- und Progesteronkonzentration sowie ein Eikosanoidprofil, das Osteoporose und andere Krankheiten begünstigt.[18]

- Sie trinken mehr als 25 g Alkohol pro Tag. (Die folgenden Portionen enthalten rund 10 g Alkohol: 0,36 l Bier, 0,12 l Wein und 0,075 l hochprozentiger Schnaps).[19] Alkohol stört die Funktion der Osteoblasten wie der Osteoklasten und beeinträchtigt so die Fähigkeit Ihres Körpers, neue Knochensubstanz abzulagern und alte Knochensubstanz umzuformen.[20]

- Ihre Leber ist überlastet. Die Fähigkeit der Leber, Östrogen zu produzieren und zu metabolisieren, ist für das Wachstum und den Erhalt starker Knochen in jedem Alter von entscheidender Bedeutung. Mehr als zwei alkoholische Drinks pro Tag, leberbelastende Medikamente (wie einige Pharmaka zur Senkung des Cholesterinspiegels) und Infektionen mit einer Virushepatitis gehören zu den wichtigen Leberstressoren, die die Knochengesundheit gefährden können.

- Sie trinken mehr als zwei Einheiten Koffein pro Tag (0,25 l Kaffee = 1 Einheit, 0,33 l Cola = 0,4 Einheiten). Koffein führt zu einer vermehrten Ausscheidung von Kalzium im Urin; je mehr Sie davon trinken, desto mehr Kalzium verlieren Sie. Wenn Ihre Kalziumaufnahme von vornherein relativ gering ist, kann regelmäßiger Koffeingenuss im Lauf der Zeit zu einem bedeutenden Knochenschwund führen. Ist Ihre Kalzium- und Mineralstoffaufnahme hingegen hoch, dann schaden ein paar Tassen Kaffee am Tag wahrscheinlich nicht. *Anmerkung*: Obwohl Tee Koffein enthält, haben Untersuchungen ergeben, dass sowohl schwarzer als auch grüner Tee Knochenmasse aufbaut – wahrscheinlich aufgrund ihres Gehalts an Phytoöstrogenen.

- Sie leiden oder haben über einen längeren Zeitraum unter behandlungsbedürftigen Depressionen gelitten. Wie zahlreiche Untersuchungen gezeigt haben, ist Depression ein unabhängiger Risikofaktor für Osteoporose. Depressive Menschen haben einen höheren Spiegel an IL-6, einer Substanz, die bei der Immunregulation eine Rolle spielt; sie bewirkt eine Überstimulation der knochenabbauenden Osteoblasten. Depression geht auch mit Anomalien in der Hypothalamus-Hypophysen-Nebennieren-Achse sowie einer erhöhten Kortisolsekretion einher, was eine Prädisposition für Knochenschwund mit sich bringt.[21]

- Sie ernähren sich schlecht – wenig frische Nahrungsmittel, kaum grünes Blattgemüse und viel Junk Food (Fast Food). Eine derartige Ernährung liefert Ihnen nicht genügend Mineralien und andere Nährstoffe, die Sie als Grundlage für ein gesundes Knochengerüst brauchen.[22]

- Ihre Wechseljahre haben verfrüht (vor dem 40. Lebensjahr) eingesetzt, Ihre Eierstöcke wurden operativ entfernt, Ihre Menopause wurde durch einer Chemotherapie oder eine Bestrahlung ausgelöst, und/oder Sie haben verfrüht graue Haare bekommen. Eine Frau, die aus welchem Grund auch immer verfrüht in die Wechseljahre kommt, hat ein erhöhtes Osteoporoserisiko, wenn sie nicht in den Jahren, in denen ihr Körper normalerweise höhere Hormonkonzentrationen produzieren würde, eine adäquate Hormonsubstitution erhält. Eine nichtoperative verfrühte Menopause und ein verfrühtes Ergrauen der Haare, das oft damit einhergeht, sind das Ergebnis einer Autoimmunreaktion, die Ovarien und Haarfollikel beeinflusst. Die Gründe für derartige Reaktionen sind noch unklar.

- Sie nehmen wegen Beschwerden wie Asthma oder Lupus erythematodes regelmäßig steroidhaltige Medikamente. Steroidhaltige Medikamente führen zu einem beschleunigten Abbau von körpereigenem Gewebe – darunter auch der Kollagenmatrix für Haut und Knochen.[23] Steroide verringern überdies die Empfindlichkeit des Enddarms für Vitamin D, was wiederum die Kalziumrückresorption reduziert.[24] Ein langfristiger Steroidkonsum kann überdies den Östrogen- und den Androgenspiegel signifikant erniedrigen.[25]

- Sie nehmen regelmäßig krampflösende Mittel oder Benzodiazepinderivate, wie Diazepam (Valium), Chlordiazepoxid (Librium) oder Lorazepam (Tavor).[26] Wie sich herausgestellt hat, stören diese Medikamente ebenfalls den Knochenstoffwechsel.

- Mindestens zwei aufeinander folgende Knochendichtetests in mindestens sechsmonatigem Abstand am selben Gerät haben für Ihr Alter unterdurchschnittliche Werte ergeben.

- Sie haben eine Schilddrüsenstörung. Frauen, die an einer Schilddrüsenüberfunktion (Hyperthyerose) leiden, sind gefährdet, weil das überschüssige Schilddrüsenhormon (Thyroxin), das ihr Körper produziert, die Osteoklasten zum Knochenabbau anregt. Diejenigen mit einer Schilddrüsenunterfunktion (Hypothyreose) sind möglicherweise ebenfalls gefährdet, wenn ihr Schilddrüsenmedikament zu hoch dosiert ist. Wenn Sie an einer derartigen Schilddrüsenunterfunktion leiden, achten Sie darauf, dass Sie die niedrigste Hormondosis einnehmen, die in Ihrem Fall möglich ist, und folgen Sie einem vernünftigen Programm zum Erhalt Ihrer Knochengesundheit.[27]

Ob Sie nun stark Osteoporose-gefährdet sind oder nicht, Sie sollten wissen, dass Ihr Knochengewebe wie alle übrigen Gewebe in Ihrem Körper lebt und ständig »im Umbau begriffen« ist. Das heißt, Sie können immer etwas tun – von Medikamenteneinnahme bis zu einer Ernährungsumstellung –, um Ihrem Körper zu helfen, gesunde Knochen aufzubauen.

Messung der Knochendichte

Es ist sehr wichtig, vor oder in den Wechseljahren eine Messung (Screening) durchführen zu lassen, die Ihnen einen Basiswert für Ihre Knochendichte gibt. Auch wenn Knochenbrüche in der Regel nicht auftreten, bevor eine Frau in ihren Siebzigern oder Achtzigern ist, ist jetzt die beste Zeit, etwas gegen potenzielle Probleme zu unternehmen.

Die Fersenknochendichte

Mit 48 Jahren ließ ich meine Knochendichte erstmals mittels eines Apparates bestimmen, den man als OsteoAnalyzer bezeichnet. Dieses Gerät misst die Dichte des Fersenknochens dadurch, dass es eine sehr niedrige Röntgendosis durch den Fersenknochen schickt, während dieser in war-

mem Wasser badet.* Ich fand die ganze Erfahrung sehr ermutigend.
Meine Knochendichte war gut, aber weil ich meinen persönlichen Wert
auf einer Standardkurve gesehen hatte, fühlte ich mich noch stärker
motiviert, mein Kalzium-Magnesium-Ergänzungspräparat konsequent
zu nehmen – zweimal am Tag statt nur abends. Ich nahm mir zudem vor,
auch auf Reisen, wo ich meine Routine leicht vernachlässige, regelmäßig
an mein Präparat zu denken.

Der Fersenknochendichtetest wird als präzise und preisgünstige Vor-
felddiagnostik für Frauen jeden Alters immer beliebter. Er wird zum Beispiel benutzt, um bei Mädchen im Teenageralter, die Gefahr laufen, aufgrund von Diätkuren nicht ihre maximale Knochendichte zu erreichen,
einen Grundwert zu erstellen. Fersenknochendichtetests sind zwar
nicht so genau wie eine umfassende Zweienergie-Röntgenabsorptiometrie (siehe unten), weil sie die Knochendichte nur in einer Körperregion
messen, stellen jedoch ein wertvolles Frühwarnsystem dar.

Die Zweienergie-Röntgenabsorptiometrie

Die Zweienergie-Röntgenabsorptiometrie ist gegenwärtig das Beste, was
auf dem Markt ist. Bei dieser Technik werden sehr niedrig dosierte Rönt-
genstrahlen eingesetzt, um die Knochendichte in der Wirbelsäule und in
der Hüfte zu messen. Dann wird die Knochendichte einer Frau in eine
Kurve eingetragen, um festzustellen, wie sich dieser Wert zur normalen
Knochendichte in einem bestimmten Alter verhält. Die *National Osteoporosis Foundation* (NOF) und die Weltgesundheitsorganisation
(WHO) bewerten die Knochendichte anhand einer Standardkurve, auf
der der Wert 0 der Norm entspricht. Das Ausmaß des Knochenschwun-
des wird dann dadurch bestimmt, wie weit unterhalb dieses standardisierten Mittelwerts ein bestimmter Messwert liegt. Wie Sie aus der auf
der nächsten Seite abgebildeten Tabelle ersehen können, unterscheiden
sich WHO und NOF in ihrer Klassifikation von Osteopenie (Abnahme
von Knochengewebe) und Osteoporose ein wenig.

Wie der Fersenknochendichte-Test ist auch der Zweienergie-Rönt-
genabsorptiometrie-Test ein statistischer Test – ein Schnappschuss zu
einem bestimmten Zeitpunkt. Eine einzige Messung kann Ihnen nicht
sagen, ob Ihre Knochendichte zunimmt, abnimmt oder gleich bleibt. Sie
benötigen mindestens zwei aufeinander folgende Messungen im Abstand
von wenigstens sechs Monaten, um einen Trend festzustellen und zu
entscheiden, ob Sie Ihren Lebensstil verändern müssen, um Ihre Kno-

---

* In Deutschland wird die Dichte des Fußknochens per Ultraschall gemessen.

Einteilung der Knochendichte

	WHO	NOF
Normal	0 bis –1,0	0 bis –1,0
Osteopenie	–1,0 bis –2,5	–1,0 bis –2,0
Osteoporose	weniger als –2,5	weniger als –2,0

Quelle: World Health Organisation, Assessment of Fracture Risk and Its Application to Screening for Postmenopausal Osteoporosis, Technical Report, Series 843 (Genf, WHO, 1994).

chengesundheit zu erhalten oder nicht. Zum Beispiel kann der Knochendichtewert bei zartknochigen Frauen selbst dann am unteren Ende der Knochendichte-Skala liegen, wenn die Knochen dieser Frauen nicht bruchgefährdet sind.

Eine Zweienergie-Röntgenabsorptiometrie wird in allen größeren medizinischen Zentren und in vielen ärztlichen Praxen angeboten. Dazu ist eine ärztliche Verschreibung erforderlich. Da sich die Ergebnisse von Gerät zu Gerät unterscheiden, ist es am besten, wenn die aufeinander folgenden Messungen am selben Gerät vorgenommen werden.

Test der Hautdicke

Eine Reihe von Untersuchungen hat gezeigt, dass sich das Knochenbruchrisiko durch eine Ultraschallmessung der Hautdicke (die von gesundem Kollagen abhängt) genauso präzise vorhersagen lässt wie mit einem konventionellen Knochendichtetest.[28] Die Genauigkeit der Vorhersage steigt, wenn man Hautdicke und Knochendichte kombiniert. Leider ist dieser Test nicht sehr weit verbreitet. Aber es lohnt sich unter Umständen, Ihren Arzt danach zu fragen; möglicherweise wohnen Sie in der Nähe einer Klinik, die solche Tests durchführt.

Urintest auf Knochenabbauprodukte

Wenn Knochengewebe abgebaut wird, gelangen winzige Kollagenfragmente in den Urin, die sich messen lassen. Da eine gewisse Menge an Knochenabbauprodukten normal ist, enthält der Urin eines jeden Menschen etwas Kollagen. Wenn der Wert für Abbauprodukte im Urin jedoch steil nach oben schnellt, verlieren Sie möglicherweise schneller an Knochensubstanz, als gesund für Sie ist.[29] Im Gegensatz zu den Knochendichte-Messungen, die lediglich Momentaufnahmen darstellen, können Ihnen diese Tests ein Bild vom metabolischen Zustand Ihrer Knochen vermitteln, lange bevor ein Knochendichtetest irgendwelche Probleme registriert.

Worauf es ankommt

Ein Screening der Knochendichte und ein Urintest ergänzen sich auf ideale Weise. Eine einfache Bestimmung der Knochendichte (sei es mit dem Fersenknochendichtetest oder der umfassenden Zweienergie-Röntgenabsorptiometrie) gibt Ihnen einen Grundwert an die Hand. Normalerweise müssen Sie sechs Monate bis ein Jahr warten, um zu erfahren, ob Sie an Knochenmasse gewinnen oder verlieren oder ob die Situation unverändert bleibt. Manchmal ergeben diese Folgetests weiterhin niedrige Werte, obwohl Sie den Knochenschwund aufgehalten haben oder inzwischen sogar begonnen haben, neue Knochenmasse aufzubauen.[30] An dieser Stelle kommt der Urintest zum Tragen. Er kann Ihnen sofort melden, ob Sie Knochensubstanz verlieren oder nicht. Wenn Ersteres der Fall sein sollte, können Sie den Test jeden Monat wiederholen, um sich zu vergewissern, dass das Knochenaufbau-Programm, dem Sie folgen, auch tatsächlich wirkt. Ihr Test wird zeigen, wann Sie nicht mit Ihrem Urin Ihre Knochen ausscheiden! Sobald Ihr Test anzeigt, dass Ihre Knochen stabil sind, reicht es, Ihren Urin alle ein bis zwei Jahre darauf zu testen.

Diese Tests können Frauen in der Lebensmitte rechtzeitig warnen und wissen lassen, dass sie etwas tun müssen, um einem weiteren Knochenschwund vorzubeugen und ihre Knochendichte unter Umständen sogar wieder zu erhöhen – Jahre, bevor eine Osteoporose offenkundig wird. Sie ermöglichen Ihnen, täglich Gesundheit zu schaffen, statt zu warten, bis sich die ersten Symptome manifestieren!

Helga: Tägliche körperliche Bewegung, täglicher Knochenschwund

Helga konsultierte mich erstmals im Alter von 57 Jahren, fünf Jahre nachdem ihre Regelblutungen endgültig aufgehört hatten. Sie war aktiv und gesund, ritt fast jeden Tag, verbrachte viel Zeit im Freien und verrichtete einen großen Teil der schweren Stallarbeit selbst. Sie hatte nie geraucht und trank höchstens gelegentlich einmal ein Glas Wein. Eine Östrogensubstitution lehnte sie ab, und sie hatte eigentlich keine Symptome, die sie störten. Sie wollte einfach sichergehen, dass ihr Allgemeinzustand gut war und ihre Knochen gesund waren.

Helga war blond, blauäugig und hellhäutig und seit jeher von schlankem und zartgliedrigem Körperbau; bei einer Größe von 1,62 m wog sie nur 48 kg. Als ihr erster Knochendichtetest zeigte, dass ihre Knochendichte etwas mehr als zwei Standardabweichungen unter dem Mittelwert lagen, war ich nicht allzu beunruhigt und nahm an, ihr zierlicher Körperbau und nicht etwa ein signifikanter Knochenschwund seien der Grund für diesen niedrigen Wert.

Ich empfahl ihr ein gutes Ergänzungsprogramm (siehe unten) und schlug ihr vor, den Screening-Test in sechs Monaten zu wiederholen. Als das Ergebnis zurückkam, lag es leicht, doch nicht wesentlich unter dem ersten Wert. Um sicherzugehen, riet ich ihr jedoch zu einem Urintest. Zu meiner großen Überraschung ergab dieser Test, dass Helga sehr rasch an Knochenmasse verlor.

Eingedenk ihrer Abneigung gegen Östrogen oder eine andere knochenbildende Medikation schlug ich ihr ein Sojaprodukt vor, das pro Tag 180 mg Soja-Isoflavone liefert, eine Dosis, die nachweislich dazu beiträgt, die Knochendichte zu erhalten bzw. zu verbessern. Ich empfahl auch 30 mg natürliches Progesteron pro Tag in Form einer Hautcreme.

Darüber hinaus fragte ich mich, ob Helgas fortlaufender Knochenschwund angesichts einer gesunden Lebensweise mit Depressionen oder irgendeiner anderen psychischen Belastung zusammenhängen konnte. Helga hatte mit 30 Jahren einen Amerikaner geheiratet und war mit ihm aus Schweden in die Vereinigten Staaten eingewandert; die beiden hatten inzwischen drei Kinder.

Sie und ihre Familie hatten ihre regelmäßigen Besuche in Schweden, wo sie Helgas Mutter besuchten, immer sehr genossen. Doch ihre Mutter war vor kurzem gestorben, und Helga hatte nun niemanden mehr in Schweden. Zudem hatte ihr jüngstes Kind gerade das Haus verlassen. Ich erklärte Helga, dass unsere Knochengesundheit oft in Zeiten, in denen die Fundamente unseres Lebens von drastischen und unumkehrbaren Veränderungen erschüttert werden, in Gefahr gerät. Obwohl Helga von Natur aus eher stoisch veranlagt war, gab sie zu, dass sie im vergangenen Jahr viel Kummer gehabt hatte.

Auch wenn wir unsere Familie nicht ersetzen oder die Vergangenheit wiederauferstehen lassen können, so können wir doch alle in unserem Leben neue, fruchtbare Beziehungen aufbauen. Zusätzlich zur Ergänzung ihres üblichen Bewegungs- und Ernährungsprogramms durch Sojaöstrogene und Progesteroncreme schlug ich Helga aus diesem Grund vor, neue soziale Kontakte mit anderen Freunden schwedischer Abstammung zu knüpfen, um auf diese Weise die Verbindung zu ihrem Erbe wieder aufzunehmen. Innerhalb von zwei Monaten kehrten die Ergebnisse ihrer Urintests auf Normalwerte zurück, und sie verlor nicht länger Knochensubstanz.

Ein Programm zum Knochenaufbau

Ganz unabhängig davon, wie viele Risikofaktoren Sie bei sich gefunden haben, es ist niemals zu spät (oder zu früh), Ihre Knochen aufzubauen – selbst wenn Sie 90 Jahre alt sind und bereits unter einem signifikanten Knochensubstanzverlust leiden. Solange Sie leben, sind Ihre Knochen dynamische, lebende Organe, die täglich auf alle Aspekte Ihres Lebens reagieren – von Ihren Emotionen bis zu Ihrer Ernährung. Gehen Sie zunächst die Risikofaktoren an, die Sie kontrollieren können:

- **Schrauben Sie Ihren Alkohol- und Koffeinkonsum zurück** bzw. hören Sie ganz damit auf.
- **Hören Sie auf zu rauchen.** Dabei kann Ihnen Akupunktur helfen.
- **Folgen Sie dem Ernahrungsplan für die Wechseljahre im Siebten Kapitel.** Nehmen Sie täglich fünf Portionen Gemüse und Obst mit niedrigem Zuckergehalt zu sich. Diese Nahrungsmittel sind alle reich an Kalium und Bor, die Ihre Knochen schützen, weil sie den Kalziumverlust via Urin rückgängig machen.[31]
- **Essen Sie Phytoöstrogene.** Soja und gemahlener Leinsamen sind besonders wirksam. Mehrere Studien sprechen dafür, dass der regelmäßige Konsum von Sojaproteinen knochenschützende Effekte hat, die dem von Östrogen gleichkommen. Eine sechsmonatige Doppelblind-Studie an der Universität von Illinois hat ergeben, dass postmenopausale Frauen, deren Speiseplan reichlich Soja-Isoflavone enthielt, vor spinalem Knochenschwund geschützt waren.[32] Eine andere aktuelle Untersuchung folgte 50 postmenopausalen Frauen, die drei Portionen Sojamilch (jede etwa 0,25 l) pro Tag tranken oder drei Hand voll geröstete Sojakerne aßen, was einer täglichen Dosis von 60 bis 70 mg Isoflavonen entspricht. Innerhalb von zwölf Wochen stellte die Studie eine 13-prozentige Zunahme von Osteocalcin, einem Marker für die Osteoblastenaktivität und damit für die Knochendichte, sowie eine 14,5-prozentige Abnahme der Marker für knochenabbaufördernde Osteoklasten fest. Die Vorzüge von Sojaprodukten wurden nicht mit einer Hormonsubstitution verglichen, doch Sojaprotein zeigte eine knochenbildende Wirkung, die Östrogen nicht aufweist.[33]
- **Trinken Sie grünen Tee.** Grüner Tee ist reich an Phytoöstrogenen und Antioxidanzien. Wie Studien gezeigt haben, haben Frauen, die regelmäßig grünen oder schwarzen Tee trinken, stärkere Knochen als Frauen einer Kontrollgruppe.[34] Ich habe immer eine Kanne dekoffeinierten grünen Tee im Kühlschrank und trinke ihn den Tag über.

● **Wenn Sie unter Depressionen leiden, begeben Sie sich in Behandlung.** Regelmäßige körperliche Betätigung bei natürlichem Licht sind oft alles, was nötig ist. Wenn Sie beim Licht von Leuchtstoffröhren arbeiten, ersetzen Sie sie durch Glühbirnen mit vollem Tageslichtspektrum. Auch wenn den meisten Glühbirnen mit Tageslichtspektrum die UV-B-Strahlung fehlt, die nötig ist, um die Vitamin-D-Bildung und die Kalziumaufnahme anzuregen, können sie eindeutig dabei helfen, Depressionen und saisonale affektive Störungen zu lindern. Interessanterweise kann das Nahrungsergänzungsmittel Johanniskraut, das nachweislich antidepressiv wirkt, auch den Spiegel eines Cytokinins (eines »schlechten« Eikosanoids) namens IL-6 senken, das bei der Aktivierung des Immunsystems eine Rolle spielt. Wenn sich dessen Konzentration normalisiert, wird die Knochendichte möglicherweise positiv beeinflusst. Unklar ist bisher, ob die Standardmedikation mit Antidepressiva denselben Effekt hat.

● **Lassen Sie Ihren Hormonspiegel überprüfen.** Viele postmenopausale Frauen haben einen Testosteronspiegel, der selbst für prämenopausale Frauen normal wäre, was sie ohne zusätzliche Hormongaben viel widerstandsfähiger gegen Osteoporose macht. Bei einigen Frauen liegt auch der Östrogenspiegel noch lange nach der Menopause im niedrigen bis normalen prämenopausalen Bereich. Wenn das der Fall ist, brauchen Sie keine hormonelle Ergänzung, um Ihre Knochenmasse zu erhalten.

Hormone, die beim Knochenaufbau helfen

Wie sich gezeigt hat, kann eine Substitution mit Östrogen (die weit üblicher ist als eine Substitution mit DHEA oder Testosteron) Knochenschwund vorbeugen. Tatsächlich war die erste Indikation für eine Östrogensubstitution, die von der FDA genehmigt wurde, die Vorbeugung gegen Osteoporose. Einige Untersuchungen haben gezeigt, dass eine konventionelle Hormonersatztherapie zu einer fast 50-prozentigen Abnahme des Frakturrisikos führt.[35] Aber das heißt nicht, dass alle Frauen eine Östrogentherapie brauchen, um ihr Knochengerüst gesund zu erhalten. Diejenigen Frauen, deren Körper weiterhin auf natürliche Weise wenigstens eine kleine Menge Östradiol oder Testosteron produziert, haben im Vergleich zu denjenigen Frauen, deren Körper diese Hormone nicht länger produzieren können, ein signifikant geringeres Osteoporoserisiko.[36]

Vergessen Sie jedoch nicht, dass die Knochendichte von mehr als nur Östrogen allein abhängt. Beispielsweise hat sich gezeigt, dass die Hälfte des gesamten Wirbelknochenschwundes, den eine Frau in den Vereinigten Staaten im Lauf ihres Lebens erleidet, stattfindet, bevor sie in die Wechseljahre kommt.[37] Darüber hinaus ist es in einigen Untersuchungen nicht gelungen, signifikante Unterschiede zwischen der Wirbel- und Hüftknochendichte von prä- und perimenopausalen Frauen einerseits und postmenopausalen Frauen andererseits zu finden. Beispielsweise konnten Forscher am *USDA Human Nutrition Research Center on Aging* bei Frauen kurz vor der Menopause weder einen beschleunigten Knochenschwund in Hüfte oder Handwurzel nachweisen, noch fanden sie eine signifikante Veränderung des Gehalts an Knochenmineralien; dieser Befund wird von einer schwedischen Studie bestätigt.[38] Einige Fachleute vermuten sogar, dass nur 10 bis 15 Prozent der Skelettmasse einer Frau unter Östrogeneinfluss steht.[39] Und einige Frauen, die Östrogen substituieren, verlieren dennoch im Lauf der Zeit an Knochenmasse.[40] Auch wenn Östrogen zweifellos eine wichtige Rolle für die Knochengesundheit spielt, ist es doch nur *ein* Faktor. Ich schlage vor, die geringstmögliche Östrogendosis zu nehmen, weil auch sehr niedrige Dosen nachweislich eine knochenschützende Wirkung haben.

Wenn Sie irgendeine der folgenden Beschwerden gehabt haben, die mit niedrigen Hormonspiegeln einhergehen, sollten Sie eine Hormonsubstitution in Betracht ziehen:

● Eine Amenorrhoe, die sechs Monate bis ein Jahr oder länger andauerte.
● Eine verfrühte chirurgisch oder medikamentös bedingte Menopause.
● Steroideinnahme über längere Zeit.
● Osteoporose liegt in der Familie (Mutter oder Großmutter mit offensichtlicher Osteoporose).
● Bei Ihnen ist Osteopenie oder Osteoporose diagnostiziert worden.

Denken Sie daran: Eine Hormonsubstitution trägt nur so lange zum Erhalt der Knochendichte bei, wie Sie Hormone nehmen. Sobald Sie damit aufhören, beginnen Sie, wieder Knochensubstanz zu verlieren. Genau dasselbe gilt für den positiven Effekt von körperlichem Training auf die Knochendichte.

Wenn Sie kein Östrogen oder Androgen nehmen können, ziehen Sie natürliches Progesteron in Betracht, etwa als Hautcreme oder in Pillenform. Wie gezeigt werden konnte, stimuliert synthetisches Progestin die Osteoblasten (Knochenbildner). Dasselbe gilt möglicherweise für natürliches Progesteron, sei es als Creme oder als Tablette.[41] Eine laufende

Studie, in der Progesteroncreme zur Linderung von Hitzewallungen getestet wurde, ergab, dass die perimenopausalen Teilnehmerinnen der Untersuchung (die unter normalen Umständen Knochenmasse verlieren würden) im ersten Jahr der Untersuchung keinerlei Knochensubstanzverlust zeigten. Ihre Knochenmasse erhöhte sich jedoch auch nicht. Die Langzeiteffekte werden noch untersucht.[42]

Knochenaufbauende Nährstoffe

Gegenwärtig nehmen nur elf Prozent aller Frauen in den Vereinigten Staaten täglich genug Kalzium zu sich – ganz zu schweigen von all den anderen Nährstoffen, die für einen gesunden Knochenaufbau nötig sind. Selbst wenn Sie sich gut ernähren, vergewissern Sie sich, dass Ihr täglicher Speiseplan Folgendes umfasst:

Magnesium	600 bis 800 mg (wegen der ausgelaugten Böden sind viele Lebensmittel arm an wichtigen Mineralstoffen, daher müssen diese ergänzt werden) [43]
Kalzium	600 bis 1200 mg[44]
Vitamin D	200 bis 1200 IU (Bedarf steigt mit zunehmendem Alter)
Vitamin C	1000 bis 3000 mg
Bor	4 bis 12 mg[45]
Zink	15 mg
Mangan	2 bis 5 mg
Kupfer	2 bis 3 mg
Vitamin K	70 bis 140 µg

Kalzium-Ergänzungsmittel

Wie Untersuchungen eindeutig belegen konnten, tragen Nahrungsergänzungsmittel mit Kalzium dazu bei, Knochenmasse aufzubauen und Knochenbrüchen vorzubeugen.[46] Bei denjenigen, die bereits wegen Osteoporose in Behandlung sind, unterstützen sie weitere Maßnahmen, zum Beispiel Sport, Vitamin-D-Präparate und Hormonsubstitution.

Ich persönlich ziehe Präparate vor, in denen Kalzium einen Chelatkomplex mit Aminosäuren bildet, weil es so am besten resorbiert werden kann – Kalziumcitrat, Kalziumcitrat-malat oder eine Mischung der Folgenden: Kalziumascorbat, Kalziumfumarat, Kalziumsuccinat oder Kalziumtartrat. Mikrokristallines Hydroxyapatit ist ebenfalls eine gute Quelle für knochenbildendes Kalzium. Achten Sie darauf, zusammen mit Kalzium auch Magnesium zu sich zu nehmen. Ein Kalzium-Magnesium-Verhältnis von 1:1 ist ideal, doch 2:1 ist ebenfalls akzeptabel.

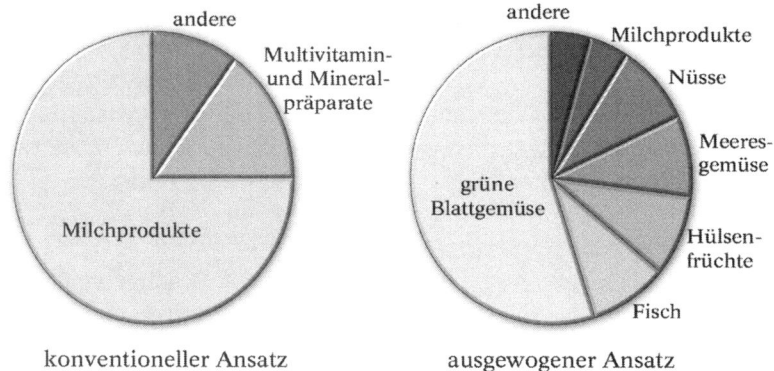

konventioneller Ansatz   ausgewogener Ansatz

Abbildung 14: Kalziumquellen

Die Protein-Kalzium-Verbindung

Rachel, eine meiner Rundbriefabonnentinnen, hatte eine Frage im Zusammenhang mit Proteinen, die ich schon oft gehört habe:

Ich bin 50 Jahre alt und in den Wechseljahren. Vor kurzem ist bei mir aufgrund eines Zweienergie-Röntgenabsorptiometrie-Scans Osteoporose diagnostiziert worden, auch wenn mich mein Gynäkologe noch nicht als Osteoporose-Patientin einstuft, weil mein Wert in der Wirbelsäule bei –2,0 und im Hüftknochen bei –2,4 liegt. Ich habe jedoch das Gefühl, dass ich mich auf gefährlichem Territorium bewege, und ich habe noch Perioden. Meine Risikofaktoren sind, dass ich gerade aufgehört habe zu rauchen (die Testergebnisse haben mir den letzten, entscheidenden Anstoß gegeben), mein Vater Osteoporose hatte und ich zierlich gebaut bin. Ich will unbedingt versuchen, diesen Trend durch gesunde Ernährung, Nahrungsergänzungspräparate und viel körperliche Bewegung umzukehren, statt eine Hormonersatztherapie zu machen. Hier ist mein Programm: Ich treibe mindestens fünfmal pro Woche Sport. Ich hatte Schwierigkeiten, einen Ernährungsberater zu finden, der Erfahrung mit Osteoporose hat. All die Studien, die ich gelesen habe, sagen, dass eine Ernährung mit einem hohen Proteingehalt den Körper auslaugt und Kalzium mit dem Urin ausgeschieden wird. Kürzlich habe ich jedoch in Ihrem Buch *Frauenkörper, Frauenweisheit* gelesen, dass einige aktuelle Studien dies in Frage stellen. Können Sie mir mehr Informationen darüber geben? Wie viel Protein sollte ich täglich zu mir nehmen? Spielt es eine Rolle, ob es sich dabei um tierisches Protein handelt oder nicht?

Viele Ernährungswissenschaftler machen zu viel Protein für Osteoporose und Nierenschäden verantwortlich, und es gibt Untersuchungen, die diese Ansicht stützen.[47] Dr. Larrian Gillespie, ein auf urologische Pro-

Kalziumreiche Nahrungsmittel[48]

Nahrungsmittel	Menge	Kalziumgehalt
Grüne Blattgemüse (gekocht, wenn nicht anders angegeben)		
Grünkohlspitzen	100 g	120 mg
Brokkoli	100 g	60 mg
Grünkohl	100 g	72 mg
Spinat	100 g	111 mg
Pak-Choi (chinesische Kohlart)	100 g	80 mg
Brunnenkresse (roh)	100 g	21 mg
Petersilie (roh)	100 g	59 mg
Löwenzahnblätter	100 g	59 mg
Meeresgemüse (gekocht, wenn nicht anders angegeben)		
Hijiki (Seegras)	100 g	244 mg
Wakame	100 g	208 mg
(weiche, dünnblättrige Braunalge)		
Kombu	100 g	122 mg
(Kelp; Braunalge, Blatttang)		
Agar-Agar zum Andicken für Soßen usw.		
(Flocken)	100 g	160 mg
Dulse, getrocknet (Rotalge)	100 g	227 mg
Fisch (die Hauptkalziumquelle im Fisch sind die Knochen)		
Sardinen	100 g	300 mg
(mit Knochen, abgetropft)		
Lachs (aus der Dose)	100 g	172 mg
Austern, roh	100 g	90 mg
Hülsenfrüchte und Getreide		
fester Tofu	100 g	etwa 100 mg
Tempeh	100 g	143 mg
Kichererbsen (gekocht)	100 g	60 mg
schwarze Bohnen (gekocht)	100 g	54 mg
bunte Bohnen (gekocht)	100 g	51 mg
Maistortillas	2 Stück	120 mg
Nüsse und Samen		
Sesamsamen	1 Esslöffel	100 mg
(gemahlen, damit sie aufgenommen werden können)		
Mandeln	100 g	120 mg
Sonnenblumenkerne (geschält)	100 g	70 mg
Paranüsse	100 g	104 mg
Haselnüsse	100 g	113 mg

Nahrungsmittel	Menge	Kalziumgehalt
Andere Kalziumquellen		
dunkle Melasse	1 Esslöffel	137 mg
Orangensaft		
mit Kalziumzusatz (Hohes C)	1 Liter	1296 mg
Mineralwasser		
Perrier	1 Liter	140 mg
San Pellegrino	1 Liter	200 mg
Apollinaris	1 Liter	91 mg
Contrex	1 Liter	448 mg
Milchprodukte		
Magermilch	1 Liter	1200 mg
Vollmilch	1 Liter	1152 mg
Käse (Schweizer, Cheddar)	100 g	750 mg
fettarmer Joghurt	100 g	118 mg
Hüttenkäse (fettarm)	100 g	60 mg

bleme spezialisierter Chirurg und Autor des Buches *The Menopause Diet* betont jedoch, dass ein Großteil der relevanten klinischen Forschungen an Patienten mit einem insulinabhängigen Diabetes oder anderweitig angeschlagener Gesundheit durchgeführt worden ist.[49] Zwar haben einige Untersuchungen ergeben, dass ein exzessiver Proteinkonsum, besonders in Form von rotem Fleisch, selbst bei gesunden Menschen zu Kalziumausscheidung über den Urin führen kann, doch dieser knochenschädigende Effekt ist minimal im Vergleich zu den negativen Auswirkungen von unausgewogenen Eikosanoiden, die von zu viel Stress, Alkohol und raffinierten Kohlenhydraten hervorgerufen werden.

Tatsache ist, dass unsere Hauptnahrungsquelle den größten Teil der Zeit, in der Menschen auf diesem Planeten wandeln – rund eine Million Jahre – aus Nüssen, Samen und Früchten bestand, die zu den entsprechenden Jahreszeiten gesammelt wurden; dazu kam tierisches Eiweiß. Den Ackerbau und die getreide- und milchproduktreiche Ernährung, die er mit sich brachte, gibt es erst seit rund 10000 Jahren. Und wie die aktuelle Erforschung der steinzeitlichen Ernährung belegt, sind Jäger-und-Sammler-Gesellschaften – selbst diejenigen, die heute noch existieren – in jeder Beziehung gesünder als Gesellschaften, deren Ernährung vorwiegend auf Getreide basiert. Zudem leiden diese Jäger und Sammler nicht unter Osteoporose.[50]

Das heißt, kurz zusammengefasst, folgendes: Dieselbe Menge Protein, die für eine gute Gesundheit insgesamt sorgt, sorgt auch für eine gute Knochengesundheit. Für eine Frau von 1,63 m Größe und einem Gewicht von 63 kg bedeutet dies bei drei Mahlzeiten pro Tag bei jeder Mahlzeit rund 27 g Protein (insgesamt rund 81 g pro Tag). 100 g Fleisch oder Fisch enthalten etwa 23 g Protein, eine Portion von 120 g deckt den Proteinbedarf pro Mahlzeit ab. Eier enthalten pro Stück 6 g Protein, ein Eiweiß allein 4 g. Hartkäse enthält pro 100 g rund 20 bis 23 g, Weichkäse etwa die Hälfte. Weißkäse, wie Hüttenkäse oder Quark, enthalten 7 g pro $1/4$ Tasse, Tofu 10 g pro $1/4$ Tasse. Achten Sie auf die Packungsangaben, diese Werte sind fast immer angegeben.

Körperlich aktive Menschen brauchen mehr Protein als Menschen mit sitzender Lebensweise, große Frauen mehr als kleine. Leider nehmen viele Frauen aufgrund von Diäten und Fehlinformationen zu wenig Protein zu sich.

Knochenaufbauende Medikamente

Viel zu viele Ärzte verschreiben jeder Frau, die Anzeichen einer verminderten Knochenmasse zeigt, als Erstes eines der neuen knochenaufbauenden Medikamente, selbst solchen Frauen, die weit davon entfernt sind, tatsächlich Osteoporose oder auch nur eine signifikante Osteopenie zu haben. Auch wenn ich dem Vorbeugegedanken Beifall zolle, gibt es viele sichere und wirksame Alternativen, die natürlicher mit der Weisheit des Körpers arbeiten.

Hier eine kurze Übersicht über die verbreitetsten verschreibungspflichtigen knochenaufbauenden Medikamente. Wie beim Hormonersatz wirken diese Medikamente nur so lange, wie sie eingenommen werden.

Fosamax (Alendronsäure): Dieses nichthormonhaltige Medikament stört offenbar die Osteoklastenfunktion und verhindert damit den Knochenabbau. Es erhöht nachweislich die Knochenmasse von Wirbelsäule und Hüfte und reduziert das Risiko von Wirbelbrüchen etwa im selben Maße wie eine Östrogensubstitution.[51] Momentan laufen klinische Studien, die klären sollen, ob diese Erhöhung der Knochendichte auch zu einer Abnahme von Hüftfrakturen führt. Vergleichsstudien zufolge sieht es so aus, als baue Formosax Knochenmasse wirksamer auf als Lachs-Calcitonin.[52] Formosax kann zu Nebenwirkungen führen, darunter Übelkeit, Verstopfung und Sodbrennen. In einigen Studien hatte bis zu einem Drittel der Teilnehmerinnen Magensäure-bedingte Beschwerden, und jede Achte musste behandelt werden. Einige entwickelten sogar schwere Speiseröhrengeschwüre.[53] Rund 50 Prozent aller Frauen hörten innerhalb eines Jahres wieder auf, das Medikament einzunehmen. Formosax kann jedoch unter Umständen für Frauen mit einem hohen Osteoporoserisiko geeignet sein, die andere Medikamente nicht nehmen oder andere Maßnahmen zum Aufbau von Knochenmasse nicht ergreifen können oder wollen.

Evista (Raloxifen): Dieser selektive Östrogenrezeptormodulator (SERM) hat wie das verwandte Medikament Tamoxifen einen östrogenen Effekt auf die Knochen, aber einen antiöstrogenen Effekt auf das Brustgewebe. Auch wenn gezeigt werden konnte, dass Evista zum Knochenaufbau beiträgt und Wirbelsäulenfrakturen vermindert, hat es aus bisher noch ungeklärten Gründen nicht zu einer Reduzierung der Häufigkeit von Hüftfrakturen geführt.[54] Zu den Nebenwirkungen gehören Hitzewallungen. Ich bin zudem sehr besorgt wegen der Möglichkeit eines erhöhten Demenzrisikos, weil dieses Medikament ebenso wie Tamoxifen die gut dokumentierten, positiven Effekte von Östrogen (einschließlich des Östrogens, das von unserem Körper selbst produziert wird) auf die Gehirnzellen blockiert.

Lachs-Calcitonin: Dabei handelt es sich um eine synthetische Form des Nebenschilddrüsenhormons, das den Kalziumverlust via Urin reguliert und das Frakturrisiko in gewissem Maße reduziert. Zu den Nebenwirkungen gehören Übelkeit und Hitzewallungen.

Werden Sie stark!

Unabhängig von Ihrer Ernährung, Nahrungsergänzung oder den Hormonen, die Sie vielleicht nehmen, ist inzwischen erwiesen, dass Krafttraining eine entscheidende Rolle bei der Schaffung und Erhaltung gesunder Knochen spielt.

Wenn Sie zum gegenwärtigen Zeitpunkt nicht regelmäßig Sport treiben, dann sind Sie nicht allein. Sechzig Prozent der U. S.-amerikanischen Bevölkerung pflegt eine sitzende Lebensweise, und das ist einer der Hauptgründe, warum Osteoporose derart epidemische Ausmaße angenommen hat. Denken Sie daran, dass es nicht der Alterungsprozess an sich ist, der dazu führt, dass die Knochen dünner werden – es ist die Tatsache, dass allzu viele Frauen alles langsamer angehen lassen und aufhören, ihre Muskeln zu gebrauchen.

Was ist nötig, damit Sie sich in Bewegung setzen

● Macht Ihnen körperliche Bewegung Spaß? Erinnern Sie sich an einen Moment in Ihrem Leben, in dem Sie es als ungetrübte Freude empfunden haben zu tanzen, zu rennen, zu schwimmen oder zu springen? Wann haben Sie sich das letzte Mal so gefühlt?

● Wann haben Sie zum letzten Mal dieses wunderbare Gefühl völliger Entspannung genossen, das sich dann einstellt, wenn man einen ganzen Tag lang körperlich aktiv war – sei es beim Skifahren, Wandern, Segeln, Tanzen oder Inline-Skating?

● Welche Art von sportlicher Betätigung haben Sie als Kind geliebt? Als Teenager?

● Wenn Sie sich gegenwärtig nicht sportlich betätigen, fit halten, warum nicht?

● Wann haben Sie damit aufgehört? Warum?

● Haben Sie das Gefühl, keine Zeit dazu zu haben? Warum nicht?

Gewichtheben trägt zum Knochenaufbau bei, weil es den Mineralisierungs- und Umformungsprozess anregt. Alle wichtigen Muskeln in unserem Körper sind mit Sehnen am Knochen befestigt. Jedes Mal, wenn sich ein Muskel kontrahiert, übt er eine Kraft auf den Knochen aus, an dem er verankert ist. Jede Aktivität, die Muskelmasse aufbaut, bringt auch eine Belastung des Knochens mit sich und trägt dadurch zur Bildung von Knochenmasse bei. Wir wissen beispielsweise, dass bei Tennisspielern die Knochendichte im Schlagarm signifikant höher ist als im anderen Arm. Auch mit Hilfe von Yoga und T'ai chi kann man Muskelmasse aufbauen. Die am besten untersuchte Methode zu Knochenstärkung ist jedoch Gewichtheben.

Dr. Miriam Nelson von der Tufts-Universität hat auf diesem Gebiet Pionierarbeit geleistet; ihre Untersuchungen zeigen, dass Krafttraining Knochenschwund verlangsamen und den Trend sogar umkehren kann. Dr. Nelson hat zwei Gruppen postmenopausaler Frauen untersucht; keine der Frauen nahm Östrogen oder knochenaufbauende Medikamente bzw. spezielle Nahrungsergänzungsmittel ein. Beide Gruppen pflegten eine sitzende Lebensweise, aber sie waren bei Beginn des Programms gesund. Die Frauen der einen Gruppe behielten ihre sitzende Lebensweise bei, während die Frauen der anderen ein einfaches Fitnessprogramm begannen. Nach einem Jahr hatten die Frauen, die zweimal pro Woche 40 Minuten lang Krafttraining machten, die Uhr in mehrfacher Weise zurückgestellt. Ihre Leistungen bei Krafttests erhöhten sich und erreichten Werte wie von Frauen Ende dreißig bis Anfang vierzig. Ohne Diät zu halten, wurden sie schlanker; Muskulatur ist weniger ausladend als Fettgewebe. Ihr Gleichgewichtsgefühl verbesserte sich deutlich, was Stürzen vorbeugt. Und der größte Erfolg: Während die sesshafte Kontrollgruppe im Verlauf des Jahres rund zwei Prozent ihrer Knochendichte verlor, gewannen die Frauen, die Krafttraining betrieben, ein Prozent dazu.[55] Stärkere Knochen sind jedoch nicht der einzige Vorzug des Kraftzuwachses. Nelson stellte eine unerwartete, aber faszinierende Veränderung bei den Frauen fest, die Gewichtstraining betrieben – eine Veränderung, die ich auch immer wieder in meiner eigenen Praxis beobachtet habe. Innerhalb weniger Wochen fühlten sich die trainierenden Frauen glücklicher, energischer und selbstbewusster. Als ihre Muskeln begannen, kräftiger zu werden, wurden sie aktiver und wagemutiger. Um die Studie zu kontrollieren, hatten sie sich verpflichtet, an keinem anderen Fitness-Programm teilzunehmen. Doch inzwischen fuhren diese früheren Stubenhockerinnen Kanu, betrieben Inline-Skating oder gingen Tanzen, weil es ihnen Spaß machte. Nelson stellte zudem fest, dass Krafttraining ebenso wie Aerobic Depressionen und Arthritis mildert.[56]

Die Vorzüge, die Fitness mit sich bringt, sind so zahlreich, dass ich alles in meiner Macht Stehende tun möchte, um Sie zu motivieren, stark zu werden. Von allen Möglichkeiten, vital, gesund und attraktiv zu bleiben, zahlt sich körperliche Betätigung, was den Zeitaufwand betrifft, wohl am meisten aus. Wie alt Sie auch sein mögen und wie Ihr körperlicher Zustand momentan auch sein mag, körperliche Bewegung kann ihn verbessern und Ihnen neuen Schwung und Lebensmut verleihen! Im Jahr 1994 konnten Forscher dies eindrucksvoll belegen: Sie begannen bei gebrechlichen Pflegeheim-Patienten im Durchschnittsalter von 87 Jahren mit einem Krafttrainingsprogramm. Die Trainingsgruppe absolvierte an drei Tagen pro Woche jeweils 45 Minuten Krafttraining für die Hüfte und die Knie. Innerhalb von zehn Wochen hatten die Teilnehmer einen Kraftzuwachs von mehr als 100 Prozent. In einer nichtaktiven Kontrollgruppe nahm die Kraft hingegen um rund 1 Prozent ab. Die verbesserte Muskelkraft nach dem Training war nicht mit dem Alter, dem Geschlecht, der medizinischen Diagnose und dem körperlichen Allgemeinzustand der Teilnehmer korreliert. Nach dem Krafttrainingsprogramm brauchten einige der Teilnehmer, die zuvor einen Laufstuhl benötigt hatten, nur noch einen Stock. Das Training verbesserte auch die Fähigkeit zum Treppensteigen, die Gehgeschwindigkeit und das Gesamtniveau der körperlichen Aktivität.[57]

Wenn derartige Ergebnisse bei gebrechlichen Heimbewohnern in ihren Achtzigern möglich sind, dann stellen Sie sich doch einmal vor, was Training bei einer 50-jährigen Stubenhockerin bewirken könnte. Eine Frau, die heute in mittleren Jahren ist, darf erwarten, durchschnittlich wenigstens 85, wenn nicht gar 100 Jahre alt zu werden. Mit diesen Aussichten können Sie es sich gar nicht leisten, Ihre Muskeln und Knochen in der Lebensmitte verkümmern zu lassen. Es liegen noch zu viele Jahre mit potenziell hoher Lebensqualität vor Ihnen. Und es zeichnet sich am Horizont kein Medikament, kein technischer Durchbruch und kein genetischer Fortschritt ab, der Ihnen auch nur einen Bruchteil der Vorteile bieten könnte, die Sie sich selbst verschaffen können, wenn Sie stark werden und bleiben. Dazu kommt, dass Frauen, die regelmäßig Sport treiben, im Durchschnitt sechs Jahre länger leben als Nichtsportlerinnen. Wenn Sie meinen, Sie hätten keine Zeit, um sich fit zu halten, empfehle ich Ihnen, noch einmal darüber nachzudenken. Langsam mit einem Laufstuhl herumschlurfen, statt selbstbewusst auszuschreiten, kostet eine Menge Zeit. Und sechs Jahre vor der Zeit zu sterben ist nun wirklich eine kolossale Zeitverschwendung.

Fast alle Frauen, die ich kenne, sind viel zu beschäftigt, um irgendetwas für Ihre Fitness zu tun. Es müssen stets mehr Dinge am Tag erledigt werden, als Zeit da ist. Wenn Sie warten wollen, bis alles Übrige erledigt ist, bevor Sie mit Ihrem Fitnesstraining beginnen, dann warten Sie auf ein Wunder. Wie Muskeln nicht kräftiger werden, wenn Sie sich nicht herunterbeugen und ein schweres Gewicht aufheben, werden Sie nicht dazu kommen, Sport zu treiben, wenn dies für Sie nicht ebenso wichtig und selbstverständlich wird wie Zähneputzen und Duschen. Das Erste, was sich ändern muss, wenn Sie sich regelmäßig körperliche Bewegung verschaffen wollen, ist Ihre geistige Einstellung. Entschuldigungen gelten nicht.

Heilen Sie Ihre Fitness-Vergangenheit

Während ich diese Zeilen schreibe, führt meine 74-jährige Mutter eine Gruppe Frauen in ihren Dreißigern auf einer Wanderung in den Adirondacks. Diese Frauen von dreißig plus ein paar Jahren hatten das Gefühl, dass sie von der Erfahrung und dem Sachverstand meiner Mutter profitieren konnten. In einem Alter, in dem sich andere Frauen an den Rand des Spielfeldes zurückgezogen haben, trainiert meine Mutter nicht nur die Spieler, sie spielt auch aktiv mit. Am Tag bevor sie zu dieser Bergwandertour aufbrach, stand sie um sechs Uhr auf, mähte die ausgedehnten Rasenflächen auf der Farm, auf der ich aufgewachsen bin, goss alle

Blumen und spielte dann zwei Partien Tennis. Anschließend fuhr sie zu einem mehrere Stunden entfernten Pflegeheim, um einen Verwandten zu besuchen, und ging dann auf den Golfplatz, um am frühen Abend noch 18 Löcher Golf zu spielen.

Das Niveau an körperlicher Aktivität, das meine Mutter an den Tag legt, ist wirklich außergewöhnlich, und ich sehe es nicht als Standard an, den ich oder jemand anders anstreben sollte, der dies alles nicht so befriedigend findet wie sie. Doch die körperliche Kondition meiner Mutter und ihr sportliches Können hat mir geholfen zu verstehen, dass körperlicher Niedergang und Schwäche kein zwangsläufiger Teil des Älterwerdens sein müssen. Diese Erkenntnis ist eine Hinterlassenschaft, die ich bereits vor meiner Geburt erhalten habe: Meine Mutter lief während all ihrer Schwangerschaften Ski und unternahm Wandertouren; später trug sie uns Kinder dabei im Tragegestell auf dem Rücken.

Trotz dieses Vermächtnisses habe ich meine eigenen unbewältigten Probleme mit Sport und Fitness. Im Gegensatz zu meiner Mutter und meinen Geschwistern machte es mir keinen Spaß, jede freie Minute auf den Skipisten zu verbringen oder mit einem schweren Rucksack auf dem Rücken Berge hinaufzukraxeln. Ich las gerne Bücher – im Winter vor dem Kaminfeuer, im Sommer hoch oben in einem Baum. Als Teenager sehnte ich mich nach einem Weihnachtsmorgen, an dem wir alle gemütlich zusammensitzen, reden und Kakao trinken würden. Aber sobald die Geschenke geöffnet worden waren, eilten alle regelmäßig nach draußen, um wenigstens ein paar Mal unseren örtlichen Skihang hinunterzusausen, bevor unsere Verwandten zum Mittagessen kamen. Meine einzige Chance, die liebevolle Familienbeziehung zu erleben, nach der ich mich sehnte, war, meine Skiausrüstung hervorzukramen und mich ihnen anzuschließen. Das tat ich auch. Und ich lernte ziemlich gut Skilaufen.

Aber gleichgültig, wie sehr ich mich anstrengte, insgesamt hinkten meine sportlichen Fähigkeiten hinter denen meiner Mutter und meiner Geschwister hinterher. Als ich 13 war, übte ich zum Beispiel im Sommer sechs ganze Wochen lang täglich Tennisschläge gegen das Scheunentor. Der einzige Kommentar meines Vaters war: »Du schwingst den Tennisschläger, als ob es ein Besen wäre.« Das Thema Sport war aus diesem Grund für mich seit jeher belastet. Daher entschloss ich mich in der Lebensmitte, den Ballast abzuwerfen und mir stattdessen ein paar Hanteln – und ein paar neue Einsichten – zuzulegen. Mit 45 Jahren nahm ich erstmals Tennisunterricht, mehr als Therapie, um mich von meiner Vergangenheit zu erholen, denn aus dem Wunsch heraus, regelmäßig zu spielen. Am Ende der Saison stellte ich fest, dass ich durchaus in der

Lage war, eine Partie Tennis zu spielen und Spaß daran zu haben. Später im Sommer spielte ich sogar mit meiner Mutter und meinem Bruder im Doppel. Was für eine Heilung!

Dr. John Douillard, ein Fitness-Experte und Autor des Buches *Body, Mind, and Sports* weist darauf hin, dass 50 Prozent aller Frauen in den Vereinigten Staaten ihr erstes persönliches Misserfolgserlebnis im Zusammenhang mit organisiertem Sport im schulischen Sportunterricht haben und dieses Gefühl, körperlich eine »Versagerin« zu sein, ein Leben lang andauern kann. In den Wechseljahren müssen Sie sich fragen: »Will ich meine Gesundheit und mein Glück wirklich weiterhin wegen etwas vernachlässigen, das mir in der achten Klasse im Sportunterricht widerfahren ist, oder mit meinen Eltern, als ich sechs war?«

Nehmen Sie Ihr Tagebuch, und schreiben Sie alles über Ihre körperlichen Aktivitäten und Sport im Alter zwischen elf und 13 Jahren auf, an das Sie sich erinnern können. Was haben Sie besonders gern getan? Welche Aktivitäten haben Ihnen Spaß gemacht? An was erinnern Sie sich aus Ihrem Sportunterricht? Was haben Sie von Ihrer Familie in Bezug auf Fitness übernommen? Was ist Ihre ehrliche Meinung über die physischen Kapazitäten einer Frau in Ihrem Alter? Im Alter von 75? Im Alter von 90? Wie fit war Ihre Mutter? Ihre Großmutter? Wie fühlen Sie sich, wenn Sie in ein Fitnessstudio gehen?

Meiner Kollegin Dr. Mona Lisa Schulz ist es gelungen, ihr Fitness-Vermächtnis mehrmals zu transformieren und schließlich zu einer ausgewogenen Form der körperlichen Bewegung zu finden. In ihrer Kindheit und Jugend bestand die Vorstellung ihrer Familie von Freizeitaktivität darin, an den Fuß eines Berges in New England zu fahren, ein Sandwich zu verzehren und dann wieder heimzufahren. Sie wünschte sich inständig, aus dem Auto zu steigen und den Berggipfel zu erklimmen. Aber ihre Mutter hatte stets einen schlimmen Rücken und ihr Vater regelmäßig Kopf- und Brustschmerzen. Einmal, als sie 16 Jahre alt war, wollte sie Skilaufen gehen. Daraufhin drohte ihre Mutter: »Tu's nicht, oder ich enterbe dich. Dein Vater und ich haben deinetwegen schon genug durchmachen müssen.« (Zu diesem Zeitpunkt hatte Mona Lisa bereits einen komplizierten chirurgischen Eingriff wegen einer Wirbelsäulenverkrümmung hinter sich.) Sie ging trotzdem Skilaufen und investierte, um sich zu beweisen und um sich von ihrer Familie zu lösen, schließlich einen großen Teil ihrer Energie als Leistungssportlerin in Laufwettkämpfe und Radrennen. Dabei verausgabte sie sich häufig zu stark, sodass sie mit ihrem familiären Stress nicht mehr fertig wurde. Auch wenn ständige Wirbelsäulenprobleme diesen Aktivitäten schließlich ein Ende setzten, hat sie ihre physischen Herausforderungen gemeistert und hält sich weiterhin durch Wandern, Radfahren und tägliches Training an verschiedenen Fitnessgeräten körperlich in Form. Auch sie hat zu ihrem Gleichgewicht gefunden.

Trainieren Sie, um sich selbst eine Freude zu machen

Mir ist es gelungen, meine Fitness-Vergangenheit dadurch zu transformieren, dass ich mein Fitness-Programm individualisiert und an mein eigenes Temperament angepasst habe. Ich habe schließlich erkannt, dass es bei meinen sportlichen Fähigkeiten, meiner Kraft und meinem Fitnessniveau um mich und meinen Körper geht, nicht darum, den Beifall meiner Familie zu gewinnen oder irgendeinem kulturellen Standard gerecht zu werden. In der Lebensmitte habe ich endlich herausgefunden, was zu mir passt, wenn es um körperliche Aktivitäten geht. Jede Frau sollte dasselbe tun und sich fragen:»Wozu möchte ich fit sein?« Ich bin zu der Erkenntnis gekommen, dass ich im Gegensatz zu der Familie, aus der ich stamme, fit bleiben möchte, um gut zu leben; ich lebe nicht, um fit zu bleiben. Beide Motivationen sind durchaus akzeptabel – aber sie sind verschieden.

Fragen Sie sich selbst, welche sportlichen Aktivitäten Sie bis an Ihr Lebensende gern ausüben würden. Nur deshalb, weil Tae bo oder T'ai chi oder eine andere Sportart gerade der letzte Schrei ist, heißt das nicht, dass sie auch das Richtige für Sie ist. Ich habe jahrelang versucht, Spaß am Joggen zu gewinnen – Joggen war in den 70ern und 80ern sehr»in«. Aber ich fühlte mich nie gut dabei. Während meiner Zeit als Medizinstudentin und Assistenzärztin an der Klinik joggte ich regelmäßig, doch niemals, so lange und so angestrengt ich auch lief, verspürte ich dieses flüchtige Hochgefühl, diesen»Laufrausch«. Tatsächlich hasste ich es. Schließlich gab ich mir selbst die Erlaubnis, damit aufzuhören.

Ich betreibe inzwischen nur solche Sportarten, die mir gefallen. Ich mag das von Joseph Pilates entwickelte Fitnessprogramm sehr, das Geist, Muskulatur, Atmung und Dehnung gleichermaßen einbezieht. Mir gefällt es auch zu sehen, wie weit ich in zwei Jahren gekommen bin. Wie jede Disziplin, die den Geist ebenso sehr wie den Körper einbezieht, führt Pilates dazu, dass schließlich beide transformiert werden. Ich mache auch Aerobictraining mit Gewichten und benutze dabei Videos. Ich mag die Herausforderung, die die Gewichte darstellen, und mir gefällt es, dass ich schwere Objekte zu heben vermag – ich weiß, dass ich im Notfall ohne Schwierigkeiten das Fenster von einem Flugzeug-Notausgang entfernen könnte! Kräftige Muskeln helfen Ihnen, selbstbewusst durch die Welt zu gehen.

Ruth: Nicht länger eine Stubenhockerin
Als die 55-jährige Ruth mich aufsuchte, klagte sie über allerlei Wehwehchen, die sie ständig plagten, sowie darüber, nachts nicht gut schlafen zu
können. Wie sie erzählte, hatte sie fünf Kinder großgezogen und freute
sich nun darauf, ihren Job als Sekretärin bei der Regierung aufzugeben
und in Rente zu gehen. Sie hatte niemals regelmäßig Sport getrieben. Ihr
erster Knochendichtetest ergab trotz der Tatsache, dass sie nach einer
Hysterektomie mit gleichzeitiger Entfernung der Ovarien wegen schwerer Blutungen sieben Jahre lang Östrogen substituiert hatte, einen leichten Knochensubstanzverlust. Neben Empfehlungen zur Verbesserung
ihrer Ernährung machte ich Ruth klar, dass sie mit einem Fitnessprogramm beginnen müsse. Ihr Stubenhockerdasein könnte sonst ihre
Träume für ihre goldenen Jahre gefährden.

Ruth entschloss sich, ein Walking-Programm zu starten und jeden
Morgen mit einigen ihrer Freundinnen stramm zu gehen. Innerhalb von
drei Monaten hatte sie 4,5 kg an Gewicht verloren, ohne ihre Ernährung
zu verändern, ihre Schmerzen und Wehwehchen waren verflogen, und
sie schlief besser als seit Jahren. Später fassten sie und ihr Mann den Entschluss, Ski zu laufen und ausgedehnte Wanderungen (Hikingtouren) zu
unternehmen. Zwar versuche ich noch immer, Ruth dazu zu bewegen,
mit Krafttraining zu beginnen, doch ihre Knochendichte bleibt inzwischen auch ohne dies stabil. Fitness und körperliche Bewegung im Frei-
en sind zu einem regelmäßigen Bestandteil ihres Lebens geworden.

Beginnen Sie irgendwo – egal, wo

Wenn Sie sich im Augenblick einfach nicht vorstellen können, mit
Gewichten zu trainieren, legen Sie sich darauf fest, dreißig Tage lang täglich für nur 10 Minuten in irgendeiner Weise körperlich aktiv zu sein.
Hier meine Empfehlung: Legen Sie eine Musik auf, die Sie lieben, und
tanzen Sie im Haus herum. Selbst wenn Sie im Rollstuhl sitzen, können
Sie Ihren Oberkörper bewegen. Im Ernst! Ich garantiere Ihnen, dass Sie
sich am Ende der dreißig Tage oder auch schon viel früher auf Ihren täglichen Tanz freuen werden. Diese einfache Bewegungsübung allein wird
in Ihnen den angeborenen, unwiderstehlichen Bewegungsdrang wecken, der in uns allen steckt – wenn er auch bei einigen tiefer vergraben
ist als bei anderen!

Bewegung ist ansteckend. Das tägliche Herumtanzen im Wohnzimmer wird schließlich so viele Ihrer Muskeln aufwecken, dass Sie mehr tun
wollen werden. Sie können immer Ihre Katze auf den Arm nehmen und
mit ihr herumtanzen. (Das ist schließlich auch eine Art von Gewichtstrai-

ning!) Beginnen Sie ganz langsam, und atmen Sie durch die Nase ein und aus – das weitet Ihre Lungenspitzen optimal. Es kann eine Weile dauern, bis Ihr Brustkasten flexibel ist, daher seien Sie nicht entmutigt, wenn dieses Durch-die-Nase-Atmen dazu führt, dass Sie sich zunächst außer Atem fühlen. Versuchen Sie nicht, über das hinauszugehen, was sich hinsichtlich Ihrer Atmung und Ihres Herzschlags gut anfühlt. Bitten Sie Ihren Körper aber jeden Tag, sich etwas schneller zu bewegen oder etwas tiefer zu beugen. Wenn Sie einfach beginnen, Ihren Körper zu bewegen, dann fördern Sie damit den Knochenaufbauprozess.

Holen Sie sich Unterstützung

Wenn Sie einen Monat lang getanzt haben, werden Sie ein vermehrtes Bewegungsbedürfnis verspüren. Nun ist es an der Zeit, zusätzlich mit einem leichten Gewichttraining zu beginnen. Ich schlage Ihnen vor, Sie besuchen ein Fitness-Studio und lassen sich von einem der Mitarbeiter durch ein persönliches Krafttrainingsprogramm führen. Auf diese Weise lernen Sie die richtige Technik, die Sie später an den »Hausgebrauch« anpassen können.

Ob Sie lieber zu Hause oder in einem Fitness-Studio trainieren, hängt von Ihrem Lebensstil und Ihrem Temperament ab. Ich habe beides getan und sehe in beiden Alternativen Vor- und Nachteile. Das Schöne beim Fitness-Studio ist, dass das Telefon nicht klingelt und niemand Sie unterbricht. Und das ganze Drumherum ist auf Fitness ausgerichtet, daher kommt man leichter in die richtige Stimmung. Doch manchmal kostet es zu viel Zeit, extra ein Studio aufzusuchen. In meinem gegenwärtigen persönlichen Fitness-Programm kombiniere ich eine Stunde Pilates-Übungen in einem Studio mit einem Lehrer, 30 Minuten Pilates-Übungen allein auf der Matte zu Hause, und eine Stunde Aerobic-Gewichttraining mit Videobegleitung, jede Übung zweimal pro Woche. Ich gehe auch regelmäßig 45 Minuten lang spazieren. Ich habe es nicht immer geschafft, mich so viel zu bewegen. Einer der Vorteile der Wechseljahre besteht darin, dass ich mehr Zeit für mich selbst habe als in irgendeiner anderen Phase meines Lebens. Und ich stelle fest, dass mir körperliche Bewegung heute mehr Spaß macht als je zuvor.

Bauen Sie Krafttraining in Ihren Tag ein

Hier ein paar Tipps, Ihre tagtäglichen Aktivitäten mit ein wenig Krafttraining »aufzupeppen«. Probieren Sie diese Übungen aus, wenn Sie telefonieren oder ein paar freie Augenblicke haben. Sie decken alle wichtigen Muskelgruppen ab.

- **Zehenstand.** Stellen Sie sich mit dem Gesicht zur Wand, etwa 30 cm von der Wand entfernt, die Füße schulterbreit auseinander. Stützen Sie sich mit den Fingerspitzen leicht an der Wand ab, um das Gleichgewicht zu halten. (Mit zunehmender Übung werden Sie diese Hilfe immer weniger brauchen.) Nun richten Sie sich so hoch auf, wie Sie können; bleiben auf Ihren Zehenspitzen stehen und zählen bis drei, wobei Sie normal atmen; dann lassen Sie sich langsam wieder auf die Fußsohlen herab. Wiederholen Sie diese Übung insgesamt acht Mal. Wenn Sie allmählich stärker werden, versuchen Sie, jeden Zehenstand 30 Sekunden lang durchzuhalten.

- **Fersenstand.** Stellen Sie sich mit dem Gesicht zur Wand, sodass Sie sich, falls notwendig, dort abstützen können. Heben Sie Ihre Zehen und Fußballen langsam an, bis Sie auf Ihren Hacken stehen. Bleiben Sie so stehen, und zählen Sie bis drei. Kommen Sie langsam wieder auf die Fußsohlen. Atmen Sie. Wiederholen Sie die Übung. Versuchen Sie, auf acht Wiederholungen zu kommen, und erhöhen Sie allmählich die Zeit, die Sie auf den Fersen balancieren, sodass Sie jeden Fersenstand schließlich 30 Sekunden lang halten.

  Zehen- wie Fersenstand benutzen Ihr eigenes Körpergewicht, um Ihre Beinmuskulatur zu stärken und Ihren Gleichgewichtssinn sowie Ihre Flexibilität zu verbessern.

- **Liegestütz.** Auch wenn viele Frauen Liegestütze hassen, gibt es nichts Besseres, um die Muskulatur des Oberkörpers zu stärken. Sie können in diese Übung mit Liegestützen an der Wand »hineinwachsen«. Stellen Sie sich mit etwa 90 cm Abstand vor eine Wand. Lehnen Sie sich mit angewinkelten Ellenbogen nach vorn, sodass Ihre Handflächen auf der Wand zu liegen kommen. Nun stoßen Sie Ihren Körper langsam von der Wand ab, wobei Ihr Rücken und Ihre Beine eine perfekte Gerade bilden sollten. Achten Sie darauf, dass Ihr Kopf auf dieser Gerade liegt und nicht etwa nach vorn abgeknickt ist. Wiederholen Sie diese Wand-Liegestütze acht Mal, machen Sie eine kurze Pause, und wiederholen Sie die Übung insgesamt drei Mal.

  Wenn das einfach geworden ist, sind Sie bereit für Liegestütze auf dem Boden. Beginnen Sie auf Ihren Händen und Knien, die Arme gestreckt. Beugen Sie nun Ihre Ellenbogen, und berühren Sie mit der Brust den Boden. Trainieren Sie langsam, und vergessen Sie nicht zu atmen. Versuchen Sie vier Knie-Liegestütze. Steigern Sie sich allmählich auf zwei Durchläufe mit je acht Liegestützen. Wenn Sie stark genug geworden sind, steht regulären Liegestützen nichts mehr im Wege. Beginnen Sie auf Händen und Knien. Strecken Sie Ihre Beine dann nach hinten aus, sodass Ihr Körper von Armen und Zehen gestützt wird. Ihr Körper sollte dabei eine perfekte Gerade bilden und der Kopf in einer Linie mit der Wirbelsäule gehalten werden. Achten Sie darauf, dass Ihre Hüften nicht wie ein Taschenmesser zusammenklappen und in der Mitte einen Buckel bilden. Nun beugen Sie die Ellenbogen, sodass Ihre Brust den Boden fast berührt. Stemmen Sie sich hoch. Bleiben Sie in dieser Stellung. Wiederholen Sie das Ganze. Machen Sie vier Liegestütze, und versuchen Sie, sich auf acht zu steigern. Das Ziel sind zwei Durchläufe mit jeweils acht Liegestützen.

● **Gewichte.** Platzieren Sie einen Satz Hanteln mit unterschiedlichen Gewichten (1 bis 10 kg, je nach Ihrem Kraftniveau) vor Ihrem Fernseher. Während der Werbepausen oder selbst während Ihrer Lieblingsshows können Sie leicht ein paar Armbeugen oder ähnliche Übungen machen. Wichtig ist, dass Sie Ihre Hanteln dort platzieren, wo Sie regelmäßig über sie stolpern.

Lassen Sie sich Zeit. Ihr Körper ist sehr großzügig und entgegenkommend, wenn Sie ihm mit Respekt und Liebe begegnen. Jedes Mal, wenn Sie Gewichte heben, fragen Sie Ihren Körper, ob er bereit ist, etwas tiefer zu atmen und etwas mehr Gewicht zu heben. Treiben Sie ihn nicht an. Trainieren Sie an Tagen, an denen Sie sich wunderbar fühlen, etwas mehr. Wenn Sie sich schlecht fühlen, schalten Sie zurück. Es stimmt, Fitness erfordert Disziplin. Doch sobald Sie sich einmal entschlossen haben, regelmäßig zu trainieren, sollten Sie diesen schimpfenden Aufpasser aus Ihrem Kopf verbannen. Die beste Motivation ist Vergnügen, Freude und ein neues Körperbewusstsein.

Die Verbindung zwischen Sonnenlicht und Knochengesundheit

Von allen Seiten werden wir vor den Gefahren gewarnt, die ein zu langes Verweilen in der Sonne mit sich bringt; sie reichen von vorzeitiger Hautalterung bis zu lebensgefährlichem Hautkrebs. Diese Risiken sind gut dokumentiert, sie werden jedoch übertrieben, das gilt besonders für diejenigen von uns, die in nördlichen Klimazonen leben, wo die Sonneneinstrahlung die meiste Zeit des Jahres hindurch keineswegs übermäßig stark ist. Frauen, die in nördlichen Breiten – oberhalb einer Linie, die ungefähr von Boston durch Chicago bis an die Grenze zwischen Kalifornien und Oregon führt – leben, verlieren nach der Menopause jeden Winter 3 bis 4 Prozent Knochenmasse.[58] Selbst an einem hellen, sonnigen Dezembertag im nördlichen Maine können Sie nicht so viel UV-Strahlung aufnehmen, wie nötig ist, um Vitamin D zu produzieren, es sei denn, Sie setzen sich mittags 30 bis 50 Minuten lang mit viel nackter Haut in die Sonne, was eher ungewöhnlich ist. Das Problem verschärft sich, wenn Ihr Speiseplan bereits wenig Kalzium und Vitamin D enthält. 40 Prozent der Menschen mit Hüftfrakturen in nördlichen Breiten leiden an einem Vitamin-D-Mangel. Frauen, die genügend Kalzium und andere Nährstoffe zu sich nehmen, können ihre Knochenmasse jedoch in den Sommermonaten durch regelmäßige Sonnenexposition wieder steigern.

Die Wahrheit ist, dass Sonnenlicht Ihnen helfen kann, gesünder zu werden, und Ihnen buchstäblich das Leben zu retten vermag, denn die ultraviolette Strahlung des Sonnenlichts ermöglicht Ihrem Körper, das notwendige Vitamin D zu synthetisieren. Wie bei fast allen anderen Dingen im Leben ist das Schlüsselwort dabei »Maßhalten«.

Vitamin D hilft Ihren Knochen, Kalzium zu resorbieren. Wenn in Ihrem Blut nicht genug Vitamin D zirkuliert, können Sie das Kalzium aus Ihrer Nahrung oder Ihren Kalziumtabletten nicht verwerten. Daher ist Vitamin D ein wichtiger Faktor bei der Osteoporosevorbeugung. Gegenwärtig basiert die empfohlene tägliche Dosis an Vitamin D auf der Menge, die Sie brauchen, um Rachitis (Knochenerweichung) vorzubeugen. Rachitis ist eine Krankheit, bei der die Vitamin-D-Konzentration zu gering ist; dadurch kann der Körper nicht genügend neue Knochensubstanz produzieren. Bei Erwachsenen spricht man in diesem Fall von Osteomalazie, einer allmählichen Verformung des Knochengerüsts aufgrund mangelnder Kalzifizierung der Knochen.

Um Rachitis vorzubeugen, benötigen Sie nur ein Minimum an Vitamin D (200 bis 400 IU pro Tag). Aber eine Vorbeugung vor Rachitis ist nicht der einzige Vorteil eines optimalen Vitamin-D-Spiegels. Ein adäquates Vitamin-D-Niveau kann Bluthochdruck reduzieren, daher haben Menschen mit einem hohen Vitamin-D-Spiegel einen niedrigeren Blutdruck.[59] Er kann auch das Fortschreiten einer Osteoarthritis verlangsamen und die Häufigkeit von Multipler Sklerose senken.[60] Vitamin D trägt auch zur Vorbeugung gewisser Krebsarten bei, beispielsweise Brust-, Eierstock-, Prostata- und Dickdarmkrebs. Tatsächlich ist ein suboptimaler Vitamin-D-Spiegel möglicherweise einer der Gründe, warum Brustkrebs in nördlichen Breiten verbreiteter ist als im Süden. Aber um Ihr Risiko für diese Krankheiten, insbesondere Brust-, Eierstock- und Colon-Rektum-Krebs, zu senken, brauchen Sie viel höhere Serumwerte, als Sie mit einem Teelöffel Lebertran oder einem Vitamin-D-Präparat erreichen können. Der sicherste und wirkungsvollste Weg sind regelmäßige Sonnenbäder.

Sonnenlicht versus Vitamin-D-Präparate

Unser Körper ist daran angepasst, Vitamin D mit Hilfe von Sonnenlicht zu produzieren. Jahrtausendelang durchstreiften unsere Vorfahren die afrikanischen Savannen, wobei sie große Teile ihres Körpers der Sonne aussetzten. Die Zeit, die Sie in natürlichem Sonnenlicht verbringen, erlaubt viel bessere Voraussagen über den Vitamin-D-Spiegel in Ihrem Körper als Ihre Vitamin-D-Aufnahme mit der Nahrung. Tatsächlich besteht zwischen der Vitamin-D-Menge, die Sie mit der Nahrung aufnehmen, und der Vitamin-D-Menge in Ihrem Blut nur eine recht schwache Korrelation. Das liegt zum Teil daran, dass der orale Vitamin-D-Bedarf von Mensch zu Mensch außerordentlich stark variiert. Und während es möglich ist, durch die Einnahme von Präparaten auf eine toxische Vitamin-D-Konzentration im Blut zu kommen, führt Sonnenlichtexposition niemals zu zu viel Vitamin D. Unser Körper in seiner Weisheit verfügt nämlich über einen eingebauten Mechanismus, der sicherstellt, dass wir mit Hilfe von Sonnenlicht genau so viel Vitamin D herstellen, wie wir brauchen – nicht mehr und nicht weniger. Und dieses Vitamin D, das unser Körper mit Hilfe der ultravioletten Sonnenstrahlung (insbesondere UV-B) selbst synthetisiert, ist den oralen Ergänzungspräparaten überlegen, wenn es um die Kalziumresorption unseres Körpers geht.[61]

Sonnenlicht allein reicht aus, um Ihren Vitamin-D-Spiegel in einen gesunden Bereich zu bringen. Wenn Sie Ihr Gesicht und Ihre Hände vier bis fünf Monate im Jahr (in nördlichen Breiten, das heißt oberhalb des 40. Breitengrades, zwischen April und Oktober) drei- bis fünfmal die Woche rund zwanzig Minuten ohne Sonnenschutzcreme dem Sonnenlicht aussetzen, nehmen Sie wahrscheinlich genug UV-B-Strahlung auf, um Ihre Knochenmasse intakt zu halten. Ihr Körper kann Vitamin D nämlich speichern, um in Zeiten geringer Sonneneinstrahlung darauf zurückzugreifen. Das ist ein wunderbarer Beweis für die Weisheit der Natur, denn nicht alle Regionen des Landes sind gleich, wenn es um die Ultraviolett-Einstrahlung geht. Wenn Sie eine sehr dunkle Haut haben, müssen Sie länger in der Sonne bleiben, um dasselbe Resultat zu erzielen.

Je mehr Haut Sie der Sonne darbieten, desto rascher synthetisieren Sie Vitamin D, darum empfehlen einige Experten auch, regelmäßig den ganzen Körper der Sonne auszusetzen. Tatsächlich entspricht eine Ganzkörperbestrahlung von 15 Minuten Dauer der Einnahme einer oralen Dosis von 10000 IU Vitamin D. (Eine UV-Exposition, die darüber hinausgeht, führt jedoch nicht zu höheren Vitamin D-Konzentrationen.) Wenn wir älter werden, arbeitet unser Körper bei der Produktion seines eigenen Vitamin D jedoch nicht mehr so effizient wie zuvor. Wenn Sie daher älter als 65 sind, müssen Sie sich unter Umständen länger in der Sonne aufhalten, um denselben Gewinn zu erzielen. Hier eine Faustregel: Falls die Sonneneinstrahlung stark genug ist, um Ihre Haut zu röten, wenn Sie längere Zeit im Freien sind, dann ist auch genug UV-B-Strahlung für die körpereigene Vitamin-D-Synthese vorhanden.

Wie Sie genug Sonne bekommen können, ohne etwas zu riskieren

Jede Frau kann ohne Risiko die Menge Sonnenlicht bekommen, die sie braucht, wenn sie regelmäßig ins Freie geht. Die Vorteile kleiner Mengen UV-B-Strahlung sind so verblüffend, dass der Endokrinologe Dr. Michael Holick und seine Kollegen am *Boston University Medical Center* inzwischen die Auswirkungen von künstlichem UV-B-Licht auf Senioren untersuchen. Auch die NASA hat Holick unter Vertrag; er soll dieses spezielle Licht in Raumschiffen installieren, um bei langen Missionen den Auswirkungen der Schwerelosigkeit auf das Knochengerüst entgegenzuwirken.[62] Ein Sonnenbad am frühen Morgen oder am späten Nachmittag ist am ungefährlichsten. Ich persönlich mache in den warmen Monaten an vier Tagen in der Woche morgens einen 45-minütigen Spaziergang; dabei trage ich Shorts und einen Pullunder, um genügend Sonne zu bekommen. Wenn ich morgens nicht hinauskann, versuche ich es am späten Nachmittag oder in den frühen Abendstunden, wenn noch etwas Sonnenlicht da ist, das Risiko einer zu starken Exposition aber minimal ist. Außerhalb dieser »Vitamin-D-fördernden Zeiten« trage ich ein Sonnenschutzmittel.

Meiden Sie die Mittagssonne und vermeiden Sie Sonnenbrand. Fast alle Hautkrebsformen stehen mit den schädlichen Wirkungen von zu viel Sonne ohne angemessenen Schutz durch Antioxidanzien in Zusammenhang. Eine UV-Exposition, die über das Präerythemstadium (Rötung der Haut) hinausgeht, fördert Ihren Vitamin-D-Spiegel nicht. Mit anderen Worten: Ihr Vitamin-D-Spiegel erreicht bei heller Haut nach 20-minütiger Exposition sein Maximum.

Andere einfache Möglichkeiten, Ihre körpereigene Vitamin-D-Produktion ein wenig anzuregen, bestehen darin, beim Autofahren die Scheibe herunterzudrehen, mit offenem Verdeck zu fahren oder auch nur zu Hause die Fenster zu öffnen. Warum nicht einen Sonnenraum oder eine Sonnenecke schaffen – ein Platz im Haus, wo Sie problemlos ein Fenster öffnen und sich den warmen Sonnenstrahlen aussetzen können, ohne auch nur aus dem Haus zu gehen? Das ist eine gute Alternative für Stadtbewohner.

Was tun, wenn Sie nicht genug Sonnenlicht bekommen können?

Vitamin D wird von Ihrem Körper selbst mit Hilfe des Sonnenlichts hergestellt. Wenn das nötige Sonnenlicht fehlt, müssen Sie Vitamin D mit der Nahrung zuführen. Auch wenn es fast unmöglich ist, die hohen Konzentrationen an Vitamin D, die Sie in Ihrem Blut brauchen, ohne adäquate Sonnenbestrahlung zu erreichen, hat es sich gezeigt, dass eine Vitamin-D-Ergänzung Frauen hilft, Knochenmasse aufzubauen oder zumindest diese zu erhalten.[63]

Frauen unter 65 Jahren sollten 400 bis 800 IU pro Tag nehmen, Frauen über 65 Jahren 800 bis 1200 IU pro Tag, wenn sie nicht an einer bekannten Überempfindlichkeit gegen Vitamin D leiden. (Sie brauchen je nachdem mehr oder weniger. Tatsache ist, dass Sonnenlicht zuverlässiger als jede Ergänzung ist.) Reich an Vitamin D sind zum Beispiel Rotbarsch, Lachs, Leber, Champignons und Eigelb.

Warum angereicherte Milch nicht die Antwort auf das Vitamin-D-Problem ist

Auch wenn wir alle gelernt haben, dass wir unseren gesamten Vitamin-D-Bedarf aus angereicherten Milchprodukten decken können, stimmt das nicht so ohne weiteres. Als Dr. Michael Holick den Vitamin-D-Gehalt angereicherter Milch untersuchte, stellte er fest, dass darin wegen Problemen bei der Verarbeitung oft nicht genug Vitamin D enthalten ist. Tatsächlich wiesen bis zu 50 Prozent der getesteten Milchtypen weniger Vitamin D auf, als auf dem Etikett angegeben war, und 15 Prozent enthielten sogar überhaupt kein Vitamin D! Und Magermilch kann nur schwer mit Vitamin D angereichert werden, denn Vitamin D ist fettlöslich und erfordert einen gewissen Fettgehalt, um sich mit dem Produkt zu mischen. Aus diesem Grund enthalten Magermilchprodukte unter Umständen nur sehr wenig oder gar kein Vitamin D.[64]

Im Zweifelsfall messen

Wenn es bei Ihnen irgendwelche Hinweise auf Osteoporose gibt, sei es aufgrund von Knochendichtetests oder einem Urintest, würde ich Ihnen empfehlen, auch Ihre Vitamin-D-Konzentration im Serum bestimmen zu lassen. Das geht mit Hilfe eines einfachen Bluttests. Ein Vitamin-D-Spiegel im Blut von 20 bis 25 nmol/l oder darunter spricht für einen schweren Vitamin-D-Mangel. Sie sollten auf einen Spiegel hinarbeiten, der im oberen Bereich des Normalen liegt, bei 75 bis 250 nmol/l. Wie sich gezeigt hat, mindert ein Spiegel oberhalb von 100 nmol/l Bluthochdruck.[65] Ein Spiegel von 75 nmol/l und darüber verlangsamt die Progression von Osteoarthritis. Untersuchungen an Rettungsschwimmern und Landwirten – Menschen, die sehr viel Zeit in der Sonne verbringen – haben gezeigt, dass deren Vitamin-D-Spiegel bei 100 nmol/l liegt. Vielleicht möchten Sie Ihre Serumkonzentration auch überprüfen lassen, wenn Sie zwar gesund, sich aber nicht sicher sind, wie viel Vitamin D Sie bekommen oder mit Hilfe von Sonnenlicht herstellen. Wenn Ihr Spiegel niedrig ist, sollten Sie mehr in die Sonne gehen, um spätere Probleme zu vermeiden, selbst wenn Ihre Knochen jetzt noch gesund scheinen.

Ich wurde einmal von einer Frau Mitte vierzig konsultiert, die den Sommer in Maine verbrachte und regelmäßig lief, um sich körperliche Bewegung zu verschaffen; dabei benutzte sie Sonnenschutzmittel und schützende Kleidung. Obwohl sie den größten Teil des Jahres im Südwesten verbrachte, einer Region, in der das ganze Jahr hindurch üppiger Sonnenschein herrscht, mied sie die Sonne wie der Teufel das Weihwasser, weil sie Angst vor Hautkrebs hatte. Als ich ihren Vitamin-D-Gehalt im Serum ermitteln ließ, war das Ergebnis 25 nmol/l, was einen schweren Vitamin-D-Mangel anzeigte. Seitdem nimmt sie am frühen Morgen in ihrem Hof täglich ein 15-minütiges Sonnenbad. Innerhalb von zwei Monaten hat sich ihr Vitamin-D-Spiegel im Serum auf einen sehr gesunden Wert erholt, und ihre Stimmung und ihr Immunsystem haben sich drastisch verbessert. Innerhalb von sechs Monaten hat sich auch ihre Knochendichte erhöht. Und darüber hinaus hat sie noch weitere Vorzüge des Sonnenbadens entdeckt: Sie neigte früher zu Infektionen und kränkelte häufig. Das ist jetzt vorbei.

Sollten Sie ein Sonnenstudio besuchen?

Auch wenn sich Dermatologen bei dem Wort »Sonnenstudio« wegen der Gefahr einer Überexposition die Haare sträuben, empfehle ich ihren Besuch denjenigen, die ein hohes Risiko für Osteoporose, Depression oder gewisse Krebsformen tragen und die keine andere Möglichkeit haben, an UV-B-Strahlung zu kommen.

In den Wintermonaten kann ein kurzes, fünf- bis zehnminütiges Sonnenbad in einem Studio ein- oder zweimal die Woche den Serotoninspiegel in Ihrem Gehirn in die Höhe treiben, Depressionen mildern, beim Knochenaufbau helfen, Arthritis lindern und möglicherweise auch einigen Krebsarten vorbeugen. Wie beim Sonnenbaden im Freien kommt es darauf an, darauf zu achten, dass Sie niemals einen Sonnenbrand oder eine krebsrote Haut bekommen und dass Ihr Körper über genügend Antioxidanzien verfügt.

Nehmen Sie Antioxidanzien

Eine wachsende Zahl von Untersuchungen hat gezeigt, dass Antioxidanzien wie Vitamin E, Vitamin C, Proanthocyanidine und Beta-Carotin die Haut vor Sonnenschäden schützen und ihr überdies helfen, schneller zu heilen (was weitere Informationen angeht, siehe Elftes Kapitel).

Stützen Sie Ihre Erdverbindung mit Pflanzenmedizin

Traditionelle Kräuterkundler lehren, dass unser Körper bei regelmäßigem Pflanzenkonsum die energetischen Qualitäten einer Pflanze genauso aufnimmt wie ihre Vitamine und Mineralstoffe – eine perfekte Möglichkeit, uns mit der Natur zu verbinden und unser erstes emotionales Zentrum zu stützen. Hafer (*Avena sativa*) und Haferstroh (die Halme, Blätter und Blüten des Hafers) gedeihen zum Beispiel in kühlen, feuchten Klimazonen, die von starken Winden und plötzlichen Stürmen gekennzeichnet sind. Diese ausdauernden und widerstandsfähigen Pflanzen sind reich an Kalzium, Eisen, Phosphor, Vitaminen des B-Komplexes, Kalium, Magnesium sowie an Vitamin A und C.[66]

Die bekannte Kräuterspezialistin Susan Weed hat festgestellt, dass der regelmäßige Konsum von Kräuteraufgüssen mit ihren höchst bioverfügbaren Nährstoffen dazu beiträgt, die Knochendichte zu erhöhen, und darüber hinaus noch weitere Vorteile mit sich bringt. Auch eine meiner Kolleginnen aus der Ernährungskunde empfiehlt sie. Ich habe damit begonnen, regelmäßig Haferstroh-Aufgüsse anzuwenden, und kann sie oder andere Aufgüsse Ihrer Wahl nur wärmstens empfehlen.

Wie man einen Kräuteraufguss macht

Kräuteraufgüsse sind stärker als Kräutertees. Nehmen Sie 30 g getrocknete Blätter (zwei Hand voll klein geschnittener Blätter oder drei Hand voll ganzer Blätter). Geben Sie diese in ein Literglas. Füllen Sie das Gefäß mit kochendem Wasser, verschließen Sie es, und lassen Sie das Ganze vier Stunden lang bei Zimmertemperatur ziehen. Anschließend kann man das Gefäß in den Kühlschrank stellen.[67] Trinken Sie täglich zwei Tassen.

Wenn Sie Heilkräuter anwenden, öffnen Sie sich für die Weisheit der Erde und der Natur, die sich in der Pflanze manifestiert hat, die Sie in Ihren Körper aufnehmen. Seien Sie geduldig und ausdauernd. Fühlen Sie, wie Ihre Knochen so stark und dauerhaft werden wie die Berge und Felsen, die das Rückgrat unseres Planeten bilden.

Dreizehntes Kapitel

Gesundheit für die Brust

*I*ch erinnere mich an die vielen Abende, in denen ich mit einer meiner Hebammen-Kolleginnen auf der Entbindungsstation Dienst tat. Obwohl ihre eigenen Kinder fast erwachsen waren, griff sich diese Frau manchmal an die Brust, wenn sie ein Baby weinen hörte oder ein besonders hübsches Neugeborenes sah. »Meine Brüste kribbeln so sehr, dass ich das Gefühl habe, ich könnte dieses Kind selbst stillen«, meinte sie dann.

Brüste sind im buchstäblichen wie auch im übertragenen Sinne eine Nahrungsquelle. Ihre Doppelrolle geht unter anderem auf die Wirkung eines Hormons namens Prolactin zurück. Dieses Hormon, das nach der Geburt eines Kindes im Gehirn der Mutter produziert und in den Blutstrom ausgeschüttet wird, sorgt für genügend Milch in der Brust und verstärkt zudem den Bindungsprozess: Wenn eine Mutter ihr Kind stillt, fördert Prolactin den Milchfluss und gleichzeitig die Liebe zum Kind. Die Mutter ihrerseits wird nicht nur durch das angenehme körperliche Gefühl belohnt, sondern auch durch die emotionale Befriedigung, die es mit sich bringt, für ein Wesen zu sorgen, das sie innig liebt. Prolactin hat eine derart starke Wirkung, dass viele Frauen selbst dann ein reflexartiges Einschießen der Milch verspüren und ihre Brüste sich mit Milch füllen, wenn sie gerade gar nicht stillen. Schon der Gedanke an ihr Kind oder es weinen zu hören kann diesen Milchflussreflex in Gang setzen.

Aber nicht nur beim Stillen kommt es zu einer Prolactinausschüttung. Wie sich herausgestellt hat, steigt der Prolactinspiegel bei Frauen wie bei Männern an, wenn sie in einer glücklichen, gegenseitig befriedigenden Beziehung leben. Daher ist es nicht verwunderlich, dass Emotionen wie Liebe und Mitgefühl, die unsere Seele nähren, oft ebenfalls mit demselben Prickeln in der Brust einhergehen, das stillende Mütter spüren – und das meine Hebammen-Kollegin so plastisch beschrieben hat.

Ich sehe dieses Kribbeln gern als Beweis dafür, dass »*the milk of human kindness*«* mehr ist als eine reine Metapher. Liebe ist in unserer Biologie fest verdrahtet. Darum fühlen sich die meisten Frauen so wohl dabei, andere zu umsorgen und zu unterstützen, und darum »bemuttern« wir andere so häufig. Wenn das Gefühl der Liebe frei strömen kann, ist unser Körper von demselben Hormon erfüllt, das alle menschlichen Bindungen stärkt, und unsere Brüste baden in diesem energiespendenden, gesunden Gefühl.

Unser kulturelles Erbe: Nähren und Selbstaufopferung

Wenn unsere Beziehungen wirklich auf Gegenseitigkeit beruhen und wir so viel empfangen, wie wir geben, hat Liebe einen heilenden, lebensstärkenden Effekt. Doch dieses Ideal ist nicht so weit verbreitet, wie man wünschen würde. Die meisten Frauen sind dazu erzogen worden, in einer Art und Weise für andere zu sorgen, die oft verlangt, unser eigenes Wohlergehen zu gefährden. Die ganze Menschheitsgeschichte hindurch sind wir Frauen wegen unserer Fähigkeit verehrt worden, uns für die Menschen um uns herum aufzuopfern. Kein Wunder, dass Tammy Wynettes Song »Stand by Your Man« der bestverkaufte Countrysong aller Zeiten ist. Aber wie sich herausgestellt hat, wurde Tammy von dem Mann, dem sie einen großen Teil ihres Ehelebens zur Seite stand, regelmäßig verprügelt. Dies führt sehr eindrücklich vor Augen, wie leicht unsere fürsorglichen Tendenzen die Waagschale in Richtung gefährlicher Selbstaufopferung neigen können.

Unsere Brüste sind derjenige Teil unserer Anatomie, der am stärksten mit Nähren und Umsorgen in Verbindung gebracht wird. Und sie sind wahrscheinlich der am stärksten emotional belastete Bereich unseres Körpers. Von der Kultur, in der wir leben, gnadenlos ausgebeutet, sind sie andererseits unsere stärkste Waffe in der Schlacht um Liebe und Zuneigung. In dem Film *Erin Brockovich* wird die freche Heldin, Angestellte in einem Anwaltsbüro, von ihrem erstaunten Chef gefragt, wie sie es geschafft hat, ohne Hilfe so viele vernichtende Informationen über die Umweltverschmutzungspraktiken eines großen Betriebes zu sammeln. Die Schauspielerin Julia Roberts, die in ihrem überquellenden Mieder höchst sinnlich aussieht, erwidert nur: »Man nennt sie Titten, Ed.«

---

* Natürliche Freundlichkeit anderen gegenüber; Zitat aus Shakespeares Schauspiel *Macbeth*, Anm. d. Ü.

Kein Wunder, dass eine meiner Freundinnen, als sie hörte, dass ich mich scheiden ließ, fragte, ob ich mir Brustimplantate einsetzen lassen würde. Unsere Kultur verführt uns zu dem Glauben, ohne zwei atemberaubende neue Brüste sei es einer Frau in mittleren Jahren unmöglich, einen neuen Mann zu interessieren. Was für einen beredteren Beweis könnten wir für unsere Sehnsucht nach Liebe finden als die Tatsache, dass wir so weit gehen, um sie zu erfahren?

Die Brust in mittleren Jahren: Eine Herausforderung

Die Lebensmitte – das ist die Phase, in der wir den Weckruf hören, der uns auffordert, uns endlich um unsere eigenen Bedürfnisse zu kümmern. Unsere Kinder sind dabei, aus dem Haus zu gehen, oder sind bereits seit langem fort; die Zeit für die Art von Selbstaufopferung, die man zum Aufziehen von Kindern braucht, geht zu Ende, und wir haben nun Gelegenheit, unser Leben auf den Prüfstand zu stellen. Wenn wir in einer Beziehung leben, die einer Selbstverwirklichung im Wege steht, müssen wir darüber nachdenken, wie wir dies ändern können. Die Wechseljahre fordern uns heraus, unser Leben realistisch zu sehen, Beziehungen zu schaffen, die echte Partnerschaften sind, mit Menschen, die uns so lieben, wie wir wirklich sind.

Derartige »nährende« Beziehungen, die auf Gegenseitigkeit beruhen und die darauf basieren, dass wir uns selbst auf allen Ebenen lieben und umsorgen, fördern die Gesundheit eines jeden Organs im Körper. Die Brüste werden jedoch wahrscheinlich am meisten davon profitieren, weil sie im vierten emotionalen Zentrum lokalisiert sind, das mit der Fähigkeit assoziiert ist, Freude, Liebe, Kummer und Vergebung wie auch Wut und Feindseligkeit auszudrücken. Wenn solche Emotionen blockiert werden, dann kann die Gesundheit aller Organe im vierten emotionalen Zentrum leiden, also neben den Brüsten auch Lungen und Herz.

Der Aufbau liebevoller Beziehungen, die uns nähren, und Entscheidungen, die wir treffen und die uns direkt zugute kommen, können uns helfen, unsere Brüste gesund zu halten. Ein derartiges Für-sich-selbst-Sorgen ist keineswegs egoistisch; nur so können wir etwas in unserem Inneren schaffen, das es wert ist, an andere weitergegeben zu werden. Um die innere Weisheit unseres Körpers zu finden, können wir wieder auf das Stillen zurückkommen: Quantität wie Qualität der Muttermilch verbessern sich, wenn die Mutter gut ausgeruht, gut genährt und glücklich ist. Gerade in der Lebensmitte, wenn die Gelegenheit zur Wandlung grenzenlos ist und die Kosten, uns dem zu verweigern, sehr hoch sein können, müssen wir uns an diese Lehre erinnern.

Risikofaktoren für Brustkrebs

In der Lebensmitte steigt die statistische Wahrscheinlichkeit, an Brustkrebs zu erkranken. Bei Frauen, die in industrialisierten Ländern leben, steht das Alter auf einer Liste bekannter Risikofaktoren für Brustkrebs an erster Stelle:[1]

- Alter (über 50 Jahre)
- frühes Einsetzen der Menstruation (vor dem 12. Lebensjahr)
- gehäuftes Auftreten von Brustkrebs in der Familie, bei einer Verwandten 1. (Mutter, Schwester, Tochter) oder 2. Grades (Tante, Großmutter)
- späte Menopause (nach dem 55. Lebensjahr)
- Geburt des ersten Kindes nach dem 30. Lebensjahr
- Hormonersatztherapie
- gutartige Brusterkrankung mit einer Biopsie, die eine atypische Hyperplasie zeigt
- regelmäßiger Alkoholkonsum

Anmerkung: Eine frühe oder chirurgisch induzierte Menopause senkt das Risiko für Brustkrebs.

Die emotionale Anatomie des Brustkrebses

Wie alle Erkrankungen hat Krebs sowohl eine physische als auch eine emotionale Komponente. Viele Frauen mit Brustkrebs neigen dazu, ihre Emotionen hinter einer stoischen Fassade zu verbergen und in Beziehungen auszuharren, in denen sie viel mehr geben als empfangen.

Die Weigerung, unsere eigenen Gefühle ernst zu nehmen und auszudrücken, kann manchmal pathologische Ausmaße annehmen. Einmal suchte mich eine Frau auf, weil sie, wie sie sagte, Schwierigkeiten beim Atmen hatte. Sie kam allein und ohne Unterstützung, und die Tests, die ich durchgeführt hatte, bestätigten bald meine Befürchtung, dass der Brustkrebs, der bei ihr vor einem Jahr diagnostiziert worden war, auf die Lunge übergegriffen hatte. Sie hatte sich nie behandeln lassen, weil sie ihrem Mann oder ihren Kindern »keine Unannehmlichkeiten« bereiten wollte. Sie hatte ihnen nicht einmal etwas von ihrem Befund erzählt! Ich erklärte ihr so schonend wie möglich, dass ihre Entscheidung, wenn auch im Geiste der Großzügigkeit und Selbstaufopferung getroffen, in

Wirklichkeit niemandem half, am allerwenigsten ihr selbst. Sie brauchte Hilfe und Unterstützung, und ihre Familie musste in das, was ihr geschah, einbezogen werden.

Nach meiner Erfahrung haben viele Frauen ihre eigenen Bedürfnisse so lange verleugnet, dass sie nicht einmal mehr wissen, dass diese überhaupt existieren. Eine meiner Freundinnen erinnert sich daran, dass die automatische Antwort ihrer Mutter auf alle Wünsche, die sie je äußerte, stets gleich lautete: »Daran brauchst du noch nicht einmal zu denken!« Stellen Sie sich vor, was das für die Fähigkeit eines Menschen bedeutet, um etwas zu bitten, was er braucht, und seine Gefühle ehrlich auszudrücken. Kein Wunder, dass so viele Frauen fast alles tun, um nicht selbstsüchtig zu erscheinen – und sogar riskieren, an einer tödlichen Krankheit zu sterben.

Inzwischen gibt es zahlreiche wissenschaftliche Untersuchungen, die die These belegen, dass unser Umgang mit unseren Emotionen die Inzidenz von Brustkrebs beeinflussen kann und auch unsere Fähigkeit, ihn zu überwinden. Eine Untersuchung, an der 119 Frauen zwischen 20 und 70 Jahren teilnahmen, die wegen eines verdächtigen Knotens in der Brust zur Brustbiopsie (Entnahme einer Gewebeprobe aus der Brust) überwiesen worden waren, beschäftigte sich beispielsweise mit dem Einfluss von negativen Lebensereignissen auf die Wahrscheinlichkeit, dass der Knoten kanzerogen war. Schwere Krisen, wie eine Scheidung, der Tod eines geliebten Menschen oder der Verlust des Arbeitsplatzes in den fünf Jahren vor der Entdeckung des Brustknotens erhöhte tatsächlich die Wahrscheinlichkeit für dessen Kanzerogenität. Aber interessanterweise spielte die Art, wie eine Frau mit diesem negativen Ereignis umging, ebenfalls eine entscheidende Rolle dabei, ob sie Krebs entwickelte oder nicht. Bei denjenigen, die ihre Trauer nach einem schrecklichen Verlust voll auslebten, war die Wahrscheinlichkeit, an Brustkrebs zu erkranken, dreimal geringer als bei denjenigen, die ihre Emotionen hinter einem tapferen Gesicht versteckten oder ihren Kummer durch Aktivitäten verschiedenster Art zu betäuben versuchten.[2]

Wenn wir uns nicht erlauben zu trauern, verbrauchen wir Lebenskraft und berauben uns der Ressourcen, die wir brauchen, um uns zu heilen. In Zeiten des Verlustes müssen wir durch den schmerzhaften und schwierigen Prozess gehen, den ich als radikale Unterwerfung bezeichne: Wir müssen uns einer Kraft und Ordnung unterwerfen, die größer ist als wir. Nennen Sie es, wie Sie wollen – Gott, das Universum, was auch immer –, wir müssen dieser Kraft erlauben, unser Leben zu heilen, und das kann nur durch die volle Erfahrung unserer Trauer geschehen.

Eine andere Untersuchung hat gezeigt, dass die Gefühle, die eine Frau hinsichtlich der Kommunikation zwischen ihr und ihrer Familie und der Hilfsbereitschaft seitens ihrer Familie hegt, ihr Immunsystem und damit auch ihre Fähigkeit beeinflussen, sich wieder zu erholen. Frauen mit Brustkrebs, denen es an sozialer Unterstützung mangelte, hatten nachweislich ein weniger aktives Immunsystem und eine schlechtere Prognose.[3] Diese soziale Unterstützung muss jedoch nicht unbedingt von der Familie kommen, um einen positiven Einfluss auf das Überleben zu haben. Wie Untersuchungen gezeigt haben, wirken sich Brustkrebs- und andere Selbsthilfegruppen, die sich durch ein offenes und ehrliches Teilen von Erfahrungen auszeichnen, statistisch positiv auf die Lebenserwartung aus und gehen mit einer verminderten Rate an Tumorrezidiven einher.[4]

Mary: Der Zehnjahresplan

Mary war 41 Jahre, als sie sich wegen einer »intuitiven Diagnose« an meine Partnerin Dr. Mona Lisa Schulz wandte. Mary war mit einem stark wettbewerbsorientierten Geschäftsmann verheiratet, der mehr Zeit auf der Straße verbrachte als zu Hause. Sie sehnte den Tag herbei, an dem die Geschäfte ihres Mannes endlich so gut liefen, dass er nicht mehr so viel reisen musste. Sie selbst hatte vor ihrer Ehe eine leitende Stellung in der Computerindustrie innegehabt, war aber nun Hausfrau und Mutter mit zwei Kindern im Alter von sechs und neun Jahren. Sie hatte mit ihrem Mann einen Zehnjahresplan für Beruf, Finanzen und Familie entwickelt und daraufhin ihre Karriere aufgegeben, um sich ganz der Erziehung der beiden Kinder zu widmen, die sie bereits hatten, und der beiden, die sie in Zukunft noch haben wollten.

Das Problem war, dass Mary nach nur fünf Jahren »Planerfüllung« ziemlich erschöpft war. Wie sie Dr. Schulz erzählte, wollte sie ein drittes Kind so lange hinausschieben, bis sie herausfand, warum sie sich die ganze Zeit hindurch so schrecklich fühlte. Sie wollte wissen, was ihr Körper ihr mit dieser ständigen Erschöpfung sagen wollte. Darum hatte sie eine »Sitzung« bei Mona Lisa vereinbart.

Das Energiemuster, das Dr. Schulz bei Mary feststellte, war das einer »Witwe, die auf einem Witwenpfad auf und ab schreitet, ewig auf die See hinausschaut, auf ihren Mann wartet und sich danach sehnt, dass er zurückkehrt«. Auf der Basis dessen, was sie »energetisch gelesen« hatte, erklärte sie Mary, dass sie wie andere Frauen mit diesem Verhaltensmuster eine Tendenz haben könne, hormonell sensitive Verdichtungen in ihren Brüsten zu entwickeln. (Da Dr. Schulz bei diesen Lesungen keine

Diagnosen stellt, würde sie niemals den Begriff »Brustkrebs« oder auch nur »gutartiger Brustknoten« benutzen, da dies beides diagnostische Begriffe sind.)

Mary erzählte, dass bei ihr vor vier Jahren tatsächlich Brustkrebs gefunden worden war. Dank Operation, Chemotherapie und Bestrahlung war der Krebs offenbar erfolgreich bekämpft worden, doch sie fühlte sich durch diese Erfahrung noch immer völlig ausgelaugt. Sie vermisste ihren alten Job und war sich bewusst, dass das Hausfrauendasein nicht ihrem Temperament entsprach, doch sie meinte, sie müsse lernen, im Interesse des Planes, dem sie zugestimmt hatte, das Beste daraus zu machen. Sie war sich auch bewusst, wie sehr sie sich wünschte, ihr Mann würde sich an der Erziehung ihrer Kinder beteiligen, hatte aber das Gefühl, sie könne diesen Wunsch nicht äußern, weil ihn das hindern würde, seinen Teil des Zehnjahresplanes zu erfüllen.

Dr. Schulz erklärte Mary, dass alle Erkrankungen Hologramme sind, die gleichzeitig genetische, umweltbedingte, physische, ernährungsphysiologische, emotionale, spirituelle und verhaltensbiologische Aspekte enthalten. Dieses Hologramm zu verstehen würde von Mary verlangen, die Gültigkeit des Plans in Frage zu stellen, der sie und ihren Mann in einer Lebensweise gefangen hielt, die für beide unbefriedigend war. Ihr Brustkrebs war ein Signal für sie gewesen, und die Erschöpfung, die sie seitdem ständig verspürte, war ein weiteres Signal. Ihre Aufgabe war es, aufzuwachen und die Botschaft anzunehmen, die ihr Körper ihr zu übermitteln versuchte. Sie musste die Tatsache akzeptieren, dass sie von ihrem Temperament her nicht für die Rolle einer Nur-Hausfrau und Mutter geeignet war. Einige Frauen würden, wenn sie wie Mary die finanziellen Mittel für einen derartigen Lebensstil hätten, unter solchen Bedingungen aufblühen. Mary gehörte jedoch zufällig nicht zu dieser Gruppe.

Aber Mary hatte sich nicht erlaubt, sich ihre Unzufriedenheit bewusst zu machen und einzugestehen, dass sie und ihr Mann nicht nur an ihren Plan gekettet, sondern auch in einem überholten Bild der Geschlechterrollen gefangen waren: Die Frau kümmert sich um Heim und Familie, der Mann schafft das Geld heran. Marys Unzufriedenheit erschien ihr wie ihr eigener Fehler, ein Zeichen dafür, dass sie keine gute Mutter war – daher war ihr Gefühl etwas, von dem sie meinte, sie müsse es bekämpfen.

Gefühle ausleben

Im Folgenden möchte ich Ihnen das Programm vorstellen, das Dr. Schulz und ich für Mary und andere Frauen in der Lebensmitte zusammengestellt haben, die mehr Brustgesundheit schaffen wollen.

● **Seien Sie ehrlich, was Ihre Gefühle angeht.** Dr. Schulz fiel auf, dass Mary, obwohl sie sich in einer sehr schwierigen Situation befand, allzu sanft und nett war. Sie sagte Dinge wie »Es ist nicht so schlimm. Es ist schon in Ordnung. Ich werde schon damit fertig«. Und zwei Sekunden später erzählte sie dann, wie sehr ihre Situation sie in Wahrheit frustrierte. Ihre Reaktion erinnerte mich an eine Episode in der alten TV-Serie *Golden Girls*, in der Blanche sich müht, den Entschluss ihres Sohnes zu akzeptieren, eine deutlich ältere Frau zu heiraten, die ein Kind von ihm erwartet. Als eine Freundin sie fragt, was sie nun tun werde, antwortet sie: »Das, was Mütter immer tun. Meinem Sohn sagen, dass ich ihn liebe und dass mir alles, was er tut, recht ist, und mich dann fürchterlich bei jedem beklagen, der bereit ist, mir zuzuhören.« Dieses Muster mag in einer Fernsehsendung lustig sein, im wirklichen Leben ist es aber genau das, was zu einer Störung des Energieflusses im vierten emotionalen Zentrum führt.

Wenn Sie Gesundheit schaffen wollen, statt in Ihren emotionalen Zentren Verwüstungen anzurichten, erfordert dies, dass Sie diese »Mir geht es wirklich gut«-Phrasen aus Ihrem Wortschatz streichen, wenn sie dazu dienen, echte und schmerzliche Gefühle zu maskieren, die nach Ausdruck verlangen. Vielleicht müssen Sie mit einem Therapeuten arbeiten, der Ihnen hilft zu lernen, ehrlich zu sein – zunächst sich selbst gegenüber und dann auch gegenüber Ihrem Partner oder anderen Familienmitgliedern.

Sie brauchen auch den Mut, sich selbst gegenüber ehrlich zu sein, was all die Aspekte Ihres Lebens angeht, die Sie noch nicht bereit sind zu ändern. Denkt man an unser kulturelles Erbe hinsichtlich unserer Brüste, kann es kaum verwundern, dass Frauen Brustkrebs weit mehr fürchten als die Dinge, die uns mit viel größerer Wahrscheinlichkeit direkt oder indirekt umbringen, wie beispielsweise Herzkrankheiten oder Prügel vom Ehemann oder Freund. Ich bin zu der Überzeugung gekommen, dass die Angst vor Brustkrebs dazu dient, unsere wirkliche Furcht zu verdrängen – die Furcht, verlassen zu werden und allein zurückzubleiben, während wir uns weiterhin nach wahrer Liebe und der Verbesserung der Beziehung sehnen, in der wir leben. Eine meiner Patientinnen, eine Frau mit Brustkrebs, die ihren Mann auch finanziell unterstützte und die Mittel hatte, ihr Leben zu ändern, gestand mir schließlich, dass sie weiterhin in ihrer lieblosen Ehe ausharrte, weil es ihr so viel einfacher erschien zu sterben als zu riskieren, diejenige zu sein, die als Erste verlassen oder allein gelassen würde.

- **Entwerfen Sie einen Lebensplan.** Entwerfen Sie nur für sich selbst (nicht für Ihren Partner oder Ihre Familienmitglieder) ein oder zwei Lebenspläne. Verbringen Sie mindestens 30 Minuten damit, darüber nachzusinnen und zu träumen, wie Sie gern Ihre Zeit verbringen würden, wohin Sie gerne gehen würden, mit wem Sie gerne zusammen wären, und so weiter. Als wir mit Mary das Lebensplankonzept besprachen, gab sie zu, dass allein der Gedanke an ein drittes Kind sie erschöpfte. Allmählich begann sie zu akzeptieren, dass zwei weitere Kinder, wie es ihr Zehnjahresplan vorsah, wohl nicht das Richtige für sie wären. Marys Körper im Allgemeinen und ihre Brüste im Besonderen hatten bereits seit langem versucht, ihr dies deutlich zu machen.
- **Schaffen Sie ein Energiebudget.** Legen Sie eine Liste an: In die eine Spalte schreiben Sie alle Tätigkeiten, die Sie verjüngen und Ihnen neue Kraft schenken, in die andere all diejenigen, die Sie auslaugen. Stellen Sie dann einen täglichen Ausgabeplan auf, der die Waagschale zu Gunsten der Verjüngung neigt. (Wenn Sie beispielsweise kleine Kinder zu versorgen haben, dann schlage ich Ihnen vor, dass Sie sich bei der Kinderbeaufsichtigung mit anderen Müttern oder Großmüttern in der Nachbarschaft abwechseln.) Nehmen Sie sich vor, zumindest eine Tätigkeit in der Woche auszuüben, die Ihnen Freude macht – ganz gleichgültig, wie Ihre Familienmitglieder darüber denken. Verstehen Sie, dass dies ein Prozess ist, kein Ziel. Ich habe vier Jahre gebraucht, um meinem Mann zu sagen, dass ich mich regelmäßig massieren ließ. Bis dahin hatte ich, obwohl die Massagen zu einem regelmäßigen Teil meines Programms geworden waren, nicht den Mut, ihm zu gestehen, dass ich tatsächlich Zeit und Geld in etwas so Nährendes und Wohltuendes wie Massagen investierte.
- **Bleiben Sie mit Ihrer eigenen Kreativität in Kontakt.** Halten Sie Ihren Verstand in Schwung. Mary hatte das Gefühl, der ihre verrotte langsam. Sie war eindeutig jemand, der die Anregungen des Berufslebens brauchte. Lassen Sie nicht zu, dass Ihr Verstand und Ihre Kreativität dahinwelken oder dass Ihr wahres Selbst in der täglichen Knochenmühle des Lebens zerrieben wird. Wenn Sie keine berufliche Beschäftigung haben, überlegen Sie, ob Sie nicht zum Beispiel einen Volkshochschulkurs besuchen oder sich regelmäßig für eine andere anregende Tätigkeit engagieren wollen. Ich habe immer wieder festgestellt, dass allein die Tatsache, einen Zeitplan zu haben, uns hilft, unsere Energien gezielt einzusetzen. Es gibt keinen Ersatz für eine gewisse Ordnung, Disziplin und Struktur im täglichen Leben. Achten Sie nur darauf, dass Sie die Struktur bestimmen und nicht umgekehrt.

● **Überprüfen Sie von Zeit zu Zeit Ihre Ziele und Pläne.** Ich tue dies jedes Jahr um meinen Geburtstag herum und auch während der Sommer- bzw. Wintersonnenwende – Zeiten, in denen wir am leichtesten Zugang zu den kreativen Kräften der Erde finden. Verzichten Sie auf alles, was eindeutig überflüssig und unvereinbar mit Ihrer sich entwickelnden inneren Weisheit ist. Wie uns Mary später erzählte, hatte sie ihren Mann gefragt, wie denn *sein* Körper auf den Zehnjahresplan reagiere, und er hatte ihr gestanden, dass sich sein altes Magengeschwür in letzter Zeit wieder gemeldet hatte. Aber er hatte ihr nichts davon sagen wollen, weil er das Gefühl hatte, er müsse seine Liebe und Unterstützung für die Familie dadurch zeigen, dass er ein »guter Ernährer« bliebe. Das ist ein schönes Beispiel dafür, wie eine grundsätzlich gute Ehe sich verändern und wachsen kann, wenn beide Partner ehrlich zueinander – und zu sich selbst – sind und ihre Bedürfnisse offen aussprechen.

Lebensweise und Brustgesundheit

Ich bin davon überzeugt, dass der energetische Einfluss des Für-sichselbst-Sorgens und der auf Gegenseitigkeit beruhenden, stärkenden Beziehungen für die Brustgesundheit das Allerwichtigste sind. Die Gesundheit unserer Brüste wird jedoch wie die eines jeden anderen Körperorgans auch davon beeinflusst, wie wir uns ernähren und wie wir leben.

Die Verbindung zwischen Brustkrebs und Fett

Eine Fülle von Untersuchungen hat den Konsum von Fetten mit verschiedenen Brustsymptomen und Brustkrebs in Zusammenhang gebracht. Jahrelang habe ich meinen Patientinnen, insbesondere denjenigen mit einem hohen Brustkrebsrisiko, zu einer fettarmen und ballaststoffreichen Ernährung geraten – eine Ernährung, die meiner Überzeugung nach das Brustgewebe am ehesten gesund hielt. Weil diese Art der Ernährung so oft derjenigen, die meine Patientinnen bisher bevorzugt hatten, überlegen war, verbesserten sich bei ihnen häufig Symptome wie Brustschmerzen und die Knotigkeit fibrozystischer Brüste. (Obwohl häufig als »Krankheit« bezeichnet, handelt es sich dabei lediglich um eine anatomische Variation, bei der die Drüsenbereiche stärker erhaben und daher besser tastbar sind.) Eine fettarme, ballaststoffreiche Ernährung erhöht auch die Ausscheidung von überschüssigem Östrogen und senkt damit das Risiko für eine potenzielle Überstimulation des östrogenempfindlichen Brustgewebes.

Einige neuere Untersuchungen sprechen jedoch dafür, dass die Brustkrebs-Fett-Verbindung nicht so simpel ist wie früher angenommen. Diese Erkenntnis stammt aus der berühmten *Nurses' Health Study;* darin wurde die Ernährung von 88 793 Frauen zwischen 30 und 55 Jahren analysiert, die zwischen 1980 und 1994 alle vier Jahre detaillierte Fragebögen über ihre Ernährungsgewohnheiten ausgefüllt hatten. Die Fragestellung ergab sich aus der Tatsache, dass Asiatinnen, die sich viel fettärmer als Amerikanerinnen ernähren, auch viel seltener an Brustkrebs erkranken. Wie sich jedoch herausstellte, erkrankten die Frauen in der *Nurses' Study*, die viel Fett aßen, nicht häufiger an Brustkrebs als diejenigen, die weniger als 20 Prozent ihrer Kalorien in Form von Fett zu sich nahmen. Des Weiteren gab es offenbar keinen Unterschied zwischen der Brustkrebshäufigkeit von Frauen, die gesättigte Fette oder sogar die berüchtigten teilweise gehärteten Fette bevorzugten, und solchen, bei denen vorwiegend pflanzliche Fette oder Fischfette auf den Tisch kamen!

Als Reaktion auf diese überraschenden Ergebnisse meinte Dr. Michelle Homes, die federführende Autorin der Studie, die in Harvard Medizin lehrt:»Nach unseren Untersuchungen ist es höchst unwahrscheinlich, dass Frauen, die sich fettarm ernähren, vor Brustkrebs geschützt sind. Genauso hat es den Anschein, als ob eine fettreiche Ernährung das Risiko für diese Erkrankung nicht erhöht.«[5]

In den achtziger Jahren wäre ich vom Ergebnis dieser Studie überrascht gewesen, doch heute bin ich es nicht mehr. Brustkrebs hat viele Facetten, dabei spielen ernährungsphysiologische, emotionale und genetische Faktoren eine Rolle. Was den Ernährungsaspekt angeht, so bin ich davon überzeugt, dass Industriezucker und raffinierte Kohlenhydrate einen weitaus größeren Risikofaktor für Brustkrebs darstellen als der Fettgehalt der Nahrung, aber leider wurden sie in dieser Untersuchung nicht einbezogen. Das Gleiche gilt für andere Faktoren, die die geringe Häufigkeit von Brustkrebs bei Asiatinnen erklären könnten. Die unterschiedliche Aufnahme von Mikronährstoffen, der hohe Konsum von Pflanzenhormonen (wie Isoflavonen, die man in Sojaprodukten findet) und eine geringere Menge an raffinierten Kohlenhydraten in der Nahrung könnten sich allesamt als Faktoren erweisen, die das Brustkrebsrisiko von Asiatinnen mindern.[6]

Die Zucker-Insulin-Verbindung

Aus neueren Untersuchungen wissen wir inzwischen, dass Brustkrebs mit einer Substanz zusammenhängt, die als Insulin-Wachstumsfaktor (englisch *Insulin Growth Factor*, abgekürzt IGF) IGF-1 bezeichnet wird. Diese Substanz beeinflusst das Wachstum von Brustzellen *in utero* (während der Embryonalentwicklung), in der Pubertät und im späteren Leben. Eine anomale IGF-1-Aktivität ist eine Folge von zu hohen Insulinkonzentrationen (siehe Siebtes Kapitel) – das direkte Ergebnis einer Ernährung, die zu reich an raffinierten Kohlenhydraten ist. Ein hoher Insulinspiegel unterdrückt auch das sexualhormonbindende Globulin (SHBG), das in der Regel durch den Körper zirkuliert, Östrogen bindet und so dessen Aktivität senkt. Mit weniger SHBG im Blut gelangt mehr biologisch aktives Östrogen ins Brustgewebe. Im Lauf vieler Jahre könnte dieser relative Östrogenüberschuss das Brustkrebsrisiko erhöhen.[7]

Alkoholkonsum

Viele Untersuchungen haben eine Verbindung zwischen Alkoholkonsum und einem erhöhten Brustkrebsrisiko festgestellt. Das Risiko steigt mit der Menge des konsumierten Alkohols. In der *Nurses' Health Study* fanden die Forscher beispielsweise, dass das Brustkrebsrisiko bei Frauen, die einen oder mehr Drinks pro Tag zu sich nahmen, 60 Prozent höher war als bei Frauen, die keinen Alkohol tranken.[8] Ein Teil davon resultiert aus dem Effekt des Alkohols auf die Fähigkeit der Leber, Östrogen wirksam zu verarbeiten.

Für Frauen, die sich einer oralen Östrogenersatztherapie unterziehen, ist das Risiko, wenn sie Alkohol trinken, unter Umständen noch größer. In einer Studie stieg der Östradiolspiegel bei Frauen, die Östrogen und synthetisches Progestin oral substituierten und ein halbes Glas Wein (oder gleichwertige Alkoholika) pro Tag tranken, um 327 Prozent, ein Anstieg, der bei Frauen, die keine oralen Hormone nahmen, nicht festzustellen war. Bereits zehn Minuten nach Konsum des alkoholischen Getränks kam es zu einem signifikanten Anstieg der Östradiolkonzentration.[9] Bei den Teilnehmerinnen der *Nurses' Health Study* unterblieb dieser Anstieg bei denjenigen Frauen, deren durchschnittliche Aufnahme von Folsäure mindestens 600 μg pro Tag betrug. Alkohol ist ein bekannter Folsäurehemmer, und Folsäure spielt eine wichtige Rolle im Hinblick auf die DNA-Reparatur. Ein hoher Folsäurekonsum kann daher möglicherweise einen Teil der Genmutationen verhindern, die zu Krebs führen.[10]

Ein anderes Bindeglied zwischen Alkoholkonsum und Brustkrebs besteht darin, dass Frauen mit Hilfe von Alkohol nur allzu oft schmerzliche Gefühle wie Kummer, Wut und Sehnsucht nach Liebe und Beziehung verdrängen. Das könnte mit einem vom vierten Chakra ausgehenden erhöhten Erkrankungsrisiko einhergehen.

Rauchen

Eine Untersuchung, die 1996 im *Journal of the American Medical Association* veröffentlicht wurde, ergab, dass ein fehlerhaftes Enzym, das Millionen von Amerikanerinnen in sich tragen (die Hälfte aller weißen Frauen und noch mehr Frauen, die aus dem Mittleren Osten stammen), das Brustkrebsrisiko für Raucherinnen erhöhen könnte. Von denjenigen Frauen, die dieses fehlerhafte Enzym besaßen, hatten starke Raucherinnen, die die Menopause erreicht hatten, im Vergleich zu Nichtraucherinnen ein vierfach erhöhtes Brustkrebsrisiko. Postmenopausale Frauen mit diesem fehlerhaften Enzym, die vor dem oder im Alter von sechzehn Jahren bereits geraucht hatten, trugen ein ähnliches erhöhtes Risiko, was die Theorie stützt, dass die Exposition gegenüber gewissen toxischen Substanzen in den Lebensphasen schädlich sein kann, in denen sich das Brustgewebe entwickelt.[11]

Rauchen führt wie Alkoholkonsum unter Umständen dazu, die Energie des vierten emotionalen Zentrums zu lähmen, was uns gefühllos gegenüber der Situation werden lässt, in der wir uns befinden, und uns die Kraft nimmt, etwas zu tun, um sie zum Besseren zu wenden.

Körperliche Bewegung

Ganz abgesehen von all den anderen Vorteilen, die sie mit sich bringt, senkt regelmäßige körperliche Bewegung das Brustkrebsrisiko beträchtlich. Der Grund dafür ist, dass regelmäßige körperliche Bewegung den Insulin- und Blutzuckerspiegel normalisiert und häufig auch überschüssiges Körperfett abbaut. Das alles hält den Östrogenspiegel auf einem gesunden Niveau. Frauen, die sich viermal pro Woche etwa eine Stunde pro Tag intensiv körperlich bewegen, verringern ihr Brustkrebsrisiko um wenigstens 30 Prozent.[12] Um diesen Vorteil zu nutzen, müssen Sie keinen anstrengenden Sport betreiben. Spazieren gehen, im Garten arbeiten oder Tanzen genügt.

Brustgesundheit durch richtige Ernährung

Basierend auf dem gegenwärtigen Erkenntnisstand habe ich Ihnen empfohlen, dem Ernährungsplan zur Senkung des Insulinspiegels zu folgen, den ich im Siebten Kapitel umrissen habe. Vor allem möchte ich Sie dazu bewegen, sich jeden Tag bestmöglich zu ernähren und Nahrungsmittel zu essen, die sowohl köstlich schmecken als auch gesund sind. Essen Sie gut, denn nur auf diesem Wege können Sie Ihr volles Potenzial wirklich erreichen.[13]

Ich habe ein grundsätzliches Problem mit jedem Ansatz, der verspricht, irgendetwas zu »verhindern«. Obwohl eine Fülle von Untersuchungen die hormonausgleichenden und gesundheitsfördernden Effekte der nährstoffreichen, das Insulin ausbalancierenden Ernährung stützt, die ich vorschlage, gibt es da ein Problem: Selbst Frauen, die sich vorbildlich ernähren, bekommen manchmal Brustkrebs. Wenn Sie Ihre Nahrungsmittel nur unter dem Gesichtspunkt auswählen, etwas zu »verhindern«, dann werden Sie aufgrund des Gesetzes der Anziehung die Energie der Krankheit, die Sie fürchten, zusammen mit den gesunden Lebensmitteln direkt in Ihren Körper tragen!

In der oben erwähnten Untersuchung hatten die Krankenschwestern, die die geringste Menge Fett zu sich nahmen (weniger als 20 Prozent ihrer täglichen Kalorienmenge), die höchste Brustkrebsrate in der Gruppe. Auch wenn dies auf den ersten Blick überraschend erscheinen mag, stützen diese Daten eine Verbindung zwischen Brustkrebs und Selbstaufopferung, eine Beziehung, die inzwischen wissenschaftlich dokumentiert ist. Wenn Sie Angst vor Brustkrebs haben, wird es Ihnen nicht helfen, sich ernährungsmäßig zu kasteien und sich stets die Lebensmittel zu versagen, die Sie besonders gerne mögen und die Sie aufbauend finden. Stellen Sie sich vor, Sie essen einen kleinen grünen Salat, während Sie sich die ganze Zeit nach etwas Nahrhafterem sehnen und insgeheim denken: »Nun gut, ich versage mir etwas anderes, weil ich auf diese Weise Brustkrebs vorbeuge.« Hört sich das für Sie positiv oder gesund an? Für mich nicht.

Nachdem ich dies vorausgeschickt habe, lassen Sie mich die wichtigsten Ernährungsvorschläge zusammenfassen:

- **Essen Sie viel Obst, Gemüse und Leinsamen.** Wie Untersuchungen gezeigt haben, haben Frauen, die die größte Menge an Lignanen die im Verdauungstrakt aus Pflanzenmaterial gebildet werden – ausscheiden, das geringste Risiko, an Brustkrebs zu erkranken.[14] Die Nahrungsquelle mit dem höchsten Gehalt an gesundheitsfördernden Lignanen ist Leinsamen. Ich schlage Ihnen vor, täglich $1/4$ Tasse frisch gemahlene Leinsamen zu sich zu nehmen. Eine Ernährung, die reich an Pflanzenmaterial ist, ist in der Regel auch besonders reich an Fasern und Ballaststoffen, die die Ausscheidung von überschüssigem Östrogen mit dem Stuhl fördern.[15]
  Zahlreiche Untersuchungen haben überdies belegt, dass Obst und Gemüse – besonders Brokkoli, Grünkohl und andere Kohlsorten (die alle zur Familie der Kreuzblütler gehören) sowie Tomaten, Gelb-

wurz (Kurkuma), Knoblauch und Zwiebeln – Antioxidanzien und andere phytochemische Verbindungen enthalten, die vor Zellschäden und Mutationen durch freie Radikale schützen. Sie hindern Karzinogene möglicherweise auch daran, wichtige Angriffsziele überall im Körper zu erreichen und/oder mit ihnen zu reagieren.[16]

• **Nehmen Sie möglichst wenig raffinierte Kohlenhydrate zu sich.** Brustgewebe reagiert empfindlich auf Androgen- wie auch auf Östrogenüberschuss; beides lässt sich mit einer Ernährung normalisieren, die den Insulin- und den Blutzuckerspiegel normal hält. Im Lauf der Zeit werden Sie gar nichts anderes mehr essen wollen.

• **Essen Sie Sojaprodukte.** Sojaprodukte lindern oft Beschwerden von Frauen mit empfindlicher Brust und Brustschmerzen. Möglicherweise bieten sie überdies Frauen mit Brustkrebs oder mit einem hohen Brustkrebsrisiko Schutz, denn die Soja-Isoflavone bewahren östrogenempfindliches Gewebe vor einer Überstimulation durch Östrogen.[17] Am besten beziehen Sie Ihre Isoflavone aus vollwertigen Nahrungsmitteln statt aus gereinigten Sojaextrakten, wie man sie in Isoflavon-Tabletten oder Kapseln findet. Je mehr Soja Sie essen, desto besser sind Sie geschützt.

Einige Frauen machen sich Sorgen wegen der Phytoöstrogene in Soja und einigen anderen Pflanzen, deren Verzehr in den Wechseljahren empfohlen wird. Keines der Brustkrebsrisiken, die mit einer Östrogensubstitution einhergehen, gelten für den Verzehr dieser Pflanzenhormone. Die Phytohormone, die man in vollwertigen Sojaprodukten, Don Quai, Keuschlamm und Wanzenkraut findet, sind in keiner einzigen Studie jemals mit der Förderung von Brustkrebs in Verbindung gebracht worden. Ganz im Gegenteil haben viele Untersuchungen gezeigt, dass sie wegen ihrer adaptiven Qualitäten, das heißt ihrer Fähigkeit, die Aktivität von Östrogen in unserem Körper in einer gesundheitsförderlichen, ausgewogenen Weise zu modulieren, eine Schutzwirkung haben.

• **Nehmen Sie Omega-3-Fette zu sich.** Wie Untersuchungen gezeigt haben, gehen Frauen, deren Nahrung reich an Omega-3-Fetten ist, ein geringeres Risiko ein, Brustkrebs zu entwickeln. Untersuchungen haben ebenfalls gezeigt, dass eine Ergänzung der Ernährung mit Omega-3-Fettsäuren innerhalb von drei Monaten zu einem gesünderen Verhältnis von Omega-3- zu Omega-6-Fetten im Brustgewebe führen kann.[18] Ich habe mehrere Patientinnen gehabt, die eine deutliche Erweichung von hartem Narbengewebe rund um ihre Brustimplantate feststellten, als sie ihren Speisezettel täglich mit Omega-3-

Fetten anreicherten. Eine Ernährung, die genügend Omega-3-Fette enthält, führt auch zu ausgewogenen Eikosanoiden, was zur Vorbeugung von Entzündungen und Tumorwachstum im ganzen Körper beiträgt. Sie können genügend Omega-3-Fette konsumieren, wenn Sie zwei- bis dreimal pro Woche Lachs, Sardinen oder Schwertfisch essen. Oder Sie können 100 bis 400 mg DHA pro Tag zu sich nehmen. Eine andere bequeme Quelle für Omega-3-Fette sind gemahlene Leinsamen (siehe oben).

● **Sorgen Sie für eine ausreichende Zufuhr an Vitamin D.** Sonnenlicht, in mäßigen Dosen genossen, erhöht die Knochendichte und senkt das Risiko für Brustkrebs. Bei mangelnder Sonneneinstrahlung kann man Vitamin D auch oral einnehmen (siehe Zwölftes Kapitel).

● **Nehmen Sie Coenzym Q10.** Coenzym Q10 (auch Ubichinon genannt) ist natürlicherweise im Körper vorhanden und kommt besonders in Innereien vor. Es verbessert nachweislich das Immunsystem. Hunderte von Untersuchungen haben außerdem gezeigt, dass es Menschen mit Stauungsinsuffizienz helfen kann. Zahlreichen Studien zufolge leiden Frauen mit Brustkrebs unter einem Mangel an Coenzym Q10. Die Einnahme von Coenzym Q10 in relativ hohen Dosen (90 bis 350 mg pro Tag) ist mit einer partiellen oder kompletten Remission von Brustkrebs in Verbindung gebracht worden.[19] Im Siebten Kapitel habe ich allen Frauen in den Wechseljahren empfohlen, 10 bis 100 mg pro Tag zu nehmen. Wenn Sie stark brustkrebsgefährdet sind, würde ich diese Dosis auf 70 bis 100 mg pro Tag erhöhen. Da Medikamente zur Senkung des Cholesterinspiegels, wie Lipidsenker aus der Gruppe der Statine, auch die Konzentration von Coenzym Q10 senken, sollten alle Frauen, die derartige Medikamente verwenden, zusätzlich dieses Ergänzungsmittel nehmen.

Brustkrebs-Vorsorgeuntersuchungen

Die meisten Frauen haben gelernt, dass regelmäßige Mammografien und Selbstuntersuchungen der Brust der Schlüssel zur Brustgesundheit sind. Und es gibt tatsächlich ermutigende Belege dafür, dass die Mortalitätsrate bei Brustkrebs infolgedessen zurückgeht. In neuerer Zeit haben sich auch Ultraschalluntersuchungen bei der Früherkennung von Brustkrebs als hilfreich erwiesen.

Auch wenn derartige Vorsorgeuntersuchungen einen wichtigen Teil der Frühdiagnostik ausmachen, sollten Sie im Hinterkopf behalten, dass sie Brustkrebs nicht wirklich *verhindern* können. Bestenfalls diagnostizieren sie die Erkrankungen in einem früheren und daher besser behandelbaren Stadium. Ich befürchte jedoch, dass die massive nationale Kampagne in den Vereinigten Staaten, die Frauen motivieren will, sich regelmäßig einer Mammografie zu unterziehen, eine ganze Generation gelehrt hat, dass Brustkrebs-Vorsorgeuntersuchungen synonym mit der Schaffung von Brustgesundheit sind. Vorsorgeuntersuchungen sind jedoch kein Ersatz dafür, die Techniken der Selbstfürsorge zu lernen, die uns verwandeln können.

Je nach individuellen Umständen empfehle ich Mammografie, Selbstuntersuchung der Brust und all die anderen Vorsorgetechniken. Jede Frau in den Wechseljahren sollte jedoch die Grenzen von Vorsorgeuntersuchungen kennen und Verantwortung dafür übernehmen, täglich gesunde Brustzellen zu produzieren, indem sie sich gesund ernährt, wenig Alkohol trinkt, aufhört zu rauchen und für gegenseitig befriedigende Beziehungen sorgt.

Die Vor- und Nachteile der Früherkennung

Die Vorstellung, dass sich Brustkrebs durch Früherkennung und prompte Behandlung heilen lässt, basiert auf dem Glauben, dass alle Brustkrebstypen gleich schnell wachsen. Das tun sie aber nicht. Einige Krebsformen wachsen rasch und andere langsam. Das ist einer der Gründe, warum fast jede von uns von einer Frau gehört hat bzw. eine Frau kennt, die regelmäßig zur Mammografie gegangen ist und deren Befund normal war, bei der aber mehrere Monate später Brustkrebs diagnostiziert wurde. Eine mögliche Erklärung dafür ist, dass bei Mammografie-Vorsorgeuntersuchungen langsam wachsende, nicht aggressive Tumoren eher entdeckt werden als der Krebstyp, an dem diese Frauen erkrankten. Eine Untersuchung, die am *Yale-New Haven Hospital* mit all den Frauen durchgeführt wurde, die 1988 erstmals wegen Brustkrebs behandelt wurden, ergab beispielsweise, dass diejenigen Frauen, deren Brustkrebs allein durch eine Mammografie-Vorsorgeuntersuchung entdeckt wurde, eine exzellente Diagnose hatten. Das lag aber nicht nur an der Früherkennung, sondern auch daran, dass der so entdeckte Krebs zu einem relativ langsam wachsenden Typ gehörte oder sogar »schlief« und daher nur eine minimale Therapie erforderte. Viele der Frauen litten zum Beispiel unter einer Brustanomalie, die man als duktales Carcinoma in situ (DCIS) (*ductus*, lateinisch »Gang«; bezieht sich auf das Milchganggewebe) oder präinvasives Karzinom bezeichnet, eine pathologische Brustveränderung, die sehr häufig das ganze Leben einer Frau hindurch »schläft« und sich nicht verändert.

Tatsächlich fand man bei Autopsieuntersuchungen in 40 Prozent aller Fälle bei Frauen, die nicht an Brustkrebs gestorben waren, mikroskopisch kleine, präkanzerogene Veränderungen im Brustgewebe.[20] Andere Studien haben bestätigt, dass sich die Inzidenz von DCIS seit 1980 mehr als vervierfacht hat; dieser Krebstyp macht inzwischen fast die Hälfte aller mammografisch entdeckten Krebsbefunde aus. Der Hauptgrund für diese drastische Zunahme ist die weite Verbreitung der mammografischen Vorsorgeuntersuchungen. Dr. Gilbert Welch, Wissenschaftler am *Dartmouth-Hitcock Medical Center*, bringt das Dilemma auf den Punkt, wenn er schreibt: »Unsere Vermögen, subtile Formen von Brustkrebs zu entdecken, ist ein zweischneidiges Schwert. Auf der einen Seite bietet es die Hoffnung, einige Fälle von fortgeschrittenem Brustkrebs durch Früherkennung und Behandlung zu verhindern. Auf der anderen Seite nährt es steigende Ängste und versieht immer mehr Frauen mit dem Etikett ›krank‹, von denen viele niemals einen invasiven Brustkrebs entwickeln werden.«[21]

Das DCIS-Dilemma

Das duktale Carcinoma in situ (DCIS) stellt für Frauen wie für Ärzte ein echtes Dilemma dar. Zwar können wir dank unserer zunehmend empfindlicher werdenden Technologie immer frühere Brustkrebsstadien entdecken, doch unsere Behandlungsmöglichkeiten hinken dem hinterher. Klar ist, dass sich DCIS bei den meisten Frauen nicht zu einem invasiven Krebs entwickelt, was bedeutet, dass nur eine Minimalbehandlung notwendig ist. Dennoch sehen sich viele Frauen mit DCIS einer sehr aggressiven Behandlung ausgesetzt: einer Operation, manchmal gefolgt von Bestrahlung oder einer Tamoxifen-Behandlung bzw. beidem. Die Yale-Forscher stellten beispielsweise fest, dass sich von den 31 Frauen mit DCIS in ihrer Untersuchung, die alle ohne Rückfall überlebten, volle 48 Prozent einer operativen Entfernung der Brustdrüse unterzogen.

Die Autoren schrieben dazu Folgendes: »Da keine dieser Patientinnen am Krebs starb oder ganz unabhängig vom Ausmaß der Behandlung einen Rückfall erlitt, muss die Notwendigkeit von aggressiven Formen der Therapie möglicherweise neu überdacht werden.«[22]

Dies ist sicherlich eine der Untertreibungen dieses Jahrzehnts. Die hohe Rate von DCIS, die auf Mammogrammen entdeckt wird, spielt möglicherweise bei der viel gepriesenen Senkung der Brustkrebssterblichkeit, die wir in den vergangenen 20 Jahren erlebt haben, ebenfalls eine Rolle; die so diagnostizierten Frauen wären sowieso nicht an Brustkrebs gestorben.

Die Brustkrebs-Vorsorgeuntersuchung

Vor einigen Jahren hielt ich in Kalifornien einen Vortrag vor einer Gruppe von Zuhörern, die an einem ganzheitlicheren Gesundheitsbild interessiert waren, darunter Ärzte und andere im Gesundheitswesen Tätige. Ich stellte die Daten über Mammografie und DCIS vor und meinte, dass diese Informationen für Frauen wichtig sein könnten, wenn sie darüber entschieden, ob, wann und wie oft sie zur Mammografie gehen sollten. Über die Reaktion war ich bestürzt.

Auf der Damentoilette zeigten sich Frauen aus dem Auditorium während einer Pause verwirrt und verunsichert. Sie glaubten fest an die Mammografie und fühlten sich sicher, wenn sie diese Voruntersuchung nutzten. Ich hatte Zweifel gesät. Unwillkürlich fragte ich mich, ob ich, indem ich die Wahrheit über die Diagnose- und Therapiefragen gesagt hatte, die sich aus unserer verbesserten Technologie ergaben, unabsichtlich meinen hippokratischen Eid gebrochen hatte, nämlich allem voran »vor Schaden [zu] bewahren«. Aber ich kam zu dem Schluss, dass Verwirrung oft der erste Schritt auf dem Weg zu Klarheit und persönlicher Kraft ist. Wenn diese Frauen eine Zeitspanne der Unsicherheit und des Zweifels brauchten, um sich mehr auf ihre innere Weisheit zu verlassen, dann sollte ich auf lange Sicht mehr Nutzen als Schaden gestiftet haben. Schließlich ist nichts Positives an Operation, Bestrahlung und Chemotherapie mit all ihren bekannten Nebenwirkungen, wenn sie nicht unbedingt nötig sind.

Als ich von der Toilette zurückkehrte, stellte sich mir auf dem Weg zum Rednerpult ein wütender Radiologe entgegen, der ein Zentrum für Brust-Vorsorgeuntersuchungen leitete. »Sie sind eine Gefahr, wissen Sie das?«, fauchte er mich an. »Ich kann nicht glauben, dass Sie den Frauen dieses Zeug erzählen. Ich bin enttäuscht von Ihnen. Sie gefährden das Leben von Frauen.« Er interessierte sich nicht für die wissenschaftlichen Erkenntnisse, auf denen meine Aussagen basierten, und mir war klar, dass wir wohl nicht ausgewogen über das Thema Mammografie würden diskutieren können. Seine Meinung stand fest. Dort und in diesem Moment lernte ich direkt und schmerzhaft, dass die Emotionen sehr hoch wogen, wenn es um Brust und Mammografie geht, und dass dies nichts mit Wissenschaft zu tun hat.

Im Jahre 1996 beauftragte das *National Institute of Health* ein Gremium angesehener Fachleute, die sechs Wochen lang mehr als hundert wissenschaftliche Veröffentlichungen durchforsteten und 32 Vorträge über dieses Thema hörten. Als sie zu dem Schluss kamen, es gebe nicht genügend Belege, um routinemäßige mammografische Vorsorgeuntersuchungen für alle Frauen zwischen 40 und 50 zu empfehlen, wurden auch sie vehement angegriffen. In einem Editorial zu diesem Thema, das eine Antwort auf die besonders heftigen Einwände eines Radiologen enthielt, schrieb Dr. Kenneth Prager, der Vorsitzende der Ethikkommission des *Columbia-Presbyterian Medical Center* in New York: »Könnte es sein, dass der Radiologe, der die Schlussfolgerungen des Gremiums derart verteufelt hat, nicht nur allein das Wohlergehen der Frauen im Sinn hatte, sondern auch die Brieftasche der Radiologen und die Millionen, die fließen würden, wenn es eine offizielle Empfehlung für alle Frauen ab 40 gäbe, zur Mammografie zu gehen?«[23]

Meine Empfehlungen zur Brustkrebs-Vorsorgeuntersuchung

● **Lassen Sie Ihre Brust einmal im Jahr ärztlich untersuchen.** Das nächste Mal, wenn Sie eine Routineuntersuchung haben, bitten Sie Ihren Arzt, Ihnen die Anatomie Ihrer Brüste zu erläutern, sodass Sie genau wissen, was sich normal anfühlt. (Viel zu viele Frauen glauben, ihre Brüste seien knotig, wenn sie lediglich normales Drüsengewebe fühlen.) Sobald Sie einmal wissen, wie sich normales Gewebe anfühlt, lernen Sie Ihre Brüste in verschiedenen Stadien des Menstruationszyklus kennen, weil sie sich je nach hormoneller Situation unterschiedlich anfühlen können. Die Brüste lassen sich in der Regel in der ersten Hälfte des Menstruationszyklus, wenn die hormonelle Stimulation minimal ist, am leichtesten untersuchen. In den Wechseljahren, wenn die Menstruation erratisch und unregelmäßig wird, gibt es jedoch keine Möglichkeit, sicher zu sagen, in welchem Teil des Zyklus Sie sich gerade befinden. Die Brüste fühlen sich möglicherweise wochenlang geschwollen und »prämenstruell« an. Das ist im Allgemeinen deshalb der Fall, weil der Progesteronspiegel niedrig ist, und nicht, weil irgendetwas nicht stimmt. Es ist wichtig, diese Variationsbreite richtig einzuschätzen.

● **Untersuchen Sie sich regelmäßig selbst.** Jede Frau sollte wissen, wie sich ihre Brüste anfühlen und mit deren Anatomie vertraut sein. Behalten Sie im Hinterkopf, dass Frauen ohne jede Anleitung die große Mehrheit aller Brusttumoren selbst entdecken. Dennoch widerstrebt mir der gegenwärtige »Suche und zerstöre es«-Ansatz bei Brustuntersuchungen, der Sie auffordert, Ihre Hände wie Minensucher zu gebrauchen, um etwas zu suchen, das Sie töten kann. Kein Wunder, dass so viele Frauen diese einfache, routinemäßige Selbstfürsorge vernachlässigen. Wie Dr. Francis Moore von der *Harvard Medical*

School schrieb: »Welcher Mann würde gern einmal im Monat vor dem Spiegel seine Hosen herunterlassen und beide Hoden durch kräftiges Klopfen abtasten, um nach einem Hodentumor zu suchen?«[24] Was ich stattdessen empfehle, ist eine monatliche Brustmassage. (Tun Sie dies nicht, wenn bei Ihnen Brustkrebs festgestellt worden ist, denn eine derartige Massage könnte die Weiterverbreitung des Tumors begünstigen.) Viele Frauen berühren ihre Brüste niemals liebevoll oder zärtlich, weil man ihnen weisgemacht hat, sie seien das Eigentum ihres Partners und gehörten eigentlich gar nicht zu ihrem eigenen Körper. Machen Sie Ihre Brüste zu einem Teil Ihres Lebens, indem Sie sie kennen lernen und sie regelmäßig berühren. Dann wird Ihre regelmäßige Brust-Selbstuntersuchung eine Gelegenheit zur Heilung. Eine Brustmassage aktiviert die Lymphdrainage, erhöht die Durchblutung und versorgt das Gewebe mit Sauerstoff – all dies sind gute Möglichkeiten, Brustgesundheit zu schaffen. Schließlich haben Frauen die ganze Menschheitsgeschichte hindurch den größten Teil ihrer fruchtbaren Jahre Babys gestillt, ein Vorgang, der die Brüste stark stimuliert. Diese Massage kann auch von Ihrem Partner auf eine nicht sexuelle, unterstützende Weise durchgeführt werden.

Im Folgenden möchte ich Ihnen eine Technik vorstellen, die von Dana Wyrick entwickelt worden ist. Sie praktiziert Lymphdrainage an der *Mesa Physical Therapy/San Diego Virtual Lymphedema Clinic* in San Diego, Kalifornien.[25]

Selbstmassage von Brustkorb und Brust: Massieren Sie jede Seite Ihres Brustkorbs einzeln. Die Anweisungen unten beziehen sich auf die linke Seite, für die rechte Seite kehren Sie die »Handführung« einfach um. Massieren Sie »mit leichter Hand«. Ziel ist es, *die Haut zu bewegen*, nicht die Muskulatur durchzuwalken. Bei richtiger Durchführung hilft die folgende Massage den Lymphkapillaren, Toxine und Unreinheiten aus dem Gewebe zu entfernen. Sie beschleunigt auch den Transport von Unreinheiten in die Lymphknoten, wo sie abgebaut und ungefährlich gemacht werden. Schließlich gelangt gereinigte Lymphe in den Blutstrom zurück, wo die nun harmlosen Unreinheiten über die Lungen in die Nieren und in den Enddarm gelangen und dort ausgeschieden werden.

1. Ertasten Sie mit den ersten drei Fingern Ihrer rechten Hand die Vertiefung über Ihrem linken Schlüsselbein. Von Ihrer linken Schulter zu Ihrem Hals streichend, strecken Sie leicht die Haut in dieser Vertiefung. Wiederholen Sie diese Bewegung fünf- bis zehnmal.

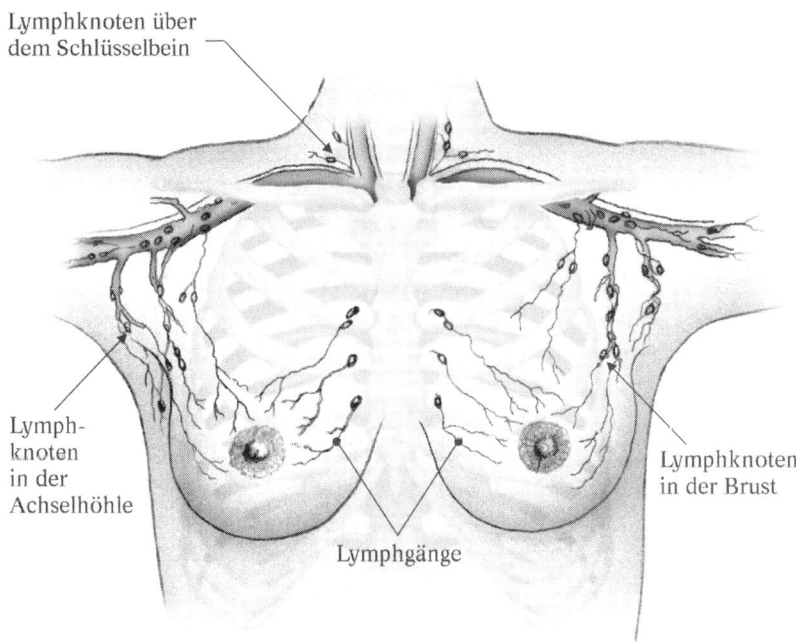

Lymphknoten über
dem Schlüsselbein

Lymph-
knoten
in der
Achselhöhle

Lymphknoten
in der Brust

Lymphgänge

Abbildung 15: Das Lymphsystem

Alle Zellen in der Brust und in anderen Organen baden in Lymphe. Die Lymphe transportiert Nährstoffe und Immunzellen durch den ganzen Körper und entgiftet Abfallprodukte in den Lymphknoten, die wie Filter wirken. Eine Stimulation der Lymphzirkulation durch regelmäßige Massage von Brust und Brustkorb kann dazu beitragen, das Brustgewebe gesund zu halten.

2. Bedecken Sie den behaarten Teil Ihrer linken Achselhöhle, wobei Sie die Finger Ihrer rechten Hand sehr flach gestreckt halten. Streichen Sie die Haut in Ihrer Achselhöhle fünf- bis zehnmal nach oben.

3. Nun streichen (»streicheln«) Sie wieder mit der flachen rechten Hand die Haut vom Brustbein bis hinauf zu Ihrer Achselhöhle, und zwar oberhalb der Brust, über der Brust und auch unter der Brust, fünf- bis zehnmal.

4. Schließlich streichen Sie mit der flachen rechten Hand leicht von Ihrer Taille bis zu Ihrer Achselhöhle auf Ihrer linken Seite, und wiederholen dies fünf- bis zehnmal.

Wechseln Sie die Hand und massieren die rechte Seite Ihres Brustkorbs.

- **Mammografie bei Frauen zwischen 35 und 50 Jahren.** Gehen Sie
ein- bis zweimal pro Jahr zu Mammografie und/oder Ultraschall-
Untersuchung oder anderen Vorsorgeuntersuchungen, wenn in Ihrer
Familie Brustkrebs häufig ist oder wenn Sie das Gefühl haben, diese
Untersuchungen würden Sie beruhigen. (Innere Ruhe ruft im Körper
sehr positive biochemische Veränderungen hervor.) Wenn Sie eine
Verwandte ersten Grades haben, die vor der Menopause an Brustkrebs erkrankt ist, dann sollten Sie überlegen, ob Sie nicht fünf Jahre
vor dem Alter, in dem die Erkrankung bei Ihrer Verwandten diagnostiziert wurde, mit jährlichen Vorsorgeuntersuchungen beginnen.

  Viele Ärzte empfehlen im Alter von 35 Jahren ein Mammogramm,
um den Grundzustand abzuklären, dann bei Frauen mit geringem
Risiko ein Mammogramm alle zwei Jahre von 40 bis 50. Ich individu-
alisiere diese Empfehlungen je nach den Risikofaktoren und Wünschen einer Frau. Einige meiner Patientinnen haben eine Mammografie auch ganz abgelehnt. Ich respektiere diese Entscheidung, wenn
sie aufgrund guter Information getroffen wird und nicht aus Angst.
Doch ich dokumentiere die Entscheidung der Patientin stets auf ihrer
Karteikarte und lasse sie unterschreiben, weil die Unterlassung,
Brustkrebs zu diagnostizieren, in den Vereinigten Staaten einer der
häufigsten Gründe für Prozesse gegen Ärzte ist.

  Anmerkung: Die Brüste von Frauen unter 50 (und in manchen
Fällen auch von 50 und älter) können aufgrund der normalen dukta-
len Bindegewebsstruktur außerordentlich dicht sein. Weil die Rönt-
genstrahlen das dichte Gewebe nicht durchdringen können, sind die
Mammogramme dann oft schwierig zu lesen. Bei älteren Frauen wird
dieses dichte Gewebe oft durch Fett ersetzt, sodass Mammogramme
präziser werden. Bei Frauen mit dichtem Brustgewebe sind in rund
50 von 1000 Fällen (2 Prozent) weitere diagnostische Maßnahmen,
wie zusätzliche Mammogramme, Sonogramme oder sogar Biopsien,
notwendig, um zu entscheiden, ob sie Brustkrebs haben oder nicht.
Von diesen Frauen haben lediglich schätzungsweise zwei Frauen
Brustkrebs.[26] Die anderen durchleben oft eine Periode der Angst, von
der ich wünschte, man könnte sie ihnen ersparen!

- **Mammografie bei Frauen von 50 Jahren und älter.** Alle wichtigen
medizinischen Vereinigungen sind sich einig, dass jährliche Mammografien bei Frauen über 50 zur früheren Erkennung von Brustkrebs und einer geringeren Mortalität führen. Idealerweise sollten die
Mammogramme in einem multidisziplinären Brustzentrum erstellt
werden, wo der Film sofort entwickelt werden kann und wo auch,

falls nötig, zusätzliche diagnostische Maßnahmen oder Behandlungen zur Verfügung stehen. Die meisten größeren medizinischen Zentren verfügen inzwischen über derartige Möglichkeiten.

Was tun, wenn Sie einen Knoten in der Brust finden?

- **Wenn Sie einen Knoten finden, lassen Sie ihn untersuchen.** Es ist wichtig, einen Arzt zu haben, dem Sie vertrauen können und der Sie durch den Prozess begleitet, herauszufinden, ob Ihr Knoten gutartig (benigne) oder bösartig (maligne, kanzerogen) ist.
- **Nehmen Sie immer jemanden mit.** Viele Frauen, die einen Knoten in ihrer Brust gefunden haben, sind zu verängstigt und überwältigt, um Fragen zu stellen und all ihre Optionen mit ihrem Arzt durchzusprechen. Eine Begleitung zu haben kann Ihnen helfen, sich zu konzentrieren; wenn Ihre Begleitperson sich Notizen macht, können Sie diese später zusammen durchsehen.
- **Lassen Sie sich nicht zu einer raschen Entscheidung drängen.** Zur Diagnose und Behandlung von Brustknoten stehen Ihnen viele Optionen offen; das reicht von der Aspirationsbiopsie einer Brustzyste über die Feinnadelbiopsie bis zur offenen Biopsie. Die meisten Brustknoten oder Verdickungen stellen sich schließlich als harmlos heraus. Bei vielen handelt es sich einfach um flüssigkeitsgefüllte

Was tun, wenn bei Ihnen Brustkrebs festgestellt worden ist?

Suchen Sie sich eine Selbsthilfegruppe für Brustkrebspatientinnen in Ihrer Region. Untersuchungen haben gezeigt, dass sich solche Gruppen, in denen ehrlich und offen geredet und Anteil genommen wird, positiv auf die Lebenserwartung auswirken und die Rückfallquote verringern. Daneben ist eine Selbsthilfegruppe ein sicherer Platz, um zu lernen, nach dem zu fragen, was man braucht – oder um seine eigenen Bedürfnisse überhaupt erst einmal zu entdecken.

Die folgenden Bücher sind persönliche Berichte von Frauen, die Brustkrebs hatten oder die anderen Frauen geholfen haben, ihren Weg durch diese schwierige Lebenserfahrung zu finden.

- Dr. Susan Love: *Das Brustbuch – Was Frauen wissen wollen.* Deutscher Taschenbuch Verlag, München 1997.
- Lilo Berg: *Brustkrebs – Wissen gegen Angst.* Verlag Antje Kunstmann, München 1995.
- Ursula Goldmann-Posch: *Der Knoten über meinem Herzen.* Goldmann, München 2001.

Zysten, die direkt in der Praxis ausgesaugt werden können. Wenn die Flüssigkeit klar ist, haben Sie gleichzeitig Ihre Diagnose und Ihre Behandlung. Es braucht nichts weiter unternommen zu werden. Häufig sind Knoten oder Verdickungen in der Brust das Resultat hormoneller Stimulation und verschwinden wieder, nachdem Ihre Periode eingesetzt hat. Das gilt besonders in den Wechseljahren, wenn es so oft zu einer Östrogen-Überstimulation der Brust kommt. Eine meiner Patientinnen entwickelte ihre ganzen Wechseljahre hindurch große, schmerzhafte Knoten in beiden Brüsten. Das machte ihr Angst, und es war schwierig zu sagen, was wirklich in ihren Brüsten vor sich ging. Nachdem sie schließlich ihre letzte Periode hatte, nahmen ihre Brüste jedoch wieder normale Konsistenz an, und ihre Knoten verschwanden auf Nimmerwiedersehen.

- **Holen Sie eine zweite Meinung ein, wenn Sie sich mit der ersten nicht ganz wohl fühlen.** Selbst wenn Sie tatsächlich Brustkrebs haben sollten, wird Ihre Behandlung in den allermeisten Fällen nicht erschwert, wenn Sie sich ein paar Wochen oder sogar Monate Zeit nehmen, um einen Arzt zu finden, dem Sie trauen und bei dem Sie sich wohl fühlen.

- **Wenn bei Ihnen Brustkrebs festgestellt wird, fragen Sie nach einer Biopsie der Klavikulardrüse als Alternative zur Entfernung aller Lymphknoten.** Die Entfernung aller Lymphknoten in der Achselhöhle der betroffenen Seite, ein Verfahren, das als Lymphadenektomie oder Lymphknotendissektion bekannt ist, wird oft routinemäßig durchgeführt, um die Ausdehnung des Tumors zu bestimmen. Das nennt man Tumor-Staging, und es wird gemacht, um die Behandlungsoptionen zu klären. Das Problem beim Entfernen der Knoten ist jedoch, dass das Verfahren oft jahrelang zu einer schmerzhaften und hinderlichen Schwellung des Arms (einem so genannten Lymphödem) führt – ein ziemlich hoher Preis für die Bestimmung der Ausdehnung kleiner Brusttumoren, bei denen die Lymphknoten fast immer frei von Tumorgewebe sind.

  Eine Alternative zur Lymphknotendissektion, die immer populärer wird, ist die Kalvikulardrüsen-Biopsie. Dabei wird nur ein einzelner axillarer Lymphknoten, die Klavikular- oder Virchow-Drüse, entfernt; dort siedeln sich maligne Zellen von einem Brusttumor in der Regel als Erstes an. Das Verfahren wird gemeinsam mit einem Radiologen durchgeführt, der einen Farbstoff in das Lymphsystem injiziert, der den Chirurgen an die richtige Stelle führt und überdies Informationen über den Status der Lymphknoten liefert. Bei den allermeisten Frauen mit Brustkrebs, die nicht auffällig vergrößerte Lymphdrüsen in der Achselhöhle haben, fällt die Klavikulardrüsen-Biopsie negativ aus. Das erspart ihnen eine vollständige Entfernung der Lymphknoten in dieser Region.[27] Wenn Ihr Brustchirurg dieses Verfahren ablehnt, holen Sie eine zweite Meinung ein.

Das Brustkrebsrisiko in die richtige Perspektive rücken

Die meisten Frauen überschätzen ihr Brustkrebsrisiko. Wie neuere Befragungen von nordamerikanischen Frauen zwischen 54 und 64 Jahren ergaben, fürchteten 61 Prozent Krebs (Brustkrebs) mehr als eine andere Krankheit. Nur 9 Prozent haben am meisten Angst vor Herzkrankheiten trotz der Tatsache, dass sie die Hauptmortalitätsursache bei Frauen sind und jedes Jahr mehr Frauenleben fordern als die nächsten 14 Ursachen zusammen.[28] Brustkrebs ist nicht einmal die Krebsform, an der die meisten Frauen sterben. Diese »Auszeichnung« geht an den Lungenkrebs.

Obwohl jede von uns wahrscheinlich eine Frau mit Brustkrebs kennt und Brustkrebs der häufigste Krebstyp unter nordamerikanischen Frauen ist, trifft das Lebenszeitrisiko für Brustkrebs – die weit hinausposaunte Zahl »eine von neun Frauen« – nur dann zu, wenn Sie älter als 85 Jahre werden.[29] Bei dieser einen Frau von neun, die Brustkrebs entwickelt, beträgt die Wahrscheinlichkeit, mit über 65 Jahren zu erkranken, 50 Prozent, und die Wahrscheinlichkeit, an anderen Ursachen zu sterben, 60 Prozent. Kelly Anne Phillips und ihre Kollegen am *Princess Margaret Hospital* in Toronto, Ontario, Kanada, haben eine sehr hilfreiche Tabelle erstellt, die auf den Inzidenz- und Mortalitätsraten von 1995 im Krebsregister von Ontario basiert. Und sie zeigt Folgendes:

Für 1000 lebend geborene, gesunde Frauen gilt:
- 35 bis 39 Jahre: 986 Frauen werden noch am Leben sein. Von diesen wird 1 Frau an Brustkrebs erkranken, 0 Frauen werden daran sterben, und 2 werden aus anderen Gründen sterben.
- 40 bis 44 Jahre: 983 Frauen werden noch am Leben sein. Von diesen werden 5 an Brustkrebs erkranken, 1 wird daran sterben, und 4 werden aus anderen Gründen sterben.
- 45 bis 49 Jahre: 977 Frauen werden noch am Leben sein. Von diesen werden 8 an Brustkrebs erkranken, 2 werden daran sterben, und 6 werden aus anderen Gründen sterben.

● 50 bis 54 Jahre: 968 Frauen werden noch am Leben sein. Von diesen werden 11 an Brustkrebs erkranken, 3 Frauen werden daran sterben, und 11 werden aus anderen Gründen sterben.[30]

Die irrationale Angst vor Brustkrebs bringt Frauen großes Leid und hält sehr viele davon ab, die Vorzüge der Behandlung von Wechseljahrsbeschwerden zu genießen. Hohe Dosen von Sojaprotein, bioidentisches Progesteron und Testosteron können helfen, Symptome zu lindern und Krankheiten vorzubeugen, die weit eher eine Gefahr für die Lebensdauer oder die Lebensqualität darstellen.

Das Brustkrebsgen: Sollten Sie sich testen lassen?

Rund 5 bis 7 Prozent aller Brustkrebsfälle gehen auf ererbte Mutationen in zwei verschiedenen Genen zurück: BRCA1 und BRCA2. Frauen, die eine BRCA1-Mutation tragen, haben, auf die Lebenszeit bezogen, ein höheres Risiko als diejenigen mit einer BRCA2-Mutation. Ihr Risiko, bis zu ihrem 70. Geburtstag an Brustkrebs zu erkranken, liegt bei 56 Prozent, dasjenige für Eierstockkrebs bei schätzungsweise 15 Prozent. Über die BRCA2-Mutation ist zwar weniger bekannt, doch es wird angenommen, dass sie für zusätzliche 40 Prozent erblich bedingter Brustkrebsfälle verantwortlich ist.[31]

Die wahre Häufigkeit und die Implikationen von Genmutationen im Zusammenhang mit Brustkrebs sind noch immer äußerst ungewiss, teilweise deshalb, weil das BRCA1-Gen sehr groß ist und man darauf viele verschiedene Mutationen gefunden hat. Eine spezielle BRCA1-Mutation ist inzwischen bei rund 1 Prozent aller Juden osteuropäischer Herkunft entdeckt worden. In anderen Populationen hat man wiederum andere Mutationen gefunden.

Darüber hinaus gibt es neben denjenigen Genbahnen, die von BRCA1- und BRCA2-Mutationen kontrolliert werden, noch weitere, die zu Brustkrebs führen können. Wenn Sie dazu die technischen Probleme rechnen, die die Sequenzierung eines ganzes Gens mit sich bringt, wird deutlich, dass ein genetischer Test auf Brustkrebsrisiko noch keine sichere Aussage erlaubt. Bei einer familiären Häufung von Brust- und Eierstockkrebs besagt ein negativer Test für dieses Gen unter Umständen wenig.[32] Auf der anderen Seite ist die Wahrscheinlichkeit, dass dieser Krebs auf eine Mutation in BRCA1 oder BRCA2 zurückgeht, recht gering, wenn es in der Familie nur einen Menschen mit Brust- oder Eierstockkrebs gibt.

Dr. Francis Collins vom *National Center for Human Genome Research* in Bethesda, Maryland, hat das Dilemma bei einer positiven Testung für das Brustkrebsgen, dem wir uns gegenwärtig gegenübersehen, treffend auf den Punkt gebracht:

> Wir sind uns noch immer sehr unsicher, was die geeignete medizinische Fürsorge für Frauen mit diesen Mutationen angeht. Trotz der generellen Nützlichkeit von Mammogrammen für die Früherkennung von Brustkrebs bei Frauen über 50 gibt es bisher noch keine Daten, die darauf vertrauen ließen, dass eine regelmäßige Mammografie in jüngerem Alter sowie Selbstuntersuchung und Untersuchungen durch Ärzte oder Krankenschwestern das Risiko für sehr stark gefährdete Frauen mit BRCA1-Mutationen reduziert, an metastasierendem Brustkrebs zu sterben. Wir wissen auch noch nichts über den geeigneten Einsatz drastischerer Maßnahmen, wie einer prophylaktischen Mastektomie; das gilt insbesondere angesichts anekdotischer Belege, dass sich in der kleinen Menge von Epithelgewebe, das nach der Operation zurückbleibt, gelegentlich immer noch Krebs entwickeln kann. [...] Um diese Unsicherheiten zu klären, benötigen wir dringend weitere klinische Untersuchungen.[33]

Zwar wird in den USA an bundesweiten gesetzlichen Regelungen gearbeitet, um die zu schützen, die positiv getestet werden, doch eine Testung erhöht dennoch das Potenzial für Diskriminierung bei Krankenkassen, Lebens- und Invalidenversicherungen sowie am Arbeitsplatz.[34]

Hier das Wichtigste kurz zusammengefasst: Obwohl ein negatives Testergebnis für eine Frau mit einer familiären Häufung von Brustkrebs eine große Erleichterung sein kann, bietet es keine Garantie dafür, dass sie nicht an Brustkrebs erkrankt. Ich empfehle einen Test nicht, wenn Sie nicht wenigstens zwei oder mehr enge Familienmitglieder haben, die an Brust- oder Eierstockkrebs erkrankt sind. Sie sollten sich vor dem Test und nach Erhalt der Testresultate von einem Fachmann mit ausgewiesenen Kenntnissen und Erfahrung auf diesem Gebiet ausführlich beraten lassen. Wenn Ihr Test positiv ist, suchen Sie Kontakt zu einem Arzt, der sich wissenschaftlich auf dem Laufenden hält und sich auf diesem Gebiet engagiert, um unser Wissen über diese beunruhigende Störung zu erweitern.

Die Auswirkungen von Hormonersatztherapien auf die Brustgesundheit

Trotz der Tatsache, dass die meisten Frauen mit oder ohne Hormonsubstitution keinen Brustkrebs bekommen werden, ist die Verbindung zwischen Hormonen und Brustkrebs für alle betroffenen Frauen beunruhigend. Fast jede Frau fragt:»Wie wirken sich Hormone auf mein Risiko für Brustkrebs aus?« Die Antwort hängt davon ab, welche Hormone sie nimmt, in welcher Dosierung und was von vornherein ihre Risikofaktoren sind. Diese Probleme werden in einem Brief angesprochen, den ich von einem Mann erhielt, der sich wegen des Hormonergänzungsprogramms seiner Frau Sorgen machte.

> Meine Frau ist kürzlich von Premarin, das sie ursprünglich zur Linderung von Hitzewallungen genommen hat, auf natürliches Progesteron in Form von Hautcreme übergewechselt. Daraufhin sind ihre Brustschmerzen und ihre Brustempfindlichkeit verschwunden, ebenso ihre Kopfschmerzen. Darüber hinaus hat meine Frau praktisch keine Hitzewallungen mehr. Aber weil ich einiges über die mögliche Verbindung zwischen Progesteron und Brustkrebs gelesen habe, möchte ich mich vergewissern, dass meine Frau auf dem richtigen Weg ist – und dass auf diesem Weg keine bösen Überraschungen lauern, die ihr in Zukunft Probleme bereiten können.

Die Erfahrung der Frau, die in diesem Brief beschrieben wird, illustriert eindrucksvoll die Nebenwirkungen, die oft aus der Einnahme von Premarin (zu Premarin siehe Seite 145 ff.) resultieren, dem Medikament, das Frauen in den Wechseljahren am häufigsten verschrieben wird. Brustschmerzen sind eine der gängigsten negativen Reaktionen auf Östrogensubstitution jeder Art; 20 bis 35 Prozent aller Frauen klagen darüber, wenn sie standardisierte, nichtindividualisierte Dosen erhalten.[35] Das ist besonders beängstigend für Frauen, die eine gutartige Brusterkrankung (eine so genannte fibrozystische Mastopathie) haben oder in deren Familie eine solche Brusterkrankung, von der man früher annahm, sie gehe mit einem erhöhten Brustkrebsrisiko einher, häufig ist. Neuere Untersuchungen konnten jedoch keinen überzeugenden Zusammenhang zwischen gutartigen Brusterkrankungen und einem erhöhten Brustkrebsrisiko finden. Eine Hormonsubstitution erhöht das Risiko für Frauen in dieser Gruppe offenbar ebenfalls nicht.[36]

Kopfschmerzen sind ebenfalls eine häufige Nebenwirkung, da Östrogen im Stoffwechsel in eine Verbindung umgewandelt werden kann, die ähnlich wie Adrenalin wirkt und zu pochenden Schläfen-Kopfschmerzen führen kann. Bioidentisches Progesteron hingegen vermag Hitzewallungen nachweislich zum Verschwinden zu bringen und hat keinen dieser Nebeneffekte.

Wegen einer neueren Studie des *National Cancer Institute* (NCI), die ein erhöhtes Brustkrebsrisiko für diejenigen Frauen dokumentierte, die sich einer langfristigen Östrogen/Progestin-Ersatztherapie unterziehen, sind viele Menschen jedoch verunsichert, was potenzielle langzeitliche Gesundheitsprobleme angeht, die aus Progesteron resultieren könnten. Was die meisten Menschen (einschließlich Ärzte) nicht verstehen, ist der Unterschied zwischen synthetischen Hormonen, wie sie in der NCI-Studie benutzt wurden, und bioidentischem Östrogen bzw. Progesteron. Hier die Fakten: Die NCI-Studie war eine große epidemiologische Untersuchung, an der 48 355 Frauen teilnahmen, die zwischen 1980 und 1995 unterschiedlich lange Östrogen und Progestin genommen hatten. Normalgewichtige Frauen, die diese Hormonkombination fünf Jahre lang nahmen, hatten im Vergleich zu Frauen, die keine Hormone substituierten, ein um 40 Prozent erhöhtes Brustkrebsrisiko. (Interessanterweise traf dies für übergewichtige Frauen, die Hormone nahmen, nicht zu.) Sie waren auch stärker brustkrebsgefährdet als Frauen, die nur Östrogen nahmen.[37]

Obwohl sich ein um 40 Prozent erhöhtes Risiko wirklich Angst einflößend anhört, sollten wir uns einmal genauer ansehen, was tatsächlich dahinter steckt: Wenn Sie von 100 000 normalgewichtigen Frauen im Alter von 60 bis 64 Jahren ausgehen, die keine Hormonersatztherapie machen, ist zu erwarten, dass im Verlauf von fünf Jahren 350 von ihnen Brustkrebs entwickeln. Wenn all diese Frauen ein Kombinationspräparat mit konventionellem Östrogen und Progestin nähmen, dann würde die Zahl der Brustkrebsfälle auf 560 steigen. Wie Sie unschwer sehen können, würde die ganz überwiegende Mehrzahl der Frauen keinen Brustkrebs bekommen, ganz unabhängig davon, ob sie Hormone nehmen oder nicht.

Noch anders ausgedrückt: Statistisch gesprochen werden von 1000 Frauen, die niemals konventionelle, verschreibungspflichtige Hormonpräparate genommen haben, bis zum Alter von 75 Jahren 77 an Brustkrebs erkranken. Bei Frauen, die fünf Jahre lang Hormone genommen haben, steigt diese Zahl auf 79, nach zehn Jahren sind es 83, nach 15 Jahren 89. Wiederum bekommt die große Mehrheit aller Frauen, die in irgendeiner Form Hormone substituieren, keinen Brustkrebs.

Der andere wichtige Punkt, den man im Hinterkopf haben sollte, ist, dass praktisch alle Frauen in dieser Studie – und in den meisten anderen Studien, die Hormonsubstitution mit Brustkrebs in Zusammenhang bringen – nichtindividualisierte Dosen konjugierter Östrogene (meistens Premarin) in Verbindung mit dem synthetischen Progestin Provera (siehe Fünftes Kapitel) einnahmen. Premarin ist in den Vereinigten Staaten jahrzehntelang das meistverschriebene Östrogenpräparat gewesen, und es wird fast immer gemeinsam mit einem synthetischen Progestin wie Provera verabreicht (oft in einem Kombinationspräparat, Prempro). Jedes dieser nichtbioidentischen Hormone beinhaltet sein eigenes Risiko.

Wie Studien gezeigt haben, sind die Abbauprodukte von Premarin, die bei der Verstoffwechslung im Körper entstehen, biologisch stärker und daher eher krebsfördernd als die Abbauprodukte von bioidentischen Östrogenen.[38] Es ist überdies nachgewiesen worden, dass sich die Östrogenkonzentration im Blut von Frauen, die *dieselbe* Standarddosis Premarin erhalten (in der Regel 0,625 mg), um mehr als das Zehnfache unterscheiden kann.[39] Noch beunruhigender ist, dass viele der Frauen in diesen Studien noch höhere Dosen einnehmen, nämlich 1,25 mg pro Tag.

Synthetische Progestine bringen ihre eigenen Probleme mit sich. Sie können sich an Östrogen- wie an Androgenrezeptoren in der Zelle binden und damit ungesundes Gewebewachstum stimulieren. Darüber hinaus können sie die biologische Aktivität von Östrogen *erhöhen*. Das würde erklären, warum Frauen in der NCI-Studie, die sowohl Östrogen als auch synthetisches Progestin nahmen, noch stärker brustkrebsgefährdet waren als diejenigen Frauen, die nur Östrogen nahmen.[40] Wenn Sie eine Hormonersatztherapie machen, dann möchten Sie vielleicht wissen, ob Sie ein Präparat nehmen, das synthetische Progestine enthält: Medroxyprogesteronacetat – MPA, Norethindron oder Norgestimat (siehe Fünftes Kapitel). Wenn das der Fall ist, sollten Sie überlegen, ob Sie auf bioidentische Hormone umsteigen.

Worauf die ganze Diskussion hinausläuft, ist Folgendes: Wenn Sie Hormone nehmen, die nicht identisch mit denjenigen sind, die im Körper einer Frau produziert werden, und zudem in Dosierungen, die unter Umständen zu hoch sind, dann gehen Sie möglicherweise ein erhöhtes Risiko ein, sowohl an Brustkrebs zu erkranken als auch unter negativen und additiven Effekten der Abbauprodukte dieser Hormone zu leiden.

Bioidentische Hormone und Krebsrisiko

Es gibt gute Gründe anzunehmen, dass der langfristige Gebrauch von niedrig dosiertem, bioidentischem Östrogen, das mit bioidentischem Progesteron ausbalanciert wird, zu einer – wenn überhaupt – nur sehr geringfügigen Erhöhung des Brustkrebsrisikos führt.[41] Hier ist das, was jede Frau dazu wissen sollte:

Östrogen

Die Brüste sind drüsenreiche Organe, die außerordentlich empfindlich auf zyklische hormonelle Veränderungen im Körper reagieren. In der ersten Hälfte des Menstruationszyklus regt Östrogen das Wachstum des Brustgewebes an, in der zweiten Hälfte stabilisiert und differenziert Progesteron dieses Wachstum. Während der Menstruation sind die Brüste am kleinsten, weil beide Hormone ihren niedrigsten Stand haben. In den Wechseljahren, die von einer Östrogendominanz und einem relativen Mangel an Progesteron gekennzeichnet sind, werden die Brüste einer Frau unter Umständen größer und empfindlicher, ohne dass es zu dem zyklischen An- und Abschwellen käme, das das Brustgewebe stabiler hält.

Wie zahlreiche Untersuchungen im Lauf von Jahrzehnten belegt haben, können mit Ausnahme von Phytoöstrogenen in Nahrungsmitteln sämtliche Östrogene – selbst die, die von unserem eigenen Körper produziert werden – das Wachstum von Brustgewebe fördern. Bei empfindlichen Frauen kann dies mit erhöhtem Brustkrebsrisiko einhergehen.[42] Diese Empfindlichkeit gegenüber einer langfristigen, ununterbrochenen Östrogenexposition erklärt solche Brustkrebsrisikofaktoren wie frühe Menarche, späte Menopause, keine Kinder und Fettleibigkeit. Daher sollten Sie, um Ihre Brustgesundheit zu erhalten, die geringst mögliche Menge an bioidentischem Östrogen nehmen, mit der sich die erwünschten Resultate erzielen lassen. Und lassen Sie regelmäßig Speichel-Hormontests (siehe Fußnote Seite 124) machen, um sicherzustellen, dass Sie keine zu hohe Dosis nehmen.

Wenn in Ihrer Familie (Großmutter, Mutter, Schwester oder Tante mütterlicherseits) Brustkrebs häufig vorkommt oder wenn Sie das Gen für Brustkrebs haben, dann wollen Sie wahrscheinlich trotz der bekannten Vorteile und trotz einiger sehr gründlicher Untersuchungen, die ergeben haben, dass Östrogensubstitution selbst bei Frauen mit überstandenem Brustkrebs das Wachstum von Brusttumoren nicht fördert, von einer Östrogensubstitution nichts wissen. *Es gibt gegenwärtig jedoch keinerlei klinische Untersuchungen, die zeigen, dass Östrogen die Rückfallquote bei Frauen erhöht, die Brustkrebs gehabt haben.*[43]

Wenn Sie sich entschließen, kein Östrogen zu nehmen, dann heißt das nicht, dass Sie nun stumm leiden müssen. Es gibt viele Alternativen, um Ihre Symptome zu lindern, Ihre Gesundheit zu verbessern und Ihre Brust zu schützen: körperliche Bewegung, gesündere Ernährung, vollwertige Sojaprodukte, Heilpflanzen und natürliches Progesteron. Selbst wenn in Ihrer Familie gehäuft Osteoporose oder Alzheimer auftreten und Sie sich deshalb Sorgen machen, wenn Sie die Vorzüge von Östrogen nicht nutzen können, bieten diese Alternativen gute Erfolgsaussichten.

Östriol: Vorläufige Untersuchungen haben gezeigt, dass Frauen, die mit ihrem Urin besonders hohe Östradiolmengen ausscheiden, anscheinend ein geringeres Brustkrebsrisiko haben. Aus diesem Grund verwenden viele Ärzte, darunter auch ich, bei der Zusammenstellung von Hormonersatztherapien für ihre Patientinnen gelegentlich Östriol, ein nicht patentierbares, bioidentisches Östrogen. Das Östriol ist biologisch schwächer als Östradiol oder Östrogen, die beiden anderen Östrogene, die natürlicherweise im Körper produziert werden. Wie bereits im Neunten Kapitel erwähnt, wirkt es sehr gut, wenn es lokal auf östrogensensitives Gewebe, wie in der Vagina, aufgetragen wird. Da Östriol, das in Europa häufig verwandt wird, die Schleimhautauskleidung in der Gebärmutter stimuliert, ist es nicht ausgeschlossen, dass es auch die Zellen im Brustgewebe zum Wachsen anregt. Dennoch ist Östriol in individualisierten Dosen als Östrogenersatz eine sehr vernünftige Wahl.

Progesteron

Auch wenn die bereits erwähnte Studie des *National Cancer Institute*, die weite Verbreitung gefunden hat, dafür spricht, dass synthetisches Progestin nicht vor Brustkrebs schützt, kann man diesen Schluss nicht auf bioidentisches Progesteron übertragen, wie man es in Präparaten wie ProGest-Creme findet. Tatsächlich macht es biologisch Sinn anzunehmen, dass die Ergänzung einer Östrogensubstitution durch bioidentisches Progesteron (das keine androgene oder östrogene Aktivität aufweist) helfen könnte, die Brust vor einer Überstimulation durch Östrogen zu schützen und damit das Brustkrebsrisiko weiter zu senken. Bioidentisches Progesteron reduziert nachweislich die Produktion von Östrogenrezeptoren auf den Brustzellen und senkt überdies die Produktion von Östrogen in den Brustzellen. Einige Frauen erleben in den ersten Wochen, wenn sie bioidentisches Progesteron verwenden, eine vorübergehende erhöhte Empfindlichkeit der Brust, da Progesteron anfangs die Zahl der Östrogenrezeptoren in der Brust erhöht. Dieser Effekt ist jedoch sehr kurzlebig und verschwindet nach ein paar Tagen. Es gibt keine überzeugenden Belege dafür, dass bioidentisches Progesteron zu einem fortdauernden Wachstum von Brustgewebe führt. Anscheinend bewirkt es tatsächlich sogar das genaue Gegenteil.

Gegenwärtig gibt es einfach noch nicht genügend Datenmaterial über Frauen, die bioidentische Östrogene bzw. bioidentisches Progesteron anwenden. Die meisten Untersuchungen über Hormonsubstitution – einschließlich der laufenden umfassenden, aus öffentlichen Mitteln finanzierten *Women's Health Initiative* – basieren auf nichtbioidentischen Hormonen. Wir benötigen aus diesem Grund dringend langfristige epidemiologische Studien über bioidentische, individualisierte Hormonsubstitution, um Frauen und ihre Ärzte adäquat informieren zu können. Aber eingedenk der Politik in Medizin und in Forschung (und eingedenk der Tatsache, dass bioidentische Hormone nicht patentierbar sind) ist es unwahrscheinlich, dass es in naher Zukunft derartige Untersuchungen geben wird.

Gene, Hormone und Brustkrebs: Der Zyklus von Zellwachstum und Zelltod

Wenn wir eine sehr umfangreiche Langzeituntersuchung über natürliches Progesteron durchführen würden, kämen wir wahrscheinlich zu dem Ergebnis, dass es die Brust schützt, besonders dann, wenn es in den Wechseljahren, wo eine Östrogendominanz so häufig ist, ohne Östrogen angewendet wird. Das hat mit der Rolle zu tun, die Progesteron beim Zelltod spielt. Lassen Sie mich erklären, warum sich dies positiv auf die Brustgesundheit auswirkt.

Die Natur in ihrer Weisheit hat ein Gleichgewicht zwischen dem Zellwachstum und dem Zelltod von Brustgewebe geschaffen. Brustkrebs ist eines der Gesundheitsprobleme, die entstehen, wenn diese beiden Prozesse aus dem Takt geraten. Wie alle anderen Krebsformen ist Brustkrebs von zwei Prozessen gekennzeichnet: 1. von einer exzessiven und unkontrollierten Zellteilung, und 2. vom Ausbleiben des normalen, gesunden programmierten Zelltodes.[44] Die Signale, die das Zellwachstum, die Zellentwicklung und den programmierten Zelltod (die so genannte Apoptose) lenken, werden von der Wechselbeziehung zwischen unseren Genen und unserer Umwelt gesteuert. Zwar ist dieser Prozess außerordentlich komplex, doch dank Fortschritten in der Molekularbiologie beginnen wir, ihn zu verstehen. Inzwischen wissen wir zum Beispiel, dass ein Gen, das so genannte BCL2-Gen, den Zelltod blockiert. Diese Funktion ist wichtig in Zeiten, in der das Brustgewebe wachsen muss (wie in der Pubertät und im Ovulationsstadium des Menstruationszyklus).[45] Wenn die Aktivität des BCL2-Gens jedoch nicht von anderen Faktoren moduliert wird, kann es die Lebensdauer der Zellen gefährlich verlängern und ein unkontrolliertes Wachstum bewirken, was unter Umständen zu einem erhöhten Brustkrebsrisiko führt. BCL2 wird als Protoonkogen bezeichnet, das heißt, es wirkt krebsfördernd, wenn es ungehemmt wirksam ist.

Ein weiteres Gen, das das Brustgewebe beeinflusst, ist p53. Das p53-Gen ist im Gegensatz zu BCL2 ein Tumorsuppressor-Gen; es stoppt unkontrollierte Zellteilung, indem es die Apoptose (Zelltod) steigert. Eine Aktivierung dieses Gens hilft, übermäßigem Zellwachstum und damit späterem Krebs vorzubeugen.

Wie sich herausgestellt hat, werden das p53- und das BCL2-Gen von Sexualhormonen in einer Weise beeinflusst, die entweder Krebs begünstigt oder vor ihm schützt. Östrogen erhöht die Wirksamkeit des BCL2-Gens und fördert so das Brustzellwachstum. Wie bereits erwähnt, ist das nicht unbedingt eine schlechte Sache. Doch eine ungehemmte Expression des BCL2-Gens aufgrund exzessiver Östrogenmengen kann zu einem erhöhten Wachstum von östrogensensitivem Gewebe in Brust, Gebärmutter und Eierstöcken führen. Es ist wohlbekannt, dass das Risiko von Krebs in diesen Organen mit einer übermäßigen Östrogenstimulation zusammenhängt.[46]

Im Gegensatz dazu senkt Progesteron die Expression des BCL2-Gens, während es diejenige des p53-Gens steigert, was zur richtigen Zeit zu einer Zunahme des programmierten Zelltodes führt und damit zu einem verminderten Krebsrisiko in östrogensensitiven Geweben.[47]

Östrogen und Progesteron unterscheiden sich auch in der *Art* des Brustgewebes, das sie stimulieren. Östrogen bewirkt, dass sich ganz bestimmte Brustzellen, die man als duktales Gewebe oder auch als Milchganggewebe bezeichnet, teilen und wachsen.

Unausgewogenes Östrogen vermag unkontrolliertes Wachstum von Brustgewebe hervorzurufen – einschließlich kanzerogenen Wachstums. Progesteron hingegen veranlasst die Brustzellen dazu, sich zu läppchenförmigen Drüsenzellen zu differenzieren – Mutter Naturs Vorbereitung auf die Milchproduktion, wenn es zu einer Schwangerschaft kommt. Wenn eine Frau nicht schwanger wird, dann sterben diese läppchenförmigen Drüsenzellen einfach einen programmierten Zelltod und gehen am Ende ihres Lebenszyklus auf natürliche Weise zu Grunde. Mit anderen Worten kann sich eine gut differenzierte Drüsenzelle nicht in eine Krebszelle verwandeln.

Dr. David Zava, der seit Jahren die Hormonwirkung auf Brustgewebe erforscht, vermittelte mir eine plastische Analogie.[48] Dr. Zava vergleicht die verschiedenen Teile des Brustgewebes mit den verschiedenen Teilen eines Baumes. Das Milchganggewebe, dessen Wachstum von Östrogen gefördert wird, ist wie der Stamm und die Zweige des Baumes. Die läppchenförmigen Drüsenzellen, deren Wachstum von Progesteron gefördert wird, sind den Blättern vergleichbar, die am Ende der Zweige wachsen. Sobald eine Baumzelle einmal zu einem Blatt geworden ist, kann sie sich niemals in einen Zweig oder einen Stamm zurückverwandeln. Sie wächst einfach heran und stirbt am Ende ihres programmierten Lebenszyklus schließlich ab. Das trifft jedoch für den Stamm oder die Zweige nicht zu. Ihre Zellen können jederzeit weiterwachsen und eine unendlich große Zahl von Zweigen oder Trieben an den Zweigen oder am Stamm selbst hervorbringen – genauso, wie die unendliche Zellproliferation bei Brustkrebs.

Eingedenk der Vorgänge, die ich gerade geschildert habe, macht es Sinn, dass Frauen, die einer starken Östrogenstimulation ausgesetzt sind, ein erhöhtes Brustkrebsrisiko tragen – ganz gleichgültig, ob das Östrogen nun im eigenen Körper produziert wird (zum Beispiel in Phasen der Östrogendominanz, wie sie in den Wechseljahren so häufig sind, oder aufgrund einer exzessiven Östrogenproduktion im Fettgewebe) oder äußerlich zugeführt wird (via Östrogensubstitution oder via Umweltschadstoffen mit östrogenähnlicher Aktivität). Wenn eine Frau jedoch genügend Progesteron zu sich nimmt, um dieses Östrogen auszubalancieren, sollte sich das Risiko verringern. Und genau dafür spricht die wissenschaftliche Literatur.[49]

Eine Untersuchung an Frauen mit einem Progesteron*defizit* aufgrund eines fehlenden Eisprungs (Anovulation), die an einer Klinik zur Behandlung von Unfruchtbarkeit durchgeführt wurde, hat beispielsweise ergeben, dass diese Frauen ein 5,4-mal größeres Risiko für klimakterischen Brustkrebs hatten als Frauen in einer Kontrollgruppe. Und in einer Untersuchung aus dem Jahr 1995, in der transdermales bioidentisches Progesteron direkt auf die Brusthaut gegeben wurde, fanden die Forscher, dass Progesteron die Brustzellproliferation zu hemmen vermochte. Die Dosierung war dabei annähernd dieselbe wie bei Frauen, die eine transdermale Creme (beispielsweise ProGest) anwenden, mit anderen Worten eine zweiprozentige Progesteroncreme zweimal pro Tag in der empfohlenen Dosierung. Diese Konzentrationen entsprechen in etwa denjenigen, die man bei den meisten Frauen beim Eisprung (Ovulation) findet.[50]

Eine andere Untersuchung hat gezeigt, dass diejenigen Frauen, die zum Zeitpunkt einer Brustkrebsoperation einen physiologisch angemessenen Progesteronspiegel hatten, ein geringeres Rückfallrisiko hatten als Frauen, deren Progesteronspiegel niedrig war.[51] Diese Untersuchung ist wiederholt worden und kam zu den gleichen Ergebnissen. Das hat einige auf Brustkrebsoperationen spezialisierte Chirurgen dazu veranlasst, den betroffenen Frauen zu empfehlen, vor dem Eingriff, sei es nun eine Biopsie oder eine Operation, etwa eine Woche lang eine Progesteroncreme auf ihre Brusthaut aufzutragen. Wie es aussieht, kann bioidentisches Progesteron die Immunreaktion verstärken. Anscheinend verringert es auch die Wahrscheinlichkeit, dass sich Tumorzellen, die bei der Operation freigesetzt werden, an anderen Stellen ansiedeln und wachsen. Das könnte der Grund dafür sein, dass Frauen, die während der Gelbkörperphase (Lutealphase) ihres Menstruationszyklus – wenn der Progesteronspiegel hoch ist – operiert werden, signifikant seltener Rückfälle erleiden.[52]

Ein Übersichtsartikel aus dem Jahr 1996 über den Zusammenhang zwischen Progesteron und Brustgesundheit kommt zu dem Schluss, dass bioidentisches Progesteron nicht nur die Rate der Ausbreitung von Brustkrebs reduziert, sondern sogar für einen Rückgang der Zahl von Neuerkrankungen verantwortlich sein könnte.[53]

Zwar gibt es noch keine definitive klinische Langzeitstudie über bioidentisches Progesteron, doch ich bin aufgrund meiner klinischen Erfahrung und der vieler meiner Kollegen, darunter auch Dr. John Lee, ein Pionier bei der Erforschung bioidentischer Hormone, davon überzeugt, dass bioidentisches Progesteron vielen Frauen nützen kann, insbesondere in den Wechseljahren. Höchstwahrscheinlich wird sich herausstellen, dass es das Risiko für Brustkrebs und andere östrogenempfindliche Krebsarten reduziert, die sich in dieser Lebensphase entwickeln können.

Progesteronpräparate und Progesteron-positiver Brustkrebs

Eine der Fragen, die mir häufig gestellt werden, ist, ob eine Frau, deren Brustkrebs auf Progesteronrezeptoren-positiv ist, ohne Bedenken Progesteron nehmen kann. Über die Bedeutung der Aussage, eine Brustbiopsie habe gezeigt, dass der Tumor Progesteronrezeptor-positiv sei, herrscht viel Verwirrung; das gilt besonders für diejenigen Frauen, die zum Zeitpunkt der Diagnose bioidentisches Progesteron benutzt haben.

Hier die Fakten: Alle Formen von Brustkrebs, die Progesteronrezeptor-positiv sind, sind auch Östrogenrezeptor-positiv. Da Östrogen bekanntlich das Wachstum dieser Brustkrebs-Zelltypen fördert, nehmen viele Leute automatisch an, dass für Progesteron dasselbe gelten müsse. Genau das Gegenteil ist richtig. Die Tatsache, dass ein Krebs Progesteronrezeptor-positiv ist, zeigt, dass er für die ausbalancierende und antikanzerogene Wirkung von Progesteron empfänglich ist.

Um dieses scheinbare Paradoxon zu verstehen, erinnern Sie sich daran, dass Hormone ihre Wirkung im Blutstrom und in der Flüssigkeit rund um die Zellen dadurch entfalten, dass sie sich an die Rezeptoren auf der Zelloberfläche binden. Das Hormon passt zum Rezeptor wie der Schlüssel zum Schloss. Wenn der richtige Rezeptor da ist, gelangt die Botschaft des Hormons in die Zelle zu den Chromosomen und schaltet das geeignete Gen an, um einen speziellen zellulären Effekt hervorzurufen. Progesteron signalisiert der Zelle, mit der Vermehrung aufzuhören, während Östrogen das genaue Gegenteil tut. Aus diesem Grund wirkt sich bioidentisches Progesteron bei Frauen mit einem Progesteronrezeptor-positiven Brustkrebs wahrscheinlich positiv aus.

Im Allgemeinen haben Frauen mit einem Östrogen- und Progesteronpositiven Brustkrebs eine gute Prognose, da die Präsenz dieser Rezeptoren bedeutet, dass der Tumor sehr stark differenziert ist und langsamer wächst als schlechter differenzierte Tumoren.

Ich bin felsenfest davon überzeugt, dass bioidentisches Progesteron sicher und sogar vorteilhaft für Frauen mit Östrogen- und Progesteronpositiven Brustkrebsformen ist, doch dies ist eine heiß diskutierte, umstrittene Frage. Vertrauen Sie auf Ihre innere Stimme, und beraten Sie sich mit Ihrem Arzt.

Mein Rat im Hinblick auf Progesteron

● Wenn Sie gegenwärtig in den Wechseljahren sind und eine Progesteroncreme oder eine andere Form von bioidentischem Progesteron anwenden, dann helfen Sie Ihrem Körper, eine hormonelle Balance zu schaffen, die Ihre Brust möglicherweise vor Überstimulation durch Östrogen und Androgen schützen kann. Wenn Ihre innere Stimme Ihnen nicht abrät, empfehle ich Ihnen, so wie bisher fortzufahren.

● Wenn bei Ihnen die Gefahr einer Östrogen- oder Androgendominanz besteht, überlegen Sie, ob Sie Ihrem Körper nicht bioidentisches Progesteron zuführen sollten. Faktoren, die eine Östrogendominanz begünstigen, sind unter anderen Folgende: unregelmäßige Perioden, Körperfettprozentsatz über 28 Prozent, sitzende Lebensweise, polyzystisches Ovarialsyndrom, Myome in der Gebärmutter, Brustempfindlichkeit, eine ballaststoffarme, an raffinierten Kohlenhydraten reiche Ernährung, starke menstruelle Blutungen und eine Hormonersatztherapie, die allein auf Östrogen basiert. Typisch für eine Androgendominanz sind Akne, polyzystische Eierstockerkrankungen und Kahlköpfigkeit vom männlichen Typ.

● Nicht alle Experten, die sich mit Frauengesundheit befassen, sind sich in der Progesteronfrage einig, doch ich persönlich würde empfehlen, dass alle Frauen, die sich um ihre Brustgesundheit sorgen, die Vorzüge von bioidentischem Progesteron nutzen. Das gilt besonders in den Wechseljahren, wenn der Eisprung hin und wieder auszufallen beginnt und der Progesteronspiegel dementsprechend niedrig ist. Eine vernünftige Alternative zu Progesteron wären substanzielle Dosen an Sojaprotein.

Und was ist mit Testosteron?

Androgene wie Testosteron und selbst DHEA können im Körper in Östrogen umgewandelt werden; demnach könnte die Einnahme von Testosteron theoretisch Ihr Risiko für Brustkrebs erhöhen. Verwenden Sie die niedrigste Dosierung, die die gewünschten Resultate erbringt, oder versuchen Sie es zunächst mit Alternativen.

Hier das Grundsätzliche: Es ist in unserem besten eigenen Interesse, die klügsten Entscheidungen zu treffen, die wir treffen können, wenn wir für eine Hormonsubstitution optieren – das heißt, einen bioidentischen, individualisierten Hormonersatz in der geringsten Dosierung anzuwenden, die das gewünschte Ergebnis erbringt. Sobald wir das getan haben, müssen wir uns von unserer Illusion der Kontrolle verabschieden und erkennen, dass es keine perfekten Lösungen gibt. Wir alle tun mit Hilfe der Information, die uns derzeit zur Verfügung steht, das Beste, was wir können. Doch so wie wir entwickelt sich auch unser Wissen ständig weiter und verändert sich. Die Lösung, die dieses Jahr am besten erscheint, ist im nächsten Jahr vielleicht schon überholt. Nichtsdestotrotz bleiben unser Körper und unsere Zellen die meiste Zeit hindurch gesund – und so bekommen die allermeisten Frauen, ob sie nun Hormone nehmen oder nicht, keinen Brustkrebs.

Das Tamoxifen-Dilemma

Tamoxifen (Handelsname Nolvadex) wird üblicherweise Frauen mit Brustkrebs oder aber Frauen mit einem hohen Brustkrebsrisiko zur Vorbeugung verschrieben. Es gehört zu einer Klasse von Medikamenten, die man als selektive Östrogenrezeptormodulatoren (SERMs) bezeichnet. Zu diesen SERMs gehört auch Raloxifen (Evista), das zur Vorbeugung vor Osteoporose sowie zu deren Behandlung eingesetzt wird. Wie gezeigt werden konnte, verlängert die antiöstrogene Wirkung von Tamoxifen das krankheitsfreie Intervall und die Lebensdauer von Frauen mit Hormonrezeptor-positiven und Hormonrezeptor-negativen Tumoren wie auch mit positiven bzw. negativen Lymphknoten. Es reduziert überdies die Inzidenz von Brustkrebs bei stark gefährdeten Frauen. Tamoxifen wird gegenwärtig von fast einer Million Frauen in den Vereinigten Staaten genommen und ist dort das am häufigsten verwendete Krebsmedikament.

Obwohl Tamoxifen Östrogen in einigen Organen *blockiert*, wirkt es in anderen *wie* Östrogen; das gilt zum Beispiel für die Knochen und das Herz-Kreislauf-System. So hat man festgestellt, dass es den Cholesterinspiegel senkt und die Rate tödlicher Herzattacken reduziert, wenn es fünf Jahre lang genommen wird. Es trägt auch dazu bei, die Knochendichte zu erhalten.

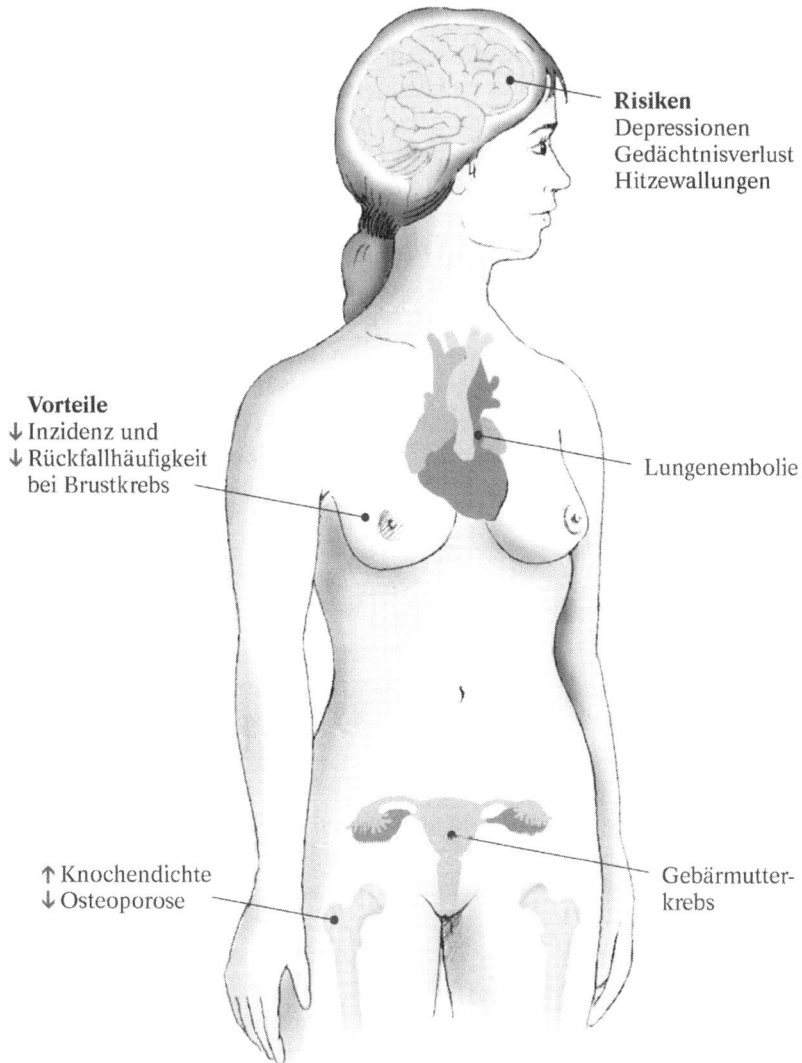

Risiken
Depressionen
Gedächtnisverlust
Hitzewallungen

Vorteile
↓ Inzidenz und
↓ Rückfallhäufigkeit
bei Brustkrebs

Lungenembolie

↑ Knochendichte
↓ Osteoporose

Gebärmutter-
krebs

Abbildung 16: Vorteile und Risiken von östrogenblockierenden Medikamenten (SERMs)

Tamoxifen ist jedoch nicht ohne bedeutende Risiken, manchmal aufgrund seiner östrogenen Eigenschaften, an anderer Stelle aufgrund seiner antiöstrogenen Wirkungen. Einige Forscher sind besorgt, dass die antiöstrogenen Effekte auf das Gehirngewebe einige Frauen einem erhöhten Risiko für Demenz oder Depression aussetzen.[54] Meiner Erfahrung nach leiden viele Frauen, die Tamoxifen nehmen, unter Depressionen, sagen ihrem Arzt aber nichts davon, weil sie ihn nicht damit belästigen wollen. In seinem östrogenen Modus führt Tamoxifen zu einer Veränderung der Uterusschleimhaut (Endometrium), die von einer atypischen Hyperplasie (anomalen Verdickung) und Polypen bis zu invasivem Krebs reicht. Je länger die Einnahmedauer, desto größer ist das Risiko.[55] Das heißt, dass jede Frau, die Tamoxifen nimmt, regelmäßig ihre Gebärmutter per Ultraschall oder auf andere Weise untersuchen lassen sollte, um sicherzustellen, dass sie keinen Gebärmutterkrebs entwickelt.

Ein anderes Problem bei Tamoxifen ist, dass es bei einer Einnahmedauer von mehr als fünf Jahren unter Umständen seine antiöstrogene Wirkung auf die Brüste einer Frau verliert und wie ein Östrogen zu wirken beginnt.[56] Mit anderen Worten kann eine Frau eine Resistenz gegen dieses Mittel entwickeln, und wenn sie wieder Brustkrebs bekommt, kann Tamoxifen sogar die Wahrscheinlichkeit erhöhen, dass der Krebs behandlungsresistent ist.[57]

Tamoxifen zur Vorbeugung vor Brustkrebs

Tamoxifen ist gegenwärtig auch für gesunde Frauen mit einem erhöhten Brustkrebsrisiko zugelassen und wird dementsprechend vermarktet. Nach einer Studie des *National Cancer Institute* hat das Medikament die Rate erwarteter Brustkrebsfälle in einer Gruppe von 13 000 Frauen in den Vereinigten Staaten und Kanada von 1 unter 130 Frauen auf 1 unter 236 Frauen verringert. Das stellt bei denjenigen Frauen, die das Medikament prophylaktisch nahmen, einen Rückgang des Brustkrebsrisikos um 50 Prozent dar. Obwohl zwei andere Studien, die in Europa durchgeführt wurden, keinen Rückgang des Brustkrebsrisikos finden konnten, wurde das Medikament vor kurzem zur Brustkrebs-Vorbeugung bei Frauen mit hohem Risiko zugelassen.[58]

Berücksichtigt man die Ängste von Frauen und ihre Überschätzung des Brustkrebsrisikos, dann befürchte ich, dass viele Tamoxifen nehmen und sich auf diese Art und Weise unnötigen und schweren Nebenwirkungen aussetzen werden, obwohl es gesündere Alternativen gibt. Zum Beispiel war das Risiko, Gebärmutterkrebs oder Blutgerinnsel in der Lunge oder den Beinen zu entwickeln, bei Frauen, die Tamoxifen nahmen, zwei- bis dreimal so hoch wie bei Kontrollgruppen. Zudem kam es bei Tamoxifeneinnahme häufiger zu Schlaganfällen, Katarakten und Kataraktoperationen. Die meisten Frauen litten auch unter Hitzewallungen und Ausfluss.

Viele Frauen, die Brustkrebs bekommen, haben keine Risikofaktoren, und viele, die stark gefährdet sind, bekommen keinen Brustkrebs. Überdies können Sie gegen viele Ihrer Risikofaktoren nichts tun – zum Beispiel dann, wenn Sie Ihr erstes Kind spät bekommen oder eine Mutter gehabt haben, die Brustkrebs hatte. Dieser Risikofaktor-Ansatz hält uns auf unsere Brüste fixiert, als ob sie zwei prämaligne, potenziell tödliche Organe wären, die wie tickende Zeitbomben auf unserem Brustkorb sitzen – was für eine schreckliche Verzerrung der Wirklichkeit!

In einem Artikel für die *New York Times* schrieb die Brustspezialistin Dr. Susan Love:

> (In der NCI-Studie) wurde nachgewiesen, dass Tamoxifen die Inzidenz von Brustkrebs bei stark gefährdeten Frauen um 49 Prozent senkt. Doch die Zahl der Frauen in der Studie, die Krebs bekamen, war relativ gering: In der Placebo-Gruppe entwickelten 4,3 Prozent der Frauen Brustkrebs, während es in der Tamoxifen-Gruppe 2,2 Prozent waren. Das heißt, dass 95,7 Prozent der Frauen Tamoxifen ohne direkten oder kurzfristigen Nutzen nahmen und dabei Nebenwirkungen riskierten, darunter eine geringfügige, aber reale Erhöhung der Todesfälle aufgrund von Blutgerinnseln in der Lunge.
>
> Wichtiger ist vielleicht, dass die Frauen in dieser Studie, deren Biopsien eine atypische Hyperplasie (präkanzerogene Veränderungen in der zellulären Auskleidung der Milchgänge – eine Diagnose, die sich oft mit DCIS überschneidet) ergeben hatte und die Tamoxifen nahmen, ihr Risiko, Brustkrebs zu entwickeln, um 86 Prozent reduzierten. Wenn sich leicht herausfinden ließe, welche Frauen diese Veränderungen entwickeln werden, könnten wir sagen, welche Frauen mit größter Wahrscheinlichkeit von Tamoxifen profitieren würden. Aber bisher ist für Brustkrebs noch kein Äquivalent des Vaginalabstrichs in Sicht.
>
> Oder wenn wir eine Möglichkeit hätten, Frauen, die Tamoxifen nehmen, entsprechend zu überwachen, könnten wir vielleicht feststellen, wann die Zellen beginnen, resistent zu werden, bevor sie Gelegenheit haben, Schaden anzurichten [...] Daher lautet die wahre Botschaft für Frauen nicht, dass Tamoxifen schlecht oder gut ist, sondern dass es ein interessantes Medikament ist, das wir noch nicht vollständig verstehen.[59]

Mein Rat im Hinblick auf Tamoxifen und andere SERMs

● Wenn Sie bereits Tamoxifen nehmen, sich dabei gut fühlen und keine Nebenwirkungen verspüren, dann würde ich Ihnen empfehlen, bis zu fünf Jahre lang mit der Einnahme fortzufahren.

- Wenn Sie miterlebt haben, wie Ihre Schwester oder Ihre Mutter an Brustkrebs gestorben ist, können die Vorzüge von Tamoxifen – und dazu gehört auch das Gefühl, etwas zu tun, um sich zu schützen – die Risiken durchaus aufwiegen.

- Wenn Sie Brustkrebs gehabt haben, diskutieren Sie mit Ihrem Arzt, ob Ihr Krebstyp nachweislich auf Tamoxifen reagiert und, wenn das der Fall ist, wie lange Sie es nehmen sollten.

- Wenn Sie ein erhöhtes Brustkrebsrisiko haben, senken Sie dieses Risiko, indem Sie den Empfehlungen folgen, die ich früher in diesem Kapitel gegeben habe. Diskutieren Sie die Einnahme eines SERMs mit Ihrem Arzt, doch lassen Sie Ihre innere Stimme bei dieser Entscheidung ebenfalls zu Wort kommen.

- Wenn Sie sich dafür entscheiden, Tamoxifen oder ein anderes SERM zu nehmen, lassen Sie sich regelmäßig ärztlich untersuchen, insbesondere auf Anomalien der Gebärmutterschleimhaut und Katarakte.

- Sie können einige der Nebeneffekte von Tamoxifen lindern, wenn Sie Sojaprodukte und Nahrungsergänzungsmittel zu sich nehmen und ganz allgemein den Ernährungsrichtlinien auf Seite 438 ff. folgen.

- Nehmen Sie Tamoxifen nicht länger als fünf Jahre, es sei denn, Sie und Ihr Arzt sind fest davon überzeugt, Ihre persönliche Situation erfordere dies.

Denken Sie daran, das Brustkrebsproblem lässt sich nicht allein auf physischer Ebene lösen. Lassen Sie sich nicht dazu verleiten zu glauben, dass Sie immer irgendein Medikament nehmen müssen, damit Ihr Körper gesund bleibt. Um Brustgesundheit zu schaffen, muss jede von uns gewillt sein, an der Schaffung eines Lebens mitzuwirken, das gesund an Körper, Geist und Seele ist. Gelegentlich kann es vorkommen, dass wir Medikamente nehmen müssen oder einen chirurgischen Eingriff benötigen; zu anderen Zeiten brauchen wir nur den natürlichen Strategien zu folgen, die ich in diesem Kapitel und im ganzen Buch betont habe – uns gesund ernähren, uns genügend körperliche Bewegung verschaffen, mit dem Rauchen aufhören, unseren Alkoholkonsum reduzieren bzw. ganz einstellen, unsere Gefühle ausdrücken, lieben und geliebt werden.

Vierzehntes Kapitel

Mit Herz und Hingabe leben – achten und lieben Sie Ihr Herz in der Lebensmitte

In den Wechseljahren steigt für Frauen das Risiko, an Herzkrankheiten, an Bluthochdruck oder auch an Schlaganfall zu erkranken, deutlich an. Unser Herz und das Netzwerk von Blutgefäßen, das alle unsere Körperzellen versorgt, machen sich in dieser Zeit stärker als jemals zuvor bemerkbar und fordern uns auf, genau in uns hineinzuhorchen und die köstlichen Freuden des Lebens intensiver denn je zu genießen. Herzkrankheiten in all ihren verschiedenen Formen fordern mehr Menschenleben als jede andere Krankheit, daher kann eine veränderte Einstellung in der Lebensmitte das Herz stärken und unter Umständen lebensrettend wirken.

Obwohl elfmal mehr Frauen an Herzkrankheiten sterben als an Brustkrebs, werden nur in höchst seltenen Fällen Strafprozesse angestrengt, weil ein Herzleiden nicht rechtzeitig diagnostiziert wurde. Im Zusammenhang mit Brustkrebs sind solche Verfahren dagegen weit verbreitet. Vielen Frauen wird erst so richtig bewusst, dass sie Probleme mit dem Herzen haben, wenn die Krankheit bereits weit fortgeschritten ist. Auf der anderen Seite sehen wir Brustkrebs als eine Art von Bedrohung an, die von außerhalb in unseren Körper eindringt, und ziehen weitaus eher gegen diese Krankheit ins Gefecht, wie auch immer dieser Kampf ausgehen mag.

Gegen unser eigenes Herz können wir allerdings nicht ankämpfen. Stattdessen müssen wir die Weisungen, die uns unser Herz erteilt, befolgen, wenn wir wirklich ein Herz-Kreislauf-System voll pulsierender Gesundheit haben möchten, das für das restliche Leben jedes Körperorgan versorgt und damit auch verjüngt. Das Herz unterweist uns sehr direkt und äußerst beharrlich. Und es verzeiht vieles, wenn wir nur bereit sind, seine Botschaften zu beachten.

In den Wechseljahren hat das Herz das Sagen: Meine eigenen Erfahrungen

Im Dritten Kapitel habe ich meine ersten Erfahrungen mit dem »leeren Nest« beschrieben: wie ich meine jüngere Tochter vom Ferienlager abgeholt habe, um mit ihr einen Rundgang durch das College in Dartmouth zu machen, und wir dann drei lange Stunden mit dem Auto nach Hause gefahren sind, während sie tief und fest schlief – und mir schließlich klar wurde, dass ihre körperliche Anwesenheit die Leere in mir nicht beseitigen konnte. Die Geschichte hat eine Fortsetzung. Am nächsten Morgen ging ich spazieren. Etwa auf halbem Wege bemerkte ich einen Schmerz im Hals, der bis in den Kiefer ausstrahlte. Ich probierte alles Mögliche, aber die Schmerzen gingen nicht weg. Es fühlte sich an, als ob mir jemand die Kehle zuschnüren würde. Während ich weiterging, überlegte ich, was dieses Symptom bedeuten könnte. Als ich nach Hause zurückkam, war der Schmerz immer noch da und ließ sich unmöglich ignorieren. Daher rief ich meine Freundin Mona Lisa Schulz an und bat sie herüberzukommen und mir beizustehen.

Der Hals gehört zum fünften emotionalen Zentrum, das mit Kommunikation zu tun hat, daher fragte ich mich, ob ich vielleicht über irgendetwas reden musste. Mona Lisa gab mir jedoch zu bedenken, dass ich noch nie Schwierigkeiten hatte, mich mitzuteilen. Da in meiner Familie ein unerschütterlicher Gleichmut und Herzkrankheiten weit verbreitet sind, kamen eher Probleme im vierten emotionalen Zentrum in Frage.

Wir setzten uns zusammen und nahmen die Motherpeace-Tarotkarten, um Klarheit zu gewinnen. Meine Intuition, die sich in den Karten widerspiegelte, sagte mir, dass die Schmerzen in Hals und Kiefer von meinem Herzen ausgingen. Zudem erinnerte ich mich daran, dass sich ein Herzinfarkt bei Frauen oft durch Symptome in Nacken, Kiefer und oberem Brustbereich bemerkbar macht. Als ich mir die Ereignisse der vergangenen 24 Stunden nochmals vor Augen führte, wurde mir klar, dass meine Enttäuschung und mein Kummer über das Wiedersehen mit meiner Tochter, das meine Bedürfnisse nach Gesellschaft und Partnerschaft in keiner Weise befriedigt hatte, buchstäblich »Herzschmerzen« ausgelöst hatte.

Selbstverursachte Herzschmerzen

Im Nachhinein weiß ich jetzt, dass ich die Herzschmerzen selbst verursacht habe. Schon mehrere Tage bevor ich meine Tochter abholen wollte, hatte ich mir vorgestellt, wie herzlich und liebevoll unser Wiedersehen sein würde. Während der Vorbereitungen versuchte ich, all ihre möglichen Wünsche zu berücksichtigen. Ich dachte, dass ihre Rückkehr mir dabei helfen würde, über meinen Scheidungskummer hinwegzukommen. Rückblickend erkenne ich, dass ich sie eigentlich so behandelt habe, wie ich es mir selbst gewünscht hätte. Ich hatte gehofft, dass sie mit mir durch die Stadt bummeln und Essen gehen wollte und wir nicht nur zusammen im Auto fahren würden. Ich hatte sie jedoch nicht ausdrücklich darum gebeten. Ich wollte nie zu den Müttern gehören, die ihre Kinder dahingehend beeinflussen, dass sie sich um sie kümmern, indem sie ihnen Szenen machen nach dem Motto »nach-allem-was-ich-für-dich-getan-habe-könntest-du-wenigstens-mit-mir-Essen-gehen«. In dem Wissen, dass diese Einstellung Liebe mit Schuld und Verpflichtung verwechselt, bin ich in das andere Extrem gefallen. Ich wäre zum Beispiel nie darauf gekommen, dass ich meine Töchter durchaus darum bitten kann, ab und zu einen Abend oder einen Tag mit mir zu verbringen. Stattdessen hatte ich meinen Töchtern – und mir selbst – vorgemacht, dass ich all meine Bedürfnisse ganz allein befriedigen könnte.

Das unerschütterliche Herz: mein Erbe

Indem ich so wenig für mich selbst verlangte, setzte ich unbewusst das Erbe meiner unerschütterlichen Vorfahren mütterlicherseits fort: Wenn man nicht viel verlangt, wird man auch nicht enttäuscht. Stattdessen kann man sich durch Dienstleistungen Liebe verdienen. Und wenn man schließlich so stark ist, dass man seine Bedürfnisse selbst decken kann, muss man keine Verletzungen oder Zurückweisungen mehr ertragen.

Der Beweggrund für meine hektische Betriebsamkeit in den drei Wochen, bevor meine jüngere Tochter zurück nach Hause kam, war nicht allein, dass ich mein Zuhause nach meinem Geschmack einrichten wollte, obwohl das auch ein Grund war. Ich tat es auch meinen Töchtern zuliebe, um ihnen eine Freude zu machen. Das neu gestaltete Wohnzimmer sollte ein Ort sein, wo sie bis spät in die Nacht aufbleiben und mit Freunden fernsehen konnten, ohne Angst haben zu müssen, mich wach zu halten. Ich wollte ihre Anerkennung. Als meine Tochter und ich zu Hause angekommen waren, zeigte ich ihr gleich die neu gestalteten Räume. Ich erwartete viele »Oh«- und »Ah«-Rufe und großes Lob. Sie sah sich kurz um, sagte, dass es ihr gefalle, wunderte sich darüber, dass ich gerade diese Sofakissen ausgesucht hatte, und setzte sich dann hin, um sechs Freunde anzurufen, die Nachrichten für sie hinterlassen hatten.

Während ich unser Gepäck aus dem Auto holte und im Hintergrund ihre angeregte Unterhaltung hörte, beschlich mich das Gefühl, ich hätte gerade einen sehr willkommenen Fahrdienst geleistet. Als meine Kinder klein waren, hatte es mir gereicht, ihnen einen warmen und sicheren Ort zu schaffen, an dem sie aufwachsen konnten. Jetzt wollte ich mehr. Aber das wusste ich zum damaligen Zeitpunkt noch nicht. Ich bemerkte lediglich eine relativ vage Unzufriedenheit in mir. Schließlich verhielt sich meiner Tochter völlig normal für eine gesunde Sechzehnjährige mit vielen sozialen Kontakten.

Warum war ich nur so unglücklich? Warum hatte ich am nächsten Morgen Schmerzen in der Brust? Ganz sicher war meine Tochter nicht dafür verantwortlich. Was wollte mir mein Herz zu verstehen geben? In den nächsten Tagen machte ich mich daran, ein umfangreiches Erbe zu Tage zu fördern und loszulassen, was meine Herzschmerzen hervorgerufen hatte und was jetzt überflüssig geworden war.

Frieden um jeden Preis geht zu Lasten des Herzens

Ebenso wie meine Mutter bin ich dazu erzogen worden, dass es meine Aufgabe ist, die Familie zusammenzuhalten und für meinen Mann und meine Kinder ein gemütliches Heim zu schaffen. Das tat ich – meist ohne Unterstützung – fast während meiner ganzen Ehe. Nachdem mein Mann und ich uns getrennt hatten, machte ich bezeichnenderweise einfach weiter in dem Glauben, durch meine gut gemeinten Bemühungen wäre für die Kinder schon alles in Ordnung. In Wirklichkeit schmerzte es mich sehr, dass ich ihnen den Kummer einer Scheidung aufbürdete und auch dass ich meine Funktion als gut gelaunter emotionaler Puffer der Familie verloren hatte. Dabei ließ ich die Tatsache, dass auch ich emotionale Bedürfnisse hatte und auch ich wegen des Endes meiner Ehe trauerte, völlig außer Acht.

Um meine Kinder vor ihrem unvermeidbaren Schmerz zu schützen, hatte ich alles getan, was in meiner Macht stand, um die Illusionen aufrechtzuerhalten, dass sich unser Leben nicht verändert hatte. Ich schirmte sie vor der Realität ab, vor Rechnungen, die bezahlt werden mussten, und einem Haushalt, der am Laufen bleiben musste. Nie bat ich um ihre Hilfe. Aber mein Herz gab mir schmerzlich zu verstehen, dass ich auf diese Weise nicht damit fertig werden würde.

Mein Kopf sagte mir, dass ich meine Töchter in dieser schwierigen Zeit am besten dadurch unterstützen konnte, dass ich ihnen half, in jeder Beziehung gesund zu bleiben. Meine Brustschmerzen waren ein Zeichen dafür, dass ich mich um meine eigenen Herzenswünsche und Bedürfnisse kümmern musste, damit mir das gelang. Sobald ich damit angefangen hatte, verschwanden die Schmerzen in Brust und Nacken völlig und kamen nie wieder.

In der Lebensmitte war ich mit einem unbewussten, tief in meinem Inneren verborgenen Gefühl der Wertlosigkeit konfrontiert, das mich, solange ich mich erinnern kann, stets dazu getrieben hat, mich anderen gegenüber durch Dienstleistungen zu beweisen. In Bezug auf meine Familie war dieses Geben mit einem unbewussten Schuldgefühl verbunden, weil ich berufstätig war und meinen Beruf liebte. Gleichzeitig hatte ich aber das Gefühl, dass ich vielleicht doch mehr Zeit zu Hause mit meinen Kindern verbringen sollte. Ich versuchte also, die Zeit, die ich beruflich außer Haus war, dadurch wettzumachen – zumindest redete ich mir das ein –, indem ich mich gut organisierte und möglichst immer gut gelaunt war. Ich kümmerte mich um alles und war stets der ruhende Pol im Leben der Menschen, die mir am nächsten standen. Das erwartete man ganz einfach von mir.

Teil meiner ererbten Unerschutterlichkeit und meines Gefühls der Wertlosigkeit war, dass mein Körper und meine Psyche fast keine »Antennen« besaßen für die Erfahrung, dass jemand tatsächlich meine persönlichen emotionalen Bedürfnisse wahrnahm und sie dann auch berücksichtigte. Anders ausgedrückt, ich hätte es niemals erwartet und nicht einmal bemerkt, wenn irgendjemand für mich hätte da sein wollen, so wie ich für meine Kinder und natürlich auch für meinen Mann da war. Möglicherweise waren die Signale da, aber meine »Antennen« waren auf eine andere Frequenz eingestellt.

Durch meine Scheidung wurde mir klar, welche meiner Freunde immer für mich da gewesen waren – und es immer sein würden. Aber erst musste ich mich verletzbar und bedürftig genug fühlen und mich öffnen, um mir selbst zu gestatten, um Hilfe zu bitten und diese auch anzunehmen. Das ging nicht von selbst und war nicht einfach. Aber es war besser als mein altes Verhaltensmuster.

Viele Frauen versuchen es anderen recht zu machen, um akzeptiert zu werden, wie ich im Laufe der Jahre beobachtet habe. Eine meiner Freundinnen erzählte mir, wie sie sich verhält, wenn sie das Gefühl hat, nicht dazuzugehören: sie kocht, sie putzt, sie kauft ein und versorgt die anderen mit Essen – genauso, wie sie es in ihrer Familie immer getan hat, wenn Spannungen auftraten.

Wenn wir erst einmal erkennen, welche unserer Verhaltensmuster unserem Herzen Energie rauben, neigen wir dazu, uns deshalb Vorwürfe zu machen – wodurch sich unser Herz noch mehr verschließt. Als Erstes müssen wir uns bewusst machen, dass die Verhaltensmuster, die uns als Erwachsene Herzschmerzen verursachen, zunächst erfolgreiche Reaktionen auf schwierige Umstände in der Kindheit waren. Sie haben uns damals geholfen und sie haben uns ermöglicht, so zu werden, wie wir sind. Und dazu sollten wir uns als Allererstes gratulieren, wenn wir diese Muster erkennen.

Die Sehnsucht nach Beziehungen und das Bedürfnis nach Freiheit

Ich möchte nicht dazu aufrufen, dass wir ab der Lebensmitte andere nicht mehr umsorgen sollten. Für andere etwas zu tun – nicht aus dem Wunsch nach Liebe und Anerkennung – ist eine Wohltat für das Herz. Die meisten Frauen können jedoch erst dann anderen einen Dienst erweisen, wenn sie gelernt haben, ihre Bedürfnisse nach Beziehungen und Freiheit in Einklang zu bringen. Ebenso wie die parasympathischen und sympathischen Anteile unseres vegetativen Nervensystems, die unsere Blutgefäße minütlich kalibrieren, brauchen wir sowohl Freiheit als auch Verbindungen zu anderen. Nanna Aida Svendsen, eine Schriftstellerin und Lehrerin aus Dänemark, beschreibt diese Ausgewogenheit sehr eindrucksvoll:

Das Herz, so scheint es, sehnt sich nach Verbindungen. Wenn Beziehungen zu anderen zu Lasten der Beziehung zu uns selbst gehen, entwickelt sich großes Leid. Ich merke, wie ich innerlich allmählich zu Grunde gehe, wenn ich mich bemühe, mich den Vorstellungen anzupassen, die andere von mir haben, und meine eigenen Gefühle – meine Beziehung zu mir selbst – missachte. Wenn die natürliche Großzügigkeit des Herzens gestört wird oder verloren geht, scheint jedes Gefühl der Lebendigkeit, Großzügigkeit, Kreativität und echter Selbstverwirklichung zu weichen, und ich fühle mich leer und ausgelaugt. Man braucht viel Energie, um sich selbst so zu verbiegen, dass man den Bedürfnissen und Erwartungen anderer gerecht wird, ihren Anforderungen entspricht und von ihnen abhängig wird. Und egal, wie verlockend es zu sein scheint in der Hoffnung auf Liebe oder Geborgenheit – es hat immer seinen Preis. Ebenso wie es immer seinen Preis hat, von anderen zu verlangen, dass sie auf unsere Bedürfnisse eingehen – eine Hierarchie aufzubauen, obwohl sich das Herz nach Partnerschaft sehnt. Diesen Preis kann man in den Gesichtern sehr vieler Paare ablesen. Man sieht die unterdrückte Wut oder die Leblosigkeit, die dort herrschen. Obwohl sich das Herz wohl nach Beziehungen und Liebe sehnt, sehnt es sich offenbar auch nach Freiheit und Unabhängigkeit.[1]

Herz-Kreislauf-Erkrankungen: Blockaden im Strom des Lebens

Herz-Kreislauf-Erkrankungen entstehen unter anderem durch die Ablagerung von oxidierten Fetten in den Blutgefäßen, die verkalken, wodurch schließlich die Blutgefäße und das Herz geschädigt werden. Schlaganfälle, an denen in den USA jedes Jahr 90 000 Frauen sterben,

Fakten über Herzkrankheiten

- Vor der Menopause leiden nur wenige Frauen an Herzkrankheiten.
- Herzkrankheiten (einschließlich Bluthochdruck und Schlaganfall) sind die häufigste Todesursache bei Frauen über 50.[3]
- Herzinfarkte treten bei Frauen erst in höherem Alter auf, aber doppelt so viele Frauen wie Männer sterben daran.[4]
- Jede zweite Frau stirbt letztendlich an koronarer Herzkrankheit oder Schlaganfall.
- Nur eine von 25 Frauen stirbt an Brustkrebs.[5]

entsprechen einem Herzinfarkt im Gehirn. Sowohl beim Herzinfarkt als auch beim Schlaganfall sind verstopfte Gefäße die Ursache, nur deren Lokalisierung ist verschieden. Neben der Ablagerung dieser so genannten arteriosklerotischen Plaques verursachen erwiesenermaßen Emotionen – Depressionen, Angst, Panik und Trauer – eine Verengung der Blutgefäße, wodurch der Blutfluss behindert wird.[2]

Das Herz schlägt täglich hunderttausendmal und im Jahr 36 Millionen Mal. Jede Verengung der Blutgefäße erschwert die Arbeit des Herzens und der Blutgefäße. Emotionale und auch körperliche Faktoren spielen für die Gesundheit des Herzens eindeutig eine Rolle. Während meiner Zeit als praktizierende Ärztin habe ich viele glückliche und fröhliche Frauen mit hohem Cholesterinspiegel kennen gelernt, die sich noch mit 80 oder sogar 90 Jahren bester Gesundheit erfreuten. Dagegen zeigten sich bei wesentlich jüngeren Frauen, deren Leben von Depressionen, Angst oder Feindseligkeiten geprägt war, trotz normaler Cholesterinspiegel schon mit Anfang fünfzig erste Symptome einer Herzkrankheit. Herz-Kreislauf-Krankheiten betreffen letztendlich immer den ganzen Körper. Die meisten Frauen fangen zwar erst in mittleren Jahren an, Herzerkrankungen vorzubeugen oder zu behandeln, aber die Anfänge gehen in Wahrheit bis in die Kindheit zurück – bis zu dem Moment, in dem wir lernen, unser Herz zu verschließen, um Enttäuschungen und Verluste zu vermeiden.

In der Lebensmitte rüttelt uns unser Herz wach und fordert uns auf, nach unseren persönlichen Werten und Überzeugungen zu leben, damit unsere Behauptungen und unsere Lebens- und Handlungsweise im Alltag nahtlos übereinstimmen. So wie es die Astrologin Barbara Hand Clow beschreibt:»Das Herz öffnet sich nicht, wenn man sich selbst oder andere belügt, andere manipuliert oder kontrolliert oder sich von anderen absondert.« Zur Erklärung fährt sie fort: »Das Herz-Chakra wird sehr körperlich erlebt, und man kann tatsächlich fühlen, wie sich das Herz in der Lebensmitte öffnet, wenn die Kundalini-Energie einströmt. Viele meiner Klienten berichten beispielsweise von einem Brennen im Bereich des Herzens.« Wenn wir nicht auf unseren Körper hören und unser Herz und unser Leben nicht mit der Energie versorgen, die dem Ausdruck unserer Gefühle und echter Partnerschaft entspringt, ist die Gefahr eines Herzinfarkts, von Bluthochdruck, Schlaganfall oder Demenz höher.

Wenn wir in der Lebensmitte den Mut haben, unser Herz zu öffnen, eröffnen wir uns damit die Möglichkeit, so erfüllt und glücklich zu leben, wie wir es nur aus unserer Kindheit kennen – aber jetzt verfügen wir über die Fähigkeiten und die Macht eines Erwachsenen, um unsere offenherzige Energie zu steuern. Clow schreibt: »Die Öffnung des Herz-Chakras ist das Signal für eine ›radikale Verkörperung‹ – die Seele geht völlig im Körper auf –, und das ist die schönste Erfahrung, die man auf der Erde machen kann. Die Integrität eines Menschen mit offenem Herzen ist immer wieder erstaunlich.«[6]

Herzklopfen: Der Weckruf des Herzens

Herzklopfen während der Wechseljahre hängt ganz zweifellos mit der Hormonumstellung zusammen. Meiner Erfahrung nach beruht das Herzklopfen bei sehr vielen Frauen in mittleren Jahren jedoch vorwiegend auf einer erhöhten Herzensenergie, die im Leben der betroffenen Frau ihren Platz sucht. In der Lebensmitte werden Herz und Körper in häufigen Fällen sensibler gegenüber Dingen, die uns nicht gut tun, wie Koffein, Süßstoff oder Geschmacksverstärker, Stoffe, die unser Herz zu stark anregen können. Außerdem müssen Sie sich möglicherweise von Angst auslösenden oder gewalttätigen Nachrichten, Filmen, Büchern oder Personen fern halten.

Der folgende Brief von Terri, einer Abonnentin meines Rundbriefes, ist typisch dafür, wie sich Herzklopfen in der Lebensmitte darstellt.

Ich bin eine 48-jährige Frau ohne größere gesundheitliche Beschwerden. Ich nehme keine verschreibungspflichtigen Medikamente. Ich laufe fünfmal pro Woche und gehe etwa zweimal pro Woche ins Fitnessstudio, wo ich mit leichten Gewichten trainiere. Meine Periode kommt immer noch recht regelmäßig. Ich ernähre mich ziemlich gesund, es könnte aber noch besser sein. Ich trinke etwa eine Tasse Kaffee am Tag, aber in der Regel keine Erfrischungsgetränke. Vor etwa einem Monat habe ich zum ersten Mal einen unregelmäßigen Herzschlag gespürt, nach einer fettreichen Mahlzeiten und einer großen Tasse Kaffee am frühen Abend. Ich hatte das Gefühl, mein Herz würde zwischendurch kurz aussetzen und aus meinem Brustkorb springen! So ging es einige Tage, bis ich schließlich zu meiner Ärztin ging. Sie machte ein EKG, das nicht ganz normal war, und gab mir einen Termin für ein Belastungs-EKG und ein Langzeit-EKG. Natürlich hörte das Herzklopfen vor diesen Untersuchungen auf, und das Ergebnis war normal. Etwa eine Woche später fing es dann wieder an. Inzwischen trinke ich gar keinen Kaffee mehr und mache mehr Yoga. Außerdem nehme ich zusätzlich zu meinen Multivitamintabletten mehr Magnesium. Ich achte darauf, was um mich herum passiert, aber ich habe nicht herausgefunden, was das Herzklopfen auslöst. Meist fängt es an, wenn ich abends ins Bett gehe, vor allem, wenn ich mich auf die linke Seite lege. Meine Ärztin möchte mir niedrig dosierte Beta-Blocker geben. Ich habe ihr gesagt, dass ich lieber einige Monate eine natürliche Progesteroncreme nehmen möchte, weil ich das Gefühl habe, das Herzklopfen könnte mit einer hormonellen Umstellung zu tun haben. Ich würde wirklich nur ungern ein Herzmittel nehmen. Andererseits hindert mich dieser unregelmäßige Herzschlag am Schlafen und ist sehr unangenehm. Hat das Herzklopfen mit den Hormonen zu tun?

Ich habe Terri vorgeschlagen, das Programm für ein gesundes Herz zu befolgen, das ich in diesem Kapitel vorstelle. Ganz offensichtlich ist ihr Herz in der Lebensmitte sehr sensibel geworden und macht sie darauf aufmerksam, dass sie ein Gleichgewicht zwischen Unabhängigkeit und Beziehungen finden und auf ihr Herz achten muss. Ich unterstütze ihren intuitiven Wunsch, natürliches Progesteron auszuprobieren, um eine mögliche Östrogendominanz auszugleichen. Außerdem beruhigt Progesteron bekanntermaßen das Nervensystem Es könnte ihren Schlaf durchaus positiv beeinflussen. Ihr Herz gibt ihr außerdem zu verstehen, dass sie auf Koffein verzichten sollte. Bei Frauen kann es bis zu zehn Stunden dauern, bis der Körper das Koffein einer einzigen Tasse Kaffee verarbeitet hat. Das Koffein regt das zentrale Nervensystem und die Nerven des Herzens also ziemlich lange an.

Bei vielen Frauen hört das Herzklopfen auf, sobald sie Progesteron oder Östrogene nehmen und auf koffeinhaltige Getränke verzichten. Wichtig ist jedoch auch, herauszufinden, wonach sich das Herz sehnt. Eine meiner Patientinnen hatte kein Herzklopfen mehr, nachdem sie um eine Beförderung gebeten hatte; bis dahin hatte sie sich das nicht getraut. Seit der Beförderung befriedigt sie ihre Arbeit mehr denn je. Ihr Herz muss sich nicht mehr so lautstark bemerkbar machen.

Die Verbindung zwischen Gehirn und Herz

Verdeutlichen Sie sich noch einmal, dass die emotionalen und psychologischen Veränderungen in den Jahren vor der Menopause im Leben einer Frau dasselbe bedeuten wie die Woche vor der Periode für den Monatszyklus. All die Probleme, die vor der Menstruation aufgetreten sind und die wir vielleicht bis dahin verdrängt haben –»Soll ich kündigen?«, »Soll ich diese Beziehung fortsetzen?« –, werden uns schlagartig und ziemlich schonungslos wieder bewusst und verlangen jetzt nach einer Lösung. Frauen mit Herzklopfen erzählen mir zwar oft, dass sie nach gründlicher Prüfung nicht den Eindruck haben, irgendein persönliches Problem würde sie quälen, aber nach meiner Erfahrung verschafft sich unser Körper nur dann so deutlich Gehör, wenn wir seine Signale auf andere Weise offenbar nicht »hören«. Wenn Probleme in der Liebe, Probleme der Seele oder Probleme unerfüllter Leidenschaft nach Aufmerksamkeit schreien, äußert sich das oft in Form von Herzklopfen. Wenn wir bereit sind, uns deren Bedeutung zu öffnen, geben wir unseren Herzen die Chance, gehört zu werden. Richten wir uns nach dem, was wir hören, verschwindet häufig das Symptom.

Im Vorwort zu dem Buch »Die HerzIntelligenz-Methode« schreibt Dr. Stephan Rechtschaffen: »Das Herz ist ein körperliches Objekt, ein rhythmisches Organ und die Liebe selbst.«[7] Wir müssen uns unser Herz als Mischung all dieser Dinge vorstellen und aus dieser Perspektive heraus für unser Herz sorgen. Aufgrund der komplizierten Verbindungen zwischen Gehirn und Herz können und werden unsere Gedanken und Gefühle einen starken Einfluss auf den Herzrhythmus haben.

Nehmen wir das Beispiel des plötzlichen, unerwarteten Herztodes. Dieser Erkrankung fallen in den USA jedes Jahr mehr als 450 000 Menschen zum Opfer, und wissenschaftliche Studien, die sich auf den körperlichen Zustand des Herzens konzentrieren, haben nur wenig zur Senkung dieser Zahlen beigetragen. Der plötzliche Herztod wird durch eine tödliche Herzrhythmusstörung verursacht, das so genannte Kammerflimmern, eine ungeordnete, sich selbst ausbreitende elektrische Instabilität des Herzmuskels, die dazu führt, dass das Herz kein Blut mehr pumpt.

Das Kammerflimmern kann spontan in einem normalen Herzen auftreten und wird in der Regel beobachtet, wenn irgendein pathologisches Hindernis den Blutstrom in den Herzgefäßen blockiert. Das ist oft im Zusammenhang mit psychosozialen Belastungen der Fall, zum Beispiel beim Tod eines Familienangehörigen, bei unsicherem Arbeitsverhältnis oder Ehestreit. Ob ein Stressfaktor das Herz körperlich beeinträchtigt, hängt davon ab, welche Bedeutung Stress für den Betroffenen hat.[8]

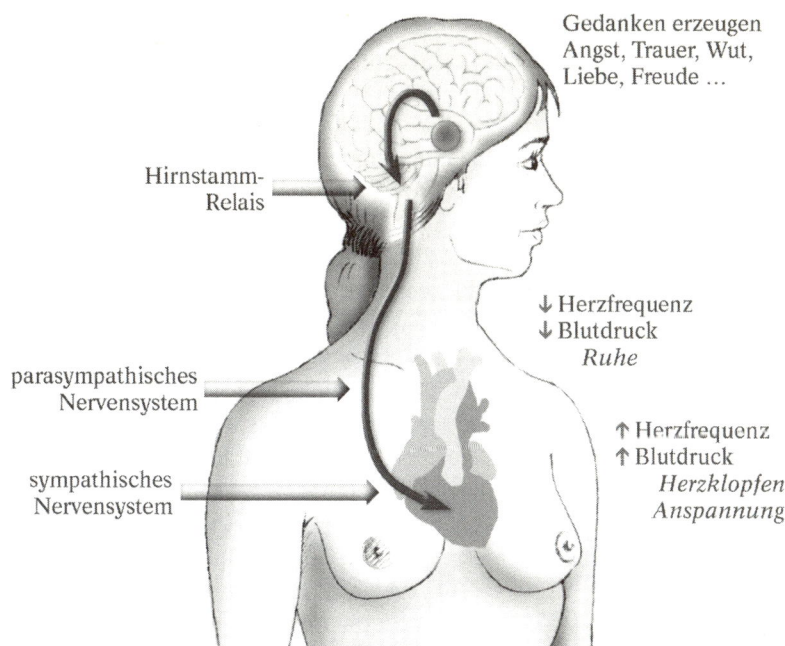

Gedanken erzeugen
Angst, Trauer, Wut,
Liebe, Freude ...

Hirnstamm-
Relais

↓ Herzfrequenz
↓ Blutdruck
Ruhe

parasympathisches
Nervensystem

sympathisches
Nervensystem

↑ Herzfrequenz
↑ Blutdruck
Herzklopfen
Anspannung

Abbildung 17: Der Zusammenhang zwischen Herz und Gefühl

Gefühle wirken sich über das sympathische und parasympathische Nerven-
system unmittelbar auf das Herz-Kreislauf-System aus.

Geschlecht und Herzkrankheiten: Unser kulturelles Erbe

Über tausende von Jahren hat unsere Kultur dem Herzen des Mannes
einen höheren Wert zugemessen als dem der Frau. Herzstärkende Träume und Wünsche von Frauen haben darunter ebenso gelitten wie die verletzlichen und zärtlichen Herzen der Männer. Hier sind die Tatsachen:

- Der weitaus größte Teil der Forschungsprojekte über Herzkrankheiten und deren Behandlung wurde an Männern durchgeführt, obwohl
  sich das Herz-Kreislauf-System der Frau von dem des Mannes unterscheidet.
- Die Verbindungen zwischen Gehirn und Herz sind bei Frauen anders
  als bei Männern. Das männliche Gehirn ist seitenbetonter als das der
  Frau. Das bedeutet, dass Männer im Allgemeinen nur eine Hemisphä-

re (Gehirnhälfte) zur Zeit nutzen, in der Regel die linke, die mit linearem logischen Denken in Zusammenhang gebracht wird. Frauen benutzen dagegen beide Hemisphären gleichzeitig und greifen häufiger auf die rechte zurück. Die rechte Hemisphäre wird mit Musik, Emotionen, Intuition und einer tiefen Selbsterfahrung in Verbindung gebracht. An dieser Stelle wird es interessant. Zwischen dem Herz und der rechten Hemisphäre des Gehirns bestehen mehr Nervenleitungen als zwischen dem Herz und der linken Hemisphäre. Daher hat eine Frau zu jedem Zeitpunkt eine stärkere neurologische und emotionale Verbindung zu ihrem Herzen als die meisten Männer.

- Angesichts der Unterschiede in der Verbindung zwischen Herz und Gehirn haben Frauen mit Herzproblemen andere Symptome als Männer.[9] Bei Männern äußert sich ein Herzinfarkt typischerweise durch Schmerzen in der Brust, die unterhalb des Brustbeins beginnen und sich dann auf den Kiefer und den linken Arm ausbreiten. Frauen empfinden bei einem Herzinfarkt möglicherweise überhaupt keine Brustschmerzen. Stattdessen haben sie vielleicht hauptsächlich Schmerzen im Kiefer und im Magen. Das erste Zeichen für einen Herzinfarkt kann aber auch eine dekompensierte Herzinsuffizienz sein, ohne dass es zuvor Hinweise auf einen Herzinfarkt gegeben hätte, von den verräterischen Veränderungen im EKG abgesehen. Ein solcher »stummer« Herzinfarkt kann tödlich sein.[10] Frauen, die Brustschmerzen haben, sind oft stärker beeinträchtigt als Männer, dennoch werden weniger Frauen für eine gründliche Untersuchung an einen Kardiologen überwiesen.

- Bis vor kurzem haben die meisten Ärzte diesen Unterschied nicht berücksichtigt. Ernste Herzprobleme werden daher bei Frauen ungenügend diagnostiziert und behandelt. Tatsächlich ist die Wahrscheinlichkeit, dass bei Frauen im akuten Fall eine Katheterisierung, Angioplastie (Gefäßaufdehnung), Thrombolyse (Blutgerinnselauflösung) oder eine Bypass-Operation durchgeführt wird, nur halb so groß wie bei Männern. Das Risiko, in einem Krankenhaus an einer Herzkrankheit zu sterben, ist für eine Frau doppelt so hoch wie für einen Mann.

- Wenn eine Frau mit Brustschmerzen oder Herzrasen einen Arzt oder eine Notaufnahme aufsucht, macht sie möglicherweise einen angespannten und deprimierten Eindruck, und daher wird vielleicht zunächst eher eine psychiatrische Erkrankung als eine Herzkrankheit als Diagnose in Betracht gezogen. Es ist zwar richtig, dass Gemütsstörungen (affektive Psychosen) wie Depressionen, Phobien,

Panik und Angst bei Frauen doppelt so häufig wie bei Männern vorkommen, aber sie sind nicht »nur im Kopf der Frau« – sie wirken sich auch auf den Körper aus. Ich habe noch sehr lebhaft in Erinnerung, wie meine Großmutter mütterlicherseits nachts oft die Hände gerungen hat. Sie bewahrte zwar immer eine sehr freundliche und fröhliche Haltung, aber ihre Hände straften ihre äußerliche Ruhe Lügen. Mit 68 Jahren starb sie unvermittelt an einem Herzinfarkt.

- Bei einem Mann, der anscheinend unter Stress steht, werden die Symptome eher zutreffend einem Herzinfarkt zugeschrieben – auch wenn er sich abweisend verhält.

- Die Blutgefäße einer Frau sind dünner und anders organisiert als bei Männern. Das ist einer der Gründe, weshalb Bypass-Operation und Angioplastien bei Frauen nicht so gut funktionieren wie bei Männern und Frauen häufiger nach diesen Verfahren sterben. Auch bekommen mehr Frauen als Männer mit scheinbar normalen Herzkranzgefäßen Herzinfarkte, Angina und Durchblutungsstörungen des Herzens. Ein normales Angiogramm (Röntgenbild der Blutgefäße) bei einer Frau mit Symptomen bedeutet also nicht unbedingt, dass sie keine Herzkrankheit hat.

- Kurz nach einem Herzinfarkt sterben prozentual mehr Frauen als Männer, selbst wenn die Frauen behandelt worden sind. Die Wissenschaftler wissen nicht, ob dieser Unterschied auf dem höheren Durchschnittsalter bei der Diagnose, den engeren Blutgefäßen, dem häufigeren Vorliegen von mehreren Krankheiten gleichzeitig oder einer unzureichenden bzw. zu späten medizinischen Versorgung beruht.

- Gedankenmuster und Verhaltensweisen im Zusammenhang mit Herzkrankheiten sind bei Frauen und Männern unterschiedlich. Studien haben ergeben, dass der plötzliche Herztod infolge eines Herzinfarkts bei Männern mit Abwehr und Aggressivität in Zusammenhang steht – das so genannte Typus A-Verhalten. Bei Frauen wurde das noch nicht nachgewiesen. Das bedeutet nicht, dass Männer von Natur aus aggressiver sind als Frauen. Bei Frauen drückt sich die Aggressivität nur anders aus. Neuere Studien haben eine Korrelation zwischen Aggressivität und Arterienverkalkung sowohl bei Männern als auch bei Frauen festgestellt, und zwar schon ab einem Alter von 18 Jahren.[11] Männer leben jedoch Wut und Frustrationen eher körperlich aus, während Frauen dazu erzogen werden, das sei unangebracht und schicke sich nicht für eine Frau. Frauen lernen also, solche Gefühle für sich zu behalten, und im Körper können diese unterdrückten Gefühle den Weg für eine ganze Menge Herzprobleme bereiten.[12]

Nehmen wir zwei Töpfe mit Wasser auf dem Herd als bildlichen Vergleich. Der Topf auf der rechten Seite – die Frau – kocht, und der Deckel liegt auf. Der Topf auf der linken Seite – der Mann – hat keinen Deckel, und der Herd steht auf höchster Stufe. Der hitzige Ärger des Mannes bringt das Wasser im Topf unter großer Dampf- und Geräuschentwicklung heftig zum Kochen. Bei einem Mann kocht der Topf durch den Herzinfarkt sozusagen über. Der Topf der Frau wird niemals überkochen, aber die Hitze ist da, und bevor man sich versieht, ist das Wasser verdampft und der Topf gesprungen. Weil jedoch Lärm und Dampf fehlen, wird niemand auf das Problem aufmerksam. Genau dasselbe passiert im Herz-Kreislauf-System einer Frau.

In den vergangenen Jahren hat man das medizinische Personal auf diese Unterschiede hingewiesen und dazu aufgefordert, Frauen mit Symptomen wie Angst und Brustschmerzen einer umfassenden kardiologischen Untersuchung zu unterziehen. Da wir uns in Richtung auf eine partnerschaftliche Gesellschaft entwickeln, achten wir zunehmend darauf, dass bei der Behandlung von Herzkrankheiten keine Ungleichheiten auftreten. Dass die nationalen Gesundheitsinstitute und die Arzneimittelbehörde der USA dazu aufgerufen haben, Frauen in klinische Studien über Herzkrankheiten einzubeziehen, ist ermutigend. Die Regierung hat außerdem das Büro für Frauen-Gesundheitsforschung gegründet, das die Frauen-Gesundheitsinitiative fördert.

Arteriosklerose: Verringern Sie Ihr Risiko!

Arteriosklerose (Arterienverkalkung) bezeichnet eine Verdickung oder Verhärtung der Arterienwand. Arteriosklerose ist die Ursache für koronare Herzkrankheiten (Krankheiten der Herzkranzgefäße) und für die Mehrzahl aller Todesfälle in der westlichen Welt verantwortlich. Ich möchte einen Fall aus Dr. Mona Lisa Schulz' intuitiver Sprechstunde vorstellen, um zu zeigen, wie sich emotionale Faktoren mit der familiären Vorgeschichte und anderen Risikofaktoren miteinander verflechten.

Karen: Ein Herz in Gefahr
Als Karen Mona Lisa anrief, sagte sie nur, dass sie 53 Jahre alt sei, und bat um einen Termin. Mona Lisa erfasste schnell intuitiv, dass Karen durch familiäre Beanspruchung ausgebrannt war. Außerdem sah sie, dass Karen ihre Gefühle hinter einer tapferen und unerschütterlichen Miene versteckte, insbesondere ihre Gefühle von Frustration, Erschöpfung und

Faktoren, die mit einem erhöhten Risiko für Herz-Kreislauf-Krankheiten einhergehen

- Sie sind Raucherin.
- Ihr LDL-Spiegel (»schlechtes« Cholesterin) ist hoch (über 130 mg/dl).
- Ihr HDL-Spiegel (»gutes« Cholesterin) ist niedrig (unter 46 mg/dl).
- Ihr Triglyceridspiegel ist hoch (über 200 mg/dl).
- Sie haben hohen Blutdruck (über 130/80).
- Sie haben einen hohen Blutspiegel der Aminosäure Homocystein.
- Sie sind übergewichtig (Body-Mass-Index über 25) und haben eine apfelförmige Figur (das Körperfett befindet sich vorwiegend oberhalb der Hüfte).
- Sie leiden an Zahnfleischerkrankungen.
- Sie haben Diabetes.
- Sie sitzen viel und treiben keinen Sport.
- Sie haben schon schwere Depressionen gehabt.

Überdruss. Sie beschwerte sich nie. Als Mona Lisa zu einer körperlichen Diagnose an Karens Kopf überging, bemerkte sie eine verminderte Flexibilität der Blutgefäße. Solche starren Blutgefäße waren auch im Herzen vorhanden. Mona Lisa erkannte, dass Karen Schwindel und eine merkwürdige Gleichgewichtsstörung hatte. Sie spürte auch eine Veränderung des Herzrhythmus und ein verschwommenes Sehen. Des Weiteren fiel ihr auf, dass Karen ausgesprochen erschöpft war.

Nach dieser ersten Diagnose erzählte Karen Mona Lisa, dass sie durch ihre zweite Heirat die Mutter einer Patchwork-Familie geworden war. Sie versorgte nicht nur ihre eigenen drei Kinder, sondern auch die ihres Mannes aus erster Ehe. Eines von Karens Kindern war mehrfachbehindert und gelähmt. Seine medizinischen Probleme machten die Pflege sehr kompliziert. Dennoch meinte Karen, dass Gott immer gut zu ihr gewesen sei und sie sich trotz ihrer starken familiären Belastung nicht beschweren könne. Karen war überzeugt, anderen ginge es noch schlechter als ihr. Sie sei schließlich eine Krankenschwester und wisse das aus erster Hand. Am Ende gab sie zu, dass sie sich durch ihre Kinder ausnutzen lasse, aber sie hatte das Gefühl, ihre verbalen Fähigkeiten reichten nicht aus, um sich dagegen zu wehren. Vor kurzem hatte sie ihr

Stethoskop zur Hand genommen und eine Blockade in der Halsschlagader gehört. Entsetzt wandte sie sich an ihren Arzt, der sie an einen Kardiologen überwies. Dieser teilte ihr mit, dass die Halsschlagader zu 75
Prozent verengt sei und auch die Herzkranzgefäße verstopft seien.
Krankheiten haben viele verschiedene Aspekte. Genetische Faktoren
spielen eine Rolle, ebenso die Ernährung und Umweltgifte. Die medizinische Intuition konzentriert sich auf emotionale und verhaltensbeding-
te Aspekte der Gesundheit. In Karens Geschichte kamen all diese Faktoren zusammen. Ihre Mutter war an einem Schlaganfall gestorben, ihr
Vater an einem Herzinfarkt. Ihr Vater hatte stets auf ausgewogene
Ernährung geachtet, hatte aber trotz guter medizinischer Versorgung
einen hohen Cholesterinspiegel und Bluthochdruck. Ihrer Mutter war
immer übergewichtig, sosehr sie sich auch angestrengte, die überschüssigen Pfunde loszuwerden. Beide Eltern waren unerschütterliche Menschen aus dem mittleren Westen, die ihre Kinder mit sehr geringen finanziellen Mitteln und wenig Unterstützung von Verwandten großzogen.
Karen hatte niemals erlebt, dass sie sich beschwerten, wütend wurden
oder stritten. Karen kam nach ihren Eltern, sowohl genetisch als auch
emotional, und sie hatte dasselbe Risiko für Blutgefäßerkrankungen.

Auch wenn Ihre familiäre Vorgeschichte der von Karen ähnelt, können Sie die Kette der Vererbung sprengen und Ihr Risiko verringern. Als
ersten Schritt verschaffen Sie sich einen Überblick darüber, was Arterienverkalkung ist, warum sie auftritt und was man dagegen tun kann.

Der Aufbau einer Arterie

Arterien befördern das Blut vom Herzen zu allen Organen und Geweben
des Körpers. Sie sind mit so genannten Endothelzellen ausgekleidet, die
einerseits gerinnungshemmende Substanzen (Antikoagulanzien) ausschütten und so Blutgerinnsel, einen Verschluss der Herzkranzgefäße,
Herzinfarkte und gefäßverschlussbedingte Schlaganfälle verhindern
sowie andererseits Gerinnungsfaktoren bilden, die Blutungen und blu-
tungsbedingte Schlaganfälle verhindern. Wenn diese Endothelschicht
beschädigt ist oder übermäßig viele Gerinnungsfaktoren produziert, die
mit Stress und dem infolgedessen gestörten Gleichgewicht von Entzün-
dungsmediatoren zusammenhängen, steigt das Risiko für einen Herzinfarkt bzw. einen Schlaganfall.

Blutgefäße verändern sich von Kindheit an je nach Ernährung, genetischer Veranlagung und in Abhängigkeit davon, wie wir lernen, unsere
Gefühle auszudrücken. In der Bogalusa-Herzstudie wurden bei Kindern
im Alter von nur neun Jahren beginnende Herzkrankheiten entdeckt.[13]

Im Folgenden werden die drei Stadien der Entstehung von Arteriosklerose beschrieben:

1. **Ablagerung von Fettstreifen.** Solche Ablagerungen können schon bei Kindern vorhanden sein. Bestimmte Immunzellen in der Endothelschicht der Blutgefäße, die Makrophagen, nehmen LDL-Cholesterin aus dem Blut auf. Diese Fetttröpfchen sammeln sich an, und in den Herzkranzgefäßen und der Aorta entstehen Fettstreifen. LDL-Cholesterin und andere Bestandteile arterieller Ablagerungen bleiben nur dann an der Endothelschicht hängen, wenn die Gefäßwand schon in irgendeiner Form beschädigt ist. Derartige Schäden an Zellen entstehen meist durch die Einwirkung von freien Radikalen aus Umweltgiften (zum Beispiel Zigarettenrauch), durch Substanzen, die bei Stress ausgeschüttet werden, eine nährstoffarme Ernährung oder einer Kombination dieser Faktoren.

2. **Bildung von fibrösen Plaques.** Mit der Zeit vergrößern sich die Fettstreifen und verursachen Vernarbungen in der darunter liegenden Endothelschicht. Diese Narben können schließlich zu Plaques auswachsen, hervorstehenden Bereichen aus vernarbtem oder bindegewebigem (fibrösem) Fettgewebe, unter anderem in der Aorta, den Herzkranzgefäßen und der Halsschlagader, die das Gehirn mit Blut versorgt und oft an der Entstehung von Schlaganfällen beteiligt ist. (Karen hatte eine Störung des Blutstroms in ihrer Halsschlagader festgestellt.) Diese Ausbuchtungen enthalten einen zentralen Kern aus Cholesterinkristallen.

3. **Komplizierte Läsionen.** Der arteriosklerotische Plaque verdickt sich schließlich so stark, dass er das Blutgefäß erheblich einengt und auf diese Art und Weise den Blutstrom und die Versorgung der Gewebe mit Nährstoffen und Sauerstoff vermindert – genauso wie beispielsweise Kalkablagerungen Wasserrohre verstopfen. Die Plaques verkalken und können sich zu Geschwüren entwickeln. In diesem Fall besteht ein erhöhtes Risiko, dass das Blutgefäß platzt, mit der Folge eines Schlaganfalls oder einer inneren Blutung.

Darüber hinaus können sich Bruchstücke des Plaques lösen und mit Hilfe des Bluts in andere Körperteile geschwemmt werden, wo sie sich dann wiederum in einem Gefäß festsetzen und an ebendieser Stelle den Blutstrom unterbrechen können, mit der Folge eines Schlaganfalls (abgestorbenes Gehirngewebe), eines Herzinfarkts (abgestorbenes Herzgewebe) oder des Absterbens von Gewebe in anderen Organen.

Zu den Krankheiten, bei denen die Arteriosklerose ganz charakteristischerweise auftritt, gehören beispielsweise Diabetes, Insulinresistenz, Bluthochdruck, Schilddrüsenunterfunktion, eine Erbkrankheit, bei der zu viel Homocystein produziert wird, und eine Ernährungsweise mit zu viel raffinierten Kohlenhydraten und zu wenig Antioxidanzien.

Sind Ihre Gefäße gesund?

Nur selten kann der Arzt durch Abhören eine Arteriosklerose diagnostizieren, wenn er ein verdächtiges Geräusch in der Halsschlagader oder einen auffälligen Herzschlag hört. Wenn Sie an Diabetes oder Bluthochdruck leiden, stark übergewichtig sind, keinen Sport treiben, sich schlecht ernähren oder rauchen, haben Sie mit einiger Wahrscheinlichkeit zumindest eine beginnende Arteriosklerose.

Meist wird die Arteriosklerose erst festgestellt, wenn es irgendeinen akuten Zwischenfall gegeben hat, zum Beispiel einen Schlaganfall oder einen Herzinfarkt. Bei Brustschmerzen oder Schwierigkeiten beim Gehen aufgrund einer Gefäßschwäche wird oft eine Röntgenuntersuchung durchgeführt, ein so genanntes Angiogramm, bei dem nach einer Farbstoffinjektion die Blutgefäße sichtbar werden. Manchmal wird auch eine Ultraschalluntersuchung mit dem Doppler-Verfahren eingesetzt, um verstopfte Gefäße aufzufinden.

Glücklicherweise kann man Arteriosklerose durch Ernährung und Lebenswandel weitgehend vorbeugen bzw. sie rückgängig machen. Eine große Gesundheitsstudie, bei der 84 000 Krankenschwestern in den USA über 14 Jahre beobachtet wurden, hat ergeben, dass diejenigen Frauen nur ein sehr geringes Arterioseriserisiko haben, die sich regelmäßig bewegen, nicht rauchen und sich so ernähren, wie ich es im Siebten Kapitel empfohlen habe.[14] Einige ausgewählte Risikofaktoren werde ich im folgenden Abschnitt genauer beleuchten. Jede Frau in den Wechseljahren sollte ihren Herz-Kreislauf-Status durch einen qualifizierten Arzt beurteilen lassen. Zu diesen Untersuchungen gehören zumindest eine gründliche Anamnese und körperliche Untersuchung, ein EKG, eine Blutdruckmessung und ein Lipidprofil (Blutfettanalyse).

Cholesterin

Ein Lipidprofil gibt die Menge an Gesamtcholesterin, LDL-Cholesterin, HDL-Cholesterin und Triglyceriden an. Die folgenden Werte sollten Sie anpeilen:

Gesamtcholesterin: Unter 200

HDL (Lipoproteine hoher Dichte): HDL – das »gute« Cholesterin – sollte bei 45 oder darüber liegen, 67 und mehr sind ideal. Niedrige HDL-Werte sind bei Frauen erwiesenermaßen ein größerer Risikofaktor als bei Männern. Frauen mit einem niedrigen Spiegel dieser Cholesterinform (35 oder weniger) haben ein siebenfach erhöhtes Risiko für Herzkrankheiten im Vergleich zu Frauen mit normalem HDL-Spiegel.[15]

LDL (Lipoproteine geringer Dichte): LDL – das »schlechte« Cholesterin – sollte bei 130 oder darunter liegen. Bei vielen Frauen steigt das LDL-Cholesterin nach der Menopause an, mit diesem Argument hat man die Östrogentherapie propagiert, durch die der LDL-Spiegel sinkt. Mit einem LDL-Spiegel von über 150 mg/dl gilt man in Bezug auf koronare Herzkrankheiten als hochgradig gefährdet.

Triglyceride: Dieser Wert sollte unter 150 liegen. Der Triglyceridspiegel ist bei Frauen ein unabhängiger Risikofaktor. Der ideale Wert liegt bei Frauen um 75. Eine Frau mit einem Triglyceridspiegel über 200 hat ein 14-prozentiges Risiko, an einer koronaren Herzkrankheit zu erkranken.

Verhältnis zwischen Gesamtcholesterin und HDL: Keine Cholesterinform ist an sich gut oder schlecht. Beide sind für die Gesundheit notwendig. So wie Eikosanoide müssen sie in ausgewogener Menge im Körper vorhanden sein. Teilen Sie Ihr Gesamtcholesterin durch den HDL-Wert. Wenn das Ergebnis bei vier oder niedriger liegt, sind Sie kaum gefährdet. Das Verhältnis zwischen Gesamtcholesterin und HDL ist wesentlich aussagekräftiger als der Gesamtcholesterinwert. Bitten Sie Ihren Arzt um eine Kopie Ihres Lipidprofils, damit Sie Ihre Werte kennen. Es ist sehr motivierend zu sehen, wie sich das Lipidprofil jedes Jahr verbessert, wenn Sie sich vorgenommen haben, in der Lebensmitte gesünder denn je zu werden.

Zur Zeit haben 40 Prozent aller Frauen über 45 erhöhte Cholesterinwerte.[16] Zwar wird das Lipidprofil von Labor zu Labor etwas unterschiedlich bewertet, aber ein erhöhter Gesamtcholesterinspiegel von 225 bis 240 bedeutet nicht unbedingt ein erhöhtes Risiko für Herzkrankheiten, wenn der HDL-Spiegel der betroffenen Frau ebenfalls hoch ist (45 oder höher). Weil die meisten Studien über Herzkrankheiten und Blutfette mit Männern durchgeführt worden sind, wissen wir immer noch nicht genau, welche Blutfettwerte für Frauen optimal sind. Wir wissen aber, dass Frauen höhere Gesamtcholesterinspiegel haben können als Männer, ohne dass ihr Risiko für Herzkrankheiten steigt.

Lassen Sie Ihre Blutfette mindestens alle fünf Jahre untersuchen, wenn das Lipidprofil normal ist. Bei hohem Blutzucker sollte der Test häufiger wiederholt werden.

Wenn Ihr Cholesterinspiegel hoch ist und Sie Ihre Lebensweise nicht entsprechend umstellen können bzw. eine gesündere Lebensweise nach sechsmonatigen ernsthaften Anstrengungen keine Verbesserung zeigt, sollten Sie in Erwägung ziehen, einen »Lipidsenker« aus der Gruppe der Statine einzunehmen, zum Beispiel den Wirkstoff Pravastatin (Pravasin, Selipran) oder Simvastatin (Zocor, Denan). Mit diesen Medikamenten ist eine 24- bis 48-prozentige Verringerung von Herzinfarkten und auch Schlaganfällen erzielt worden.[17] Da diese Mittel die Leber schädigen können, müssen die Leberwerte regelmäßig kontrolliert werden; außerdem können sie den Spiegel des Antioxidans Coenzym Q_{10} senken (siehe Seite 498).

Bluthochdruck

Der Blutdruck ist ebenfalls von Bedeutung, er sollte bei 130/85 oder darunter liegen. (Manche Fachleute setzen die Grenze bei 140/90.) Mindestens 20 Prozent aller 45- bis 60-jährigen Frauen in Nordamerika haben einen leicht bis mittelstark erhöhten Blutdruck. In der Krankenschwestern-Studie hat man festgestellt, dass dadurch das Risiko für koronare Herzkrankheiten 3,5fach erhöht ist.[18] Der Blutdruck kann durch eine der folgenden Maßnahmen deutlich gesenkt werden: regelmäßige Bewegung (zum Beispiel schnelles Gehen), bessere Ernährung oder auch durch Gewichtsabnahme. Sogar bei übergewichtigen Frauen sinkt der Blutdruck oft deutlich, wenn sie nur zehn bis zwanzig Pfund abnehmen. Falls diese Maßnahmen keinen Erfolg zeigen, sollte man blutdrucksenkende Medikamente einnehmen, auch wenn diese Mittel Nebenwirkungen haben können wie Schwindel, Kopfschmerzen und Müdigkeit.

Lassen Sie Lipidprofil und Blutdruck auf jeden Fall nach drei bis sechs Monaten kontrollieren. *Anmerkung*: Wenn Sie die Diät zur Normalisierung des Insulinspiegels einhalten, die ich in den Wechseljahren empfehle (siehe Siebtes Kapitel), können Sie innerhalb von zwei bis vier Wochen mit einer deutlichen Verbesserung Ihres Lipidprofils, Ihres Blutzuckers und Ihres Blutdrucks rechnen.

Homocystein

Ein erhöhter Blutspiegel der Aminosäure Homocystein, die in großer Menge in tierischem Eiweiß vorkommt, ist ein erheblicher Risikofaktor für Herz-Kreislauf-Erkrankungen. Mindestens zehn Prozent der Bevölkerung haben eine genetische Veranlagung für einen erhöhten Homocysteinspiegel. Wenn ein hoher Homocysteinspiegel gesenkt wird, sinkt das Risiko für einen Herzinfarkt um 20 Prozent und das Risiko für einen verschlussbedingten Schlaganfall um 40 Prozent. Das Risiko, dass sich irgendwo sonst im Körper venöse Blutgerinnsel bilden, fällt sogar um beeindruckende 60 Prozent. Studien haben gezeigt, dass die Einnahme der Vitamine B_{12} und B_6 sowie von Folsäure gegen einen erhöhten Homocysteinspiegel helfen kann. Den gleichen Effekt kann man erzielen, wenn man weniger tierisches Eiweiß zu sich nimmt. Fragen Sie Ihren Arzt nach Blut- und Urintests, mit denen man den Homocysteinspiegel sowie den Vitamin-B_{12}-, B_6- und Folsäurespiegel bestimmen kann, damit Sie Ihre Ernährung entsprechend anpassen bzw. Nahrungsergänzungsmittel einnehmen können, falls erforderlich.

Zahnfleischerkrankungen und Herzrisiko

An Entzündungen und Infektionen des Zahnfleisches (Parodontitis) leidet ein großer Prozentsatz der Erwachsenen in den USA. In den letzten Jahren haben mehrere Studien eindrucksvoll nachgewiesen, dass Zahnfleischerkrankungen ein Risikofaktor für koronare Herzkrankheiten und Schlaganfall sind. Zwar kann niemand behaupten, Parodontitis sei eine direkte Ursache für Herzkreislaufkrankheiten, aber die Forschung hat eindeutig bewiesen, dass Patienten mit akuten und chronischen Herzproblemen häufiger als andere Zahnfleischerkrankungen haben. Dieser Zusammenhang mag teilweise darauf beruhen, das Entzündungen sowohl bei Parodontitis als auch bei Arterienverkalkung eine zentrale Rolle spielen. Man hat außerdem herausgefunden, dass die Entzündungen, die bei Zahnfleischerkrankungen auftreten, mit einer Veränderung der Halsschlagadern einhergehen, ein Risikofaktor für Schlaganfälle.[19]

Zahnfleischerkrankungen lassen sich leicht behandeln. Wichtig sind der richtige Umgang mit Zahnbürste und Zahnseide sowie regelmäßige Zahnarztbesuche zur Kontrolle und zur professionellen Reinigung. Die Pflege von Zähnen und Zahnfleisch ist ein praktikabler und einfacher Weg, wenigstens einen Risikofaktor für Herz-Kreislauf-Krankheiten und Schlaganfälle zu minimieren.

Rauchen

Das Rauchen ist für 55 Prozent der Herz-Kreislauf-bedingten Todesfälle bei Frauen unter 65 Jahren verantwortlich. In der *Nurses' Health Study* über die Gesundheit von Krankenschwestern wurden 88793 Krankenschwestern im Alter von 30 bis 55 Jahren begleitet. In der Studie war das

Mit dem Rauchen aufhören

Sie müssen fest entschlossen sein, das Rauchen aufzugeben, wenn Sie Erfolg haben wollen. Mit jedem erneuten Versuch erhöhen sich jedoch die Erfolgsaussichten. Das größte Problem dabei ist, dass Frauen oft ihren Freundeskreis wechseln und ihr Verhalten verändern müssen. Außerdem müssen sie sich mit der Rolle der Nichtraucherin identifizieren.

Akupunktur kann hilfreich sein, weil dadurch die Entwöhnung unterstützt wird. Manchen Frauen helfen auch Selbsthilfegruppen oder eines der im Handel erhältlichen Nikotinpflaster.

Ich empfehle Ihnen, sich in Gesundheitszentren oder anderen Einrichtungen über das örtliche Angebot zu informieren oder mit Ihrem Arzt zu sprechen.

relative Risiko für sämtliche koronaren Herzkrankheiten unter den Raucherinnen viermal höher als bei den Frauen, die nie geraucht hatten. Bei Frauen, die mit dem Rauchen aufgehört hatten, sank das relative Risiko für koronare Herzkrankheiten sofort auf 1,5. Das Risiko von Frauen, die seit zwei Jahren nicht mehr rauchten, war vergleichbar mit dem von Frauen, die nie geraucht hatten. Auch für etwa 29 Prozent aller Krebserkrankungen ist das Rauchen verantwortlich. Seit 1987 führt Lungenkrebs die Liste der krebsbedingten Todesfälle von Frauen an.[20]

Mindestens 13 Studien haben bewiesen, dass Raucherinnen ein bis zwei Jahre früher keine Menstruation mehr haben als Nichtraucherinnen. Dieser Effekt ist von der Zahl der gerauchten Zigaretten abhängig und bleibt auch dann bestehen, wenn man das Körpergewicht berücksichtigt. Die Oberschenkelknochendichte von über 60-jährigen Raucherinnen ist gegenüber Nichtraucherinnen ebenfalls deutlich reduziert.[21]

Alter

Das Alter ist einzig und allein deshalb ein Risikofaktor für Herzkrankheiten, weil sich mit etwa 50 Jahren die Vorgänge, die zur Arterienverkalkung führen, bereits weitgehend manifestiert haben. Bei vielen beginnt die koronare Herzkrankheit bereits im Jugendalter. Sie ist die Folge unserer tagtäglichen Entscheidungen auf allen Ebenen, sei es emotional, körperlich oder psychologisch. Um sie zu behandeln, zu heilen oder zu verhindern, muss man eben diese tagtäglichen Handlungsweisen ändern, welche die Krankheit verursacht haben.

Beispielsweise hat eine große Studie über koronare Risikofaktoren bei Fünfzehnjährigen und bei jungen Erwachsenen ergeben, dass 31 Prozent der 197 Jungen und 10 Prozent der 197 Mädchen bereits mit 15 Jahren Verkalkungen der Koronararterien aufwiesen. Bekanntermaßen besteht ein enger Zusammenhang zwischen solchen Verkalkungen und in späteren Jahren auftretenden Herzinfarkten, Schlaganfällen und Aneurysmen (Arterienerweiterungen). Die Forscher gingen dann der Frage nach, welche Personen besonders gefährdet für solche Läsionen sind, und fanden heraus, dass ein hoher Body-Mass-Index und ein niedriger HDL-Spiegel (»gutes« Cholesterin) die wichtigsten Vorzeichen für krankhafte Veränderungen der Herzschlagadern sind.[22]

Stark oder schwach

Wenn Sie sich als wertvoll und stark empfinden und Entscheidungen treffen können, wird Ihr Herz wahrscheinlich eher optimal funktionieren. Auch das Gegenteil ist wahr. Mindestens zwei Studien haben einen Zusammenhang zwischen dem Beruf einer Frau und ihrer Gesundheit nachgewiesen. Eine Studie kam zu dem Ergebnis, dass berufstätige, verheiratete Frauen am gesündesten sind, unabhängig davon, ob sie Kinder haben oder nicht. Wenn ihre Ehemänner sie unterstützen, umso besser. Ein guter Gesundheitszustand hängt auch mit anspruchsvolleren, eigenverantwortlichen Tätigkeiten zusammen.

Wenn Sie jedoch den Eindruck haben, keine Freiheiten zu besitzen, steigt das Risiko für Herzkrankheiten. Büroangestellte, deren Vorgesetzte streng sind und die sich in ihrer beruflichen Situation nicht erlauben können, ihrem Ärger Luft zu machen, haben ein erhöhtes Risiko für Herzkrankheiten. Auch Zeitdruck ist ein Risikofaktor, der mit einem schlechten Gesundheitszustand einhergeht.[23]

Wenn eine Frau nicht mit ganzem Herzen ihrem Beruf nachgeht, ihre Unzufriedenheit darüber nicht zum Ausdruck bringen kann und den Eindruck hat, nicht einfach aufhören zu können, trifft sie dieser Konflikt mitten ins Herz, ein Organ, das langfristig äußerst empfindlich auf Adrenalin reagiert. Frauen, die in einem anstrengenden Beruf arbeiten und das Gefühl haben, sie hätten nichts zu sagen, rauchen häufiger und haben deshalb eher einen hohen Blutdruck und Cholesterinspiegel – zusätzliche Risikofaktoren für Herzkrankheiten.

Studien deuten darauf hin, dass ein niedriger Bildungsstand bei Frauen durchgehend mit einem erhöhten Risiko für koronare Herzerkrankungen verbunden ist. Das hat jedoch nicht unbedingt etwas mit der formalen Bildung zu tun, sondern mehr mit der Tatsache, dass Menschen mit höherem Bildungsgrad besser auf sich selbst achten und ihre Möglichkeiten und Rechte kennen. Auch ein hoher Body-Mass-Index und das Rauchen sind bei Menschen mit niedrigem Bildungsniveau verbreiteter. Sogar sportliche Freizeitaktivitäten und Bildungsniveau hängen zusammen. Fitnesstests haben bei Frauen, nicht aber bei Männern, einen unmittelbaren Zusammenhang zwischen Bildungsabschluss und sportlicher Leistungsfähigkeit ergeben.[24] Glücklicherweise müssen Sie aber nicht wieder die Schulbank drücken, um Ihre Wahrnehmung zu verändern und Verantwortung für Ihre Lebensweise zu übernehmen.

Größe und Vielfalt des Freundes- und Bekanntenkreises beeinflussen die Gesundheit des Herzens ebenfalls. Viele Kinder und ständige Zeitnot bei mangelndem emotionalen Beistand erhöht das Risiko für Herzkrankheiten. Wenn sich Frauen dagegen von ihrer Familie unterstützt fühlen, ist das Risiko geringer.

Sharon: Für die Rentenansprüche sterben
Sharon war schon seit Jahren meine Patientin. Sie hatte zwar fast zehn Kilogramm Übergewicht, joggte aber regelmäßig und lebte in einer sehr glücklichen Beziehung, die ihr Halt gab. Ihr Blutdruck und ihr Cholesterinspiegel waren normal, und sie befand sich bei guter Gesundheit. Seit Beginn ihrer Wechseljahre nahm sie zwei Hormonpräparate (Premarin und Provera, siehe Fünftes Kapitel) gegen die Hitzewallungen ein. Die Hormone bekamen ihr gut, sodass es keinen Grund gab, die Behandlung zu ändern. (Anders als heute standen uns damals noch keine Daten über Alternativen zur Verfügung.) Mit 54 Jahren bekam Sharon Schmerzen in der Brust.

Eine kardiologische Untersuchung ergab eine Verengung der Herzkranzgefäße. Sie unterzog sich einer Bypass-Operation. Als ich Sharon fragte, ob sie in dieser Zeit irgendwelchen außergewöhnlichen Belastungen ausgesetzt gewesen war, erzählte sie mir, dass sie gehofft hatte, aus ihrem Beruf als Universitätsprofessorin in den vorzeitigen Ruhestand gehen zu können. Zusammen mit ihrem Mann hatte sie ein Haus in Florida gekauft, wo sie so viel Zeit wie möglich verbrachten. Sie hatte jedoch festgestellt, dass sie dann ihren Anspruch auf Pensionsbezüge in voller Höhe verlieren würde. Deshalb beschloss sie halbherzig, dass sie keine andere Wahl hätte, als weitere zehn Jahre zu arbeiten. Kurz nachdem sie diese Entscheidung getroffen hatte, setzten die Brustschmerzen ein. Bei der jährlichen gynäkologischen Untersuchung fragte ich sie, ob sie wirklich überzeugt sei, dass weitere zehn Jahre in einem Beruf, der buchstäblich die Freude in ihrem Herzen abschnürte, das Richtige seien.

Und mir wurde bewusst, dass Menschen, die nur wegen ihrer Rentenansprüche im Beruf bleiben, obwohl sie ihn hassen, nur selten in den Genuss ihrer Ansprüche kommen.

Depressionen

Depressionen sind sowohl bei Männern als auch bei Frauen durchweg mit einem hohen Risiko für Herzkrankheiten verbunden. Bei einer Umfrage unter den Abonnentinnen meines Rundbriefes haben kürzlich 46 Prozent Depressionen und Angst als ihre größte gesundheitliche Sorge angegeben. Dagegen sind lediglich 18 Prozent wegen Herzkrankheiten besorgt. Diesen Frauen ist ebenso wie vielen anderen nicht klar, dass Gefühle von Kummer oder Trauer, Ärger oder Depression, Angst oder Sorgen sehr wohl mit Herzkrankheiten (und auch mit gesunden Knochen) zusammenhängen.

Die Blutgefäße von Frauen sind dünner als die von Männern und äußerst empfindlich gegenüber biochemischen Veränderungen, die als Reaktion auf die Emotionen im täglichen Leben auftreten. Diese biochemischen Veränderungen führen entweder zu einer Verengung oder einer Erweiterung der Blutgefäße. Wenn sich die Blutgefäße als Reaktion auf Gefühle wie Ärger, Kummer und Angst verändern, liegt das daran, dass das sympathische Nervensystem ganz bestimmte Substanzen ausschüttet. Die Durchblutung ist dann schlechter, und Gewebeschäden und Bluthochdruck sind die Folge.

Da mindestens 25 Prozent aller Frauen irgendwann in ihrem Leben depressive Phasen durchmachen und Frauen leichter als Männer Depressionen entwickeln, haben sich Depressionen als ein sehr wichtiger und beeinflussbarer Risikofaktor bei Frauen herausgestellt. Dass sowohl Männer als auch Frauen nach einem Herzinfarkt oft an Depressionen leiden, ist sehr gut belegt. Neue Studien kommen jedoch zu dem Ergebnis, dass Depressionen ein wichtiger unabhängiger Risikofaktor für Herzkrankheiten sind. Erst kürzlich hat eine Studie des Instituts für Medizin und Gesundheitswesen der Ohio State University ergeben, wie nachhaltig Depressionen koronare Herzkrankheiten bei Frauen beeinflussen. Selbst nachdem man die Ergebnisse um andere Faktoren wie Rauchen, Übergewicht und Bewegungsmangel bereinigte, blieb das Risiko für nicht tödlich verlaufende koronare Herzkrankheiten bei Frauen mit Depressionen um 73 Prozent höher als bei einer Kontrollgruppe.[25] Dieser Studie zufolge erkranken deprimierte Frauen mit doppelt so hoher Wahrscheinlichkeit an koronaren Herzkrankheiten wie Frauen ohne Depressionen.

Kohlenhydrate, Zucker und das gesunde Herz: Was jede Frau wissen sollte

Wie Sie inzwischen wissen, spielt der übermäßige Verzehr von raffinierten Kohlenhydraten für die Entstehung von Typ-II-Diabetes eine Rolle. Dieser so genannte Altersdiabetes kommt zunehmend häufiger vor, seitdem die Bevölkerung im Schnitt immer dicker wird. Die meisten Frauen wissen jedoch nicht, dass ein solcher Kohlenhydratkonsum nicht nur zu Übergewicht, Hautproblemen und Hormonstörungen führt, sondern auch ein gewichtiger Risikofaktor für Herzkrankheiten, Bluthochdruck und Schlaganfälle ist. Zur Behandlung und Vorbeugung von Herzkrankheiten wird Männern wie Frauen meist eine kohlenhydratreiche und fettarme Diät verordnet. Leider bewirkt diese Diät unter Umständen genau das Gegenteil. Im Vergleich zu einer Diät mit höherem Protein- und Fettgehalt bei exakt gleicher Kalorienzahl erhöhen sich bei gesunden Frauen nach der Menopause im Zuge einer kohlenhydratreichen Ernährung die Risikofaktoren (zum Beispiel Triglyceride und Insulin) für ischämische Herzkrankheiten. Gleichzeitig sinkt der HDL-Cholesterinspiegel.[26] Eine kohlenhydratreiche Mahlzeit löst darüber hinaus bei Patienten mit Herzproblemen schneller eine Angina Pectoris aus und verringert ihre Belastbarkeit. Vermutlich liegt das daran, dass ein hoher Insulinspiegel eine Verengung von arteriosklerotischen Herzkranzgefäßen verursachen kann.[27]

Wenn Männer nach einem Herzinfarkt eine kohlenhydratreiche und fettarme Diät einhalten, nehmen sie in der Regel ab, und ihr Gesamtcholesterin sinkt, während ihre Ehefrauen bei genau derselben Ernährungsweise zunehmen und unter Umständen weniger HDL (»gutes« Cholesterin) im Blut haben. Um das zu verhindern, müssen Frauen sicherstellen, dass sie nur solche Kohlenhydrate zu sich nehmen, die den Insulinspiegel nicht zu stark oder zu rasch ansteigen lassen[28] (siehe Siebtes Kapitel).

Um zu verstehen, wie übermäßige Kohlenhydratzufuhr zu Herzkrankheiten beitragen kann, müssen wir uns noch einmal mit Insulin beschäftigen. Wenn man Kohlenhydrate zu sich nimmt, die schnell in Zucker umgewandelt werden, schüttet die Bauchspeicheldrüse Insulin ins Blut aus. Das Insulin sorgt dafür, dass der Zucker aus dem Blut in die Zellen gelangt, wo er als Energiequelle verbraucht wird. Aber Insulin reguliert nicht nur den Blutzuckerspiegel, sondern ist auch an der Kontrolle der Fettspeicherung beteiligt. Herzkrankheiten wiederum beruhen im Wesentlichen auf zu viel Fett in den Arterien.

So läuft es ab: Insulin leitet Aminosäuren, Fettsäuren und Kohlenhyd-
ratabbauprodukte in die Körpergewebe. Außerdem reguliert es die Cho-
lesterinproduktion im Körper. Insulin gibt der Leber die Anweisung, mit
der Herstellung von LDL-Cholesterin (»schlechtem« Cholesterin) zu
beginnen, das in ausreichend hoher Konzentration – und unter den richtigen Bedingungen – an den Wänden der Blutgefäße haften bleibt und
einen Plaque bildet. Und genau das ist die Grundlage für koronare Herzkrankheiten und auch für zerebrale Durchblutungsstörungen – Arterien-
verengungen, die die Hirnfunktion beeinträchtigen und ein erhöhtes
Risiko für Schlaganfall und Demenz bedeuten.

Wenn man viel Zucker isst oder Kohlenhydrate mit hohem glykämischen Index wie Nudeln, Brot, Süßigkeiten, Kekse oder Kartoffeln
(und/oder Alkohol) und zu einem hohen Blutzuckerspiegel neigt oder
zu Insulinresistenz (wovon etwa 75 Prozent der Bevölkerung betroffen
sind), ist es gut möglich, dass die Leber vermehrt LDL produziert, das
leicht in den Blutgefäßen hängen bleibt, Plaques bildet und schließlich
Arteriosklerose oder Arterienverkalkung verursacht.

Außerdem veranlasst Insulin die Nieren dazu, Flüssigkeit zurückzuhalten, ähnlich der Flüssigkeitsüberbelastung bei koronarer Herzkrankheit und dekompensierter Herzinsuffizienz. Ein Übermaß an Insulin
stellt aus diesem Grund ein erhebliches Risiko für Bluthochdruck, koronare Herzkrankheit, Übergewicht und hohen Cholesterinspiegel dar
und nicht nur für Diabetes. Insulinbedingte Flüssigkeitseinlagerungen
sind der Grund, warum entsprechend veranlagte Menschen nach einer
einzigen großen kohlenhydratreichen Mahlzeit leicht drei oder vier
Pfund zunehmen können.

Insulin und Verdickungen der Blutgefäßwand

Neben all diesen wichtigen Aufgaben wirkt Insulin auch als Wachstumsfaktor im Körper: überschüssiges Insulin fördert das Wachstum der
glatten Muskulatur in den Wänden der Blutgefäße, was wiederum zur
Plaquebildung beiträgt und damit zur Verdickung und Verhärtung der
Arterienwände. Bei ständiger Kohlenhydratzufuhr heftet sich überschüssiger Blutzucker irreversibel an die LDL-Cholesterinmoleküle, die
bereits in den Gefäßwänden festsitzen. Dieser Krankheitsprozess ebnet
den Weg für Schäden durch freie Radikale, Zellschäden, die man mit
Rost an einem Auto vergleichen kann.[29]

Unterm Strich bedeutet das: Wenn Sie glauben, Ihr Risiko für Herzkrankheiten zu verringern, indem Sie weniger Fett und mehr Kohlenhydrate zu sich nehmen, könnten Sie abhängig von Ihrer genetischen Ver-

anlagung genau das Gegenteil erreichen. Wenn Ihre Nahrung zu viele Kohlenhydrate mit hohem glykämischen Index enthält und Sie keinen Sport treiben und wenn Sie gerne Süßes essen, wird Ihr Körper die Kohlenhydrate in überschüssigen Blutzucker, Fett und LDL-Cholesterin umwandeln. Außerdem steigt mit der Zufuhr raffinierter Kohlenhydrate auch die Konzentration bestimmter Entzündungsstoffe, der Gruppe-2-Eikosanoide, die, wie man mehrmals nachgewiesen hat, Zellwucherungen wie zum Beispiel Krebs und auch Entzündungen begünstigen – ein gut dokumentierter Risikofaktor für Herzkrankheiten.[30]

Ernähren Sie sich so, dass der Insulinspiegel niedrig bleibt – dieselbe Ernährungsweise verhindert auch eine Gewichtszunahme in mittleren Jahren (siehe Siebtes Kapitel), gleicht den Hormonhaushalt aus und beeinflusst die Haut positiv. Zur Zeit tobt unter Medizinern eine heftige Debatte darüber, welche Ernährung am gesündesten ist – eine fettarme und kohlenhydratreiche oder eine Ernährung mit mäßig viel Fett und Kohlenhydraten sowie ausreichend Proteinen. Die Wahrheit ist, dass keine dieser Ernährungsweisen für jeden Menschen richtig ist. Jeder Mensch ist anders. Was am besten ist, hängt von den individuellen Risikofaktoren für Herz-Kreislauf-Krankheiten und Insulinresistenz ab.

Manche Frauen können ihr Gewicht und ihren Cholesterinspiegel im Normbereich halten, indem sie reichlich komplexe Kohlenhydrate wie zum Beispiel Vollkornbrot zu sich nehmen, Millionen anderer Frauen so wie auch mir gelingt das nicht. Wenn Sie sich vorwiegend von magerem Fleisch, fettarmen Milchprodukten und reichlich Obst und Gemüse ernähren, können Sie jedoch nichts falsch machen. Wählen Sie besonders farbenprächtige Obst- und Gemüsesorten wie Blaubeeren, Erdbeeren, Kürbis und Grünkohl, denn diese enthalten am meisten Antioxidanzien. Hunderte von Studien haben bestätigt, dass Lebensmittel mit einem hohen Gehalt an Flavonoiden, Carotinoiden und anderen Antioxidanzien das Risiko für Herz-Kreislauf-Krankheiten reduzieren können. Frauen, die regelmäßig vier bis fünf Portionen Obst und Gemüse pro Tag essen (insbesondere grüne Blattgemüse, Kohl, Ölsaaten und Zitrusfrüchte), senken ihr Schlaganfallrisiko um 28 bis 35 Prozent – das entspricht einer etwa siebenprozentigen Abnahme des Risikos pro Portion.[31]

Die Isoflavone und andere Stoffe in Soja haben erwiesenermaßen einen eindeutig günstigen Effekt auf die Blutfette. Eine Analyse von 38 kontrollierten klinischen Studien hat ergeben, dass die Spiegel von Gesamtcholesterin, LDL-Cholesterin und Triglyceriden deutlich sinken, wenn man statt tierischem Eiweiß Sojaprotein zu sich nimmt.[32] Der regelmäßige Verzehr von Sojaprotein und gemahlenem Leinsamen senkt ebenfalls den Cholesterinspiegel und das Arterioskleroserisiko.[33] Außerdem sollte man so weit wie möglich teilweise gehärtete Fette meiden (siehe Siebtes Kapitel).

Nahrungsergänzungsmittel, die das Herz schützen

Die folgende Liste enthält die am besten untersuchten Nahrungsmittel und Nahrungsergänzungsmittel zum Schutz des Herzens. Sie müssen jedoch nicht alle einnehmen. Viele sind in guten Multivitamin- und Mineralstoffpräparaten für Frauen vorhanden. Andere, wie eine höhere Dosis Vitamin C, eine Tasse grüner Tee täglich oder eine Knoblauchzehe, lassen sich problemlos in die tägliche Ernährung einfügen.

Magnesium

Neben vielen anderen Aufgaben im Körper unterstützt Magnesium die elektrische Leitung im Herzmuskel und die Entspannung der glatten Muskulatur der Blutgefäße.[34]

Magnesiummangel ist recht verbreitet, da in der Landwirtschaft heutzutage hauptsächlich anorganische Düngemittel eingesetzt werden und wir deshalb über die Nahrung nur schlecht mit diesem Mineral versorgt werden. Durch die Verarbeitung von Lebensmitteln vermindert sich der Magnesiumgehalt. Chronischer emotionaler und mentaler Stress ist ebenfalls mit Magnesiummangel verbunden, weil die Stresshormone Kortison und Adrenalin Magnesium aus den Zellen freisetzen, das letztlich mit dem Urin ausgeschieden wird. Auch Diuretika (harntreibende Mittel) führen zu einem Verlust von Magnesium mit dem Urin, aus diesem Grund besteht ein Zusammenhang zwischen der ständigen Einnahme von Diuretika und dem plötzlichen Herztod. Falls Sie gegen Bluthochdruck oder aus einem anderen Grund Diuretika einnehmen, sollten Sie zusätzlich Magnesium, Kalium und Zink zu sich nehmen. Zu hohe Dosen der Magensäureblocker Cimetidin (Tagamet) und Ranitidin (Sostril, Zantic) können ebenfalls einen Magnesiummangel herbeiführen. Nehmen Sie 400 bis 1000 Milligramm über den Tag verteilt zu den Mahlzeiten.

Kalzium

Jede Körperzelle benötigt Kalzium, auch das Erregungsleitungssystem des Herzens. Eine ausreichende Kalziumzufuhr trägt dazu bei, dass der Blutdruck normal bleibt. Kalzium arbeitet mit Magnesium zusammen, daher sollte man unbedingt beide Mineralien gemeinsam einnehmen. Im

Allgemeinen sollten Kalzium und Magnesium entweder im Verhältnis 1:1 oder 2:1 vorhanden sein. Nehmen Sie 400 bis 1200 Milligramm pro Tag zu den Mahlzeiten ein, je nachdem, wie viel Kalzium bereits in der Nahrung enthalten ist.

Antioxidanzien

Wie tausende von Studien dokumentiert haben, können Antioxidanzien Herz, Blutgefäße und alle anderen Körpergewebe vor Schäden durch freie Radikale bewahren und damit gesund erhalten. Im Folgenden ein Überblick über meine Favoriten – es gibt jedoch noch andere.[35]

Coenzym Q10: Dieses Spurenelement liegt in hoher Konzentration in Innereien wie Leber, Niere und Herz vor. Coenzym Q10 ist an der Produktion von ATP beteiligt, dem unentbehrlichen Energielieferanten jeder Körperzelle. Außerdem ist es ein hochwirksames Antioxidans. Zahlreiche Studien haben seine positive Wirkung auf das Herz dokumentiert, sowohl was die Gesunderhaltung angeht als auch die Heilung von Krankheiten. (In hoher Dosierung konnte es sogar bestimmte Herzmuskelerkrankungen rückgängig machen.)[36]

Coenzym Q10 verbessert die Pumpfähigkeit des Herzens, trägt zur Senkung von Bluthochdruck bei und zur Besserung bei dekompensierter Herzinsuffizienz, wenn bereits eine Herzkrankheit vorliegt. Coenzym Q10 ist auch für die Gesundheit der Brust sehr wichtig. Im Herzmuskel kann Coenzym Q10 in zehnfach höherer Konzentration vorhanden sein als in anderen Geweben, da das Herz ununterbrochen arbeitet. Deshalb ist das Herz, wenn seine Funktionsfähigkeit beeinträchtigt ist, besonders anfällig gegenüber Schäden durch freie Radikale.

Wenn Frauen zur Senkung ihres Cholesterinspiegels Lipidsenker aus der Gruppe der Statine einnehmen (zum Beispiel Lovastatin, Pravastatin oder Artorvastatin), kann das Coenzym-Q10-Depot erschöpft werden.[37] Diese Medikamente greifen in viele Stoffwechselwege ein und gefährden den Körper auch in anderer Hinsicht, zum Beispiel in Bezug auf Brustkrebs.[38] Fast die Hälfte aller Bluthochdruckpatienten haben einen Coenzym-Q10-Mangel, wie Studien gezeigt haben. Die Einnahme von 50 Milligramm Coenzym Q10 zweimal täglich über zehn Wochen kann den Blutdruck erwiesenermaßen deutlich senken.[39] Die Hälfte der Personen, die bereits mit blutdrucksenkenden Medikamenten behandelt wurde, benötigte bei täglicher Einnahme von 225 Milligramm Coenzym Q10 innerhalb von viereinhalb Monaten allmählich immer weniger Medikamente; manche konnten die blutdrucksenkenden Mittel sogar absetzen.[40]

Als Mindestdosis empfehle ich 30 Milligramm Coenzym Q10 pro Tag. Wenn in der Familie Herzkrankheiten gehäuft vorkommen, würde ich zu 60 bis 90 Milligramm täglich raten, um der Krankheit vorzubeugen. Die Dosis kann bei fortgeschrittenen Herzkrankheiten auf bis zu 300 bis 400 Milligramm täglich gesteigert werden.[41]

Carotinoide: Viele Studien haben nachgewiesen, dass durch den Verzehr großer Mengen pigmentreicher Nahrungsmittel das Risiko für Herzkrankheiten sinkt. Diese Nahrungsmittel stecken voller Carotinoide, zum Beispiel Beta-Carotin, das die Gefahr von Schäden an Herz und Blutgefäßen durch freie Radikale reduziert. In einer Studie mit Patienten, die an einer instabilen Angina Pectoris litten und sich einer Bypass-Operation unterzogen hatten, halbierte sich durch den Zusatz von Beta-Carotin die Zahl der nachfolgenden Herz-Kreislauf-Zwischenfälle wie Herzinfarkte, Schlaganfälle, Notwendigkeit weiterer Bypass-Operationen und Herztode.[42] Beta-Carotin verhindert die Oxidation von LDL (»schlechtem« Cholesterin). Als Nahrungsergänzungsmittel liegt die Tagesdosis von Beta-Carotin gewöhnlich bei 25 000 internationalen Einheiten (IE) pro Tag.

Eine Mischung von Carotinoiden ist jedoch besser, als nur eines einzunehmen. Beispielsweise ist Lutein (Xanthophyll) in HDL (»gutem« Cholesterin) enthalten und kann die Oxidation von LDL-Cholesterin verhindern. Am besten nimmt man Lutein mit frischem Obst und Gemüse auf, aber es gibt auch Präparate; nehmen Sie drei bis sechs Milligramm täglich. Lycopin ist ein weiteres gutes Antioxidans; wenn Sie mehrmals pro Woche Tomaten essen, sind Sie ausreichend mit Lycopin versorgt.

Vitamin E: Dieses Antioxidans sorgt dafür, dass die Blutplättchen »glatt« bleiben, wodurch sich das Risiko von Blutgerinnseln vermindert. Im Herzmuskel wirkt Vitamin E entzündungshemmend. Möglicherweise verhindert es auch Herzrhythmusstörungen und Herzmuskelerkrankungen. In der *Nurses' Health Study* über die Gesundheit von Krankenschwestern traten bei den Teilnehmerinnen, die täglich 400 bis 800 IE Vitamin E einnahmen, weniger Herzinfarkte auf. In der Cambridge-Herzstudie wurde die Wirkung von Vitamin E auf 2000 Patienten mit bekannten Herzkrankheiten untersucht. Dabei ergab sich eine 77-prozentige Abnahme der Herz-Kreislauf-Krankheiten innerhalb eines Jahres unter den Teilnehmern, die zwischen 400 und 800 IE Vitamin E pro Tag zu sich nahmen.[43] Bei D-alpha-Tocopherol (natürlich vorkommendes Vitamin E; Hinweise auf Lebensmittelverpackungen beachten) oder gemischten Tocopherolen liegt die Dosierung bei 200 bis 800 IE pro Tag.

Tocotrienole: Diese neueren dem Vitamin E verwandten Verbindungen haben eine ausgesprochen wirkungsvolle antioxidative Aktivität, wie man vor kurzem festgestellt hat. Manchmal sind sie in Vitaminpräparaten enthalten und manchmal als Einzelpräparate erhältlich. Frisches Obst, grünes Blattgemüse, Mandeln, Erdnüsse und Weizenkeime enthalten Tocotrienole und andere Vitamin-E-Formen. Die normale Dosis beträgt 40 bis 80 Milligramm pro Tag.

Selen: Dieses Antioxidans verringert das Risiko von Blutgefäßschäden durch freie Radikale. Die normale Tagesdosis beträgt 50 bis 200 Mikrogramm.

Oligomere Proanthocyanidine (OPCs): Die Proanthocyanidine gehören zur Gruppe der Flavonoide. Das Risiko für Herz-Kreislauf-Erkrankungen ist umgekehrt proportional zur Flavonoidzufuhr.[44] OPCs werden aus Traubenkernen oder Pinienrinde gewonnen (unter anderem unter dem Namen Pycnogenol erhältlich). Ich persönlich möchte nicht mehr auf dieses Nahrungsergänzungsmittel verzichten, weil es so viele positive Wirkungen hat. OPCs werden schnell ins Blut aufgenommen, helfen dem Körper, seinen Vitamin-E-Spiegel zu regenerieren, und verhindern die Oxidation von LDL-Cholesterin durch freie Radikale. Außerdem verbessern sie die Elastizität von Haut und Blutgefäßen, indem sie Schäden an Kollagen durch freie Radikale verhindern. OPCs vermindern oder beseitigen Arthritisbeschwerden, beugen Kreislaufproblemen vor und reduzieren eine übermäßige Blutgerinnungsneigung. Darüber hinaus tragen sie zum Schutz vor sämtlichen Symptomen von Allergien und Heuschnupfen bei. Die normale Tagesdosis beträgt 40 bis 120 Milligramm.

L-Carnitin: Dieses Nahrungsergänzungsmittel fördert einen niedrigen Triglyceridspiegel, erhöht den HDL-Spiegel und schützt vor Herzkrankheiten, indem es die Gesundheit des Herzmuskels stärkt und Herzrhythmusstörungen vorbeugt.[45] Außerdem unterstützt es den Körper dabei, die Energie in den Mitochondrien jeder Zelle nutzbar zu machen, und fördert daher den Fettabbau. Die normale Tagesdosis beträgt 500 bis 2000 Milligramm.

Alpha-Liponsäure: Alpha-Liponsäure ist ein einzigartiges Antioxidans, das sowohl wasser- als auch fettlöslich ist. Dadurch kann es jeden Teil der Zelle vor Schäden durch freie Radikale bewahren. Man hat außerdem nachgewiesen, dass Alpha-Liponsäure die Konzentration der Vitamine C und E in der Zelle konstant hält und die Neubildung eines anderen Antioxidanz namens Gluthation unterstützt. Alpha-Liponsäure greift auch positiv in den Insulinstoffwechsel ein und ist in Deutschland für die Behandlung der diabetischen Neuropathie (Diabetes-bedingte Nervenschäden) zugelassen. Sie verbessert erwiesenermaßen die Durchblutung von Nerven und Haut. Die normale Tagesdosis beträgt 50 bis 200 Milligramm.

Vitamin C: Dieses hochwirksame Antioxidans trägt zum Schutz der Endothelschicht der Blutgefäße bei und unterstützt auch die Absorption von Kalzium und Magnesium, zweier wichtiger Mineralien für die Herzgesundheit. In einer Dosis von 1000 Milligramm pro Tag senkt Vitamin C den systolischen Blutdruck deutlich, der Mechanismus ist jedoch unbekannt. Ich empfehle, Vitamin C einfach in der guten alten Form der Ascorbinsäure einzunehmen. Die normale Tagesdosis beträgt 1000 bis 3000 Milligramm.

B-Vitamine und Folsäure

Über die Hälfte aller Frauen sind nicht ausreichend mit Folsäure versorgt. Dadurch besteht zum einen die Gefahr, dass die Kinder dieser Frauen mit Neuralrohrdefekten wie Spina bifida (»offener Rücken«) auf die Welt kommen, aber auch die Frauen selbst haben ein erhöhtes Risiko für Arteriosklerose und Herzkrankheiten. Man hat festgestellt, dass die Menschen mit den höchsten Homocysteinspiegeln andererseits die niedrigsten Folsäure-, Vitamin-B12- und -B6-Spiegel aufweisen. Nimmt man mehr als die empfohlene Tagesdosis an Folsäure zu sich, geht das Infarktrisiko zurück (möglicherweise hemmt Folsäure die Verklumpung der Blutplättchen und verlängert die Gerinnungszeit), und ein erhöhter Homocysteinspiegel sinkt ebenfalls.[46] Frauen, die ausreichend mit B-Vitaminen und Folsäure versorgt sind, erkranken mit geringerer Wahrscheinlichkeit an Herzkrankheiten.[47]

Die normalen Tagesdosen betragen: 40 bis 80 Milligramm Vitamin B6, 20 Mikrogramm Vitamin B12, 400 bis 800 Mikrogramm Folsäure. Am besten verwenden Sie ein Präparat, das den gesamten Vitamin-B-Komplex und Folsäure enthält (siehe Siebtes Kapitel).

Lebensmittel für ein gesundes Herz

Fisch: Wie Studien gezeigt haben, schützen täglich drei Gramm eines Fischöls, das sowohl EPA als auch DHA enthält, aufgrund seiner Wirkung auf den Eikosanoid-Haushalt das Herz.[48] Sie können aber auch drei Portionen Kaltwasserfisch pro Woche essen, zum Beispiel Lachs, Makrele, Schwertfisch oder Sardinen. In 100 Gramm Lachs sind etwa 200 Milligramm DHA enthalten.

Wenn Sie nicht regelmäßig Fisch essen, sollten Sie zusätzlich ein Omega-3-Präparat einnehmen, mit DHA entweder aus Fischöl oder aus Algen (eine gute Alternative für Veganer). Die normale Tagesdosis beträgt 100 bis 200 Milligramm. Ich bevorzuge DHA der Marke Neuromins, das von verschiedenen Herstellern vertrieben wird.

Grüner Tee: Die Flavonoide in grünem Tee werden Polyphenole genannt. Diese Substanzen haben eine starke antioxidative Wirkung, die vermutlich ebenso stark oder sogar stärker ist als die der Vitamine C und E. Schon eine Tasse grüner Tee täglich genügt.[49]

Knoblauch: Knoblauch hat eine lange Tradition in der Behandlung des Bluthochdrucks. Eine Pilotstudie hat gezeigt, dass Knoblauch in hohen Dosen (2400 Milligramm geruchsneutralisierter Knoblauch täglich) sowohl den diastolischen als auch den systolischen Blutdruck deutlich senkt. Ebenso wie Alpha-Liponsäure scheint auch Knoblauch die Aktivität der Endothelzellen zu erhöhen, die das gefäßerweiternde Stickstoffmonoxid produzieren.

In zahlreichen Studien wurde außerdem nachgewiesen, dass bei regelmäßigem Verzehr von Knoblauch der Cholesterinspiegel um mindestens zehn Prozent und der Triglyceridspiegel um bis zu 13 Prozent sinkt. Knoblauch hemmt zudem wohl die Plättchenaggregation und die Bildung von Blutgerinnseln.[50]

Die Kommission E des Bundesinstituts für Arzneimittel und Medizinprodukte, welche die therapeutische Wirkung von pflanzlichen Arzneimitteln prüft, empfiehlt eine Dosierung, die ein bis vier frischen Knoblauchzehen pro Tag entspricht. Diese Menge enthält etwa 4000 Mikrogramm Alliin, eines der positivsten Inhaltsstoffe. Im Handel sind viele gute Knoblauchpräparate erhältlich. Suchen Sie nach einem Präparat mit dem aktiven Inhaltsstoff Allicin, denn dieser Stoff ist relativ geruchlos, bis er im Körper in Allicin umgewandelt wird. Produkte mit dieser Substanz haben all die positiven Wirkungen von frischem Knoblauch, sind aber für Ihre Mitmenschen wesentlich angenehmer. Eine Tagesdosis sollte zehn Milligramm Alliin enthalten bzw. 4000 Mikrogramm Allicin entsprechen.

Weißdorn: In ihrem anregenden Buch »Herbal Rituals« weist die meisterliche Kräuterheilkundlerin Judith Berger darauf hin, dass wässrige oder alkoholische Auszüge aus Weißdornblättern, -blüten oder -beeren (*Crataegus oxycantha*) »vehemente Verbündete all derjenigen sind, die sich gegen Herzkrankheiten jeder Art wappnen wollen, die seit Generationen in der Familie vorkommen«.[51] Weißdornbeerenextrakte wirken beruhigend bei Herzklopfen, machen die Blutgefäße wieder elastisch, verringern Flüssigkeitsansammlungen im Herzen, stoppen die Verfettung des Herzmuskels, tragen zur Erweiterung der Herzkranzgefäße bei und senken auch den Blutdruck. Auch wer bereits ein Herzmittel einnimmt, kann Weißdorn verwenden und damit möglicherweise die Dosierung verringern. Ich nehme Weißdorn in Form von Tee zu mir. Kaufen Sie einfach eine Tüte biologisch angebauter Weißdornbeeren in einem Naturkostladen, überbrühen Sie diese mit heißem Wasser und lassen Sie sie so lange ziehen, bis Ihnen der Tee schmeckt. Das ist zwar kein standardisiertes Präparat, aber ich betrachte es als eine Möglichkeit, mein Herz gesund zu erhalten, indem ich ein wenig Tee trinke, und nicht als Behandlung einer Herzkrankheit. Soweit bekannt ist, hat Weißdorn keine unerwünschten Nebenwirkungen.

Wenn Sie Weißdorn lieber in Tablettenform einnehmen möchten, sollten Sie nach einem standardisierten Extrakt suchen und ein Produkt wählen, das zehn Prozent Proanthocyanidine oder 1,8 Prozent Vitexin-4''-Rhamnosid enthält. Die normale Dosierung beträgt dreimal täglich 100 bis 200 Milligramm.

Natrium-Kalium-Gleichgewicht

Weniger Natrium und mehr Kalium in der Nahrung kann zur Senkung eines erhöhten Blutdrucks beitragen, ein wichtiger Risikofaktor für Herz-Kreislauf-Probleme.[52] Bei 60 Prozent aller Hochdruckkranken besteht ein Zusammenhang mit der Natriumzufuhr; eine gesteigerte Kaliumzufuhr kann in diesen Fällen die Wirkung des Natriums auf den Blutdruck abschwächen. Ein ernährungsbedingter Kaliummangel entsteht, wenn die Nahrung wenig frisches Obst und Gemüse und viel Natrium enthält. Das ist die klassische Fast-Food-Ernährung! Eine Kost mit viel Obst, Gemüse und Vollkorn liefert 4000 bis 6000 Milligramm Kalium pro Tag. Medikamente wie Diuretika, Abführmittel, Aspirin und

Nahrungsmittel für ein besseres Kalium-Natrium-Verhältnis	
Kartoffeln	110 : 1 Verhältnis Kalium zu Natrium
Karotten	75 : 1
Äpfel	90 : 1
Bananen	4440 : 1
Orangen	260 : 1

andere können die Kaliumvorräte im Körper erschöpfen. Auch Ausdauersport bringt einen Kaliumverlust mit sich – durch Schwitzen kann man bis zu 3000 Milligramm Kalium pro Tag verlieren. Eine kaliumreiche und natriumarme Ernährung schützt vor hohem Blutdruck, Schlaganfall und Herzkrankheiten. Kaliumpräparate senken erwiesenermaßen sowohl den systolischen als auch den diastolischen Blutdruck deutlich, haben jedoch Nebenwirkungen, unter anderem Übelkeit, Erbrechen, Durchfall und Magengeschwüre, wenn sie in Tablettenform in hoher Dosierung verabreicht werden. Wenn Sie Ihren Kaliumspiegel allein durch gesunde Ernährung erhöhen, haben Sie damit keine Probleme.

Fachleute empfehlen ein Kalium-Natrium-Verhältnis von 5 : 1, bei den meisten Amerikanern liegt es bei 1 : 2. Schon eine Mahlzeit im Schnellimbiss oder in der Pizzeria bringen dieses Verhältnis durcheinander. Obst und Gemüse wie Kartoffeln, Bananen und Äpfel sind ausgezeichnete Kaliumquellen, daher sollten Sie sich nicht allzu sehr an deren hohem glykämischen Index stören. Weil es sich um vollwertige Nahrungsmittel handelt, lassen sie den Insulinspiegel nicht auf ein schädliches Niveau ansteigen, es sei denn, man nimmt sie in Form von Pommes frites oder Ähnlichem zu sich. Lediglich die einfachen Kohlenhydrate in Weißmehlprodukten sorgen wirklich für einen erhöhten Insulinspiegel und ein ungünstiges Kalium-Natrium-Verhältnis. Auch aus diesem Grund sollten Sie möglichst fünf Portionen Obst und Gemüse pro Tag bei den Mahlzeiten einplanen. Weil Magnesium und Kalium in den Zellen zusammenwirken, sind oft beide Mineralstoffe erniedrigt.

Was ist mit Aspirin?

Laut der amerikanischen Nahrungs- und Arzneimittelbehörde könnte die Zahl der Infarkttoten um fast ein Viertel reduziert werden, wenn Ärzte bei Herzinfarkten Aspirin verabreichen und diese Behandlung anschließend über 30 Tage fortsetzen würden.

Im Jahr 1982 erhielt Dr. John Vane den Nobelpreis für die Entdeckung, dass Aspirin die Verklumpung der Blutplättchen in den Gefäßen hemmt. Die regelmäßige Einnahme von Aspirin kann das Risiko eines Herzinfarkts vermindern, weil die Bildung von Blutgerinnseln in arteriosklerotisch verengten Arterien verhindert wird. Aspirin hemmt die Produktion der Gruppe-2-Eikosanoide, der zellulären Botenstoffe, die mit Entzündungen, Verklumpung der Blutplättchen und der Bildung arterieller Plaques in Zusammenhang stehen. Studien haben deutliche Hinweise darauf ergeben, dass Aspirin bei Anzeichen einer Durchblutungsstörung des Herzmuskels definitiv einen positiven Effekt hat.[53]

In den meisten Studien wird die Einnahme einer Aspirintablette für Kinder oder für Erwachsene täglich empfohlen (81 bis 325 mg pro Tag), um eine möglichst hohe Wirkung zu haben, ohne dass Nebenwirkungen wie Magen-Darm-Blutungen oder Magenverstimmungen auftreten. *Achtung*: Aspirin ist nicht geeignet, wenn Sie Antidepressiva aus der Gruppe der Serotonin-Wiederaufnahmehemmer einnehmen wie Fluoxetin (Fluctin), Paroxetin (Seroxat, Tagonis) oder Sertralin (Gladem). Diese Medikamente erhöhen in Kombination mit Aspirin die Gefahr von Blutungen und Geschwüren im Magen-Darm-Trakt. Auch nichtsteroidale Antirheumatika (NSAR) wie Naproxen und Ibuprofen können Magen-Darm-Blutungen und Magenverstimmungen hervorrufen. In Kombination mit Aspirin steigt das Risiko derartiger Nebenwirkungen.

Ich empfehle Folgendes: Wenn in Ihrer Familie Herzkrankheiten vorkommen oder Sie deshalb besorgt sind und Sie keine der oben erwähnten Antidepressiva oder Antirheumatika einnehmen, können Sie sich überlegen, ob Sie ab etwa dem 50. Lebensjahr täglich eine Aspirintablette für Kinder einnehmen wollen, wenn Sie dabei ein gutes Gefühl haben. (Die Altersangabe ist willkürlich. Die meisten Studien wurden mit über 60-Jährigen durchgeführt.) Wenn Sie das nicht für richtig halten, überdenken Sie Ihre Entscheidung jedes Jahr. Eine Nahrungsergänzung mit Antioxidanzien könnte ähnlich positive Effekte bringen, ohne dass die Gefahr von Magen-Darm-Blutungen besteht. OPCs (siehe Seite 500) oder Ingwertee sind besonders geeignet.

Bewegen Sie sich!

Die positive Wirkung von körperlicher Bewegung auf das Herz-Kreislauf-System steht der von Östrogenen in nichts nach. Dass Sport das Risiko für Herzkrankheiten, Bluthochdruck und Schlaganfall reduziert, hat man schon mehrfach nachgewiesen.[54] Bei einer bestehenden koronaren Herzkrankheit kann sportliche Betätigung erwiesenermaßen die Durchblutung des Herzens verbessern, weil dadurch die Fähigkeit der Gefäßwand (der Endothelschicht), die Gefäße offen zu halten, gefördert wird und benachbarte Blutgefäße im Herzmuskel herangezogen werden, um blockierte Gefäße zu umgehen.[55] Sogar nach einem Infarkt profitiert das Herz von sportlicher Betätigung – das veranschaulicht, wie viel Herz und Blutgefäße verzeihen, wenn wir uns um sie kümmern.

Das Ziel sollte sein, fünf- bis sechsmal pro Woche für mindestens 30 Minuten Sport zu treiben. Spazierengehen oder Wandern sind prima. Sport senkt den Insulin- und den Blutzuckerspiegel und gleicht in Bezug auf die Ernährung sehr viel aus. Anders gesagt: Sie haben etwas mehr Spielraum beim Essen, wenn Sie regelmäßig Sport treiben. Allerdings sollten Sie nicht übertreiben; wenn Sie durch das Training unbedingt abnehmen wollen, werden Sie sich wahrscheinlich leichter einmal verletzen – und früher oder später wieder zunehmen.

Die Bedeutung der Lymphe

Bewegung ist insbesondere deshalb so gesundheitsfördernd, weil sie die Zirkulation der Lymphflüssigkeit im Körper ungemein verstärkt. Die Lymphe ist eine durchsichtige Flüssigkeit, die von den Zellzwischenräumen in das Lymphsystem abfließt. Das Lymphsystem ist ein Netzwerk von dünnwandigen Gefäßen, die durch jedes Organ und Gewebe im Körper laufen. Kleine Ventile in den Lymphgefäßen verhindern einen Rückfluss der Lymphe. In häufigen Abständen findet man bohnenförmige Strukturen entlang der Lymphgefäße, die so genannten Lymphknoten, die hauptsächlich in Leiste, Nacken und Achselhöhle sitzen sowie in Brust und Bauch entlang der Aorta und der unteren Hohlvene. Die Lymphknoten haben drei Funktionen: 1. Fremdstoffe wie Bakterien und Abfälle auszufiltern und zu vernichten, 2. bestimmte weiße Blutkörperchen, die Lymphozyten, zu bilden, die beim Kampf gegen Tumoren und Eindringlinge gebraucht werden, und 3. Antikörper für das körpereigene Abwehrsystem zu produzieren. Die gesamte Lymphe entleert sich am Ende in den Brustmilchgang, ein großes zentrales Gefäß im Brustraum, das zum Herzen führt, sodass Lymphe und Blut wieder gemischt werden, nachdem die Lymphknoten Abfälle, Bakterien und andere Überreste entfernt haben.

Das Lymphsystem hält nicht nur Bakterien und andere Eindringlinge in Schach, sondern spielt auch bei der Fettverarbeitung im Körper eine entscheidende Rolle. Die Lymphgefäße, die vom Dünndarm ausgehen, sammeln die verdauten Fette aus der Nahrung und leiten sie unter Umgehung der Leber direkt in den Blutkreislauf. Sobald die Fette im

Blut sind, besteht die Möglichkeit, dass sie sich in den Herzgefäßen absetzen und Fettstreifen bilden, die allmählich zu einer Verkalkung der Arterien führen und Herz-Kreislauf-Erkrankungen den Weg bereiten. Ob das der Fall ist oder nicht, hängt von der Ernährungsweise, der sportlichen Betätigung und vom emotionalen und psychischen Zustand ab.

Ich habe mit Dr. Jerry Lemole gesprochen, einem führenden Herzchirurgen aus Philadelphia, der viele Patienten mit Herzkrankheiten im Endstadium behandelt. Seine Forschungsergebnisse über die Bedeutung des Lymphsystems sind nicht nur faszinierend, sondern auch motivierend.

Der Zusammenhang zwischen HDL und Lymphe

Im Herzen ist das Lymphsystem eng an den Vorgängen beteiligt, die zu koronaren Herzkrankheiten führen. LDL, das so genannte schlechte Cholesterin, ist ein großes, leichtes Fett-Eiweiß-Moleküle, das sich durch Öffnungen in der Auskleidung der Blutgefäße in die Gefäßwand einlagern kann. Das passiert besonders leicht, wenn das LDL-Cholesterin oxidiert wird. Die LDL-Moleküle in der Gefäßwand werden meist abgebaut, wobei Cholesterinablagerungen übrig bleiben.

HDL, das »gute« Cholesterin, ist ein glattes eiförmiges Molekül, das klein genug ist, um in die Zwischenräume der Gefäßwand einzudringen und solche Cholesterinablagerungen aufzusaugen.

HDL gelangt über den Lymphkreislauf zu den Cholesterinablagerungen. Dr. Lemole vergleicht die HDL-Moleküle, die das Cholesterin in den Gefäßwänden aufnehmen, mit Taxis in New York. Wenn man Manhattan aus der Luft betrachtet, sieht man eine bestimmte Zahl von Taxis. Weil sich der Verkehr in New York so oft in den Tunneln staut, die in die Stadt führen, stehen den Fahrgästen, die auf der Straße warten, immer etliche der Taxis nicht zur Verfügung. Wenn die Taxis schneller durch die Tunnel kämen, gäbe es mehr Mitfahrgelegenheiten.

Das Gleiche gilt für die Cholesterin-Mitnahme-Kapazität von HDL. Fließt die Lymphe nur träge, sind keine HDL-Moleküle verfügbar, um die überschüssigen Cholesterinablagerungen aufzunehmen. Beschleunigt man die Umlaufzeit der Lymphe, verbessert man damit die Leistungsfähigkeit, mit der HDL überschüssiges Fett aus den Arterien entfernt.[56]

Wie man den Lymphfluss beschleunigt

• **Sitzen Sie nicht längere Zeit.** Frauen, die über einen längeren Zeitraum sitzende Tätigkeiten ausführen, erkranken mit größerer Wahrscheinlichkeit am Herzen, weil im Sitzen der Lymphfluss durch den Brustraum eingeschränkt ist.

- **Atmen Sie tief und regelmäßig.** Wenn Sie tief durch die Nase einatmen, sodass sich auch die unteren Lungenflügel mit Luft füllen, und anschließend schnell wieder ausatmen, werden der Brustmilchgang und alle Lymphgefäße und -knoten im Brustraum massiert. Das trägt dazu bei, dass HDL überall dorthin gelangt, wo seine Arbeit nötig ist.
- **Bewegen Sie sich.** Damit die Lymphe fließen kann, müssen sich die Muskeln im Körper bewegen. Mit jedem Spaziergang, jeder Yoga-Übung, jedem Joggen und jeder kräftigen Muskelbewegung unterstützen Sie den Transport der Lymphe. Dr. Lemole berichtet, dass die Proteine in der Lymphe durchschnittlich ein- bis zweimal täglich ausgetauscht werden. Durch Bewegung geben Sie Ihrem Körper drei- bis viermal häufiger die Gelegenheit, überschüssige Cholesterinablagerungen in den Herzkranzgefäßen zu beseitigen.
- **Überanstrengen Sie sich nicht.** Beim Sport ist auch die oxidative Belastung des Körpers erhöht, sodass freie Radikale entstehen. Im Laufe der Zeit kann das mehr schaden als nützen. Aus diesem Grund haben so viele Ausdauersportler Störungen des Immunsystems, wodurch sie anfälliger für Infektionen und Krankheiten werden. Das muss nicht sein, wenn Sie beim Sport stets durch die Nase ein- und ausatmen und sich nie so stark anstrengen, dass Sie auf diese Weise nicht mehr bequem atmen können.

Dr. Lemole empfiehlt rasches Gehen in einer Geschwindigkeit von ungefähr sechs Stundenkilometern, das heißt, Sie sollten innerhalb von 30 bis 40 Minuten gut drei Kilometer zurücklegen. Bei einer höheren Geschwindigkeit muten Sie Ihrem Körper eine große oxidative Belastung zu und müssen dann mögliche schädliche Folgen durch die Einnahme zusätzlicher Antioxidanzien wieder ausgleichen. Denken Sie daran, dass Sie bei jeder sportlichen Betätigung bequem durch die Nase ein- und ausatmen können sollten, weil Ihr Körper dann in einem Tempo arbeitet, bei dem Schäden durch freie Radikale minimiert werden, und weil das sympathische und das parasympathische Nervensystem so im Gleichgewicht sind.

Durch sportliche Betätigung lassen sich viele Herz-Kreislauf-Risiken reduzieren, auch Bluthochdruck. In einer Studie hatten diejenigen, die sich nicht regelmäßig sportlich betätigten, ein um 35 Prozent höheres Bluthochdruckrisiko als die sportlich Aktiven. Zwar ist es gut, wenn Sie in der Schulzeit und als junge Erwachsene Sport getrieben haben, aber eine schützende Wirkung erzielen Sie nur, wenn Sie Ihr ganzes Leben über regelmäßig aktiv Sport treiben.

Sind Östrogenpräparate notwendig, um Herzkrankheiten vorzubeugen?

Die Häufigkeit von Herzkrankheiten steigt bei Frauen ab dem 50. Lebensjahr an – in diesem Alter sinkt auch der Östrogenspiegel langsam. Die Wissenschaft hat daher lange Zeit angenommen, dass Herzkrankheiten nach der Menopause mit einem Östrogenmangel zusammenhängen müssen. Und weil Östrogene den LDL-Cholesterinspiegel senken, den HDL-Cholesterinspiegel erhöhen und die Gefäßwände stärken, wie Studien gezeigt haben, sind die Ärzte ganz selbstverständlich davon ausgegangen, dass alle Frauen Östrogene einnehmen sollten, um das Problem der Herzkrankheiten zu lösen.

Im Folgenden sind die nachgewiesenen Wirkungen der Östrogenersatztherapie auf das Herz zusammengefasst:

- Östrogene haben eine schützende Wirkung auf Blutgefäße und unterstützen die Erweiterung der Herzkranzgefäße (die sich nicht zum falschen Zeitpunkt verengen sollten).[57] Östrogene beeinflussen und normalisieren die Funktion des Endothels und der Gefäßmuskulatur.
- Östrogene haben einen günstigen Einfluss auf Lipoproteine, Cholesterin und den Fibrinogenspiegel und heben einige ungünstige Folgen des Fettstoffwechsels auf.
- Östrogene verringern die Ablagerung von LDL in den Herzkranzgefäßen.[58]
- Östrogenmonopräparate wirken besser als Kombinationspräparate mit Gestagenen (synthetischem Progesteron). Wie ich im Fünften Kapitel beschrieben habe, heben diese synthetischen Progesterone einige der positiven Wirkungen der Östrogene wieder auf.
- Östrogene sind als Alternative zu cholesterinsenkenden Medikamenten wie Lovastatin und Pravastatin eingesetzt worden. Möglicherweise addieren sich die Wirkungen auf Cholesterin und Lipoproteine sogar, wenn die Hormonersatztherapie mit Pravastatin kombiniert wird.[59]

Die PEPI-Studie und mehrere andere Studien haben eine ähnliche Verbesserung der Blutfette durch Östrogeneinnahme ergeben. Das hat viele Ärzte dazu bewogen, all ihren Patientinnen nach der Menopause routinemäßig eine Östrogenersatztherapie zu verordnen, um Herzkrankheiten zu verhindern.[60] Die Ergebnisse der HERS- und ERA-Studien aus jüngerer Zeit haben jedoch gezeigt, dass eine Östrogensubstitution die

Häufigkeit von Herzinfarkten bei Frauen mit bestehenden Herzkrankheiten *nicht* reduziert, sondern das Risiko möglicherweise vorüberge-
hend sogar erhöht. Diese Nachricht hat die ungezügelte Begeisterung für
Östrogenpräparate, die im letzten Jahrzehnt in der Ärzteschaft vorge-
herrscht hat, gewiss gebremst.[61]

Jetzt liegen in den USA die ersten Ergebnisse einer großen randomi-
sierten klinischen Studie vor, der so genannten *Women's Health Initiative*, die sich mit der Wirkung der Hormonersatztherapie auf gesunde
Frauen beschäftigt. In dieser Studie hat sich tatsächlich ein geringer
Anstieg von Herzinfarkten, Schlaganfällen und Blutgerinnseln bei den
Frauen gezeigt, die das amerikanische Östrogenpräparat Premarin* (zu
Premarin siehe Seite 145 ff.) und das Gestagenpräparat Provera einnehmen. Dieser Effekt trat sogar bei den Frauen auf, die nur Premarin und
nicht Provera anwenden. Ganz offenbar verschwindet dieses Risiko
nach zweijähriger Einnahme wieder, und nach diesem Zeitraum könn-
ten Östrogene positiv wirken. Dennoch haben diese Ergebnisse viele
Forscher sehr verwirrt.[62]

Die Forschung wird noch Jahre brauchen, um die widersprüchlichen
Ergebnisse über Östrogene auszuwerten. Trotz ausgedehnter Beobach-
tungsstudien, welche die Bedeutung der Östrogene für die Prävention
von Herzkrankheiten stützen, haben die Ergebnisse der HERS-Studie
und der *Women's Health Initiative* eines verdeutlicht: Östrogen-Gesta-
gen-Präparate und sogar Östrogenmonopräparate haben offenbar nicht
so eine starke Schutzwirkung auf das Herz, wie man uns hat glauben lassen. Solange es keine groß angelegten langfristigen Studien über die individuellen Behandlungspläne mit bioidentischen Hormonen gibt, die ich
empfehle, stehen uns keine Daten zur Verfügung, mit denen man den
Nutzen der Hormonersatztherapie für die Prävention von Herzkrankheiten wirklich einschätzen kann. Mehr denn je müssen Frauen auf ihre
Intuition und die Weisheit ihres Körpers zurückgreifen, um eine Entscheidung zu treffen.

Trotz dieser neuen Studien sind viele Wissenschaftler der festen
Überzeugung, dass den Östrogenen bei der Prävention von Herzkrankheiten eine bedeutende Rolle zukommt und dass Frauen, die diese
Präparate einnehmen, die Behandlung fortsetzen sollten. Sehen wir uns
alle Faktoren an, die das Herz gesund erhalten, damit Sie selbst entscheiden können, ob Sie in Bezug auf Herzkrankheiten von einer Östrogensubstitution profitieren könnten oder nicht.

---

* in Deutschland Presomen

Erste Tatsache: Bisher hat niemand nachgewiesen, dass ein niedriger Östrogenspiegel ursächlich mit einer nachfolgenden Herzkrankheit zusammenhängt. Anderenfalls wären Östrogensubstitutionspräparate die am häufigsten verordneten Medikamente für Männer über 40! Östrogene sind nur ein Faktor, der die Blutfettwerte im Zusammenhang mit Herzkrankheiten verbessert. Auch Sport erhöht den HDL-Cholesterinspiegel, das Gleiche gilt für eine Ernährung, die den Insulinspiegel normalisiert.

Zweite Tatsache: Bis zu Beginn der dreißiger Jahre waren Herzkrankheiten in den USA sehr selten. (Für nicht industrialisierte Gebiete wie das ländliche China gilt das noch immer.) Das lag nicht etwa daran, dass niemand älter als 50 Jahre wurde! Ganz im Gegenteil – wer die damals lebensbedrohlichen Infektionen im Kindesalter überstanden hatte, hatte genauso gute oder bessere Chancen als wir heute, gesund alt zu werden. In den dreißiger Jahren nahm jedoch die Industrialisierung immer mehr zu, und ein Großteil der Bevölkerung zog aus dem engen Zusammenhalt bäuerlicher Gemeinden in die Stadt. Mangelnde Gemeinschaft geht jedoch mit einem Anstieg der Herzerkrankungen einher. Außerdem ersetzten verarbeitete Lebensmittel allmählich die vollwertigen Nahrungsmittel, die jeder Haushalt bis dahin selbst angebaut oder hergestellt hatte. Dass eine Ernährung mit viel raffiniertem Zucker und Weißmehl und wenig Mineralien und anderen Nährstoffen mit Krebs, Übergewicht und Herzkrankheiten im Zusammenhang steht, ist mehr als einmal bewiesen worden. Durch das Leben in der Stadt nahm auch die körperliche Aktivität der Menschen drastisch ab. Regelmäßige Bewegung ist erwiesenermaßen eine ausgezeichnete Möglichkeit, das Herz gesund zu erhalten – das Herz ist ein Muskel, der regelmäßig Bewegung braucht, um richtig zu funktionieren. Doch nur 40 Prozent aller Frauen treiben regelmäßig Sport.[63]

Dritte Tatsache: Zusätzlich zu diesen gewaltigen gesellschaftlichen Veränderungen gab es etwa zur gleichen Zeit noch einen Wandel in der Ernährung, der große Auswirkungen auf die Gesundheit hat. Teilweise gehärtete Fette, die lange haltbar sind, wurden der Nahrung zugesetzt, und Margarine und pflanzliche Backfette ersetzten allmählich Butter und Schmalz. Heutzutage findet man kaum noch Fertiggebäck, das keine teilweise gehärteten Fette enthält. Zwischen diesen Fetten und Blutgefäßschäden durch freie Radikale ist jedoch ein direkter Zusammenhang festgestellt worden. Und auch wenn viele gesättigte Fette in der

Nahrung nicht ideal sind, so sind doch geringe Mengen gesättigter Fette täglich bei weitem gesünder als teilweise gehärtetes Fett, das nirgends in der Natur vorkommt!

Vierte Tatsache: In den Studien, die einen Nutzen der Östrogensubstitution belegen, waren möglicherweise die Frauen, die Östrogene eingenommen haben, von Anfang an gesünder als diejenigen, die nicht mit Östrogenen behandelt wurden. Das könnte der Grund dafür gewesen sein, warum die bekannte *Nurses' Health Study* über die Gesundheit von Krankenschwestern bei östrogensubstituierten Frauen einen Rückgang des Herz-Kreislauf-Risikos um bis zu 50 Prozent gezeigt hat.[64] Auch andere Studien deuten darauf hin.[65]

Fünfte Tatsache: Es gibt keinen Grund, warum ein normaler Lebensabschnitt wie die Wechseljahre automatisch mit Krankheit verbunden sein sollte. So funktioniert die Natur nicht. Viele Frauen haben noch Jahre nach der Menopause ausreichend hohe Östrogenspiegel. Körperfett, Leber, Nebennieren und Eierstöcke produzieren das ganze Leben hindurch Östrogene, wenn die Ernährung ausgewogen ist und die nötigen Bausteine für die Hormonproduktion enthält. Bevor Sie mit einer Östrogenersatztherapie anfangen, sollten Sie Ihren Arzt bitten, Ihren Östrogenspiegel zu bestimmen, damit Sie wirklich wissen, wie viel Östrogen Ihr Körper insgesamt selbst produziert. Wenn der Östradiolspiegel im Serum zwischen 50 pg/ml und 150 pg/ml liegt, haben Sie schon von sich aus genug Östrogen.[66]

Leider gibt es keine Studien über Frauen nach der Menopause, die das Herzkrankheitsrisiko einer Gruppe von gesunden, körperlich aktiven Frauen mit vorwiegend im Sitzen tätigen, schlecht ernährten Frauen, die Östrogene einnehmen, direkt miteinander vergleicht. Aber wir haben einige Anhaltspunkte dafür, wie wichtig die Lebensführung für die Prävention von Herzkrankheiten ist. Die *Nurses' Health Study* hat gezeigt, dass die Frauen, auf die keiner der Risikofaktoren für Herzkrankheiten zutrifft (dazu zählen nur drei Prozent aller Teilnehmerinnen) – die also nicht rauchen, kein Übergewicht haben, sich ausreichend bewegen und ausgewogen ernähren – ein um 83 Prozent geringeres Risiko für Herz-Kreislauf-Zwischenfälle haben als die übrigen Frauen.[67]

Sechste Tatsache: Liebe, Begeisterung, Freude und Leidenschaft beleben das Herz wirklich. Um die Gesundheit Ihres Herzens zu fördern, müssen Sie ein Ziel, eine Leidenschaft, einen Grund zu leben haben.

Viele Frauen bekommen Herzkrankheiten, wenn sie aus irgendeinem Grund nicht mehr von ganzem Herzen ihrer Arbeit nachgehen oder
ihr Leben leben. Eine ausgesprochen gesunde 85-jährige Patientin ohne
jegliches Anzeichen einer Herzkrankheit erzählte mir vor kurzem, dass
sie es vermutlich nicht mehr lange machen würde. Ihr 90-jähriger Ehemann war mit Herzbeschwerden ins Krankenhaus gekommen und hatte
sich nicht wieder völlig erholt. Sie sagte:»Wir sind seit 60 Jahren verheiratet. Ich könnte ohne ihn nicht weiterleben.« Wie man weiß, sterben
ältere Eheleute oft innerhalb von Wochen nacheinander. Sogar in der
Medizin ist diese Tatsache gut bekannt: Man nennt sie»an gebrochenem
Herzen sterben«.

Siebte Tatsache: Rauchen ist sowohl bei Männern als auch bei Frauen
der Risikofaktor Nummer eins für Herzkrankheiten. Rauchen lässt die
Energie des Herzens im wahrsten Sinne des Wortes verpuffen. Falls Sie
rauchen, sollten Sie einmal darauf achten, wann Sie das Bedürfnis verspüren zu rauchen. Möglicherweise stellen Sie fest, dass Ihr Bedürfnis
nach einer Zigarette unmittelbar mit unangenehmen Gefühlen zusammenhängt. Wenn Sie rauchen und aufhören wollen, würde ich Ihnen
empfehlen, Nikotinpflaster auszuprobieren und eine Selbsthilfegruppe
aufzusuchen.

Mein Rat zu Hormonen und der Gesundheit Ihres Herzens

Unter den folgenden Umständen sollten Sie bioidentische Hormone in
Ihren Herzschutzplan aufnehmen:

* Wenn Sie sich gründlich über die Argumente für und gegen eine
  Östrogensubstitution informiert haben und das Gefühl haben, es sei
  das Richtige für Sie. Zum jetzigen Zeitpunkt neigen sowohl die Ärz-
  teschaft als auch die Gesellschaft allgemein zu der Ansicht, dass die
  Vorteile von Östrogenpräparaten gegenüber den Nachteilen über-
  wiegen. Allein schon diese Überzeugung kann eine therapeutische
  Wirkung haben.
* Wenn Sie wirklich momentan weder Ihre Ernährung umstellen noch
  Sport treiben können.
* Wenn Herzkrankheiten in Ihrer Familie sehr häufig sind und Sie
  glauben, dass Sie nach den betroffenen Familienmitgliedern »kom-
  men« und das nicht abwenden können.
* Wenn Sie bereits aus anderen Gründen Östrogene nehmen und sich
  damit wohl fühlen.

- Wenn Sie sich oft Gedanken über Ihr Herz machen und weniger besorgt über Ihre Gesundheit wären, wenn Sie die konventionellen medizinischen Richtlinien befolgen würden.
- Wenn Sie noch unentschlossen sind. In diesem Fall kann es nicht schaden, probeweise Östrogene einzunehmen. Lassen Sie Ihr Lipidprofil nach dreimonatiger Einnahme vom Arzt kontrollieren, um festzustellen, ob sich irgendwelche Verbesserungen zeigen. Fangen Sie mit einer möglichst geringen Dosis bioidentischer Hormone an und beobachten Sie, wie Sie sich damit fühlen. Falls es nicht das Richtige ist, wechseln Sie entweder das Präparat oder setzen es sehr langsam, über einen Zeitraum von zwei Monaten, wieder ab.

Vermeiden Sie künstliches Progesteron (Gestagene). Wie bereits erwähnt, machen diese künstlichen Hormone viele der positiven Wirkungen der Östrogene zunichte und erhöhen möglicherweise sogar das Risiko eines Herzinfarkts.

Wie bei allen Fragen der Gesundheit gibt es kein Wundermittel, das für alle das richtige wäre. Die medizinisch-pharmazeutische Industrie hat den Frauen auf der ganzen Welt unbeabsichtigt keinen Gefallen damit getan, das komplizierte Thema der Herzgesundheit auf die tägliche Einnahme oder Nicht-Einnahme von Östrogenen zu reduzieren. Wenn Sie aber die richtigen Informationen haben und der Weisheit Ihres Herzens folgen, werden Sie die richtige Entscheidung für sich selbst treffen können.

Lieben und respektieren Sie Ihr Herz in der Lebensmitte

Zwar hängen viele Menschen von ganzem Herzen an ihrer Familie, aber meiner Erfahrung nach werden gerade dort auch viele Herzen gebrochen. Zu sich selbst zu finden ist eine der größten Herausforderungen in der Lebensmitte. Das gelingt nur, wenn wir uns gestatten, den Dingen auf den Grund zu gehen – und unsere Gefühle werden uns verraten, was unser Herz bedrückt. Viel zu viele Frauen flüchten sich in Suchtverhalten – in übermäßiges Essen, Alkohol, Zigaretten, übertrieben viel oder wenig Sport oder entspannende Mittel –, um Gefühle zu vermeiden, die sie zu sich selbst führen. Nur wenn wir emotional ausgeglichen sind, werden wir wirklich zu uns selbst finden und uns wohl fühlen. Und auch die gesunde Ernährung, das Sportprogramm und die regelmäßige Einnahme von Nahrungsergänzungsmitteln werden wir nur dann durchhalten, wenn wir mit uns selbst im Reinen sind. Zwar empfehle ich Ihnen, die oben umrissenen Richtlinien zu Ernährung und Sport zu befolgen, aber ich glaube, dass es viel wichtiger ist, sich selbst zu mögen und zu akzeptieren. Diese Reise zu sich selbst ist nie einfach und oft auch qualvoll, aber sie ist es in jedem Fall wert.

Eine meiner Freundinnen in den Wechseljahren, deren Mutter geisteskrank war, wusste genau, dass sie sich immer ins Essen geflüchtet hatte, um damit fertig zu werden, dass sie sowohl ihre Mutter als auch ihre jüngeren Geschwister versorgen musste. Mit 43 Jahren konnte sie endlich all die Schmerzen ihrer Kindheit an sich heranlassen. Sie erzählte mir: »Ich erinnere mich genau daran, wie ich bei meinem Therapeuten saß und zum ersten Mal die panische Angst in mir zuließ, ich könnte genauso werden wie meine Mutter. Und in diesem Moment wurde mir klar, warum Menschen mit großen Gewichtsproblemen oft nicht abnehmen oder sofort wieder zunehmen. Sie sind lieber übergewichtig und stopfen sich voll, als die Gefühle tiefer Verzweiflung und Schmerzen in ihrem Inneren an sich heranzulassen.« Zum Glück ist meine Freundin ein sehr gläubiger Mensch und schaffte es mit Gottes Hilfe, in mehreren Monaten und unter vielen Tränen die alten Gefühle zu verarbeiten.

Sie selbst schreibt das der Tatsache zu, dass sie die Wechseljahre ohne jegliche Beschwerden hinter sich gebracht hat. Sie muss nicht mehr essen, um ihre Gefühle zu unterdrücken, und hält seit mehr als zehn Jahren ihr Gewicht. Der einzige Weg war der Weg mittendurch.

Ob Sie nun in der Lebensmitte Herzbeschwerden wie Herzklopfen, Bluthochdruck, einen hohen Cholesterinspiegel, Schmerzen in Brust, Kiefer oder Arm oder irgendwelche anderen Anzeichen einer Herzkrankheit haben oder nicht oder einfach Herzkrankheiten vorbeugen wollen – Sie sind es sich selbst schuldig, die Sprache Ihres Herzens verstehen zu lernen.

Die herzerfrischende Wirkung von Haustieren

Kurz nachdem mein Mann ausgezogen war, nahm ich zwei Katzen aus dem Tierheim mit zu mir nach Hause. Ich wollte schon seit langem Katzen haben, aber mein Mann war allergisch gegen Katzenhaare. Nur wenige Dinge haben mir und meiner Gesundheit so gut getan wie meine beiden Katzen Buddy und Francine. Eine meiner Freundinnen aus New York, eine berufstätige Frau mit einem anstrengenden Job, hat vor kurzem einen Hund bekommen. Sie erzählte mir: »Es stimmt wirklich, dass Tiere glücklich machen. Es ist wundervoll, jeden Morgen aufzuwachen und mit solch einer bedingungslosen Liebe begrüßt zu werden! Alle in der Nachbarschaft mögen meinen Hund. Und wenn ich mit ihm spazieren gehe, lerne ich alle möglichen neuen Leute kennen!« Die wissenschaftliche Literatur über den gesundheitlichen Nutzen von Haustieren beweist ohne den leisesten Zweifel, dass Haustiere durch ihre bedingungslose Liebe unser Herz rühren und es im wahrsten Sinne des Wortes heilen können.

Tiere können Menschen zwar nicht in jeder Hinsicht unterstützen, aber sie leisten uns Gesellschaft, bieten Sicherheit und geben uns das Gefühl, gebraucht zu werden. Außerdem schaffen sie eine Verbindung zu unserer Umwelt und lenken uns von uns selbst ab – was gerade Menschen mit Depressionen sehr hilft. Der Internist Dr. Larry Dossey hat sich ausführlich mit der Heilkraft von Gebeten beschäftigt und bezeichnet Haustiere als »vierbeinige Gebete«.

Die Anwesenheit eines Haustieres wirkt sich auf die Reaktivität des Herz-Kreislauf-Systems aus – das bedeutet, dass der Einfluss eines Haustieres Blutgefäße und Herzrhythmus stabilisiert. Herzfrequenz und Blutdruck sind in Gegenwart von Haustieren niedriger. Im Laufe von Monaten und Jahren addiert sich das zu tausenden von Schlägen, die das Herz weniger machen muss, wodurch sich die Entstehung von Arteriosklerose verlangsamt. Forschungen am Brooklyn-College haben ergeben, dass sogar bei hochgradig gestressten Menschen vom Typus A die Herzfrequenz sinkt.[68]

Haustiere jeder Art senken den Blutdruck. Einen Hund zu streicheln wirkt blutdrucksenkend auf gesunde Studenten, auf ältere Menschen im Krankenhaus und auf Erwachsene mit Bluthochdruck. Wenn Vogelhalter mit ihrem Vogel sprechen, sinkt ihr Blutdruck durchschnittlich um 10 Punkte. Und während man einen Fisch im Aquarium beobachtet, sinkt der Blutdruck unter den Ruhewert. Wissenschaftler haben außerdem festgestellt, dass der Blutdruck von Kindern, die ruhig dasitzen und lesen, in Gegenwart eines Hundes niedriger ist.[69]

Die Unterstützung durch einen tierischen Kameraden geht bei koronaren Herzkrankheiten mit einer höheren Überlebenschance einher, unabhängig von Familienstand und Lebenssituation. Aaron Katcher und Erika Friedmann von der Universität von Pennsylvania haben festgestellt, dass Haustierbesitzer nach einem Herzinfarkt länger leben als Menschen ohne Haustiere.[70] Weitere Forschungen haben ergeben, dass die Haustierbesitzer unter den Infarktpatienten nur ein Fünftel der Todesrate derjenigen aufweisen, die keine Tiere haben.[71] Haustiere sind ein Herzstärkungsmittel ohne Nebenwirkungen.

Ob Sie sich nun ein Haustier anschaffen oder nicht, die Stelle wechseln, einen neuen Partner finden oder auch nicht, die Lebensmitte ist eine Zeit der Wiedergeburt. Wenn sich das Herz in der Lebensmitte erneut öffnet, ist es zart wie eine junge Pflanze. Lassen Sie nicht zu, dass jemand darauf tritt. Lernen Sie, sich selbst zu schützen; bitten Sie um Hilfe, und gestatten Sie sich, Hilfe anzunehmen. Öffnen Sie Ihr Herz, sorgen Sie für Ihr Herz, und finden Sie über Ihr Herz zu sich selbst.

Die Ruhe nach dem Sturm

*I*m Winter nach meiner Scheidung stand ich eines Morgens um sechs Uhr auf, um zu meiner Gymnastikstunde nach Portland zu fahren. Laut Wetterbericht sollte es zwar regnen, aber als ich zur Tür hinausging, empfing mich ein Schneesturm, der wohl etwa fünf Zentimeter Schnee pro Stunde brachte. Ich machte mich dennoch auf den Weg. Schließlich bin ich durch meine Zeit im schneereichen Staat New York schneesturmerprobt. Auf meiner Fahrt Richtung Süden konnte ich jedoch kaum etwas sehen und dachte einen Moment daran umzukehren. Aber in meiner typischen unerschütterlichen Art fuhr ich weiter in dem sicheren Glauben, dass das Wetter jede Minute aufklaren würde. Plötzlich geriet mein Wagen ins Schleudern. Der Wagen geriet völlig außer Kontrolle, drehte sich im Kreis und schoss auf die Leitplanke zu. Ich machte mich auf den Aufprall gefasst und fragte mich gleichzeitig, ob ich wohl einen Zusammenstoß mit dem Gegenverkehr überleben würde. Als mein Wagen vom Schnee gedämpft an der Leitplanke zum Stehen gekommen war, wartete ich auf weitere Kollisionen. Wundersamerweise konnten die Autos hinter mir rechtzeitig bremsen. Etwas unsicher, was jetzt zu tun sei, legte ich zögerlich einen Gang ein. Irgendwie gelang es mir, wieder auf die Straße zu kommen und meine Fahrt nach Portland fortzusetzen. Als ich die Stadt erreicht hatte, klarte das Wetter tatsächlich auf, und ich kam noch rechtzeitig zu meiner Gymnastikstunde. Ich zitterte zwar noch etwas, aber mein Wagen war nur unwesentlich beschädigt – bis auf die rechte Stoßstange war alles intakt geblieben. Ich wusste, ich hätte umkommen können, und verspürte ein starkes Glücksgefühl.

Mein Unfall kam mir wie eine kurze und überaus eindrucksvolle Neuinszenierung meiner Wechseljahre vor, samt dem Scheitern meiner Ehe und der Zerstörung einiger Anteile meiner Persönlichkeit, die jetzt untergehen mussten, damit ich gesund bleiben und wachsen konnte. Der Unfall passierte fast auf den Tag genau ein Jahr, nachdem mein Mann und ich uns getrennt und die Scheidung eingereicht hatten. In diesem Jahr waren mein altes Leben und mein altes Ich ebenso wie mein Wagen von einer Macht ergriffen worden, die nicht meiner Kontrolle unterlag. Trotz meiner schlimmsten Befürchtungen konnte ich am Ende aus eigener Kraft weitermachen.

Und obwohl sich damals die Wucht der Trennung so angefühlt hatte, als ob dadurch einige wesentliche Teile in mir zerstört werden könnten, so waren die Schäden letztendlich doch nur oberflächlicher Natur, ebenso wie die an meinem Wagen. Mein Leben war nun nicht mehr so bilderbuchmäßig wie einst. Doch wie ich feststellte, war der einzige Schaden von Bedeutung, dass meine gut gehütete und tröstliche Illusion zerstört worden war, jemand außer mir selbst könnte mich davon abhalten, das Leben zu leben, für das ich bestimmt war. Nach 24 Ehejahren hatte ich es geschafft, ein Jahr lang ohne einen Mann auszukommen. Ich hatte ziemlich viel Trauer und Schmerz ausgehalten, war offensichtlich in der Lage, meine Kinder und mich zu ernähren, und, wenn auch noch etwas mitgenommen, unerschrockener denn je aus dieser Erfahrung hervorgegangen.

Als ich am Morgen nach meinem Unfall aufwachte, schien die Sonne strahlend vom Himmel, und meine beiden Katzen schliefen friedlich am Fußende des Bettes. Ja, ich war allein zu Hause. Ja, mein Nest war leer. Aber mein Herz war so erfüllt von Liebe, Freude und Erwartungen für die Zukunft wie schon seit über einem Jahr nicht mehr. Ich war frei, und zum ersten Mal in meinem Leben konnte ich mein Leben nach meinen Vorstellungen gestalten, statt zu versuchen, es irgendjemand anderem recht zu machen – seien es Eltern, Lehrer, Ehemann oder Kinder.

Tief in meinem Inneren wusste ich außerdem, dass ich diese neu entdeckten Augenblicke der Einsamkeit pflegen musste, denn sie würden vielleicht nicht für immer da sein. Sollte ich einen Mann kennen lernen, mit dem ich ganz ich selbst sein kann, meine Verletzbarkeit, aber auch meine Kompetenz teilen und dieselbe Mischung von Qualitäten auch an ihm schätzen können, dann hätte ich sehr gerne wieder einen Lebenspartner. Im Moment steht jedoch meine Beziehung zu mir selbst an erster Stelle. Ich kann mich nicht mehr in einer Beziehung aufgeben oder das Wohlergehen eines anderen über mein eigenes stellen. Daher genieße ich in dieser Übergangzeit meines Lebens jeden Sonnenuntergang und jeden Morgen, an dem ich zu neuen Möglichkeiten, neuen Abenteuern aufbrechen kann.

Ob ich diesen Lebenspartner nun jemals finden werde oder nicht – ich weiß, dass ich nicht allein bin. Und auch Sie sind nicht allein, unabhängig davon, ob Sie verheiratet sind, Kinder haben oder in einer Gemeinschaft leben. Sie und ich sind Teil einer gewichtigen Gruppe von kompetenten, gesunden und selbstbewussten Frauen, die die Rolle der Frau in der Lebensmitte neu definieren: körperlich, emotional, finanziell und spirituell. All die Leidenschaften unserer Jugend kommen nun wieder hervor. Aber jetzt verfügen wir über die Fähigkeiten, die Verbindungen und den Verstand, um unsere Träume auszuleben und zu verwirklichen. Wenn wir den Geist und das Feuer in uns wirklich ernst nehmen, glauben wir nicht nur wieder an uns selbst, sondern werden Teil einer Macht, mit der man rechnen muss.

Jeden Morgen sehe ich in den Spiegel, und mir gefällt die Frau, die ich sehe. Ich mag ihre körperliche und emotionale Stärke und ihr gütiges Herz, ein Herz, das gebrochen war, aber nun wieder mutig genug ist zu lieben – falls (und nur dann) ich jemanden finde, der auch mich so liebt, wie ich bin.

Wir werden wachgerüttelt, Sie und ich. Lassen Sie sich von niemandem einreden, dass die Leidenschaften, die Sie jetzt bis ins Mark erschüttern, einfach ein hormoneller Sturm sind. Lassen Sie sich nicht einreden, dass Sie zu viel wollen oder »unrealistisch« seien. Ihr Lebenshunger ist echt und schreit danach, ausgelebt zu werden. Geraten Sie aber nicht in Panik, wenn Sie Schmerzen erfahren. Immer, wenn wir etwas Bedeutendes gebären wie die neue Beziehung zu unserer Seele, die wir in der Lebensmitte aufbauen können, ist das mit schmerzhaften Wehen verbunden. Sie müssen den Übergang nicht über Nacht schaffen. Sie haben Monate, gar Jahre Zeit dafür.

Vergessen Sie nicht, dass die hohe Weisheit des Lebens mit den Wechseljahren kommt. Darin liegt eine enorme Kraft. In den Medien sind Frauen in der Lebensmitte zwar so gut wie unsichtbar, aber inzwischen sind wir an einem Wendepunkt angelangt. Wir haben eine kritische Masse erreicht und werden uns unserer Macht bewusst. Noch ahnt niemand, wie viel wir erreichen können, wenn wir an unsere Arbeitsplätze, in Kirchen, Vereine und in unsere Familien gehen und uns in aller Stille daranmachen, alles zum Besseren zu verändern.

Was passiert, wenn jede Einzelne von uns auf ihre eigene Art den Text nicht mehr aufsagt, den man ihr reicht, sich weigert, die Rolle zu spielen, die wir von den Frauen vor uns geerbt haben – Frauen, die ihr Bestes getan haben, aber deren Rollen jetzt so überholt sind wie die Rolle, die ich mir bei meiner Hochzeit in den siebziger Jahren ausgesucht habe?

Schätzungen zufolge werden Frauen im Alter von 50 und 65 im Jahr 2008 die größte Bevölkerungsgruppe in den USA bilden. Und zum ersten Mal in der Geschichte werden wir über Geld verfügen, das wir selbst erarbeitet haben. Was geschieht, wenn wir uns der Macht bewusst werden, die Frauen schon immer besessen haben, aber die man unseren Müttern und Großmüttern ausgeredet hat? Was passiert, wenn wir aufgrund unserer bloßen Zahl und den Umständen in den Jahren, die uns geprägt haben, erkennen, dass wir selbst diejenigen sind, auf die wir gewartet haben? Wenn wir unsere ökonomischen, geistigen und körperlichen Muskeln spielen lassen und unser Geld und unsere Energie so einsetzen, wie es unseren Idealen entspricht, werden die Veränderungen in der Welt die uns eigene Weisheit widerspiegeln, eine Weisheit, die jeder Frau, jedem Mann, jedem Kind und jedem Lebewesen auf diesem Planeten zugute kommen kann.

Anmerkungen

Erstes Kapitel – Die Wechseljahre stellen Ihr Leben auf den Prüfstand

1. Sams, J. und Carson, D. (1988). *Medicine Cards* (Seite 150). Santa Fe: Bear & Co.

Zweites Kapitel – In den Wechseljahren fängt das Gehirn Feuer

1. Seymour, L. J. (Hrsg.) (April, 1999). News from Redbook. *Redbook*, Seite 16.
2. Larsson, C. und Hallman, J. (1997). Is severity of premenstrual symptoms related to illness in the climacteric? *J. Psychosomatic Obstetrics & Gynecology*, 18, 234 bis 243; Novaes, C. und Almeida, O. P. (1999). Premenstrual syndrome and psychiatric morbidity at the menopause. *J. Psychosomatic Obstetrics & Gynecology*, 20, 56 bis 57; Arpels, J. C. (1996). The female brain hypoestrogenic continuum from PMS to menopause· A hypothesis and review of supporting data. *J. Reproductive Medicine*, 41 (9), 633 bis 639.
3. Schmidt, P. et al. (1998). Differential behavioral effects of gonadal steroids in women with and in those without premenstrual syndrome. *NEJM*, 338 (4), 209 bis 216.
4. Larsson, C. und Hallman, J. (1997). Is severity of premenstrual symptoms related to illness in the climacteric? *J. Psychosomatic Obstetrics & Gynecology*, 18, 234 bis 243; Novaes, C. und Almeida, O. P. (1999). Premenstrual syndrome and psychiatric morbidity at the menopause. *J. Psychosomatic Obstetrics & Gynecology*, 20, 56 bis 57.
5. Benedek, T. und Rubenstein, B. (1939). Correlations between ovarian activity and psychodynamic processes: The ovulatory phase. *Psychosomatic Medicine*, 1 (2), 245 bis 270.
6. Weitoft, G. R., et al. (2000). Mortality among lone mothers in Sweden: A population study. *Lancet*, 355, 1215 bis 1219.
7. Herzog, A. (1997). Neuroendocrinology of epilepsy. In S. C. Schacter und O. Devinsky (Hrsg.), *Behavioral Neurology and the Legacy of Norman Geschwind*, 235 bis 236. Philadelphia: Lippincott, Williams & Wilkins;

Moyer, K. E. (1976). *The Psychology of Aggression.* New York: Harper & Row; Albert, I. et al. (1987). Inter-male social aggression in rats: Suppression by medical hypothalamic lesions independently of enhanced defensiveness of decreased testicular Testosterone. *Physiology & Behavior,* 39, 693 bis 698; Post, R. M. (1992). Transduction of psychosocial stress into the neurobiology of recurrent affective disorder. *Am. J. Psychiatry,* 149, 999 bis 1010.

8. Linehan, M. (1993). *Skills Training Manual for Treating Borderline Personality Disorder,* 143. New York: Guilford Press.
9. Herzog, A. G. (1989). Perimenopausal depression: Possible role of anomalous brain substrates. *Brain Dysfunction,* 2, 146 bis 154.
10. Ledoux, J. E. (1986). Sensory systems and emotions: A model of affective processing. *Integrative Psychiatry,* 4, 237 bis 243. Was eine umfassende wissenschaftliche Diskussion dieses Gebiets angeht, siehe Schulz, M. L. (1998). *Awakening Intuition,* 113 bis 135. New York: Harmony.
11. Musante, L. et al. (1989). Potential for hostility and dimensions of anger. *Health Psychology,* 8, 343; Mittleman, M. A. et al. (1995). Triggering of acute MI onset of episodes of anger. *Circulation,* 92, 1720 bis 1725. Was eine ausführliche Liste der wissenschaftlichen Studien angeht, die die emotionalen Risikofaktoren für einen Herzinfarkt dokumentieren, siehe Schulz, M. L., wie oben zitiert. (Kapitel 9, 216 bis 250).
12. Porges, S. et al. (1996). Infant regulation of the vagal »brake« predicts child behavior problems: A psychobiological model of social behavior. *Developmental Psycbobiology,* 29 (8), 697 bis 712; Porges, S. (1992). Vagal tone: A physiological marker of stress vulnerability. *Pediatrics,* 90, 498 bis 504; Donchin, Y. et al. (1992). Cardiac vagal tone predicts outcome in neurosurgical patients. *Critical Care Medicine,* 20, 941 bis 949.
13. Heim, C. et al. (2000) Pituitary-adrenal and autonomic responses to stress in women after sexual and physical abuse in childhood, *JAMA 284* (5), 592 bis 596.
14. Schulz, M. L., M. D., Ph. D., Verhaltens-Neurowissenschaftlerin und Neuropsychiaterin (persönliche Mitteilung, März 20, 2000).
15. Van Der Kolk, B. A. (1996). The body keeps the score: Approaches to the psychobiology of posttraumatic stress disorder. In *Traumatic Stress: The Effects of Overwhelming Experience on Mind, Body, and Society.* New York: Guilford Press.
16. Clow, B. H. (1996). *The Liquid Light of Sex: Kundalini Rising at Midlife Crisis.* Berkeley, CA: Bear & Co. Dieses Buch enthält Tabellen, die es der Leserin erlauben, genau zu bestimmen, wann die Schlüsselpassagen ihres Lebens stattfinden werden oder stattgefunden haben, sodass sie den vollen Nutzen aus Vorgängen ziehen kann, die vielleicht sonst wie eine Krise ohne Bedeutung erschienen.

Drittes Kapitel – Heimfinden zu sich selbst: Von Abhängigkeit zu einer gesunden Eigenständigkeit

1. Ursprünglich habe ich dies durch eine Technik gelernt, die als Propriozeptives Schreiben™ bekannt ist und von Linda Metcalf und Tobin Simon gelehrt wird.

2. Brody, E. M. (1989). *Family at Risk in Alzheimer's Disease*, 2 bis 49. DHHS Publication Nr. 89 bis 1569. Bethesda, MD: National Institute of Mental Health.
3. Die Ergebnisse der Untersuchungen von Julie Brines, einer Soziologin an der Universität Washington, die so genannte Paare mit umgekehrtem Status (*status-reversal couples*) studiert, erschienen in »Excuse Me, I'm the Breadwinner«. *Money for Women Magazine* (May-June, 2000), 16 bis 17. Hier sind die Daten: Männer, deren Frauen das gesamte Einkommen der Familie verdienen, verbringen im Mittel weniger Stunden pro Woche mit Hausarbeit als Männer, die genauso viel verdienen wie ihre Partnerin. Wenn der Ehemann das Geld verdient und seine Frau zu Hause bleibt, verbringt der Mann drei Stunden pro Woche mit Hausarbeit, seine Frau 25 Stunden. Wenn sowohl Mann als auch Frau außer Haus arbeiten und das Gleiche verdienen, leistet der Mann neun Stunden Hausarbeit, seine Frau 17 Stunden. Doch wenn die Frau arbeitet und der Mann zu Hause bleibt, verbringt der Mann nur fünf Stunden pro Woche mit Hausarbeit, seine Frau jedoch 16 Stunden.

Viertes Kapitel – Das können doch nicht die Wechseljahre sein? Die körperliche Grundlage des Klimakteriums

1. Randolph, J. und Sowers, M. F. (1999). Research on perimenopausal changes in 500 Michigan women, abgedruckt in *Midlife Women's Health Sourcebook*. Atlanta, GA: American Health Consultants.
2. McKinlay, S. M. et al. (1992). The normal menopause transition. *Maturitas*, 14, 103; Treloar, A. E. et al. (1981). Menstrual cyclicity and the perimenopause. *Maturitas*, 3, 249.
3. Munster, K. et al. (1992). Length and variation in the menstrual cycle – a cross-sectional study from a Danish county. *British J. Obstetrics & Gynecology*, 99 (5), 422; Collett, M. E. et al. (1954). The effect of age upon the pattern of the menstrual cycle. *Fertility & Sterility*, 5, 437.
4. Rannevik, G. (1995). A longitudinal study of the perimenopausal transition: Altered profiles of steroid and pituitary hormones, SHBG and bone mineral density. *Maturitas*, 21, 103.
5. Coulam, C. B., Adamson, S. C. und Annegers, J. F. (1986). Incidence of premature ovarian failure. *Am. J. Obstetrics & Gynecology*, 67 (4), 604 bis 606; Miyake, T. et al. (1988). Acute oocyte loss in experimental autoimmune oophoritis as a possible model of premature ovarian failure. *Am. J. Obstetrics & Gynecology*, 158 (1), 186 bis 192; Coulam, C. B. (1982). Premature gonadal failure. *Fertility & Sterility*, 38, 645; Gloor, H. J. (1984). Autoimmune oophoritis. *Am. J. Chnical Pathology*, 81, 105 bis 109; Leer, M., Patel, B., Innes, M. et al. (1980). Secondary amenorrhea due to autoimmune ovarian failure. *Australian, New Zealand J. Obstetrics & Gynecology*, 20, 177 bis 179; International Medical News Service. (1985, November). Evidence of autoimmune etiology in some premature menopause. *OB-GYN News*, 20 (21), 1, 30.
6. Sumiala, S. et al. (1996). Salivary progesterone concentrations after tubal sterilization. *Obstetrics & Gynecology*, 88, 792 bis 796.

7. Aksel, S. et al. (1976). Vasomotor symptoms, serum estrogens and gona-dotropin levels in surgical menopause. *Am. J. Obstetrics & Gynecology*, 126, 165 bis 169; Judd, H. L. und Meldrum, D. R. (1981). Physiology and pathophysiology of menstruation and menopause. In S. L. Romney, M. J. Grayund A. B. Little et al. (Hrsg.), *Gynecology and Obstetrics: The Health Care* of *Women*. (zweite Auflage., 885 bis 907). New York: McGrawHill.

8. Riad-Fahmy. D. et al. (1982). Steroids in saliva for assessing endocrine function. *Endocrine Reviews*, 3 (4), 367-395; Dabbs, M. J. (1990). Salivary testosterone measurements: Collecting, storing, and mailing salivary samples. *Physiology & Behavior*, 49, 815 bis 887; Lipson, S. und Ellison, P. T. (1989). Development of protocols for the application of salivary steroid analysis to field conditions. *Am. J. Human Biology*, 1, 249 bis 255; Ellison, P. T. (1992). Measurement of salivary progesterone. *Annals of the N. Y Acad. Sci.*, 694, 161 bis 176; Kahn, J. P. et al. (1988). Salivary cortisol: A practical method for evaluation of adrenal function. *Biological Psychology* 23, 335 bis 349; Laudat, M. H. et al. (1988). Salivary cortisol: A practical approach to assess pituitary-adrenal function. J. *Clinical Endocrinology & Metabolism*, 66, 343 bis 348.

9. Massoudi, M. S. et al. (1995). Prevalence of thyrold antibodies among healthy middle-aged women. Findings from the thyroid study in healthy women. *Annals of Epidemiology*, 5 (3), 229 bis 233.

10. Jeffries, W. McK., (1996). *The Safe Uses of Cortisone.* Springfield, IL: Charles C. Thomas.

11. Golan, R. (1995). *Optimal Wellness*, 203. New York: Ballantine; Baschetti, R. (1995). Chronic fatigue syndrome and licorice (Brief). *New Zealand Medical journal*, 108, 156 bis 157; Stormer, F. C. et al. (1993). Glycyrrhizic acid in licorice: Evaluation of health hazard. *Federal Chemistry & Toxicology*, 31, 303 bis 312.

12. Guthrie, J. et al. (1996). Hot flushes, menstrual status, and hormone levels in a population-based sample of midlife women. *Obstetrics & Gynecology*, 88, 437 bis 442.

13. Leonetti, H. et al. (1999). Transdermal progesterone cream for vasomotor symptoms and postmenopausal bone loss. *Obstetrics & Gynecology*, 94, 225 bis 228.

14. Freedman, R. R. und Woodward, S. (1992). Behavioral treatment of menopausal hot flashes: Evaluation by ambulatory monitoring. *Am. J. Obstetrics & Gynecology*, 167, 436 bis 439.

15. Stevenson, D. W. und Delprato, D. J. (1983). Multiple component self-control program for menopausal hot flashes. *J. Behavioral Therapy & Experimental Psychology*, 14 (2), 137 bis 140; Domar, A. D. und Dreher, H. (1997). *Healing Mind, Healthy Woman*, 291 bis 292. New York: Delta.

Fünftes Kapitel – Hormonsubstitution: Eine persönliche Entscheidung

1. Mosca, L. (2000). The role of hormone replacement therapy in the prevention of postmenopausal heart disease. *Arch. Intern. Med.*, 160, 2263 bis 2272.

2. Shen, L., Qiu, S., Chen, Y., Zhang, F., van Breemen, R. B., Nikolic, D. und Bolton, J. L. (1998). Alkylation of 2'-deoxynucleosides and DNA by the Pre-

marin metabolite 4-hydroxyequilenin semiquinone radical. *Chemical Research in Toxicology*, 11, 94 bis 101; Bhavnani, B. (1998). Pharmacokinetics and pharmacodynamics of conjugated equine estrogens: Chemistry and metabolism. *Proceedings of the Society for Biological Medicine*, 217 (1), 6 bis 16; Zhang, F. et al. (1999). The major metabolite of equilin, 4-hydroxyequilin, autoxidizes to an σ-quinone which isomerizes to the potent cytotoxin 4-hydroxyequilenin-σ-quinone. *Chemical Research in Toxicology*, 12, 204 bis 213.

3. Cole, W. et al. (1995, June 26). The estrogen dilemma. *Time*, 46 bis 53 (Titelgeschichte).

4. Shaak, C. (im Druck). Restoration of early luteal phase hormone levels in menopausal women by transdermal application of progesterone, estradiol, and testosterone. Anmerkung: Dr. Shaaks Studie benutzte die folgende patentierte Rezeptur bioidentischer Hormone, die als TransproET bekannt ist: 150 mg Progesteron, 0,5 mg Östradiol und 0,5 mg Testosteron pro Kubikzentimeter Creme. Die Patientinnen wurden angewiesen, in Abhängigkeit von ihrem endogenen Hormonspiegel gewöhnlich zweimal täglich $^1/_8$ bis $^1/_4$ Teelöffel einzumassieren. Weitere Informationen bei Dr. Shaak in WomanWell, 405 Great Plain Avenue, Needham, MA 02492. Tel.: 781 453 0321; Hargrove J. et al. (1998). Absorption of estradiol and progesterone delivered via Jergens lotion used as hormone replacement therapy. Postersitzung auf dem Jahrestreffen der North American Menopause Society, Philadelphia.

5. Hargrove, J. T. und Beckum, J. (1999, September). Utility of estradiol and progesterone suspended in propylene glycol and administered by the drop for more accurate individualization of HRT. Präsentiert auf dem Jahrestreffen der North American Menopause Society, New York.

6. Follingstad, A. (1978). Estriol, the forgotten hormone. *JAMA*, 239 (1), 29 bis 39; Lemon, H. (1977). Clinical and experimental aspects of the antimammary carcinogenic activity of estriol. *Frontiers of Hormonal Research* 5 (1), 155 bis 173; Lemon, H. (1975). Estriol prevention of mammary carcinoma induced by 7,12-dimethylbenzathracene and procarbazine. *Cancer Research*, 35, 1341 bis 1353; Lemon, H. (1973). Oestriol and prevention of breast cancer. *Lancet*, 1, (802), 546 bis 547; Lemon, H. (1980). Pathophysiologic considerations in the treatment of menopausal patients with oestrogens: The role of oestriol in the prevention of mammary cancer. *Acta Endocrinologica*, 233, Suppl., 17 bis 27; Lemon, H., Wotiz, H., Parsons, L. et al. (1966). Reduced estriol excretion in patients with breast cancer prior to endocrine therapy. *JAMA*, 196, 1128 bis 1136.

7. Heimer, G. M. und Englund, D. E. (1992). Effects of vaginally administered oestriol on postmenopausal urogenital disorders: A cytohormonal study. *Maturitas*, 3, 171 bis 179; Iosif, C. S. (1992). Effects of protracted administration of estriol on the lower urinary tract in postmenopausal women. *Archives of Gynecology and Obstetrics*, 3 (251), 115 bis 120; Kirkengen, A. L., Andersen, P., Gjersoe, E. et al. (1992, June). Oestriol in the prophylactic treatment of recurrent urinary tract infections in postmenopausal women. *Scandinavian Journal of Primary Health Care*, 139 bis 142; Raz, K. und Stamm, W (1993). A controlled trial of intravaginal estriol in postmenopausal women with recurrent urinary tract infections. *NEJM*, 329, 753 bis 756.

8. Koenig, H. et al. (1995). Progesterone synthesis and myelin formation by Schwann cells. *Science*, 268, 1500 bis 1503.

9. Als ich Mitte der 1970er im St. Margaret's Hospital in Boston als Geburtshelferin und Frauenärztin arbeitete, sah ich immer wieder Frauen Ende dreißig und Ende vierzig, die eine Reihe von Kindern hatten und weiterhin Jahr um Jahr schwanger wurden, bis sie sich eine Hysterektomie wünschten, um weitere Schwangerschaften zu verhindern. Ihr Leben, ihre Überzeugungen und ihre Biologie stehen in scharfem Kontrast zu der 36-jährigen berufstätigen Frau von heute, die begonnen hat, sich Sorgen zu machen, sie könne nicht schwanger werden, sobald sie 35 geworden ist. Unsere Überzeugungen haben subtile, aber mächtige Auswirkungen auf unsere Biologie – Effekte, die von der Forschung bestätigt werden. Brant Secunda ist ein in Amerika geborener Shamane, der von den Huichol-Indianern ausgebildet wurde, die in einer abgelegenen Region in Mexiko leben. Brant berichtet, dass Huichol-Frauen regelmäßig in ihren Fünfzigern noch schwanger werden, einige sogar in ihren Sechzigern. Dr. Alice Domar vom Beth Israel Deaconess Center for Mindbody Medicine berichtet von einer 50-prozentigen Zunahme der Schwangerschaftsrate bei zuvor unfruchtbaren Frauen, die meisten von ihnen berufstätige Frauen in ihren Dreißigern und Vierzigern, als diese Frauen an Programmen teilnahmen, in denen es um Gruppenunterstützung, Tiefenentspannung und Sich-um-sich-selbst-Kümmern ging. Zu diesen Schwangerschaften kommt es, weil unser Geist und unsere Überzeugungen unseren Hormonspiegel so beeinflussen können, dass eine Empfängnis wahrscheinlicher wird

10. Hully, S. et al. (1998). Randomized trial of estrogen plus progestin for secondary prevention of coronary heart disease in postmenopausal women. *JAMA*, 280, 605 bis 618, Sullivan, J. M. et al. (1995). Progestin enhances vasoconstrictor responses in postmenopausal women receiving estrogen replacement therapy. *Menopause*, 4, 193 bis 197, Williame, J. K. et al. (1994). Effects of hormone replacement therapy on reactivity of atherosclerotic coronary arteries in cynomologous monkeys, *J. Am. Coll. CardioL*, 24, 1757 bis 1761; Sarrel, P. (1999). The differential effects of oestrogens and progestins on vascular tone. *Human Reproduction Update*, 5 (3) 205 bis 209.

11. Tang, G. W. K. (1994). The climacteric of Chinese factory workers. *Maturitas*, 19, 177 bis 182.

12. Hammond, C. B. (1994). Women's concerns with hormone replacement therapy-compliance issues. *Fertility & Sterility*, 62 (suppl. 2), 1578 bis 1608.

13. The Postmenopausal Estrogen/Progestin Intervention (PEPI) trial (1995). Effects of estrogen or estrogen/progestin regimens on heart disease risk factors in postmenopausal women. *JAMA*, 273, 199 bis 206.

14. Daly, E., et al. (1996). Risk of venous thromboembolism in users of hormone replacement therapy. *Lancet*, 348, 977 bis 980; Jick, H. et al. (1996). Risk of hospital admissions for idiopathic venous thromboembolism among users of postmenopausal estrogen. *Lancet*, 348, 981 bis 982; Grodstein, F. et al. (1996). Prospective study of exogenous hormones and risk of pulmonary embolism in women. *Lancet*, 348, 983 bis 986.

15. Yaffe, K., Lui, L.-Y., Grady, D., Cauley, J., Kramer, J. und Cummings, S. R. (2000). Cognitive decline in women in relation to non-protein-bound estradiol concentrations. *Lancet*, 356 (9231), 708 bis 712.

16. Grodstein, F., Newcomb, P. A. und Stampfer, M. J. (1999). Postmenopausal hormone therapy and the risk of colorectal cancer: A review and meta-analysis. *Am. J. Medicine*, 106 (5), 574 bis 582.

Sechstes Kapitel – Nahrungsmittel und Nahrungsergänzungsmittel

1. Hudson, T. (1994). A pilot study using botanical medicine in the treatment of menopausal symptoms. Portland, Oregon, National College of Naturopathic Medicine and the Bastyr University of Natural Health Sciences.
2. Tyler, V. E. (1993). *The Honest Herbal.- A Sensible Guide to the Use of Herbs and Related Remedies* (3. Auflage). Binghamton, NY: Haworth Press.
3. Elghamry, M. I. und Shihata, I. M. (1965). Biological activity of phytoestrogens. *Planta Medica*, 13, 352 bis 357.
4. Knight, D. und Eden, J. (1996). A review of the clinical effects of phytoestrogens. Part 2. *Obstetrics & Gynecology*, 87 (5), 897 bis 904; Kaldas, R. S. und Hughes, C. L. (1989). Reproductive and general metabolic effects of phytoestrogens in mammals. *Reproductive Toxicology*, 3, 81 bis 89.
5. Rose, D. P. (1992). Dietary fiber, phytoestrogens, and breast cancer. *Nutrition*, 8, 47 bis 51.
6. Tamaya, T. et al. (1986). Inhibition by plant herb extracts of steroid bindings in uterus, liver, and serum of the rabbit. *Acta Obstetrica Gynecologica Scandinavia*, 65, 839 bis 842.
7. Yoshiro, K. (1985). The physiological actions of tan-kwei and cnidium. *Bull. Oriental Healing Arts Institute USA*, 10, 269 bis 278; Harada, M., Suzuki, M. und Ozaki, Y. (1984). Effects of Japanese *Angelica* root and peony root on uterine contraction in the rabbit *in situ*. *Jj. Pharmacol. Dynam.*, 7, 304 bis 311; Zhu, D. P. O. (1987). Dong quai. *Am. J, Chinese Medicine*, 15, 117 bis 125.
8. Bohnert, K.-J. (1997, Frühjahr). The use of *Vitex agnus-castus* for hyperprolactinemia. *Quarterly Review of Natural Medicine*, 19-20; American Botanical Council (1992). *Kommission E monograph: Agnus casti fructus (chaste tree fruits)*. Fort Worth, TX: Author.
9. Duker, E. M. et al. (1991). Effects of extracts from *Cimicifuga racemosa* on gonadotropin release in menopausal women and ovariectomized rats. *Planta Medica*, 57, 420 bis 424, 1991.
10. Cassidy, A., Bingham, S. und Setchell, K. (1994). Biological effects of a diet of soy protein rich in isoflavones on the menstrual cycle of premenopausal women. *Am J. Clin. Nutr.*, 60, 333 bis 340; Anderson, J. W. et al. (1998) Effects of soy protein on renal function and proteinuria in patients with Type 2 diabetes. *Am. J. Clin. Nutr.* 68 (6 suppl.), 1347S bis 1353S.
11. Wong, W. W., Heird, W. C. und Smith, E. O. (2000, April). Potential health benefits of soy in postmenopausal women. Daten präsentiert auf dem Experimental Biology Meeting, San Diego, Kalifornien.
12. Foth, D. und Cline, J. M. (1998). Effects of mammalian and plant estrogens on mammary glands and uteri of macaques. *Am. J. Clin. Nutr,* 68 (suppl.), 1413S bis 1471S.

13. Scheiber, M. und Setchell, K. (1999, Juni). Dietary soy isoflavones favorably influence lipids and bone turnover in healthy postmenopausal women. The Endocrine Society`s 81st Annual Meeting Synopsis.
14. Food & Drug Administration, U. S. Department of Health and Human Services (1999). FDA Diskussionspapier: Die FDA genehmigt die Aussage, dass sich Sojaprotein positiv auf Herzerkrankungen auswirkt bzw. ihnen vorbeugt (T99 bis 48).
15. William, K. (1997, November). Interactive effects of soy protein and estradiol on arterial pathobiology. Jahrestreffen der American Heart Association, Orlando, Florida.
16. Girman, A. und Poole, C. (2000). *Preventing Osteoporosis with Ipriflavone: Discover the Proven, Safe Alternative to Estrogen Replacement Therapy.* Rocklin, CA: Prima Publishing.
17. Bennink, M. R., Thiagarajan, L. D. et al. (1999, September). Dietary soy is associated with decreased cell proliferation rate and zone in the colon mucosa of subjects at risk for colon cancer. Vorgetragen auf dem Treffen des American Institute for Cancer Research, wie vom Reuters Health News Service berichtet.
18. Rao, L. et al. (1997). Anti-thyroid isoflavones from soybean: Isolation, characterization, and mechanisms of action. *Biochemical Pharmacology*, 54, 1087 bis 1096.
19. Albertazzi, P. et al. (1998). The effect of dietary soy supplementation on hot flashes. *Obstetrics & Gynecology*, 91, 6 bis 11.
20. Ibid.
21. Aldercreutz, H. et al. (1986). Determination of urinary lignans and phytoestrogen metabolites, potential antiestrogens and anticarcinogens in urine of women on various habitual diets. *J. Steroid Biochemistry*, 25 (5B), 791 bis 797.
22. Aldercreutz, H. (1984). Does fiber-rich food containing animal lignan precursors protect against both colon and breast cancer? An extension of the »fiber hypothesis.« *Gastroenterology*, 86 (4), 761 bis 764; Jenab, M., et al. (1996). The influence of flaxseed and lignans on colon carcinogenesis and beta-glucuronidase activity. *Carcinogenesis*, 17 (6), 1343 bis 1348; Johnstone, P. V. (1995). Flaxseed oil and cancer: Alpha-Iinolenic acid and carcinogenesis. In S. C. Cunnane und L. U. Thompson (Herausgeber), *Flaxseed in Human Nutrition.* Champaign, IL: AOCS Press; Serraino, M. et al. (1991). The effect of flaxseed supplementation on early risk markers for mammary carcinogenesis. *Cancer Letter*, 60, 135 bis 142; Serraino, M. et al. (1992). The effect of flaxseed supplementation on the initiation and promotional stages of mammary tumorigenesis. *Nutrition & Cance*, 17, 153 bis 159.
23. Lampe, J. W. et al. (1994). Urinary lignan and isoflavonoid excretion in premenopausal women consuming flaxseed powder. *Am. J. Clin. Nutr.*, 60, 122 bis 128; Mousavi, Y. et al. (1992). Enterolactone and estradiol inhibit each other's proliferative effect on MCF and breast cancer cells in culture. *J. Steroid Biochemistry & Molecular Biology*, 41, 615 bis 619.
24. Bierenbaum, M. L. et al. (1993). Reducing atherogenic risk in hyperlipemic humans with flaxseed supplementation: A preliminary report. *J. Am. College Nutrition*, 12 (5), 501 bis 504.
25. Middleton, E. und Kandaswami, C. (1994, November). Potential healthpromoting properties of citrus bioflavonoids. *Food Technology*, 115 bis 119.

26. Ich danke Maureen Manetti, M. Ac., und ihrer Mutter, Fern Tsao, für ihre Hilfe bei der Formulierung dieses Abschnitts über traditionelle chinesische Medizin und die Wechseljahre.
27. Vernejoul, P. et al. (1985). Étude des meridiens d'acupuncture par les traceurs radioactifs [Untersuchung der Akupunkturmeridiane mit radioaktiven Tracern]. *Bulletin Académie Nationale Médicine*, 169 (7), 1071 bis 1075.

Siebtes Kapitel – Der Ernährungsplan in den Wechseljahren

1. Fine, J. T., Colditz, G. A., Coakley, E. H., Moseley, G., Manson, J. E., Willett, W. C. und Kawachi, I. (1999). prospective study of weight change and health-related quality of life in women. JAMA, 282, 2136 bis 2142.
2. Fukagawa, N. K. et al. (1990). Effect of age on body composition resting metabolic rate. *Am. J. Physiology*, 259, E233.
3. Ganesan, R. (1995). Aversive and hypophagic effects of estradiol *Physiological Behavior*, 55 (2), 279 bis 285.
4. Während ich dies schreibe, hat sich *Dr. Atkins' New Diet Revolution* über acht Millionen Mal verkauft und ist damit der Diät-Bestseller der späten 90er. Die Forschung, auf der dieses Buch basiert ist, auch wenn sie kontrovers diskutiert wird, solide.
5. Eine klinische Studie über die Atkins-Diät, die von Dr. Eric Westman, Assistant Professor of Medicine an der Duke University in North Carolina durchgeführt und 1999 bei der Southern Society of General Internal Medicine in New Orleans vorgestellt wurde, konnte bei 41 leicht übergewichtigen Probanden, die ihre Kohlenhydrataufnahme auf weniger als 20 g pro Tag reduzierten, keine negativen Auswirkungen auf Nieren- und Leberfunktion feststellen. Die Probanden nahmen gleichzeitig ein Multivitaminpräparat und eine Nahrungsmittelergänzung auf Fischölbasis zu sich und trieben dreimal pro Woche Sport. Die Durham-Studie dauerte vier Monate, und die Versuchspersonen verloren im Mittel jede rund 9,5 kg. Der Cholesterinspiegel fiel um 6,1 Prozent, die Triglyceride fielen um 40 Prozent, während der Spiegel an »gutem« Cholesterin um 7 Prozent stieg. Der Blutdruck und die Körperzusammensetzung verbesserten sich ebenfalls. Die Ergebnisse der Durham-Studie wurden in einer zweiten, umfangreicheren Studie mit 319 übergewichtigen oder fettleibigen Patienten bestätigt, die im Atkins Center for Complementary Medicine in New York City über einen Zeitraum von einem Jahr lief. Die Ergebnisse waren ähnlich, womit alle Sicherheitsbedenken hinfällig geworden sind. In den Wechseljahren ist jedoch selbst die Atkins-Diät unter Umständen nicht so effektiv wie in anderen weiblichen Lebensphasen oder wie bei Männern.
6. Huang, Z., Willett, W. C., Colditz, G. A., Hunter, D. J., Manson, J. E., Rosner, B., Speizer, F. E. und Hankinson, S. E. (1999). Waist circumference, waist: hip ratio, and risk of breast cancer in the Nurses' Health Study. *Am. J. EpidemioL*, 150 (12), 1316 bis 1324. Dr. Zhi-ping Huang von der Harvard School of Public Health und seine Kollegen untersuchten den Zusammenhang zwischen dem Taillenumfang bzw. dem Taillen/Hüften-Verhältnis und dem Risiko für Brustkrebs. Das Brustkrebsrisiko von Frauen mit einem Taillenumfang zwischen 80 und 89 cm war im Vergleich zum normalen Risiko um einen Faktor 1,5 erhöht, während das Risiko derjenigen mit einem Tail-

lenumfang von 90 bis 138 cm fast doppelt so groß war wie das von Frauen mit einem Taillenumfang von 38 bis 70 cm. Fettansammlungen in der Bauchregion gehen mit einem Überschuss an Androgen und einer gesteigerten Umwandlung von Androgen zu Östrogen im Fettgewebe einher. Die Studie kam überdies zu dem Schluss, dass »alle postmenopausalen Hormonbenutzerinnen unabhängig von ihrer Fettansammlung in der Bauchregion ein erhöhte Brustkrebsrisiko« eingingen.

7. Wild, R. D., et al. (1985). Lipoprotein lipid concentrations and cardiovascular risk in women with polycystic ovarian syndrome. *J. Clinical Endocrinology & Metabolism*, 61, 946; Rexrode, K. et al. (1998). Abddominal adiposity and coronary heart disease in women. JAMA, 280, 1843 bis 1848 Gillespie, L. (1999). *The Menopause Diet: Lose Weight and Boost Your Energy*, 18. Beverly Hills, CA: Healthy Life Publications.

8. Huang, Z. et al. (1999), wie oben zitiert.

9. Groff, J. L. und Gropper, S. (2000). *Advanced Nutrition and Human Metabolism*, 147, 252, 447. Belmont, CA: Wadsworth.

10. Reaven, G. M. (2000). *Syndrome X. Overcoming the Silent Killer That Can Give You a Heart Attack*. New York: Simon & Schuster.

11. Eriksson, J. et al. (1989). Early metabolic defects in persons at increased risk for non-insulin-dependent diabetes mellitus. *NEJM*, 321, 337 bis 343; Lillioja, S., et al. (1993). Insulin resistance and insulin secretory dysfunction as precursors of non-insulin-dependent diabetes mellitus: Prospective studies of the Pima Indians. *NEJM*, 329, 1988 bis 1992.

12. Reaven, G. M. (1988). Role of insulin resistance in human disease. *Diabetes*, 37, 1595 bis 1607; Zavaroni, I. et al. (1989). Risk factors for coronary artery disease in healthy persons with hyperinsulinemia and normal glucose tolerance. *NEJM*, 320, 702 bis 706.

13. Fuh, M. M., et al. (1987). Abnormalities of carbohydrate and lipid metabolism in patients with hypertension. *Arch. Intern. Med.*, 147, 1035 bis 1038; Zavaroni, I., et al. (1987). Evidence that multiple risk factors for coronary artery disease exist in persons with abnormal glucose tolerance. *Am. J. Medicine*, 83, 609 bis 612.

14. Nestler, J., et al. (1999). Ovulatory and metabolic effects of D-chiroinositol in the polycystic ovary syndrome, *NEJM*, 340, 1314 bis 1320.

15. Kazer, R. (1995). Insulin resistance, insulin-like growth factor 1 and breast cancer: A hypothesis. *International J. Cancer*, 62 (4), 403 bis 406.

16. Bruning, P. E, Bonfrer, J. M., van Noord, P. A., Hart, A. A., de Jong-Bakker, M. und Nooijen, W. J. (1992). Insulin resistance and breast-cancer risk. *International J. Cancer*, 52 (4), 511 bis 516; Seely, S. (1983). Diet and breast cancer: The possible connection with sugar consumption. *Medical Hypotheses*, 11, 319 bis 327.

17. Bruning, P. F. et al. (1992), ibid.

18. Kazer, R. (1995), wie oben zitiert.

19. Gillespie, L. (1999). *The Menopause Diet Mini Meal Cookbook*, 3. Beverly Hills, CA: Healthy Life Productions.

20. Michnobicz, J. (1987). Environmental modulation of estrogen metabolism in humans. *International Clinical Nutritional Review*, 7, 169 bis 173; Anderson, K. E. (1984). The influence of dietary protein and carbohydrate on the principal oxidative biotranformations of estradiol in normal subj ects. *J. Clinical Endocrinology & Metabolism*, 59 (1) 103 bis 107.

21. Cutler, R. G. (1984). Carotenoids and retinol: Their possible importance in determining longevity of primate species. *Proceedings of the National Academy of Sciences*, 81, 7627 bis 7631.
22. Murakoshi, M. et al. (1992). Potent preventive action of alpha-carotene against carcinogenesis. Cancer *Research*, 52, 6583 bis 6587.
23. Franceschi, S. et al. (1994). Tomatoes and risk of digestive-tract cancers. *International J. Cancer*, 59, 181 bis 184.
24. Hornstra, G. (2000). Essential fatty acids in mothers and their neonates. *Am. J. Clin. Nutr, 71* (Suppl.), 12628 bis 12698.
25. Ich wurde von Dr. Mary Dan Eades und Dr. Michael Eades, Autoren von *Protein Power* (New York: Bantam, 1996) in dieses Konzept eingeführt und kann ihre Aussagen bestätigen. Denken Sie jedoch daran, dass man durch einen zu hohen Konsum von allem und jedem sowie in Zeiten des Stresses zu viel Insulin produzieren kann, ohne dass man zu viele Kohlenhydrate zu sich nimmt.
26. Dulloo, A. G., Duret, C., Rohrer, D., Girardier, L., Mensi, N., Fathi, M., Chantre, P. und Vandermander, J. (1999). Efficacy of a green tea extract rich in catechin polyphenols and caffeine in increasing 24-h energy expenditure and fat oxidation in humans. *Am. J. Clin. Nutr.*, 70 (6), 1040 bis 1045; Sinatra, S. (1998). *The Coenzyme Q10 Phenomenon.* New Canaan, CT- Keats.
27. Ianoli, P. et al. (1998). Glucocorticoids upregulate intestinal nutrient transport in a time-dependent substrate-specific fashion. Gastrointestinal Surgery, 2,(5), 449 bis 457.
28. McGuigan, J. E. (1994). Peptic ulcer and gastritis. In K. Isselbacher et al. (Herausgeber), *Harrison's Principles of Internal Medicine*, Bd. 2 (13. Auflage, 1369). New York: McGraw-Hill.

Achtes Kapitel – Kraft aus dem Becken schöpfen

1. Helms, J. M. (1987). Acupuncture for the management of primary dysmenorrhea. Obstetrics & Gynecology, 69 (1), 51 bis 56.
2. Lepine, L. A., et al. (1997). Hysterectomy surveillance-United States, 1980-1993. *MMWR*, 46, 1 bis 15.
3. Bradley, L. und Newman, J. (2000). Uterine artery embolization for treatment of fibroids: From scalpel to catheter. The *Female Patient*, 25, 71 bis 78.
4. West, S. (1994). *The Hysterectomy Hoax.* New York: Doubleday.
5. Garcia, C.-R. und Cutler, W. B. (1984). Preservation of the ovary: A reevaluation. *Fertility & Sterility*, 42 (4), 510 bis 514.
6. Hasson, H. (1993). Cervical removal at hysterectomy for benign disease: Risks and benefits. *J. Reproductive Medicine*, 58 (10), 781 bis 789.
7. Carlson, K., Miller, B. und Fowler, F. (1994). The Maine Women's Health Study. I. Outcomes of hysterectomy. *Obstetrics & Gynecology*, 83, 556 bis 565.
8. Rohner T. J., Jr. und Rohner. J. F. (1997). Urinary incontinence in America: The social significance. In P. D. O'Donnel (Herausgeber), *Urinary Incontinence.* St. Louis, MO: Mosby-Yearbook, Inc.
9. Resnick, N. (1998) Improving treatment of urinary incontinence. *JAMA*, 280 (23), 2034 bis 2035.

10. Pandit, M. et al. (2000). Quantification of intramuscular nerves within the female striated urogenital sphincter muscles. *Obstetrics & Gynecology*, 95, 797 bis 800.
11. Bhatia, N., Tchou, D. C. H., et al. (1988). Pelvic floor musculature exercises in treatment of anatomical urinary stress incontinence. *Physical Therapy*, 68, 652 bis 655; Diokno, A. (1996). The benefits of conservative management in SUI. *Contemporary Urology*, 8, 36 bis 48.
12. Singla, A. (2000). An update on the management of SUI. *Contemporary OblGyn*, 45 (1), 68 bis 85.
13. Eckford, S. D., Jackson, S. R., Lewis, P. A., et al. (1996). The continence control pad bis a new external occlusion device in the management of stress incontinence. *British J. Urology*, 77, 538 bis 540.
14. Staskin D. et al. (1996). Effectiveness of a urinary control insert in the management of SUI: Early results of a multicenter study. *Urology*, 47, 629 bis 636.
15. Lose G. und Versi, E. (1996). Pad-weighing tests in the diagnosis and quantification of incontinence. *International J. Urogynecology*, 3, 324 bis 328; Versi, E. et. al. (1996). Evaluation of the home pad test in the investigation of female urinary incontinence. *British J. Obstet. Gynaecol.*, 103, 162 bis 167.
16. Davila, G. W., et al. (1994). The bladder neck support prosthesis: A nonsurgical approach to stress urinary incontinence in adult wornen. *Am. J. Obstetrics & Gynecology*, 171, 206 bis 211.
17. Bergman, A. und Elia, G. (1995). Three surgical procedures for genuine stress incontinence. Five-year follow-up of a prospective randomized study. *Am. J. Obstetrics & Gynecology*, 173, 66 bis 71.
18. Singla, A., wie oben zitiert, 77.
19. Santarosa, R. P., Blaivas, J. G. (1994). Periurethral injection of autologous fat for the treatment of sphincteric incontinence. *J. Urology*, 151, 607 bis 611; Bard, C. R. (1990). PMAA submission to U. S. Food & Drug Administration for IDE #G850010.
20. Burgio, K. et al., wie oben zitiert.

Neuntes Kapitel – Sexualität und Wechseljahre: Mythos und Realität

1. Sarrel, P. & Whitehead, M. I. (1985). Sex and menopause: defining the issues. *Maturitas*, 7, 217 bis 24.
2. Bergmark, K. et al. (1999). Vaginal changes and sexuality in women with a history of cervical cancer. NEJM, 340, 1383 bis 1389.
3. Savage, L. (1999). *Reclaiming Goddess Sexuality*, 23. Carlsbad, CA: Hay House.
4. Love, P. und Robinson, J. (1994). *Hot Monogamy: Essential Steps to More Passionate, Intimate Lovemaking* (Seite 371). New York: Dutton.
5. Hurlburth, D. F. (1991). The role of assertiveness in female sexuality: a comparative study between sexually assertive and sexually non-assertive women. *J. Sex. & Marital Ther.* 12, 183 bis 190; Hoch, Z., et al. (1981). An evaluation of sexual performance comparison between sexually dysfunctional couples. *J. Sex. & Marital Ther*, 17, 90 bis 102.

6. Zussman et al. (1981). Sexual responses after hysterectomy-oophorectomy: recent studies and reconsideration of psychogenesis. *Am. J. Obstetrics & Gynecology*, 40 (7), 725 bis 729.
7. Bachman, G. A. (1985). Correlates of sexual desire in postmenopausal women. *Maturitas*, 3, 211.
8. Sarrel, P. (1990). Sexuality and menopause. Obstetrics & Gynecology, 75 (4, Suppl.), 268 bis 358; Sarrel, P. (1982). Sex problems after menopause: A study of 50 married couples treated in a sex counseling programme. *Matiritas*, 4 (4), 231 bis 239.
9. Sarrel, P. (1990), wie oben zitiert.
10. Sarrel, P. et al. (1998). Estrogen and estrogen-androgen replacement in postmenopausal women dissatisfied with estrogen-only therapy. *J. Reproductive Medicine*, 43 (10)3 847 bis 856; Sherwin, B., et al. (1985). Differential symptom response to parenteral estrogen and/or androgen administration in the surgical menopause. *Am. J. Obstetrics & Gynecology*, 151, 153 bis 160.
11. Love, P. und Robinson, J. (1994), wie oben zitiert (Seite 73 bis 76), ein Kommentar zu der Studie von Schreiner-Engel, P. (1981). Sexual arousability and the menstrual cycle. *Psychosomatic Medicine*, 43, 1999 bis 2212.
12. Collins, G. (2000). Safe sex: Important at any age. *The Female Patient*, 20, 4 bis 8.
13. Love, P. und Robinson, J. (1994), wie oben zitiert, 234 bis 235.

Zehntes Kapitel – Das Gehirn nähren – Schlaf, Depressionen und Gedächtnis

1. Bliwise, D. L. et al. (1992). Prevalence of self-reported poor sleep in a healthy population age 50 bis 65. *Social Science Medicine*, 34 (49), 49.
2. Walsh, J. K. et al. (1992). Insomnia. In S. Chokroverty (Herausgeber), *Sleep Disorders Medicine: A Comprehensive Textbook* (Seite 100). Stoneham, MA: Butterworth.
3. Rapkin, A. et al. (1997). Progesterone metabolite allopregnenolone in women with premenstrual syndrome. *Obstetrics/Gynecology*, 90 (5), 709 bis 714.
4. Leathwood, P. D. et al. (1985). Aqueous extract of valerian root *(Valeriana officinalis* L.) reduces latency to fall asleep in man. *Planta Medica* 54, 144 bis 148.
5. Murray, M. (1998). *5-HTP: The Natural Way to Overcome Depression, Obesity, and Insomnia*. New York: Bantam Books.
6. Holm, E., Staedt, U., Heep, J., Kortsik, C., Behne, F., Kaske, A. und Mennicke, I. (1991). Untersuchungen zum Wirkungsprofil von D, L-Kavain: Zerebrale Angriffsorte und Schlaf-Wach-Rhythmus im Tierexperiment. *Arzneimittelforschung*, 41 (7), 673 bis 683; ANPA Committee on Research (2000). The use of herbal alternative medicines in neuropsychiatry: A report of the ANPA Committee on Research. *J. Neuropsychiatry & Clinical Neurosciences*, 12, 177 bis 192.
7. McKinlay, J. B. et al. (1987). The relative contribution of endocrine changes and social circumstances to depression in mid-aged women. *J. Health & Social Behavior*, 28, 345 bis 363; Woods, N. F., Mitchell, E. S. (1996). Patterns of depressed mood in midlife women: Observations from the Seattle

Midlife Women's Health Study. *Research in Nursing & Health,* 19 (2), 111 bis 123; Martinsen, E. W. (1990). Benefits of exercise for the treatment of depression. *Sports Medicine,* 9 (6), 380 bis 389; Morgan, J. et al. (1970). Psychological effects of chronic physical activity. *Medical Science & Sports,* 2 (4), 213 bis 217; Kessler, R. C. et al. (1993). Sex and depression in the National Comorbidity Survey. I: Lifetime prevalence, chronicity and recurrence. *J. Affective Disorders,* 29, 85.

8. Pratt, L. (1996). Depression, psychotropic medication and risk of myocardial infarction. *Circulation,* 94 (12), 3123 bis 3129; Michelson, D. et al. (1996). Bone mineral density in women with depression. *NEJM,* 335, 1176 bis 1181; Denollet, J. et al. (1996). Personality as independent predictor of long-term mortality in patients with coronary heart disease. *Lancet,* 347, 417 bis 421; Frasure-Smith, N., Lesperance, F. und Talajic, M. (1995). Depression and 18-month prognosis after myocardial infarction. *Circulation,* 91 (4), 999 bis 1005.

9. Sarno, J. (1991). *Healing Back Pain: The Mind-Body Connection,* 26 bis 27. New York: Warner Books; Shealy, N. (1995). *Miracles Do Happen,* 250. Rockport, MA: Element Books.

10. Woods, N. F., Mitchell, E. S. und Adams, C. (2000). Memory functioning among midlife women: Observations from the Seattle Midlife Women's Health Study. *Menopause,* 7 (4), 257 bis 265.

11. Aleem, F. A. (1985). Menopausal syndrome: Plasma levels of beta-endorphin in postmenopausal women measured by a specific radioimmunoassay. *Maturitas,* 7, 329 bis 334; Genazzani, A. R. et al. (1988). Steroid replacement treatment increases beta-endorphin and beta-lipotropin plasma levels in postmenopausal women. *Gynecology & Obstetrical Investigation,* 26, 153 bis 159.

12. Roca, C. A. et al. (1999). Gonadal steroids and affective illness. *Neuroscientist,* 5 (4), 227 bis 237; Halbreich, U. (1997). Role of estrogen in postmenopausal depression. *Neurology,* 48 (5, Suppl. 7), S16 bis S20.

13. Garcia-Segura, L. M. et al. (1996, November). Effect of sex steroids on brain cells. In B. G. Wren (Hrsg.), *Progress in the Management of the Menopause. The Proceedings of the 9th International Congress on the Menopause, Sydney, Australia,* 278 bis 285. New York: Parthenon Publishing.

14. Young, R. J. (1979). Effect of regular exercise on cognitive functioning and personality. *British J. Sports Medicine,* 13 (3), 110 bis 117; Gutin, B., (1966). Effect of increase in physical fitness on mental abillty following physical and mental stress. *Research Quarterly,* 37 (2), 211 bis 220.

15. Doogan, D. P. und Caillard, V. (1992). Sertraline in the prevention of depression. *British J. Psychiatry,* 160, 217 bis 222; Eric, L. (1991). A prospective, double-blind, comparative, multicenter study of paroxitine and placebo preventing recurrent major depressive episodes. *Biological Psychiatry,* 29 (suppl. 1), 254S bis 255S.

16. Pert, C. B. (1997, Oktober 20). Brief an den Herausgeber. *Time,* 150 (16).

17. Coppen, A. (1967). The biochemistry of affective disorders. *British J. Psychiatry,* 113, 1237 bis 1264; Stewart, J. W. et al. (1984). Low B6 levels in depressed outpatients. *Biol. Psychiatry,* 19 (4), 613 bis 616; Hall, R. C. W. und Joffe, J. R. (1973). Hypomagnesemia: Physical and psychiatric symptoms. *JAMA,* 224 (13), 1749 bis 1751; Lieb, J., Karmali, R. und Horrobin, D. (1983). Elevated levels of prostaglandin E2 and thromboxane B2 in depression. *Prostaglandins Leukot. Med.* 10 (4), 361 bis 367.

18. Fux, M., Levine, J., Aviv, A. und Belmaker, R. H. (1996). Inositol treatment of obsessive-compulsive disorder. *Am. J. Psychiatry, 153* (9), 1219 bis 1221; Levine, J. et al. (1995). Double-blind, controlled trial of inositol treatment of depression. *Am. J. Psychiatry, 152,* 792 bis 794.
19. Jorm, A. F. et al. (1987). The prevalence of dementia: A quantitative integration of the literature. *Acta Psychiatrica Scandinavia,* 76, 465 bis 479; Aronson, M. S. et al. (1990). Women, myocardial infarction, and dementia in the very old. *Neurology, 40,* 1102 bis 1106.
20. Nash, J. M. (2000, 24. Juli). The new science of Alzheimer's. *Time, 156* (4), 51.
21. Snowdon, D. et al. (1996). Linguistic ability in early life and cognitive function and Alzheimer's disease in late life: Findings from the Nun Study. *JAMA, 275* (7), 528 bis 532; Snowdon, D. et al. (1997). Brain infarction and the clinical expression of Alzheimer's disease. The Nun Study. *JAMA, 277* (10), 813 bis 817.
22. Baldereschi, M. et al. (1998). Estrogen replacement therapy and Alzheimer's disease in the Italian Longitudinal Study on Aging. *Neurology, 50,* 996 bis 1002; Kawas, C. et al. (1997). A prospective study of estrogen replacement therapy and the risk of developing Alzheimer's disease: The Baltimore Longitudinal Study of Aging. *Neurology,* 48, 1517 bis 1521; Paganini-Hill, A. und Henderson, V. W. (1996). Estrogen replacement therapy and risk of Alzheimer's disease. *Arch. Intern. Med.,* 156 (19), 2213 bis 2217; Tang, M. X. et al. (1996). Effect of oestrogen during menopause on risk and age at onset of Alzheimer's disease. *Lancet, 358,* 429 bis 432; Ohkura, V. et al. (1994). Evaluation of estrogen treatment in female patients with dementia of Alzheimer's type. *Endocrinology J.,* 41, 361 bis 371; Henderson, V. et al. (1994). Estrogen replacement therapy in older women: Comparisons between Alzheimer's disease cases and nondemented control subjects. *Archives of Neurology,* 51, 896 bis 900; Paganini-Hill, A. et al. (1994). Estrogen deficiency and risk of Alzheimer's disease in women. *Am. J. Epidemiol.,* 140, 256 bis 261; Brenner, D. E. et al. (1994). Postmenopausal estrogen replacement therapy on the risk of Alzheimer's disease: A population-based case control study. *Am. J. Epidemiol.,* 140, 262 bis 267; Honjo, H. et al. (1993). An effect of conjugated estrogen to cognitive impairment in women with senile dementia, Alzheimer's type: A placebo-controlled double-blind study. *J. Japanese Menopause Society,* 1, 167 bis 171; Kantor, H. et al. (1973). Estrogen for older women. *Am. J. Obstetrics & Gynecology,* 116, 115 bis 118; Caldwell, B. M. (1954). An evaluation of psychological effects of sex hormone administration in aged women. *J. Gerontology,* 9, 168 bis 174.
23. McEwen, B. S. et al. (1999). Inhibition of dendritic spine induction on hippocampal ca-1 pyramidal neurons by nonsteroidal estrogen antagonists in female rats. *Endocrinology, 140,* 1044 bis 1047.
24. Leiner, A. J. et al. (1996, Oktober). Interactions of smoking history with estrogen replacement therapy as protective factors for Alzheimer's disease. Vorstellung auf der 26. Jahresversammlung der Society of Neuroscience, Washington, D. C.; Wilson, P. W F. et al. (1995). Postmenopausal estrogen use, cigarette smoking, and cardiovascular morbidity in women over 50: The Framingham Study. *NEJM, 313,* 1038 bis 1043; Falkeborn, N. et al. (1993). Hormone replacement therapy and the risk of stroke. Follow-up of a population-based cohort in Sweden. *Arch. Intern. Med., 153,* 1201 bis 1209;

Finucane, F. F. et al. (1993). Decreased risk of stroke among postmenopausal hormone users: Results of a national cohort. *Arch. Intern. Med., 153,* 73 bis 79; Paganini-Hill, A. et al. (1988). Postmenopausal estrogen treatment and stroke: A prospective study. *British Medical J.,* 297 (6647), 519 bis 522.

25. Manly, J. J. et al. (2000). Endogenous estrogen levels and Alzheimer's disease among postmenopausal women. *Neurology, 54,* 833 bis 837.

26. Honjo, H. et al. (1993), wie oben zitiert; Ohkura, V. et al. (1994). Evaluation of estrogen treatment in female patients with dementia of Alzheimer's type. *Endocrinology J., 41,* 361 bis 371; Henderson, V. et al. (1994). Estrogen replacement therapy in older women: Comparisons between Alzheimer's disease cases and non-demented control subjects. *Archives of Neurology,* 51, 896 bis 900; Henderson, V. W. (1999, Frühjahr). Estrogen and Alzheimer's disease: A current status. *Menopausal Medicine: A Quarterly Newsletter of the Am. Soc. Reproductive Medicine,* 7 (1), 1 bis 4; Schmidt, R. et al. (1996). ERT in older women: A neuropsychological and brain MRI study. *J. Am. Geriatric Society, 51,* 896 bis 900; Jacobs, D. M. (1998). Cognitive function in nondemented older women who took estrogen after menopause. *Neurology, 50,* 386 bis 373; Marder, T. et al. (1998). Postmenopausal estrogen use and Parkinson's disease with and without dementia. *Neurology, 50,* 1141 bis 1143; Shaywitz, S. E. et al. (1999). Effect of estrogen on brain activation patterns in postmenopausal women during working memory tasks. JAMA, 281 (13), 1197 bis 1202; Erikson, P. S. et al. (1998). Neurogenesis in the adult human hippocampus. *Nature Medicine,* 4 (11), 1313 bis 1317; Sarrel, P. M. et al. (1994). Estrogen actions in artery, bone, and brain. *Scientific Amelican* (1994, Juli-August), 44 bis 53.

27. Evans, P. H. (1991). Cephaloconiosis: A free radical perspective on the proposed particulate-induced etiopathogenesis of Alzhelmer's dementia and related disorders. *Medical Hypotheses,* 34 (3), 209 bis 219.

28. Freedman, M. et. al. (1984). Computerized axial tomography in aging. In M. L. L. Albert (Hrsg.), *Clinical Neurology of Aging.* New York: Oxford University Press; Lehr, J. und Schmitz-Scherzer, R. (1976). Survivors and non-survivors: Two fundamental patterns of aging. In H. Thomas (Hrsg.), *Patterns of Aging. Findings from tbe Bonn Longitudinal Study of Aging.* Basel: S. Karger; Benton, M. L. et al. (1981). Normative observations on neuropsychological test performance in old age. *J. Clinical Neuropsychiatry,* 3, 33 bis 42.

29. Baldereschi, M. et al. (1998), wie oben zitiert.; Schneider, L. S. et al. (1996). Effects of estrogen replacement therapy on response to tacrine in patients with Alzheimer's disease. *Neurology,* 46, 1580 bis 1584; Brinton, R. D. et al. (1997). 17-beta-estradiol increases the growth and survival of cultured cortical neurons. *Neurochemical Research,* 22, 1339 bis 1351; Brinton, R. D. et al. (1997). Equilin, a principal component of the estrogen replacement therapy Premarin, increases the growth of cortical neurons via an NMDA receptor-dependent mechanism. *Experimental Neurology,* 147, 211 bis 220; Matsumoto, A. et. al. (1985). Estrogen stimulates neuronal plasticity in the deafferented hypothalamic arculate nucleus in aged female rats. *Neuroscience Research,* 2, 412 bis 418; Okhura, T. et al. (1995). Estrogen increases cerebral and cerebellar blood flow in postmenopausal women. *Menopause,* 2, 13 bis 18; Singh, M. et al. (1994). Ovarian steroid deprivation results in a reversible learning impairment. and compromised cholinergic function in

female Sprague-Dawley rats. *Brain Research,* 644, 305 bis 312; Singh, M. et al. (1996). The effect of ovariectomy and estradiol replacement on brain derived neurotrophic factor messenger hippocampal brain expression in cortical and hippocampal brain regions of female Sprague-Dawley rats. *Endocrinelogy,* 136, 2320 bis 2324.

30. Sherwin, B. (1997). Estrogen effects of cognition in menopausal women. *Neurology,* 48 (Suppl. 7), S21 bis S26.

31. McEwen, B. S. und Wooley, C. S. (1994). Estradiol and progesterone regulate neuronal structure and synaptic connectivity in adult as well as developing brain. *Experimental Gerontology,* 29, 431 bis 436; Wooley, C. S. und McEwen, B. S. (1993). Roles of estradiol and progesterone in regulation of hippocampal dendritic spine density during the estrous cycle in the rat. *J. Comparative Neurology,* 336, 293 bis 306.

32. McLaughlin, I. J. et al. (1990). Zinc in depressive disorder. *Acta Psychiatr. Scandinavia,* 82, 451 bis 453.

33. Shaw, D. M. et al. (1988). Senile dementia and nutrition [Brief]. *British Medical J.,* 288, 792 bis 793.

34. 34. Gibson, Q. E. et al. (1988). Reduced activities of thiamine dependent enzymes in the brains and peripheral tissues of patients with Alzheimer's disease. *Archives of Neurology,* 45, 836 bis 840.

35. Strachan, R. N. und Henderson, J. G. (1967). Dementia and folate deficiency. *Quarterly J. Medicine,* 36, 189 bis 204; Perkins, A. J. et al. (1999). Association of antioxidants and memory in multiethnic elderly sample using the Third National Health and Nutrition Examination Study. *Am. J. Epidemiol.* 150, 37 bis 44.

36. Hoffman and Herbert (1990). Beware of cold remedies in the elderly. *Courtlandt Forum,* 28 bis 41.

37. Yen, S. S. C. (1995). Replacement of DHEA in aging men and women: Potential remedial effects. *Ann. New York Acad. Sciences,* 774, 128 bis 142; Mevril, C. R. et al. (1990). Reduced Plasma DHEA concentrations in HIV infection and Alzheimer's disease. In M. Kalimi und W. Regleson (Hrsg.), *The Biological Role of Dehydroepiandrosterone,* 101 bis 105. New York: de Gruyter; Regleson, W. et al. (1994). Dehydroepiandrosterone (DHEA) – the »mother steroid.« I. Immunologic action. *Ann. New York Acad. Sciences,* 719, 553 bis 563.

38. Tabor, A. (2000). *Brain Health: Soy Benefits and Research,* 24. Winston Salem, NC: Physician Laboratories.

39. Pan, Y. et al. (1999). Effect of estradiol and soy phytoestrogens on choline acetyltransferase and nerve growth factor mRNAs in the frontal cortex and hippocampus of female rats. *Proc. Soc. Exp. Biol. Med.,* 221 (2), 118 bis 125.

40. Refat, S. L. et al. (1990). Effect of exposure of miners to aluminum powder. *Lancet,* 336, 1162 bis 1165.

41. Council on Scientific Affairs (1985). Aspartame: Review on safety issues. *JAMA,* 254 (3), 400 bis 402; U. S. Department of Health and Human Services (1980). *Decision of the Public Board of Inquiry* (DHHS docket 75F-0335). Rockville, MD: Food & Drug Administration; Wurtman, R. J. (1983). Neurochemical changes following high-dose aspartame with dietary carbohydrates. *NEJM,* 309, 429 bis 430; Yokogoshi, H. et al. (1984). Effects of aspartame and glucose administration on brain and plasma levels of large

neutral amino acids and brain 5-hydroxyindoles. *Am. J. Clin. Nutr.*, 40 (1), 1 bis 7; Aspartame Consumer Safety Network, P. O. Box 780634, Dallas, TX 75378. Tel: 214 352 4268.

42. Connor, J. R., Melone, J. H. und Yuen, A. R. (1981). Dendritic length in aged rats' occipital cortex: An environmentally induced response. *Experimental Neurology*, 73 (3), 827 bis 830; Connor, J. R., Diamond, M. C., und Johnson, R. E. (1980). Aging and environmental influences on two types of dendritic spines in the rat occipital cortex. *Experimental Neurology*, 70 (2), 371 bis 379.

43. Eriksson, P. et al. (1998). Neurogenesis in the adult human hippocam*pus*. *Nature Medicine*, 4 (11), 1313 bis 1317.

44. Diamond, M. et al. (1985). Plasticity in the 904-day male rat cerebral cortex. *Experimental Neurology*, 87, 309 bis 317.

45. Hausdorff, J. et al. (1999). The power of ageism on physical function of older persons: Reversibility of age-related gait changes. *J. Am. Geriatric Soc.*, 47, 1346 bis 1349.

46. Langer, E. (1989). *Mindfulness*, 113. Reading, MA: Addison-Wesley.

Elftes Kapitel – Von der Rosenknospe zur Hagebutte: Schönheit in der Lebensmitte

1. Fisher, G. J. et al. (1997). Pathophysiology of premature skin aging induced by ultraviolet light. *NEJM*, 337 (20), 1419 bis 1428.

2. Lopez-Torres, M. et al (1998). Topical application of alpha-tocopherol modulates the antioxidant network and diminishes ultraviolet-induced oxidative damage in murine skin. *British J. Dermatology*, 138, 207 bis 215; Biesalki, H. K. et al. (1996). Effects of controlled exposure of sunlight on plasma and skin levels of beta-carotene. *Free Radical Research*, 24 (3), 215 bis 224; Gollnick, H. et al. (1996). Systemic beta-carotene plus topical UV sunscreen are an optimal protection against harrnful effects of natural UV sunlight. *European J. Dermatology*, 6, 200 bis 205.

3. Perricone, N. V. (1997). Aging: Prevention and intervention. Part 1: Antioxidants. *J. Geriatric Dermatology*, 5 (1), 1 bis 2.

4. Perricone, N. V. (1993). The photoprotective and anti-inflammatory effects of topical ascorbyl palmitate. *J. Geriatric Dermatology, 1 (1), 5 bis 10;* Perricone, N. V. und DiNardo, J. (1996). Photoprotective and anti-inflammatory effects of topical glycolic acid. *Dermatologic Surgery, 22 (5),* 435 bis 437; Perricone, N. V. (1997). Topical vitamin C ester (ascorbyl palmitate). *J. Geriatric Dermatology*, 5 (4), 162 bis 170; Perricone, N. V. (2000). *The Wrinkle Cure*. Emmaus, PA: Rodale Press.

5. Serbinova, E. et al. (1991). Free radical recycling and intermembrane mobility in the antioxidant properties of alpha-tocopherol and alphatocotrienol. *Free Radical Biology & Medicine*, 10, 263 bis 275.

6. Hargrove, J. T. et al. (1998). Absorption of estradiol and progesterone delivered via Jergens lotion used as hormone replacernent therapy. Division of Reproductive Endocrinology, Dept. of Ob/Gyn, Vanderbilt Medical Center, Nashville, TN (Abstract Nr. 97.051).

7. Shaak, C. (im Druck). Restoration of early luteal phase hormone levels in menopausal women by transdermal application of progesterone, estradiol,

and testosterone. Man kann sich bei Dr. Shaak über ihre laufenden Forschungen informieren bei WomanWell, 405 Great Plain Ave., Needham, MA 02492. Tel. 781 453 0321.

8. Schmidt, J. et al. (1998). Treatment of skin aging with topical estrogens. *International J. of Pharmaceutical Compounding*, 2 (4), 270 bis 274.

9. Saliou, C. et al. (1999). French *Pinus maritima* bark extract prevents ultraviolet-induced NF-KB-dependent gene expression in a human keratinocyte cell line. Kurzzusammenfassung eines Posters, das im Oxygen Club of California, 1999 World Congress, vorgestellt wurde.

10. Sinatra, S. (1998). *The Coenzyme Q10 Phenomenon*. Chicago: Keats Publishing.

11. Engels, W. D. (1982). Dermatological disorders: Psychosomatic illness review (Nr. 4 in der Reihe). *Psychosomatics*, 23 (12), 1209 bis 1219; Bick, E. (1968). Experience of the skin in early object relations. *International J. for Psychoanalysis*, 49, 484 bis 486.

12. Strauss, J. S. und Pochi, P. E. (1963). The human sebaceous gland: Its regulation by steroidal hormones, and its use as an end organ for assaying androgenicity *in vivo*. *Recent Progress in Hormonal Research*, 19, 385 bis 444.

13. Peck, G. L. et al. (1979). Prolonged remissions of cystic and conglobate acne with 13-retinoic acid. *NEJM*, 300, 329 bis 333.

14. Engels, W D. (1982), wie oben zitiert.; Bick, E. (1968), wie oben zitiert.; Kaplan, H. I. und Sadock, B. J. (Hrsg.) (1989). *Comprehensive Textbook of Psychiatry* (5. Auflage, 1221). Philadelphia, PA: Lippincott, Williams & Wilkins.

15. DeVille, R. L. et al. (1994). Androgenic alopecia in women: Treatment with 2 % topical minoxidil solution. *Arch. Dermatol.*, 130 (3), 303-307.

16. Lewenberg, A. (1996). Minoxidil-tretinoin combination for hair regrowth: Effects of frequency, dosage, and mode of application. *Advances in Therapy*, 13 (5), 274 bis 283.

17. Halsner, U. E. und Lucas, M. W. (1995). New aspects in hair transplantation for women. *Dermatol. Surg.*, 21 (7), 605 bis 610.

18. Burkitt, D. P. et al. (1974). Dietary fiber and disease. JAMA, 229 (8), 1068 bis 1074; Braunwald, E. (Hrsg.) (1987). *Harrison's Principles of Internal Medicine* (11. Auflage). New York: McGraw-Hill.

19. Grismond, G. L. (1981). Treatment of pregnancy-induced phlebopathies. *Minerva Ginecol.*, 33, 221 bis 230.

20. Ries, W (1976). Prevention of venbus disease from nutritional-physiologic aspect. ZFA, 31 (4), 383 bis 388; Braunwald, E. (Hrrsg.) (1987), wie oben zitiert.

21. Ako, H. et al. (1981). Isolation of fibrinolysis enzyme activator from commercial bromelain. *Arch. Int. Phartnacodyn.*, 254, 157 bis 167.

22. Stemmer, R. (1990). *Sclerotherapy of Varicose Veins*. Sigvaris Company (zu beziehen bei Ganzoni & Cie AG, St. Gallen, Schweiz).

Zwölftes Kapitel – Aufrecht durchs Leben – ein gesunder Knochenbau

1. Cummings, S. et al. (1985). Epidemiology of osteoporosis and osteoporotic fractures. *Epidemiology Review, 7*, 178 bis 208.

2. Lindsay, R. (1995). The burden of osteoporosis: Cost. *Am. J. Medicine, 98* (2A), 9S bis 11S.
3. Shipman, P. et al. (1985). *The Human Skeleton.* Cambridge, MA: Harvard University Press; Brown, J. (1990). *The Science of Human Nutrition.* New York: Harcourt Brace Jovanovich.
4. Lanyon, L. E. (1993). Skeletal responses to physical loading. In G. Mundy und J. T. Martin (Hrsg.), *Physiology & Pharmacology of Bone, Bd. 107,* 485 bis 505. Berlin: Springer-Verlag.
5. Travis, J. (2000). Boning up: Turning on cells that build bone and turning off ones that destroy it. *Science News, 157,* 41 bis 42.
6. Manolagas, S. C. *(1995).* Sex steroids, cytokines, and the bone marrow: New concepts on the pathogenesis of osteoporosis. *Ciba Foundation Symposium, 191,* 187 bis 202.
7. Riggs, B. et al. (1986). In women dietary calcium intake and rates of bone loss from midradius and lumbar spine are not related. *J. Bone & Mineral Research, 1* (Suppl.), 167; Genant, H. K. et al. (1985). Osteoporosis: Assessment by quantitative computed tomography. *Orthopedic Clinics of North America, 16 (3),* 557 bis 568.
8. Trotter, M. et al. (1974). Sequential changes in weight, density; and percentage weight of human skeletons from an early fetal period through old age. *Anatomical Record, 179,* 1 bis 8.
9. Adams, P. et al. (1970). Osteoporosis and the effects of aging on bone mass in elderly men and women. *J. Medical News Series, 39, 601 bis 615.*
10. Harris, S. et al. (1992). Rates of change in bone mineral density of the spine, heel, femoral neck and radius in healthy postmenopausal women. *Bone Mineralization, 17 (1),* 87 bis 95; Riggs, B., et al. (1985). Rates of bone loss in the appendicular and axial skeletons of women: Evidence of substantial vertebral bone loss before menopause. *J. Clinical Investigation, 77,* 1487 bis 1491.
11. Fujita, T. et al. (1992). Comparison of osteoporosis and calcium intake between Japan and the United States. *Proc. Soc. Experimental Biology & Medicine, 200 (2),* 149 bis 152.
12. Frost, H. (1985). The pathomechanics of osteoporosis. *Clinical Orthopedics, 200,* 198 bis 225.
13. Chappard, D. et al. (1988). Spatial distribution of trabeculae in iliac bones from 145 osteoporotic females. *Maturitas, 10,* 353 bis 360; Biewener, A. A. (1993). Safety factors in bone strength. *Calcified Tissue International, 53 (Suppl. 1),* S68 bis S74.
14. Brown, S. (1996). *Better Bones, Better Body: Beyond Estrogen and Calcium.* Los Angeles: Keats Publishing.
15. Lees, B. et al. (1993). Differences in proximal femur bone density over two centuries. *Lancet, 341,* 673 bis 675; Eaton, S. et al. (1991). Calcium in evolutionary perspective. *Am. J. Clinical Nutr., 54 (Suppl.),* 281S bis 287S.
16. Bauer, D. C. et al. (1993). Factors associated with appendicular bone mass in older women. *Ann. Internal Medicine, 118* (9), 647 bis 665.
17. Rigotti, N. A. et al. (1984). Osteoporosis in women with anorexia nervosa. *NEJM, 311* (25), 1601 bis 1605.
18. Prior, J. et al. (1990). Spinal bone loss and ovulatory disturbances. *NEJM, 323* (18), 1221 bis 1227; Cann, C. et al. (1984). Decreased spinal mineral content in amenorrheic women. *JAMA, 251* (5), 626 bis 629.

19. Schuckit, M. (1994). Section 5: Alcohol and alcoholism. In K. Isselbacher et al. (Hrsg.), *Harrison's Principles of Internal Medicine, Bd.* 2 (13. Auflage, 2420). New York: McGraw-Hill.

20. Diamond, T. et al. (1989). Ethanol reduces bone formation and may cause osteoporosis. *Am. J. Medicine, 86,* 282 bis 288; Bikler, D. D. et al. (1985). Bone disease in alcohol abuse. *Ann. Internal Medicine,* 103, 42 bis 48.

21. Gold, P. W. et al. (1986). Responses to corticotropin-releasing hormone in the hypercortisolism of depression and Cushing's disease: Pathophysiology and diagnostic implications. *NEJM, 314,* 1329 bis 1335; Michelson, D. et al. (1996). Bone mineral density in women with depression. *NEJM, 335* (16), 1176 bis 1181.

22. Tatemi, S. et al. (1991). Effect of experimental human magnesium depletion on parathyroid hormone secretion and 1,25-dihyroxyvitamin D metabolism. *J. Clin. Endocrinol. Metab.,* 73 (5), 1067 bis 1072; Gaby, A. und Wright, J. (1988). *Nutrients and Bone Health.* Seattle, WA: Wright/Gaby Nutrition Institute.

23. Adinoff, A. D. und Hollister, J. R. (1983). Steroid-induced fracture and bone loss in patients with asthma. *NEJM, 309* (5), 265 bis 268.

24. Hahn, T. J. et al. (1988). Altered mineral metabolism in glycocorticoidindu-ced osteopaenia: Effect of 25-hydroxyvitamin D administration. *J. Clinical Investigation, 64,* 655 bis 665.

25. Crilly, R. G. et al. (1981). Steroid hormones, ageing and bone. *Clinical Endocrinology & Metabolism, 10* (1), 115 bis 139.

26. Johnell, O. et al. (1979). Bone morphology in epileptics. *Calcified Tissue International,* 28(2), 93 bis 97.

27. Franklin, J. A. et al. (1992). Long-term thyroxine treatment and bone mine-ral density. *Lancet, 340,* 9 bis 13; Paul, T. L. et al. (1988). Long-term L-thy-roxine therapy is associated with decreased hip bone density in pre-menopausal women. *JAMA, 259,* 3137 bis 3141; Coindre, J. M. et al. (1986). Bone loss in hypothyroidism with hormone replacement: A histo-morphometric study. *Arch. Intern. Med., 146,* 48 bis 53.

28. Brincat, M. P. et al. (1996). A screening model for osteoporosis using dermal skin thickness and bone densitometry. In B. G. Wren (Hrsg.), *Progress in the Management of the Menopause: The Proceedings of the* 8th *International Congress on the Menopause,* 175 bis 178. Sydney: Parthenon Pub-lishing Group.

29. Robins, S. P. (1995). Collagen crosslinks in metabolic bone disease. *Acta Orthopedica Scandinavia, 66* (266, suppl.), S171 bis S175; Garnero, P. et al. (1994). Comparison of new biochemical markers of bone turnover in late postmenopausal osteoporotic women in response to alendronate treatment. *J. Clin. Endocrinol. Metab., 79,* 1693 bis 1700; Chesnut, C. et al. (1997). Hormone replacement therapy in postmenopausal women: Urinary N-telo-peptide of type I collagen monitors therapeutic effect and predicts response of bone mineral density. *Am. J. Medicine, 102,* 29 bis 37.

30. Cummings, S. R. et al. (im Druck). Regression to mean in clinical practice: Women who seem to lose bone density during treatment for osteoporosis usually gain if treatment is continued. JAMA. Zitiert in B. Ettinger (2000). Sequential osteoporosis treatment for women with postmenopausal osteo-porosis. *Menopausal Medicine, Newsletter of the American Society for Reproductive Medicine, 8* (2), 3.

31. Munger, R. G. (1999). Prospective study of dietary protein intake and risk of hip fracture in postmenopausal women. *Am. J. Clin. Nutr., 69* (1), 147 bis 152.

32. Potter, S. M., Baum, J. A., Teng, H., Stillman, R. J., Shay, N. F. und Erdman, J. W. (1998). Soy protein and isoflavones: Their effects on blood lipids and bone density in postmenopausal women. *Am. J. Clin. Nutr., 68* (6, Suppl.), 1375S bis 1379S.

33. Bonfield, T. (1999, 15. Juni). Research backs benefits of soy-postmenopausal women take note. *Cincinnati Enquirer.* Diese Untersuchung, die von Dr. Michael Scheiber vom Obstetrics and Gynecology Department an der Universität von Cincinnati und Dr. Kenneth Setchell, Director der Massenspektrometrie am Children's Hospital Medical Center durchgeführt wurde, belegt, dass der Konsum von drei Portionen Soja pro Tag mit insgesamt 70 mg Soja-Isoflavonen nachweislich knochenaufbauende Effekte hat, die unter Umständen ebenso gut sind wie diejenigen von Östrogen.

34. Hegarty, V. et al. (2000). Tea drinking and bone mineral density in older women. *Am. J. Clin. Nutr., 71,* 1003 bis 1007.

35. Watts, N. B. et al. *(1995).* Comparison of oral estrogens and estrogens plus androgen on bone mineral density, menopausal symptoms, and lipid-lipoprotein profiles in surgical menopause. *Obstetrics & Gynecology, 85,* 529 bis 537.

36. Cummings, S. et al. *(1998).* Endogenous hormones and the risk of hip and vertebral fractures among older women. *NEJM, 339,* 733 bis 738.

37. Riggs, B. und Melton, L. (1986). Involutional osteoporosis. *NEJM, 26,* 1676 bis 1686. Buchanan, J. R. et al. (1988). Early vertebral trabecular bone loss in normal premenopausal women. *J. Bone & Mineral Research, 3* (5), 583 bis 587.

38. Carter, M. D. et al. (1991). Bone mineral content at three sites in normal perimenopausal women. *Clinical Orthopedics, 266,* 295 bis 300; Harris, S. und Dawson-Hughes, B. (1992). Rates of change in bone mineral density of the spine, heel, femoral neck and radius in healthy postmenopausal women. *J. Bone & Mineral Research, 17* (1), 87 bis 95.

39. Heaney, R. P. (1990). Estrogen-calcium interactions in the postmenopause: A quantitative description. *J. Bone & Mineral Research, 11* (1), 67 bis 84.

40. Speroff, L. (1999, 1. Oktober). Treatment options for the prevention of osteoporosis. *Ob/Gyn Clinical Alert,* 46.

41. Lee, J. (1991). Is natural progesterone the missing link in osteoporosis prevention and treatment? *Medical Hypotheses, 35,* 316 bis 318; Prior, J. (1991). Progesterone and the prevention of osteoporosis. *Can. J. Ob-Gyn & Women's Healthcare, 3* (4), 178 bis 183; Lee, J. (1990). Osteoporosis reversal: The role of progesterone. *Clinical Nutritional Review, 10,* 884 bis 889; Prior, M. C. et al. (1994). Cyclic medroxyprogesterone increases bone density: A controlled trial in active women with menstrual cycle disturbances. *Am. J. Medicine, 96,* 521 bis 530, Adachi, J. D. et al. (1997). A double-blind randomized controlled trial of the effects of medroxyprogesterone acetate on bone density of women taking oestrogen replacement therapy. *British J. Obstet. Gynaecol., 104,* 64 bis 70; Prior, J. C. et al. (1997). Premenopausal ovariectomy-related bone loss: A randomized, double-blind, one-year trial of conjugated estrogen or medroxyprogesterone acetate. *J. Bone & Mineral Research, 12* (11), 1851 bis 1863.

42. Leonetti, H. et al. (1999). Transdermal progesterone cream for vasomotor symptoms and postmenopausal bone loss. *Obstetrics & Gynecology, 94,* 225 bis 228.

43. Abraham, G. (1991). The importance of magnesium in the management of primary postmenopausal osteoporosis: A review. *J. Nutlitional Medicine, 2,* 165 bis 178; Gaby, A. und Wright, J. (1990). Nutrients and osteoporosis: A review article. *J. Nutritional Medicine, 1,* 63 bis 72.

44. Buckley, L. M. et al. (1996). Calcium and vitamin D3 supplementation prevents bone loss in the spine secondary to low-dose corticosteroids in patients with rheumatoid arthritis. A randomized, double-blind, placebo-controlled trial. Ann. Internal Medicine, 125 (12), 961 bis 968.

45. Nielson, B. E. et al. (1987). Effects of dietary boron on mineral, estrogen, and testosterone metabolism in postmenopausal women. *FASEB, 1,* 394 bis 397.

46. Dawson-Hughes, G. et al. (1990). A controlled trial of the effects of calcium supplementation on bone density in postmenopausal women. *NEJM, 323,* 878 bis 883.

47. Chu, J. Y. et al. (1975). Studies in calcium metabolism, II. Effects of low calcium and variable protein intake on human calcium metabolism. *Am. J. Clin. Nutr., 28,* 1028 bis 1035; Abelow, B. et al. (1992). Cross cultural association between dietary animal protein and hip fracture: A hypothesis. *Calcified Tissue International, 50,* 14 bis 18.

48. Quellen für diese Tabellen sind: U. S. Department of Agriculture, *Composition of Foods,* Handbücher Nr. 8 und 456 (Washington, D. C.: U. S. Government Printing Office, 1963); J. A. Duke and A. A. Atchley, *Handbook of Proximate Analysis-Tables of Higher Plants* (Boca Raton: CRC Press, 1986); Leonard Jacobs, article in *East/West Journal,* May 1985; John Lee, »Osteoporosis Reversal: The Role of Progesterone,« *International Clinical Nutrition Review, Bd.* 10 (1990), 384 bis 91; Judith Cooper Madlener, *The Sea Vegetable Book* (New York: Clarkson, N. Potter, 1977); Nutrition Search, Inc., John Kirschmann, *Nutrition Almanac,* revidierte Ausgabe. (New York: McGraw-Hill, 1979); U. S. Department of Agriculture, *Nutritive Value Of Foods,* Handbuch Nr. 72 (Washington, D C.: U. S. Government Printing Office, 1971); Mark Pedersen, *Nutritional Herbology* (Bountiful, UT: Pedersen, 1987) und Maine Coast Sea Vegetables Co., Shore Road, Franklin, ME 04634.

49. Gillespie, L. (1999) *The Menopause Diet: Lose Weight and Boost Your Energy,* 36. Beverly Hills, CA: Healthy Life Publications.

50. Aiello, L. und Wheeler, P. (1995). The expensive tissue hypothesis: The brain and the digestive system in human and primate evolution. *Current Anthropology, 36* (2), 199 bis 221; Lorenz, K. und Lee, V. A. (1997). The nutritional and physiological impact of cereal products in human: nutrition. *Critical Reviews in Food Science & Nutrition, 8,* 383-456; Cassiday, C. M. (1980). Nutrition and health in agriculturalists and hunter-gatherers: A case study of two prehistoric populations. In R. F. Kandel, G. H. Pelto und N. W. Jerome (Herausgeber), *Nutritional Anthropology: Contemporary Approaches to Diet and Culture,* 117 bis 145. Pleasantville, NY: Redgrave Publishing Company; Eaton, S. B., & Nelson, D. A. (1991). Calcium in evolutionary perspective. *Am. J. Clinical Nutrition, 54* (Suppl.), 281S bis 287S; Goodman, A. H., Dufour, D. und Pelto, G. H. (2000). *Nutlitional Anthro-*

pology: Biocultural Perspectives on Food and Nutrition. Mountain View, CA: Mayfield Publishing. Siehe auch *The Paleopathology Newsletter,* veröffentlicht von der Paleopathology Association. Kontakt: Ms. Eve Cockburn, 18655 Parkside, Detroit, MI 48221-2208.

51. Caspit, A. (1994). Alendronate: An investigational agent for the prevention and treatment of osteoporosis. *Drug Therapy, 24,* 41.

52. Adami, S. et al. (1993). Treatment of postmenopausal osteoporosis with continuous daily oral alendronate in comparison with either placebo or intranasal salmon calcitonin. *Osteoporosts International, 3* (Suppl. 3), S21S27.

53. DeGroen, P. C. (1996). Esophagitis associated with the use of alendronate. *NEJM, 335,* 1016 bis 1021.

54. Delmas, P. et al. (1997). Effects of raloxifene on bone mineral density, serum cholesterol concentrations, and uterine endometrium in Postmenopausal women. *NEJM, 337,* 1641 bis 1647.

55. Nelson, M. et al. (1994). Effects of high-intensity strength training on multiple risk factors for osteoporotic fractures: A randomized controlled trial. *JAMA, 272* (24), 1909 bis 1914.

56. Nelson, M. (2000). *Strong Women Stay Young.* New York: Bantam.

57. Fiatarone, M. et al. (1994). Exereise training and nutritional supplementation for physical frailty in very elderly people. *NEJM, 330* (25), 1769 bis 1775.

58. Rosen, C. et al. (1994). The effects of sunlight and diet on bone loss in elderly women from rural Maine. *Maine J. Health Issues, 1* (2), 35 bis 49. (Die Studie wurde von Michael Holick in Bangor, Maine, durchgeführt.)

59. Vieth, R. (1999). Vitamin D supplementation, 25-hydroxyvitamin D concentrations, and safety. *Am. J. Clin. Nutr, 69,* 842 bis 856. (Jeder, der ernsthaft an mehr Information über Vitamin D und Sonnenlicht interessiert ist, sollte diesen eindrucksvollen Übersichtsartikel zu dem Thema lesen.)

60. Ibid.

61. Neer, R. M. et al. (1971). Stimulation by artificial lighting of calcium absorption in elderly human subjects. *Nature, 229,* 255.

62. Holick, M. F. (1995). Environmental factors that influence the cutaneous production of Vitamin D. *Am. J. Clin. Nutr., 61* (Suppl. 3), 638S bis 645S.

63. Dawson-Hughes, B. et al. (1991).-Effect of vitamin D supplementation on wintertime and overall bone loss in healthy postmenopausal women. *Ann. Internal Medicine, 115* (7), 505 bis 511.

64. McNeil, T. (1998, Frühjahr). The vitamin D guru: School of Medicine professor sees the light and spreads the news. *Bostonia,* 34 bis 35.

65. Veith, R. (1999), wie oben zitiert.

66. Berger, J. (1998). *Herbal Rituals,* 64 bis 72. New York: St. Martin's Press.

67. Weed, S. (1989). *Healing Wise: Wise Woman's Herbal,* 262. Woodstock, NY: Ashtree Publications.

Dreizehntes Kapitel – Gesundheit für die Brust

1. Toikkanene, S. et al. (1991). Factors predicting late mortality from breast cancer. *European J. Cancer, 27* (5), 586 bis 591.

2. Chen, C. C. et al. (1995). Adverse life events and breast cancer: Casecontrol study. *British Medical J., 311,* 1527 bis 1530.

3. Levy, S. et al. (1987). Correlation of stress factors with sustained depression of natural killer cell activity and predicted prognosis in patients with breast cancer. *J. Clinical Oncology, 5,* 348 bis 353.
4. Spiegel, D. et al. (1989). The effect of psychosocial treatment on survival of patients with metastatic breast cancer. *Lancet, 2* (8668), 888 bis 891.
5. Prior, J. (1992). Critique of estrogen treatment for heart attack prevention: The Nurses' Health Study. *A Friend Indeed, 8* (8), 3 bis 4; Schairer, C. et al. (2000). Menopausal estrogen and estrogen-progestin replacement therapy and breast cancer risk. *JAMA, 283* (4), 485 bis 491.
6. Bulbrook, P. D., Swain, M. C., Wang, D. Y. et al. (1976). Breast cancer in Britain and Japan: Plasma oestradiol-17b, oestrone, and progesterone, and their urinary metabolites in normal British and Japanese women. *European J. Cancer, 12,* 725 bis 735.
7. Seely, S. et al. (1983). Diet and breast cancer: The possible connection with sugar consumption. *Medical Hypotheses, 11,* 319 bis 327; Kazer, R. (1995). Insulin resistance, insulin-like growth factor I and breast cancer: A hypothesis. *International J. Cancer, 62,* 403 bis 406; Bruning, P. et al. (1992). Insulin resistance and breast-cancer risk. *International J. Cancer, 52,* 511 bis 516.
8. Willett, W C. et al. (1987). Moderate alcohol consumption and the risk of breast cancer. *NEJM, 316,* 1174 bis 1180.
9. Ginsburg, E. (1996). Effects of alcohol ingestion on estrogens in postmenopausal women. *JAMA, 276* (21), 1747 bis 1751.
10. Zhang, S. et al. (1989). A prospective study of folate intake and the risk of breast eancer. *JAMA, 281* (17), 1632 bis 1637.
11. Ambrosone, C. et al (1996). Cigarette smoking, N-acetyltransferase 2 genetic polymorphisms, and breast cancer risk. *JAMA, 276* (18), 1494 bis 1501.
12. Martinsen, E. W. (1990). Benefits of exercise for the treatment of depression. *Sports Medicine, 9* (6), 380 bis 389.
13. Coleman, B. C. (1999, 10. März). Fatty diet and breast cancer: No link? *Portland Press Herald.*
14. Adlercreutz, H. et al. (1982). Excretion of the lignans enterolactone and enterodiol and of equol in omnivorous and vegetarian postmenopausal women and in women with breast cancer. *Lancet, 2* (8311), 1295 bis 1299.
15. Goldin, B. R , Adlercreutz, H. et al. (1982). Estrogen excretion patterns and plasma levels in vegetarian and omnivorous women. *NEJM, 307,* 1542 bis 1547.
16. Percival, M. (1997). Phytonutrients and detoxification. In *Clinical Nutrition Insights* (Seite 1 bis 4). Published by the Foundation for the Advancement of Nutritional Education. Available from Metagenics North East, P. O. Box 848, Kingston, NH 03848.
17. Zava, D. und Duwe, G. (1997). Estrogenic and antiproliferative properties of genistein and other flavonoids in human breast cancer cells *in vitro. Nutrition & Cancer, 27* (1), 31 bis 40.
18. Bagga, D. et al. (1997). Dietary modulation of omega-3/omega-6 polyunsaturated fatty acid ratios in patients with breast cancer. *J. Nat. Cancer Inst., 89* (15), 1123 bis 1131.
19. Lockwood, K. et al. (1994). Partial and complete regression of breast cancer in patients in relation to dosage of coenzyme Q_{10}. *Biochemical & Biophysical Research Communications, 199* (3), 1504 bis 1508.

20. Welch, H. G. und Black, W. C. (1997). Using autopsy series to estimate the disease »reservoir« for ductal carcinoma in situ of the breast: How much more breast cancer can we find? *Ann. Internal Medicine, 127* (11), 1023 bis 1028; Nielsen, M. et al. (1987). Breast cancer and atypia among young and middle-aged women: A study of 110 medicolegal autopsies. *British J. Cancer, 56* (6), 814 bis 819.
21. Welch, H. G. und Black, W C. (1997), wie oben zitiert, 1023.
22. Moody-Ayers, S. et al. (2000). »Benign« tumors and »early detection« in mammography-screened patients of a natural cohort with breast cancer. *Arch. Intern. Med., 160* (8), 1109 bis 1115.
23. Prager, K. (1996). Outrage over mammogram screening unwarranted. *Medical Tribune*. Zitiert von Gina Kolata in der *New York Times*, 28. Jan., 1997.
24. Moore, F. (1978). Breast self-examination. *NEJM, 299* (6), 304 bis 305.
25. Dana Wyrick, persönl. Mitteilung. Dana Wyrick ist eine ausgebildete Massagetherapeutin, die diese Technik der Selbstmassage zur Förderung der Brustgesundheit entwickelte, nachdem sie bei Spezialisten für die Therapie von Lymphödemen in Europa und Australien gelernt hatte, wo diese Technik weitaus gebräuchlicher ist.
26. Kerlikowske, K. et al. (1993). Positive predictive value of screening mammography by age and family history of breast cancer. *JAMA, 270* (2), 444.
27. Veronesi, U. et al. (1997). Sentinel node biopsy to avoid axillary dissection in breast cancer with clinically negative lymph nodes. *Lancet, 349* (9069), 1864 bis 1867.
28. National Council on Aging (1997). *Myths and Perceptions About Aging and Women's Health*. Washington, D. C.: kein Autor aufgeführt (1997). Assessing the odds. *Lancet, 350* (9091), 1563.
29. Ries, L. A. G., Eisner, M. P., Kosary, C. L., Hankey, B. E, Miller, B. A., Kleg, L. und Edwards, B. K. (Hrsg.) (2000). *SEER Cancer Statistics Review*, 1973 bis 1993. Bethesda, MD: National Cancer Institute; Black, W. C. et al. (1995). Perceptions of breast cancer risk and screening effectiveness in women younger than 50 years old. *J. Nat. Cancer Inst., 87*, 720 bis 731.
30. Phillips, K. A. (1999). Putting the risk of breast cancer in perspective. *NEJM, 340* (2), 141 bis 144.
31. Hirshaut, Y. und Pressman, P. (2000). *Breast Cancer: The Complete Guide* (Seite 256). New York: Bantam.
32. American College of Obstetrics & Gynecology, Committee on Genetics (1996, Oktober). *Breast-Ovarian Cancer Screening* (Committee Opinion no. 176). Washington, D. C.
33. Collins, F. S. (1986). BRCA1 – lots of mutations, lots of dilemmas. *NEJM, 334* (3), 186 bis 188.
34. Weisberg, T. (1996, Oktober). Genetic testing for breast cancer. *Maine Cancer Perspectives, 2* (4), 3.
35. Kesaniemi, Y. A. (unveröffentlichte Daten). Cited in A. Viitanen (1996), A new estrogen gel: Clinical benefits. In B. G. Wren (Hrsg.), *Progress in the Management of the Menopause: The Proceedings of the 8th International Congress on the Menopause* (Seite 168). Sydney, Australia: Parthenon.
36. LaVecchia, C., Negri, E., Franceschi, S. et al. (1995). Hormone replacement therapy and breast cancer risk: A cooperative Italian study. *Blitish J. Cancer*, 72, 244 bis 248.

37. Campagnoli, C. et al. (1999). HRT and breast cancer risk: A clue for interpreting the available data. *Maturitas, 33*, 185 bis 190; Collaborative Group on Hormonal Factors in Breast Cancer (1997). Breast cancer and hormone replacement therapy: Collaborative reanalysis of data from 51 epidemiological studies of 52, 705 women with breast cancer and 108, 411 without breast cancer. *Lancet,* 350, 1047 bis 1059.

38. Bhavani, B. R. et al. (1994). Pharmacokinetics of 17-β-dihydroequilin sulfate and 17-β-dihydroequilin in normal postmenopausal women. *J. Clin. Endocrinol. & Metab.,* 78, 197 bis 204.

39. Hargrove, J. und Eisenberg, E. (1995) Menopause. *Med. Clin. North Am., 79* (6), 1337 bis 1363.

40. Campagnoli, C. (1999), wie oben zitiertt.; Collaborative Group on Hormonal Factors in Breast Cancer (1997), wie oben zitiert.

41. Campagnoli, C. (1999), wie oben zitiert.

42. Huang, Z., Willett, W. C., Colditz, G. A., Hunter, D. J., Manson, J. E., Rosner, B., Speizer, F. E. und Hankinson, S. E. (1999). Waist circumference, waist: hip ratio, and risk of breast cancer in the Nurses' Health Study. *Am. J. Epidemiol., 150* (12) 1316 bis 1324. »Des Weiteren«, schreiben sie, »ist vermutet worden, dass Adipositas in der Abdominalregion mit einem Überschuss an Östrogen und einer vermehrten Umwandlung von Androgen zu Östrogen im Fettgewebe einhergeht.« Sie weisen auch darauf hin, dass der Einsatz von Hormonen bei postmenopausalen Frauen wahrscheinlich die Hormonspiegel bei all diesen Frauen erhöht. »Infolgedessen gehen alle Frauen, die nach der Menopause Hormone benutzen, ein erhöhtes Risiko ein, an Brustkrebs zu erkranken, ganz unabhängig von Fettansammlungen in der Bauchregion«, argumentieren sie.

43. Schuurman, A. G., van den Brandt, P. A. und Goldbohm, R. A. (1995). Exogenous hormone use and the risk of postmenopausal breast cancer: Results from the Netherlands Cohort Study. *Cancer Causes Control, 6*, 416 bis 424; Cobleigh, M. et al. (1994). Estrogen replacement therapy in breast cancer survivors: A time for change. *JAMA, 272* (7), 540 bis 545.

44. Henrich, J. B. (1992). The postmenopausal estrogen/breast cancer controversy. *JAMA, 268*, 1900 bis 1902; Wotiz, H. H., Beebe, D. R. und Muller, E. (1984). Effect of estrogen on DMBA-induced breast tumors. *J. Steroid Biochem., 20*, 1067 bis 1075.

45. Drife, J. O. (1986). Breast development in puberty. *Ann. N. Y Acad. Sci., 464*, 58 bis 65; Dulbecco, R. et al. (1982). Cell types and morphogenesis in the mammary gland *Proc. Natl. Acad. Sci. USA, 79*, 7346 bis 7350; Longacre, T. und Bartow, S. (1986). A correlative morphologic study of human breast and endometrium in the menstrual cycle. *Am. J. Surgical Path., 10* (6), 382 bis 393; Weinberg, R. A. (1996, September). How cancer arises. *Scientific American,* 62 bis 70.

46. Lemon, H. (1973). Oestriol and prevention of breast cancer. *Lancet, 1* (802), 546; Lemon, H. (1975). Estriol prevention of mammary carcinoma induced by 7,12-dimethyl-benzanthracene and procarbazine. *Cancer Res., 35*, 1341 bis 1353; Lemon, H. (1980). Pathophysiologic considerations in the treatment of menopausal patients with oestrogens: The role of oestriol in the prevention of mammary cancer. *Acta Endocrinol., 1*, 17 bis 27; Lemon, H., Wotiz, H., Parsons, L. et al. (1966). Reduced estriol excretion in patients with breast cancer prior to endocrine therapy. *JAMA, 196*, 1128 bis 1136.

47. Bu, S. Z. et al. (1997). Progesterone induces apoptosis and upregulation of p53 expression in human ovarian carcinoma cell lines. *Cancer, J. American Cancer Society, 79* (10), 1944 bis 1950.
48. Zava, D. T. und Duwe, G. (1997). Estrogen and antiproliferative properties of genistein and other flavonoids in human breast cancer cells *invivo. Nutr. & Cancer, 27* (1), 31 bis 40.
49. Cowan, A. D. et al. (1961). Breast cancer incidence in women with a history of progesterone deficiency. *Am. J. Epidemiol., 114* (2), 209.
50. Chang, K. J. et al. (1995). Influences of percutaneous administration of estradiol and progesterone on human breast epithelial cell cycle *in vivo. Fertil. & Steril., 63*, 785 bis 791.
51. Badwe, R. A. et al. (1991). Timing of surgery during menstrual cycle and survival of premenopausal women with operable breast cancer. *Lancet, 337*, 1261 bis 1264.
52. Hrushesky, W. (1996). Breast cancer, timing of surgery, and the menstrual cycle: Call for prospective trial. *J. Women's Health, 5* (6), 555 bis 566.
53. Wren, B. und Eden, J. A. (1996). Do progestogens reduce the risk of breast cancer? A review of the evidence. *Menopause: The J. of the N. Am. Menopause Soc., 3* (1), 4 bis 12.
54. McEwen, B. S. et al. (1999). Inhibition of dendritic spine induction on hippocampal ca-1 pyramidal neurons by nonsteroidal estrogen antagonist in female rats. *Endocrinology, 140*, 1044 bis 1047; McEwen, B. S. und Wooley, C. S. (1994). Estradiol and progesterone regulate neuronal structure and synaptic connectivity in adult as well as developing brain. *Experimental Gerontology, 29*, 431 bis 436; Wooley, C. S. und McEwen, B. S. (1993). Roles of estradiol and progesterone in regulation of hippocampal dendritic spine density during the estrous cycle in the rat. *J. Comparative Neurology, 336*, 293 bis 306.
55. Timmerman, D. et al. (1998). A randomized trial on the use of ultrasonography or office hysteroscopy for endometrial assessment in postmenopausal patients with breast cancer who were treated with tamoxifen. *Am. J. Obstetrics & Gynecology, 179*, 62 bis 70; Franchi, M. et al. (1999). Endometrial thickness in tamoxifen-treated patients: An independent predictor of endometrial disease. *Obstetrics & Gynecology, 93*, 1004 bis 1008; Ramonetta, L. M. et al. (1999). Endometrial cancer in polyps associated with tamoxifen use. *Am. J. Obstetrics & Gynecology, 180*, 340 bis 341.
56. Osborne, C. K. (1999). Questions and answers about tamoxifen. In *Tamoxifen for the Treatment and Prevention of Breast Cancer.* V. Craig, Herausgeber Melville, NY. PRR; [no author] (1995). NSABP halts B-14 trial: No benefit seen beyond 5 years of tamoxifen use. *J. Nat. Cancer Inst., 87*, 1829.
57. Hemminki, K. et al. (1996). Tamoxifen-induced DNA adducts in endometrial samples from breast cancer patients. *Cancer Research, 56* (19), 4374 bis 4377; Zimniski, S. J. et. al. (1993). Induction of tamoxifen-dependent rat mammary tumors. *Cancer Research, 53*, 2937 bis 2939.
58. Fisher, B. (1998). Tamoxifen for prevention of breast cancer: Report of the National Surgical Adjuvant Breast and Bowel Project P-1 Study. *J. Nat. Cancer Inst., 90* (18), 1371 bis 1388.
59. Love, S. (1999, 3. August). Wondering about a wonder drug. *New York Times.*

Vierzehntes Kapitel – Mit Herz und Hingabe leben – achten und lieben Sie Ihr Herz in der Lebensmitte

1. Svendsen, Nanna Aida (Oktober 1999). Persönlicher Brief, auszugsweise abgedruckt in *Health Wisdom for Women, 6* (10), 8. Hier wiedergegeben mit freundlicher Erlaubnis der Autorin.
2. Tremollieres, E A. et al. (1999). Coronary heart disease risk factors and menopause: A study in 1684 French women. *Atherosclerosis, 142* (2), 415 bis 423.
3. National Center for Health Statistics (1996). *Vital Statistics of the United States. 1992. Bd. 11: Mortality, Part A* (DHHS Publication 96-1101). Hyattsville, MD: U. S. Dept. of Health and Human Services, Public Health Service.
4. American Heart Association (1997). *Heart and Stroke Statistical Update.* Dallas, TX: Author; Centers for Disease Control and Prevention, National Center for Health Statistics (1996). *Health, United States, 1995* (PHS Publication 96-1232). Hyattsville, MD: U. S. Dept. of Health and Human Services, Public Health Service; Leiman, J. M., Meyer, J. E., Rothschild, N. und Simon, L. J. (März 1997). *Selected Facts on U. S. Women's Health: A Chart Book.* New York: The Commonwealth Fund; Maynard, C. et al. (1992). Gender differences in the treatment and outcome of acute myocardial infarction. Results from the Myocardial Infarction Triage and Intervention Registry. *Arch. Intern. Med., 152* (5), 972 bis 976.
5. *Selected Facts on U. S. Health,* wie oben zitiert.
6. Clow, B. H. (1996). *Liquid Light of Sex: Kundalini Rising at Mid-life Crisis,* 103 bis 104. Santa Fe, NM: Bear & Co.
7. Childre, D. und Martin, H. (1999). *The HeartMath Solution* (Vorwort). San Francisco: HarperSanFrancisco.
8. Skinner, J. (1993). Neurocardiology: Brain mechanisms underlying fatal cardiac arrhythmias. *Neurologic Clinics, 11* (2), 325 bis 351.
9. Kudenchuk, P. J. et al. (1996). Comparison of presentation, treatment and outcome of acute myocardial infarction in men vs. women (The Myocardial Infarction Triage and Intervention Registry). *Am. J. Cardiology, 78* (1), 9 bis 14.
10. Cooper, G. S. (1999). Menstrual and reproductive risk factors for ischemic heart disease. *Epidemiology, 10* (3), 255 bis 259; Hazeltine, F. P. und Jacohson, B. (1997). *Women's Health Research: A Medical and Policy Primer,* 173. Washington, D. C.: APA Press.
11. Iribarren, C. et al. (2000). Association of hostility with coronary artery calcification in young adults: The CARDIA Study. *JAMA, 283* (19), 2546 bis 2551.
12. Friedman, M. und Rosenman, R. (1974). *Type A Behavior and Your Heart.* New York: Alfred A. Knopf.
13. Webber, L. S. et al. (1979). Occurrence in children of multiple risk factors for coronary artery disease: The Bogalusa Heart Study. *Preventive Medicine, 8,* 407 bis 418; Khoury, P. et al. (1980). Clustering and interrelationships of coronary heart disease risk factors in schoolchildren, ages 6 bis 19. *Am. J. Epidemiol., 112,* 524 bis 538.
14. Stampfer, M. et al. (2000). Primary prevention of coronary heart disease in women through diet and lifestyle. *NEJM, 343,* 16 bis 22.

15. Mo-Suwan, L. und Lebel, L. (1996). Risk factors for cardiovascular disease in obese and normal school age children: Association of insulin with other cardiovascular risk factors. *Biomed. Environ. Sci., 9* (2 bis 3), 269-275; Wing, R. R. und Jeffery, R. W. (1995). Effect of modest weight loss on changes in cardiovascular risk factors: Are there differences between men and women between weight loss and maintenance? *Int. J. Obes. Relat. Metab. Disord., 19* (1), 67 bis 43.

16. Manson, J. E. et al. (1992). The primary prevention of myocardial infarction. *NEJM, 326* (21), 1406 bis 1416; Mosca, L. et al. (1999). Guide to preventive cardiology for women. AHA/ACC Scientific Statement Consensus panel statement. *Circulation, 99* (18), 2480 bis 2484.

17. Keine Autoren (1998). Prevention of eardiovascular events and death with pravastatin in patients with coronary heart disease and a broad range of initial cholesterol levels. The Long-Term Intervention with Pravastatin in Ischaemic Disease (LIPID) Study Group. *NEJM, 339* (19), 1349 bis 1357.

18. Manson, J. E. et al. (1990). A prospective study of obesity and risk of coronary heart disease in women. *NEJM, 332* (13), 882 bis 889.

19. Wu, T. et al. (2000). Periodontal disease and risk of cerebrovascular disease: The first national health and nutrition examination survey and its follow-up study. *Arch. Intern. Med., 160* (18), 2749 bis 2755; Hujoel, P. P. et al. (2000). Periodontal disease and coronary heart disease risk. *JAMA, 284* (11), 1406 bis 1410.

20. American Cancer Society (1997). *Cancer Facts and Figures,* 5008. Atlanta: Author.

21. Hollenbach, K. A. et al. (1993). Cigarette smoking and bone mineral density in older men and women. *Am. J. Public Healtb, 83,* 1265 bis 1270.

22. Berenson, G. S. et al. (1998). Association between multiple cardiovascular risk factors and atherosclerosis in children and young adults. *NEJM, 338,* 1650 bis 1656.

23. Mann, D. (1996, 2. Mai). Job stress can cause fatal MI. *Medical Tribune, Primary Care Edition,* 21; Suadicani, P., Hein, H. O. und Gyntelberg, F. (1993). Are social inequalities as associated with the risk of ischaemic heart disease a result of psychosocial working conditions? *Atherosclerosis, 101* (2), 165 bis 175; Legault, S. E. et al. (1995). Pathophysiology and time course of silent myocardial ischemia during mental stress: Clinical, anatomical, and physiological correlates. *British Meart J.,* 73, 242 bis 249; Kaplan, G. A. und Keil, J. E. (1993). Socioeconomic factors and cardiovascular disease: A review of the literature. *Circulation, 88,* 1973 bis 1998.

24. Castelli, W. P. (1988). Cardiovascular disease in women. *Am. J. Obstetrics & Gynecology, 158* (6), 1553 bis 1560, 1566 bis 1567; Lacroix, A. Z. (1994). Psychosocial factors in risk of coronary heart disease in women: An epidemiologic perspective. *Fertility-Sterility, 62* (suppl. 2), 133S bis 139S; Mahoney, L. T. et al. (1996). Coronary risk factors measured in childhood and young adult life are associated with coronary artery calcification in young adults: The Muscatine Study. *J. Am. Coll. Cardiol., 27* (2), 277 bis 284; Schaefer, E. J. et al. (1994). Factors associated with low and elevated plasma HDL cholesterol and apolipoprotein A-I levels in the Framingham Offspring Study. *J. Lipid Research, 35* (5), 871 bis 872; Garrison, R. J. et al. (1993). Educational attainment and coronary heart disease risk: The Framingham. Offspring Study. *Prevention Medicine, 22* (1), 5464.

25. Ferketich, A. K. et al. (2000). Depression as an antecedent to heart disease among women and men in the NHANES I Study. *Arch. Intern. Med. 160*, 1261 bis 1268.
26. Jeppesen, J. (1997). Effects of low-fat high-carbohydrate diets on risk for ischemic heart disease in postmenopausal women. *Am. J. Clin. Nutr, 65* (4), 1027 bis 1033.
27. Kearney, M. T. et aL (1997). William Heberden revisited: Postprandial angina-interval between food and exercise and meal composition are important determinants of time to onset of ischemia and maximal exercise tolerance. *J. Am. College of Cardiology, 29* (2), 302 bis 307.
28. Crapo, P. A. et al. (1976). Plasma glucose and insulin responses to orally administered simple and complex carbohydrates. *Diabetes, 25* (9), 741 bis 747; Crapo, P. A. (1977). Postprandial plasma-glucose and -insulin responses to different complex carbohydrates. *Diabetes, 26* (12), 1178 bis 1183.
29. Modan, M. et al. (1985). Hyperinsulinemia: A link between hypertension, obesity and glucose intolerance. *J. Clin. Invest., 75*, 809 bis 817.
30. Ridker, P, M. et al. (2000). C-reactive protein and other markers of inflammation in the prediction of cardiovascular disease in women. *NEJM, 342* (12), 836 bis 843; Black, H. R. (1990). Coronary artery disease paradox: The role of hyperinsulinemia and insulin resistance and its implications for therapy. *J. Cardiovascular Pharmiacology, 15* (Suppl. 5), 26S bis 38S; Brindley, D. M. und Rolland, Y. (1989). Possible connections between stress, diabetes, obesity, hypertension, and altered lipoprotein metabolism that may result in arteriosclerosis. *Clinical Science, 77* (5), 453 bis 461; DeFronzo, R. und Ferrannini, E. (1991). Insulin resistance: A multifaceted syndrome responsible for NIDDM, obesity, hypertension, dyslipidemia, and atherosclerotic cardiovascular disease. *Diabetes Care, 14* (3), 173 bis 194; Eades, M. und Eades, M. D. (1996). *Protein Power.* NewYork: Bantam; Kazer, R. (1995). Insulin resistance, insulin-like growth factor I and breast cancer: A hypothesis. *International J. Cancer, 62,* 403 bis 406; Lehninger, A. L. (1993). *Principles of Biochemistry.* New York. Worth; Jeppesen, J. (1997), wie oben zitiert.
31. Tribble, D. L. (1999). AHA science advisory. Antioxidant consumption and risk of coronary heart disease: Emphasis on vitamin C, vitamin E, and beta-carotene: A statement for health care professionals from the American Heart Association. *Circulation, 99* (4), 591 bis 595.
32. Anderson, J. W. et al. (1995). Meta-analysis of the effects of soy protein intake on serum lipids. *NEJM, 333* (5), 276 bis 282.
33. Nelson, G. J. und Chamberlain, J. G. (1995). The effects of dietary alphalinolenic acid on blood lipids and lipoproteins in humans. In Cunnane, S. C. und Thompson, L. U. (Hrsg.). *Flaxseed in Human Nutiition.* Champaign, IL: AOCS Press; Nestel, P. J., Pomeroy, S. E., Sasahard, T. et al. (1997). Arterial compliance in obese subjects is improved with dietary plant n-3 fatty acid from flaxseed oil despite increased LDL oxidizability. *Arterioscler. Throm. Vasc. Biol., 17,* 1163 bis 1170.
34. Witteman, J. C. et al. (1994). Reduction of blood pressure with oral magnesium supplementation in women with mild to moderate hypertension. *Am. J. Clin. Mutrition, 60* (1), 129 bis 135.
35. Altura, B. M. et al. (1991). Cardiovascular risk factors and magnesium: Relationships to atherosclerosis, ischemic heart disease, and hypertension.

Magnes. Trace Elem., 10, 182 bis 192; Bostick, R. M. (1999). Relation of Ca+, vitamin D, and dairy food intake to ischemic heart disease mortality among postmenopausal women. *Am. J. Epidemiol., 149* (2), 151 bis 161; Morrison, H. et al. (1996). Serum folate and risk of fatal coronary heart disease. *JAMA, 275* (24), 1893 bis 1896; Stampfer, M. J. et al. (1993). Vitamin E consumption and the risk of coronary disease in women. *NEJM, 328,* 1444 bis 1449; Yochum, L. et al. (1999). Dietary flavonoid intake and risk of cardiovascular disease in postmenopausal women. *Am. J. Epidemiol., 149* (10), 943 bis 949; Kushi, L. H. et al. (1996). Dietary antioxidant vitamins and death from coronary heart disease in postmenopausal women. *NEJM, 334,* 1156 bis 1162.

36. Digiesi, V. et al. (1990). Effect of coenzyme Q_{10} on essential hypertension. *Current Therapy Research, 47,* 841 bis 845.
37. Ghirlanda, G. et al. (1993). Evidence of plasma CoQ_{10}-lowering effects by HMG-CoA reductase inhibitors: A double-blind, placebo-controlled study. *J. Clinical Pharmacology, 33,* 226 bis 229.
38. Sinatra, S. (2000). *Heart Sense for Women,* 108. Washington, D. C.: Lifeline.
39. Singh, R. B. et al. (1999). Effect of hydrosoluble coenzyme Q_{10} on blood pressures and insulin resistance in hypertensive patients with coronary artery disease. *J. Human Hypertension, 13* (3), 203 bis 208.
40. Yamagami, T. et al. (1977). Study of coenzyme Q_{10} in essential hypertension. In K. Folkers und Y. Yamamura (Hrsg.), *Biochemical and Clinical Aspects of Coenzyme Q_{10}, vol. 1,* 231 bis 242. Amsterdam: Elsevier.
41. Sinatra, S. (1998). *The Coenzyme Q_{10} Phenomenoni* Los Angeles: Keats Publishing.
42. Howard, A. N. et al. (1996). Do hydroxycarotenoids prevent coronary heart disease? A comparison between Belfast and Toulouse. *International J. Vitamin & Nutritional Research, 66,* 113 bis 118.
43. Stephens, N. G. et al. (1996). Randomized controlled trial of vitamin E in patients with coronary disease. Cambridge Heart Antioxidant Study (CHAOS). *Lancet, 347,* 781 bis 786.
44. Janson, M. (1997). Drug free management of hypertension. *Am. J. Natural Medicine, 4* (8), 14 bis 17.
45. Fernandez, C. et al. (1992). L-carnitine in the treatment of chronic myocardial ischemia. An analysis of three multicenter studies and a bibliographic review. *Clinical Ter., 140* (4), 353 bis 377; Kobyayashi, A. et al. (1992). L-carnitine treatment for congestive heart failure-experimental and clinical study. *Japan Circulation J., 56* (1), 86 bis 94.
46. Gaziano, J. M. (1994). Antioxidant vitamins and coronary artery disease risk. *Am. J. Medicine., 97* (Suppl.), 3S bis 18S, 3S bis 21S; Nenseter, M. S., Volden, V., Berg, T. et al. (1995). No effect of beta-carotene supplementation on the susceptibility of low-density lipoprotein to *in vitro* oxidation among hypercholesterolaemic postmenopausal women. *Scan. J. Clin. Lab. Invest., 55,* 477 bis 485; Riemersma, R. A. et al. (1991). Risk of angina pectoris and plasma concentrations of vitamin A, E, C, and carotene. *Lancet, 337* (8732), 1 bis 5; Stampfer, M. J., Hennekens, C. H., Manson, J. E. et al. (1993). Vitamin E consumption and the risk of coronary disease in women. *NEJM, 328* (20), 1444 bis 1449; Steinberg, E. et al. (1992). Antioxidants in the prevention of human atherosclerosis. *Circulation, 85* (6), 2238 bis 2343;

Street, D. A., Comstock, G. W., Salkeld, R. M., Schuep, W. und Klag, M. J. (1994). Serum antioxidants and myocardial infarction. Are low levels of carotenoids and alpha-tocopherol risk factors for myocardial infarction? *Circulation, 90* (3), 1154 bis 116 1.

47. Rimm, E. B. (1998). Folate and vitamin B6 from diet and supplements in relation to risk of coronary heart disease among women. *JAMA, 279,* 359 bis 364.

48. Leaf, A. et al. (1988). Cardiovascular effect of n-3 fatty acids. *NEJM, 318* (9), 549 bis 557; von Schaky, C. et al. (1999). The effect of dietary omega-3 fatty acids in coronary atherosclerosis: A randomized, doubleblind, placebo-controlled trial. *Ann. Internal Medicine, 130* (7), 554 bis 562.

49. Hertog, M. G. et al. (1997). Antioxidant flavonols and coronary heart disease. *Lancet, 349* (9053), 699.

50. Jain, A. K. et al. (1993). Can garlic reduce levels of serum lipids? A controlled clinical study. *Am. J. Medicine., 94,* 632 bis 635; Kleijnen, J. et al. (1989). Garlic, onions, and cardiovascular risk factors: A review of the evidence from human experiments with emphasis on commercially available preparations. *Br. J. Clin. Pharmacol., 28,* 535 bis 544; Mader, F. H. (1990). Treatment of hyperlipidemia with garlic powder tablets. *Arzneim.-Forsch., 40,* 1111 bis 1116; McMahon, F. G. und Vargas, R. (1993). Can garlic lower blood pressure? A pilot study. *Pharmacotherapy, 13* (4), 406 bis 407.

51. Berger, J. (1998). *Herbal Rituals,* 132 bis 138. New York: St. Martin's Press.

52. Skrabal, F. (1981). Low sodium/high potassium diet for the prevention of hypertension: Probable mechanisms of action. *Lancet, 2* (8252), 895 bis 900.

53. Alpers, G. W. et al. (1999). Antiplatelet therapy: New foundations for optimal treatment decisions. *Neurology, 53* (7, Suppl. 4), 25S bis 31S; Antiplatelet Trialists' Collaboration (1994). Collaborative overview of randomised trials of antiplatelet therapy-1: Prevention of death, myocardial infarction, and stroke by prolonged antiplatelet therapy in various categories of patients. *Byitish Medicine J., 308,* 81 bis 106; DeAbago, F. J. et al. (1999). Association between SSRIs and upper GI bleeding. *British Medicine J., 319,* 1106 bis 1109; Easton, J. D. et al (1999). Antiplatelet therapy: Views from the experts. *Neurology, 53* (7, Suppl. 4), 32S bis 37S; Rong, Y. et al. (1994). Pycnogenol protects vascular endothelial cells from induced oxidant injury. *Biotechnol. Therapy, 5* (3 bis 4), 117 bis 126.

54. Hambrecht, R. et al. (2000). Effect of exercise on coronary endothelial function in patients with coronary artery disease. *NEJM, 342,* 454 bis 460; Goldman, E. (1999, 1. November). Exercise equals estrogen for lowering heart risk. *Internal Medicine News, 16.*

55. Belardinelli, R. et al. (1998). Effects of moderate exercise training on thallium uptake and contractile response to low-dose dobutamine of dysfunctional myocardium in patients with ischemic cardiomyopathy. *Circulation, 97,* 553 bis 561.

56. Lemole, J. (Februar 1999). Persönliches Interview for *Health Wisdom for Women.*

57. Koh, K. K., Mincemoyer, R., Bui, M. N. et al. (1997). Effects of hormone replacement therapy on fibrinolysis in postmenopausal women. *NEJM, 336,* 683 bis 690; Nasr, A. und Breckwoldt, M. (1998). Estrogen replacement therapy and cardiovascular protection: Lipid mechanisms are the tip of an

iceberg. *Gynecol. Endocrinol., 12,* 43 bis 59; Oparil, S. (1999). Arthur C. Corcoran Memorial Lecture: Hormones and vasoprotection. *Hypertension, 33,* 170 bis 176; Pines, A., Mijatovic, V., van der Mooren, M. J. et al. (1997). Hormone replacement therapy and cardioprotection: Basic concepts and clinical considerations. *Eur. J. Gynecol. Reprod. Biol., 71,* 193 bis 197; van der Mooren, M. J., Mijatovic, V. und van Baal, W. M. (1998). Hormone replacement therapy in postmenopausal women with specific risk factors for coronary artery disease. *Maturitas, 30,* 27 bis 36; Rosano, G. (1996). 17-β-estradiol therapy lessens angina in post- menopausal women with syndrome X. *J. Am. Coll. Cardiol., 28,* 1500 bis 1505.

58. larkson, T. B. und Anthony, M. S. (1997). Effects on the cardiovascular system: Basic aspects. In R. Lindsay, D. W. Dempster und V. C. Jordan (Hrsg.), *Estrogens and Antiestrogens,* 89 bis 118. Philadelphia: Lippincott-Raven; Gerhard, M. und Ganz, P. (1995). How do we explain the clinical benefits of estrogen? From bedside to bench. *Circulation, 92,* 5 bis 8; Reis, S. E., Gloth, S. T., Blumenthal, R. S. et al. (1994). Ethinyl estradiol acutely attenuates abnormal coronary vasomotor responses to acetylcholine in postmenopausal women. *Circulation, 89* (1), 52 bis 60; Sullivan, J. M. (1996). Hormone replacement therapy in cardiovascular disease: The human model. *British J. Obstet. Gynaecol., 103* (suppl. 13), 50S bis 67S.

59. Darling, G. M., Johns, J. A., McCloud, P. L. et al. (1997). Estrogen and progestin compared with simvastatin for hypercholesterolemia in postmenopausal women. *NEJM, 337,* 595 bis 601; Davidson, M. H., Testolin, L. M., Maki, K. C. et al. (1997). A comparison of estrogen replacement, pravastatin, and combined treatment for the management of hypercholesterolemia in postmenopausal women. *Arch. Intern. Med., 157,* 1186 bis 1192; Koh, K. K., Cardillo, C., Bui, M. N. et al. (1997). Vascular effects of estrogen and cholesterol-lowering therapies in hypercholesterolemic postmenopausal women. *Circulation, 99,* 354 bis 360.

60. Barrett-Connor, E., Slone, S., Greendale, G. et al. (1997). The Postmenopausal Estrogen/Progestin Interventions Study: Primary outcomes in adherent women. *Maturitas, 30,* 27 bis 36; Miyagawa, K. et al. (1997). Medroxyprogesterone interferes with ovarian steroid protection against coronary vasospasm. *Nature Medicine, 3,* 324 bis 327; The Writing Group for the PEPI Trial (1995). Effects of estrogen or estrogen/progestin regimens on heart disease risk factors in postmenopausal women. *JAMA, 273,* 199 bis 208; Sarrel, P. M. (1995). How progestins compromise the cardioprotective effects of estrogen. *Menopause: The J. of the N. Am. Menopause Soc., 2* (4), 187 bis 190.

61. Herrington, D. et al. (2000). Effects of estrogen replacement on the progression of coronary artery atherosclerosis. *NEJM, 343,* 522 bis 529; Hulley, S. et al., for the Heart and Estrogen/Progestin Replacement Study (HERS) Research Group (1998). Randomized trial of estrogen plus progestin for secondary prevention of coronary heart disease in postmenopausal women. *JAMA, 280,* 605 bis 613; keine Autoren aufgeführt (2000, 13. März). Estrogen replacement and atherosclerosis (ERA). Vorgestellt auf der 49. Jahresversammlung des American College of Cardiology, Anaheim, Kalifornien.

62. Diese Daten werden vom Data and Safety Monitoring Board (DSMB) (Mai 2000) zur Verfügung gestellt. Die endgültigen Daten werden erst beim Abschluss der Studie vorliegen. In: Postmenopausal hormone therapy and

coronary heart discase: Abstract and commentary. *ObGyn Alert. A Monthly Update* of *Developments in Female Reproductive Medicine, 17* (1), 1 bis 4.

63. Williams, J. K. und Adams, M. R.(1997). Estrogens, progestins, and coronary artery reactivity. *Nature Medicine, 3* (3), 273 bis 274.

64. Grodstein, F., Stampfer, M. H., Manson, J. E. et al. (1996). Postmenopausal estrogen and progestin use and the risk of cardiovascular disease. *NEJM, 335,* 453 bis 461.

65. Thorogood, M., Mann, J., Appleby, P. und McPherson, K. (1994). Risk of death from cancer and ischaernic heart disease in meat and non-meat eaters. *British Medicine J., 308* (6945), 1667 bis 1670; Koh, K. (1999). Vascular effects of estrogen and cholesterol-lowering therapies in hypercholesterolemic postmenopausal women. *Circulation, 99,* 354 bis 360; Sarrel, P. M. (1988). Effects of ovarian steroids on the cardiovascular system. In J. Ginsberg (Hrsg.), *Circulation in the Female,* 117 bis 141. Carnforth, Lancashire: Parthenon; Sarrel, P. M. (1995). How progestins compromise the cardioprotective effects of estrogen. *Menopause: The J. of the N. Am. Menopause Soc.,* 187 bis 190.

66. Sarrel, P. M. (1994). Estrogen's actions in arteries, bone, and brain. *Sci. Med., 1,* 44 bis 53; Sarrel, P. M. (1998). Cardiovascular aspects of androgens in women. *Seminars in Reprod. Endociinol., 16* (2), 121 bis 128.

67. Nabel, E. G. (2000). Coronary heart disease in women – an ounce of prevention. *NEJM 343* (8), 572 bis 574.

68. Fitzgerald, F. T. (1986). The therapeutic value of pets. *Western J. Medicine, 144,* 103 bis 105.

69. Ibid.

70. Friedmann, E., Katcher, A., Lunch, J. J. und Thomas, S. A. (1980). Animal companions and the one-year survival of patients after discharge from a coronary care unit. *Public Health Reports, 95,* 307 bis 312.

71. Beck, A. und Katcher, A. (1983). *Between Pets and People: The Importance of Animal Companionship.* New York: Putnam; Katcher A. und Beck, A. (1983). *New Perspectives on Our Lives with Companion Animals.* Philadelphia: University of Pennsylvania Press.

Register